CB042084

IPCA®

INDUÇÃO PERCUTÂNEA DE COLÁGENO COM AGULHAS

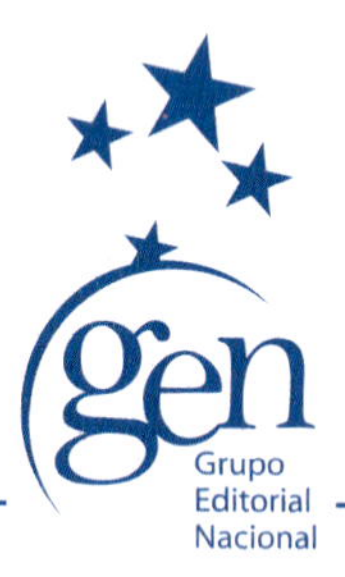

O GEN | Grupo Editorial Nacional – maior plataforma editorial brasileira no segmento científico, técnico e profissional – publica conteúdos nas áreas de ciências da saúde, exatas, humanas, jurídicas e sociais aplicadas, além de prover serviços direcionados à educação continuada e à preparação para concursos.

As editoras que integram o GEN, das mais respeitadas no mercado editorial, construíram catálogos inigualáveis, com obras decisivas para a formação acadêmica e o aperfeiçoamento de várias gerações de profissionais e estudantes, tendo se tornado sinônimo de qualidade e seriedade.

A missão do GEN e dos núcleos de conteúdo que o compõem é prover a melhor informação científica e distribuí-la de maneira flexível e conveniente, a preços justos, gerando benefícios e servindo a autores, docentes, livreiros, funcionários, colaboradores e acionistas.

Nosso comportamento ético incondicional e nossa responsabilidade social e ambiental são reforçados pela natureza educacional de nossa atividade e dão sustentabilidade ao crescimento contínuo e à rentabilidade do grupo.

IPCA®

INDUÇÃO PERCUTÂNEA DE COLÁGENO COM AGULHAS

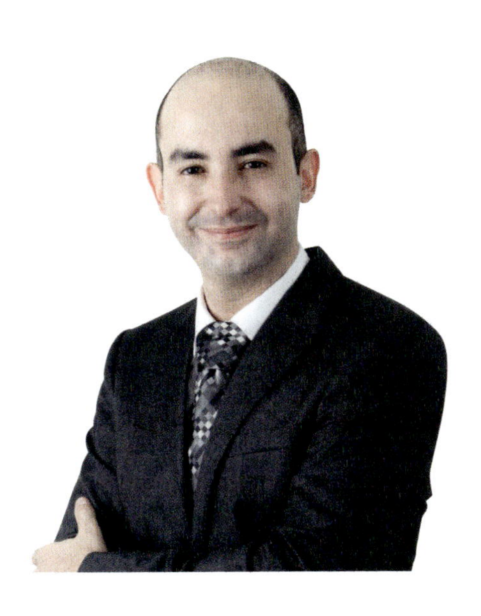

Emerson de Andrade Lima

Pós-Doutorado em Imunologia Aplicada pela Universidade Federal de Pernambuco (UFPE). Doutor em Dermatologia pela Universidade de São Paulo (USP). Preceptor do Serviço de Dermatologia da Santa Casa de Misericórdia do Recife, PE. Coordenador da Cosmiatria e Cirurgia Dermatológica da Santa Casa de Misericórdia do Recife, PE. Dermatologista Colaborador do Ambulatório de Pesquisa em Psoríase e Artrite Psoriásica do Hospital das Clínicas da UFPE. Título de Especialista pela Sociedade Brasileira de Dermatologia (SBD) e pela Associação Médica Brasileira (AMB).

Segunda edição

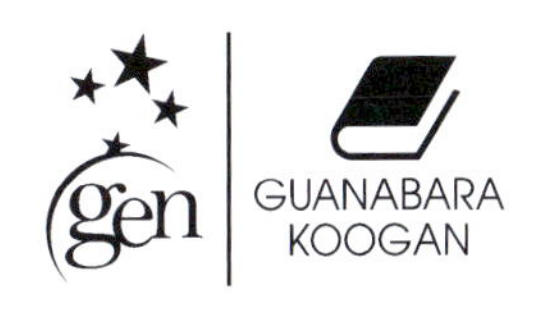

- Data do fechamento do livro: 04/06/2020

- **Atendimento ao cliente: (11) 5080-0751 | faleconosco@grupogen.com.br**

  Travessa do Ouvidor, 11
  Rio de Janeiro – RJ – CEP 20040-040
  www.grupogen.com.br

- Capa: Editorial Saúde (adaptação da primeira edição, de Bruno Sales)
- Editoração eletrônica: Anthares
- Ficha catalográfica

I56
2. ed.

IPCA : indução percutânea de colágeno com agulhas / organização Emerson de Andrade Lima ; colaboração Alessandra Ribeiro Romiti [et al.]. - 2. ed. - Rio de Janeiro : Guanabara Koogan, 2020.
376 p. : il. ; 28 cm.

Inclui índice
ISBN 978-85-277-3653-4

1. Dermatologia. 2. Técnicas cosméticas. I. Lima, Emerson de Andrade. II. Romiti, Alessandra Ribeiro.

20-64243 CDD: 616.5
CDU: 616.5

Meri Gleice Rodrigues de Souza - Bibliotecária CRB-7/6439

Colaboradores

Alessandra Ribeiro Romiti
Dermatologista pela Faculdade de Medicina da Universidade de São Paulo (FMUSP). Título de Especialista pela Sociedade Brasileira de Dermatologia (SBD). Colaboradora do Departamento de Dermatologia do Hospital do Servidor Público Municipal de São Paulo.

Ana Cláudia Cavalcante Espósito
Dermatologista com Especialização em Cirurgia Dermatológica pela Universidade Estadual Paulista "Julio de Mesquita Filho" (Unesp) e Cirurgia Micrográfica de Mohs pela Faculdade de Medicina do ABC (FMABC). Mestre em Patologia pela Unesp. Professora da Universidade do Oeste Paulista (Unoeste). Preceptora no Hospital Regional de Presidente Prudente. Título de Especialista pela Sociedade Brasileira de Dermatologia (SBD).

Carla de Figueiredo Presti Favaro
Dermatologista e Clínica Geral pela Faculdade de Medicina do ABC (FMABC). Assistente do Serviço de Dermatologia da FMABC e do Serviço de Dermatologia do Hospital Sírio-Libanês. Título de Especialista pela Sociedade Brasileira de Dermatologia (SBD) e pela Associação Médica Brasileira (AMB).

Carlos D'Apparecida Santos Machado Filho
Livre-Docente pela Faculdade de Medicina do ABC (FMABC). Titular da disciplina de Dermatologia da FMABC. Doutor e Mestre em Dermatologia pela Universidade Federal de São Paulo (Unifesp).

Célia Luiza Petersen Vitello Kalil
Doutora em Ciências Médicas pela Universidade Federal do Rio Grande do Sul (UFRGS). Professora Colaboradora do Serviço de Dermatologia da Universidade Federal da Fronteira Sul (UFFS) – Passo Fundo, RS. Título de Especialista pela Sociedade Brasileira de Dermatologia (SBD) e pela Associação Médica Brasileira (AMB). Membro *International Fellow* de Sociedades Dermatológicas Internacionais.

Cesar Romão Martins
Médico Anestesiologista pela Universidade Federal de São Paulo (Unifesp). Título Superior em Anestesiologia. Professor do Portal Anestesia.

Clarissa Prieto Herman Reinehr
Médica Dermatologista. Sócia Titular da Sociedade Brasileira de Dermatologia (SBD) e da Sociedade Brasileira de Cirurgia Dermatológica (SBCD). Mestre em Ciências Médicas pela Universidade Federal do Rio Grande do Sul (UFRGS). Doutoranda em Ciências Médicas pela UFRGS.

Daniel Cassiano
Doutorando em Medicina Translacional pela Universidade Federal de São Paulo (Unifesp). Preceptor do Serviço de Cosmiatria da Unifesp. Título de Especialista pela Sociedade Brasileira de Dermatologia (SBD). Residência em Dermatologia e Graduação Médica pela Unifesp.

Hélio Amante Miot
Livre-Docente em Dermatologia pela Universidade Estadual de São Paulo (Unesp). Pesquisador do CNPq Nível 1D. Doutor em Patologia pela Faculdade de Medicina de São Paulo (FMUSP). Professor Associado da Faculdade de Medicina – *campus* Botucatu (FMB-Unesp). Pesquisador do Grupo de Pesquisa em Dermatologia Cosmiátrica e Cirúrgica (CNPq). Preceptor da residência em Dermatologia da FMB-Unesp. Coordenador do Ambulatório de Colagenoses, Tricoses, Unhas e Infecções Sexualmente Transmissíveis da FMB-Unesp. Título de Especialista pela Sociedade Brasileira de Dermatologia (SBD) e pela Associação Médica Brasileira (AMB).

Luciana Gasques
Dermatologista pela Universidade de Mogi das Cruzes (UMC). Título de Especialista em Tricologia pela UMC, e em Cabelos e Unhas pela Universidade de São Paulo (USP). Preceptora do Ambulatório de Microinfusão de Medicamentos na Pele (MMP) da UMC e do Ambulatório de Cosmiatria da Faculdade de Medicina do ABC (FMABC). Membro da Sociedade Brasileira de Dermatologia (SBD), da Sociedade Brasileira de Cirurgia Dermatológica (SBCD), do Colégio Ibero-Latino-Americano de Dermatologia (CILAD) e da Academia Americana de Dermatologia (AAD).

Luis Henrique Barbizan de Moura
Cirurgião Micrográfico de Mohs pela Universidade Federal de São Paulo (Unifesp). Graduação em Medicina pela Universidade Federal do Paraná (UFPR). Residência Médica em Dermatologia pela Escola Paulista de Medicina da Universidade Federal de São Paulo (EPM-Unifesp). Título de Especialista em Dermatologia pela Sociedade Brasileira de Dermatologia (SBD). Pós-Graduação *Lato Sensu* em Cirurgia Dermatológica pela EPM-Unifesp.

Luiza Helena Urso Pitassi
Médica Dermatologista. Título de Especialista pela Sociedade Brasileira de Dermatologia (SBD) – Campinas, SP.

Mestre e Doutora em Clínica Médica (Dermatologia) pela Faculdade de Ciências Médicas da Universidade Estadual de Campinas (Unicamp). Doutora em parceria com o Hospital Johns Hopkins, Johns Hopkins University, School of Medicine, Baltimore – EUA. Título de Especialista em Dermatocosmiatria pela Faculdade de Medicina do ABC (FMABC). Coordenadora do Ambulatório Especializado em Cosmiatria, Divisão de Dermatologia, do Hospital de Clínicas da Faculdade de Ciências Médicas da Unicamp.

Márcia Purceli

Médica pela Universidade Federal de São Paulo (Unifesp). Residência Médica em Dermatologia pela Unifesp. Título de Especialista em Dermatoscopia e Oncologia Cutânea pela Unifesp. Título de Especialista pela Sociedade Brasileira Dermatologia (SBD). Acompanhamento Grupo de Microscopia Confocal, Modena – Itália.

Maria Claudia Almeida Issa

Professora Associada de Dermatologia da Universidade Federal Fluminense (UFF). Doutora em Dermatologia pela Universidade Federal do Rio de Janeiro (UFRJ). Mestre em Dermatologia pela UFF. Membro da Sociedade Brasileira de Dermatologia (SBD), da Sociedade Brasileira de Cirurgia Dermatológica (SBCD) e da Academia Americana de Dermatologia (AAD).

Maria Helena Lesqueves Sandoval

Médica pela Universidade Federal do Espírito Santo (UFES). Preceptora de Cosmiatria dos Residentes de Dermatologia do Hospital Universitário Cassiano Antônio Moraes (HUCAM). Título de Especialista em Dermatologia pela Sociedade Brasileira de Dermatologia (SBD) e pela Associação Médica Brasileira (AMB). Coautora dos livros *Preenchedores | Guia Prático de Técnicas e Produtos* e *Toxina Botulínica na Dermatologia*.

Mariana de Andrade Lima

Médica Dermatologista. Título de Especialista pela Sociedade Brasileira de Dermatologia (SBD) e pela Associação Médica Brasileira (AMB). Coordenadora do Ambulatório Especializado em Alopecias da Santa Casa de Misericórdia do Recife (CEDER). *Fellow* em Alopecias pela Universidade de Miami, Miller School of Medicine, Miami, Flórida. Membro da American Hair Research Society (AHRS).

Renata Sitonio T. D. Monteiro

Médica pela Universidade Federal da Paraíba (UFPB). Título de Especialista pela Sociedade Brasileira de Dermatologia (SBD) e pela Sociedade Brasileira de Cirurgia Dermatológica (SBCD), afiliada à Academia Americana de Dermatologia (AAD). Assistente voluntária da Residência Médica de Dermatologia (Cosmiatria) do Hospital do Servidor Público Municipal de São Paulo.

Samia Arbache

Médica Dermatologista. Título de Especialista em Dermatologia pelo Hospital das Clínicas da Faculdade de Medicina da Universidade de São Paulo (HCFMUSP) e pela Sociedade Brasileira de Dermatologia (SBD). Complementação especializada em Tricologia e Onicopatias pelo HCFMUSP. Pós-Graduação em Cirurgia Dermatológica pela Faculdade de Medicina do ABC (FMABC).

Samir Arbache

Doutorando em Saúde Baseada em Evidências pela Universidade Federal de São Paulo (Unifesp).

Sérgio Schalka

Mestre em Dermatologia pela Faculdade de Medicina de São Paulo (FMUSP). Graduado em Medicina pela FMUSP. Residência Médica em Dermatologia pelo Hospital das Clínicas da FMUSP. Título de Especialista em Dermatologia pela Sociedade Brasileira de Dermatologia (SBD) e pela Associação Médica Brasileira (AMB).

Tatiana Chioro

Médica Dermatologista. Título de Especialista pela Sociedade Brasileira de Dermatologia (SBD) e pela Associação Médica Brasileira (AMB).

Dedicatória

À Socorro, meu amor maternal pleno.
À Mariana, meu amor exclusivo.
Aos meus mais inspiradores amores, Miguel e Betina.

Agradecimentos

Aos meus pacientes, cujas dores despertam no meu íntimo a sede por conhecimento, por me darem a oportunidade de contribuir, mesmo que modestamente, para o alívio de suas angústias e a sanidade de suas emoções.

Emerson de Andrade Lima

Apresentação

Caros colegas,

Esta obra busca oferecer um roteiro de estudo e pesquisa em técnicas inovadoras, com o objetivo de diversificar o nosso já amplo arsenal em tratamentos cosméticos.

A indução percutânea de colágeno com agulhas (IPCA®), bem como as recém-idealizadas tunelização dérmica (TD®) e radiofrequência pulsada com multiagulhas (RFPM®) contribuem para a ampliação dos recursos utilizados em lesões de difícil condução.

A intenção é compartilhar vivências e descobertas em procedimentos que empregam agulhas e microagulhas, aprofundados nos últimos 10 anos, com base em minha experiência de quase 20 anos no tratamento de cicatrizes, rugas, estrias, flacidez e celulite.

O propósito principal é beneficiar pacientes cuja qualidade de vida encontra-se afetada por injúrias inestéticas, além de resgatar, na essência, o talento e a criatividade do dermatologista.

Boa leitura!

Emerson de Andrade Lima

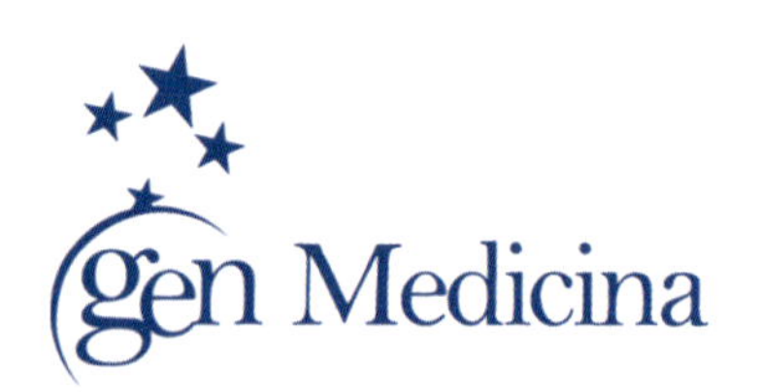
gen Medicina

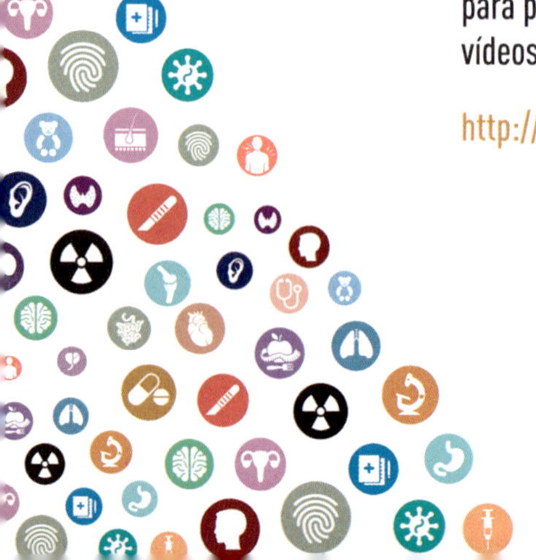

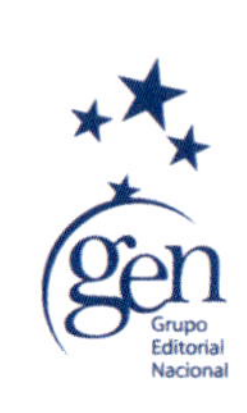
gen
Grupo
Editorial
Nacional

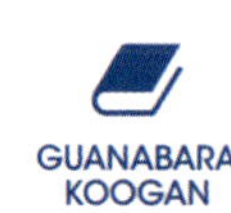
GUANABARA
KOOGAN

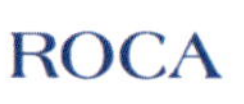
ROCA

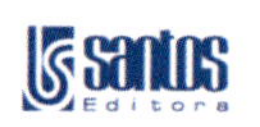
santos
Editora

Prefácio

Muito me honra ter sido escolhida para prefaciar mais uma obra do brilhante dermatologista Emerson de Andrade Lima. Há 4 anos, a primeira edição do livro *IPCA® | Indução Percutânea de Colágeno com Agulhas* foi lançada; não tinha dúvida do sucesso que seria nem de que seu estoque logo se esgotaria.

Este livro apresenta um conteúdo inovador, que não pode faltar na biblioteca de nenhum dermatologista brasileiro, mesmo daqueles que não se dedicam à cosmiatria e à cirurgia, devido ao vasto leque de indicações que as agulhas proporcionam.

A nova edição conta com 41 capítulos que incluem textos inéditos e outros totalmente atualizados e revisados. Com este livro, você terá oportunidade de se aprofundar na técnica e conhecer as opções de equipamentos existentes no mercado, bem como as várias patologias que poderão ser tratadas com seu uso, não só em cosmiatria, mas também em dermatologia geral.

A criatividade, aliada ao estudo, à dedicação e, principalmente, à personalidade irrequieta do autor nos brindaram com um novo livro ainda melhor que sua edição anterior.

Sarita Martins

Sumário

IPCA®

INDUÇÃO PERCUTÂNEA DE COLÁGENO COM AGULHAS

CAPÍTULO

1

Princípios e Segurança da Indução Percutânea de Colágeno com Agulhas (IPCA®)

Emerson de Andrade Lima

Indução percutânea de colágeno com agulhas (IPCA®) *versus* procedimentos ablativos

A proposta da utilização de tratamentos ablativos a fim de promover estímulo e remodelamento do colágeno é consagrada pela dermatologia. A remoção da epiderme realizada de maneira mecânica ou química favorece a liberação de citocinas, dentre elas a interleucina-1 (IL-1) (particularmente inflamatória), e a migração celular, que culminam na substituição do tecido danificado por um tecido cicatricial.

Peelings químicos médios e profundos, como exemplos de tratamentos ablativos, são bastante difundidos entre os dermatologistas pelo incontestável estímulo na produção de colágeno, o que resulta em atenuação de rugas e flacidez, melhora de textura, brilho e coloração da superfície cutânea e atenuação substancial do fotodano, além do potencial para melhora cosmética de cicatrizes (Figuras 1.1 e 1.2). Em contrapartida, a recuperação desses procedimentos é longa e resulta em um tecido mais sensível à luz, sujeito a hiperpigmentação pós-inflamatória e fotossensibilidade, somadas ao risco de complicações como formação de cicatrizes hipertróficas, eritema persistente e discromias.

Na ablação, a epiderme e sua membrana basal removida são substituídas por um tecido cicatricial com retificação das papilas dérmicas. Uma resposta inflamatória é desencadeada pela destruição da epiderme, o que ocasiona a produção de feixes espessos de colágeno orientados

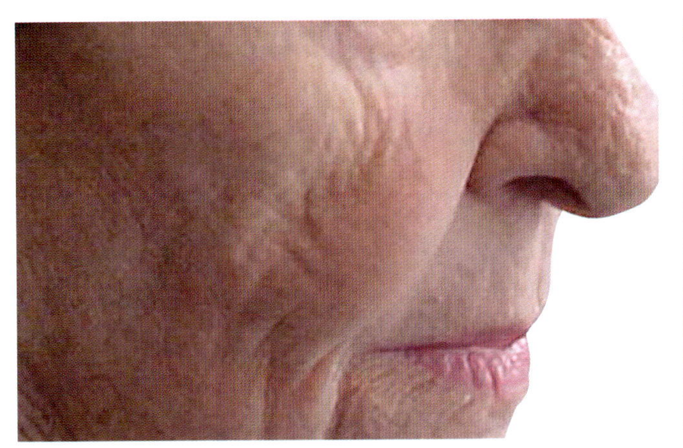
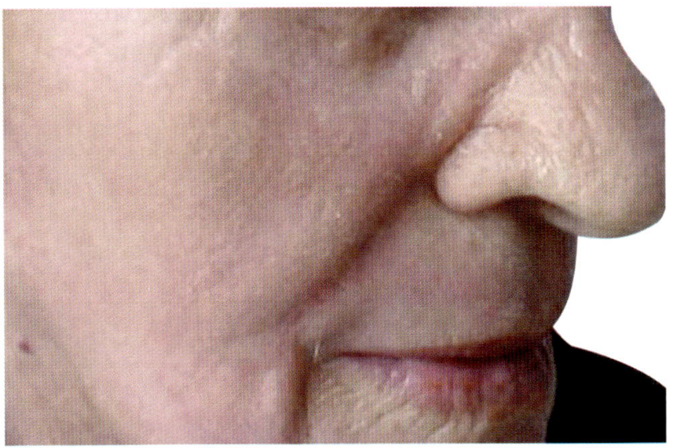

Figura 1.1 Paciente antes e após 3 meses de tratamento com abrasão cirúrgica associada a *peeling* de ácido tricloroacético (TCA) 35% oferecendo melhoria em rugas e flacidez.

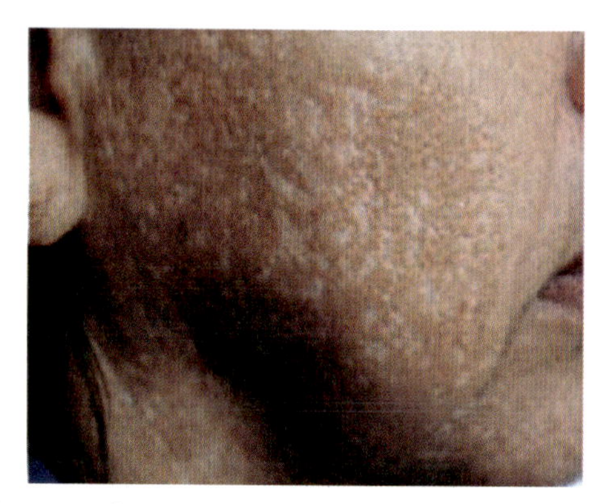
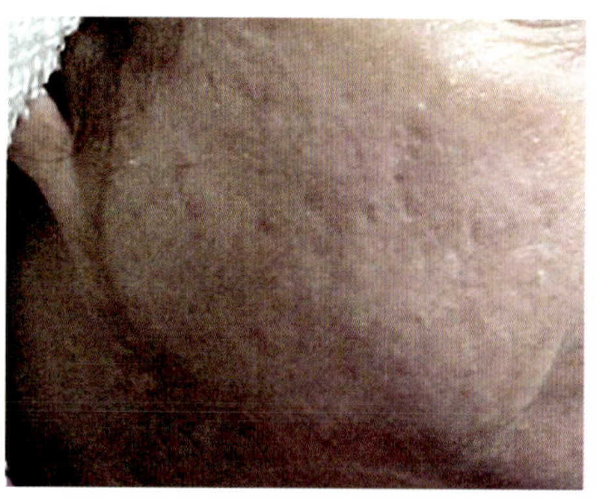

Figura 1.2 Paciente antes e após 3 meses de *peeling* de fenol 88% para correção de discromias e cicatrizes distróficas.

paralelamente, diferentemente da rede de entrelaçamento do colágeno encontrado na pele normal. O aspecto da pele tratada é mais rígido, apesar da boa aparência.

Estudos têm revelado que o fator de crescimento tecidual beta (TGF-β) desempenha um papel significativo nas primeiras 48 horas de formação da cicatriz. Então, à medida que o TGF-β1 e o TGF-β2 promovem a formação do colágeno da cicatriz, o TGF-β3 parece promover regeneração e cura da ferida à custa de colágeno normal, praticamente sem as características de um tecido cicatricial.

Atualmente, na busca de um tempo de recuperação mais curto no pós-procedimento e um risco diminuído de complicações, observa-se uma tendência à indicação de procedimentos menos invasivos isolados ou em associação. Diante disso, a IPCA® propõe um estímulo na produção de colágeno sem provocar a desepitelização total observada nas técnicas ablativas. Não será utilizado o termo "microagulhamento" nesta obra pois não consideramos que exista uma padronização dessa intervenção no Brasil seguindo metodologia, critérios de segurança, abordagem ao paciente e direcionamento das indicações como estabelecemos para a IPCA®. Além disso, a popularização do termo confunde o paciente, que não tem a compreensão da necessidade de conhecimento e treinamento para a entrega de resultado em um procedimento essencialmente técnico-dependente.

Princípios da técnica de IPCA®

Orentreich e Orentreich (1995) foram os primeiros a relatar a utilização de agulhas com o objetivo de estimular a produção de colágeno no tratamento de cicatrizes deprimidas e rugas, técnica difundida com o nome de Subcision®. Seus estudos foram confirmados por outros autores que se basearam no mesmo preceito: ruptura e remoção do colágeno subepidérmico danificado seguido da substituição por novas fibras de colágeno e elastina. O século XXI se iniciou com a proposta da utilização de um sistema de microagulhas encravadas em um rolo, que, quando aplicado à pele, produz múltiplas micropunturas, suficientemente longas para atingir a derme e desencadear, com o sangramento, estímulo inflamatório e ativação de uma cascata que resulta na produção de colágeno.

A *percutaneous collagen induction*, avaliada inicialmente pelo cirurgião plástico africano Fernandes (2006), cujos estudos em 480 pacientes com cicatrizes, rugas e flacidez ofereceram bons resultados, vem sendo praticada no mundo todo. No Brasil, Emerson Lima, em 2016, registrou o nome *indução percutânea de colágeno com agulhas (IPCA®)*. Essa intervenção se inicia com a perda da integridade da barreira cutânea, tendo como alvo a dissociação dos queratinócitos, que resulta na liberação de citocinas como a IL-1 alfa (predominantemente), além de IL-8, IL-6, fator de necrose tumoral alfa (TNF-α) e fator estimulador de colônias, granulócitos e macrófagos (GM-CSF). Isso resulta em vasodilatação dérmica e migração de queratinócitos para restaurar o dano epidérmico. Três fases do processo de cicatrização, consequentes ao trauma com as agulhas, podem ser delineadas didaticamente, para o melhor entendimento:

- **Primeira fase – injúria:** ocorre liberação de plaquetas e neutrófilos responsáveis pela disponibilização de fatores de crescimento, que atuam sobre os queratinócitos e os fibroblastos como fator de crescimento tecidual alfa (TGF-α), TGF-β, fator de crescimento derivado de plaquetas (PDGF), proteína III ativadora do tecido conjuntivo e fator de crescimento do tecido conjuntivo (Figura 1.3)

- **Segunda fase – cicatrização:** os neutrófilos são substituídos por monócitos. Ocorrem angiogênese, epitelização e proliferação de fibroblastos, seguidas da produção de colágeno tipo III, elastina, glicosaminoglicanos e proteoglicanos. Paralelamente, o fator de crescimento dos fibroblastos (FGF), o TGF-α e o TGF-β são secretados pelos monócitos. Aproximadamente 5 dias depois da injúria, a matriz de fibronectina está formada, o que possibilita o depósito de colágeno logo abaixo da camada basal da epiderme (Figura 1.4)
- **Terceira fase – maturação:** o colágeno tipo III, predominante na fase inicial do processo de cicatrização, é lentamente substituído pelo colágeno tipo I, mais duradouro. Acredita-se que este último persista por um tempo que varia de 5 a 7 anos.

Para que toda essa cascata inflamatória se instale, o trauma provocado pela agulha deve atingir a pele em uma profundidade de 1 a 3 mm, com preservação parcial da epiderme, que foi apenas

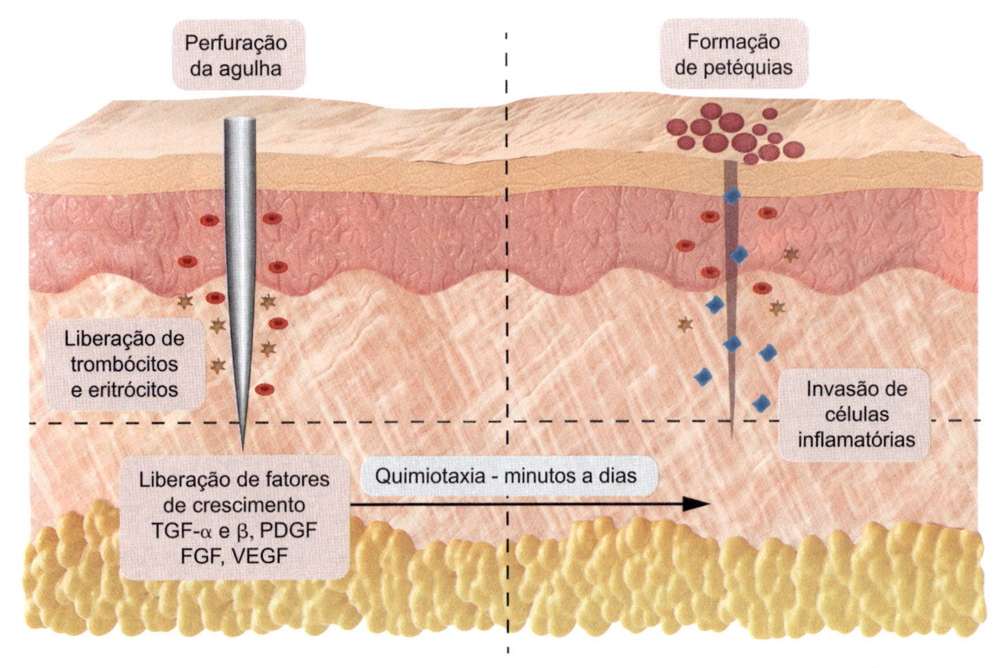

Figura 1.3 Primeira fase da inflamação imediatamente após a microperfuração. TGF-α: fator de crescimento tecidual alfa; PDGF: fator de crescimento derivado de plaquetas; FGF: fator de crescimento de fibroblastos; VEGF: fator de crescimento endotelial vascular.

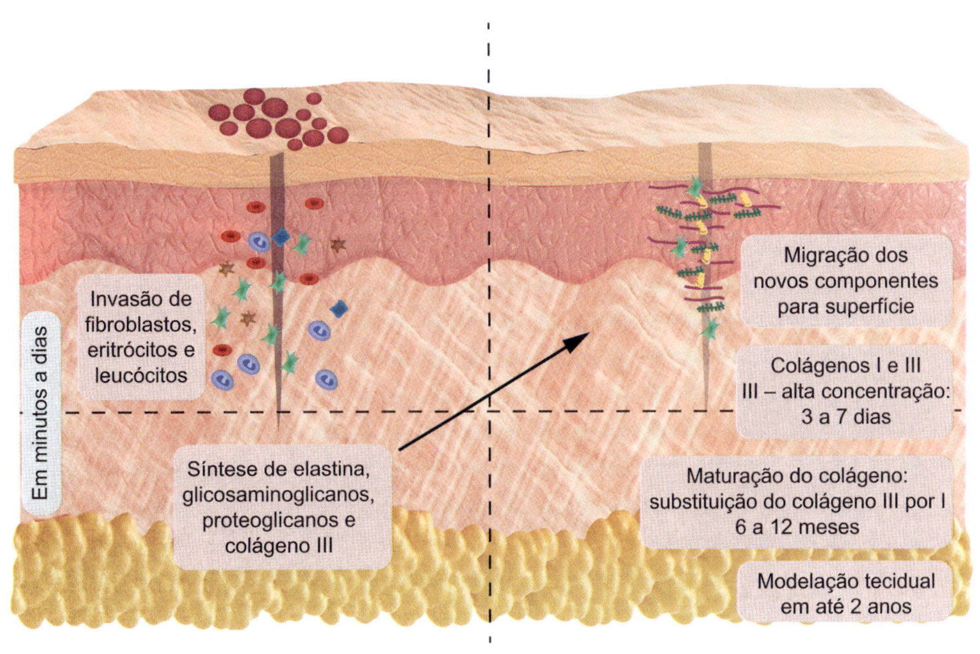

Figura 1.4 Segunda fase depois do estímulo das microagulhas.

perfurada, e não removida totalmente. São criadas centenas de microlesões, que resultam em colunas hemáticas na derme, acompanhadas de edema da área tratada e hemostasia praticamente imediata. A intensidade dessas reações é proporcional ao comprimento da agulha utilizada no procedimento. A Figura 1.5 apresenta a evolução de uma paciente submetida à IPCA® com uma agulha de 2,5 mm de comprimento, imediatamente após a intervenção, exibindo sangramento substancial; 10 minutos depois, após limpeza com gaze e fechamento de muitos dos orifícios, verifica-se uma redução importante desse sangramento. Nos 20 minutos sequenciais, não existe quase nenhum sangramento, restando apenas micropunturas, hematomas microscópicos e uma exsudação que tende a se tornar serosa.

Porém, é necessário compreender que a agulha não penetra totalmente na pele durante o processo de rolamento. Estima-se que uma agulha de 3 mm penetre apenas 1,5 a 2 mm, ou seja, aproximadamente 50 a 70% de sua extensão. Portanto, quando o comprimento da agulha é de 1 mm, o dano é muito superficial, e, consequentemente, a resposta inflamatória é bem mais limitada quando comparada àquela produzida por agulha de comprimento maior (Figura 1.6).

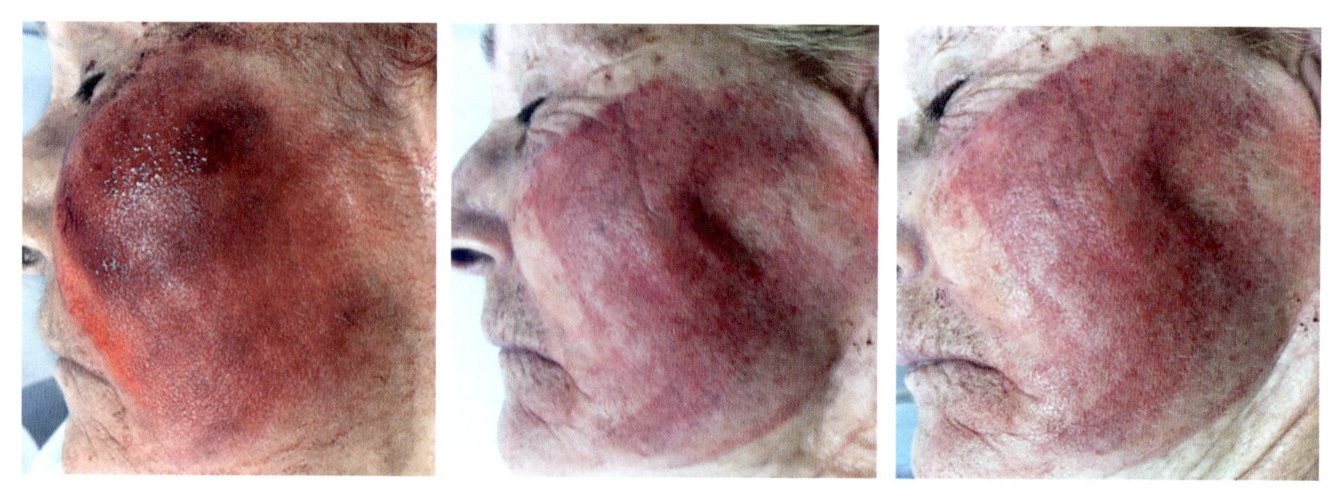

Figura 1.5 Evolução de uma paciente submetida à IPCA® imediatamente após a intervenção.

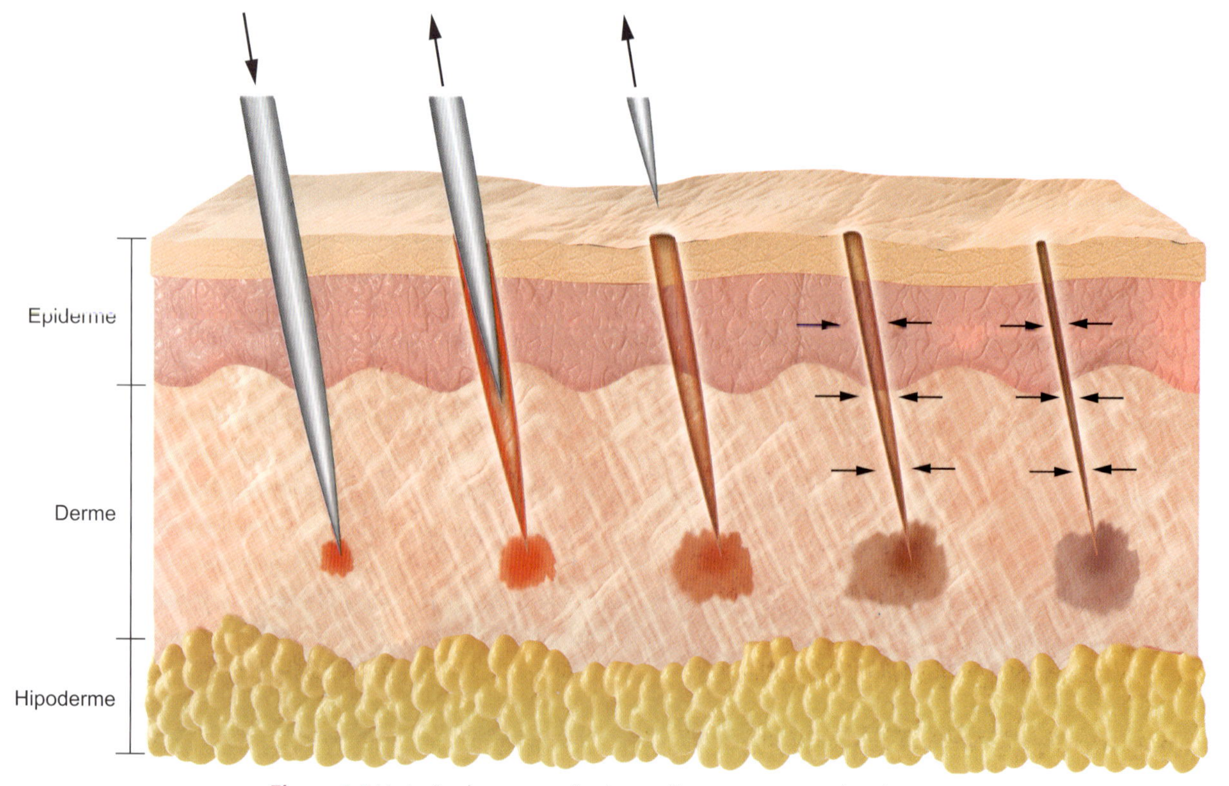

Figura 1.6 Variação de penetração das agulhas no processo de rolamento.

Características da técnica de IPCA®

A experiência de 20 anos do dermatologista brasileiro Emerson Lima no tratamento de cicatrizes e sua vivência utilizando técnicas ablativas como dermabrasão, *lasers* e *peelings* profundos foram fundamentais para o desenvolvimento de metodologia precisa na execução da IPCA®. O instrumental utilizado para a realização do procedimento é constituído por um rolo de polietileno encravado por agulhas de aço inoxidável e estéreis, alinhadas simetricamente em fileiras, perfazendo um total de 190 unidades, em média, variando segundo o fabricante. O comprimento das agulhas é mantido ao longo de toda a estrutura do rolo e varia de 0,25 a 2,5 mm, de acordo com o modelo (Figura 1.7). Comumente, a intervenção sob anestesia local é bem tolerada com agulha que não ultrapasse 1,5 mm de comprimento. A partir desse tamanho, recomenda-se anestesia infiltrativa.

Apesar de tratar a maioria de seus pacientes exclusivamente sob anestesia infiltrativa, alguns casos podem demandar a necessidade de sedação ou anestesia geral em ambiente hospitalar. A IPCA® é um procedimento técnico-dependente; por isso, a familiarização com o aparelho usado e o domínio da técnica são fatores que influenciam diretamente o resultado. O vetor de força vertical exercida sobre o rolo de agulhas, por exemplo, não deve ultrapassar 6 newtons (N), evitando-se, assim, danos em estruturas anatômicas mais profundas e mais dor que o esperado (Figura 1.8). Desse modo, recomenda-se posicionar o aparelho entre os dedos indicador e polegar como se estivesse segurando um *hashi*, controlando a força exercida com o polegar. Porém, a pega é particularizada e depende do conforto do executor, sendo mais importante dominar a técnica e ser preciso nos movimentos.

É crucial também a criação de faixas de micropunturas em movimentos de vaivém curtos e precisos. Pouco importa a quantidade de passadas; fundamental é a observação do *end point* a ser alcançado na dependência da injúria que se deseja entregar. O cruzamento dessas faixas por novas faixas na vertical e na diagonal só deve ser iniciado quando a primeira já tiver cumprido o seu propósito (Figura 1.9). O objetivo varia de um eritema difuso com pontos petequiais a uma púrpura uniforme.

O tempo de aparecimento do padrão de petéquias varia com a espessura da pele tratada, a localização (em superfície óssea ou não), a face ou corpo (amortecimento pelo coxim adiposo) e o comprimento da agulha escolhida. A pele mais fina e frouxa, comumente fotoenvelhecida, apresentará padrão uniforme de petéquias mais precocemente do que a pele espessa e fibrosada, observada em pacientes com cicatrizes de acne, por exemplo.

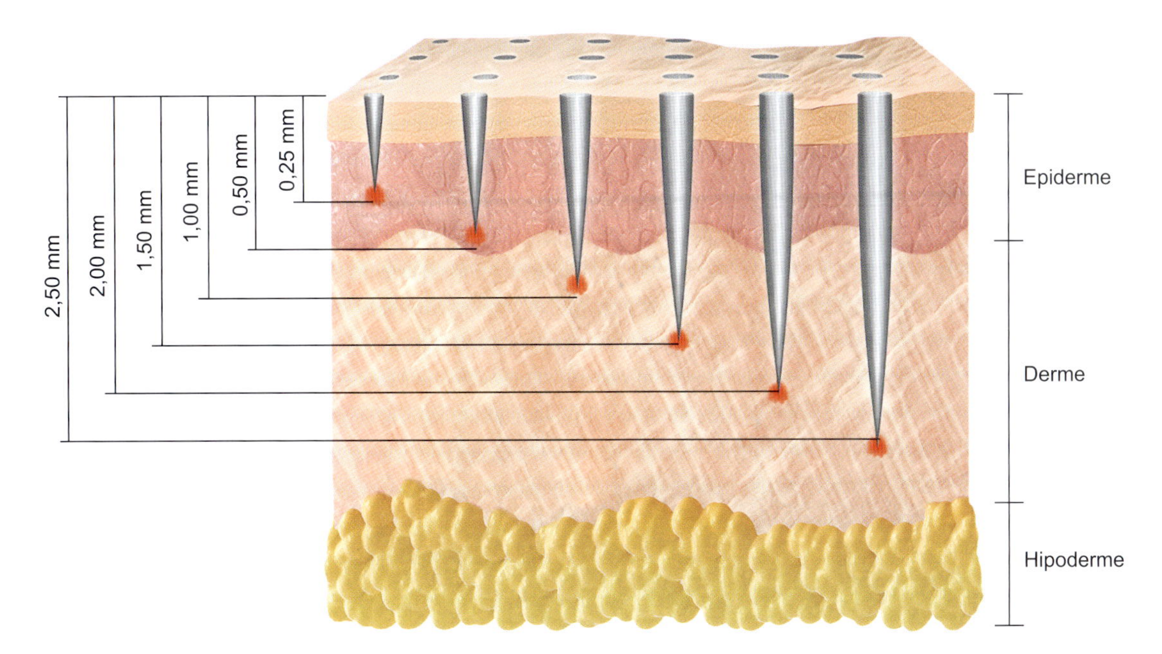

Figura 1.7 Desenho esquemático apresentando a versatilidade da IPCA® utilizando diferentes comprimentos de agulhas com variáveis graus de penetração na pele.

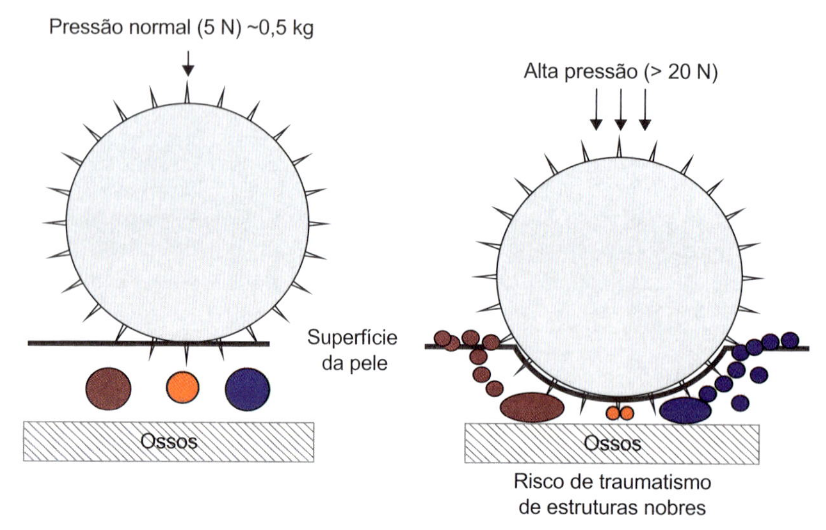

Figura 1.8 Força impressa sobre o rolo de agulhas, expressa em N (newtons), demonstrando a necessidade de horizontalização do movimento.

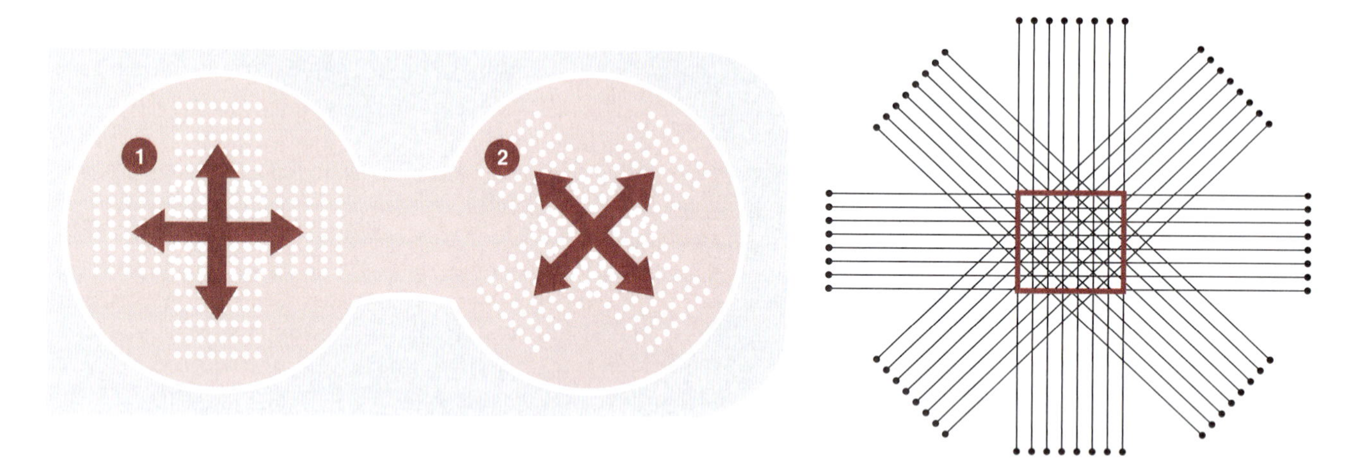

Figura 1.9 Desenho esquemático demonstrando a necessidade de cruzamento das faixas de micropunturas durante a IPCA®.

A aplicabilidade da técnica tem ampliado. A experiência do dermatologista Emerson Lima de mais de 3.000 casos tratados, do couro cabeludo ao dorso do pé, em diferentes fotótipos e tipos de pele, tem possibilitado o entendimento de que se trata de uma técnica segura e versátil, passível de oferecer resultados extraordinários em casos desafiadores.

Vantagens da IPCA®

- A IPCA® possibilita um estímulo na produção de colágeno sem remover a epiderme, e o tempo de regeneração tecidual é comumente mais curto quando comparado ao das técnicas ablativas, o que reduz substancialmente o risco de efeitos adversos quando da avaliação comparativa. Além disso, a pele se torna mais resistente e espessa, diferentemente do que ocorre nas técnicas ablativas, em que o tecido cicatricial resultante é reativo
- A indicação da IPCA® é ampliada a todos os tipos e tons de pele e pode ser utilizada também em áreas de menor concentração de glândulas sebáceas, como colo, pescoço e membros. Tem também baixo custo quando comparado ao dos procedimentos que exigem tecnologias com alto investimento.

Desvantagens da IPCA®

- A IPCA® é um procedimento técnico-dependente e exige treinamento especializado e conhecimento apurado da pele. Requer ainda tempo de recuperação, caso seja indicada uma injúria profunda. Demanda, do médico, avaliação criteriosa do paciente e proposta terapêutica compatível com os resultados possíveis de serem alcançados, evitando falsas expectativas. Ademais, é um procedimento doloroso e, por isso, depende de uma anestesia efetiva, seja tópica ou infiltrativa.

Bibliografia

Aust MC. Percutaneous collagen induction therapy: an alternative treatment for scars, wrinkles, and skin laxity. Plast Reconstr Surg. 2008; 121(4):1421-9.

Bal SM, Caussian J, Pavel S et al. In vivo assessment of safety of microneedle arrays in human skin. Eur J of Pharm Sci. 2008; 35(3):193-202.

Brody HJ. Trichloracetic acid application in chemical peeling, operative techniques. Plast Reconstr Surg. 1995; 2(2):127-8.

Camirand A, Doucet J. Needle dermabrasion. Aesthetic Plast Surg. 1997; 21(1):48-51.

Cohen KI, Diegelmann RF, Lindbland WJ. Wound healing: biochemical and clinical aspects. Philadelphia: WB Saunders Co; 1992.

Fabroccini G, Fardella N. Acne scar treatment using skin needling. Clin Exp Dermatol. 2009; 34(8):874-9.

Fernandes D. Minimally invasive percutaneous collagen induction. Oral Maxillofac Surg Clin North Am. 2006; 17(1):51-63.

Fernandes D, Massimo S. Combating photoaging with percutaneous collagen induction. Clin Dermatol. 2008; 26(2):192-9.

Orentreich DS, Orentreich N. Subcutaneous incisionless (subcision) surgery for the correction of depressed scars and wrinkles. Dermatol Surg. 1995; 21(6):543-9.

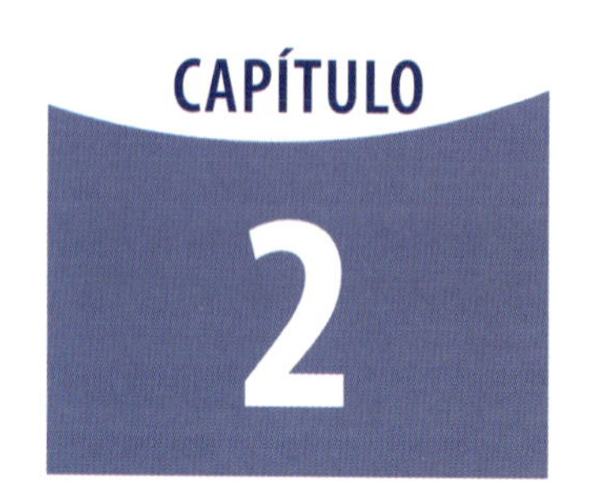

Relação entre Injúria Provocada e Comprimento de Agulha, *End Point* e Possibilidades da IPCA®

Emerson de Andrade Lima

Nível da injúria e sua relação com o comprimento da agulha

A indução percutânea de colágeno com agulhas (IPCA®) é uma intervenção absolutamente técnico-dependente. A utilização de comprimentos de agulhas diferentes, por si só, proporciona uma versatilidade que exige direcionamento entre a injúria a ser tratada e o nível de injúria proposta (Figura 2.1). O comprimento dos rolos e das canetas de agulhas disponíveis varia de 0,25 a 2,5 mm, e a penetração dessas agulhas pode ficar limitada à epiderme e atingir a derme mais superficial, chegando à derme profunda. Sendo assim, é necessário estabelecer uma relação entre a profundidade do dano produzido pelas agulhas e a resposta a esse trauma, para definir melhor as indicações. Comparativamente, observa-se esse racional com os *peelings*, ao se optar pelo uso de um produto capaz de proporcionar um *peeling* superficial e não profundo, dependendo do que se deseja tratar. É importante pontuar que o comprimento da agulha não é o único fator relevante na escolha do tratamento; outras variáveis afetam diretamente o procedimento, como:

- **Vetor de força e sua intensidade:** dependente do executor e do seu treinamento técnico. A força interfere tanto na escolha da injúria como no risco de traumatizar estruturas. Por isso, esse vetor deverá ser preciso e obedecer a uma horizontalidade sobre a pele, buscando a uniformização dos resultados, independentemente da superfície tratada. A Figura 2.2A e B demonstra, na mesma região, diferentes graus de injúrias determinados pelo executor
- **Espessura da pele:** quanto mais espessa, maior a resistência oferecida às agulhas. A pele mais jovem, mais espessa e oleosa oferece mais dificuldade para se chegar a um padrão purpúrico, comparada com a pele fina, seca e envelhecida (Figura 2.3)
- **Flacidez:** a pele flácida está mais sujeita ao trauma e, por conseguinte, responde mais facilmente às agulhas. Portanto, mesmo as agulhas com comprimentos menores podem provocar uma injúria substancial (Figura 2.4)

0,15 mm

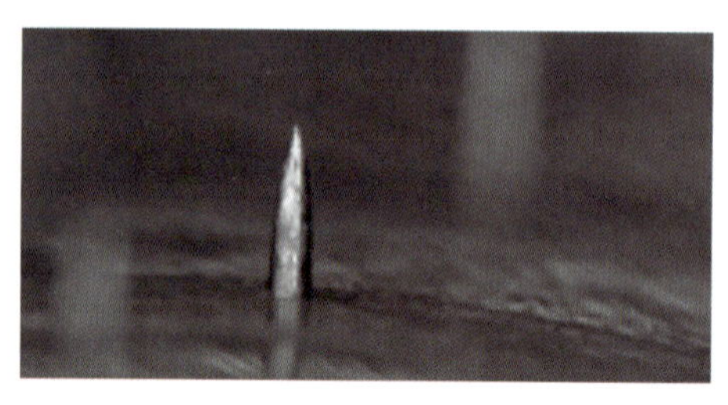
0,5 mm

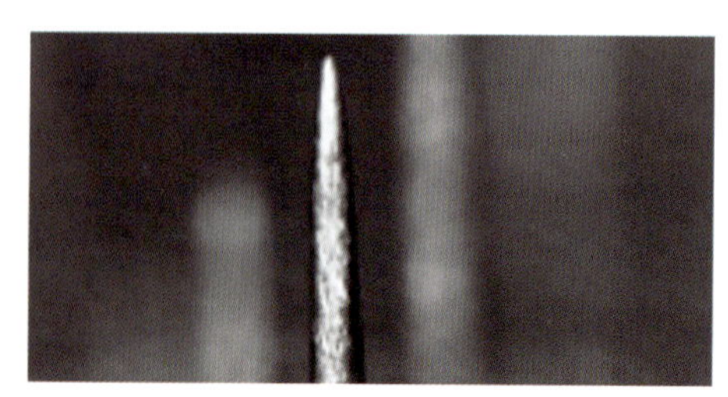
1,5 mm

Figura 2.1 Visualização de diferentes comprimentos de agulhas por microscopia de varredura.

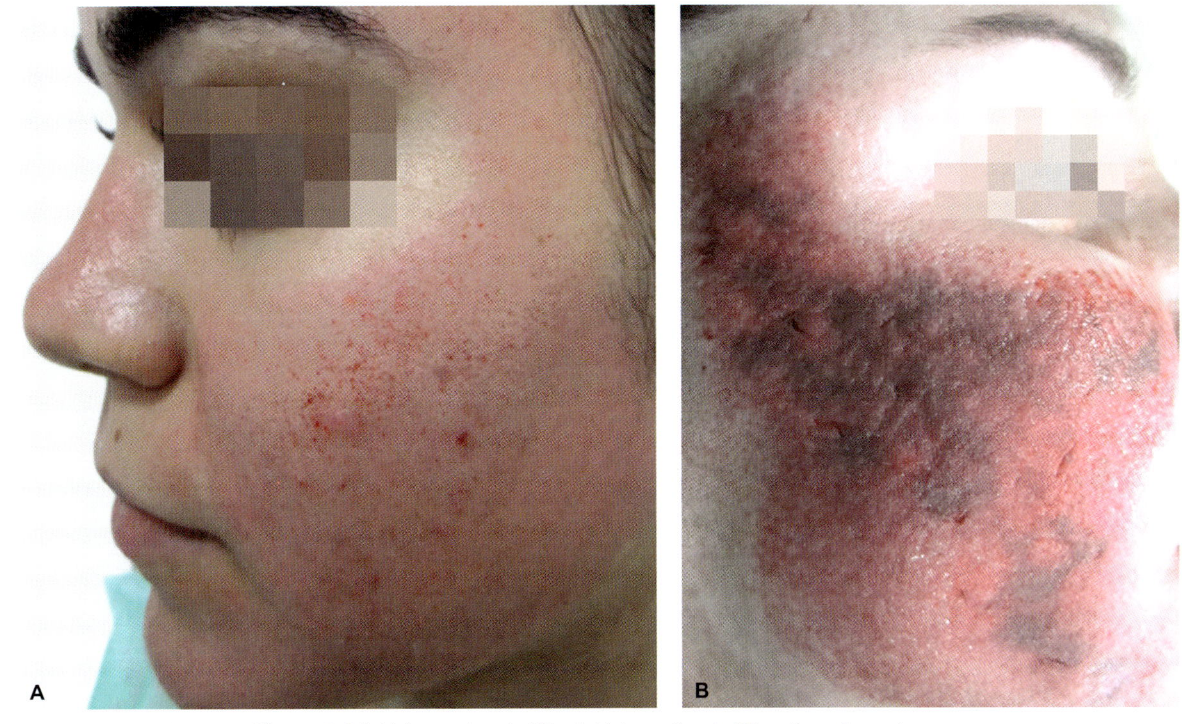

Figura 2.2 Injúria moderada (**A**) e injúria profunda (**B**) na face de paciente.

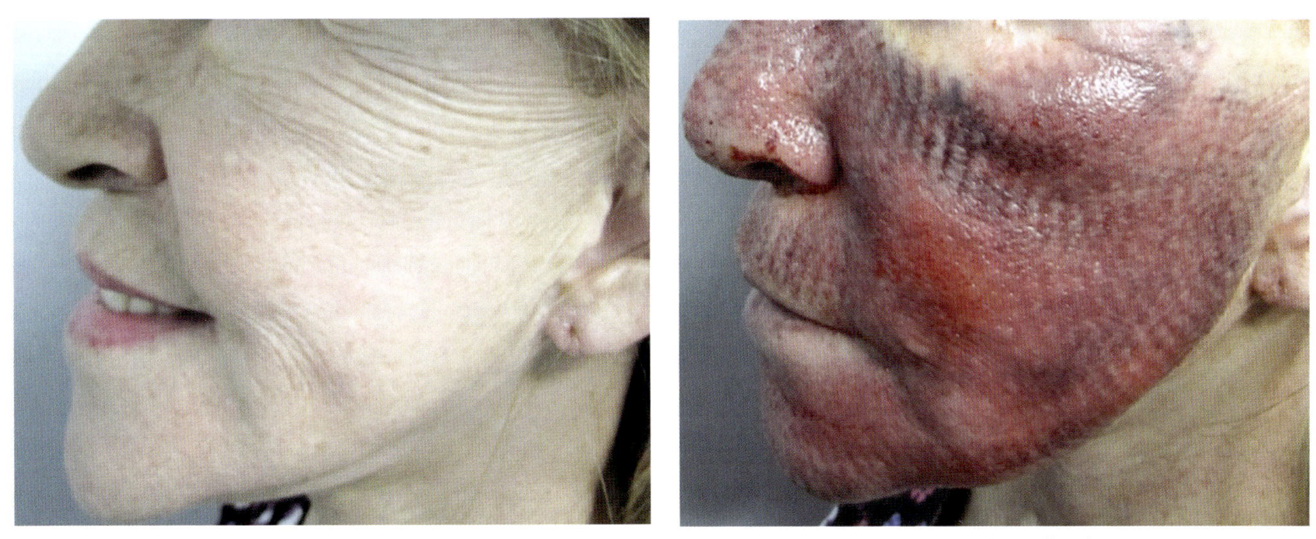

Figura 2.3 Paciente com pele fina antes e imediatamente após IPCA® com comprimento de agulha de 2,5 mm.

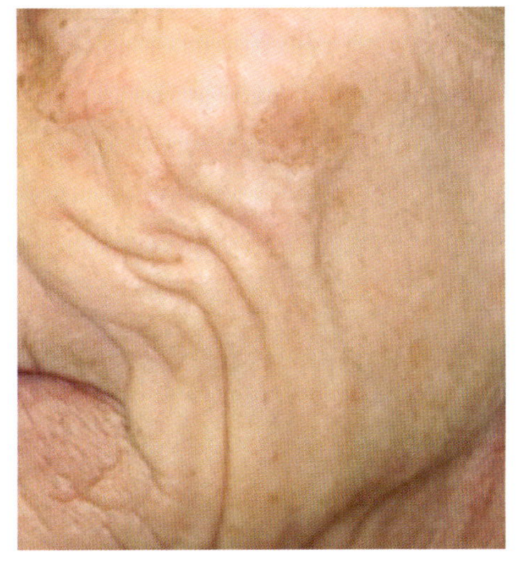

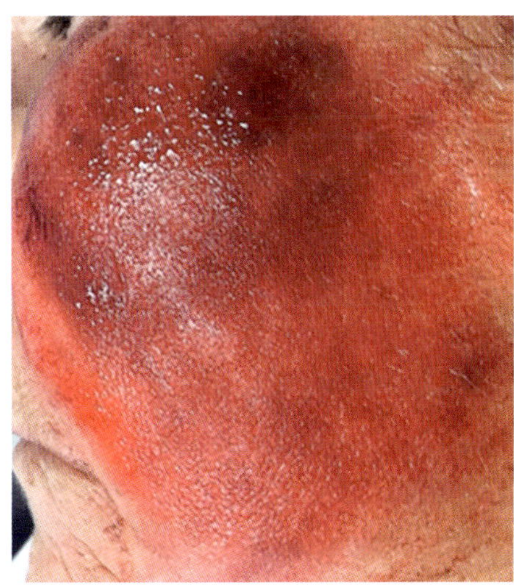

Figura 2.4 Paciente com pele flácida imediatamente após a IPCA® com comprimento de agulha de 2,5 mm em região geniana.

- **Elastose:** quanto mais elastótica for a pele, mais dificuldade haverá para se alcançar um padrão uniforme de injúria. Áreas extrafaciais podem ser traumatizadas pelas agulhas, quando o grau de elastose for substancial. O tecido apresenta-se menos flexível, e o trauma provocado pode não ficar proporcional aos resultados esperados. Por isso, técnica é essencial (Figura 2.5)
- **Espessura do coxim adiposo:** em áreas em que a hipoderme é mais espessa, como nádegas, coxas e abdome, é observado um amortecimento do trauma provocado pelas agulhas quando comparadas a áreas como fronte e colo. Dessa maneira, nessas regiões, há necessidade de escolher comprimentos de agulhas mais longos para se obter a mesma injúria, o que seria possível com agulhas mais curtas na face (Figura 2.6)
- **Eminência óssea:** atua-se sobre superfícies côncavas e convexas, já que não existe uma superfície totalmente plana no corpo humano. Desse modo, o rolo não pode trabalhar sozinho; é preciso haver apropriação do movimento por quem o manuseia, tornando-o o mais uniforme possível. Além disso, usar um vetor de força horizontal, atentando para a necessidade de variar a curvatura da pega na dependência de cada área tratada em um mesmo segmento, é fundamental para a obtenção do grau de injúria proposta; por isso, técnica é essencial
- **Fibrose e cicatrizes:** oferecem uma resistência que, para ser vencida, exige maior comprimento de agulha e força na medida certa pelo operador. Romper traves de fibrose com microagulhas dispostas em ângulo de 90° com a pele exige precisão e domínio da técnica.

Avaliadas as características da pele e da região que serão tratadas, é importante estabelecer o objetivo do tratamento, que pode ser: romper traves fibróticas, uniformizar a coloração da pele, melhorar sua textura e seu brilho, tratar rugas superficiais, abordar estrias recentes ou antigas, estimular colágeno em uma região de pele flácida ou reestruturar um colágeno anormal em uma área de pele rígida. Tudo isso influenciará na escolha do instrumental e no planejamento do tipo

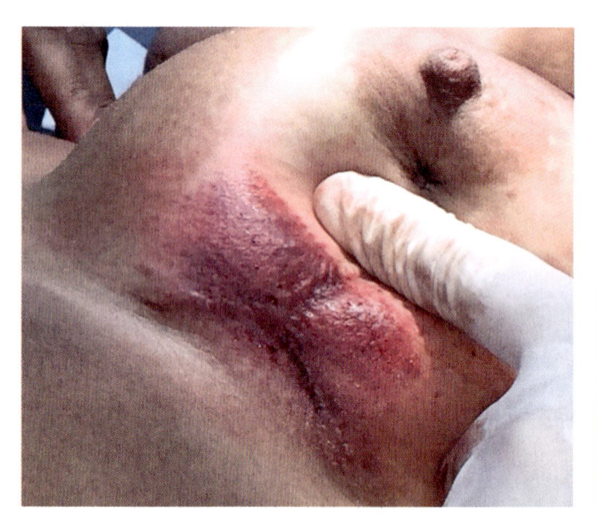

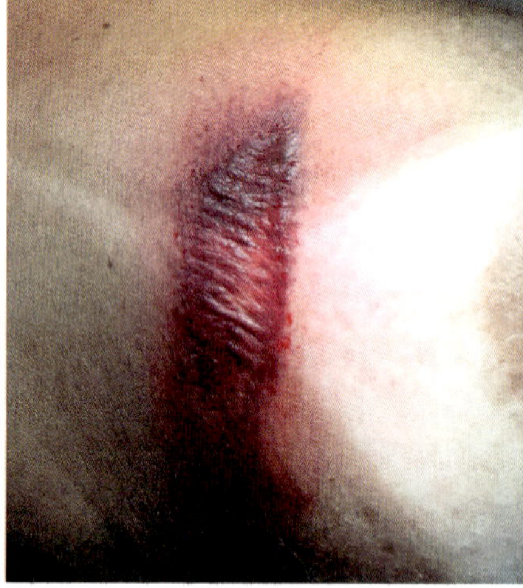

Figura 2.5 Paciente com cicatrizes hipertróficas inframamária e mamária, respectivamente, submetida à IPCA® com comprimento de agulha de 2,5 mm.

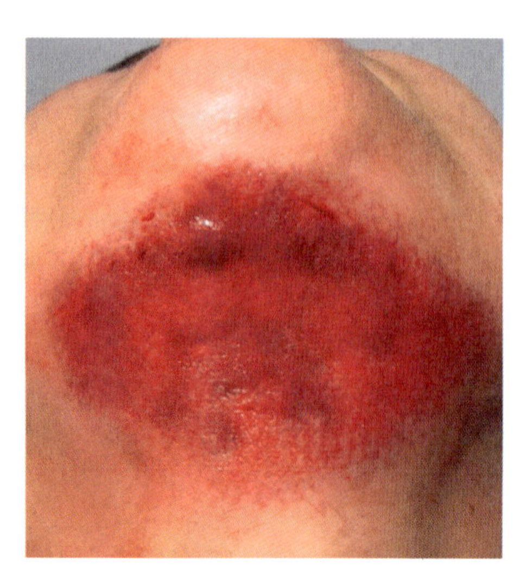

Figura 2.6 Paciente com cicatriz submentoniana submetida à IPCA® com comprimento de agulha de 2,5 mm.

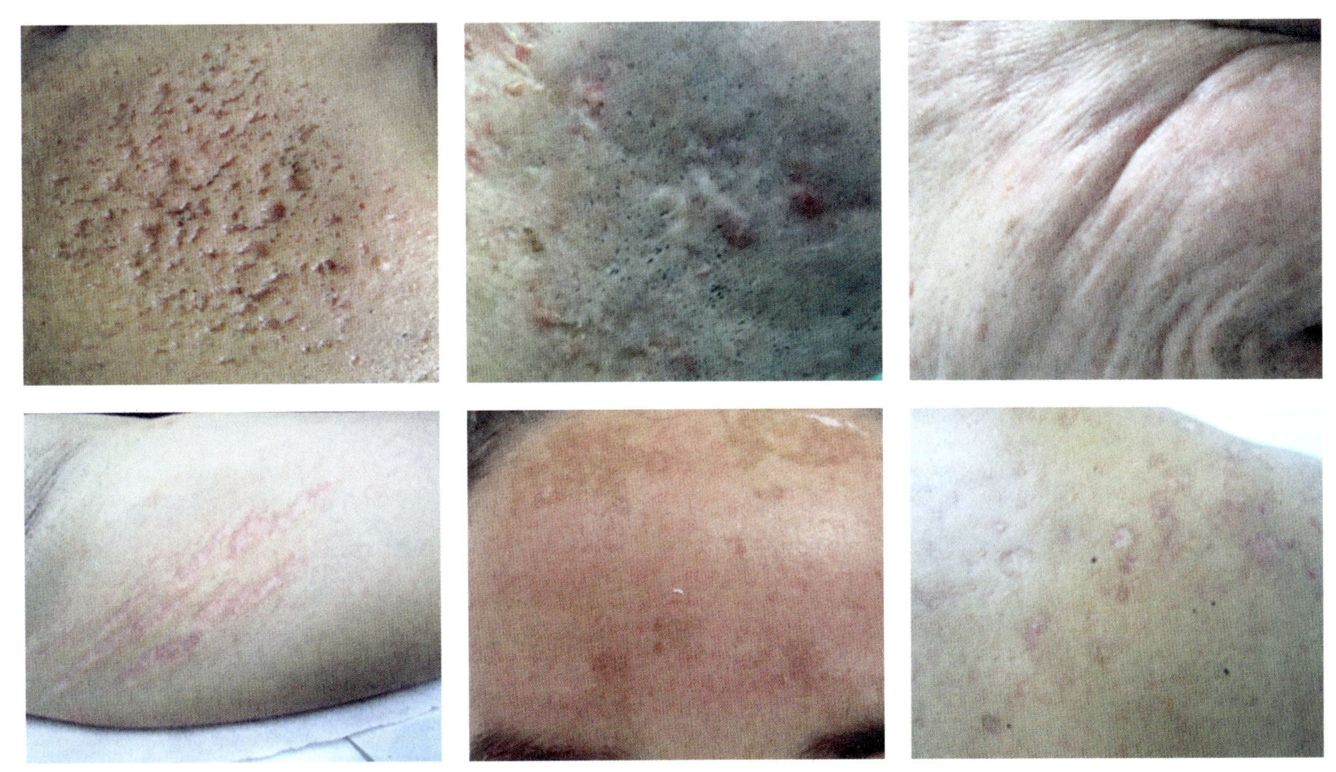

Figura 2.7 Algumas das indicações da IPCA® em diferentes tipos de pele, demonstrando a versatilidade da técnica.

de injúria a ser provocada. A Figura 2.7 mostra algumas das indicações da IPCA® em diferentes tipos de pele.

Como se trata de um procedimento doloroso, também é fundamental que a anestesia escolhida esteja de acordo com o grau da injúria. Assim, quando se utiliza um comprimento de agulha mais curto, a anestesia tópica é suficiente, diferentemente de um comprimento de agulha mais longo, que exige anestesia infiltrativa. A infiltração dessa solução também interfere na penetração da agulha, já que a pele estará tumefeita, facilitando a distensão da pele ou exigindo um vetor de força mais direcionado devido à resistência oferecida.

Emerson Lima et al. (2013) propuseram, em estudo experimental, uma relação entre o comprimento da agulha e a profundidade do dano atingido, utilizando pele de porco vivo por considerá-la um modelo que se aproxima da pele humana. As intervenções foram realizadas pelo mesmo operador e no mesmo tempo cirúrgico, estabelecendo o mesmo padrão de força e número de passadas do rolo de agulhas. Macroscopicamente, foi possível identificar a diferença de dano provocado com agulhas de comprimentos 0,5; 1,0; 1,5; 2,0 e 2,5 mm (Figura 2.8). O exame microscópico nessa primeira fase (imediatamente após a injúria) revelou predominantemente ectasia vascular com extravasamento de hemácias. Tal achado foi observado de modo superficial, acometendo a derme papilar na agulha de comprimento de 0,5 mm (Figura 2.9), e estendeu-se à derme reticular nas agulhas de maior comprimento (Figura 2.10). A quantidade de hemorragia provocada também foi proporcional ao aumento do comprimento das agulhas. A epiderme encontrava-se aparentemente íntegra à microscopia óptica, exceto no local da passagem da agulha (Figura 2.11). Nenhuma das amostras apresentou lesão no tecido celular subcutâneo.

Classificação do nível de injúria

A partir dos resultados, os autores propuseram uma classificação da injúria em leve, moderada e profunda, relacionando-a ao comprimento da agulha e sua capacidade de provocar o trauma planejado (Tabela 2.1). Na sequência, também sugeriram a relação entre o tipo de injúria e as indicações mais apropriadas descritas na Tabela 2.2. Essa apresentação pedagógica objetiva estabelecer a relação entre o comprimento da agulha utilizada no rolo e o dano provocado na pele, o que facilita a escolha do instrumento nas diferentes indicações. A Figura 2.12 apresenta seis regiões diferentes do corpo (face anterior do tórax, dorso do pé, ombro, abdome, coxa e mama) em que a púrpura uniforme foi alcançada pelo autor como *end point* da técnica de IPCA®.

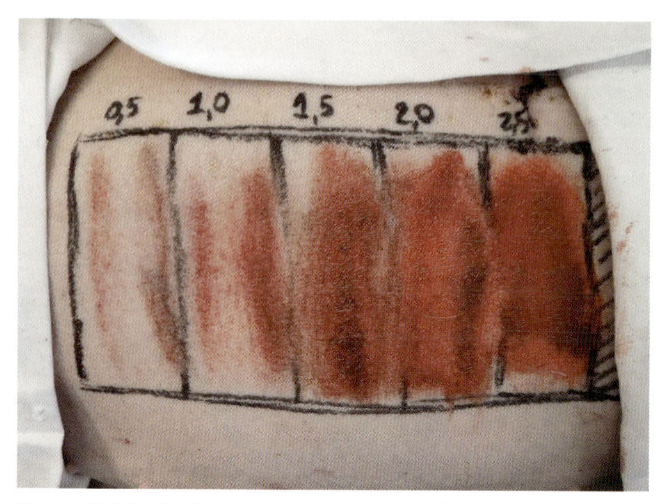

Figura 2.8 Avaliação macroscópica em pele de porco vivo demonstrando a diferença de dano provocado por agulhas de comprimentos: 0,5 mm, 1,0 mm, 1,5 mm, 2,0 mm e 2,5 mm.

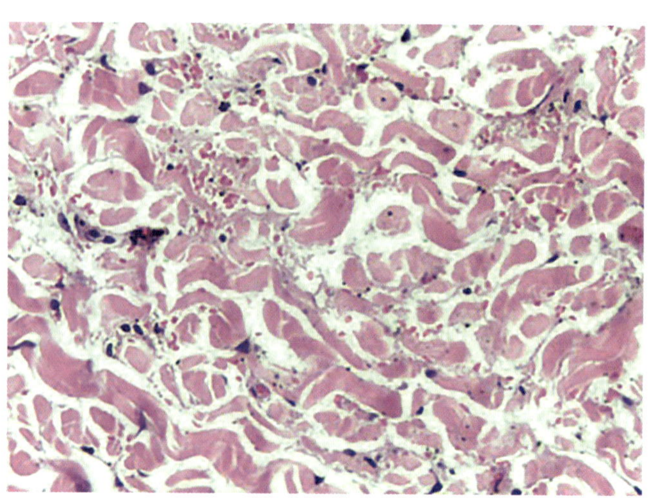

Figura 2.10 Hemorragia profunda afetando derme reticular provocada por comprimento de agulha de 2,5 mm (hematoxilina & eosina [HE] 100×). (Cortesia da Dra. Daniela Takano.)

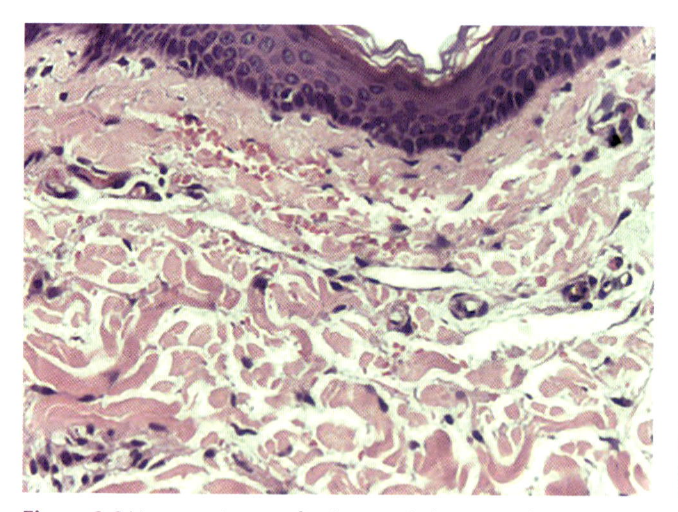

Figura 2.9 Hemorragia superficial restrita à derme papilar provocada por comprimento de agulha de 0,5 mm (HE 100×). (Cortesia da Dra. Daniela Takano.)

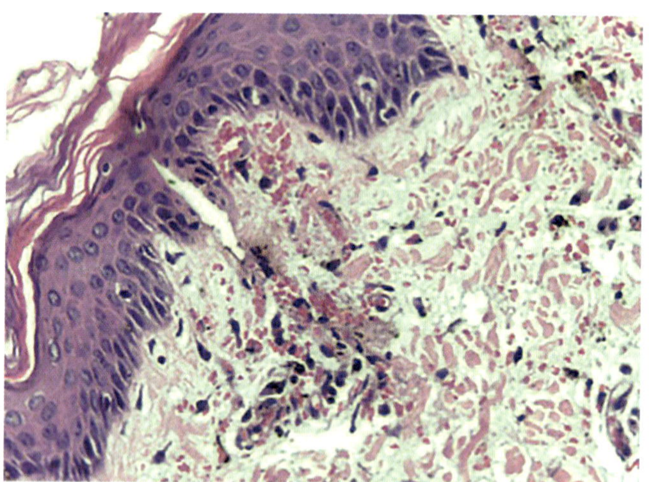

Figura 2.11 Trajeto de passagem da agulha associada à hemorragia. Epiderme adjacente sem alterações significativas (HE 100×). (Cortesia da Dra. Daniela Takano.)

Tabela 2.1 Classificação da intensidade da injúria provocada pela IPCA® relacionada com o comprimento da agulha.

Característica do estímulo	Comprimento da agulha
Injúria leve	0,25 e 0,5 mm
Injúria moderada	1 e 1,5 mm
Injúria profunda	2 e 2,5 mm

Adaptada de Lima et al., 2013.

Tabela 2.2 Classificação da intensidade da injúria provocada pela IPCA® de acordo com as indicações.

Característica do estímulo	Principais indicações
Injúria leve	Entrega de medicamentos Rugas finas Melhora de brilho e textura
Injúria moderada	Flacidez cutânea Rugas médias Rejuvenescimento global
Injúria profunda	Cicatrizes deprimidas distensíveis Estrias Cicatrizes ondulares e retráteis

Adaptada de Lima et al., 2013.

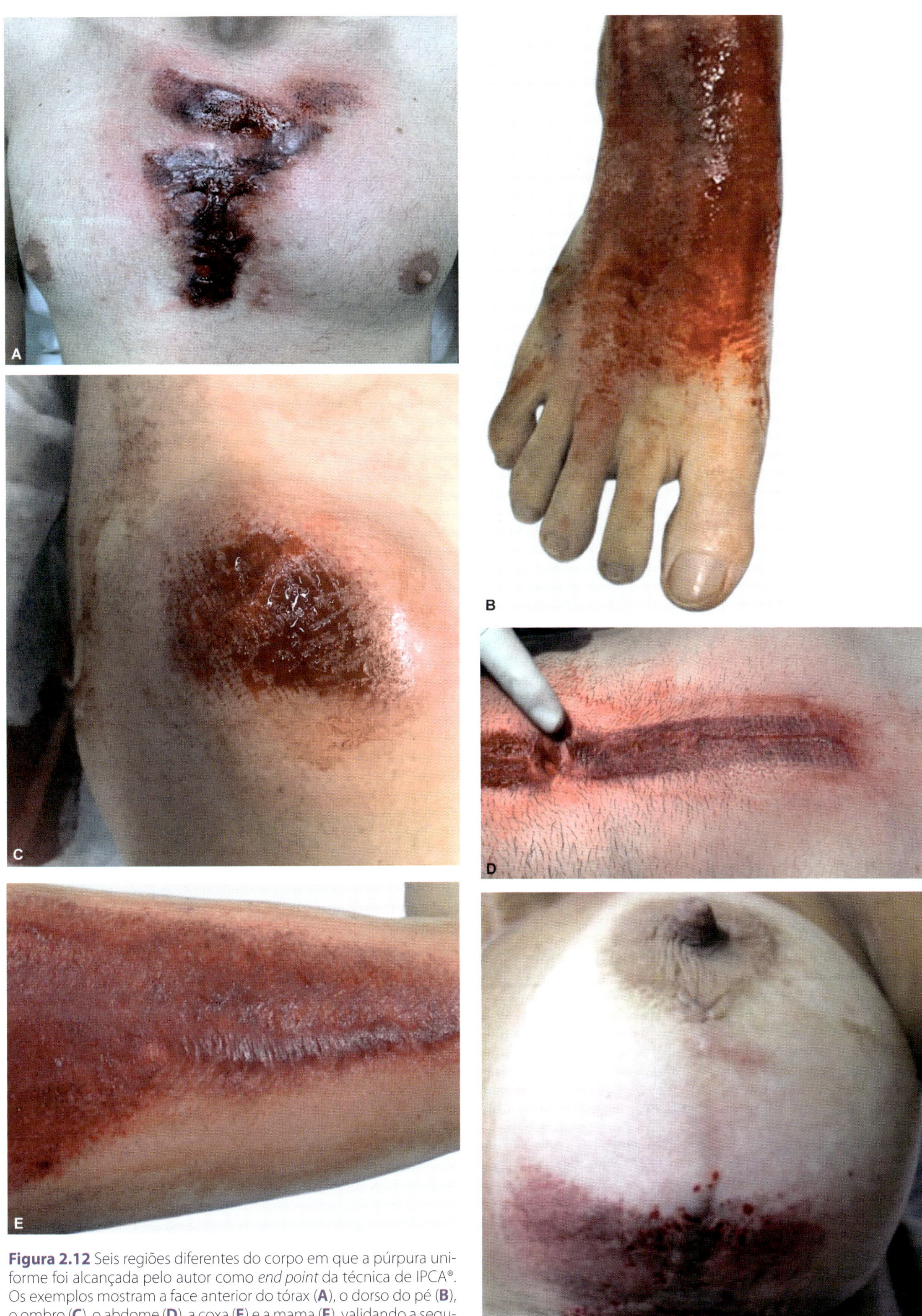

Figura 2.12 Seis regiões diferentes do corpo em que a púrpura uniforme foi alcançada pelo autor como *end point* da técnica de IPCA®. Os exemplos mostram a face anterior do tórax (**A**), o dorso do pé (**B**), o ombro (**C**), o abdome (**D**), a coxa (**E**) e a mama (**F**), validando a segurança de tratamento nessas regiões com o grau de injúria preconizado.

Considerações finais

É fundamental o entendimento sobre a relação entre comprimento de agulha e grau da injúria no momento de indicar a técnica de IPCA® para cada situação específica. Isso porque se trata de um procedimento extremamente técnico-dependente; logo, é preciso contar com todas as variáveis que afetam a intervenção e seus resultados. O tratamento é individualizado, e sua personalização, mediante o diagnóstico e a entrega de resultados, é mandatória na determinação de expectativas reais e na satisfação do médico e do paciente.

Independentemente da injúria, se moderada ou profunda, a intervenção será sempre cirúrgica; o termo "não cirúrgico" não cabe para IPCA®. O tratamento exige anestesia, seja tópica ou infiltrativa, além de assepsia local, ambiente o mais asséptico possível e um médico especialista treinado para assegurar a fidelidade de toda a metodologia criteriosamente documentada como IPCA®.

Bibliografia

Aust MC. Percutaneous collagen induction therapy: an alternative treatment for scars, wrinkles, and skin laxity. Plast Reconstr Surg. 2008; 121(4):1421-9.

Aust MC. Percutaneuos collagen induction: minimally invasive skin rejuvenation without risk of hyperpigmentation fact or fiction? Plast Reconstr Surg. 2008; 122(5):1553-63.

Bal SM, Caussian J, Pavel S et al. In vivo assessment of safety of microneedle arrays in human skin. Eur J of Pharm Sci. 2008; 35(3):193-202.

Brody HJ. Trichloracetic acid application in chemical peeling, operative techniques. Plast Reconstr Surg. 1995; 2(2):127-8.

Camirand A, Doucet J. Needle dermabrasion. Aesthetic Plast Surg. 1997; 21(1):48-51.

Cohen KI, Diegelmann RF, Lindbland WJ. Wound healing: biochemical and clinical aspects. Philadelphia: WB Saunders Co; 1992.

Fabroccini G, Fardella N, Monfrecola A. Acne scar treatment using skin needling. Clin Exp Dermatol. 2009; 34(8):874-9.

Fernandes D. Minimally invasive percutaneous collagen induction. Oral Maxillofac Surg Clin North Am. 2006; 17(1):51-63.

Fernandes D, Massimo S. Combating photoaging with percutaneous collagen induction. Clin Dermatol. 2008; 26(2):192-9.

Lima EA, Lima MA, Takano D. Microagulhamento: estudo experimental e classificação da injúria provocada. Surg Cosmet Dermatol. 2013; 5(2):1104.

CAPÍTULO

3

Características e Aplicabilidade dos Instrumentais Utilizados na IPCA®

Emerson de Andrade Lima ▪ *Renata Sitonio T. D. Monteiro*

Introdução

Já está bem estabelecido que a perfuração ocasionada pelas agulhas desencadeia a cascata de cicatrização de feridas e, nesse processo, por meio da liberação de fatores de crescimento, ocorre a produção de colágeno. Para demonstrar isso, em dois ensaios clínicos *split face* realizados para avaliar a melhora da qualidade da pele no que se refere a brilho, elasticidade, redução de poros e textura, injetaram-se soro fisiológico de um lado da face dos pacientes e alguma substância ativa do outro, como, por exemplo, mesoterapia com complexo vitamínico ou até microdoses de toxina botulínica, referida na literatura como responsável por redução de poros, oleosidade, melhora da elasticidade, e até produção de fibras colágenas. Concluiu-se que houve melhora da aparência da pele, mas sem diferença significativa dos parâmetros quando comparados os dois lados em ambos os trabalhos. Em um dos estudos, foi realizada biopsia antes e depois dos tratamentos, observando-se aumento da produção de colágeno por meio da histopatologia igualmente em ambos os lados, levando os pesquisadores a questionarem se esse efeito se devia aos medicamentos injetados ou apenas às punturas realizadas.

O uso das agulhas com o intuito de estimular a produção de colágeno de boa qualidade no tratamento de cicatrizes foi inicialmente descrito por Orentreich e Orentreich, em 1995, que relataram, com sucesso, o uso da técnica de Subcision®. Pouco tempo depois, Camirand e Doucet (1997) relataram casos de melhora de cicatrizes após realizarem a escarificação delas, utilizando as agulhas de uma máquina de tatuagem.

Foi então que, em 2002, Fernandes idealizou um método de perfuração da pele com agulhas que penetram, mas não removem a epiderme, criando fendas que se regeneram rapidamente. Ele desenvolveu um aparelho manual com um dispositivo cilíndrico no qual estão acopladas várias agulhas finas, de modo que elas rolam sobre a pele, causando perfurações sem escarificação. Esse aparelho ficou conhecido como Dermaroller®.

A técnica foi chamada de *microneedling*, também conhecida como *percutaneous collagen induction* (PCI) e registrada no Brasil como indução percutânea de colágeno com agulhas (IPCA®) pelo dermatologista Emerson Lima (2016).

Dispositivos disponíveis

Rolos de microagulhas

Depois das agulhas usadas na Subcision® e das máquinas de tatuagem, o rolo foi o primeiro equipamento especialmente desenvolvido para fins de IPCA®. Algumas de suas maiores vantagens são o baixo custo e o importante estímulo à produção de colágeno, quando bem utilizado. A quantidade de colágeno formado e, consequentemente, o resultado do tratamento dependem, em parte, do comprimento da agulha, mas principalmente do *end point* conseguido.

O tamanho das agulhas dos rolos de uso médico varia de 0,5 a 3,0 mm de comprimento. Os equipamentos com menos de 0,5 mm geralmente perfuram somente parte do estrato córneo e aumentam a absorção de substâncias aplicadas à pele, processo conhecido como *drug delivery*.

A Figura 3.1 apresenta modelos de aparelhos disponíveis no mercado que utilizam esse sistema de rolamento. A fixação das agulhas acontece de maneira variável, dependendo do fabricante. Esse fator é considerado crucial para a segurança da intervenção, já que o desprendimento da agulha durante o tratamento ou a sua avaria podem comprometer os resultados e danificar a pele do paciente, com quebra da agulha dentro da pele, ranhaduras indesejáveis que podem provocar hipercromias, cicatrizes ou "efeito de trilho de trem", entre outras complicações. A Figura 3.2 apresenta um dos sistemas utilizados por um fabricante na fixação das agulhas.

A procedência do instrumental utilizado também é importante no tocante à qualidade das agulhas. Na Figura 3.3, observa-se, em aumento de 100×, diferentes materiais utilizados na confecção das agulhas, o que interfere diretamente na resistência, na característica da injúria provocada e, consequentemente, nos resultados.

As agulhas estão dispostas diagonalmente em alguns instrumentos, buscando otimização dos resultados. A Figura 3.4 apresenta esquematicamente essa disposição. A microscopia de varredura mostra a diferença de comprimento das agulhas, o que interfere diretamente na intensidade da injúria provocada na pele (Figura 3.5).

As microagulhas acopladas ao aparelho são confeccionadas em aço inoxidável e geralmente pré-esterilizadas com radiação gama. Portanto, deve-se utilizar técnica estéril durante o procedimento.

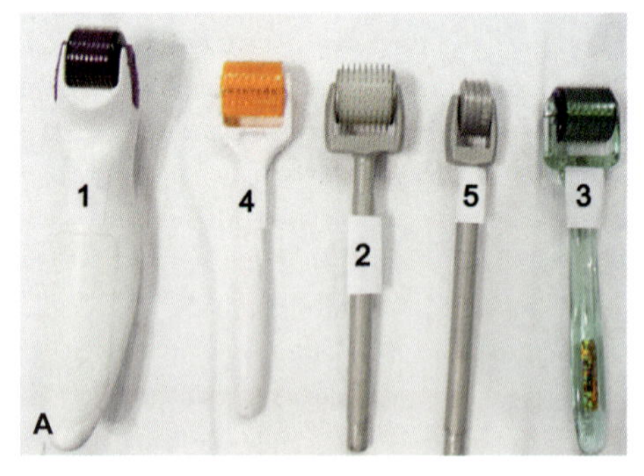

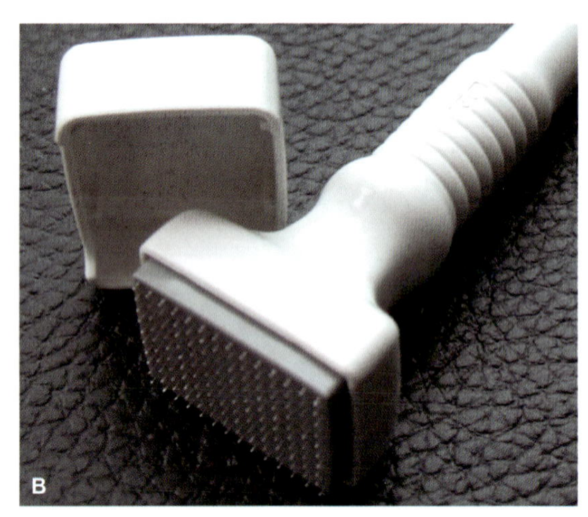

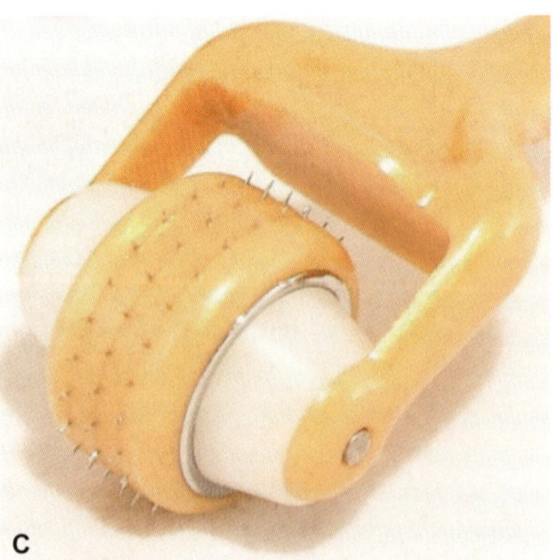

Figura 3.1 A. Diferentes marcas de rolo de agulhas disponíveis no mercado. **B.** Modelo de um *stamp* de microagulhas. **C.** Rolo de agulhas mais estreito, com aplicabilidade em lesões lineares.

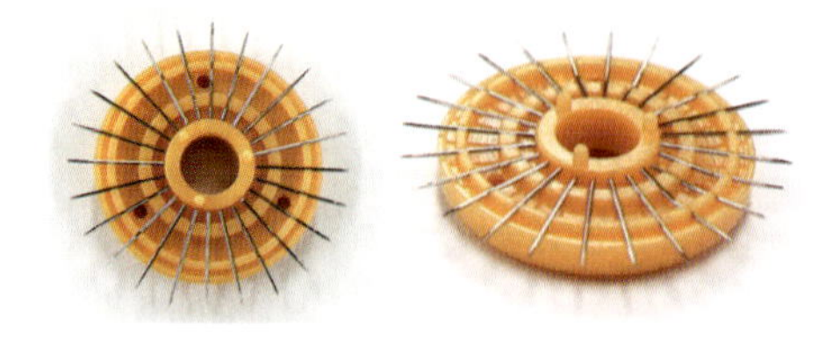

Figura 3.2 Demonstração da fixação das microagulhas em um dos aparelhos de rolo disponíveis no mercado.

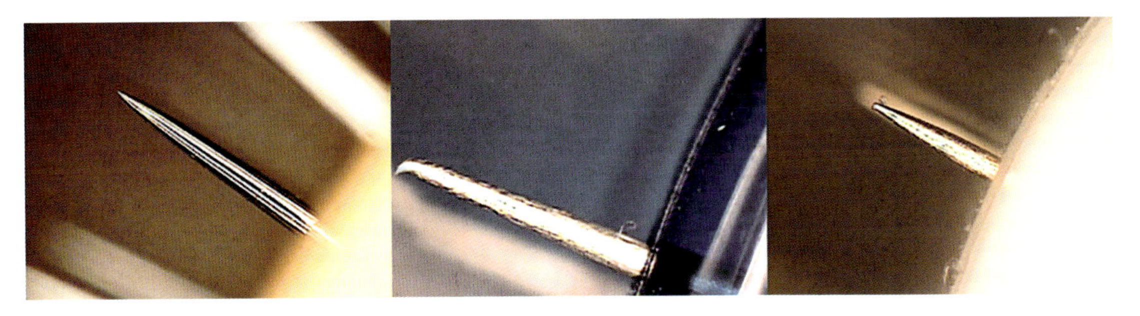

Figura 3.3 Três diferentes marcas de produto em aumento de 100× demonstrando a diferença na qualidade das microagulhas.

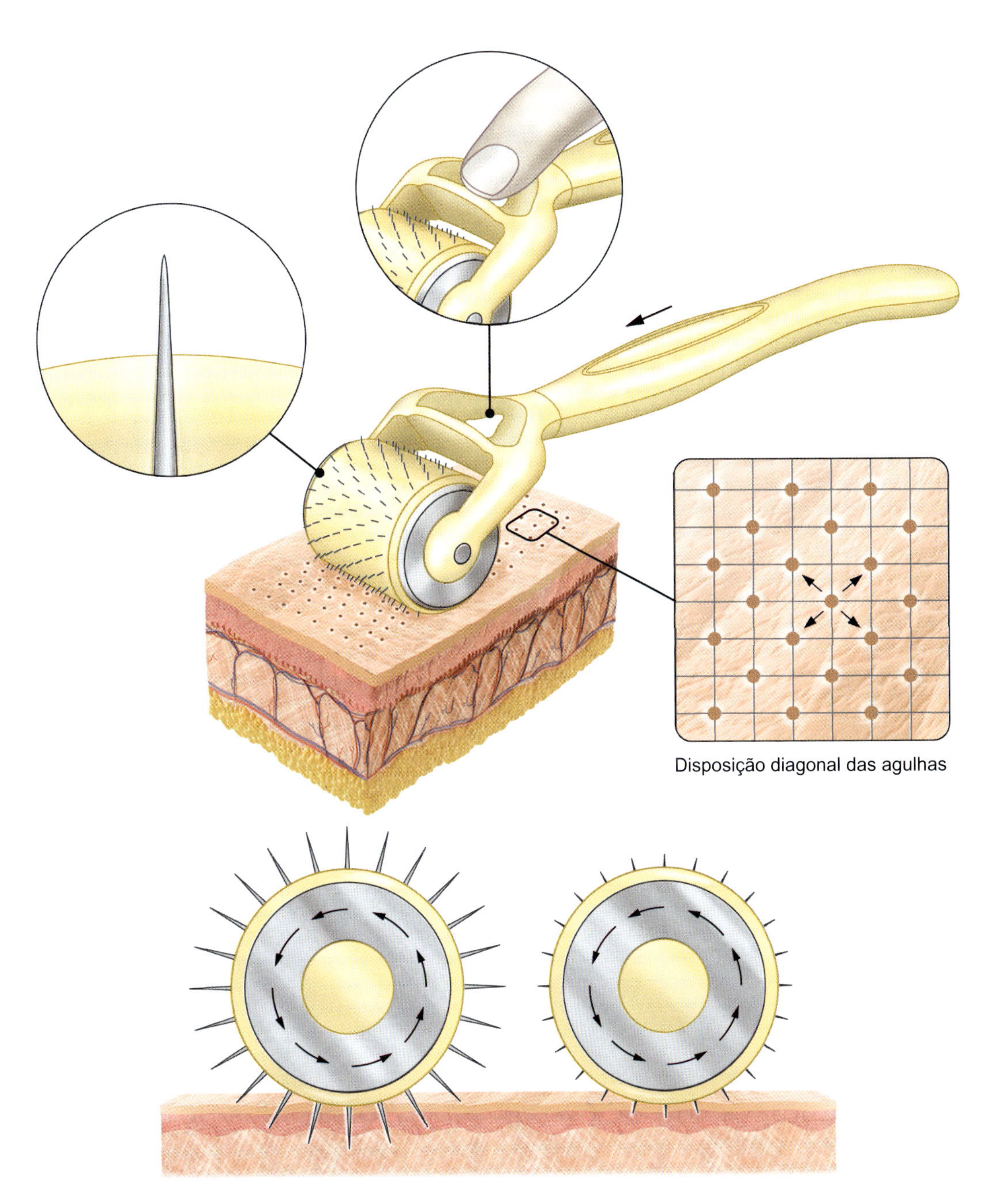

Figura 3.4 Demonstração da disposição das microagulhas de forma diagonal em um dos aparelhos de rolo disponíveis no mercado.

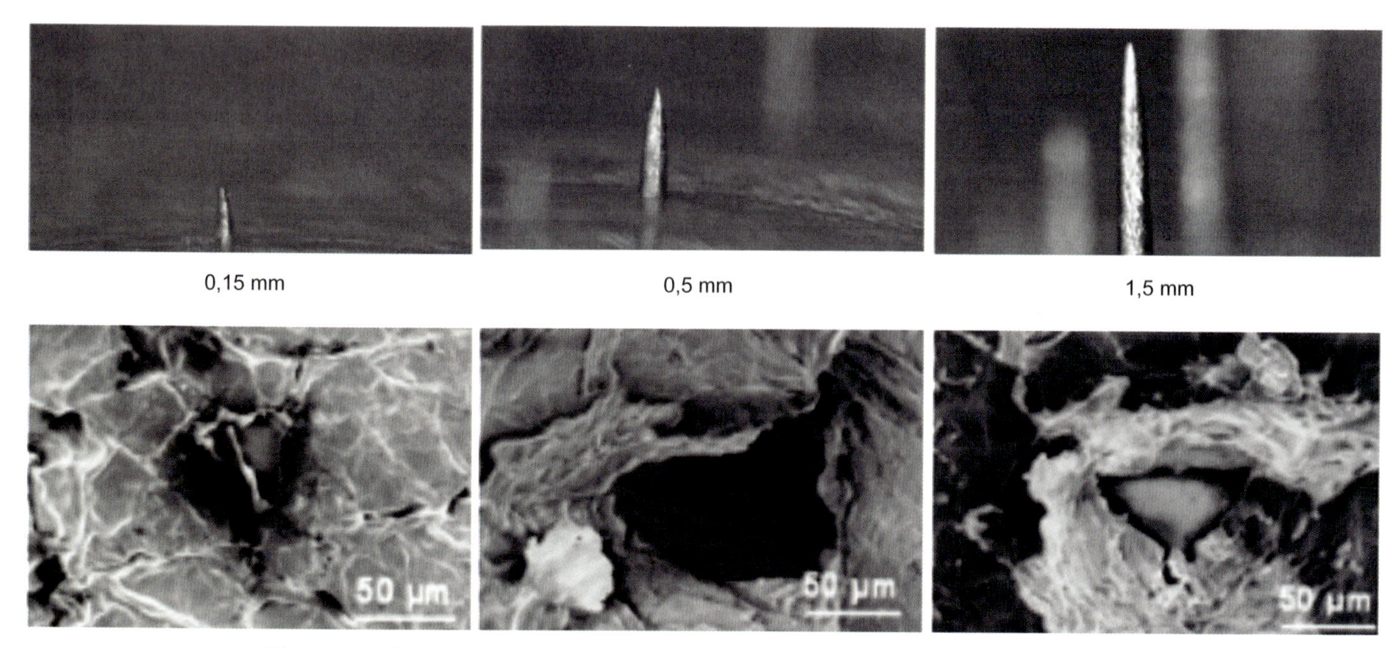

Figura 3.5 Diferenças de comprimento das agulhas e consequentes injúrias provocadas.

Os rolos utilizados para tratamentos médicos são de uso único. Eles não devem ser reesterilizados, pois perdem seu corte e entortam as agulhas, comprometendo o resultado e a segurança do procedimento.

O risco do uso domiciliar desses instrumentos é substancial. Isso porque a utilização de agulhas exige critérios padrões de higienização e assepsia, bem como ambiente apropriado, o que não se observa na execução por leigos em espaço doméstico. Além disso, o leigo provavelmente não vai reconhecer áreas da pele possivelmente infectadas e poderá usar o aparelho nessas regiões, disseminando vírus e bactérias. Leatham et al. relataram, em 2018, um caso em que uma paciente utilizou o rolo de microagulhas em área com herpes-zóster, acreditando tratar-se de acne e, em seguida, usou o aparelho na face com a intenção de tratar rugas. Houve autoinoculação do vírus varicela-zóster na face da paciente, e as lesões só se resolveram após tratamento específico.

Existem diversos aparelhos disponíveis no mercado. A seguir, serão citados alguns que atualmente têm registro na Agência Nacional de Vigilância Sanitária (Anvisa) (Tabela 3.1).

Canetas de microagulhas

As canetas de microagulhas são dispositivos de mola que agem produzindo movimentos semelhantes a carimbos (*stamps*) na pele. A primeira a ser criada foi a Dermapen® (Dermapen, Salt Lake City, UT, EUA). Esse dispositivo é constituído de uma ponteira na qual se inserem 12 microagulhas individualmente esterilizadas, portáteis e descartáveis (Figuras 3.6 e 3.7). É um instrumento cirúrgico motorizado, cujas velocidade e profundidade da IPCA® são ajustáveis. Assim como os outros dispositivos de caneta, deve ser usado perpendicularmente à pele, carimbando-a de maneira homogênea, levantando e abaixando a caneta a cada conjunto de perfurações e, desse modo, evitando arrastar as agulhas sobre a pele a fim de perfurá-la, sem que ocorra desepitelização.

O uso das canetas se torna especialmente interessante para o tratamento de pequenas áreas, como pálpebra, nariz e região perioral, e de pequenas cicatrizes, além de poder proporcionar um tratamento localizado nas rugas estáticas.

A Dermapen® é aprovada pela Food and Drug Administration (FDA); no entanto, não tem registro na Anvisa até a publicação deste capítulo. No Brasil, há dispositivos semelhantes que desempenham a mesma função e têm seu registro ativo no órgão regulatório do país. Dentre eles, destacam-se:

- Derma Nano Pen (Anvisa – 80851570014): as agulhas de ácido inoxidável estão disponíveis, no Brasil, apenas na apresentação de nove microagulhas por cartucho. O fabricante, no entanto, disponibiliza cartuchos de diversos modelos com 9, 12, 36 e 42 agulhas, com comprimentos que variam de 0,25 mm a 3,0 mm

Tabela 3.1 Dispositivos registrados na Anvisa.

Nome comercial	Registro
MTS Roller	80213730012
FDR Derma Roller	80213730016
Smart Derma roller	81382050001
RS Roller	80553910003
Genosys Roller	80614420001
Genosys Roller	80614420002
Microagulhas Dr Roller	80669600001
DNC Roller	80781300001
Skin Roller – Basic	80865510001
Skin Roller – 540 Needles	80865510002
Derma Roller System	80971990001
M Roller Gold	80986180006
Dermacos Derma Roller	80988510006
SK Medical Roller	81085440007
SK Medical Roller 200	81085440013
Easy Derma Roller	81382050003
Doctor Roller System	81569120001
Alur Roller gold	81676070003
Genosys Roller	81089110001
Smart Derma Roller	81382050001
DRS Derma Roller	10328190027

- Alur Derma Pen (Anvisa – 81676079002): a caneta Alur Derma Pen permite o ajuste do comprimento das agulhas de 0,25 a 2,0 mm, com intervalos de 0,25 mm. Os modelos dos cartuchos variam em números de 1, 3, 5, 7, 9, 12 e 36 microagulhas, além de Nano 3D (36 agulhas), Nano 5D (100 agulhas) e Nano 7D (137 agulhas). A velocidade do aparelho pode variar de 9.000 a 20.000 *stamps* por minuto
- Smart Derma Pen (Anvisa – 81382059001): equipamento elétrico para cujo funcionamento é necessário acoplar um cartucho de microagulhas de titânio que variam de 0,25 a 2,50 mm de comprimento e 0,25 de diâmetro. Esse equipamento oferece a possibilidade de trabalhar com bateria sem que seja preciso estar ligado à energia elétrica. A velocidade de aplicação dos *stamps* varia de 65 a 110 vezes por segundo. Estão disponíveis cartuchos com 1, 12, 36 e 137 agulhas
- Revive (Anvisa – 80102511830): esse aparelho está registrado na Anvisa como equipamento para micropigmentação e microagulhamento de múltiplo uso e tem sido muito útil no arsenal da IPCA®. É constituído por uma unidade de controle e uma peça de mão (caneta) em cuja extremidade distal se encontra a agulha que penetra na pele, sendo ativado a partir de um pedal. A frequência de penetração das agulhas pode ser ajustada de 20 em 20 Hz, desde o mínimo de 50 até o máximo de 150 aplicações por segundo, o que torna possível uma injúria profunda dependendo de quanto tempo se mantenha a agulha no local. Essa caraterística confere uma grande vantagem quando é preciso tratar cicatrizes lineares, como as cirúrgicas, rugas estáticas, como as do sulco nasogeniano ou glabela, e rugas periorais sem que seja necessário lesionar a pele ao redor, diminuindo, assim, a morbidade do paciente. Os cartuchos são estéreis e devem ser trocados a cada aplicação. A quantidade de agulhas em cada um varia de uma a nove (Figuras 3.8 e 3.9).

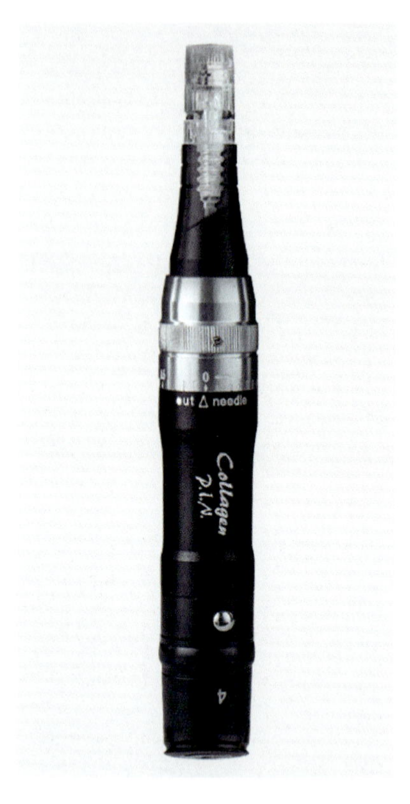

Figura 3.6 Modelo de uma caneta de microagulhas disponível no mercado.

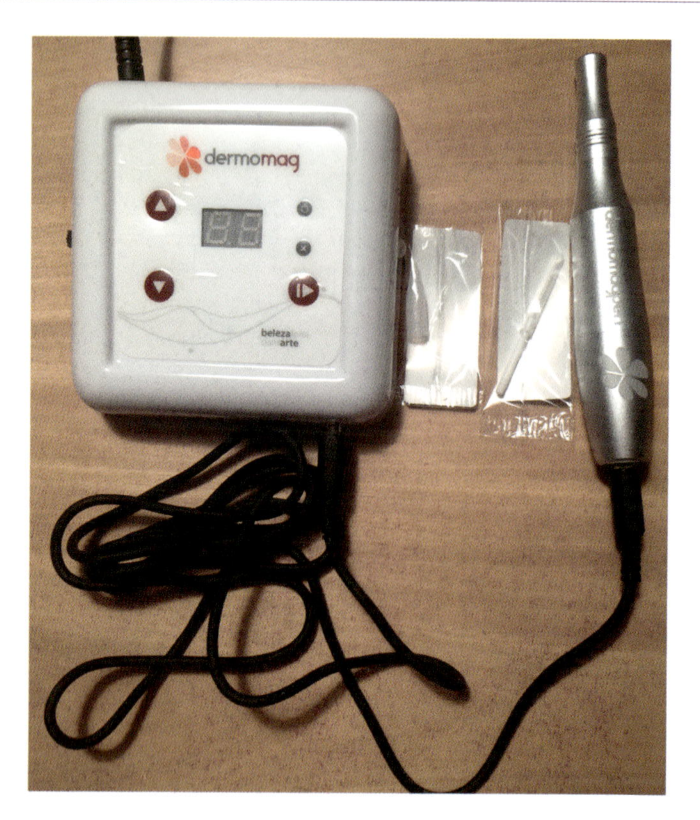

Figura 3.7 Modelo de uma caneta de microagulhas utilizada para realização de maquiagem definitiva.

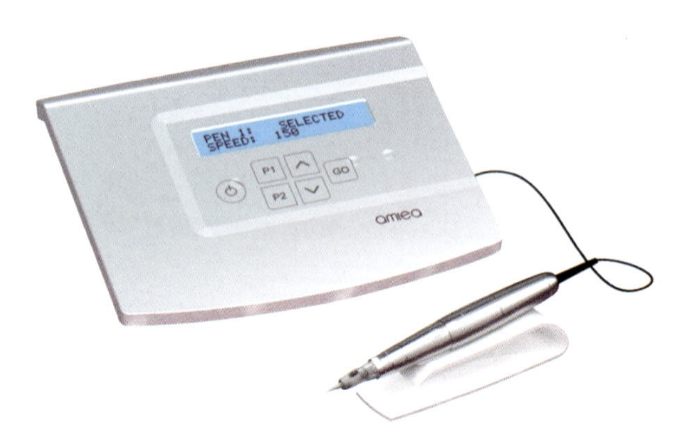

Figura 3.8 Aparelho Revive. Base e Caneta. Fonte: Manual do produto.

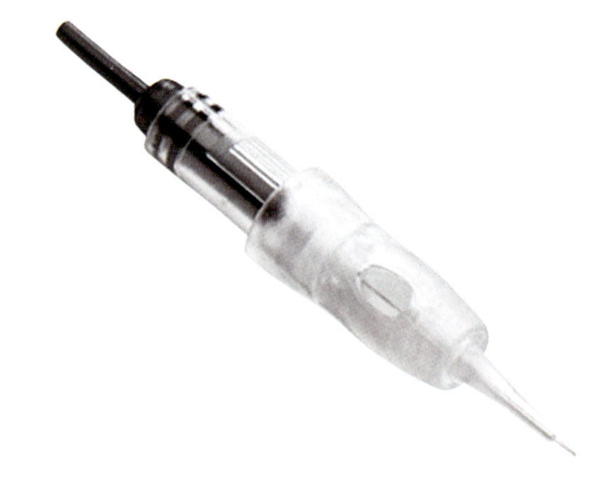

Figura 3.9 Aparelho Revive. Cartucho. Fonte: Manual do produto.

Dispositivos que associam IPCA® ao *drug delivery*

Com a técnica de IPCA®, além de se conseguir um remodelamento da pele em resposta às múltiplas punturas, criam-se pequenos canais na epiderme e na derme que aumentam a absorção de medicações aplicadas topicamente. Essa característica tem sido usada para a entrega de diversos ativos que poderiam potencializar os efeitos das micropunturas realizadas isoladamente, quando se faz uma injúria leve a moderada.

Existem dispositivos que se propõem a entregar medicações em nível dérmico ao mesmo tempo que realizam a perfuração de pequenos canais na pele com suas agulhas. Geralmente, a injúria provocada por esses aparelhos é leve a moderada; afinal, para que se tenha uma entrega eficiente da medicação na derme, não deve haver sangramento abundante que concorra com essas substâncias nos canalículos formados. Além disso, as substâncias utilizadas devem, obrigatoriamente, ser estéreis. Alguns dos produtos liberados pela Anvisa são:

- Hydra Roller (Anvisa - 81569120010): dispositivo de rolamento semelhante ao rolo, porém menor. Um pequeno rolo com 64 microagulhas de titânio fica acoplado em um recipiente de vidro com capacidade para 10 mℓ de medicação. À medida que se deslizam as agulhas, o produto que está dentro do cilindro é liberado concomitantemente para realizar o *drug delivery*. É de uso único, devendo ser descartado após a primeira aplicação. A Figura 3.10 mostra o Hydra Roller 64 (0,25 mm; 0,5 mm; 0,6 mm; 1,0 mm; 1,5 mm; 2,5 mm), 10 mℓ
- Smart Infusion (Anvisa - 81382050009): dispositivo estéril e de uso único, constituído de um equipamento cilíndrico no qual se inserem microagulhas de ligas de titânio banhadas a ouro em uma das extremidades. São 20 agulhas com comprimentos entre 0,25 e 2,0 mm. O cilindro tem capacidade para 5 mℓ da solução a ser utilizada como *drug delivery* (Figura 3.11).

Microagulhas associadas a tecnologias

Radiofrequência eletromagnética não ionizante

A radiofrequência fracionada (RF) microagulhada, popularizada com o termo "microagulhamento robótico", é uma tecnologia desenvolvida para entregar radiofrequência diretamente na derme utilizando microagulhas. Diferente dos *lasers* que utilizam cromóforos, a RF é um cromóforo independente e depende das propriedades elétricas do tecido-alvo; portanto, apresenta um bom perfil de segurança para todos os fotótipos. Além disso, a pele entre as agulhas se mantém intacta com a finalidade de acelerar a cicatrização e manutenção da integridade da epiderme.

Os aparelhos de RF utilizam uma ponteira estéril com eletrodos de microagulhas em número variado, conforme padrões do fabricante. A profundidade de penetração varia de 0,5 até 3,5 mm, sendo, em geral, ajustada de acordo com a espessura da pele e a proximidade com áreas ósseas (na pele das pálpebras, por exemplo, o tamanho da agulha deve ser ajustado até no máximo 0,5 mm). A energia da RF também depende da região a ser tratada, e o calor gerado por ela dependerá da resistência do tecido à passagem da corrente elétrica (impedância). Assim, em tecidos diferentes, o calor será formado em diversos graus e profundidades.

O objetivo do aparelho é associar a remodelação dérmica causada pelo microagulhamento à ativação dos fibroblastos dérmicos pelo calor da RF, com consequente formação de colágeno. As agulhas são inseridas na pele por meio de um motor eletronicamente controlado em movimentos de vaivém que, teoricamente, minimizam o desconforto do paciente. Quando a agulha alcança

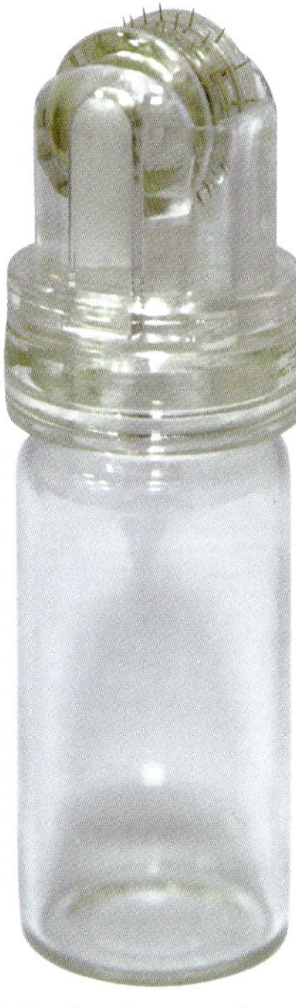

Figura 3.10 Hydra Roller. Rolo de microagulhas acoplado ao frasco de vidro.

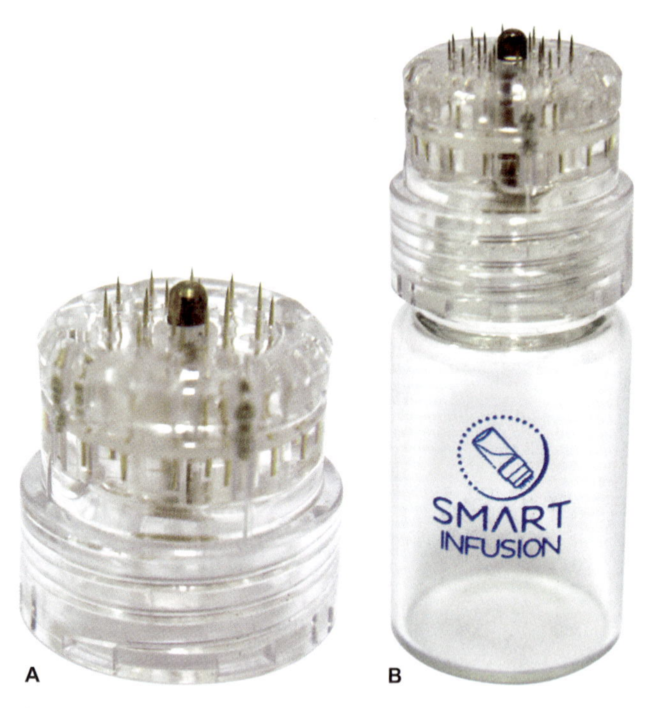

Figura 3.11 A. Agulhas de 1,5 mm do aparelho Smart Roller. **B.** Agulhas acopladas ao recipiente de 5 mℓ.

a profundidade predefinida, a radiofrequência é emitida, aquecendo seletivamente a derme enquanto poupa a epiderme, o que diminui o risco de efeitos colaterais como hiperpigmentação pós-inflamatória. Por ser liberada na derme, a radiofrequência possibilita uma coagulação efetiva, o que resulta em sangramento mínimo ou ausente.

Existem aparelhos com microagulhas isoladas e não isoladas. A grande diferença entre eles é que os que têm agulha isolada liberam radiofrequência somente na ponta da agulha, poupando a epiderme e a junção dermoepidérmica; portanto, não necessitam de resfriamento da pele. Já os que têm agulha não isolada liberam radiofrequência em toda a extensão da agulha, fazendo-se necessário o resfriamento, mas produzindo uma coagulação mais efetiva e maior campo elétrico na derme.

Ademais, é uma modalidade de tratamento que promove benefícios, como mínimo *downtime*, boa tolerância e baixa incidência de efeitos colaterais; no entanto, apresenta um alto custo financeiro.

Radiofrequência ablativa fracionada

Este método utiliza a radiofrequência ablativa fracionada de um aparelho de radioeletrocirurgia.

A eletrocirurgia surgiu em 1978, quando foram definidas a frequência ideal para corte e coagulação de uma corrente alternada. Essa frequência está na faixa do rádio FM e, por isso, passou a ser chamada de radiofrequência. As correntes alternadas liberam energia eletromagnética na ponta do eletrodo, provocando um efeito parecido com o *laser* de CO_2.

Ao aparelho de radioeletrocirurgia, acopla-se o sistema *megapulse* HF FRAXX, conectado a uma caneta agulhada cujo número de agulhas varia em 16, 24, 36 ou 64, medindo 0,2 mm de espessura e 0,8 mm de comprimento. As agulhas são montadas em corpo de Teflon® e divididas em colunas.

A caneta perfura a pele superficialmente, e essa ação associada à radiofrequência ablativa leva à estimulação da formação do colágeno. A energia e o tempo de disparo da radiofrequência são controlados pelo HF FRAXX, o que aumenta a segurança do procedimento.

O número de agulhas das ponteiras e seus formatos possibilitam a atuação em áreas maiores ou o acoplamento a pequenas áreas como os cantos do nariz e as pálpebras (ver Capítulo 32, *Princípios da Radiofrequência Ablativa Fracionada e sua Aplicabilidade*).

Radiofrequência pulsada com multiagulhas

A radiofrequência pulsada com multiagulhas (RFPM®) utiliza a energia fracionada randômica de alta frequência disparada sobre a pele, através de eletrodos com várias agulhas conectados a um aparelho de radioeletrocirurgia. Os eletrodos que contêm as agulhas são denominados Lima 2, Lima 4 e Lima 8 (Figura 3.12), com nomenclatura referenciada ao autor. São constituídos, respectivamente, de duas, quatro ou oito agulhas de tungstênio, com diâmetro de 100 milésimos de milímetro, peso e comprimento idênticos e dispostas paralelamente, com o objetivo de alcançar o mesmo plano de profundidade. Variando de 1,5 a 2,5 mm de comprimento, essas agulhas ultrapassam a epiderme e atuam na derme, estimulando contração e renovação do colágeno. Pelo comprimento bem superior à ponteira do HF FRAXX, descrita anteriormente, quando aplicadas nas pálpebras inferiores, por exemplo, podem chegar a tocar a musculatura. Além disso, o estímulo de colágeno é intenso.

Outras modalidades de uso para as microagulhas

Cryorolling

Um estudo indiano comparou microagulha com Dermaroller® de 2,5 mm combinado com subcisão *versus* subcisão associada ao *Cryorolling* (Gadkari e Nayak, 2014). Chamou-se de *Cryorolling* a imersão do dispositivo de microagulhas em nitrogênio líquido a –20°C imediatamente antes do procedimento. Trinta e sete pacientes foram randomizados para realizarem uma única passada por segmento da hemiface até a produção de um eritema leve com *Cryorolling*. Por outro lado, na hemiface em que foi realizada a IPCA® com Dermaroller®, o ponto de corte do tratamento foi alcançado após várias passadas em direções diferentes, até alcançar um aspecto de pontilhado sanguíneo no segmento tratado. Ambos os tratamentos resultaram em melhoras estatisticamente significativas em dados quantitativos, em média de 57% no grupo de *Cryoroller* e 40% no grupo de Dermaroller®. A diferença entre as duas modalidades terapêuticas foi estatisticamente significativa.

Microagulhas associadas ao *drug delivery*

Budamakuntla et al. (2013) publicaram um estudo prospectivo e randomizado envolvendo 60 pacientes portadores de melasma facial. Foram utilizados dois métodos de *drug delivery* transdérmico para o ácido tranexâmico, substância com propriedades anti-inflamatória e inibidora da atividade da tirosinase. A amostra foi subdividida em dois grupos: 30 pacientes foram submetidos a microinjeções localizadas (mesoterapia), e a outra metade da amostra, à técnica com microagulhas de 1,5 mm de comprimento como métodos para entrega transdérmica do medicamento na região do melasma.

O objetivo foi avaliar comparativamente os grupos em relação ao clareamento do melasma. O de microagulhas apresentou melhores escores clínicos em comparação ao da mesoterapia, embora a diferença não tenha sido estatisticamente significativa. Segundo os autores, isso pode

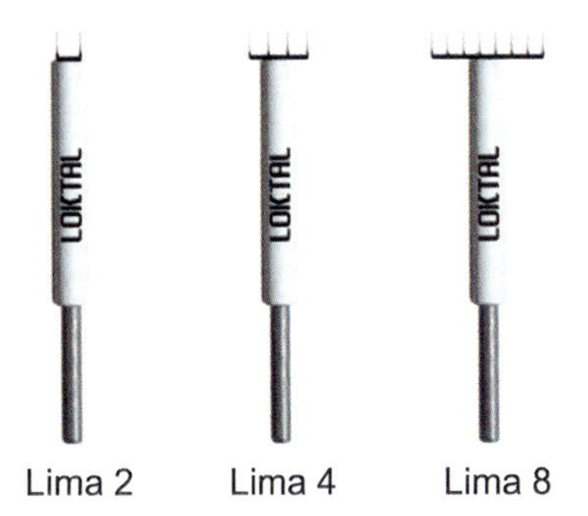

Figura 3.12 Eletrodos Lima 2, Lima 4 e Lima 8 com as mesmas características, modificando apenas o número de multiagulhas.

ser atribuído ao fato de as microagulhas disponibilizarem a medicação de maneira mais uniforme e mais profunda na pele.

Em estudo realizado por Torezan et al. em 2013, envolvendo terapia fotodinâmica em pele com fotodano actínico, comparou-se o método tradicional de aplicação tópica de agente fotossensibilizante com a associação de microagulhas como potencializador da penetração da medicação fotossensibilizante. Logo após aplicação de creme fotossensibilizante na pele, foi utilizada em cada hemiface a IPCA® com Dermaroller® de 1,5 mm, com sete a oito passadas em cada direção até alcançar a área de eritema uniforme com pontilhado sanguíneo, ponto de corte desejado para esse procedimento. Concluiu-se que a associação de microagulhas na potencialização da penetração do agente fotossensibilizante é um método seguro e pode produzir resultados cosméticos superiores aos do método de aplicação convencional, culminando, assim, em aspectos superiores na pele fotodanificada.

Kontochristopoulos et al. demonstraram o efeito clareador na hiperpigmentação palpebral da IPCA® associada ao *peeling* de ácido tricloroacético a 10%. Foram tratados 13 pacientes, e quase todos (92,3%) relataram melhora significativa após o procedimento.

Considerações finais

Os tratamentos com IPCA®, independentemente do aparelho utilizado, promovem neocolagênese e neovascularização, aumentando a espessura da pele. Esses procedimentos minimamente invasivos podem ser recomendados para pacientes que não estejam dispostos a se submeter a cirurgias ou *lasers* com longo período de recuperação. Podem ser realizados em diversas partes do corpo em que o *laser* causaria maiores complicações, tais como braços, abdome, coxas e nádegas.

O rolo é o aparelho de mais baixo custo e oferece bons resultados quando utilizado corretamente.

A IPCA® é um procedimento técnico-dependente, e a familiarização com o aparelho usado e o domínio da técnica são fatores que influenciam diretamente o resultado. A pressão vertical exercida pelo rolo não deve ultrapassar 6 N, pois força superior pode levar a danos em estruturas anatômicas mais profundas e mais dor do que o esperado.

Bibliografia

Alur. Alur-dermapen. Disponível em: https://www.alur.com.br/produtos/alur-dermapen. Acesso em: 13 de fevereiro de 2020.

Amin SP, Phelps RG, Goldberg DJ. Mesotherapy for facial skin rejuvenation: a clinical, histologic, and electron microscopic evaluation. Dermatol Surg. 2006; 32(12):1467-72.

Anastassakis KMD. The dermaroller series. 2005.

Aust MC, Reimers K, Kaplan HM et al. Percutaneous collagen induction-regeneration in place of cicatrisation? J Plast Reconstr Aesthet Surg. 2011; 64(1):97-107.

Budamakuntla L, Loganathan E, Suresh D et al. Randomised, open-label, comparative study of tranexamic acid microinjections and tranexamic acid with microneedling in patients with melasma. J Cutan Aesthet Surg. 2013; 6(3):139-43.

Camirand A, Doucet J. Needle dermabrasion. Aesthetic Plast Surg. 1997; 21:48-51.

Casabona G, Presti C, Manzini M et al. Radiofrequência ablativa fracionada: um estudo piloto com 20 casos para rejuvenescimento da pálpebra inferior. Surg Cosmetic Dermatol. 2014; 6(1):50-5.

Cohen BE, Elbuluk N. Microneedling in skin of color: a review of uses and efficacy. J Am Acad Dermatol. 2016; 74(2):348-55.

Dermaroller SARL. Manual for the dermaroller concept. Wolfenbüttel, Germany; 2010.

Doddaballapur S. Microneedling with dermaroller. J Cutan Aesthet Surg. 2009; 2(2):110-11.

Fernandes D. Percutaneous collagen induction: an alternative to laser resurfacing. Aesthetic Surg J. 2002; 22:315-7.

Gadkari R, Nayak C. A split-face comparative study to evaluate efficacy of combined subcision and dermaroller against combined subcision and cryoroller in treatment of acne scars. J Cosmet Dermatol. 2014; 13:8-43.

Görgü M, Gökkaya A, Kizilkan J et al. Radiofrequency: review of literature. The Turkey J of Plas Surg. 2019; 27(2):62-72.

Harris AG, Naidoo C, Murrel DF. Skin needling as a treatment for acne scarring: an up-to-date review of the literature. Int J Womens Dermatol. 2015; 1(2):77-81.

Harth Y, Elman M, Ackerman E et al. Depressed acne scars – effective, minimal down time treatment with a novel smooth motion non-insulated microneedle radiofrequency tecnology. J Cosmet Dermatol Sci and App. 2014; 4:212-8.

Iriarte C, Awosika O, Rengifo-Pardo M et al. Review of applications of microneedling in dermatology. Clin Cosmet Investig Dermatol. 2017; 10:289-98.

Kapoor R, Shome D, Jain V et al. Facial rejuvenation after intradermal botulinum toxin: is it really the botulinum toxin or is it the pricks? Dermatol Surg. 2010; 36(Suppl 4):2098-105.

Kontochristopoulos G, Kouris A, Platsidaki E et al. Combination of microneedling and 10% trichloroacetic acid peels in the management of infraorbital dark circles. J Cosmet Laser Ther. 2016 Oct; 18(5):289-92.

Leatham H, Guan L, Chang ALS. Unintended widespread facial autoinoculation of varicella by home microneedling roller device. JAAD Case Rep. 2018; 4(6):546-7.

Lima EVA. Radiofrequência pulsada com multiagulhas: uma proposta terapêutica em rugas, flacidez e hiperpigmentação periorbital. Surg Cosmetic Dermatol. 2015; 7(3):223-6.

Lima EVA, Lima MA, Takano D. Microagulhamento: estudo experimental e classificação da lesão provocada. Surg Cosmet Dermatol. 2003; 5(2):110-4.

Orentreich DS, Orentreich N. Subcutaneous incisionless (subcision) surgery for the correction of depressed scars and wrinkles. Dermatol Surg. 1995; 21:543-9.

Saadawi AN, Esawy AM, Kandeel AH et al. Microneedling by dermapen and glycolic acid peel for the treatment of acne scars: comparative study. J Cosmet Dermatol. 2019; 18(1):107-14.

Sahni K, Martin K. Dermafrac: an innovative new treatment for periorbital melanosis in dark-skinned male patient. J Cutan Aesthet Surg. 2013; 6(3):158-60.

Seo KY, Yoon MS, Kim DH et al. Skin rejuvenation by microneedle fractional radiofrequency treatment in Asian skin; clinical and histological analysis. Lasers Surg Med. 2012; 44(8):631-6.

Skinmedical. Disponível em: http://www.skinmedical.com.br/mts-roller.html. Acesso em: 13 de fevereiro de 2020.

Smart GR. Disponível em: http://www.smartgr.com.br/smart-derma-pen-caneta-eletrica-de-microagulhamento-smart-gr. Acesso em: 13 de fevereiro de 2020.

Torezan L, Chaves Y, Niwa A et al. A pilot split-face study comparing conventional methyl aminolevulinate-photodynamic therapy (PDT) with microneedling-assisted PDT on actinically damaged skin. Dermatol Surg. 2013; 39(8):1197-201.

Vantee. Disponível em: http://www.vanteemed.com/Products/131.html. Acesso em: 13 de fevereiro de 2020.

CAPÍTULO 4

Critérios de Segurança | Analgesia e Anestesia

Emerson de Andrade Lima • Cesar Romão Martins

Introdução

A dor é conceituada pela Organização Mundial da Saúde (OMS) como uma experiência sensitiva e emocional desagradável associada a lesão real ou potencial dos tecidos. Cada indivíduo aprende a utilizar esse termo a partir de suas experiências anteriores, moduladas também por fatores subjetivos e culturais. Nas últimas décadas, os médicos aprenderam a tratar a dor como o quinto sinal vital. Já os pacientes foram ensinados que têm o direito de não a sentir.

Os avanços da dermatologia no campo cirúrgico, tanto estético quanto reparador, trouxeram a esses profissionais, habituados ao atendimento ambulatorial, um aparente problema: como oferecer aos pacientes os tratamentos dolorosos no consultório e adequar-se às suas expectativas de não sentir dor? Além disso, um problema extra: como oferecer analgesia a esses indivíduos se adequando às rígidas normas que regulamentam esses procedimentos, especialmente em caráter ambulatorial?

Para intervenções mais dolorosas e mais extensas e/ou em pacientes com maior comprometimento clínico, podem ser necessárias uma estrutura hospitalar e a participação de um anestesiologista. No entanto, a maioria dos procedimentos pode ser realizada ambulatorialmente sob anestesia local.

O objetivo deste capítulo consiste em revisar o uso dos anestésicos locais para procedimentos dermatológicos cirúrgicos estéticos e reparadores, com especial atenção aos dois tipos mais empregados ambulatorialmente: a anestesia local tópica e a anestesia local infiltrativa (com sua variante, a anestesia tumescente).

Anestésicos locais

Compreendem fármacos que bloqueiam reversivelmente a condução nervosa, determinando perda das sensações (e, a depender da sua concentração, da motricidade) sem alteração do nível de consciência. Reversibilidade de efeito representa a principal característica que diferencia anestésicos locais de agentes neurolíticos, como fenol e álcool. A molécula de um anestésico local típico, exemplificada na Figura 4.1 pela lidocaína e pela procaína, contém uma amina terciária ligada a um anel aromático com alguma substituição, ligados por uma cadeia intermediária que contém uma ligação éster ou amida. Desse modo, os anestésicos locais classificam-se em dois grupos, segundo sua cadeia intermediária: aminoamidas e aminoésteres.

Existe uma implicação prática importante em saber a qual grupo um anestésico local pertence. Os aminoésteres são metabolizados no plasma por esterases inespecíficas, e os aminoamidas, no fígado. Os anestésicos aminoésteres têm maior potencial para desencadeamento de reações

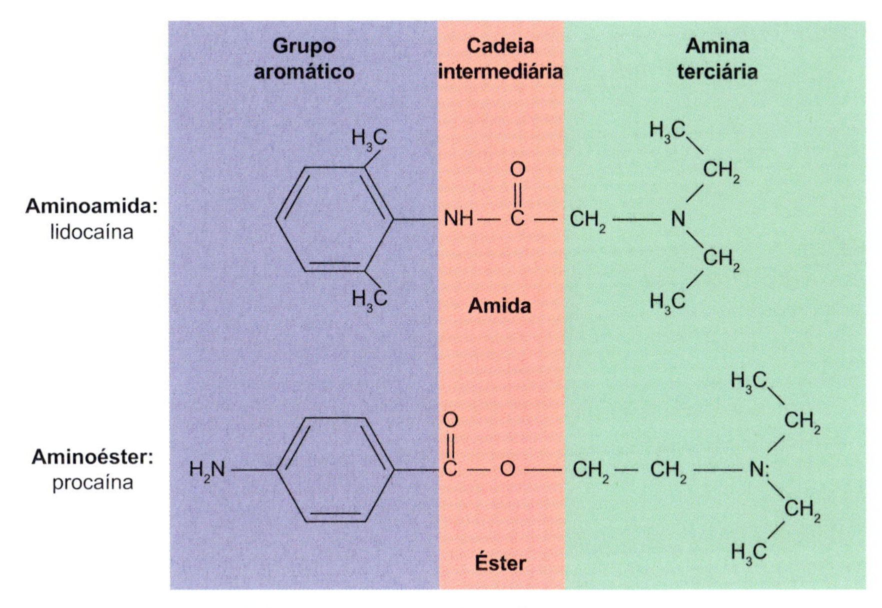

Figura 4.1 Estrutura química dos anestésicos.

alérgicas, já que sua degradação produz ácido para-aminobenzoico (PABA). Assim, conhecer a qual grupo um anestésico pertence possibilita indicar, contraindicar e prever possíveis reações adversas ao anestésico escolhido.

A Tabela 4.1 apresenta os anestésicos locais usados na prática clínica divididos nesses dois grupos. Existe uma regra mnemônica muito útil para saber se um anestésico pertence ao grupo éster ou amida: se em seu nome houver apenas uma letra "i", trata-se de um éster (procaína, tetracaína, benzocaína); se no nome houver duas letras "i", é um anestésico do grupo amida (lidocaína, prilocaína, bupivacaína, ropivacaína). Não há exceções a essa regra.

Os anestésicos locais bloqueiam os canais de sódio dos tecidos eletricamente excitáveis e, ao fazerem isso nos nervos periféricos, impedem a condução do estímulo doloroso da periferia para o sistema nervoso central. Esse é o efeito desejado quando do emprego desses fármacos. Porém, ao bloquearem os canais de sódio no encéfalo e no coração, os anestésicos locais promovem seus efeitos tóxicos e indesejáveis. Neste capítulo, também será revisado como trabalhar em uma faixa segura de doses e como reconhecer e tratar uma intoxicação por anestésico local.

Classificam-se as fibras nervosas de acordo com sua espessura, desde as fibras C, finas e sem mielina, até as fibras Aα, espessas e muito mielinizadas (Figura 4.2 e Tabela 4.2). Quanto mais espessa a fibra, mais difícil é bloqueá-la com o anestésico local; logo, anestésicos em maiores concentrações devem ser empregados. Como visto na Figura 4.2, as fibras que conduzem o estímulo doloroso são relativamente finas – fibras C e fibras Aδ – e bloqueadas com anestésicos em baixas concentrações.

A importância prática disso reside no fato de que, ao ser possível empregar baixas concentrações, podem ser usados maiores volumes sem chegar a doses tóxicas. Portanto, para aumentar a segurança dos procedimentos feitos com anestesia infiltrativa, os anestésicos devem ser diluídos.

Em virtude do bloqueio das fibras nervosas mais finas (responsáveis pela dor), e não das mais espessas (tato e motricidade), o paciente pode ter analgesia sem perda do tato. No entanto, para algumas pessoas, não sentir dor, mas a manipulação, pode ser muito aflitivo, deixando-as ansiosas, com o pensamento: "se estou sentindo mexer, é porque não está bem anestesiado e a qualquer momento vou sentir dor!". Esse fenômeno é mais comum na anestesia tumescente e na anestesia tópica.

Tabela 4.1 Anestésicos locais usados na prática clínica.

Grupo	Anestésicos
Aminoésteres	Benzocaína, procaína, clorprocaína, dibucaína, tetracaína
Aminoamidas	Lidocaína, mepivacaína, prilocaína, bupivacaína, levobupivacaína, ropivacaína

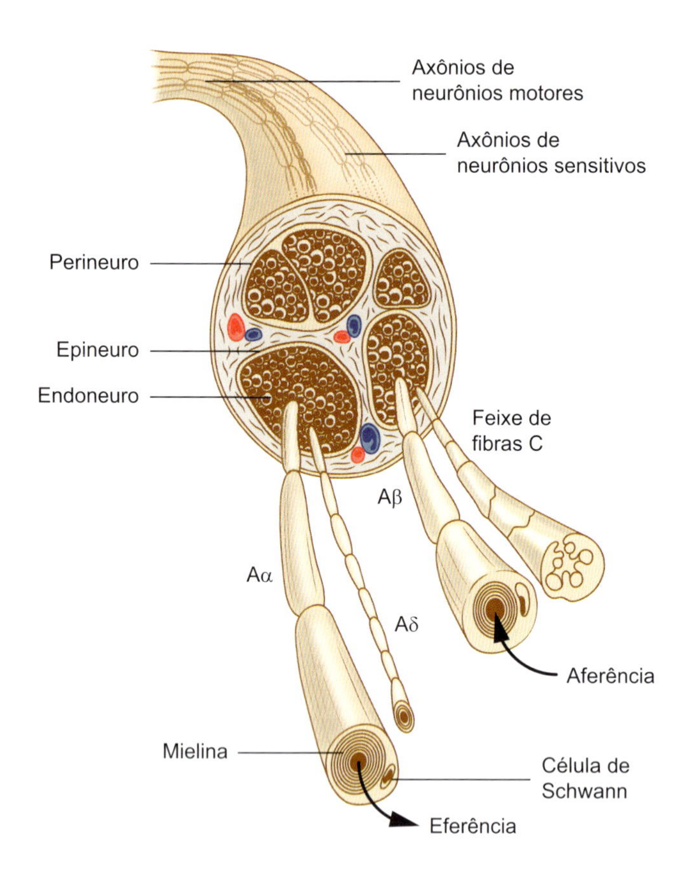

Figura 4.2 Fibras nervosas.

Tabela 4.2 Classificação das fibras nervosas, com destaque para as fibras que transmitem o estímulo doloroso (Aδ e C).

Tipos de fibras	Velocidade de condução (m/s)	Diâmetro da fibra (μm)	Funções	Mielina
Aα	70 a 120	III	Motora, musculoesquelética	++++
Aβ	40 a 70	III	Sensibilidade profunda/tato/pressão/vibração	+++
Aγ	10 a 50	III	Fuso muscular	++
Aδ	6 a 30	III	Dor (aguda e localizada) Temperatura e tato	+
B	3 a 15	II	Pré-ganglionares do sistema nervoso autônomo	+
C	0,5 a 2	III	Dor (difusa) Autônomas pós-ganglionares	–

Os anestésicos locais têm propriedades físico-químicas que conferem a cada um deles uma latência (tempo entre a administração e o início da ação) e uma duração de ação (tempo até a perda do efeito desejado); contudo, não é objetivo deste capítulo revisar essas propriedades. No entanto, alguns conhecimentos que guiarão a boa prática da anestesia local derivam delas; assim, o médico que administrará o anestésico local precisa saber que:

- Quanto mais diluído estiver o anestésico, maior será o tempo de latência. Para promover analgesia, os anestésicos podem ser mais diluídos, haja vista que a intoxicação está associada à massa de anestésico empregada (quantidade de miligramas). Os mais diluídos oferecem menor massa para os mesmos volumes, ou seja, podem ser empregados maiores volumes se o anestésico estiver mais diluído. Esse ganho pode ser essencial quando da necessidade de anestesiar áreas grandes e muito vascularizadas, como a face completa

- A lidocaína tem pequena latência, porém menor tempo de ação. Conforme a duração do procedimento, pode ser necessário complementar a anestesia
- Se o procedimento estiver associado a dor moderada a intensa no pós-procedimento, é possível optar por anestésicos de ação mais longa, como a bupivacaína e a ropivacaína
- Ao se optar por um desses anestésicos de duração mais longa, deve-se lembrar que suas latências são maiores; portanto, é preciso esperar mais tempo para iniciar o procedimento
- A intoxicação por lidocaína costuma ser mais leve e fácil de reverter; porém, a intoxicação por ropivacaína e, principalmente, por bupivacaína é mais grave e deve ser considerada com muito critério
- A adição de epinefrina ao anestésico diminui a perfusão local, o que reduz a absorção, mas tem dois efeitos benéficos: diminui a chance de intoxicação e aumenta o tempo de ação. Como efeito desejável, diminui o sangramento (se for aplicada no local do procedimento, e não nos bloqueios de nervos periféricos)
- A vasoconstrição obtida pela epinefrina já é alcançada com ela diluída a 1:400.000 (equivalente a pegar um volume de lidocaína com vasoconstritor 1:200.000 e diluir para a metade). Concentrações maiores não diminuem significativamente o sangramento, mas aumentam o risco de absorção sistêmica da epinefrina e as consequentes taquicardia e hipertensão, efeitos não desejados em pacientes com comprometimento cardíaco
- O pH ácido da região na qual o anestésico será infiltrado ou da solução diluidora aumenta sua latência. Por isso, evita-se infiltrar anestésicos em áreas infectadas e prefere-se diluí-los (na sequência, do melhor para o pior) em lactato de Ringer, cloreto de sódio 0,9% (soro fisiológico) e água destilada.

Em geral, as concentrações dos anestésicos locais são expressas em porcentagem (p. ex., lidocaína 2%), mas as doses máximas costumam ser expressas em miligramas (mg) ou miligramas por quilo de peso (mg/kg). A concentração expressa em porcentagem significa gramas por 100 mℓ (g/100 mℓ). Como regra prática, para se transformar a concentração em porcentagem para mg/mℓ, basta multiplicá-la por 10, conforme a seguir:

- Lidocaína 2% = 2 g/100 mℓ = 2.000 mg/100 mℓ = 20 mg/mℓ
- Tetracaína 0,5% = 0,5 g/100 mℓ = 500 mg/100 mℓ = 5 mg/mℓ.

Ou pela regra prática:

- Lidocaína 2% = 2 × 10 = 20 mg/mℓ
- Tetracaína 0,5% = 0,5 × 10 = 5 mg/mℓ.

Anestesia infiltrativa

Nesse tipo de anestesia, o anestésico local é infiltrado pela agulha em dois locais possíveis: o próprio local que sofrerá o estímulo doloroso ou próximo a algum nervo periférico distal ao local da intervenção, mas responsável pela inervação sensitiva da região (bloqueio de nervos periféricos, bloqueios de plexos nervosos e bloqueios espinais – raquianestesia e anestesia peridural). No entanto, usa-se o termo "anestesia infiltrativa" para as situações em que o anestésico é infiltrado no próprio local da intervenção. Ele pode ser aplicado em pequenos volumes e maiores concentrações (técnica infiltrativa clássica) ou em grandes volumes e baixas concentrações (técnica tumescente, que será vista adiante).

Com frequência, os pacientes relatam dor após a infiltração subcutânea de soluções anestésicas, em parte por causa da natureza ácida de suas formulações. A adição de bicarbonato de sódio ao anestésico aumenta seu pH, reduz a dor à infiltração e diminui a latência para a analgesia.

Com relação à anestesia tópica, a vantagem da infiltrativa reside na maior profundidade que se pode alcançar na epiderme e na derme. Os anestésicos tópicos conseguem penetrar até 3 mm no estrato córneo (eventualmente 5 mm). Logo, para procedimentos em que o estímulo doloroso esteja além de 3 mm, a anestesia infiltrativa é mais eficaz. Ela é mandatória quando do envolvimento de camadas além da epiderme, como na exérese de nervos, nas blefaroplastias e sempre que forem rotados retalhos cutâneos.

As desvantagens da anestesia infiltrativa são dor à injeção (à agulha e à infusão do anestésico), desconforto psicológico associado à injeção e distorção da anatomia, que podem atrapalhar certos procedimentos dermatológicos, como os preenchimentos.

As doses máximas de anestésicos (Tabela 4.3) devem ser respeitadas a fim de evitar intoxicação sistêmica. Além disso, é preciso usar seringas que possibilitem a aspiração antes da injeção, para minimizar o risco de injeção intravascular. A Tabela 4.3 também apresenta os tempos de latência e a duração de ação dos principais anestésicos usados em anestesia infiltrativa.

A Tabela 4.4 apresenta os níveis de evidência e graus de recomendação para realização de anestesia infiltrativa em cirurgias dermatológicas.

Anestesia tumescente

Trata-se de uma técnica muito empregada quando grandes áreas precisam ser anestesiadas, como nos casos de lipoaspiração ou em procedimentos em face total. Suas desvantagens consistem em longa latência e deformação da anatomia, que podem atrapalhar alguns dos procedimentos dermatológicos.

A anestesia tumescente é realizada com a infusão subcutânea de grandes volumes de anestésico local diluído, geralmente com adição de epinefrina e bicarbonato. Para lipoaspiração, o volume a ser infiltrado é aproximadamente o que se espera aspirar (caso se pretenda aspirar 1.000 mℓ, infundem-se 1.000 mℓ de solução anestésica). Naturalmente, essa recomendação não é precisa, e a escolha do volume é muito mais embasada na experiência que se adquire com a prática.

Diversas soluções já foram descritas; porém, a mais empregada consiste em:

- Soro fisiológico (cloreto de sódio 0,9%): 1.000 mℓ
- Lidocaína 2%: 50 mℓ (1.000 mg)
- Epinefrina: 1 mℓ (1 mg)
- Bicarbonato de sódio 8,4%: 10 mℓ.

Tabela 4.3 Anestésicos usados em infiltração local.

Anestésico	Início de ação (min)	Duração (min)		Dose máxima recomendada para adultos	
		Sem epinefrina	Com epinefrina	Sem epinefrina	Com epinefrina
Amidas					
Articaína	2 a 4	30 a 120	60 a 240	5 mg/kg ou 350 mg	7 mg/kg ou 500 mg
Bupivacaína	2 a 10	120 a 240	240 a 480	2,5 mg/kg ou 175 mg	3 mg/kg ou 225 mg
Etidocaína	3 a 5	200	240 a 360	4,5 mg/kg ou 300 mg	6,5 mg/kg ou 400 mg
Lidocaína	< 1	30 a 120	60 a 400	4,5 mg/kg ou 300 mg	7 mg/kg ou 500 mg
Mepivacaína	3 a 20	30 a 120	60 a 400	6 mg/kg ou 400 mg	7 mg/kg ou 500 mg
Prilocaína	5 a 6	30 a 120	60 a 400	7 mg/kg ou 400 mg	10 mg/kg ou 600 mg
Ésteres					
Clorprocaína	5 a 6	30 a 60	N/A	11 mg/kg ou 400 mg	14 mg/kg ou 1.000 mg
Procaína	5	15 a 90	30 a 180	10 mg/kg	14,0 mg/kg
Tetracaína	7	120 a 240	240 a 480	2 mg/kg	2 mg/kg

Tabela 4.4 Níveis de evidência e graus de recomendação para realização de anestesia infiltrativa em cirurgias dermatológicas.

Recomendação	Grau de recomendação	Nível de evidência
Uso de anestesia infiltrativa para obtenção de material para biopsia, excisão, fechamento de ferida, rotação de retalhos, enxertos de pele, cauterização, *laser* não ablativo e *resurfacing* ablativo	C	III
Combinação de métodos de anestesia local para *laser* ablativo em face (área total) e transplante de cabelo fio a fio	C	III
Dose máxima de lidocaína sem epinefrina = 4,5 mg/kg e com epinefrina = 7 mg/kg em adultos	C	III
Dose máxima de lidocaína sem epinefrina = 1,5 a 2 mg/kg e com epinefrina = 3 a 4,5 mg/kg	C	III
Dose máxima de lidocaína = 500 mg para a cirurgia micrográfica escalonada de Mohs	B	II
Uso de anestésico local tipo éster para pacientes alérgicos à lidocaína	C	III
Uso de difenidramina para pacientes alérgicos à lidocaína	C	III
Uso de solução salina bacteriostática para pacientes com alergia à lidocaína	C	III
Prevenção da toxicidade sistêmica dos anestésicos locais	A	I, II

Pela técnica tumescente, a dose máxima de lidocaína é de 55 mg/kg. Para um adulto de 70 kg, isso equivale à infusão de 3.850 mℓ da solução descrita, que devem ser infiltrados lentamente, ao longo de 15 a 40 minutos (quanto maior o volume, mais lenta deve ser a infusão). Após a infiltração, deve-se aguardar ao menos 30 minutos (em geral, 45 minutos a 1 hora), já que, como visto anteriormente, anestésicos muito diluídos têm maior latência. A espera também diz respeito à latência da epinefrina, que fará a vasoconstrição adequada ao procedimento após aproximadamente 30 minutos. Essa ação pode ser acompanhada clinicamente, observando-se a área anestesiada ficar pálida conforme a epinefrina faz efeito. A Figura 4.3 apresenta imagens do antes e depois da realização de anestesia tumescente.

A discrepância entre a dose máxima de lidocaína com vasoconstritor para anestesia infiltrativa (9 mg/kg) e para a anestesia tumescente decorre do fato de que, ao se injetar uma solução tão diluída (uma solução de lidocaína 0,1%) e em um tempo longo, altera-se a farmacocinética do anestésico, de modo que a velocidade com que ele é absorvido sistemicamente é compensada pela velocidade com que o corpo o elimina, sem deixar subir a concentração plasmática, minimizando o risco de intoxicação sistêmica. Portanto, apesar dessa dose alta, a técnica tem se mostrado segura; no entanto, a originalmente descrita prevê que o paciente não faça uso concomitante de qualquer medicação que seja metabolizada pela mesma isoforma do citocromo P450 que a lidocaína (isoforma 3A4, que metaboliza quinidina, ciclosporina, eritromicina, midazolam, nifedipino e triazolam; e isoforma 1A2, que metaboliza cafeína, paracetamol, tamoxifeno, teofilina, verapamil e varfarina). Naturalmente, essa preocupação deve ser maior quando do emprego de grandes volumes do anestésico, o que não é comum nos procedimentos dermatológicos.

O pico de concentração plasmática da lidocaína usada por essa técnica ocorre após 8 a 12 horas, e a intoxicação pode ser tardia. Por isso, recomenda-se que doses suplementares de anestésicos locais não sejam empregadas durante esse período.

As recomendações para o uso de anestesia tumescente em cirurgias dermatológicas são:

- Tanto a lidocaína quanto a prilocaína são seguras e recomendadas para o uso em anestesia local tumescente para lipoaspiração ambulatorial no consultório. Bupivacaína não é recomendada para esse uso
- O uso de prilocaína não é aprovado nos EUA nem habitual no Brasil
- A adição de epinefrina à lidocaína é recomendada e segura para uso na anestesia local tumescente para lipoaspiração. Dose máxima de 55 mg/kg de lidocaína com epinefrina tem se mostrado segura e pode ser usada para anestesia local tumescente para lipoaspiração em pacientes entre 43,6 e 81,8 kg
- O uso de soluções anestésicas aquecidas e a infiltração lenta são recomendados para diminuir o desconforto do paciente durante a administração da anestesia local tumescente.

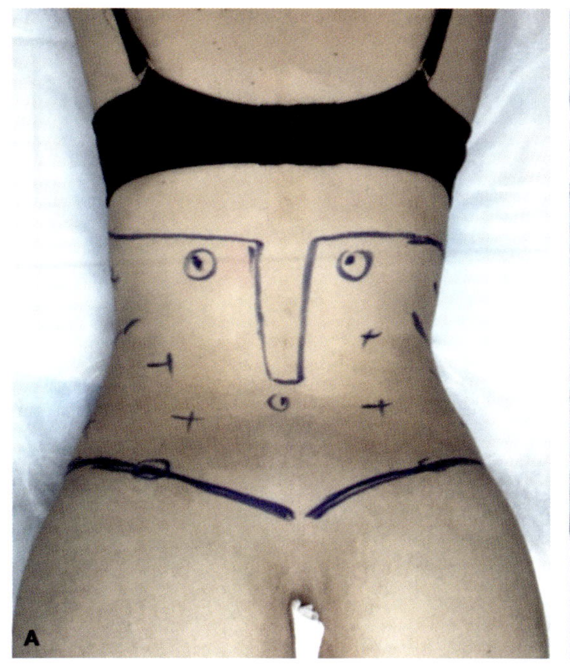

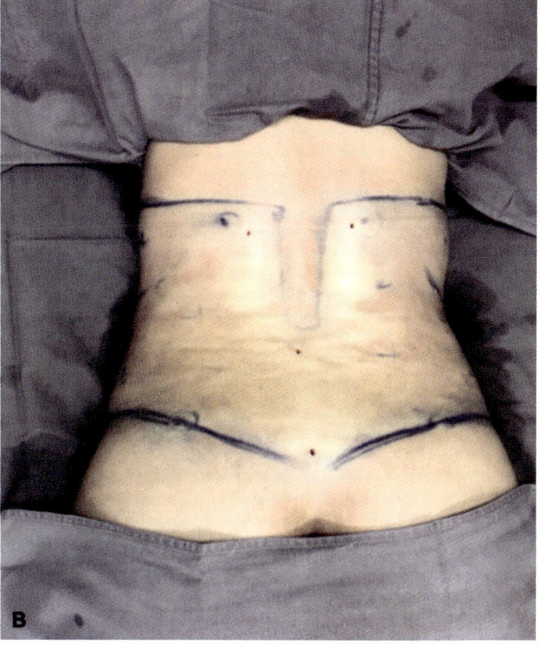

Figura 4.3 Paciente antes (**A**) e após a infiltração de anestesia tumescente (**B**).

Anestesia tópica

Amplamente empregada para vários procedimentos médicos, consiste na produção de perda da sensibilidade dolorosa superficial após aplicação direta do anestésico. Pode ser aplicada em membranas mucosas, na conjuntiva ou na pele íntegra por meio de diferentes formulações de anestésicos locais – solução aquosa, gel e pomada.

Sua vantagem é a possibilidade de produzir analgesia sem infiltração tecidual com agulha, um procedimento doloroso e que pode promover ansiedade, além de produzir edema tecidual e distorção da anatomia, que pode ser indesejada para certos procedimentos dermatológicos.

Existem três mecanismos pelos quais os anestésicos tópicos penetram a pele íntegra:

- Via intercelular (pelos espaços entre os queratinócitos córneos)
- Via para ou transcelular (pelas células córneas)
- Via transapendicular ou *shunt* (pelas aberturas dos folículos pilosos e glândulas sudoríparas).

Existem três princípios que regem a absorção dos anestésicos locais pela pele íntegra:

- Nas soluções habituais, os anestésicos locais são armazenados em suas formas de sal (p. ex., cloridrato de lidocaína). Os sais não conseguem penetrar a pele íntegra e necessitam de mecanismos adicionais para atravessarem o estrato córneo, como apresentado adiante. Já as bases livres dos anestésicos são lipofílicas e atravessam o estrato córneo
- O ponto de liquefação dos anestésicos também é importante e, quanto menor, maior é a absorção pela pele íntegra. A combinação de anestésicos em iguais concentrações em sua forma de base (mistura eutética) resulta em soluções com menor ponto de liquefação e melhor absorção quando se compara a mistura a seus componentes isolados
- Quanto maior a concentração do anestésico no veículo, maior a penetração pelo estrato córneo.

A absorção do anestésico é otimizada por meio das formulações lipossomais e suas variantes. Os estudos com essas formulações revelaram que os lipossomos dispersam nas camadas superiores do estrato córneo, sem penetração pela epiderme, a derme ou as camadas mais profundas. A formulação lipossomal de tetracaína 5% produz analgesia superficial superior à da mistura eutética de lidocaína 5% e prilocaína 5%. As desvantagens das formulações lipossomais são sua instabilidade e a predisposição à degradação oxidativa. As formulações niossomais são mais estáveis, mas não penetram mais profundamente que as lipossomais.

Ao se escolher o anestésico, deve-se lembrar do potencial alergênico dos aminoésteres (procaína, tetracaína). A seguir, encontram-se as preparações comerciais dos anestésicos para anestesia tópica, com destaque para aqueles capazes de penetrar a pele íntegra. Outras formulações são possíveis e habitualmente manipuladas para uso em consultório, trazendo os anestésicos em concentrações mais elevadas que as formulações comerciais e efetivamente promovendo analgesia com menor latência (como visto anteriormente, maiores concentrações fazem efeito mais rápido), mas com maior risco de intoxicação.

É comum encontrar a recomendação de dose máxima expressa em área de superfície. A Tabela 4.5 apresenta a área de superfície correspondente a cada parte do corpo, diferenciando homens e mulheres e o tamanho do paciente (expresso nos percentis). Não é necessário saber exatamente a qual percentil o paciente pertence, bastando usar bom senso e classificá-lo como um adulto de porte normal, pequeno ou grande.

A Tabela 4.6 apresenta os níveis de evidência e graus de recomendação para assuntos que relacionam anestésicos tópicos em cirurgias dermatológicas; os principais deles estão na Tabela 4.7.

EMLA®

É formada por uma emulsão cremosa a 5% com ponto de liquefação de 18°C, composta de lidocaína 25 mg/mℓ + prilocaína 25 mg/mℓ + espessante + emulsificante + água destilada com pH ajustado para 9,4. Aplica-se como uma camada espessa do creme (1 a 2 g/10 cm^2, até um máximo de 20 g/200 cm^2) sobre a pele intacta a ser anestesiada. As doses máximas recomendadas de EMLA® encontram-se na Tabela 4.8. Após a aplicação, a área deve ser coberta por material impermeável, como filme plástico, para facilitar a penetração no estrato córneo. A profundidade da pele que será anestesiada depende do tempo de contato com a EMLA®, e o efeito anestésico alcança 3 mm de profundidade após 60 minutos de aplicação e 5 mm após 120 minutos. A analgesia aumenta progressivamente por até 3 horas após aplicação e oclusão e persiste por 1 a 2 horas

Tabela 4.5 Área de superfície correspondente a cada parte do corpo (adultos, em cm²).

	Percentis									
	10		25		50		75		95	
Parte do corpo	**Homem**	**Mulher**	**Homem**	**Mulher**	**Homem**	**Mulher**	**Homem**	**Mulher**	**Homem**	**Mulher**
Cabeça	1.210	1.070	1.240	1.090	1.300	1.110	1.350	1.140	1.430	1.170
Tronco (inclui pescoço)	6.220	5.070	6.740	5.380	7.390	5.790	8.070	6.360	9.350	7.520
Braços (incluem antebraços nas mulheres)	2.520	2.140	2.700	2.210	2.910	2.300	3.140	2.380	3.540	2.530
Antebraços	1.110	–	1.210	–	1.310	–	1.440	–	1.660	–
Mãos	880	746	930	770	990	817	1.050	868	1.170	966
Coxas	3.310	2.810	3.540	3.000	3.820	3.260	4.110	3.570	4.630	4.210
Pernas	2.260	1.920	2.400	2.040	2.560	2.180	2.720	2.330	2.990	2.610
Pés	1.180	1.030	1.240	1.080	1.310	1.140	1.380	1.210	1.490	1.340
Total	17.200	14.900	18.200	15.800	19.400	16.900	20.700	18.200	22.800	20.900

Tabela 4.6 Níveis de evidência e graus de recomendação para assuntos que relacionam anestésicos tópicos em cirurgias dermatológicas.

Recomendação	Grau de recomendação	Nível de evidência
Uso de anestésicos tópicos não cocaínicos	A	II
Anestesia tópica como método de primeira linha para tratamento com *laser* não ablativo	C	III
Anestesia tópica para uso em procedimentos pequenos em adultos	C	III
Anestesia tópica para reduzir a dor à injeção de anestésico local	C	III
Limitar a quantidade de lidocaína tópica em gestantes e na amamentação	C	III
Postergar o uso de anestesia tópica para depois da gestação ou 2º trimestre se possível	C	III
Anestésicos tópicos não lidocaína estão contraindicados na gestação	C	III
Anestesia tópica é o método de primeira linha para o reparo de laceração da derme em crianças	A	I, II
Uso de anestesia tópica como método de primeira linha para outros procedimentos pequenos em crianças	C	III
Uso adjunto de anestesia tópica para diminuir o desconforto da anestesia infiltrativa em crianças	C	III
Uso de anestesia tópica e infiltrativa como uma alternativa à sedação e à anestesia geral	C	III

Tabela 4.7 Principais anestésicos tópicos utilzados em cirurgias dermatológicas.

Anestésico	Início de ação (min)	Duração (min)	Considerações especiais
Benzocaína	< 5	15 a 45	Possível metemoglobinemia
Cocaína	1 a 5	30 a 60	–
Dibucaína	< 5	15 a 45	Para membranas mucosas
Diclonina	2 a 10	< 60	Para membranas mucosas, exceto conjuntiva
Lidocaína	< 2	30 a 45	–
Lidocaína + prilocaína (EMLA®)	< 60	60 a 120 após remoção da oclusão	Apenas para pele íntegra, metemoglobinemia possível
Lidocaína + tetracaína (Pliaglis®)	< 60	60 a 120 após remoção da oclusão	Pele íntegra

Tabela 4.8 Doses máximas recomendadas de EMLA®.

Idade e peso corporal	Dose máxima total de creme	Área máxima de aplicação	Tempo máximo de aplicação
0 a 3 meses ou < 5 kg	1 g	10 cm²	1 h
3 a 12 meses e > 5 kg	2 g	20 cm²	4 h
1 a 6 anos e > 10 kg	10 g	100 cm²	4 h
7 a 12 anos e > 20 kg	20 g	200 cm²	4 h

após sua remoção. A EMLA® não deve ser aplicada na palma das mãos e na planta dos pés porque sua absorção nessas regiões é errática e imprevisível. Deve-se também ter cautela ao empregá-la em mulheres que estejam amamentando, já que a lidocaína é excretada no leite.

TAC

Trata-se de uma mistura composta por tetracaína 0,5% + epinefrina (adrenalina) 0,05% + cocaína 11,8%. Não penetra a pele íntegra; só pode ser aplicada sobre a pele lacerada ou preparada previamente por abrasão, *laser* e sobre mucosas. Não é comum no Brasil por conta da regulação federal sobre compostos com cocaína.

LET

Composta por lidocaína 4% + epinefrina 0,1% + tetracaína 0,5%, também não é capaz de penetrar a pele íntegra.

Dermomax®

Composto de lidocaína lipossomada 4%. Tem início de ação constatado em 7 minutos (neurometria) após a aplicação, apesar de considerado real somente após 30 minutos. Seu potencial antiálgico foi evidenciado em crianças submetidas à punção venosa e em adultos tratados com *laser* para depilação e rejuvenescimento, com manutenção do efeito analgésico detectado mesmo em 15 a 30 minutos após sua remoção.

As vantagens da encapsulação lipossomal da lidocaína são:

- Rapidez de ação pela otimização da absorção transcutânea
- Tempo de ação prolongado em virtude da degradação lenta
- Segurança garantida pelo metabolismo local gradual
- Baixo risco de eritema, irritação e hipersensibilidade cutânea
- Comodidade de uso por não ser necessária a oclusão.

A lidocaína lipossomada teve sua segurança validada em voluntários após uso de 30 g (face) e 60 g (abdome), por meio de avaliações cardíacas, gastrintestinais, neurológicas e de dosagem sérica (1, 2, 6 e 24 horas), atestando confiança nos parâmetros testados, sem sinal de toxicidade evidenciado. O tempo de permanência sobre a pele não deve ultrapassar 3 horas. Sugere-se a leitura do Capítulo 11, *IPCA® na Condução da Hiperpigmentação Pós-Inflamatória*, a fim de verificar o protocolo proposto por Lima para uso de lidocaína lipossomada em procedimentos dermatológicos.

Betacaine® LA

A formulação contém lidocaína, prilocaína e epinefrina, mas suas concentrações não são reveladas pelo fabricante. Os estudos apontam concentrações até 4 vezes maiores que as da EMLA®; portanto, áreas menores podem ser anestesiadas com segurança.

Tetracaína 4%

Trata-se de um anestésico de longa duração formulado como gel em base de lecitina. Deve ser aplicado 30 minutos antes do procedimento e ocluído com filme plástico. A dose máxima é de 50 g.

S-Caine Patch®

Compreende uma mistura eutética de lidocaína 70 mg + tetracaína 70 mg (base), acrescida de uma substância ativada por oxigênio que aumenta de maneira controlada a temperatura local (39 a 41°C) por um período de 2 horas, de modo a acelerar a penetração dos princípios ativos no estrato córneo.

Pliaglis®

Também é uma mistura de lidocaína 70 mg + tetracaína 70 mg por grama de creme. Este deve ser aplicado com auxílio de espátula ou abaixador de língua, formando, sobre a área de pele íntegra a ser anestesiada, uma fina camada (1 mm de espessura). A área não deve ser ocluída. O tempo para anestesia varia de 30 a 60 minutos, a depender da profundidade necessária para a realização do procedimento. Após o tempo adequado de aplicação, o produto forma uma película que pode ser removida puxando-se a mesma pela borda.

Toperma®

Emplastro de lidocaína 5% contendo 700 mg do anestésico em base aquosa. É mais usado para tratamento de dor crônica, como aquela proveniente de herpes-zóster.

A Tabela 4.9 descreve algumas dicas para o uso adequado da anestesia tópica.

Bloqueios de nervos periféricos

Os bloqueios periféricos constituem uma das categorias da anestesia regional. Os nervos podem ser bloqueados desde a sua origem (ao saírem da medula), conforme as raízes se juntam para formar plexos nervosos (plexo braquial, plexo femoral) e como nervos periféricos.

Em geral, esses bloqueios exigem a presença de um anestesiologista treinado nessas técnicas, uma vez que tais estruturas são profundas e passam próximo a outras importantes, como grandes vasos. Muitos desses bloqueios são realizados com auxílio de ultrassonografia. Outro fator que limita o uso dessas técnicas no consultório é o grande volume de anestésicos habitualmente necessário para esses bloqueios, sendo exigido o monitoramento contínuo do paciente pelo maior risco de intoxicação.

No entanto, alguns dos bloqueios de nervos periféricos são relativamente simples do ponto de vista técnico e requerem pequenas quantidades de anestésicos, o que os torna seguros para realização em consultório. De particular interesse para a realização de procedimentos cirúrgicos dermatológicos são os bloqueios de face.

A vantagem dos bloqueios em relação à anestesia infiltrativa é a obtenção de áreas maiores de analgesia com menores quantidades de anestésicos e sem a deformação da anatomia. Contudo, além de maior dificuldade técnica, a desvantagem consiste na maior latência, que varia de 10 a 20 minutos. Recomenda-se que os profissionais que se proponham a fazer tais bloqueios – mesmo os mais simples – recebam treinamento adequado antes de realizá-los em seus pacientes.

Entre os bloqueios de face mais simples e passíveis de realização com pequenas quantidades de anestésico local, encontram-se:

- Bloqueio dos nervos supraorbitário e supratroclear
- Bloqueio do nervo infraorbitário
- Bloqueio do nervo nasociliar
- Bloqueio do nervo lacrimal
- Bloqueio do nervo zigomático
- Bloqueio do nervo mentoniano.

Tabela 4.9 Dicas para otimizar o uso e minimizar o desconforto dos pacientes submetidos a procedimentos com anestesia tópica.

- Aplicar o anestésico tópico apenas sobre a pele íntegra. Evitar áreas inflamadas, eczematosas ou escarificadas
- Proteger os olhos do contato com o anestésico tópico para evitar irritação ocular
- Evitar o uso de anestésicos tópicos do grupo amida em pacientes com insuficiência hepática
- Limitar o uso de EMLA® em neonatos, particularmente nos que estejam em uso de medicamentos que induzam metemoglobinemia
- Estar ciente da quantidade de produto aplicada, da área total coberta, da espessura do estrato córneo e da duração da aplicação
- Para grandes regiões de tratamento, limitar a aplicação do produto a áreas selecionadas (*hot spots*) mais sensíveis e abdicar da aplicação de anestésicos tópicos em áreas menos sensíveis
- Suplementar a anestesia tópica com ansiolíticos orais, analgésicos, bloqueios de nervos periféricos, anestesia infiltrativa e sedação venosa, quando apropriado
- Facilitar o procedimento com prescrição prévia de analgésicos comprados em farmácia
- Aplicar gelo, ultrassom com gel refrigerado e aparelhos de ar gelado forçado durante os tratamentos, para aumentar o conforto do paciente e diminuir ou abolir o uso de anestésicos tópicos
- Distrair o paciente com conversa, exercícios de respiração profunda ou com a "bolinha" para apertar e diminuir a tensão e a ansiedade

A combinação desses bloqueios consegue promover analgesia em praticamente toda a face. Nos casos de procedimentos sobre o nariz, podem ser necessários bloqueios extras de pequenos ramos específicos, mas esse conhecimento extrapola o objetivo deste capítulo.

A seguir, serão apresentadas as técnicas para a realização de cada bloqueio. As imagens correspondentes trazem a anatomia do nervo em relação aos ossos da face, à área de analgesia e ao local de punção na pele para sua realização.

O anestésico mais indicado para a realização desses bloqueios é a lidocaína, cuja latência é pequena e o risco de intoxicação grave é menor. Todos os bloqueios devem seguir técnicas rigorosas de assepsia e antissepsia.

Bloqueio dos nervos supraorbitário e supratroclear

Palpa-se o forame ou a incisura supraorbitária na borda superior da pálpebra, a 2,5 cm da linha média, sobre um plano vertical que passa pela pupila quando o paciente olha para a frente. Introduz-se nesse ponto uma agulha fina (13 × 0,45 mm) e, sem necessidade de obter parestesia, injeta-se de 1,0 a 1,5 mℓ de anestésico, seguido de compressão digital para melhor dispersão (Figura 4.4).

O nervo supratroclear pode ser anestesiado com a mesma punção, dirigindo-se a agulha medialmente ao longo da borda da órbita e injetando-se 1 mℓ do anestésico.

Bloqueio do nervo infraorbitário

O nervo infraorbitário pode ser bloqueado por via transcutânea ou intraoral (Figura 4.5). Por via transcutânea, pode ser realizado ao redor do forame infraorbitário, palpável na face anterior da maxila acima da fossa canina, 1,5 cm abaixo da borda orbital inferior, sobre uma linha que liga os forames supraorbitário e mentoniano (facilmente palpáveis). A agulha não deve adentrar o forame, sob risco de causar lesão nervosa e vascular. Injetam-se 2 mℓ de anestésico, seguidos de compressão digital para dispersá-lo. Por via intraoral, palpa-se o forame infraorbitário com o dedo indicador e, com o polegar da mesma mão, levanta-se o lábio superior, expondo a mucosa oral na altura do primeiro pré-molar. Introduz-se nesse ponto uma agulha 13 × 0,45 mm em direção ao dedo indicador, que está sobre o forame infraorbitário. Então, injetam-se 2 mℓ de anestésico, seguidos de compressão digital.

Bloqueio do nervo nasociliar

No ponto a 4 mm acima do canto interno da órbita, introduz-se perpendicularmente uma agulha 20 × 0,5 mm junto à parede interna da órbita, a uma profundidade de 2 cm, injetando-se 2 mℓ de anestésico (Figura 4.6).

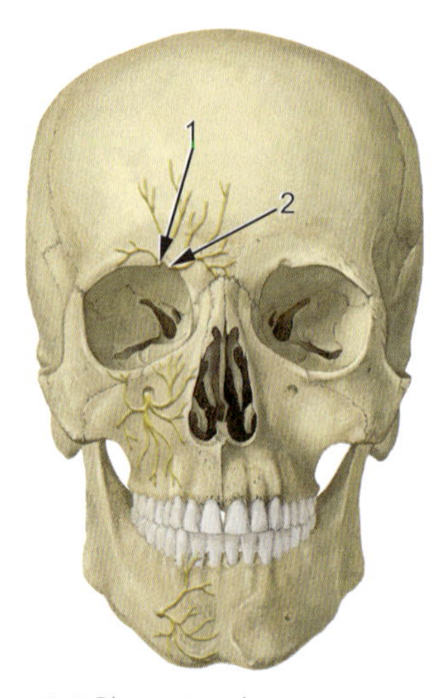

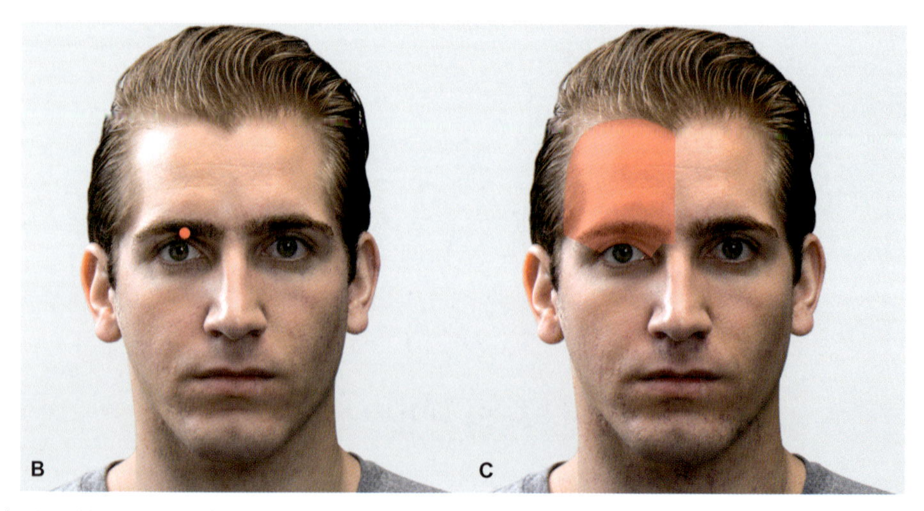

Figura 4.4 Bloqueios dos nervos supraorbitário (1) e supratroclear (2). **A.** Localização do nervo junto aos ossos do crânio (adaptada de Wolf-Heidegger, 2006). **B.** Local da punção para o bloqueio. **C.** Área de analgesia.

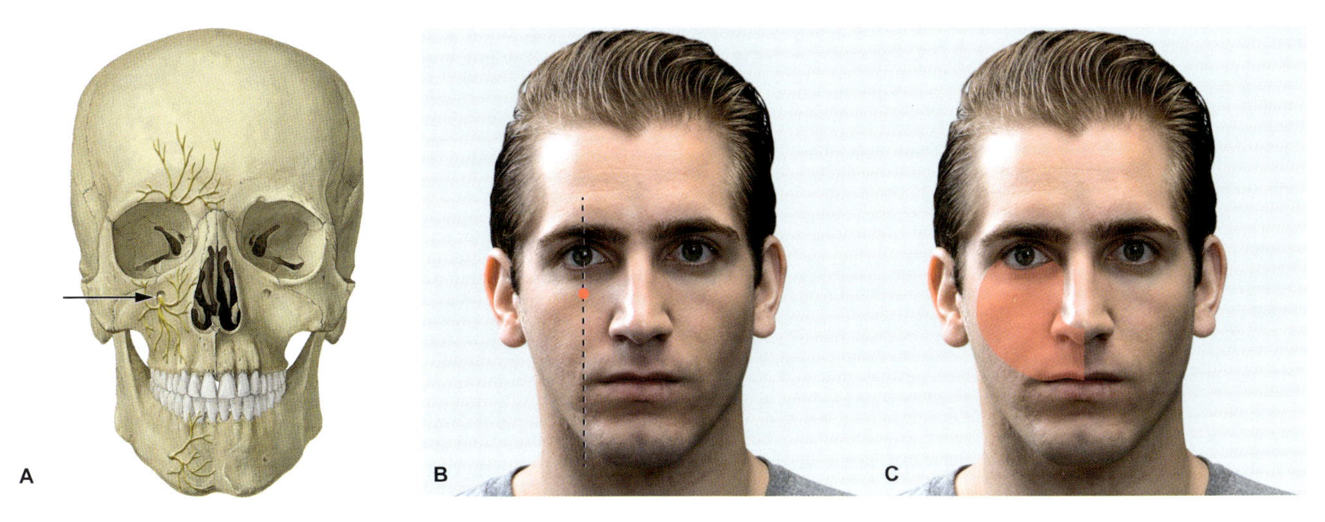

Figura 4.5 Bloqueio do nervo infraorbitário. **A.** Localização do nervo junto aos ossos do crânio (adaptada de Wolf-Heidegger, 2006). **B.** Local da punção para o bloqueio. **C.** Área de analgesia.

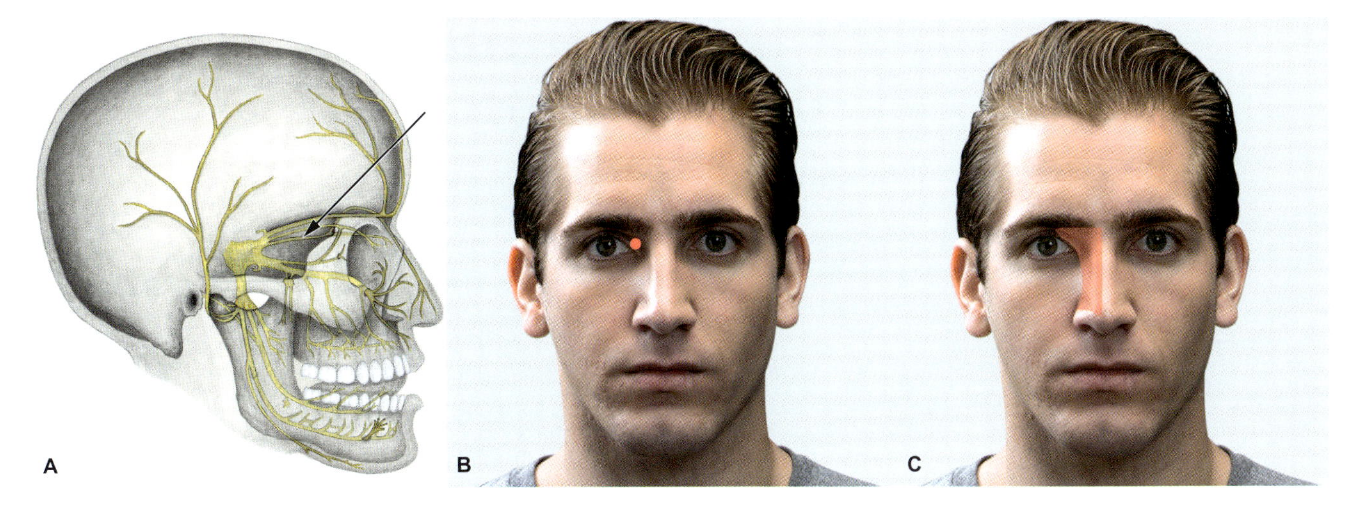

Figura 4.6 Bloqueio do nervo nasociliar. **A.** Localização do nervo junto aos ossos do crânio (adaptada de Wolf-Heidegger, 2006). **B.** Local da punção para o bloqueio. **C.** Área de analgesia.

Bloqueio do nervo lacrimal

Palpando-se o ângulo superoexterno da órbita, punciona-se com agulha 13 × 0,45 mm em direção ao ângulo orbitário, tocando o osso. Recua-se a agulha 1 mm e aspira-se. Injetam-se 2 mℓ de anestésico e comprime-se digitalmente para dispersá-lo (Figura 4.7).

Bloqueio do nervo zigomático

Palpa-se o rebordo orbitário no canto externo da órbita, próximo à proeminência malar. Em seguida, introduz-se uma agulha 13 × 0,45 mm até tocar o rebordo orbitário, aspira-se e injetam-se 2 mℓ de anestésico, seguidos de compressão digital (Figura 4.8).

Bloqueio do nervo mentoniano

Esse bloqueio também pode ser realizado por técnica intra ou extraoral (Figura 4.9). Na técnica extraoral, o paciente fica com a boca em repouso. É traçada uma linha vertical que passe pela comissura labial, sobre a qual o forame mentoniano pode ser palpado a meia distância entre as margens superior e inferior da mandíbula. Com uma agulha 13 × 0,45 mm, injetam-se 2 mℓ de anestésico sobre o forame mentoniano, seguido de compressão digital para dispersar o anestésico.

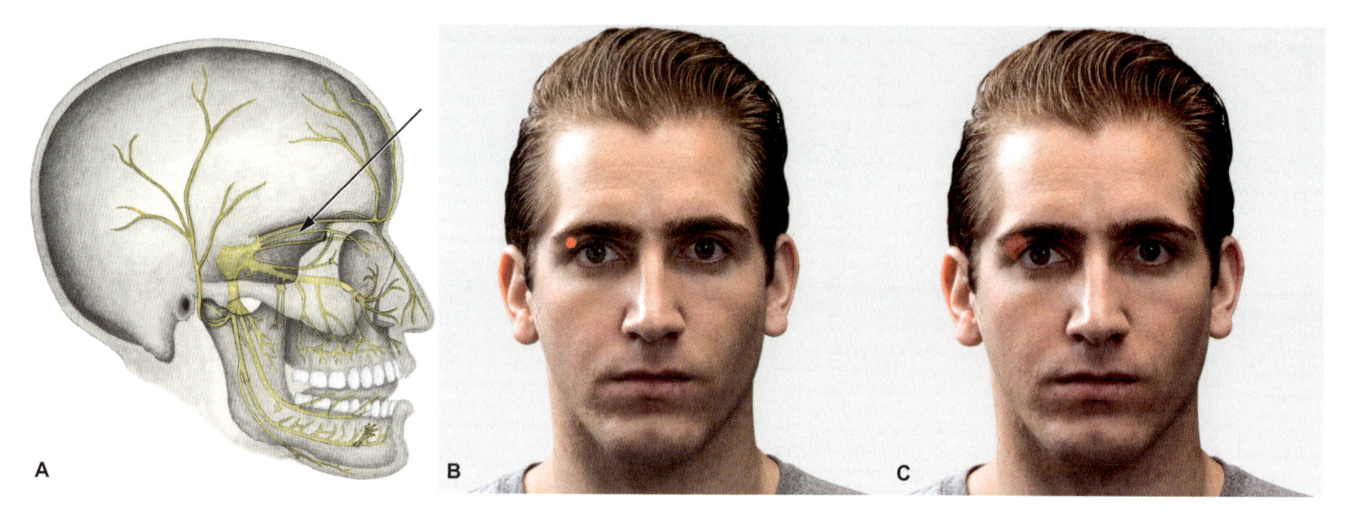

Figura 4.7 Bloqueio do nervo lacrimal. **A.** Localização do nervo junto aos ossos do crânio (adaptada de Wolf-Heidegger, 2006). **B.** Local da punção para o bloqueio. **C.** Área de analgesia.

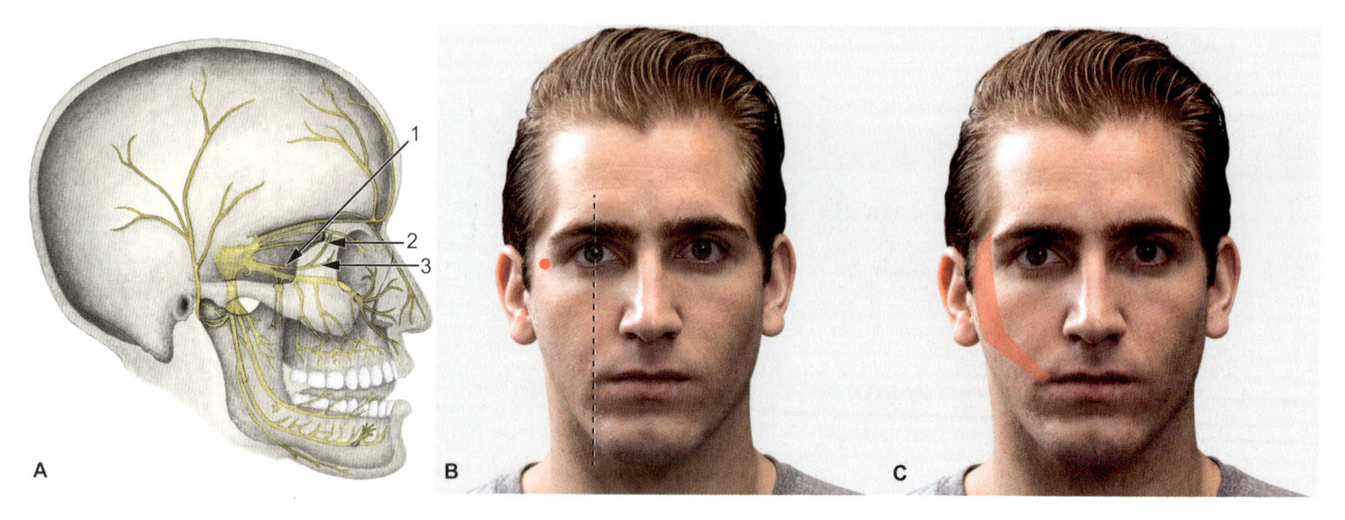

Figura 4.8 Bloqueio do nervo zigomático (1) e divisões malar (2) e temporal (3). **A.** Localização do nervo junto aos ossos do crânio (adaptada de Wolf-Heidegger, 2006). **B.** Local da punção para o bloqueio. **C.** Área de analgesia.

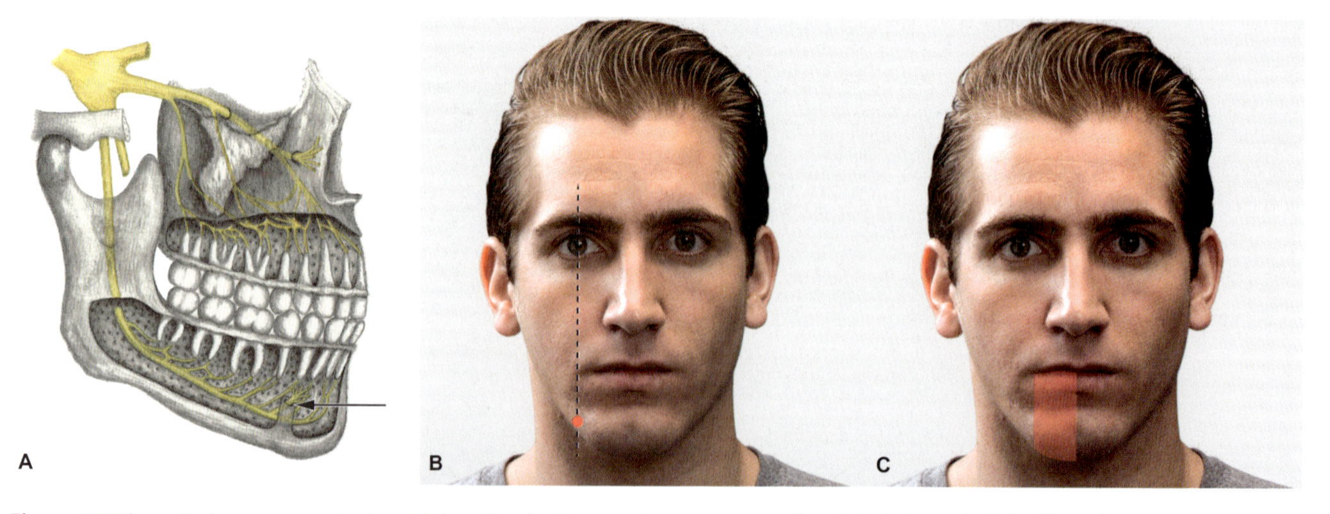

Figura 4.9 Bloqueio do nervo mentoniano. **A.** Localização do nervo junto aos ossos do crânio (adaptada de Wolf-Heidegger, 2006). **B.** Local da punção para o bloqueio. **C.** Área de analgesia.

O paciente mantém os dentes cerrados. Pelo vestíbulo oral, palpa-se o forame mentoniano na linha vertical que separa os dois pré-molares inferiores, a meia distância entre as margens superior e inferior da mandíbula. Com uma agulha 13 × 0,45 mm, injetam-se 2 mℓ de anestésico sobre o forame mentoniano, prosseguindo-se com compressão digital para dispersar o anestésico.

Deve-se sempre aspirar a seringa antes de injetar, pela proximidade da artéria mentoniana com o respectivo nervo. É preciso evitar entrar no forame, sob risco de causar lesão nervosa.

Intoxicação por anestésico local

Os anestésicos locais são fármacos muito seguros se administrados em doses apropriadas e em locais anatômicos corretos. No entanto, reações adversas podem surgir por conta de injeção intravascular acidental ou administração de uma dose inadequadamente grande. Portanto, a profilaxia da intoxicação está na observância da técnica. Além disso, efeitos adversos específicos estão associados ao uso de certos fármacos, como as reações alérgicas aos aminoésteres e a metemoglobinemia após uso de prilocaína (doses clínicas usadas em procedimentos dermatológicos dificilmente desencadeiam metemoglobinemia clinicamente relevante).

A intoxicação sistêmica se dá por bloqueio da transmissão nervosa nos sistemas nervoso central e cardiovascular. O médico que administra anestésicos locais deve saber reconhecer uma intoxicação, bem como tratá-la.

Conforme a concentração plasmática do anestésico local aumenta, o paciente apresenta, na sequência, os seguintes sinais e sintomas:

- Sensação de leveza
- Formigamento dos lábios
- Gosto metálico na boca
- Tontura
- Dificuldade de foco
- Zumbido
- Tremor
- Espasmos musculares (inicialmente na face e nas extremidades)
- Convulsão generalizada tônico-clônica
- Coma
- Parada respiratória
- Parada cardíaca.

A concentração plasmática necessária para que o paciente apresente os primeiros sintomas é 6 a 10 vezes menor que aquela para os sintomas graves como convulsão, coma e paradas respiratória e cardíaca. A profilaxia da intoxicação é essencial, especialmente para atos que ocorram em consultório, sem o suporte hospitalar imediato, sem a presença de um anestesiologista e sem a disponibilidade de monitoramento. Respeitando-se as doses recomendadas, aspirando-se a seringa antes de injetar e acrescentando-se vasoconstritor aos anestésicos, minimiza-se a chance de intoxicação.

Como visto no início deste capítulo, é fundamental dar preferência a anestésicos mais diluídos, como lidocaína 1%, quando do emprego de volumes grandes, já que a diluição aumenta a latência. O médico deve respeitar esse tempo, pois uma fonte comum de sobredose de anestésicos (e maior risco de intoxicação) advém do fato de não se esperar pelo efeito do anestésico; então, o paciente reclama de dor, e o médico complementa a anestesia desnecessariamente.

Também faz parte da profilaxia o reconhecimento de pacientes com maior potencial de intoxicação, como aqueles que fazem uso de antiarrítmicos e anticonvulsivantes.

Inicialmente, o tratamento da intoxicação consiste em suporte clínico, e a administração de anestésicos deve ser interrompida imediatamente. É preciso assegurar a patência da via respiratória, a ventilação e a oxigenação. Garantir que o paciente ventile bem também faz parte do tratamento para evitar que a intoxicação progrida para sinais e sintomas mais graves, o que ocorre quando há hipoxia, hipercarbia e acidemia. Quando anestésicos menos potentes e de curta duração são empregados, habitualmente essas medidas já são suficientes para impedir a progressão e reverter os sintomas.

Se o paciente caminhar para abalos musculares e convulsão tônico-clônica, deve-se administrar algum fármaco anticonvulsivante, preferencialmente benzodiazepínicos. A patência da via respiratória pode, nesses casos, exigir intubação traqueal. O colapso cardiocirculatório pode ser tratado com fármacos vasopressores e inotrópicos. A parada cardíaca exige tratamento de suporte como descrito nos protocolos de reanimação (p. ex., *Advanced Cardiac Life Support* [ACLS]).

Até alguns anos, a parada cardíaca por anestésicos locais era tratada colocando-se o paciente em circulação extracorpórea até que o efeito do anestésico sobre o coração cessasse. Atualmente, há uma alternativa farmacológica para reverter a intoxicação, com altas taxas de sucesso: a infusão intravenosa de emulsão lipídica, que é o componente lipídico usado em nutrição parenteral. Inicia-se com uma infusão de 1,5 mℓ/kg de emulsão lipídica 20% e continua-se uma infusão de 0,25 mℓ/kg por ao menos 10 minutos após o retorno da função cardíaca. Se a instabilidade permanecer, repete-se a dose inicial e aumenta-se a manutenção para 0,5 mℓ/kg. A dose total de emulsão lipídica recomendada é de 10 mℓ/kg em 30 minutos.

Felizmente, as doses de anestésicos usadas para os procedimentos ambulatoriais têm pouco potencial para desencadear intoxicação grave. Diante de sintomas iniciais, interromper a administração de anestésicos, manter o paciente em repouso e, se possível, ofertar oxigênio suplementar já devem ser suficientes para interromper a progressão da intoxicação.

Legislação referente à anestesia local em consultório

A Resolução nº 1.886/2008 do Conselho Federal de Medicina (CFM) dispõe sobre as normas mínimas para o funcionamento de consultórios médicos e complexos cirúrgicos. Por essa resolução, os consultórios são denominados Unidades Tipo I, definidas como o consultório médico, independentemente de um hospital, destinado à realização de procedimentos clínicos ou para diagnóstico, sob anestesia local, sem sedação, em dose inferior a 3,5 mg/kg de lidocaína (ou dose equipotente de outros anestésicos locais), sem necessidade de internação. Nessa resolução, fonte de oxigênio suplementar e material para reanimação e intubação traqueal não fazem parte dos requisitos para o funcionamento dos consultórios. A administração de anestésicos locais a esses pacientes em ambiente extra-hospitalar é muito segura, desde que se respeitem as normas técnicas.

Particularidades da anestesia para IPCA®

A IPCA® provoca microperfurações na derme e epiderme, estruturas que contêm aproximadamente 4 mil terminações nervosas por milímetro quadrado. Logo, é um procedimento extremamente desconfortável se realizado desprovido de qualquer técnica anestésica. Alguns pontos podem ser particularmente desagradáveis para o paciente durante o procedimento e alguns merecem destaque. A nocicepção propriamente dita, ou seja, o estímulo doloroso direto sobre fibras C e fibras Aδ cutâneas obviamente provoca desconforto. A propriocepção, especialmente em regiões com protuberâncias ósseas com pouco coxim de tecido adiposo, como é o caso das regiões malar, mentoniana e frontal, nas quais ocorrem os movimentos com mais pressão do dispositivo de microagulhas, pode causar muita dor. Por último e não menos importante, a incerteza por parte do paciente de que o próximo movimento executado pelo médico será doloroso ou não pode provocar um estado de tensão comparável ao vivenciado nas cadeiras dos dentistas em indivíduos mais ansiosos. Importante ainda enfatizar que a profundidade da injúria proposta é diretamente proporcional ao estímulo doloroso esperado.

Quando se opta por uma injúria moderada, a anestesia tópica comumente é suficiente (ver Protocolo Lima, no Capítulo 11, *IPCA® na Condução da Hiperpigmentação Pós-Inflamatória*); porém, nos casos em que se escolhe um *end point* de púrpura e, consequentemente, uma injúria profunda, a anestesia infiltrativa é mandatória. Nesse último caso, o autor propõe uma solução mais concentrada quando comparada à solução tumescente (ver Capítulo 12, *IPCA® em Cicatrizes de Acne*).

Bibliografia

Alster T. Review of lidocaine/tetracaine cream as a topical anesthetic for dermatologic laser procedures. Pain Ther. 2013; 2:11-19.

Barash PG, Cullen BF, Stoelting RK et al. Clinical anesthesia. 8. ed. LWW; 2017.

Cangiani LM, Nakashima ER, Gonçalves TAM et al. Atlas de técnicas de bloqueios regionais. Sociedade Brasileira de Anestesiologia; 2013.

Cohen JL. Pain treatment with lidocaine and tetracaine 7%/7% with laser dermatologic procedures. J Drugs Dermatol. 2013; 12(9):986-9.
Cohen JL, Gold MH. Evaluation of the efficacy and safety of a lidocaine and tetracaine (7%/7%) cream for induction of local dermal anesthesia for facial soft tissue augmentation with hyaluronic acid. J Clin Aesthetic Dermatol. 2014; 7(10):32-7.
El-Fakahany H, Medhat W, Abdallah F et al. Fractional microneedling: a novel method to enhancement of topical anesthesia before skin aesthetic procedures. Dermatol Surg. 2016; 42(1):50-5.
Gaitan S, Markus R. Anesthesia methods in laser resurfacing. Semin Plast Surg. 2012; 26:117-24.
Greveling K, Prens EK, Ten Bosch N et al. Comparison of lidocaine/tetracaine cream and lidocaine/prilocaine cream for local anaesthesia during laser treatment of acne keloidalis nuchae and tattoo removal: results of two randomized controlled trials. Br J Dermatol. 2017; 176(1):81-6.
Kouba DJ, LoPiccolo MC, Alam M et al. Guidelines for the use of local anesthesia in office-based dermatologic surgery. J Am Acad Dermatol. 2016; 74:1201-19.
Kumar M, Chawla R, Goyal M. Topical anesthesia. J Anesthesiol Clin Pharmacol. 2015; 31(4):450-6.
Miller RD, Eriksson LI, Fleisher LA et al. Miller's anesthesia. 8. ed. Saunders; 2014.
Sobanko JF, Miller CJ, Alster TS. Topical anesthetics for dermartologic procedures: a review. Dermatol Surg. 2012; 38:709-21.
Tran AN, Koo JY. Risk of systemic toxicity with topical lidocaine/prilocaine: a review. J Drugs Dermatol. 2014; 13(9):1118-22.
Wan K, Jing Q, Sun QN et al. Application of a peripheral nerve block technique in laser treatment of the entire facial skin and evaluation of its analgesic effect. Eur J Dermatol. 2013; 23(3):324-30.
Wolf-Heidegger. Atlas de anatomia. 6. ed. Rio de Janeiro: Guanabara Koogan; 2006.

CAPÍTULO 5

Cuidados com a Pele Antes e Após Procedimentos

Emerson de Andrade Lima

Introdução

O Brasil é um país tropical com uma população de pele miscigenada, sujeita a complicações pós-procedimentos por vezes não previstas em uma avaliação dermatológica. Por isso, a prevenção de efeitos inesperados tem sido cuidadosamente observada, focando-se em medidas de preparo e cuidados com a pele antes e após a intervenção. Diferentemente dos tratamentos ablativos, a utilização de microagulhas preserva a epiderme, oferece mais segurança no pós-operatório e reduz a incidência de efeitos adversos. Sabe-se que a remoção da epiderme de modo mecânico ou químico favorece a liberação de citocinas e a migração de células inflamatórias que culminam na substituição do tecido danificado por um tecido cicatricial, o que acontece com os *peelings* químicos médios e profundos. Em contrapartida, a recuperação desses procedimentos é longa, e o resultado é um tecido mais sensível à luz, sujeito a hiperpigmentação pós-inflamatória e fotossensibilidade. Somado a esses aspectos há também um risco aumentado de complicações, tais como formação de cicatrizes hipertróficas, eritema persistente e discromias.

A necessidade de estar ausente por longo tempo de suas atividades laborativas muitas vezes limita a escolha do candidato por essas intervenções. Na indução percutânea de colágeno com agulhas (IPCA®), a escolha de uma proposta de injúria leve, moderada ou profunda determina os cuidados e as orientações no pós-procedimento. O preparo da pele a ser tratada é recomendado em procedimentos dermatológicos, objetivando a prevenção de complicações. Uma pele tratada, adaptada ao filtro solar e com menos melanina disponível à possibilidade de hiperpigmentação pós-inflamatória sempre é bem-vinda. Porém, observa-se que o risco de complicações, mesmo em uma pele que não foi previamente preparada, é menor com a IPCA® se comparado ao risco visto nas técnicas que desepitelizam a pele. Neste capítulo, serão discutidos os fatores envolvidos e as possíveis condutas prévias ao procedimento.

Vale a pena ressaltar a importância da *fotografia de boa qualidade*, no mínimo, em três posições: uma de frente e duas de perfil, de cada lado. Isso porque um fato comum é o esquecimento de pequenos defeitos que já existiam pelo paciente antes do procedimento. Assim, com as fotos, é possível o controle de sua aparência, marcando inclusive o dia da foto posterior ao ato cirúrgico.

Uma *anamnese adequada* também é fundamental antes de qualquer procedimento, ressaltando-se a importância dos seguintes pontos:

- Prevenção do herpes simples: considerar estresse cirúrgico e caráter recalcitrante da infecção, mesmo estando diante de um procedimento não ablativo. Rotineiramente, não há necessidade de prevenção, já que os queratinócitos não são removidos. Entretanto, se houver histórico de lesões herpéticas de repetição no indivíduo a ser tratado, é preciso tratar com doses usuais preventivamente
- Averiguação de medicações: é preciso monitorar o uso de anticoagulantes e similares, anti-hipertensivos (alerta sobre pico hipertensivo durante a intervenção), hipoglicemiantes ou insulina (diabetes melito descompensado e retardo no processo de cicatrização), bem como o uso crônico de corticoterapia sistêmica
- Gravidez e aleitamento: a intervenção é contraindicada nessas condições, pois a necessidade de anestesia tópica ou infiltrativa compromete o nível de segurança da intervenção durante esses períodos

- História de hiperpigmentação pós-inflamatória após o procedimento não é considerada contraindicação absoluta
- Alergias a medicamentos ou a metais, anestésicos tópicos ou sistêmicos
- Doenças autoimunes não são consideradas contraindicações
- Hipersensibilidade à dor na vigência de neuropatias
- Histórico de intervenções cirúrgicas prévias, comportamento do sangramento em procedimentos cirúrgicos (a deficiência de alguns fatores envolvidos na coagulação não é detectada por exames)
- Uso vigente da isotretinoína: não é considerado contraindicação para a intervenção, independentemente da injúria proposta. Inclusive, na experiência do autor, os resultados obtidos com uma injúria profunda no tratamento de cicatrizes de acne em uma pele oleosa, por exemplo, são otimizados pela introdução da IPCA® já com 7 dias de pós-operatório
- Ansiedade e expectativa irreal: é necessário conversar sobre procedimentos prévios realizados para o mesmo fim, particularmente no que concerne às cicatrizes de acne. Além disso, deve-se confirmar o grau de satisfação e evitar prometer resultados mensurados por percentual de melhora, lembrando que cada indivíduo pode responder com particularidades aos procedimentos
- Tempo de isolamento: é importante estabelecer claramente o tempo em que o paciente deverá ficar sem tomar sol, bem como as ausências ao trabalho e o retorno ao convívio social
- Adequação do perfil do paciente à intervenção: a versatilidade da IPCA®, variando de injúria moderada a profunda, viabiliza uma amplitude de possibilidades (ver Capítulo 2, *Relação entre Injúria Provocada e Comprimento de Agulha,* End Point *e Possibilidades da IPCA®*).

Cuidados com a pele que favorecem o tratamento

A IPCA® produz micro-orifícios longos o suficiente para romper a integridade da barreira cutânea e afetar a derme, dependendo do comprimento da agulha. Isso desencadeia um estímulo inflamatório e futura formação de um colágeno novo com o sangramento provocado. Devido a isso, recomenda-se um preparo que deve se iniciar 2 a 4 semanas antes da realização do procedimento, o qual consiste na associação de agentes tópicos que fazem parte do arsenal prescrito pelo dermatologista e que serão listados no decorrer deste capítulo.

Uma pele que já vem sendo cuidada regularmente pode, muitas vezes, não necessitar de um pré-tratamento específico, ou pode ser instituído um tratamento complementar. A pele preparada proporciona resultados mais efetivos e uniformes ao tratamento, quando comparada à não preparada. Também é possível minimizar possíveis efeitos adversos, tais como hipo ou hiperpigmentação pós-inflamatória e eritema persistente, além de promover uma reepitelização mais rápida e melhora da cicatrização.

Sendo assim, o principal objetivo do preparo seria promover alterações cutâneas capazes de favorecer o resultado do procedimento, como:

- Diminuir a barreira cutânea do estrato córneo, tornando-a menos espessa e mais responsiva à IPCA®
- Favorecer o processo de reepitelização e cicatrização, minimizando efeitos adversos
- Minimizar a chance de ocorrer hiperpigmentação pós-inflamatória
- Diminuir a chance de ocorrer hipocromia residual pós-procedimento
- Reduzir as chances de aumento da oleosidade ou desenvolvimento de lesões acneicas pós-procedimento.

Para esses cuidados, inclui-se o uso de higienizadores, filtros solares, ativos antienvelhecimento, clareadores e regeneradores cutâneos. Com essas medidas, também é possível avaliar a sensibilidade e a tolerância da pele; assim, conhecendo a pele do paciente, pode-se definir mais seguramente o grau de injúria a ser proposta.

▸ **Higienizadores.** Devem ser prescritos de acordo com o tipo de pele do paciente que será submetido ao procedimento, podendo ser mantidos até o dia de sua realização. Dependendo do produto utilizado, deverá ser interrompido após o procedimento, de acordo com as recomendações neste período; contudo, normalmente, se tiver poder de detergência moderado, poderá ser mantido em domicílio após a IPCA®.

▸ **Fotoprotetores.** A orientação é que o protetor solar seja o mesmo que o paciente tem por hábito usar no seu dia a dia, para que não corra o risco de ter dermatite de contato, intolerância, aumento da oleosidade ou ressecamento da pele, o que comprometeria a adesão. Recomenda-se sempre um filtro com amplo espectro de proteção, preferencialmente tonalizado, que será útil tanto como barreira física quanto para mascarar o eritema, a descamação ou as crostículas do pós-operatório. Dependendo da injúria, o filtro solar pode ser introduzido 12 horas após o procedimento (injúria moderada) ou após a reepitelização (em torno de 7 dias), para a injúria profunda. Na experiência do autor, a introdução do filtro solar com 1 hora de pós-operatório de uma injúria moderada, em que o curativo biológico resultante de uma exsudação modesta já tenha se solidificado, é absolutamente tranquila, sem queixas de ardor, irritação ou eritema adicional.

▸ **Ácido retinoico tópico e alfa-hidroxiácido (AHA).** Sua ação sobre o estrato córneo pode otimizar os resultados da IPCA®. Seja em forma de creme ou de gel, seu uso é recomendado previamente para garantir uma pele de melhor qualidade, facilitando a penetração das microagulhas. A tretinoína torna o estrato córneo mais fino, além de acelerar o processo de reepitelização pós-inflamatória. O uso desse produto também deve ser estimulado depois do procedimento, por ter um grande valor no programa de rejuvenescimento da pele e na melhora de cicatrizes, em função da sua ação no remodelamento do colágeno. Os AHA têm um diferente mecanismo de ação quando comparados ao ácido retinoico, mas o efeito é semelhante sobre o estrato córneo, agindo em sinergia e estando recomendado tanto antes como após a reepitelização (7 dias - injúria profunda), ou já no dia seguinte a uma injúria moderada.

▸ **Vitamina C.** É um potente antioxidante que tem função similar à proposta pelo ácido retinoico na formação do colágeno. O produto deve ser reaplicado todos os dias para que a natural proteção e reparação do DNA possa ser mantida. De acordo com Fernandes e Signorini (2008), estudiosos em microagulhas, a utilização de vitamina C após a realização da IPCA® é essencial para a formação de um colágeno novo. Com a produção de mais colágeno, a necessidade dessa vitamina aumenta; portanto, após o procedimento, sugere-se aumento dela na dieta e no uso tópico. Os autores indicam o uso tópico de ascorbiltetraisopalmitato, que mostrou ser menos irritante para a pele, sendo a forma mais eficiente de vitamina C.

▸ **Despigmentantes.** O mais usado ainda é a hidroquinona. Sua ação despigmentante acontece principalmente pela inibição da enzima tirosinase e pelo controle da síntese de DNA e RNA, com concomitante degradação dos melanossomas e destruição dos melanócitos. É muito útil no controle das hiperpigmentações, tanto no prepraro da pele antes do procedimento como no pós-procedimento, produzidas nesse caso pela ação inflamatória do trauma, pela vasodilatação e pelo posterior processo de cicatrização. Para os pacientes alérgicos a esse composto fenólico, recomenda-se o uso de ácido kójico, arbutin, ácido azelaico, ácido fítico, ácido dioico, entre outros, isolados ou em associação. Esses produtos têm poder clareador menor que o da hidroquinona, mas têm seus efeitos otimizados quando associados ao ácido retinoico ou ao ácido glicólico.

Preparação imediata para realização dos procedimentos

Esta fase inclui o passo a passo realizado momentos antes de se iniciar o procedimento.

Quando a injúria programada é moderada, utilizando-se comprimentos de agulha de 1,5 mm, a anestesia tópica comumente é suficiente. Recomenda-se a aplicação de lidocaína lipossomada 4% 1 hora antes da intervenção. A quantidade de 30 g é segura para tratamento de toda a face, enquanto até 60 g podem ser utilizados para tratamentos corporais. O autor propõe o protocolo de uso a seguir:

1. Aplicar a lidocaína lipossomada 4%, inicialmente 15 g sobre a face não higienizada (não lavar o rosto antes).
2. Massagear, aproveitando a pele engordurada como meio favorável para a atuação do anestésico.
3. Passados 30 minutos dos primeiros 15 g, aplicar mais 15 g e proceder da mesma maneira, massageando.
4. Não há necessidade de oclusão.
5. Após 1 hora de permanência do anestésico e uso total de 30 g, removê-lo com antisséptico (clorexidina 2%) e realizar a intervenção.

Essa anestesia comumente é efetiva para realização da injúria moderada. Quando a opção é a profunda, a metodologia pode ser aplicada, seguida de anestesia infiltrativa.

Detalhamento das orientações para injúria leve

Comumente esse objetivo é alcançado com comprimentos de agulhas que variam de 0,25 a 0,5 mm (ver Capítulo 2, *Relação entre Injúria Provocada e Comprimento de Agulha,* End Point *e Possibilidades da IPCA®*), proporcionando um eritema difuso com modesto sangramento pontual. Essa intervenção é frequentemente bem tolerada sob anestesia tópica, e a higienização com gaze semiúmida dos pontos sangrantes fica a critério do operador. Não há necessidade de remoção, já que se pode contar com fatores de crescimento e células-tronco liberados com a penetração das agulhas como mecanismo terapêutico adicional. Em poucos minutos os orifícios se fecham, e a deposição de um ativo vislumbrando um *drug delivery* pode ser realizada já ao término da injúria. A escolha dessa substância depende da prática do dermatologista. O Capítulo 9, *IPCA® Associada ao* Drug Delivery, traz esclarecimentos sobre a indicação dessa técnica.

No entanto, é preciso alertar sobre a segurança desses produtos. A camada córnea e a epiderme são traumatizadas; portanto, a barreira cutânea encontra-se desestabilizada. Apesar de não existir um consenso sobre o risco da administração sobre a pele traumatizada de um dermocosmético disponível em tubos, cremes ou sérum não estéreis, deve-se lembrar que eles foram feitos para o uso em pele íntegra. Assim, caso haja a opção de disponibilizar o medicamento, o paciente segue com ele sobre a área tratada, remove-o após 6 a 8 horas, higienizando a pele com água e sabonete de baixo poder de detergência, e inicia o uso de filtro solar. Caso esteja em uso de algum tratamento domiciliar que contemple a utilização de ácidos, clareadores ou dermocosméticos, a reintrodução já acontece no dia seguinte. Recomenda-se ainda uma restrição a exposição solar e luzes artificiais nos dias que se seguem, com o auxílio de filtro solar de amplo espectro, com FPS > 30, de preferência tonalizado. Além disso, exposições extremas em atividades recreativas, como praia, piscinas, parques e campos, devem ser evitadas por pelo menos 1 semana, mas o retorno às tarefas laborativas pode acontecer no dia seguinte. Uma modesta descamação poderá instalar-se nas primeiras 72 horas, sem causar nenhum transtorno. Frequentemente, não há necessidade do uso de um regenerador cutâneo específico devido ao grau da injúria, pois a reepitelização ocorre rapidamente. Um novo estímulo com essa mesma intensidade pode ser preconizado em 15 a 30 dias, dependendo do protocolo proposto. Maquiagem pode ser utilizada já no dia seguinte. Não há dor no pós-operatório.

Detalhamento das orientações para injúria moderada

Para essa proposta, utiliza-se um comprimento de agulha que varia de 1,0 a 1,5 mm (ver Capítulo 2, *Relação entre Injúria Provocada e Comprimento de Agulha,* End Point *e Possibilidades da IPCA®*), proporcionando um sangramento puntiforme moderado que resulta em petéquias satélites sobre um eritema difuso. Essa intervenção frequentemente é bem tolerada sob anestesia tópica, mas alguns pacientes necessitam de bloqueio e/ou infiltração anestésica. A higienização com gaze semiúmida ou úmida dos pontos sangrantes fica a critério do operador.

Na sequência, é observada exsudação serosa modesta, que tende a persistir por 30 minutos a 2 horas e é benéfica para o tratamento, não devendo ser removida. Em minutos elas fecham, e a deposição de um ativo vislumbrando um *drug delivery* pode ser realizada já ao término da injúria, ou não.

Apenas o estímulo das agulhas é suficiente para angiogênese e neocolagênese, e a escolha dessa substância depende da prática do dermatologista. Na nossa experiência e com base nas últimas publicações realizadas por nosso grupo de profissionais, essa injúria está adequada para clareamento do melasma, sem a adição de qualquer ativo, segundo protocolo proposto por Emerson Lima (2016) (ver Capítulo 10, *IPCA® na Condução do Melasma*). Essa injúria também é usada para o permeio do *peeling* de ácido retinoico 5%, preconizado por Emerson Lima (2018). O paciente segue com ele e remove após 2 horas, higienizando a pele com água e sabonete de baixo poder de detergência e já iniciando o uso de filtro solar (ver Capítulo 25, *IPCA® Associada a* Peelings). Outra opção é aplicar uma máscara de biocelulose e, após 30 a 40 minutos, removê-la e encaminhar o paciente para casa. Após esse período, a utilização de filtro solar é segura, segundo a experiência do autor. O procedimento para o tratamento domiciliar é idêntico ao adotado com injúrias leves.

Como resta um edema modesto e um eritema difuso bem discreto, o retorno às atividades laborativas é passível de acontecer no dia seguinte. Descamação furfurácea pode se instalar nas primeiras 72 horas, sem causar nenhum transtorno. Não se recomenda antibiótico tópico ou sistêmico, assim como é considerada desnecessária a realização de profilaxia anti-herpética, por tratar-se de um procedimento não ablativo. Frequentemente, não há necessidade do uso de um regenerador cutâneo específico, devido à modesta profundidade da injúria; porém, caso haja desconforto, o uso poderá ser feito. A reepitelização ocorre em poucos dias; porém, a pele está mais sensibilizada e, consequentemente, mais sujeita a danos externos. Por isso, deve-se evitar exposição solar direta. Um novo estímulo com essa mesma intensidade poderá ser preconizado em 30 dias, dependendo do protocolo proposto. Não é necessário uso de analgésicos e/ou anti-inflamatórios. A corticoterapia tópica ou sistêmica está proscrita.

Detalhamento das orientações para injúria profunda

Comumente esse objetivo é alcançado com comprimentos que variam de 2,0 a 2,5 mm (ver Capítulo 2, *Relação entre Injúria Provocada e Comprimento de Agulha,* End Point *e Possibilidades da IPCA®*), proporcionando um sangramento substancial, que vai cedendo espaço a uma exsudação serossanguinolenta (20 a 30 minutos) e depois serosa (40 a 60 minutos). Passados os 60 minutos, a área tratada apresenta-se apenas como uma púrpura uniforme, *end point* que deve ser perseguido quando a escolha é uma injúria profunda. Essa intervenção é realizada sob anestesia infiltrativa, e o transoperatório transcorre com a necessidade de se conter o sangramento e a exsudação. A higienização é efetivada com auxílio de gazes e compressas.

Na sequência, observa-se uma exsudação serosa intensa, que tende a persistir por 4 a 6 horas; portanto, é necessária a utilização de curativo que contenha essa serosidade (recomenda-se uma quantidade generosa de gazes e Micropore® diretamente sobre a pele). Não é recomendada a deposição de qualquer ativo quando a injúria é profunda, pois existe um contrafluxo nos canais recém-abertos e cheios de sangue incompatível com a absorção previsível de qualquer substância. O curativo permanece por pelo menos 12 horas e é removido em domicílio pelo paciente com auxílio de água corrente e um sabonete com baixo potencial de detergência, no chuveiro, em banhos demorados. Exposição solar direta deve ser evitada nos 5 a 7 dias subsequentes ao procedimento; para tanto, recomenda-se não sair de casa. O curativo não precisa ser renovado; porém, após a remoção, é indicado o uso de bálsamo regenerador, gel siliconado ou à base de dexpantenol até a reepitelização, que ocorre em 5 a 7 dias. A partir daí o uso de clareadores e filtro solar é preconizado.

Exposições extremas em atividades recreativas, como praia, piscinas, parques e campos, devem ser evitadas por pelo menos 1 mês. Não se recomenda o uso de antibioticoterapia tópica ou sistêmica.

Apesar dessa prática ter sido aceita por longo tempo na dermatologia, a Food and Drug Administration (FDA) tem condenado seu uso devido ao risco do desenvolvimento de resistência bacteriana. Desse modo, estudos têm comparado a utilização de antibióticos tópicos no pós-procedimento com a de umectante, demonstrando que a cicatrização ocorre a contento e com a mesma qualidade mediante o uso deste último. Publicações também apontam para o risco de sensibilização ao antibiótico tópico, mesmo que a alergia não tenha sido evidenciada antes, sugerindo um mecanismo de reação cruzada com outros ativos, o que prolonga e dificulta a cicatrização convencional. A Figura 5.1 apresenta uma paciente antes e com 7 dias de pós-operatório, demonstrando sensibilização ao uso do antibiótico tópico.

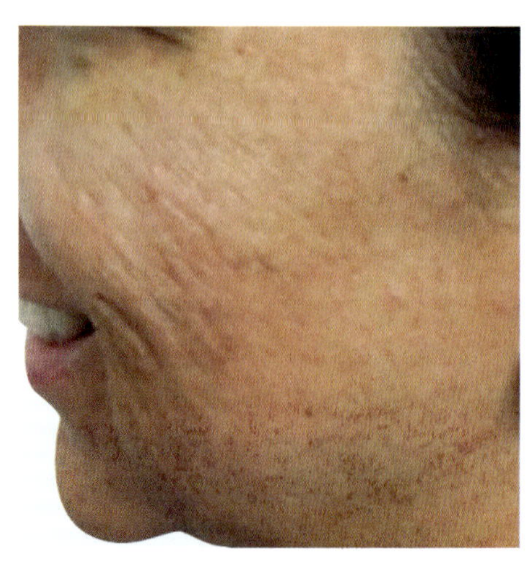
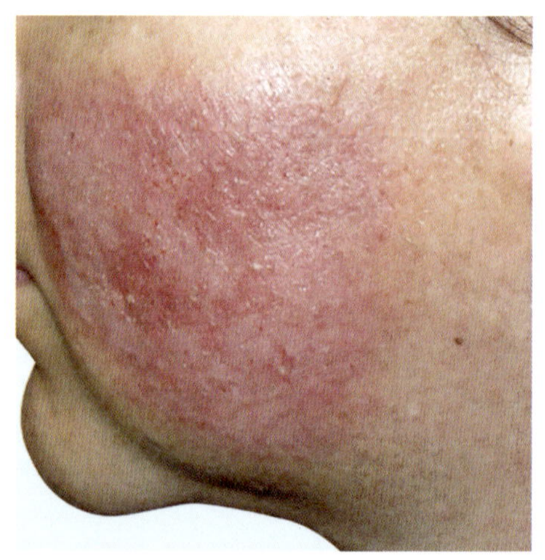

Figura 5.1 Paciente antes e com 7 dias de pós-operatório, apresentando sensibilização ao uso do antibiótico tópico.

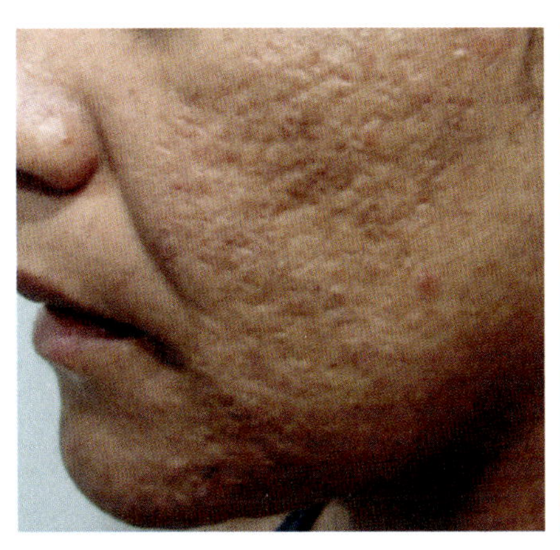
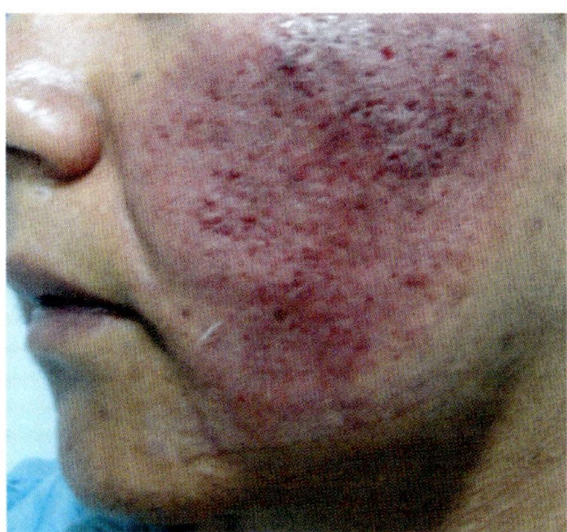
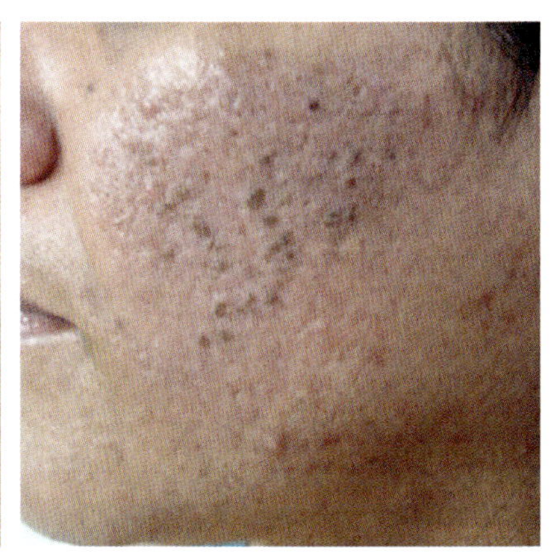

Figura 5.2 Evolução de uma paciente com cicatrizes de acne antes, após 24 horas e passados 7 dias da IPCA® com comprimento de agulha de 2,5 mm.

Na injúria profunda da IPCA®, o edema é substancial nas primeiras 24 horas e progressivo até 72 horas, quando passa a regredir. O hematoma difuso da área tratada é substituído por crostas que podem ser hemáticas e melicéricas, e vão desprendendo espontaneamente, não devendo ser removidas de modo mecânico em hipótese alguma. A Figura 5.2 apresenta a evolução de um paciente antes, após 24 horas e passados 7 dias da intervenção.

O retorno às atividades laborativas é passível de acontecer somente depois do quinto ao sétimo dia, quando resta apenas um eritema bem consistente que regride com o passar dos dias, seguido de uma descamação furfurácea, sem causar nenhum transtorno. Nessa fase, porém, a hiperpigmentação pós-inflamatória pode instalar-se caso as devidas precauções não sejam tomadas.

Não se recomenda antibiótico tópico ou sistêmico. O pós-operatório é indolor, e o uso de anti-inflamatório ou analgésico é desnecessário. Corticosteroide tópico ou sistêmico para conter o edema está proscrito.

Biocelulose no pós-procedimento

A máscara de biocelulose é uma nova alternativa para o manejo no pós-procedimento imediato, com a promessa de oferecer mais conforto e praticidade. É produzida a partir de um processo biotecnológico, resultado da fermentação bacteriana e sua posterior purificação. O produto é uma membrana espessa e gelatinosa cuja estrutura microscópica consiste em uma rede 3D de nanofibras de celulose. Esse arranjo proporciona algumas propriedades, como: alta resistência mecânica, maleabilidade e alto poder de retenção hídrica. Sua capacidade de absorver os exsudatos e de ser facilmente removida favorece a aplicabilidade na IPCA®. É capaz, ainda, de acelerar a recuperação cutânea por meio da regulação da angiogênese e da formação de tecido conjuntivo.

Um estudo comparativo conduzido *in vivo* indicou maior espessamento epidérmico e dérmico, maior produção de colágeno nos dias iniciais, melhora na formação do tecido de granulação e aumento na quantidade de vasos sanguíneos no grupo tratado com biocelulose. Além disso, também foi observada uma diminuição significativa na infiltração tecidual de mastócitos e na produção do fator de crescimento endotelial vascular (VEGF). Seu uso após a IPCA® está justificado pela capacidade de proporcionar um ambiente ocluído e hidratado, favorecendo o aceleramento da reepitelização e auxiliando na redução do eritema e na contenção de sintomas como dor e ardor.

Considerações finais

A IPCA® é uma técnica inovadora que resulta no estímulo da produção de colágeno, usada principalmente no rejuvenescimento e na correção de cicatrizes. Com a ferramenta e a técnica corretas, mostra-se promissora nesse largo arsenal de procedimentos dermatológicos, tornando-se excelente alternativa ao tratamento com *laser*, além de ter menor custo de investimento, com menor tempo de recuperação (*downtime*).

O preparo da pele pré-procedimento é uma etapa fundamental, uma vez que o conhecimento mais minucioso da pele do paciente a ser tratado possibilita a obtenção de melhores resultados.

Apesar de não haver contraindicação absoluta para a realização do procedimento, pode-se também avaliar o comprometimento do paciente e a sua capacidade de adesão às informações recebidas, o que assegura que os objetivos serão alcançados. Apesar de a IPCA® ser considerada um procedimento corretivo ambulatorial mais rotineiramente realizado em consultórios dermatológicos com complicações limitadas, sugere-se que os cuidados com a pele pré-tratamento e o preparo imediato dela antes do procedimento sejam rigorosos, evitando riscos de complicações e garantindo a obtenção dos melhores resultados possíveis.

Bibliografia

Aust MC. Percutaneous collagen induction therapy: an alternative treatment for scars, wrinkles, and skin laxity. Plast Reconstr Surg. 2008; 121(4):1421-9.

Bal SM, Caussian J, Pavel S et al. In vivo assessment of safety of microneedle arrays in human skin. Eur J of Pharm Sci. 2008; 35(3):193-202.

Brody HJ. Trichloracetic acid application in chemical peeling, operative techniques. Plast Reconstr Surg. 1995; 2(2):127-8.

Cachafeiro T, Escobar G, Maldonado G et al. Comparison of nonablative fractional erbium laser 1.340 nm and microneedling for the treatment of atrophic acne scars: a randomized clinical trial. Dermatol Surg. 2016; 42:232-41.

Camirand A, Doucet J. Needle dermabrasion. Aesthetic Plast Surg. 1997; 21(1):48-51.

Clementoni MT, Roscher MB, Munavalli GS. Photodynamic photorejuvenation of the face with a combination of microneedling, red light, and broad and pulsed light. Lasers in Surgery and Medicine. 2010; 42:150-9.

Cohen KI, Diegelmann RF, Lindbland WJ. Wound healing: biochemical and clinical aspects. Philadelphia: WB Saunders Co; 1992.

Costa IMC, Igreja ACS, Costa MC. Dermabrasão, microdermabrasão e microagulhamento. In: Tratado de cirurgia dermatológica, cosmiatria e laser da Sociedade Brasileira de Dermatologia. Rio de Janeiro: Elsevier; 2012.

Czaja W, Krystynowicz A, Bielecki S et al. Microbial cellulose – the natural power to heal wounds. Biomaterials. 2006; 27(2):145-51.

Czaja WK, Young DJ, Kawecki M et al. The future prospects of microbial cellulose in biomedical applications. Biomacromolecules. 2007; 8(1):1-12.

Desmond F, Massimo S. Combating photoaging with percutaneous collagen induction. Clinics in Dermatology. 2008; 26:192-9.

Draelos Z. A comparation of post-procedural wound care treatments: do antibiotic-based ointments improve outcomes? J Am Acd Dermatol. 2011; 64:S23-9.

Fabroccini G, Fardella N. Acne scar treatment using skin needling. Clin Exp Dermatol. 2009; 34(8):874-9.

Fernandes D. Minimally invasive percutaneous collagen induction. Oral Maxillofac Surg Clin North Am. 2006; 17(1):51-63.

Fernandes D, Massimo S. Combating photoaging with percutaneous collagen induction. Clin Dermatol. 2008; 26(2):192-9.

Fernandes D, Signorini M. Combating photoaging with percutaneous collagen induction. Clinics in Dermatology. 2008; (26):192-9.

Kalil CLPV, Frainer RH, Dexheimer LS et al. Tratamento das cicatrizes de acne com a técnica de microagulhamento e drug delivery. Surgical and Cosmetic Dermatology. 2015; 7(2).

Kede MPV, Sabatovich O. Dermatologia estética. 3. ed. rev. e ampl. São Paulo: Atheneu; 2015.

Kwak MH, Kim JE, Go J et al. Bacterial cellulose membrane produced by Acetobacter sp. A10 for burn wound dressing applications. Carbohydrate Polymers. 2015; 122:387-98.

Leyden JJ, Shergill B, Micali G et al. Natural options for the management of hyperpigmentation. J Eur Acad Derm Venereology. 2011; 25(10):1140-5.

Lina Fu, Yue Zhang, Chao Li et al. Skin tissue repair materials from bacterial cellulose by a multilayer fermentation method. J Mat Chem. 2012; 22:12349-57.

Mateus A, Palermo E. Cosmiatria e laser: prática no consultório médico. São Paulo: AC Farmacêutica; 2012.

Nathan ST. Treatment of minor wounds from dermatologic procedures: a comparation of three topical wound care oitments using a laser wound model. J Am Acd Dermatol. 2011; 64:S8-15.

Orentreich DS, Orentreich N. Subcutaneous incisionless (subcision) surgery for the correction of depressed scars and wrinkles. Dermatol Surg. 1995; 21:6543-9.

Resnik BI. O papel da preparação da pele para o peeling. In: Rubin MG. Peeling químico. Rio de Janeiro: Elsevier; 2007.

CAPÍTULO

6

Fotoproteção Pós-Procedimentos com Agulhas

Sérgio Schalka • Tatiana Chioro

Fundamentos da fotoproteção em IPCA®

A medicina moderna incluiu no arsenal terapêutico do dermatologista um conjunto de procedimentos estéticos que, por meio de agentes químicos (*peeling*), físicos (*laser*) ou mecânicos (microagulhamento), exercem ruptura da barreira cutânea. Isso favorece a liberação de citocinas e a migração de células inflamatórias, promovendo o remodelamento do tecido e resultando em estímulo de colágeno. Dentre essas técnicas, destaca-se a indução percutânea de colágeno com agulhas (IPCA®), que revolucionou os tratamentos dermatológicos por estimular a produção de colágeno sem provocar a desepitelização total da pele, como observado nas técnicas ablativas, contribuindo significativamente para a melhora de dermatoses como melasma, cicatrizes inestéticas, estrias, alopecias, vitiligo e outras.

Apesar da segurança comprovadamente superior em relação aos procedimentos ablativos, a ruptura da barreira cutânea pode levar a um potencial aumento no risco de desenvolvimento de fotossensibilidade, formação de cicatrizes hipertróficas, eritema persistente, discromias e, principalmente, hipercromia pós-inflamatória, particularmente nos indivíduos de fotótipos maiores e nas áreas fotoexpostas.

Dentre as medidas que o dermatologista deve tomar para prevenção da hipercromia pós-inflamatória, a fotoproteção é certamente a mais importante. Este capítulo se destina a abordar os conceitos necessários à orientação para uma fotoproteção adequada nos pacientes submetidos à IPCA®.

Hiperpigmentação pós-inflamatória

A hiperpigmentação pós-inflamatória (HPI) é considerada o segundo diagnóstico dermatológico mais importante na população afro-americana, sendo 20% dos diagnósticos relacionados à HPI. A prevalência dessa condição também é alta nas populações hispânicas, variando de 6 a 7,5%. Embora mais frequente em indivíduos de pele escura, a HPI não é incomum em tipos de pele clara, representando 5,7% dos problemas dermatológicos em uma população de ascendência europeia com tipos de pele I a III, segundo classificação de Fitzpatrick (1976).

Apesar da frequência de HPI, sua fisiopatologia permanece quase completamente desconhecida. Sabe-se que decorre provavelmente da ação de mediadores inflamatórios, que levam a uma acentuação na produção de melanina e seu depósito irregular na epiderme (tonalidade marrom-escura, marrom ou bege) ou na derme (coloração azul-acinzentada). A HPI pode surgir em uma enorme diversidade de condições, incluindo dermatoses inflamatórias como acne, eczema, dermatite de contato ou líquen plano, e também após tratamentos com injúria térmica (*lasers* e radiofrequência), química (*peelings*) e eventualmente mecânica, por meio de abrasões e agulhas.

A HPI pode impactar negativamente a qualidade de vida do paciente, provocando consequências psicológicas e até complicações jurídicas ao médico, principalmente quando ocorre posteriormente a um procedimento estético.

Em relação à IPCA®, não há relatos na literatura demonstrando a frequência da ocorrência da HPI; portanto, parece haver uma frequência baixa e inferior à de outros procedimentos dermatológicos ablativos.

A radiação solar é considerada o principal fator externo capaz de influenciar o aparecimento da HPI. Atualmente, considera-se que não somente a radiação ultravioleta, mas também a luz visível, é capaz de interferir na HPI, desencadeando a cascata da melanogênese. Assim, a recomendação de uma fotoproteção completa é consenso entre os pesquisadores e idealizadores da IPCA®, com o objetivo de reduzir o risco de desenvolvimento de HPI.

Fotoproteção

A fotoproteção pode ser definida como um conjunto de medidas destinadas a reduzir o dano decorrente da exposição solar. As medidas fotoprotetoras incluem: proteção mecânica, oferecida por roupas, sombras, vidros, guarda-sóis e óculos escuros; fotoproteção tópica; e fotoproteção sistêmica.

Quando o objetivo é oferecer ao paciente de IPCA® uma prevenção adequada à HPI, deve-se procurar associar o maior número de medidas fotoprotetoras possível. Assim, é preciso levar sempre em consideração o risco pigmentar do paciente, a área do corpo sendo tratada e seus hábitos de exposição ao sol.

Fotoprotetores tópicos

Formulação

Conceitualmente, fotoprotetores tópicos (ou protetores solares) são produtos aplicados sobre a pele compostos por substâncias que interferem na radiação solar, reduzindo seus efeitos biológicos teciduais. Em sua composição encontram-se os ingredientes do veículo, que definem a forma galênica, os filtros ultravioleta (UV) propriamente ditos e, eventualmente, os ativos antioxidantes ou com ação biológica secundária, como reparadores de dano ao DNA, por exemplo.

Os principais ingredientes ativos de um protetor solar são os filtros UV, que interagem com a radiação incidente por meio de três mecanismos: reflexão, absorção e/ou dispersão. Classicamente, os filtros UV são divididos em orgânicos e inorgânicos.

Os filtros inorgânicos, anteriormente denominados físicos, são partículas minerais capazes de refletir ou dispersar a radiação por meio de mecanismos ópticos. Os dois principais representantes dessa categoria são o óxido de zinco (ZnO) e o dióxido de titânio (TiO_2), utilizados habitualmente em associação aos filtros orgânicos. As principais características dos filtros inorgânicos são sua baixa permeação cutânea, com a consequente redução do risco de potencial irritativo e sensibilizante, além de sua elevada fotoestabilidade, ou seja, a capacidade de o filtro manter fotoproteção mesmo após longos períodos de radiação.

Durante muito tempo, os filtros inorgânicos foram considerados os mais seguros, em decorrência de sua baixa permeação. Por outro lado, em virtude do tamanho da partícula, sua aparência esbranquiçada e a dificuldade de se espalhar, sua aceitação cosmética pelos usuários era limitada. Para solucionar esse problema, a indústria cosmética introduziu o processo de micronização e, posteriormente, nanoparticulação dos filtros inorgânicos. Com a redução do tamanho das partículas, a cosmética desses produtos melhorou, tornando-os mais maleáveis e transparentes. Entretanto, a preocupação com o risco de permeação passou a existir.

Dréno et al., Damiani e Puglia, e Schneider e Lim publicaram diferentes estudos discutindo o risco de permeação cutânea dos filtros inorgânicos nanoparticulados na pele. A conclusão dos autores demonstra que o efeito nano dos filtros físicos não leva a um aumento de permeação na pele íntegra, não determinando preocupação aos dermatologistas nem aos pacientes.

Uma observação importante refere-se ao risco inalatório desses agentes em nanoestrutura. Estudos demonstram que especialmente o TiO_2, se inalado cronicamente, pode causar pneumonite intersticial e, eventualmente, ser considerado um agente cancerígeno. Desse modo, tanto os trabalhadores da indústria química quanto os da cosmética devem contar com equipamentos de proteção individual (EPI) adequados às suas atividades.

Outra preocupação se refere ao uso desses filtros nanoparticulados em protetores solares em aerossóis, que, quando aplicados na face, poderiam ser inalados pelos usuários. Por isso, em protetores solares em aerossóis, recomenda-se o uso de filtros inorgânicos não particulados, assim como a não realização da vaporização diretamente na face.

Por outro lado, os filtros orgânicos, conhecidos também por químicos, são moléculas que absorvem a radiação incidente. Dependendo da capacidade de absorver comprimentos de onda mais curtos ou mais longos, eles podem ainda se subdividir em filtros UVA, UVB e, mais recentemente, de amplo espectro (UVA e UVB).

Entretanto, com o desenvolvimento de novos filtros orgânicos e inorgânicos, essa classificação se tornou incompleta, já que, atualmente, existem filtros orgânicos capazes de refletir a radiação UV (pelo maior tamanho das moléculas) e filtros inorgânicos com partículas tão pequenas (menores que 100 nm) que atuam absorvendo a radiação UV.

São atualmente aprovados pela Agência Nacional de Vigilância Sanitária (Anvisa) mais de 30 filtros orgânicos com características distintas em relação a tamanho da molécula, solubilidade, capacidade de absorção da radiação e fotoestabilidade.

Os filtros orgânicos mais antigos, por serem moléculas de menor peso-molecular, têm maior permeação na pele, levando a maior risco de desenvolvimento de fotoalergias. Um exemplo claro desse fenômeno foi o ácido para-aminobenzoico (PABA), que durante muito tempo foi o principal filtro UVB em protetores solares (atualmente está na lista de filtros não seguros da Food and Drug Administration [FDA]) e seu uso já está praticamente abolido em todo o mundo.

Atualmente, discute-se o risco de outro antigo filtro, também de baixo peso-molecular, que está sendo associado a fotoalergias, toxicidade ambiental e, ainda que controverso, ao risco de disruptor endócrino. Trata-se aqui da benzofenona-3 (BP-3), também chamada de oxibenzona. Apesar de ainda não ter sido excluída da lista de filtros aprovados tanto pela FDA quanto pela Anvisa, a oxibenzona é um filtro na iminência de ser banido e já foi praticamente abandonado da formulação na maioria dos protetores solares brasileiros.

É essencial que, ao discutir-se a toxicologia dos filtros orgânicos, sejam avaliadas com muito cuidado as características da molécula, incluindo-se o seu peso-molecular, essencial para a permeação cutânea da substância. Existe uma regra estabelecida em dermatotoxicologia de que moléculas maiores do que 500 dáltons têm sua permeação muito limitada e, por isso, riscos diminuídos. Na Figura 6.1, são apresentados os pesos-moleculares de alguns filtros para comparação.

Pode-se observar que os filtros orgânicos modernos são moléculas grandes, e seu risco de causar efeitos adversos é muito limitado, comparável inclusive ao dos filtros inorgânicos, principalmente quando estes estão micronizados. Assim, a crença de que os filtros inorgânicos são seguros e os orgânicos são potencialmente danosos à saúde não se sustenta sem que se avalie qual o tamanho da partícula ou o da molécula em questão. Assim, em muitos casos, podem existir filtros orgânicos mais seguros que inorgânicos.

Um elemento de particular interesse é o óxido de ferro, partícula mineral que não é classificada regulatoriamente como filtro, já que tem como função primária na fórmula dar pigmento aos

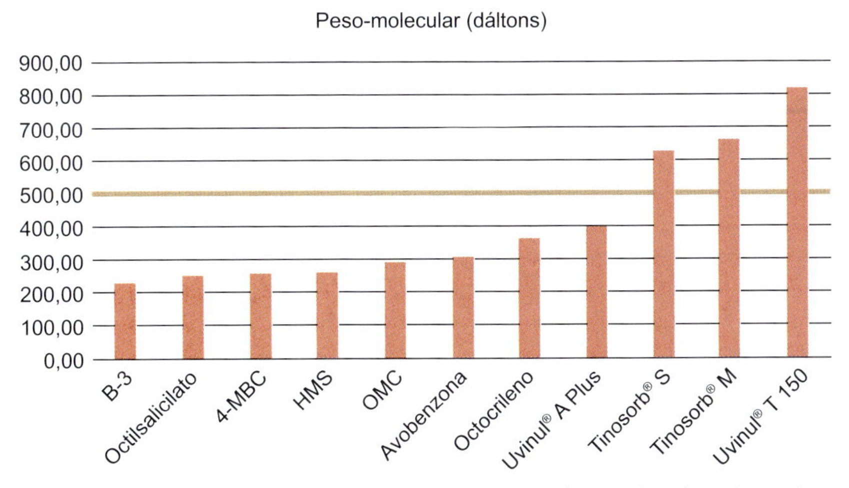

Figura 6.1 Peso-molecular (em dáltons) de alguns filtros orgânicos. A faixa nude indica o limite de 500 dáltons, acima do qual a permeação na pele é praticamente nula. B-3: benzofenona-3; 4-MBC: 4-metilbenzidilenocânfora; HMS: homossalato; OMC: octilmetoxicinamato.

produtos com cor (como protetores solares ou maquiagens) e não interagir diretamente com a radiação incidente.

Mais recentemente, com as descobertas sobre os efeitos da luz visível na pele, revelou-se a ação protetora do óxido de ferro, que por ser uma partícula de elevado tamanho, atua refletindo exatamente nessa faixa da luz, sendo particularmente indicado na proteção de pacientes com melasma ou HPI.

Cabe ao formulador combinar, no desenvolvimento de um protetor solar, um conjunto de filtros orgânicos e inorgânicos capazes de oferecer uma ampla proteção em UVA e UVB de maneira sinérgica, garantindo um risco mínimo de efeitos adversos e uma fotoestabilidade adequada.

Além dos filtros UV, outros componentes podem estar presentes no protetor solar, com atividade biológica capaz de reduzir o dano desencadeado pela radiação solar transmitida à pele. Esses elementos podem ser antioxidantes, imunofotoprotetores, reparadores de dano ao DNA, entre outros.

Por fim, existem ainda, dentro da fórmula dos protetores solares, os ingredientes do veículo, que interferem nas características fotoprotetoras do produto, além de definirem sua forma galênica. Esta é de grande importância para a adesão do paciente ao uso do produto, pois é ela que determina as características cosméticas dos protetores solares, que podem ser caracterizados como emulsões, géis, aerossóis, cremes e pós-compactos, entre outros.

Avaliação de eficácia

O primeiro método desenvolvido e validado para avaliação da eficácia de um protetor solar foi o fator de proteção solar (FPS), que quantifica a proteção contra o eritema (queimadura) solar, levando em consideração a dose eritematosa mínima (quantidade de radiação UV necessária para produzir o mínimo eritema na pele). O FPS é uma medida capaz de quantificar essencialmente a proteção contra a radiação UVB, com pouca interferência na avaliação da proteção contra UVA.

Sabe-se que a radiação UVA é extremamente importante quando se fala em fotoenvelhecimento, fotodermatoses, prevenção do câncer de pele e, particularmente, processos pigmentares da pele. Para a avaliação da proteção UVA, atualmente existem os métodos *in vivo*, denominado FP-UVA *in vivo* (anteriormente denominado *persistent pigment darkening* [PPD]), e *in vitro* (FP-UVA *in vitro* e comprimento de onda crítico). Enquanto o método *in vivo* determina a relação entre a dose pigmentária mínima da pele protegida em relação à pele não protegida, em modelo análogo ao FPS, os métodos *in vitro* baseiam-se em avaliações espectrofotométricas.

Segundo a legislação brasileira, determinada pela Anvisa, para ser registrado no Brasil, um protetor solar precisa ter um FP-UVA (*in vivo* ou *in vitro*) superior a 1/3 do valor do FPS e um comprimento de onda crítico superior a 370 nm. Sabe-se, entretanto, que para uma proteção mais eficiente em dermatoses pigmentárias (em que a inclusão de UVA é mais relevante), valores maiores de FP-UVA são desejados.

Mais recentemente foi descoberto que, além da radiação UV, a radiação infravermelha e, principalmente, a luz visível são capazes de desencadear fenômenos fotobiológicos na pele. Particularmente, foi demonstrada a ação da luz visível no desencadeamento de pigmentação cutânea, podendo estar relacionada com o desenvolvimento de dermatoses pigmentares como o melasma e a HPI.

Até o momento, não existem substâncias que absorvam a luz visível; portanto, a melhor maneira de se proteger contra essa radiação é com filtros inorgânicos ou de pigmentos capazes de refleti-la ou dispersá-la. Recentemente, Schalka et al. (2019) publicaram um método capaz de quantificar a proteção de determinado produto na faixa da luz visível, por meio do fator de proteção contra a luz visível (FP-VIS). Pelo método proposto, somente produtos com FP-VIS superior a 2, mas especialmente aqueles acima de 4, podem oferecer proteção adequada dentro dessa faixa de luz.

Orientação ao uso de fotoprotetores

Algumas recomendações são importantes para o uso de fotoprotetores, as quais estão explicadas a seguir:

- **Quantidade a ser aplicada:** a recomendação para uma cobertura uniforme da pele é de 2 mg/cm^2. Considerando um adulto médio, a quantidade utilizada para a cobertura de todo o corpo seria de 35 a 40 g por aplicação. Um modo prático de orientar a aplicação correta do produto é a "regra da colher de chá", que recomenda a aplicação de 1 colher de chá no segmento cefálico e em cada um dos membros superiores, e 2 colheres de chá para tronco/dorso e para cada um dos membros inferiores

- **Aplicação inicial:** a primeira aplicação do protetor solar é considerada a mais importante, pois pode compensar eventuais incorreções na reaplicação. Ela deve ser feita idealmente 15 min antes da exposição solar, apesar de muitos protetores solares conseguirem oferecer uma proteção adequada imediatamente após sua aplicação
- **Reaplicação:** sabe-se que existe uma diminuição do efeito protetor com o passar do tempo, com a exposição ao Sol e com fatores ambientais (roupas, toalhas, vento, água). Essa queda é variável, a depender da formulação do protetor solar e das atividades exercidas pelo usuário. Como é difícil realizar essa estimativa pelas muitas variáveis envolvidas, considera-se que, após 2 horas, o fotoprotetor deva ser reaplicado. Caso o usuário transpire ou se molhe, a reaplicação deve ser antecipada.

Fotoprotetores para uso na IPCA®

Como dito anteriormente, a fotoproteção tópica é medida essencial para os pacientes que serão submetidos à IPCA®, independentemente da indicação e do fotótipo, visando à prevenção da HPI. Para tanto, o protetor solar precisa apresentar duas premissas essenciais:

- Proteger na faixa de UVB/UVA e luz visível
- Ser seguro para uso na pele não íntegra.

Em relação ao nível de proteção, recomenda-se:

- FPS superior a 50
- Proteção UVA superior a 20
- Existência de óxido de ferro em sua formulação
- FP-VIS superior a 4.

A segurança do produto é um tema de reflexão. O protetor solar, do ponto de vista tanto farmacotécnico quanto regulatório, é um produto destinado ao uso na pele íntegra, e não na pele lesionada por um procedimento, como a IPCA®. Apesar de ainda não haver estudos suficientes para garantir a segurança total de qualquer protetor solar na pele lesionada, algumas condições da formulação são de necessário interesse:

- Não conter fragrâncias, pelo risco alergênico
- Emulsões são o veículo mais adequado
- Considerar o uso de filtros inorgânicos, mas preferencialmente por nanoparticulação
- No caso de filtros orgânicos, optar pelos filtros de maior peso-molecular, ou seja, de menor risco de permeação
- A presença de pigmento (óxido de ferro) ser positiva, e, por ser partícula de tamanho maior, garantir menor risco de permeação.

Mesmo considerando esses aspectos, deve-se evitar o uso de qualquer produto, particularmente protetores solares, na "janela" de permeação após IPCA®.

Diferentes estudos mostram que os pertuitos (canais) produzidos pelas técnicas de microagulhamento se ocluem em aproximadamente 2 horas após o procedimento. Essa "janela", que pode ser utilizada eventualmente para realizar a técnica de *drug delivery*, é exatamente o período em que não se deve aplicar protetor solar algum na pele do paciente.

Após o período de 2 horas, a depender da injúria, até 24 horas, os protetores solares, particularmente com as características anteriormente descritas, podem e devem ser utilizados para a prevenção da HPI.

É importante ressaltar que o uso de protetores solares é importante não somente no pós-procedimento, mas também no pré-procedimento, tendo em vista que especialmente pacientes de fotótipos maiores não sejam estimulados à neomelanogênese pela radiação solar pelo menos 1 a 2 semanas antes da realização do procedimento.

Fotoproteção sistêmica

A produção de espécies reativas de oxigênio (ERO) pela radiação UV é capaz de provocar danos em células e moléculas no organismo. A curto prazo, isso interfere no eritema solar, na pigmentação e nas fotodermatoses. Já cronicamente, são capazes de participar do fotoenvelhecimento e da fotocarcinogênese.

Fotoproteção sistêmica é o uso oral de substâncias que podem exercer ação preventiva e/ou reparadora contra os danos cutâneos induzidos pela radiação solar. Os fotoprotetores sistêmicos têm ação anti-inflamatória, antioxidante, antimelanogênica e/ou imunomoduladora. Seu uso isolado como medida fotoprotetora é contraindicado, já que eles não são capazes de impedir a penetração da radiação UV na pele.

As principais substâncias consideradas fotoprotetoras sistêmicas são:

- **Tocoferol (vitamina E):** antioxidante relacionado com o aumento da dose eritematosa mínima e com a redução da formação de dímeros de timina. A associação da vitamina E com a vitamina C parece aumentar os efeitos fotoprotetores quando comparados com o uso isolado das substâncias, mas em doses bem maiores que as habitualmente utilizadas
- **Carotenoides (betacaroteno, astaxantinas, luteína, licopeno):** o betacaroteno é a substância mais estudada do grupo dos carotenoides. Diversos estudos relataram sua eficácia em prevenir a formação do eritema UV-induzido, apesar de o seu benefício clínico ainda não estar estabelecido para pacientes saudáveis, mas somente para portadores de protoporfiria eritropoética. A luteína, muito referenciada por sua ação que protege da luz visível, não apresenta ainda estudos capazes de demonstrar esse efeito na pele
- **Extrato de *Pinus pinaster* (Pycnogenol®):** extrato rico em derivados fenólicos, em particular em proantocianidinas. Sua ação parece ser mais clareadora do que fotoprotetora propriamente dita. Estudos demonstram atividade antitirosinase e antiendotelina-1. Seu uso no melasma está bem estabelecido como agente clareador oral, em doses que variam de 75 a 100 mg/dia. Não há estudos que comprovem sua ação na prevenção ou no tratamento da HPI
- **Extrato de *Polypodium leucotomos* (EPL):** é derivado das partes aéreas de uma espécie de samambaia existente principalmente na América Central. Considerado o ativo fotoprotetor mais estudado e publicado, sua ação envolve atividades antioxidantes, imunoprotetoras, anti-inflamatórias e protetoras do DNA. É capaz de promover o aumento da dose eritematosa mínima e da dose pigmentária mínima, além de reduzir a produção de *sunburn cells* (células que sofreram alterações significativas pela radiação ultravioleta) e de dímeros de timina. Estudos mais recentes comprovam sua ação também contra os efeitos da luz visível. A dose recomendada de EPL é de 250 a 1.000 mg (1 a 4 cápsulas) ao dia, em duas tomadas (pela manhã e próximo ao meio-dia), a depender da intensidade da exposição e da motivação de seu uso. No melasma existem estudos demonstrando seu benefício na dose de 500 mg/dia. Há também relatos na literatura sobre o uso na prevenção da HPI.

Em relação à IPCA®, recomenda-se o uso de fotoproteção oral previamente e posteriormente à realização do procedimento, sempre associado ao fotoprotetor tópico.

Fotoproteção por outros meios

Existem medidas que impedem física ou mecanicamente o contato com a radiação solar. Algumas delas são:

- **Roupas:** são a melhor maneira de realizar a fotoproteção, pois elas garantem uniformidade e continuidade da proteção. Os tecidos que mais oferecem segurança são os sintéticos, como poliéster e náilon, aqueles com trama fechada e densa e os de cor escura. Existem ainda tecidos com fios impregnados com substâncias fotoprotetoras, aumentando o fator de proteção oferecido. A capacidade de proteção desse tipo de roupa é medida pelo chamado fator de proteção ultravioleta (FPU), sendo mais indicadas roupas com FPU acima de 50. Os chapéus são de extrema importância, pois conferem proteção ao couro cabeludo, às orelhas, à face e ao pescoço. Idealmente devem ter aba circular maior que 7 cm
- **Óculos escuros:** os olhos também são afetados pela radiação UV, aumentando o risco de catarata, degeneração macular, pterígio e câncer de pele. Para a proteção ocular, devem ser escolhidos óculos escuros que absorvam 99 a 100% de todo o espectro UV (até 400 nm), e proteção adicional da retina deve ser dada por lentes que reduzam a transmissão das luzes azul e violeta
- **Sombras artificiais ou naturais:** medida simples e efetiva, mas que não deve ser usada isoladamente, e sim associada a outros modos de fotoproteção. Sabe-se que pode haver uma quantidade significativa de radiação que dispersa dentro da sombra ou pelas suas laterais. Quando um guarda-sol estiver sendo utilizado, é importante lembrar que tecidos como o náilon deixam penetrar grande quantidade de radiação UV. Dessa maneira, deve-se dar preferência para tecidos mais espessos como a lona

- **Vidros:** todos os tipos de vidro reduzem a transmissão de radiação UVA, sendo o laminado aquele que melhor exerce essa função. A cor verde bloqueia totalmente a radiação UVA; já a UVB foi barrada por todos os tipos de vidro (comum, temperado, laminado). Portanto, conclui-se que a radiação UVB dentro de um automóvel é nula, e que a transmissão de UVA através do vidro é insuficiente para produzir dano actínico.

Em relação ao paciente após IPCA®, recomenda-se o uso de roupas em áreas corporais nas quais isso seja possível e, se necessário, a utilização associada de chapéus (para o couro cabeludo e o segmento cefálico) e óculos escuros (principalmente para a região palpebral).

Considerações finais

A fotoproteção é indicada como medida essencial em todos os pacientes submetidos a IPCA®, independentemente de localização geográfica, época do ano e fotótipo da pessoa. A fotoproteção deve preferencialmente ser iniciada antes do procedimento (7 a 15 dias), combinando-se o uso do protetor solar tópico com o fotoprotetor oral.

Após a realização da IPCA®, a sugestão é que o uso do protetor solar deve ser realizado após 2 a 24 horas do procedimento (a depender na injúria determinada), sendo continuado por pelo menos 15 dias depois.

Na escolha do protetor solar para o paciente submetido à IPCA®, consideram-se as seguintes principais características:

- Emulsão
- Ausência de fragrâncias
- Filtros inorgânicos (somente os não nanoparticulados)
- Filtros orgânicos, se possível, de maior peso-molecular (moléculas maiores)
- Conter óxido de ferro
- FPS superior a 50
- Proteção UVA superior a 20
- FP-VIS superior a 4.

Bibliografia

Almutawa F, Vandal R, Wang SQ et al. Current status of photoprotection by window glass, automobile glass, window films, and sunglasses. Photodermatol Photoimmunol Photomed. 2013; 29(2):65-72. doi:10.1111/phpp. 12022.

Badran MM, Kuntsche J, Fahr A. Skin penetration enhancement by a microneedle device (dermaroller) *in vitro*: dependency on needle size and applied formulation. Eur J Pharm Sci. 2009; 36(4-5):511-23. doi:10.1016/j.ejps.2008.12.008.

Berman B, Ellis C, Elmets C. Polypodium leucotomos - an overview of basic investigative findings. J Drugs Dermatol. 2016; 15(2):224-8.

Bhatia N. Polypodium leucotomos: a potential new photoprotective agent. Am J Clin Dermatol. 2015; 16(2):73-9. doi:10.1007/s40257-015-0113-0.

Brasil. Ministério da Saúde. Agência Nacional de Vigilância Sanitária (Anvisa). Regulamento técnico sobre protetores solares em cosméticos. Resolução RDC 30. 2012.

Chaowattanapanit S, Silpa-Archa N, Kohli I et al. Postinflammatory hyperpigmentation, a comprehensive overview: treatment options and prevention. J Am Acad Dermatol. 2017; 77(4):607-21.

Chen L, Hu JY, Wang SQ. The role of antioxidants in photoprotection: a critical review. J Am Acad Dermatol. 2012; 67(5):1013-24. doi:10.1016/j.jaad.2012.02.009.

Damiani E, Puglia C. Nanocarriers and microcarriers for enhancing the UV protection of sunscreens: an overview. J Pharm Sci. 2019; 108(12):3769-80. doi:10.1016/j.xphs.2019.09.009.

Dréno B, Alexis A, Chuberre B et al. Safety of titanium dioxide nanoparticles in cosmetics. J Eur Acad Dermatol Venereol. 2019; 33(Suppl 7):34-46. doi:10.1111/jdv.15943.

Duteil L, Cardot-Leccia N, Queille-Roussel C et al. Differences in visible light-induced pigmentation according to wavelengths: a clinical and histological study in comparison with UVB exposure. Pigment Cell Melanoma Res. 2014; 27(5):822-6.

Goh CL, Chuah SY, Tien S et al. Double-blind, placebo-controlled trial to evaluate the effectiveness of Polypodium leucotomos extract in the treatment of melasma in Asian skin: a pilot study. J Clin Aesthet Dermatol. 2018; 11(3):14-19.

Gupta AK, Gover MD, Nouri K et al. The treatment of melasma: a review of clinical trials. J Am Acad Dermatol. 2006; 55(6):1048-65. doi:10.1016/j.jaad.2006.02.009.

Kenneth K, Palefsky I. Formulation sunscreens products. In: Shaat NA. Sunscreens: regulation and commercial development. 3. ed. Boca Raton: Taylor and Francis; 2005. p. 353-85.

Kullavanijaya P, Lim HW. Photoprotection. J Am Acad Dermatol. 2005; 52(6):937-62. doi:10.1016/j.jaad.2004.07.063.

Mahmoud BH, Ruvolo E, Hexsel CL et al. Impact of long-wavelength UVA and visible light on melanocompetent skin. J Invest Dermatol. 2010; 130(8):2092-7.

Nestor M, Bucay V, Callender V et al. Polypodium leucotomos as an adjunct treatment of pigmentary disorders. J Clin Aesthet Dermatol. 2014; 7(3):13-7.

Ni Z, Mu Y, Gulati O. Treatment of melasma with pycnogenol. Phytother Res. 2002; 16(6):567-71. doi:10.1002/ptr.1085.

Parrado C, Mascaraque M, Gilaberte Y et al. Fernblock (Polypodium leucotomos extract): molecular mechanisms and pleiotropic effects in light-related skin conditions, photoaging and skin cancers, a review. Int J Mol Sci. 2016; 17(7):1026. doi:10.3390/ijms17071026.

Pathak MA, Riley FC, Fitzpatrick TB. Melanogenesis in human skin following exposure to long-wave ultraviolet and visible light. J. Invest. Dermatol. 1962; 39:435-43.

Randhawa M, Seo I, Liebel F et al. Visible light induces melanogenesis in human skin through a photoadaptive response. PLOS ONE. 2015; 10(6):e0130949.

Schalka S. New data on hyperpigmentation disorders. J Eur Acad Dermatol Venereol. 2017; 31(Suppl 5):18-21. doi:10.1111/jdv.14411.

Schalka S et al. The benefits of using a compound containing Polypodium leucotomos extract for reducing erythema and pigmentation resulting from ultraviolet radiation. Surg Cosmetol Dermatol. 2014; 6(4):3448.

Schalka S, Addor FAS, Agelune CM et al. Sunscreen protection against visible light: a new proposal for evaluation. Surg and Cosmet Dermatol. 2012; 3(4):45-52.

Schalka S, de Paula Corrêa M, Sawada LY et al. A novel method for evaluating sun visible light protection factor and pigmentation protection factor of sunscreens. Clin Cosmet Investig Dermatol. 2019; 12:605-16.

Schalka S, dos Reis VM, Cucé LC. The influence of the amount of sunscreen applied and its sun protection factor (SPF): evaluation of two sunscreens including the same ingredients at different concentrations. Photodermatol Photoimmunol Photomed. 2009; 25(4):175-80. doi:10.1111/j.1600-0781.2009.00408.x.

Schalka S, Reis VM. Sun protection factor: meaning and controversies. An Bras Dermatol. 2011; 86(3):507-15. doi:10.1590/s0365-05962011000300013.

Schalka S, Steiner D, Ravelli FN et al. Brazilian consensus on photoprotection. An Bras Dermatol. 2014; 89(6 suppl 1):1-74.

Schlossman D, Sho Y. Inorganic ultraviolet filters. In: Shaat NA. Sunscreens: regulation and commercial development. 3. ed. Boca Raton: Taylor and Francis; 2005. p. 239-81.

Schneider SL, Lim HW. A review of inorganic UV filters zinc oxide and titanium dioxide. Photodermatol Photoimmunol Photomed. 2019; 35(6):442-6. doi:10.1111/phpp. 12439.

Schneider SL, Lim HW. Review of environmental effects of oxybenzone and other sunscreen active ingredients. J Am Acad Dermatol. 2019; 80(1):266-71. doi:10.1016/j.jaad.2018.06.033.

Shaat NA. The chemistry of ultraviolet filters. In: Shaat NA. Sunscreens: regulation and commercial development. 3. ed. Boca Raton: Taylor and Francis; 2005. p. 217-39.

Silpa-Archa N, Kohli I, Chaowattanapanit S et al. Postinflammatory hyperpigmentation, a comprehensive overview: epidemiology, pathogenesis, clinical presentation, and noninvasive assessment technique. J Am Acad Dermatol. 2017; 77(4):591-605.

CAPÍTULO 7

Efeitos Esperados e Adversos da IPCA®

Emerson de Andrade Lima

IPCA® *versus* intervenções ablativas

Diferentemente do que se observa em intervenções ablativas, as microagulhas tratam a pele sem remover a epiderme. A preservação dessa nobre camada é a base da prevenção de efeitos adversos, conferindo à IPCA® ampla vantagem em relação a outros procedimentos. Sabe-se que a remoção mecânica ou química da epiderme favorece a liberação de citocinas e a migração de células inflamatórias, culminando na substituição do tecido danificado por um cicatricial (Figura 7.1). Tratamentos com *peelings* químicos médios e profundos, bem como abrasão mecânica, requerem longa recuperação da pele e resultam em um tecido mais sensível à luz, sujeito a hiperpigmentação pós-inflamatória (HPI) e fotossensibliidade, somadas ao risco de complicações como formação de cicatrizes hipertróficas, eritema persistente e discromias. Essas condições são passíveis de ocorrer porque se trata de uma substituição da epiderme e de sua membrana basal removida por um tecido cicatricial com retificação das papilas dérmicas. Nesses processos, a resposta inflamatória

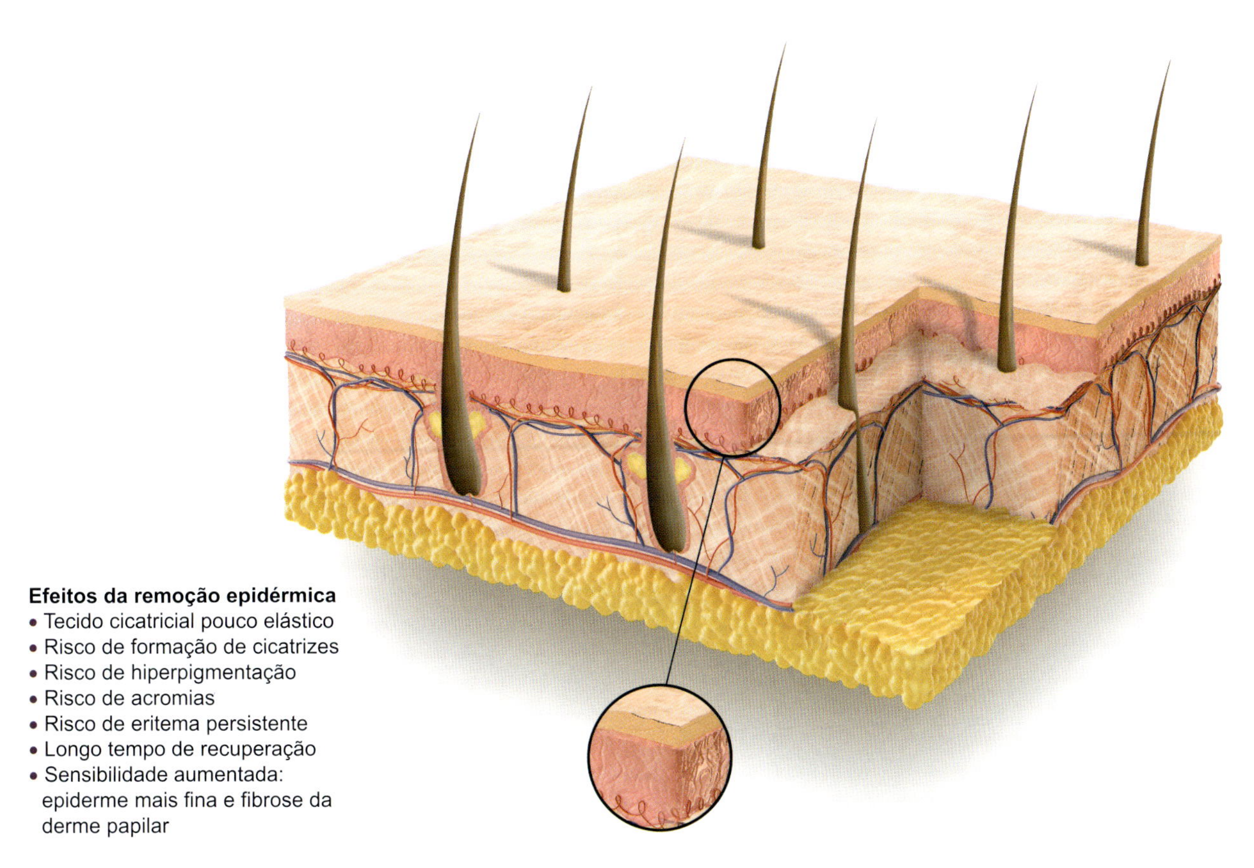

Figura 7.1 Consequências da remoção da epiderme em procedimentos ablativos.

desencadeada pela destruição da epiderme ocasiona a produção de feixes espessos de colágeno orientados paralelamente, de modo diferente da rede de entrelaçamento do colágeno encontrado na pele normal.

Diante disso, a IPCA® propõe um estímulo à produção de colágeno pela perfuração da epiderme, atingindo a derme sem provocar a desepitelização. Dessa maneira, a prática do autor e os relatos de artigos científicos que oferecem a experiência de especialistas de todo o mundo apontam para maior segurança, menos risco de efeitos adversos e menor tempo de recuperação quando se compara o uso das agulhas com os procedimentos ablativos.

Reações esperadas e efeitos adversos

A seguir, são apresentados alguns dos efeitos adversos mais observados no pós-operatório da IPCA®, mesmo que não frequentes (Figuras 7.2 a 7.4).

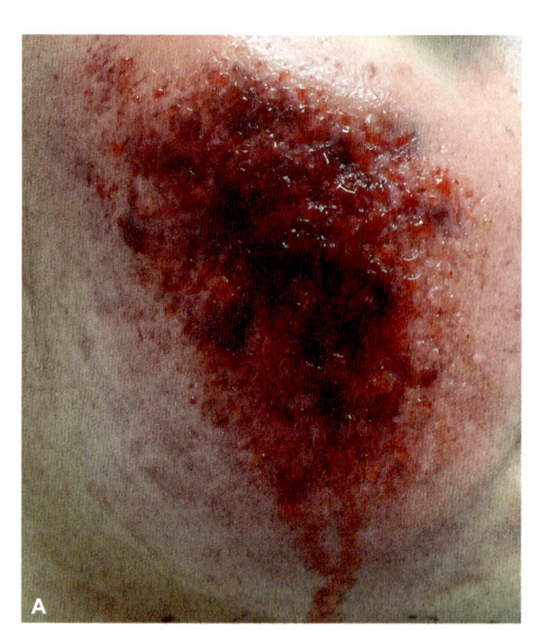

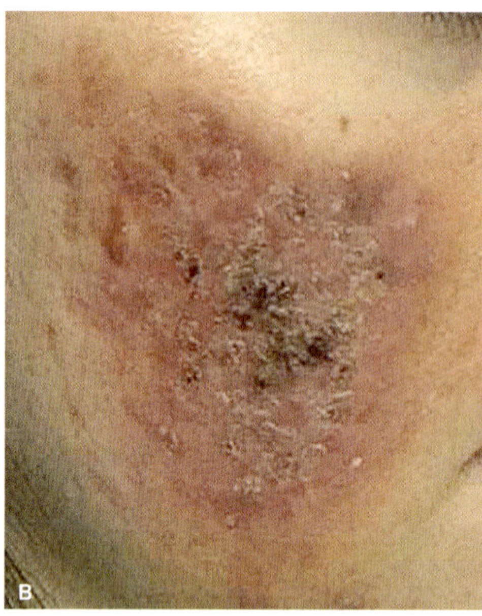

Figura 7.2 Exsudação do pós-operatório imediato (**A**) e a pele após 72 horas da IPCA® (**B**).

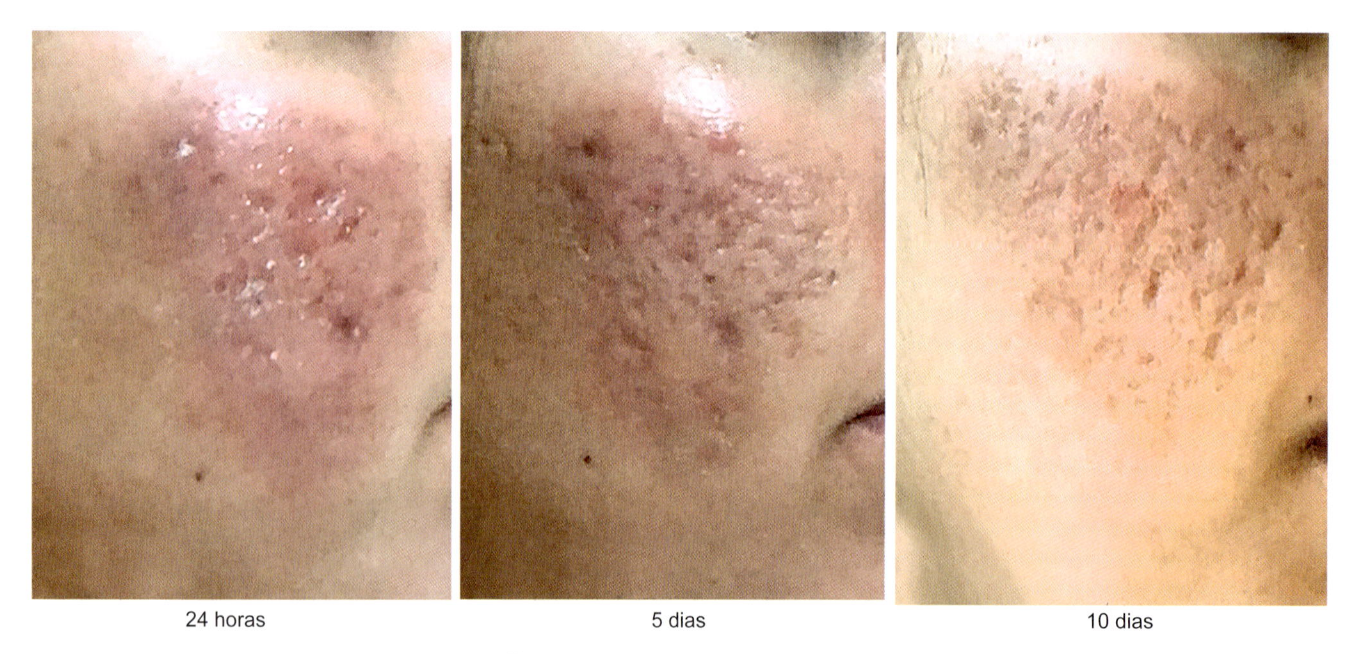

Figura 7.3 Evolução do pós-operatório da IPCA®.

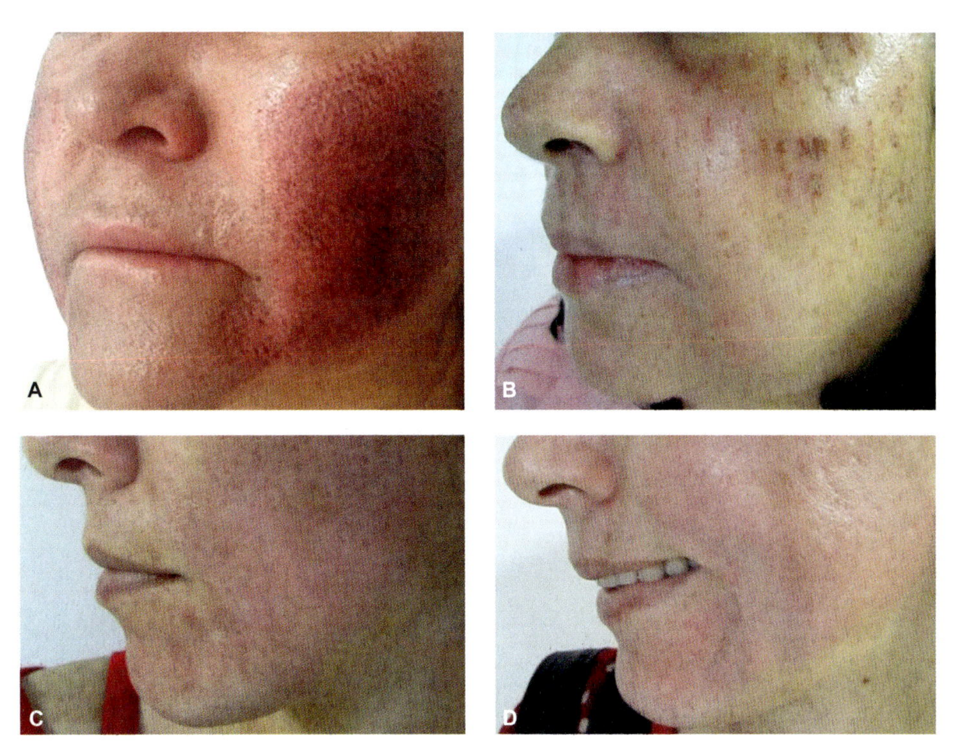

Figura 7.4 Evolução de pós-operatório da IPCA®: 48 horas, demonstrando edema substancial (**A**); 5 dias, demonstrando crostas (**B**); 7 dias, apresentando discromia (**C**); e 15 dias, apresentando eritema persistente (**D**).

Edema

Varia de moderado a intenso, dependendo do comprimento de agulha utilizado na intervenção, bem como da metodologia instituída pelo operador – propondo uma injúria leve, moderada ou profunda (ver Capítulo 2, *Relação entre Injúria Provocada e Comprimento de Agulha,* End Point *e Possibilidades da IPCA®*). O edema observado no pós-procedimento imediato é leve e passível de ser encoberto quando são utilizados comprimentos de agulhas que variam de 0,5 a 1,5 mm, comumente nos casos de melasma ou quando o objetivo é a veiculação de ativos tópicos. A regressão é bem perceptível nas primeiras 24 horas, o que possibilita o retorno às atividades laborativas sem transtornos. O edema passa a ser um limitante para o paciente que retorna à sua rotina, quando a proposta cirúrgica utiliza anestesia infiltrativa e o comprimento de agulha escolhido varia de 2,0 a 2,5 mm. Nesses casos, a cascata inflamatória desencadeada pela intervenção resulta em edema importante e progressivo nas primeiras 48 a 72 horas após o tratamento, quando passa a regredir lentamente, tornando-se discreto do quinto ao sétimo dia. Durante esse período, é imprescindível a restrição de sol e luz visível, pois a área fica particularmente sujeita à HPI.

Eritema

Assim como acontece com o edema, o eritema depende da injúria provocada. Quando se opta por injúria leve, o eritema funciona como parâmetro para interromper o procedimento. Nesse caso, deseja-se que um eritema difuso e uniforme da área tratada seja somente para deixar exsudação leve, seguida de crostas hemáticas, apenas para a deposição de um ativo sobre a área agulhada, orientado pela proposta de *drug delivery*. Para tal, aproveita-se a condição de ruptura da barreira córnea e a facilidade de permeio em uma área propensa à absorção.

O eritema persistente é muito raro e, na experiência do autor, quase nunca observado. Alguns indivíduos com a pele reativa ao trauma podem apresentar um prolongamento desse eritema, mas ainda assim essa condição é autolimitada. Mesmo os pacientes com rosácea, que comumente são sujeitos a essa complicação, não estão contraindicados. Pelo contrário, observa-se melhora substancial na qualidade da pele, o que estimula a proposta da injúria profunda para esses pacientes. Acredita-se que esse resultado seja secundário à modificação da derme e da epiderme pela intervenção, refletindo na contenção da doença inflamatória.

Hematoma, petéquias e púrpura

A penetração das agulhas finas e afiadas na pele provoca sangramento moderado e rapidamente reversível. Quando a injúria é leve, apenas um eritema difuso com pontos sangrantes satélites são observados macroscopicamente, seguido de rápida coagulação e leve exsudação serosa. Em algumas situações, a exposição de uma pele mais fina, como da pálpebra inferior, ou em um indivíduo que constitucionalmente ou devido à idade tenha a pele mais tênue, as agulhas provocam hematomas mais significativos, que reabsorvem em 5 a 7 dias.

O objetivo da IPCA® com a proposta de uma injúria profunda é concluído quando se consegue uma púrpura uniforme de toda a área tratada. O sangramento, inicialmente intenso, dá lugar a uma exsudação serossanguinolenta modesta, seguindo para uma exsudação apenas serosa com fechamento dos óstios provocados pelas microagulhas. É comum o aparecimento de hematomas dentro de estrias, devido à frouxidão tecidual. Esse efeito, que pode parecer adverso, na verdade é desejado. Contribui para o processo de substituição do tecido danificado pelo tecido regenerado. Nessa fase de vigência da púrpura, a hiperpigmentação poderá instalar-se inadvertidamente, pela deficiência de cuidados pós-operatórios. Cabe aqui o alerta de abstinência à exposição solar e ao calor.

Crostas

São esperadas no processo de cicatrização e não devem ser manipuladas. Devem ser observadas mais frequentemente quando ocorrer injúria profunda, tendo sido utilizadas agulhas de 2,5 mm de comprimento. As crostas hemáticas observadas no transoperatório e no pós-operatório imediato podem ser removidas, mas não há exigência de avulsão total. Passados os dias, novas crostas se instalam, mas a eliminação deve ocorrer espontaneamente, contribuindo para uma boa cicatrização e evitando discromias resultantes da remoção traumática.

Quando a injúria é leve a moderada, utilizando 1,5 mm de comprimento de agulha, as crostas que estão em pequena quantidade podem ser deixadas, já que ali é possível contar com a contribuição de fatores de crescimento e células-tronco favorecendo os ganhos da área tratada.

Hiperpigmentação pós-inflamatória

O escurecimento da área tratada pela IPCA® comumente está associado aos cuidados deficientes no pós-operatório e à falta de preparo adequado da pele tratada. Vale enfatizar que restrição de exposição às luzes, fotoproteção apropriada imediatamente após a reepitelização, bem como utilização de clareador já com a cicatrização e 30 dias antes da intervenção, são essenciais para o sucesso do tratamento e a prevenção da hiperpigmentação. O acastanhamento da região tratada, quando ocorre, é comumente transitório e facilmente reversível. A experiência do autor tem evidenciado essa complicação em casos restritos, mais frequente nas peles com mais melanina, quando a injúria provocada é profunda e quando se adiciona algum ativo com potencial ablativo, como soluções de ácido para *peelings*.

Descamação

É esperada uma descamação discreta, quase furfurácea, após 48 a 72 horas de uma injúria leve a moderada, por ocasião do desaparecimento do edema. Quando a injúria provocada é profunda, a descamaçao ocorre mais tardiamente, entre o quinto e o sétimo dia, coincidindo com a regressão do edema. Nesse momento, é importante o uso do filtro solar e de clareadores, orientação preventiva de HPI, já que a área tratada está mais suscetível. Algumas vezes, a sensação de ardor e desconforto pode se estabelecer, havendo necessidade de alternar o ativo prescrito para a noite, sem abrir mão do uso mandatório diário do filtro solar com cor, bem como da recomendação enfática de sua reaplicação.

Ardor e sensibilização

Na vigência do processo de descamação mais intensa, recomenda-se a utilização de um regenerador cutâneo em veículo não oleoso. Isso porque é preciso evitar o aumento da oleosidade da área tratada, o que pode provocar o aparecimento de lesões acneicas e de mílio sebáceo. Apesar disso, recomenda-se deixar a região sempre hidratada, o que favorece o processo de cicatrização.

Manter a área tratada seca estimula prurido, mesmo incondicionalmente, podendo provocar desconforto, sensibilização, sufusões hemorrágicas e retardo no processo de cicatrização, principalmente quando a injúria provocada foi profunda.

Infecções

O fundamento da IPCA® é manter a integridade parcial da epiderme, ou seja, não destruí-la com a remoção dos queratinócitos, mas apenas perfurar e afastar essas células. Portanto, o risco de infecção viral é limitado, já que a instalação do herpes simples, organismo intracelular obrigatório, necessita de desnudamento da área, desepitelização. Mesmo assim, quando o indivíduo tem um histórico de herpes recalcitrante, recomenda-se tratamento preventivo, entendendo que o estresse cirúrgico por si só pode ser o gatilho para o desencadeamento da infecção. Para tanto, orienta-se a instituição de esquema posológico usual 2 dias antes do procedimento, estendendo-se até a regressão do edema e a completa regeneração epidérmica, 3 a 5 dias, dependendo da injúria provocada.

O risco de infecção bacteriana ocorre pela contaminação do instrumental utilizado e a consequente inoculação de microrganismo. É importante que haja prudência e atenção na escolha do rolo, averiguando procedência fidedigna, possível adulteração, armazenamento do equipamento e registro na Agência Nacional de Vigilância Sanitária (Anvisa), além da observação de todos os preceitos de assepsia e antissepsia exigidos para um procedimento cirúrgico. Ademais, não se deve esquecer de respeitar a criteriosa escolha do ambiente para o ato cirúrgico e a paramentação apropriada do operador.

Dor

Um modesto desconforto nos casos de intervenções mais profundas pode ocorrer pelo edema, mas dor não é uma queixa observada nos pacientes tratados. Quando isso acontece, é necessário investigar a existência de outra complicação associada, como infecções por herpes ou bactérias, nunca observadas na experiência do autor.

Cicatrizes deprimidas ou elevadas

A IPCA® tem, no seu espectro de indicações, o tratamento dessas lesões. Mesmo em indivíduos com histórico de lesões queloideanas, não se tem observado o desenvolvimento de cicatrizes como complicação da técnica. O autor tem submetido pacientes com risco de desenvolvimento de cicatrizes hipertróficas à IPCA® sem ser surpreendido pelo desenvolvimento dessas lesões. Adicionalmente, pode-se considerar essa proposta terapêutica com uma das poucas opções de tratamento para esses pacientes que apresentam bons resultados, quando bem selecionada.

Bibliografia

Aust MC. Percutaneous collagen induction therapy: an alternative treatment for scars, wrinkles, and skin laxity. Plast Reconstr Surg. 2008; 121(4):1421-9.

Bal SM, Caussian J, Pavel S et al. In vivo assessment of safety of microneedle arrays in human skin. Eur J of Pharm Sci. 2008; 35(3):193-202.

Brody HJ. Trichloracetic acid application in chemical peeling, operative techniques. Plast Reconstr Surg. 1995; 2(2):127-8.

Cohen KI, Diegelmann RF, Lindbland WJ. Wound healing: biochemical and clinical aspects. Philadelphia: WB Saunders Co; 1992.

Fabroccini G, Fardella N. Acne scar treatment using skin needling. Clin Exp Dermatol. 2009; 34(8):874-9.

Fernandes D. Minimally invasive percutaneous collagen induction. Oral Maxillofac Surg Clin North Am. 2006; 17(1):51-63.

Fernandes D, Massimo S. Combating photoaging with percutaneous collagen induction. Clin Dermatol. 2008; 26(2):192-9.

CAPÍTULO 8

Alterações Histológicas Induzidas pelas Microagulhas

Hélio Amante Miot

Introdução

Tanto a epiderme como a derme reagem ao traumatismo cutâneo a partir da liberação de mediadores inflamatórios, da ativação de enzimas tissulares e de componentes da coagulação que promovem o início do processo de reparo tecidual e a mudança da fisiologia cutânea. Entretanto, não se conhecem com detalhes as nuances da modulação da resposta tecidual de acordo com o tipo e a intensidade da agressão promovida.

Há vasta literatura sobre o processo de reparo, a morfogênese e a neocolagênese, que se seguem a diferentes *peelings* químicos, dermabrasão e *lasers* (e tecnologias de luz), tanto ablativos como não ablativos (fracionados ou não), além do microagulhamento. O interessante é que todas essas intervenções apresentam respostas particularmente diferentes, devido ao padrão de dano que promovem. O conhecimento aprofundado desses padrões e das cascatas de reparo que eles induzem não só tende a maximizar os resultados com base nas melhores indicações, mas também idealizar novos tratamentos, ou, ainda, a combinação de procedimentos.

No caso do microagulhamento cutâneo do tipo indução percutânea de colágeno com agulhas (IPCA®), a resposta tecidual é extremamente dependente da densidade das perfurações e da profundidade que elas atingem. Nas condições que serão descritas posteriormente, os diferentes tipos de agressão induzidos pelas microagulhas levam também a efeitos próprios na fisiologia cutânea, que devem ser esclarecidos em pesquisas posteriores.

A Figura 8.1 demonstra o dano tecidual imediato induzido por microagulhamento (IPCA®), com *rollers* de 0,5 mm e de 1 mm de profundidade. A profundidade que a agulha atinge, além do seu comprimento, depende da intensidade da pressão do operador; porém, em geral, há uma penetração de 50 a 70% das agulhas no tecido.

Na lesão induzida por agulha de 0,5 mm, o dano ocorre predominantemente dentro da epiderme, na zona de membrana basal e com leve acometimento da derme superior. Clinicamente, não há evidente sangramento/orvalho, a recuperação é mais rápida, e a resposta cutânea se reflete especialmente na melhora global do brilho e da qualidade da pele. Em epitélios mais finos (p. ex., face fotoenvelhecida), o dano pode propagar-se mais profundamente.

Na injúria induzida por agulha de 1 mm ou mais longa, há evidente acometimento do endotélio das alças capilares da derme superior ou além, promovendo desde orvalho vívido até franca coloração arroxeada. O edema é mais proeminente, assim como a dor e o tempo de recuperação.

Em todos os regimes de agulhamento, a perfuração epidérmica é ocluída com fibrina e reepitelizada em até 24 horas, o que minimiza o *downtime* do procedimento. O microagulhamento aumenta a permeabilidade transepidérmica por mais de 72 horas, o que maximiza a absorção de ativos (*drug delivery*), embora favoreça efeitos adversos e sensibilidade aos produtos tópicos comumente administrados sobre a epiderme íntegra.

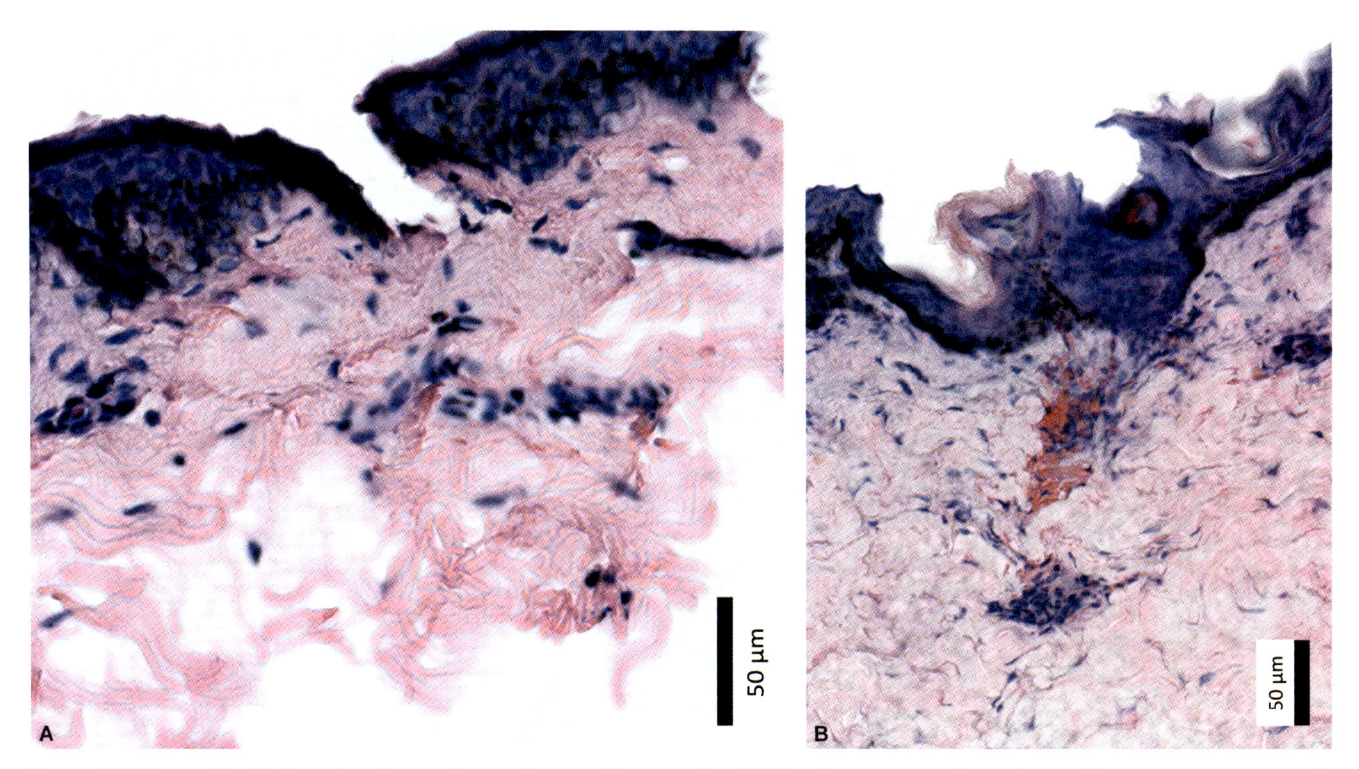

Figura 8.1 Cortes histológicos de pele corados por hematoxilina e eosina (HE) imediatamente após o microagulhamento com 0,5 mm de profundidade (**A**) e com 1 mm de profundidade (**B**).

O eritema residual é reflexo do reparo dérmico subjacente, um processo que se prolonga por mais de 60 dias, e pode representar maior sensibilidade ao calor e à exposição solar, tanto pela vasodilatação como pela liberação de mediadores inflamatórios.

De maneira geral, as alterações de fotoenvelhecimento e melasma são tratadas satisfatoriamente com regimes de agulhamento que privilegiem o dano à derme superior. As cicatrizes de acne e estrias necessitam da remodelação do colágeno na derme intermediária. Finalmente, o microagulhamento de áreas com epitélio mais espesso (p. ex., glúteos) ou fibrosado, por definição, necessita de agulhas mais longas (p. ex., 2,5 mm) para alcançar os mesmos desfechos que agulhas mais curtas conseguem na face.

Há certo consenso de que a promoção de neocolagênese e remodelação do tecido seja proporcional ao dano dérmico promovido; porém, há diferenças entre a remodelagem dérmica e a resposta epidérmica de danos na mesma profundidade, induzidos por tratamentos diferentes como IPCA® e *laser* CO_2 fracionado.

Uma contribuição valiosa para o entendimento funcional do microagulhamento foi o estudo em modelo organoide (3D) de pele, que possibilita a avaliação sequencial dos fenômenos morfológicos e moleculares envolvidos. Foi evidenciada completa reepitelização após 5 dias do traumatismo. Os genes relacionados ao remodelamento dérmico mostraram regulação positiva (*COL1*, *COL8A1*, *TIMP3*), assim como os envolvidos na proliferação epitelial (*KRT13*, *IGF1*), na quimiotaxia de leucócitos (*CCL1*) e na ativação imune inata (*HSPB6*). Por outro lado, algumas citocinas pró-inflamatórias comumente ativadas pelo trauma sofreram regulação negativa (interleucina [IL]-1α, IL-1β, IL-24, IL-36γ, IL-36RN), assim como peptídios antimicrobianos (S100A7A, DEFB4). Esses dados fornecem uma assinatura de remodelagem da pele que difere de outros danos, especialmente os térmicos, que liberam grandes níveis de IL-1. Isso pode justificar a raridade da hiperpigmentação pós-inflamatória (HPI) após o traumatismo induzido pelo microagulhamento, em contrapartida a dermabrasão, *peelings* médios e tecnologias de *laser* ablativos.

Fotoenvelhecimento e melasma

O microagulhamento com dano leve a moderado à pele produz modificações teciduais que promovem a reversão de alterações histológicas características do fotoenvelhecimento e do melasma. A Figura 8.2 apresenta exemplos de cortes histológicos de pele sem e com sinais de fotoenvelhecimento. As principais alterações histológicas do procedimento podem ser verificadas por hiperqueratose e compactação da camada córnea, atrofia e retificação do epitélio, hipergranulose, despolarização dos núcleos, elastose solar e fragmentação do colágeno dérmico, com telangiectasias.

Além dos efeitos do envelhecimento endógeno, os principais promotores de fotoenvelhecimento são as radiações ultravioleta B (UVB) e ultravioleta A (UVA), que produzem, entre muitas outras alterações, mutações na epiderme, com redução da sua síntese e da capacidade de reparo, além de dano dérmico, com a ativação de metaloproteinases que garantem um ambiente pró-inflamatório na derme superior.

A Figura 8.3 apresenta em detalhes a zona de membrana basal com alterações do fotoenvelhecimento, como hipermelanogênese, vacuolização da camada basal, perda de polaridade dos queratinócitos basais, descontinuidade e dano estrutural da membrana basal, elastonização e fragmentação das fibras de colágeno.

Na pele fotoenvelhecida ou com melasma (Figuras 8.4 a 8.8), o microagulhamento promove consistente espessamento do epitélio, com regularização da polaridade nuclear da camada basal, redução da elastose solar, aumento do colágeno tipos I e III e do colágeno VII (componente da zona de membrana basal). Pode-se observar, ainda, uma redução de 5% na densidade de melanina e na granulação dos melanossomas, incremento estrutural da zona de membrana basal e aumento de 32% na taxa de proliferação dos queratinócitos (Ki67). Essas alterações na epiderme podem justificar o aspecto de melhora da textura da pele.

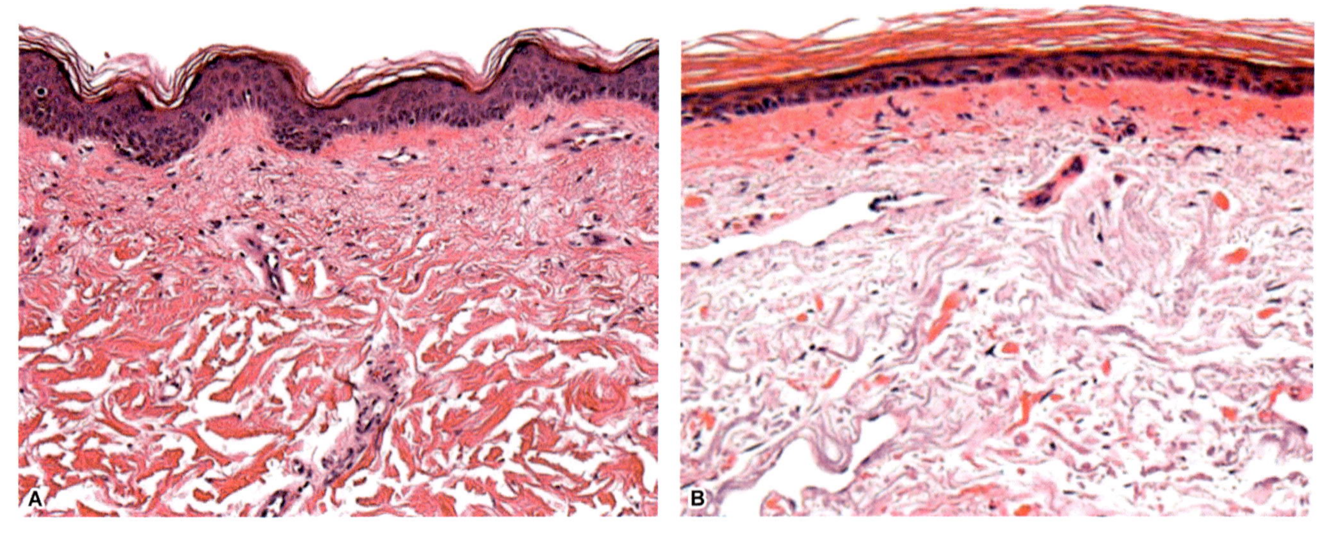

Figura 8.2 Cortes histológicos de pele corados por hematoxilina e eosina (HE) (100×). **A.** Pele sem sinais de fotoenvelhecimento. **B.** Pele com sinais de fotoenvelhecimento.

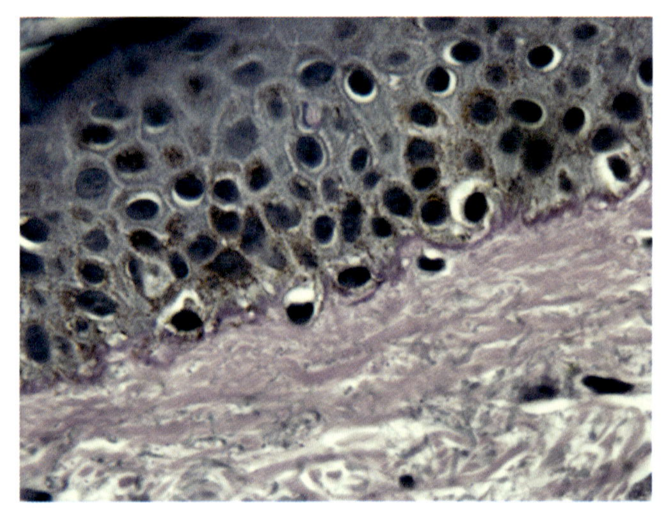

Figura 8.3 Corte histológico de pele corada pelo ácido periódico de Schiff (PAS) (400×).

A redução da densidade de melanina epidérmica pode ser a razão pela qual o microagulhamento ganhou popularidade em povos de pele mais pigmentada (p. ex., latinos, africanos, do Oriente Médio e indianos), uma vez que procedimentos ablativos cursam, frequentemente, com HPI nas peles mais melanizadas.

Em resumo, as alterações clínicas verificadas pelo microagulhamento na pele fotoenvelhecida e no melasma são subsidiadas por alterações da epiderme e da derme. O reparo da derme superior e da zona de membrana basal reestabelecem a fisiologia da interação dermoepidérmica.

A combinação de tratamentos para o fotoenvelhecimento e o melasma (não somente o *drug delivery* de ativos, mas também a associação com *peelings* e tecnologias de luz) deve levar à otimização dos resultados. No melasma, a soma dessa tripla combinação com fotoproteção e microagulhamento promove menor taxa de recidiva em 60 dias, quando comparado aos outros tratamentos.

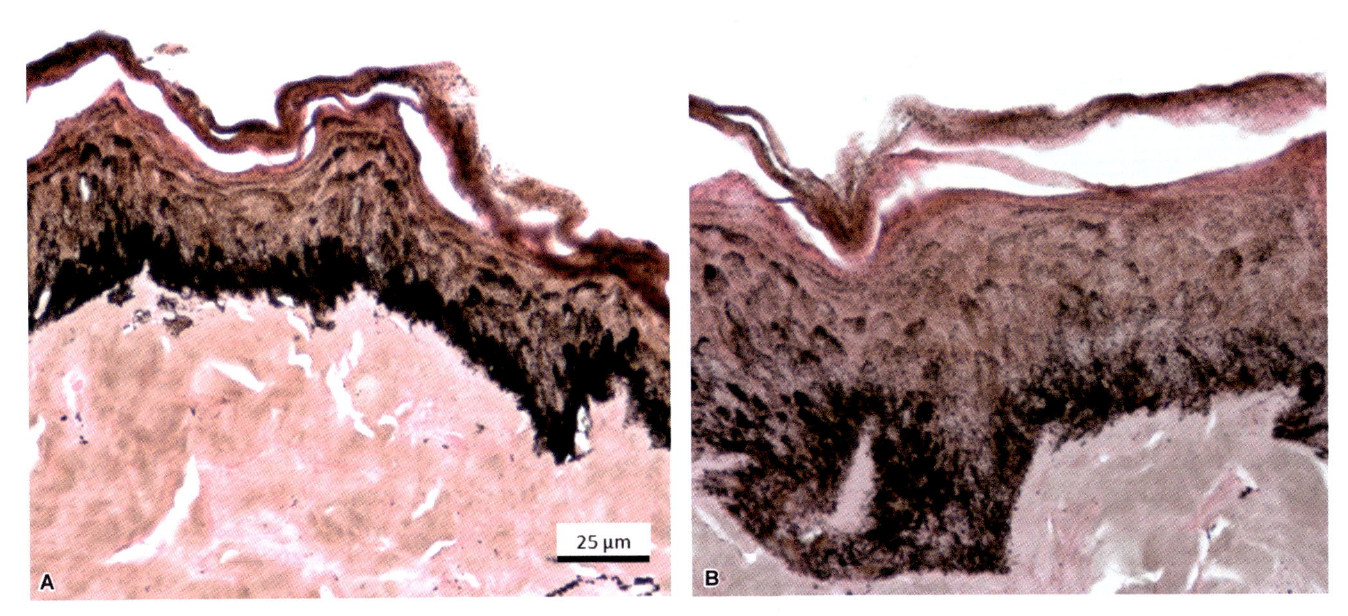

Figura 8.4 Cortes histológicos de pele com melasma corados por Fontana-Masson (100×). **A.** Antes do microagulhamento. **B.** Após duas sessões de agulhamento (45 dias), evidenciando aumento da espessura da epiderme e redução da densidade da melanina.

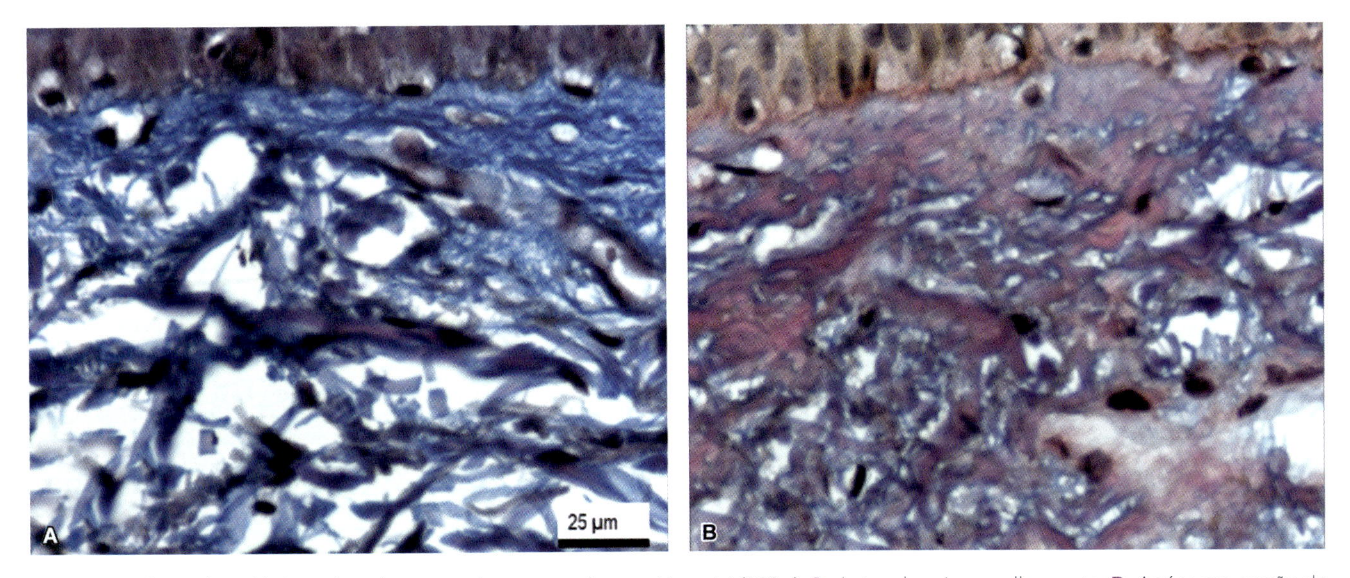

Figura 8.5 Cortes histológicos de pele com melasma corados por Herovici (100×). **A.** Antes do microagulhamento. **B.** Após uma sessão de agulhamento (7 dias), evidenciando aumento da densidade de fibras colágenas e depósito de fibrina e proteinoglicanas.

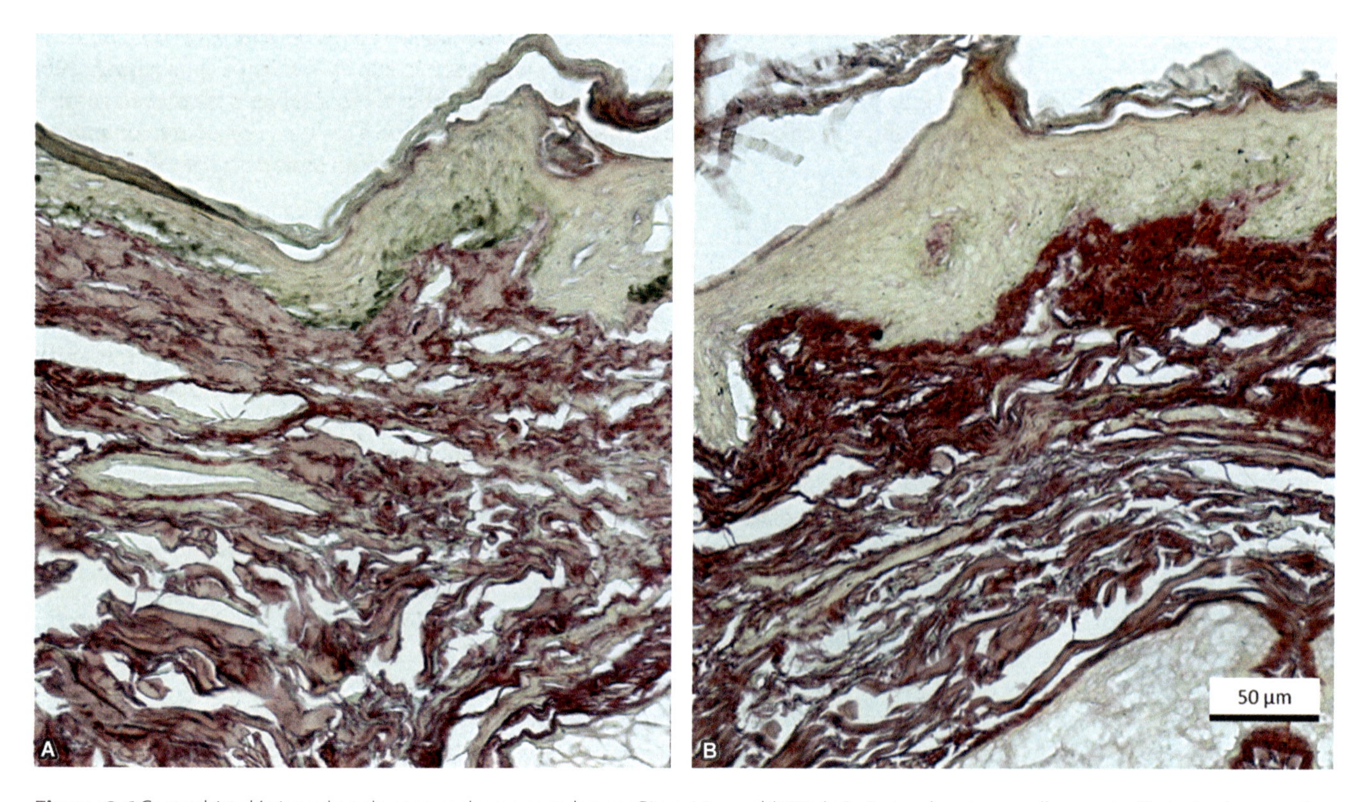

Figura 8.6 Cortes histológicos de pele com melasma corados por Picrosirius red (100×). **A.** Antes do microagulhamento. **B.** Após duas sessões de agulhamento (45 dias), evidenciando consistente aumento da espessura da epiderme e aumento da densidade do colágeno na derme superior.

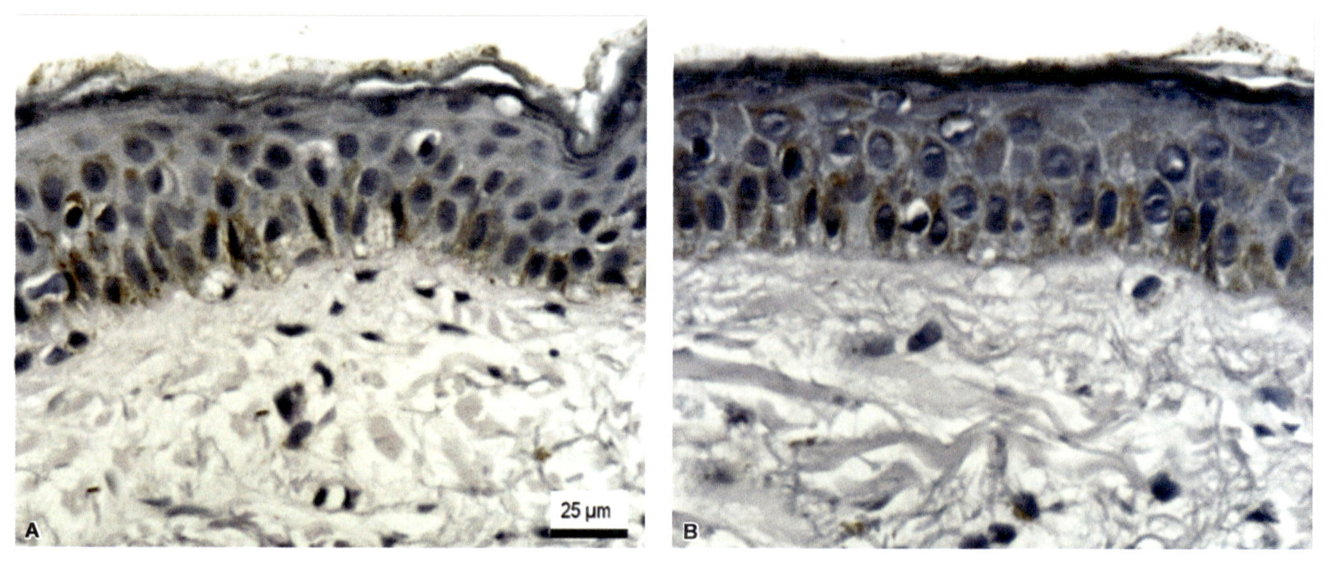

Figura 8.7 Cortes histológicos de pele com melasma corados por ácido periódico de Schiff (PAS) (100×). **A.** Antes do microagulhamento. **B.** Após uma sessão de agulhamento (7 dias), evidenciando reconstituição precoce da zona de membrana basal.

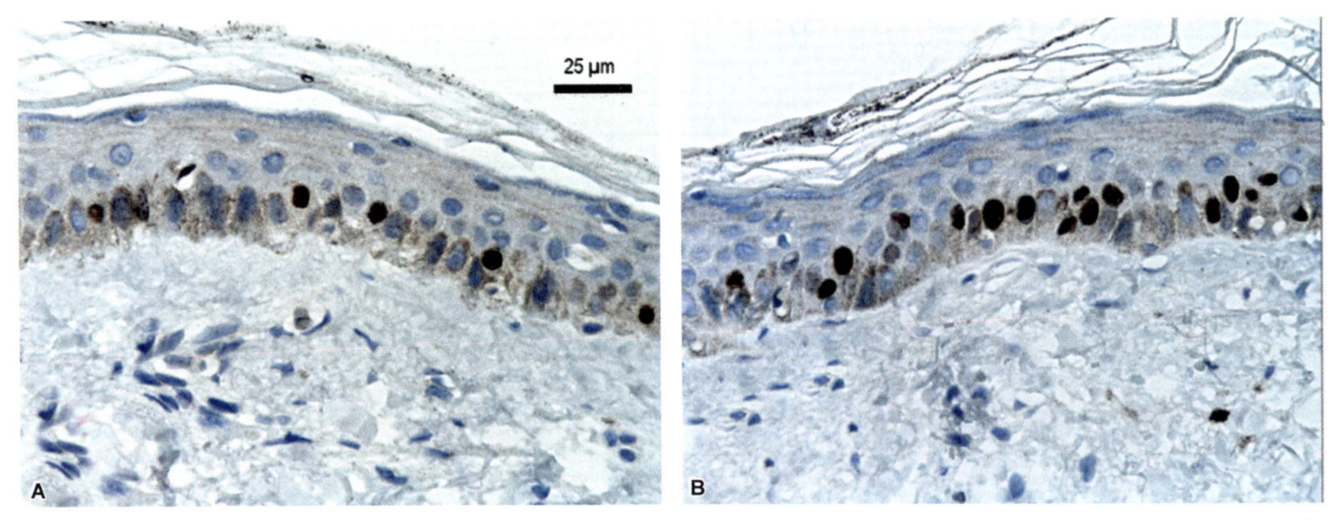

Figura 8.8 Cortes histológicos de pele com melasma marcados pelo Ki67 (100×). **A.** Antes do microagulhamento. **B.** Após uma sessão de agulhamento (7 dias), evidenciando precoce aumento da cinética da replicação queratinocítica.

Cicatrizes de acne e estrias

O maior volume de publicações sobre o microagulhamento se refere ao dano dérmico mais evidente, necessário para o tratamento de cicatrizes de acne, cicatrizes cirúrgicas e estrias. Entretanto, a maior parte dos trabalhos faz avaliação clínica. As poucas avaliações histológicas e funcionais são descritas a seguir.

Em um estudo egípcio, com 10 voluntários tratados para cicatrizes de acne facial, após 3 meses (seis sessões) de microagulhamento, evidenciaram-se: aumento da espessura do epitélio (26%), tropoelastina (47%), colágeno tipo I (21%), colágeno tipo III (22%) e colágeno tipo VII (41%).

Cicatrizes de acne facial tratadas com sessões de microagulhamento (1,5 mm) revelaram aumento substancial de colágeno dérmico, elastina e espessura dérmica, além das alterações epidérmicas já citadas anteriormente, como acantose e despigmentação. Os autores alertam quanto ao risco de hematoma em locais com epiderme (e derme) mais finas, como a região periorbital.

Em uma avaliação de microagulhamento com carboxiterapia para cicatrizes atróficas de acne da face (*split face*), em 32 pacientes, além da melhora clínica, os tratamentos promoveram aumento objetivo de colágeno dérmico, fibras elásticas e reorganização da derme, quando avaliados após 2 meses.

Não há substancial literatura médica quanto às alterações histológicas promovidas pelo microagulhamento nos casos de vitiligo, alopecias, cicatrizes de queimadura, ocronose exógena e esclerodermia. Da mesma maneira, os diferentes sistemas de microagulhamento não foram sistematicamente comparados (p. ex., *roller vs.* elétrico).

Bibliografia

Abdel-Motaleb AA, Abu-Dief EE, Hussein MR. Dermal morphological changes following salicylic acid peeling and microdermabrasion. J Cosmet Dermatol. 2017; 16:e9-e14.

Agamia N, Badawi A, Sorror O et al. Clinical and histopathological comparison of microneedling combined with platelets rich plasma versus fractional erbium-doped yttrium aluminium garnet (Er: YAG) laser 2940 nm in treatment of atrophic post traumatic scar: a randomized controlled study. J Dermatolog Treat. 2020:1-24.

Alster TS, Graham PM. Microneedling: a review and practical guide. Dermatol Surg. 2018; 44:397-404.

Andrade Lima EV, Aandrade Lima MMD, Miot HA. Induction of pigmentation through microneedling in stable localized vitiligo patients. Dermatol Surg. 2019.

Bandral MR, Padgavankar PH, Japatti SR et al. Clinical evaluation of microneedling therapy in the management of facial scar: a prospective randomized study. J Maxillofac Oral Surg. 2019; 18:572-8.

Berneburg M, Plettenberg H, Krutmann J. Photoaging of human skin. Photodermatol Photoimmunol Photomed. 2000; 16:239-44.

Bhawan J, Andersen W, Lee J et al. Photoaging versus intrinsic aging: a morphologic assessment of facial skin. J Cutan Pathol. 1995; 22:154-9.

Bonati LM, Epstein GK, Strugar TL. Microneedling in all skin types: a review. J Drugs Dermatol. 2017; 16:308-13.

Cassiano D, Esposito Lemos AC, Hassun K et al. Efficacy and safety of microneedling and oral tranexamic acid in the treatment of facial melasma in women: an open, evaluator-blinded, randomized clinical trial. J Am Acad Dermatol. 2020.

Cassiano DP, Esposito ACC, Hassun KM et al. Early clinical and histological changes induced by microneedling in facial melasma: a pilot study. Indian J Dermatol Venereol Leprol. 2019; 85:638-41.
de Andrade Lima EV, de Andrade Lima M, Takano D. Microagulhamento: estudo experimental e classificação da injúria provocada. Surgical & Cosmetic Dermatology. 2013; 5:110-4.
Dhurat R, Sukesh M, Avhad G et al. A randomized evaluator blinded study of effect of microneedling in androgenetic alopecia: a pilot study. Int J Trichology. 2013; 5:6-11.
Ebrahim HM, Elkot R, Albalate W. Combined microneedling with tacrolimus vs tacrolimus monotherapy for vitiligo treatment. J Dermatolog Treat. 2020;1-6.
El-Domyati M, Attia S, Saleh F et al. Intrinsic aging vs. photoaging: a comparative histopathological, immunohistochemical, and ultrastructural study of skin. Exp Dermatol. 2002; 11:398-405.
El-Domyati M, Barakat M, Awad S et al. Multiple microneedling sessions for minimally invasive facial rejuvenation: an objective assessment. Int J Dermatol. 2015; 54:1361-9.
El-Domyati M, Hosam W, Abdel-Azim E et al. Microdermabrasion: a clinical, histometric, and histopathologic study. J Cosmet Dermatol. 2016; 15:503-13.
El-Domyati MB, Attia SK, Saleh FY et al. Trichloroacetic acid peeling versus dermabrasion: a histometric, immunohistochemical, and ultrastructural comparison. Dermatol Surg. 2004; 30:179-88.
El-Fakahany H, Medhat W, Abdallah F et al. Fractional microneedling: a novel method for enhancement of topical anesthesia before skin aesthetic procedures. Dermatol Surg. 2016; 42:50-5.
Iosifidis C, Goutos I. Percutaneous collagen induction (microneedling) for the management of non-atrophic scars: literature review. Scars Burn Heal. 2019; 5:2059513119880301.
Ismail ESA, Patsatsi A, Abd El-Maged WM et al. Efficacy of microneedling with topical vitamin C in the treatment of melasma. J Cosmet Dermatol. 2019.
Jha AK, Vinay K. Androgenetic alopecia and microneedling: Every needling is not microneedling. J Am Acad Dermatol. 2019; 81:e43-e4.
Kligman AM, Baker TJ, Gordon HL. Long-term histologic follow-up of phenol face peels. Plast Reconstr Surg. 1985; 75:652-9.
Konicke K, Knabel M, Olasz E. Microneedling in dermatology: a review. Plast Surg Nurs. 2017; 37:112-5.
Krieg T. Cell-cell and cell-matrix interactions in the skin - implications for tissue repair and chronic wounds. Bull Mem Acad R Med Belg. 2010; 165:393-7; discussion 8.
Kumar MK, Inamadar AC, Palit A. A randomized controlled, single-observer blinded study to determine the efficacy of topical minoxidil plus microneedling versus topical minoxidil alone in the treatment of androgenetic alopecia. J Cutan Aesthet Surg. 2018; 11:211-6.
Lee Peng G, Kerolus JL. Management of surgical scars. Facial Plast Surg Clin North Am. 2019; 27:513-7.
Lima EVA, Lima M, Paixao MP et al. Assessment of the effects of skin microneedling as adjuvant therapy for facial melasma: a pilot study. BMC Dermatol. 2017; 17:14.
Meddahi A, Caruelle JP, Gold L et al. New concepts in tissue repair: skin as an example. Diabetes Metab. 1996; 22:274-8.
Minh PPT, Bich DD, Hai VNT et al. Microneedling therapy for atrophic acne scar: effectiveness and safety in vietnamese patients. Open Access Maced J Med Sci. 2019; 7:293-7.
Moftah NH, El Khayyat MAM, Ragai MH et al. Carboxytherapy versus skin microneedling in treatment of atrophic postacne scars: a comparative clinical, histopathological, and histometrical study. Dermatol Surg. 2018; 44:1332-41.5.
Priya SG, Jungvid H, Kumar A. Skin tissue engineering for tissue repair and regeneration. Tissue Eng Part B Rev. 2008; 14:105-18.
Rana S, Mendiratta V, Chander R. Efficacy of microneedling with 70% glycolic acid peel vs microneedling alone in treatment of atrophic acne scars-A randomized controlled trial. J Cosmet Dermatol. 2017; 16:454-9.
Scattone L, de Avelar Alchorne MM, Michalany N et al. Histopathologic changes induced by intense pulsed light in the treatment of poikiloderma of Civatte. Dermatol Surg. 2012; 38:1010-6.
Schmitt L, Marquardt Y, Amann P et al. Comprehensive molecular characterization of microneedling therapy in a human three-dimensional skin model. PLoS One. 2018; 13:e0204318.
Schwarz M, Laaff H. A prospective controlled assessment of microneedling with the Dermaroller device. Plast Reconstr Surg. 2011; 127:146e-8e.
Stanimirovic A, Kovacevic M, Korobko I et al. Combined therapy for resistant vitiligo lesions: NB-UVB, microneedling, and topical latanoprost, showed no enhanced efficacy compared to topical latanoprost and NB-UVB. Dermatol Ther. 2016; 29:312-6.
Starace M, Alessandrini A, Brandi N et al. Preliminary results of the use of scalp microneedling in different types of alopecia. J Cosmet Dermatol. 2020; 19:646-50.
Stuzin JM, Baker TJ, Baker TM et al. Histologic effects of the high-energy pulsed CO_2 laser on photoaged facial skin. Plast Reconstr Surg. 1997; 99:2036-50; discussion 51-5.
Urdiales-Galvez F, Trelles MA, Martin-Sanchez S et al. Histopathological changes after experimental skin resurfacing using an improved fractional high-power 1064-nm Q-Switched Nd:YAG laser. J Drugs Dermatol. 2019; 18:1261-6.
Wells A, Nuschke A, Yates CC. Skin tissue repair: matrix microenvironmental influences. Matrix Biol. 2016; 49:25-36.
Yamaba H, Haba M, Kunita M et al. Morphological change of skin fibroblasts induced by UV Irradiation is involved in photoaging. Exp Dermatol. 2016; 25(Suppl 3):45-51.

CAPÍTULO

9

IPCA® Associada ao *Drug Delivery*

Luiza Helena Urso Pitassi • Alessandra Ribeiro Romiti • Emerson de Andrade Lima

Introdução

A terapia de indução percutânea de colágeno é um método utilizado por dermatologistas como modalidade de tratamento para cicatrizes e rugas. Essa técnica foi introduzida na literatura médica em 1997, quando a máquina de tatuagem sem pigmento foi usada para tratar cicatrizes faciais com a finalidade de melhorar sua qualidade e cor.

Em 1998, Desmond Fernandes, um cirurgião plástico da África do Sul, projetou um dispositivo manual de rolamento com várias microagulhas. Posteriormente, ele publicou sua experiência usando essa técnica para várias condições dermatológicas, incluindo as cicatrizes de acne. Neste capítulo, será abordada a técnica de indução percutânea de colágeno com agulhas (IPCA®), termo registrado no Brasil pelo dermatologista Emerson Lima (2016), como citado em outros capítulos.

A IPCA® realiza milhares de microperfurações microscópicas controladas na derme papilar e reticular. Seu objetivo é realizar a estimulação mecânica da derme, deixando a epiderme intacta, promovendo a formação de colágeno e aumentando a angiogênese. Desse modo, ocorre uma vasodilatação dérmica e, imediatamente, a migração de queratinócitos para restaurar o dano epidérmico, resultando na liberação de citocinas como interleucina (IL)-1, IL-8, IL-6, fator de necrose tumoral alfa (TNF-α) e fator estimulador de colônias de granulócitos e macrófagos (GM-CSF).

Durante o tratamento, as agulhas perfuram o estrato córneo e criam os microcanais sem danificar a epiderme, tornando possível a criação de um meio de transporte acessível de macromoléculas e outras substâncias hidrofílicas para a pele. Os microcanais facilitam a entrega do fármaco (*drug delivery*) de maneira eficiente e podem aumentar em até 80% a absorção de moléculas maiores.

A aplicação de medicações pelo sistema de *drug delivery* transdérmico tem sido utilizada como alternativa à administração oral ou parenteral de várias substâncias. Os *patches* transdérmicos podem, por exemplo, ser úteis para aplicação de vacinas e medicações que necessitem de liberação lenta e controlada na pele. Porém, a via de absorção transdérmica de medicamentos enfrenta um grande desafio, que é a função de barreira da pele, exercida principalmente pelo estrato córneo, o que limita a absorção de muitos ativos.

Com a finalidade de aumentar a permeabilidade da pele e melhorar a penetração das substâncias através do estrato córneo, várias técnicas têm sido associadas à via transdérmica de absorção de fármacos, como ultrassom (cavitacional e não cavitacional), ablação térmica, iontoforese, eletroporação, microdermoabrasão e microagulhas.

Fundamentos da IPCA® e *drug delivery*

A pele é o maior órgão do corpo humano e tem como principal função ser barreira de proteção contra noxas infecciosas e químicas, bem como perda hídrica. Por meio da capacidade de absorção cutânea, pode ser considerada uma via segura e eficaz para aplicação de vários medicamentos. Os princípios ativos são colocados sobre a superfície da pele e podem penetrar de maneira transepidérmica ou através dos anexos cutâneos (Figura 9.1).

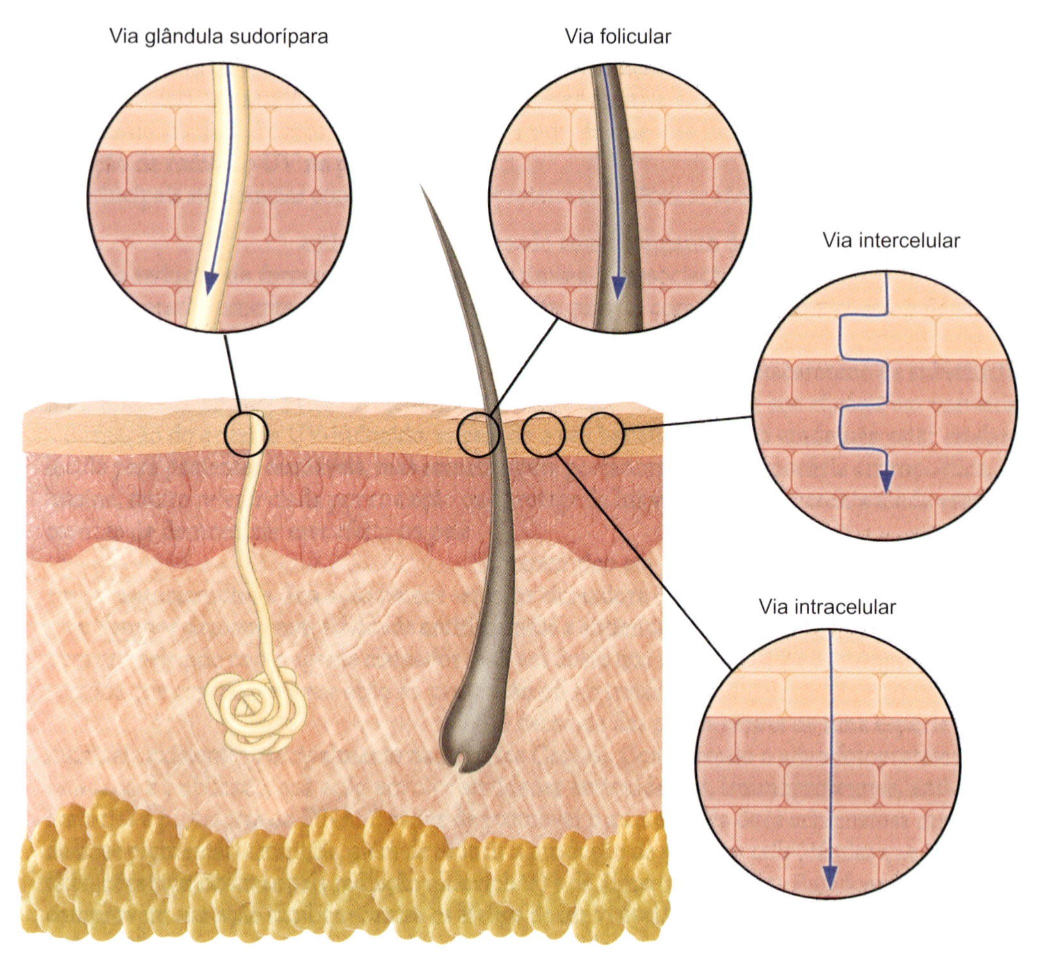

Figura 9.1 Vias de penetração dos princípios ativos na pele (intracelular, intercelular, folicular e glândula sudorípara).

Na penetração transepidérmica, ocorre a passagem das moléculas através das camadas da epiderme. Mais externamente está o estrato córneo, composto por fileiras de corneócitos embebidos em matriz lipídica intercelular, que representa a principal barreira cutânea à penetração de substâncias. A passagem intracelular das substâncias ocorre através dos queratinócitos e possibilita o transporte de solutos hidrofílicos ou polares. O transporte através dos espaços intercelulares torna possível a difusão de solutos lipofílicos ou não polares pela matriz lipídica.

Na via através dos anexos cutâneos, os princípios ativos penetram pelas glândulas sudoríparas ou pelos folículos pilosos. Uma vez penetrado o estrato córneo, a substância ativa pode ter um alvo em alguma das camadas da epiderme ou na derme, ou ainda ser absorvida e ter ação sistêmica. Como a pele representa uma barreira eficiente à penetração de moléculas, vários métodos químicos (passivos) e físicos (ativos) vêm sendo desenvolvidos para modificar as propriedades de barreira do estrato córneo e aumentar essa permeabilidade. Como exemplos de potencializadores químicos da permeação, podem ser citados: a interação com proteínas intercelulares, a extração dos lipídios intercelulares, o aumento da hidratação do estrato córneo e o aumento na fluidez da sua camada lipídica.

Os métodos físicos (ativos) para aumentar a permeabilidade cutânea incluem os que destroem a barreira do estrato córneo e os que agem por meio de uma força externa que impacta os princípios ativos na pele. Essas técnicas proporcionam um aumento do número de princípios ativos que podem ser eficientemente transportados pela pele, com importância crescente na dermatologia. Um exemplo é a utilização de procedimentos com aparelhos de microagulhas (Tabela 9.1).

As agulhas criam condutos na pele que possibilitam que substâncias (desde pequenas moléculas hidrofílicas até macromoléculas) possam penetrar. Pode ser um método eficaz para aplicação de vacinas pelo fato de a pele ser rica em células imunes, como macrófagos e células de Langerhans. As agulhas perfuram o tegumento, mas não chegam às camadas mais profundas da derme, poupando as terminações nervosas e tornando o tratamento menos doloroso (Figura 9.2).

Tabela 9.1 Principais aspectos da associação entre IPCA® e *drug delivery*.

- As microagulhas não provocam remoção total da epiderme
- É um procedimento seguro em fotótipos altos
- A técnica aumenta a deposição de colágeno e o número de fibras elásticas na derme
- Ocorre uma rápida recuperação da pele, pois o tempo de cicatrização é mais curto
- O risco de efeitos colaterais é reduzido em comparação aos *lasers* ablativos, pois não provoca lesão epidérmica e apresenta mínimo tempo de recuperação (*downtime*)
- Pode ser utilizada em associação com outras técnicas existentes
- Os microcanais produzidos pelas agulhas facilitam a entrega de medicamentos (*drug delivery*)
- A técnica de *drug delivery* pode aumentar em até 80% a absorção de moléculas maiores
- A rapidez da aplicação e o baixo custo do tratamento fazem com que esta terapia seja uma grande aliada na prática dermatológica.

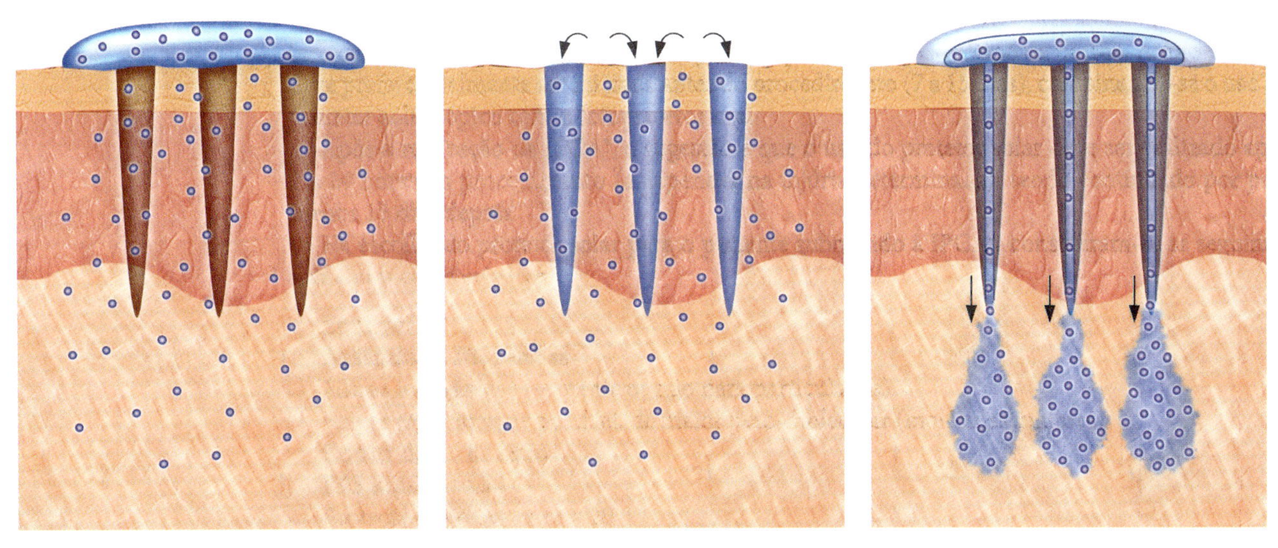

Figura 9.2 Ilustração mostrando condutos na pele criados pelas agulhas, possibilitando a penetração de pequenas moléculas hidrofílicas.

Existem quatro tipos diferentes de agulhas que podem ser utilizadas:

- **Sólidas:** a substância é aplicada sobre os microcanais criados pelas agulhas, que aumentam a penetração dos ativos. Esse tipo de agulha está presente nos instrumentos mais utilizados em dermatologia - os rolos de microagulhas
- **Revestidas:** as agulhas sólidas são revestidas pela substância que vai ser introduzida na pele
- **Dissolvíveis:** as agulhas dissolvem-se junto com o ativo que penetrará na pele
- **Ocas, com lúmen central:** a substância ativa, na forma líquida, passa pelo orifício da agulha para ser introduzida na pele, de maneira passiva (por difusão) ou ativa (quando aplicada força externa para infusão).

Além das microagulhas, existem outros métodos físicos para aumentar a permeabilidade de medicamentos:

- **Aparelhos de ultrassom:** são aplicadas energias de 20 kHz a 16 MHz para reduzir a resistência da pele. Não se sabe o mecanismo exato, mas pode haver efeito térmico e de cavitação pelas ondas acústicas, além de aumento de permeabilidade para substâncias hidrofílicas e aquelas com alto peso-molecular
- **Técnicas elétricas:** a iontoforese é realizada com passagem de correntes elétricas (0,1 a 1 mA/cm^2), que aumentam a penetração de substâncias iônicas na pele. A eletroporação expõe as células a pulsos elétricos de alta intensidade que formam poros aquosos nas camadas lipídicas do estrato córneo
- **Técnicas térmicas:** utilizam calor para diminuir a capacidade de barreira do estrato córneo. O *laser* ablativo remove o estrato córneo sem danificar tecidos mais profundos, formando microcanais que aumentam a permeabilidade a substâncias hidrofílicas e lipofílicas. A ablação por radiofrequência utiliza aplicação da energia por eletrodos finos na pele, com formação de microporos que tornam possível o transporte de substâncias hidrofílicas e macromoléculas.

Indicações e contraindicações

Estudos clínicos demonstram a eficácia e a segurança da IPCA® para o tratamento de cicatrizes de acne, cirúrgicas ou de queimadura, além de estrias, melasma, alopecia androgenética, textura e tom da pele, rugas finas e flacidez. Pesquisas mostraram um aumento considerável de fibras de colágeno e elastina na derme tratada pelas microagulhas após 6 meses de pós-operatório. A epiderme apresentou um espessamento de 40% da camada espinhosa, e as cristas epiteliais estavam normais após 1 ano do procedimento.

A IPCA® combinada com *drug delivery* de células-tronco embrionárias humanas (HESC-EPC CM) mostrou ser eficaz para melhorar os sinais de envelhecimento e pode ser uma ótima opção para o rejuvenescimento da pele. Estudo realizado *in vitro* com células-tronco embrionárias humanas evidenciou um aumento significativo da proliferação e migração de fibroblastos dérmicos, além de queratinócitos epidérmicos, que favorecem a síntese de colágeno pelos fibroblastos.

Estudo recente mostrou que a IPCA® associada à administração transdérmica de fármacos para o rejuvenescimento proporciona a melhora da aparência global da pele da região anterior do tórax, com elevadas tolerabilidade e satisfação (Figura 9.3).

Um estudo-piloto comparativo descreveu o primeiro relato de melhora no melasma por meio da combinação das microagulhas ao *drug delivery*, utilizando um sérum despigmentante contendo rucinol e sophora-alpha. O experimento mostrou ser mais eficaz do que o placebo.

Outro estudo comparativo analisou a eficácia e a segurança do ácido tranexâmico para o tratamento do melasma por meio de microinjeções localizadas (mesoterapia) e microagulhas com *drug delivery*. Os melhores resultados foram encontrados no grupo que foi tratado com as microagulhas, provando que o procedimento entrega a substância de maneira mais uniforme e mais profundamente na pele quando comparado à mesoterapia.

A IPCA® pode ser combinada ao tratamento da terapia fotodinâmica (PDT), por ser um método seguro e eficaz (ver Capítulo 40, *Microagulhas Associadas à Terapia Fotodinâmica*). Essa associação produz resultados superiores quando comparada à PDT convencional com o uso do agente fotossensibilizante metilaminolevulinato (MAL) ou ácido aminolevulínico (ALA), para melhorar a pele danificada pela luz e os resultados no tratamento das queratoses actínicas.

A IPCA® também pode ser útil para melhorar a penetração de MAL em PDT. Clementoni et al. (2007) trataram 21 doentes com fotoenvelhecimento utilizando a terapia fotodinâmica (TFD) com luz de 630 nm após múltiplas passagens com um rolo manual depois de 1 hora de incubação do MAL.

Várias pesquisas têm demonstrado a importância da IPCA® na estimulação de células e na produção de fatores de crescimento, mostrando uma expressão aumentada de genes relacionados com a estimulação do crescimento capilar. A técnica de *drug delivery* que utiliza o minoxidil associado às microagulhas no tratamento da alopecia androgenética demonstrou que ocorre uma

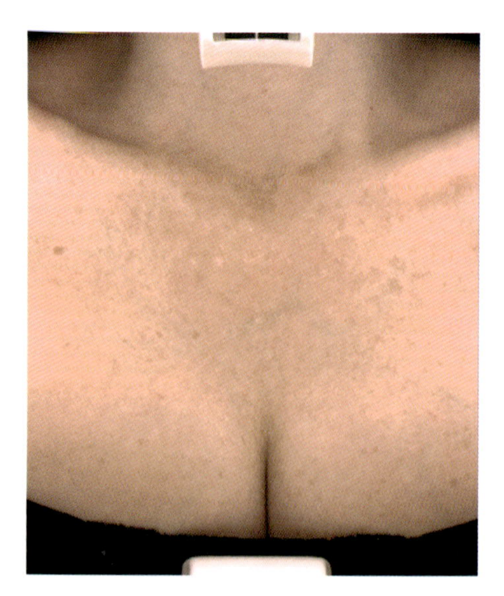

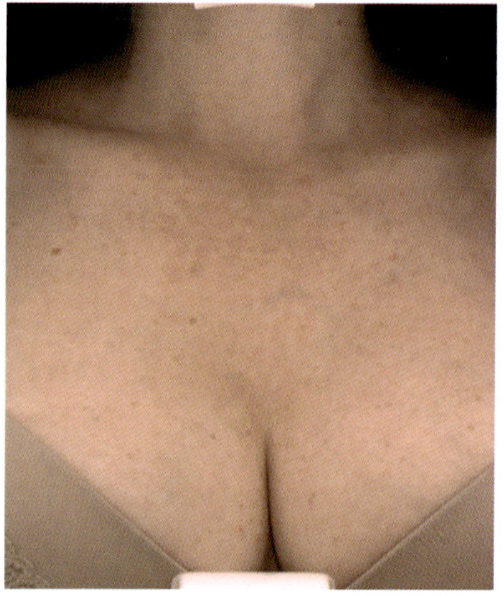

Figura 9.3 Pré e pós-tratamento (análise fotográfica realizada pelo sistema Visia®). Melhora significativa da aparência global e do melasma após duas sessões de IPCA® e *drug delivery*. (Arquivo pessoal da Dra. Luiza Pitassi.)

repilação mais rápida, além de melhorar a textura e o brilho do cabelo no grupo tratado, quando comparado ao uso somente do minoxidil.

Foi evidenciada também a eficácia da IPCA® em combinação com o uso de triancinolona como *drug delivery* para estimular o crescimento do cabelo. O mecanismo de ação da IPCA® é o aumento do fornecimento de sangue para os folículos pilosos, além de as microlesões criadas induzirem o crescimento capilar mediante a estimulação dos fatores de crescimento. A técnica de combinação das microagulhas com *drug delivery* melhora a passagem das vacinas através do estrato córneo, reduz o número de aplicações e aumenta consideravelmente a eficácia da vacinação.

As indicações e contraindicações da associação de técnicas estão listadas, respectivamente, nas Tabelas 9.2 e 9.3.

Considerações pré e pós-tratamento

A IPCA® pode apresentar como efeitos adversos temporários: eritema, dor, sensação de queimação, edema, sangramento, exsudação serosa e hematoma, este último especialmente sobre as proeminências ósseas. As finas agulhas aplicadas na área afetada da pele produzem hemorragias intradérmicas e ativam os mecanismos de cicatrização da ferida sem causar danos importantes à epiderme (Figura 9.4). No processo de regeneração pós-traumática da pele ocorre a formação de novas fibras de colágeno e elastina, com a vantagem de ocorrer uma rápida recuperação, pois o tempo de cicatrização é mais curto quando comparado ao das tecnologias ablativas (Yan et al., 2014).

Mesmo quando se opta por injúria profunda (ver Capítulo 2, *Relação entre Injúria Provocada e Comprimento de Agulha,* End Point *e Possibilidades da IPCA®*), o risco de complicações é extremamente baixo. As colunas de células da epiderme são forçadas a se separarem pela ação das agulhas, mas não sofrem injúria significativa. As áreas afetadas da epiderme são reparadas nas primeiras 24 horas após o procedimento, minimizando o risco de infecções e os problemas na cicatrização.

Na região tratada podem ocorrer edema, vermelhidão e equimose (dependendo do comprimento da agulha e da técnica empregada) durante alguns dias, sintomas que geralmente regridem sem nenhuma complicação e sem deixar cicatrizes. Não são comumente encontradas mudanças na pigmentação da pele após o tratamento, fato que torna possível o uso da técnica em fotótipos altos. A duração da disponibilidade do ativo é limitada pelo tempo de vida desses poros e depende da área de pele tratada, da solubilidade da substância no veículo de entrega, da capacidade de difusão da substância nos poros e de outros fatores. As células dendríticas e as células-tronco estão intimamente associadas aos folículos pilosos, tornando-os ainda mais atraentes para o desenvolvimento de sistemas de entrega de substâncias seletivas. Recentemente, foi demonstrado que partículas que apresentam tamanho entre 300 e 600 nm penetram de maneira eficaz e mais profundamente nos folículos.

Tabela 9.2 Indicações da IPCA® e *drug delivery*.

- Rugas finas e médias
- Poros dilatados
- Flacidez cutânea
- Rejuvenescimento global
- Cicatrizes em geral
- Estrias recentes e antigas
- Melasma
- Alopecias
- Vacinação.

Tabela 9.3 Contraindicações relativas da IPCA®.

- Uso de isotretinoína sistêmica
- Diabetes melito não controlado
- Infecção cutânea no local a ser tratado
- Gravidez
- Distúrbios hemorrágicos
- Pacientes em uso de anticoagulantes
- Corticoterapia aguda ou crônica
- História de herpes recalcitrante na área tratada
- História prévia de alergia a anestésicos, como lidocaína e/ou tetracaína.

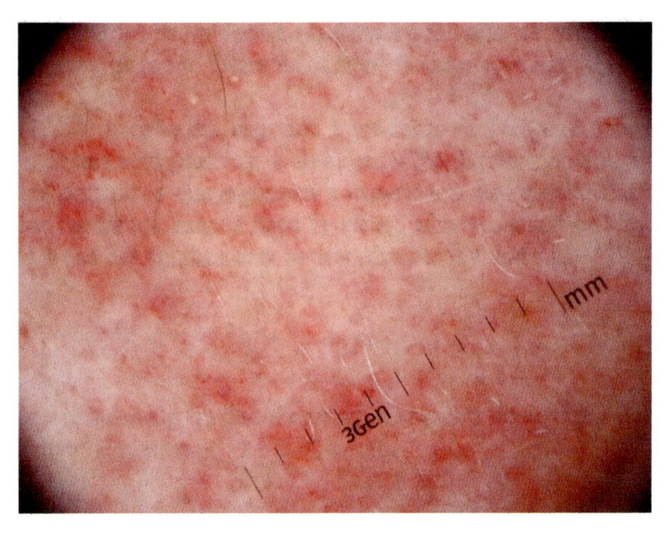

Figura 9.4 Fotodermatoscopia da área microagulhada com *roller* de 1,5 mm após a ocorrência das hemorragias intradérmicas. (Arquivo pessoal da Dra. Luiza Pitassi.)

Cuidados no pós-operatório

No pós-operatório, ocorrem edema da área e sangramento, que para em poucos minutos, sendo substituído por um exsudato seroso que se estende durante as primeiras horas após o procedimento. O desenvolvimento de cicatrizes foi descrito com agulhas de 2 mm em um relato de caso por Pahwa et al., em 2012, e também ocorreu em um estudo utilizando agulhas de 1,5 mm por Dogra et al., em 2014. Outros eventos adversos incluem o desenvolvimento de acne e a formação de mílio.

Os eventos adversos graves descritos com as microagulhas incluíram granuloma alérgico facial e reações de hipersensibilidade sistêmicas, possivelmente relacionadas com os produtos tópicos utilizados na pele antes do agulhamento ou pelas agulhas. Nenhum estudo relatou infecções bacterianas após o tratamento, embora alguns tenham optado por profilaxia com antibióticos tópicos ou orais. Um estudo relatou infecções com o herpes-vírus simples (HSV), mas não ficou claro se esses pacientes tinham cicatrizes de acne. Relatos de infecções por HSV têm sido observados em outros artigos, e aciclovir oral foi administrado a pacientes com história prévia de HSV em pelo menos um estudo, incluindo indivíduos com cicatrizes de acne.

Procedimento e técnica específica

A IPCA® tem sido descrita como uma técnica simples e de tecnologia minimamente invasiva. A aplicação das microagulhas possibilita a criação de um meio de transporte acessível de macromoléculas e outras substâncias hidrofílicas para a pele. O objetivo é provocar múltiplas micropunturas, longas o suficiente para atingirem a derme e desencadearem um estímulo inflamatório que resulte na produção de colágeno (Figura 9.5). A Tabela 9.4 oferece um sequencial metodológico como guia.

A pele é rotineiramente preparada para o procedimento usando retinoides, vitamina C e antioxidantes tópicos pelo menos 1 mês antes do procedimento. Por ser muito espesso e áspero, o estrato córneo diminui o efeito desejado, devendo ser tratado antes da intervenção para melhorar a eficácia.

A IPCA® é uma ferramenta fundamental para que o produto utilizado como *drug delivery* possa agir na derme em quantidade necessária para que os resultados sejam obtidos de maneira eficaz e rápida. A técnica promove a ruptura do estrato córneo, e isso é comprovado microscopicamente pela visualização dos canais e pelo aumento da perda de água transepidérmica (TEWL, *transepidermal water loss*) (Figura 9.6). Consequentemente, há um aumento na permeação de moléculas hidrofílicas e macromoléculas das formulações aplicadas depois das perfurações.

A quebra da barreira córnea e a criação de canalículos de comunicação transepidérmicos que afetam a camada basal aumentam substancialmente a penetração de proteínas, nanopartículas e

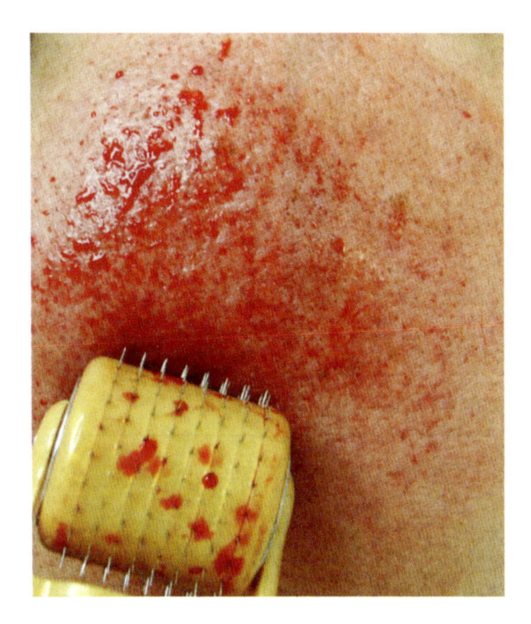

Figura 9.5 IPCA® demonstrando as múltiplas micropunturas que, ao alcançarem a derme, desencadeiam um sangramento que dura poucos minutos. (Arquivo pessoal da Dra. Luiza Pitassi.)

Tabela 9.4 Sequência metodológica da técnica de IPCA®.

Etapas do tratamento	Instruções
História	Deve ser realizada uma anamnese completa, identificando as condições que contraindiquem o procedimento
Pré-tratamento	Preparar a pele com a aplicação tópica de retinol e de vitamina C, 1 mês antes do procedimento
Procedimento	Aplicar anestesia tópica com lidocaína por 60 min Seguir com a assepsia da pele Realizar a intervenção – injúria leve Aplicar os ativos para a entrega de fármacos na região tratada e massagear durante 2 min

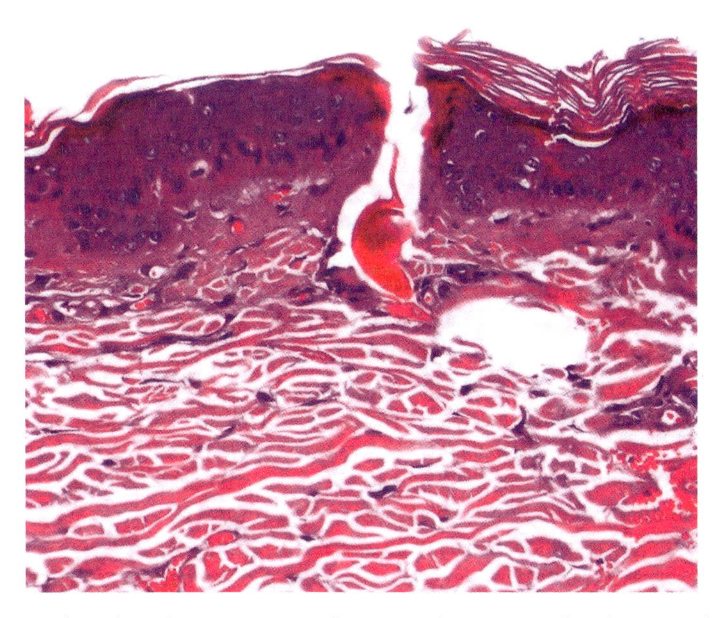

Figura 9.6 Microcanal criado após o rompimento do estrato córneo atingindo a derme papilar, com um *roller* de 1,5 mm. Corte histológico da pele suína corado por hematoxilina e eosina (HE) com um aumento total de 40×. (Arquivo pessoal da Dra. Luiza Pitassi.)

grandes moléculas. A escolha dos componentes da formulação e as características das substâncias usadas no *drug delivery* podem influenciar a permeação e o grau de irritação da pele. O uso de ácido hialurônico, por exemplo, tem sido indicado para aumentar o tempo de abertura do poro.

O tratamento é realizado utilizando um aparelho composto por 192 microagulhas de aço cirúrgico de 0,07 mm de espessura e 1,5 mm de comprimento. Para a realização do procedimento, ele é posicionado em uma das mãos, com o mínimo de pressão em ângulo de 45°, sobre a área a ser tratada, realizando-se movimentos mediante rolamento das agulhas, com 10 passadas em quatro direções diferentes: horizontal, vertical, diagonais direita e esquerda, causando microssufusões hemorrágicas uniformemente. Essa técnica assegura um padrão homogêneo da penetração das microagulhas na derme, que resulta em cerca de 250 a 300 punturas/cm^2. Apenas 70% do comprimento da agulha penetra na pele durante o rolamento. As agulhas de 2,5 a 3,0 mm penetram até 2 mm na derme, e as agulhas de 1 mm penetram no máximo 0,75 mm.

Como esperado, a pele sangra por um curto período de tempo após o tratamento. Quando o sangramento cessa, um exsudato seroso é formado e pode ser removido da superfície da pele para ser realizada uma limpeza com gaze umedecida em solução salina estéril. Imediatamente após o procedimento, procede-se ao *drug delivery*, com aplicação dos princípios ativos nas áreas tratadas por meio de massagem durante 2 min (Figura 9.7).

Os ativos de liberação controlada podem ajudar no aumento da profundidade alcançada, como os lipossomas, que ampliam a concentração biodisponível do ativo que atravessa o estrato córneo para maior biodisponibilidade na pele. A escolha do veículo ideal para a formulação também é outro fator determinante para o bom desempenho. O sérum anidro fluido é seguro e eficaz, sem causar ardência ou qualquer desconforto ao paciente no momento da aplicação. Apresenta a vantagem de formar um filme sobre a pele, fazendo a oclusão de extrema importância, por aumentar consideravelmente o tempo de abertura dos poros e reduzir a TEWL.

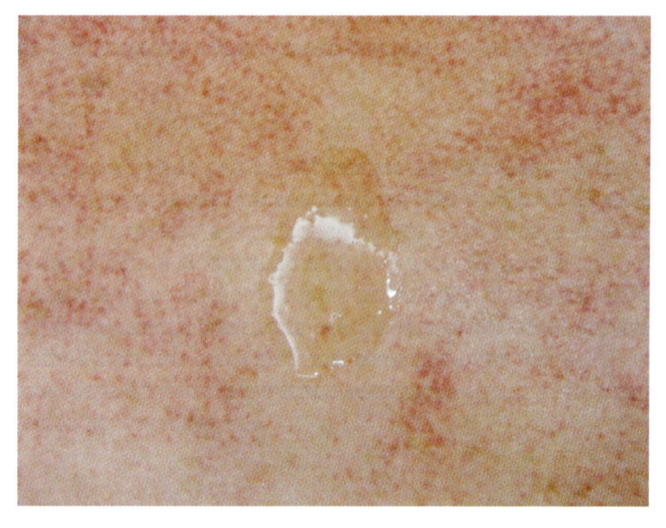

Figura 9.7 Técnica de *drug delivery* com a aplicação dos princípios ativos nas áreas tratadas imediatamente após a IPCA®. (Arquivo pessoal Dra Luiza Pitassi.)

Considerações finais

A IPCA® é um método simples, seguro e com baixa incidência de efeitos colaterais. A associação com *drug delivery* tem a vantagem de ser um procedimento seguro, efetivo e que potencializa os resultados dos tratamentos dermatológicos.

Bibliografia

Alkilani AZ, McCrudden MTC, Donnelly RF. Transdermal drug delivery: innovative pharmaceutical developments based on disruption of the barrier properties of the stratum corneum. Pharmaceutics. 2015; 7:438-70.

Al-Qallaf B, Das DB. Optimizing microneedle arrays to increase skin permeability for transdermal drug delivery. Ann New York Acad Sci. 2009; 1161:83-94.
Aust MC, Fernandes D, Kolokythas P et al. Percutaneous collagen induction therapy: an alternative treatment for scars, wrinkles and skin laxity. Plast Reconstr Surg. 2008a; 21:1421-9.
Aust MC, Reimers K, Repenning C et al. Percutaneous collagen induction: minimally invasive skin rejuvenation without risk of hyperpigmentation – fact or fiction? Plast Reconstr Surg. 2008b; 122:1553-63.
Azagury A, Khoury L, Enden G et al. Ultrasound mediated transdermal drug delivery. Adv Drug Deliv Rev. 2014; 72:127-43.
Bal SM, Caussian J, Pavel S et al. In vivo assessment of safety of microneedle arrays in human skin. Eur J of Pharm Sci. 2008; 35(3):193-202.
Benson HA, Namjoshi S. Proteins and peptides: strategies for delivery to and across the skin. J Pharm Sci. 2008; 97(9):3591-610.
Budamakuntla L, Loganathan E, Suresh DH et al. A randomised, open-label, comparative study of tranexamic acid microinjections and tranexamic acid with microneedling in patients with melasma. J Cutan Aesthet Surg. 2013; 6:139-43.
Camirand A, Doucet J. Needle dermabrasion. Aesthetic Plastic Sur. 2007; 21(1):48-51.
Chandrashekar B, Yepuri V, Mysore V. Alopecia areata – successful outcome with microneedling and triamcinolone acetonide. J Cutaneous Aesthetic Sur. 2014; 7(1):63.
Cho SB, Lee SJ, Kang JM et al. The treatment of burn scar induced contracture with the pinhole method and collagen induction therapy: a case report. J Eur Acad Dermatol Venereol. 2008; 22:513.
Clementoni MT, Gilardino P, Muti GF et al. R. Non-sequential fractional ultrapulsed CO_2 resurfacing of photoaged facial skin: preliminary clinical report. J Cosmet Laser Ther. 2007; 9(4):218-25.
Cohen BE, Elbuluk N. Microneedling in skin of color: a review of uses and efficacy. J Am Acad Dermatol. 2016; 74(2):348-55.
Dogra S, Yadav S, Sarangal R. Microneedling for acne scars in Asian skin type: an effective low cost treatment modality. J Cosmet Dermatol. 2014; 13:180-7.
Donnelly RF, Singh TR, Garland MJ et al. Hydrogel-forming microneedle arrays for enhanced transdermal drug delivery. Adv Funct Mater. 2012; 22(23):4879-90.
Fabbrocini G, De Vita V, Fardella N et al. Skin needling to enhance depigmenting serum penetration in the treatment of melasma. Plast Surg Int. 2011; 2011:158241.
Fabbrocini G, Fardella N, Monfrecola A et al. Acne scarring treatment using skin needling. Clin Exp Dermatol. 2009; 34:874-9.
Fernandes D, Signorini M. Combating photoaging with percutaneous collagen induction. Clinics in Dermatology. 2008; 26(2):192-9.
Gadkari R, Nayak C. A split face comparative study to evaluate efficacy of combined subcision and dermaroller against combined subcision and cryoroller in treatment of acne scars. J Cosmetic Dermatol. 2014; 13(1):38-43.
Gill HS, Prausnitz MR. Coated microneedles for transdermal delivery. J Control Release. 2007; 117(2):227-37.
Gill HS, Prausnitz MR. Pocketed microneedles for drug delivery to the skin. J Phys Chem Solids. 2008; 69(5-6):1537-41.
Gratieri T, Kalia YN et al. Mathematical models to describe iontophoretic tranport in vitro and in vivo and the effect of current application on the skin barrier. Adv Drug Deliv Rev. 2013; 65:315-29.
Gupta J, Gill HS, Andrews SN et al. Kinetics of skin resealing after insertion of microneedles in human subjects. J Control Release. 2011; 154(2):148-55.
Haj-Ahmad R, Khan H, Arshad MS et al. Microneedle coating techniques for transdermal drug delivery. Pharmaceutics. 2015; 7:486-502.
Harris AG, Naidoo C, Murrell DF. Skin needling as a treatment for acne scarring: an up-to-date review of the literature. Inte J Women's Dermatol. 2015; 1(2):77-81.
Jeong K, Lee YJ, Kim JE et al. Repeated microneedle stimulation induce the enhanced expression of hair growth related genes. Int J Trichology. 2012; 4:117.
Kalil CLPV, Campos VB, Chaves CRP et al. Estudo comparativo, randomizado e duplo-cego do microagulhamento associado ao drug delivery para rejuvenescimento da pele da região anterior do tórax. Surg Cosmetic Dermatol. 2015; 7(3):211-6.
Khater MH, Khattab FM, Abdelhaleem MR. Treatment of striae distensae with needling therapy versus CO_2 fractional laser. J Cosmetic and Laser Therapy. 2016; 18(2):75-9.
Kim BJ, Lim YY, Kim HM et al. Hair follicle regeneration in mice after wounding by microneedle roller. Int J Trichology. 2012a; 4:117.
Kim YC, Park JH, Prausnitz MR. Microneedles for drug and vaccine delivery. Adv Drug Delivery Rev. 2012b; 64(14):1547-68.
Lademann J, Knorr F, Richter H et al. Hair follicles an efficient storage and penetration pathway for topically applied substances. Summary of recent results obtained at the Center of Experimental and Applied Cutaneous Physiology, Charite – Universitatsmedizin Berlin, Germany. Skin Pharmacol Physiol. 2008; 2:150-5.
Lademann J, Richter H, Teichmann A et al. Triggering of drug release of particles in hair follicles. J Controlled Release. 2012; 160(3):509-14.
Lee HJ, Lee EG, Kang S et al. Efficacy of microneedling plus human stem cell conditioned medium for skin rejuvenation: a randomized, controlled, blinded split-face study. Annals of Dermatol. 2014; 26(5):584-91.

Leheta TM, Abdel Hay RM, El Garem YF. Deep peeling using phenol *versus* percutaneous collagen induction combined with trichloroacetic acid 20% in atrophic post-acne scars; a randomized controlled trial. J Dermatol Treat. 2014; 25(2):130-6.
Lima EVA, Lima MA, Takano D. Microagulhamento: estudo experimental e classificação da injúria provocada. Surgical & Cosmetic Dermatol. 2013; 5(2):110-4.
Majid I. Microneedling therapy in atrophic facial scars: an objective assessment. J Cutaneous and Aesthetic Surgery. 2009; 2(1):26.
More S, Ghadge T, Dhole S. Microneedle: an advanced technique in transdermal drug delivery system. Asian J Res Pharm Sci. 2013; 3:141-8.
Ohyama M. Hair follicle bulge: a fascinating reservoir of epithelial stem cells. J Dermatol Sci. 2007; 46:81-9.
Pahwa M, Pahwa P, Zaheer A. "Tram track effect" after treatment of acne scars using a microneedling device. Dermatol Surg. 2012; 38(7 pt1):1107-8.
Paudel KS, Milewski M, Swadley CL et al. Challenges and opportunities in dermal/transdermal delivery. Ther Deliv. 2011; 1(1):109-31.
Prausnitz MR. Microneedles for transdermal drug delivery. Adv Drug Deliv. 2004; 56(5):581-7.
Schuetz YB, Naik A, Guy RH et al. Emerging strategies for the transdermal delivery of peptide and protein drugs. Expert Opin Drug Deliv. 2005; 2(3):533-48.
Sivamani Rk, Liepmann D, Maibach HI. Microneedles and transdermal applications. Expert Opin Drug Deliv. 2007; 4:19-25.
Soltani-Arabshahi R, Wong JW, Duffy KL et al. Facial allergic granulomatous reaction and systemic hypersensitivity associated with microneedle therapy for skin rejuvenation. JAMA Dermatology. 2014; 150(1):68-72.
Sullivan SP, Koutsonanos DG, Del Pilar Martin M et al. Dissolving polymer microneedle patches for influenza vaccination. Nat Med. 2010; 16:915-20.
Torezan L, Chaves Y, Niwa A et al. A pilot split face study comparing conventional methyl aminolevulinate photodynamic therapy (PDT) with microneedling assisted PDT on actinically damaged skin. Dermatol Surg. 2013; 39(8):1197-201.
Yan G, Arelly N, Farhan N et al. Enhancing DNA delivery into the skin with a motorized microneedle device. Eur J Pharmaceut Scienc. 2014; 52:215-22.
Yoo KH, Lee JW, Li K et al. Photodynamic therapy with methyl 5 aminolevulinate acid might be ineffective in recalcitrant alopecia totalis regardless of using a microneedle roller to increase skin penetration. Dermatol Surg. 2010; 36(5):618-22.

CAPÍTULO 10

IPCA® na Condução do Melasma

Daniel Cassiano • Ana Cláudia Cavalcante Espósito • Hélio Amante Miot • Emerson de Andrade Lima

Introdução

Melasma é uma hipermelanose adquirida comum, caracterizada por máculas de contornos irregulares de aspecto rendilhado, com cor que varia do castanho-claro ao castanho-escuro. As lesões ocorrem em áreas fotoexpostas, principalmente na face. O melasma acomete, preponderantemente, mulheres em idade fértil de fotótipos intermediários. Causa grande impacto na qualidade de vida dos pacientes, o que o torna queixa frequente no consultório dermatológico.

O diagnóstico é clínico e, durante o exame físico, o médico pode utilizar a lâmpada de Wood para caracterizar a extensão das manchas. Já o exame com luz ultravioleta (UV) comprovadamente auxilia na avaliação da profundidade do pigmento (Figura 10.1), significando dificuldade da resposta terapêutica.

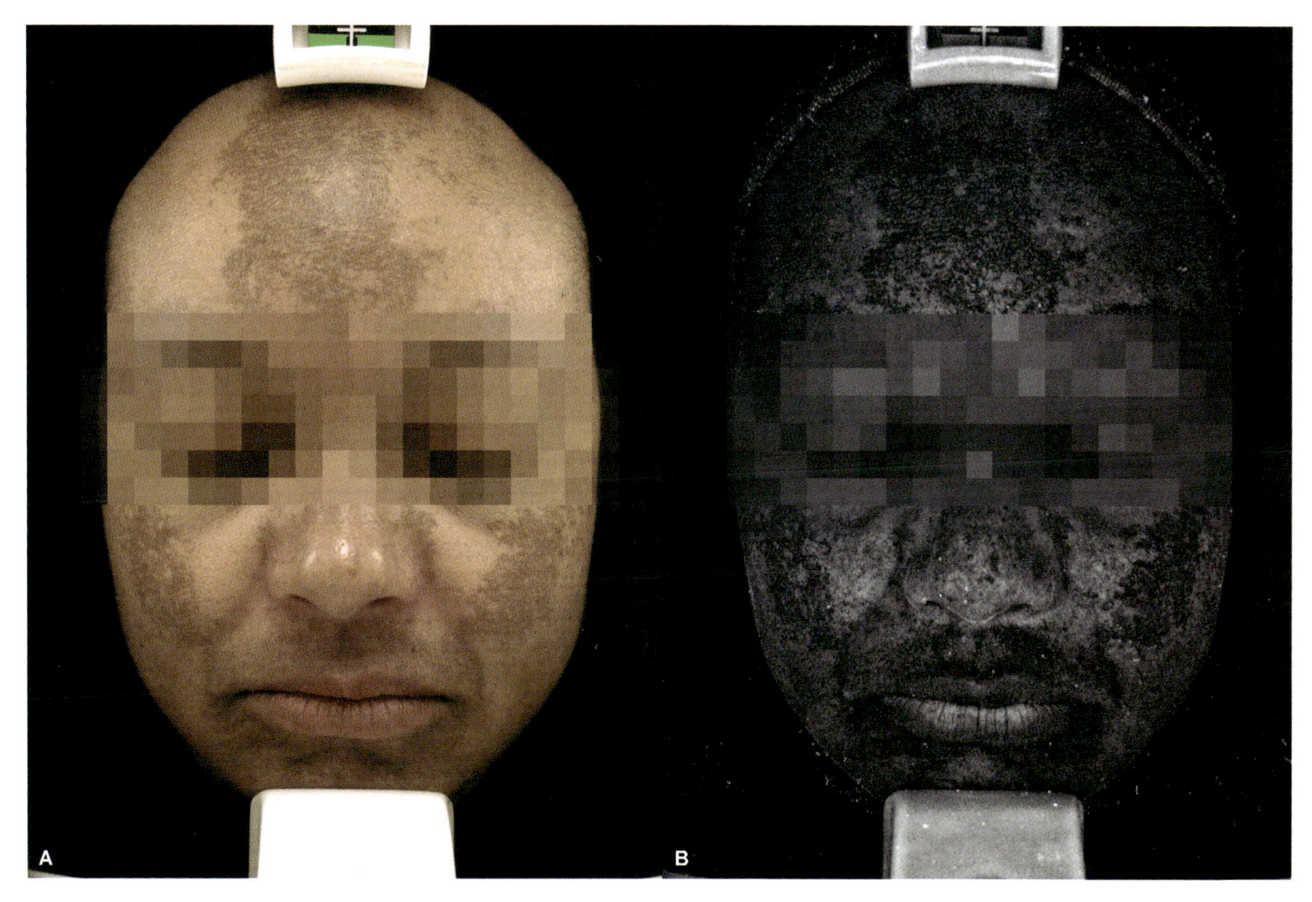

Figura 10.1 Foto padronizada (**A**) e foto à luz ultravioleta (**B**) de paciente com melasma.

Ao exame histopatológico, a pele com melasma apresenta hiperpigmenatação epidérmica. Há aumento da melanina em todas as camadas da epiderme e um número aumentado de melanossomas maduros. Não há diferença no número de melanócitos, mas esses estão hipertrofiados, apresentam mais dendritos e organelas citoplasmáticas, o que indica maior atividade metabólica. Porém, a pele com melasma, proporcionalmente, apresenta aumento no número de melanócitos em pêndulo (melanócitos da camada basal que se projetam em direção à derme) e maior fragmentação da zona da membrana basal, afinamento da lâmina densa e perda de ancoragem de fibrilas da lâmina lúcida.

Comparando-se a pele com melasma com a pele sã adjacente, não se verifica diferença na quantidade de melanina dérmica. Portanto, os autores não consideram mais a classificação do melasma em epidérmico, dérmico ou misto. A quantidade de melanina dérmica é ínfima (< 100×) quando comparada à epidérmica. No entanto, outros achados histológicos na derme do melasma podem ajudar a compreender a fisiopatologia dessa doença, como elastose solar proeminente, aumento do material elastótico, maior heterogeneidade do colágeno e aumento no número de vasos e mastócitos.

O tratamento padrão do melasma ainda consiste no uso de filtro solar tonalizado de amplo espectro e clareadores tópicos, particularmente os inibidores da tirosinase. O tratamento domiciliar, no entanto, apresenta limitação quanto ao clareamento e as recidivas são frequentes. Por isso, tratamentos adjuvantes são propostos para melhorar os desfechos e diminuir as recidivas. A indução percutânea de colágeno com agulhas (IPCA®) tem se mostrado eficaz nesse aspecto.

Protocolo Lima

Em 2015, Emerson Lima publicou um protocolo para tratamento de uma série de 22 casos de melasma recalcitrante (Figura 10.2). O protocolo consiste em duas sessões de IPCA® injúria moderada (técnica explicada posteriormente neste capítulo) com intervalo de 15 a 30 dias entre elas, associando-se o uso de filtro solar tonalizado durante o dia e fórmula tripla (hidroquinona 4%, tretinoína 0,05% e fluocinolona acetonida 0,01%) à noite.

Os autores ressaltam que a IPCA® isolada apresenta limitação quanto ao clareamento da pele. Dessa maneira, a introdução do clareador tópico deve ser realizada o mais rápido possível, conforme a tolerância da pele.

Em estudo recente, comprovou-se que a IPCA® adiciona benefício ao tratamento padrão e diminui as recidivas do melasma. Quando comparado ao grupo-controle (uso apenas de filtro solar e fórmula tripla), o grupo que realizou duas sessões adicionais de IPCA® apresentou maior diminuição relativa do escore de gravidade 1 mês após a última sessão. Porém, durante os 2 meses de manutenção apenas com filtro solar e clareador tópico, os grupos que realizaram IPCA® tiveram menos recaída. Além disso, o grupo que realizou as duas sessões de IPCA® apresentou melhora superior da qualidade de vida quando comparado ao outro grupo. Além do clareamento das manchas, houve a percepção de melhora "global" da pele da face. Não foi observada hiperpigmentacão pós-inflamatória após o procedimento mesmo em pacientes com fotótipo mais alto (Figuras 10.3 a 10.5).

Mecanismo de ação

A maioria dos estudos que explicam a ação das microagulhas no tratamento do melasma foi publicado pelos autores. Observou-se que 7 dias após uma única sessão de IPCA® houve acantose, aumento da proliferação epidérmica representada pela imunomarcação do Ki-67, o que resultou em discreta diminuição da melanina epidérmica (Figura 10.6). Além disso, também observaram-se reestruturação da membrana basal, diminuição dos melanócitos em pêndulo e deposição de componentes da matriz extracelular e proliferação de fibroblastos.

Em outro estudo, em que se avaliou o efeito do protocolo Lima 15 dias após a segunda sessão de IPCA®, evidenciaram-se diminuição da melanina, espessamento epidérmico e melhora da elastose solar na derme superior (Figuras 10.7 e 10.8).

A reestruturação da derme superior e da membrana basal desfavorece o contato dos melanócitos com fatores dérmicos estimulantes da melanogêsese. Além disso, o aumento do *turnover* dos queratinócitos promove maior *clearance* da melanina epidérmica. Esses dois fatores explicam a

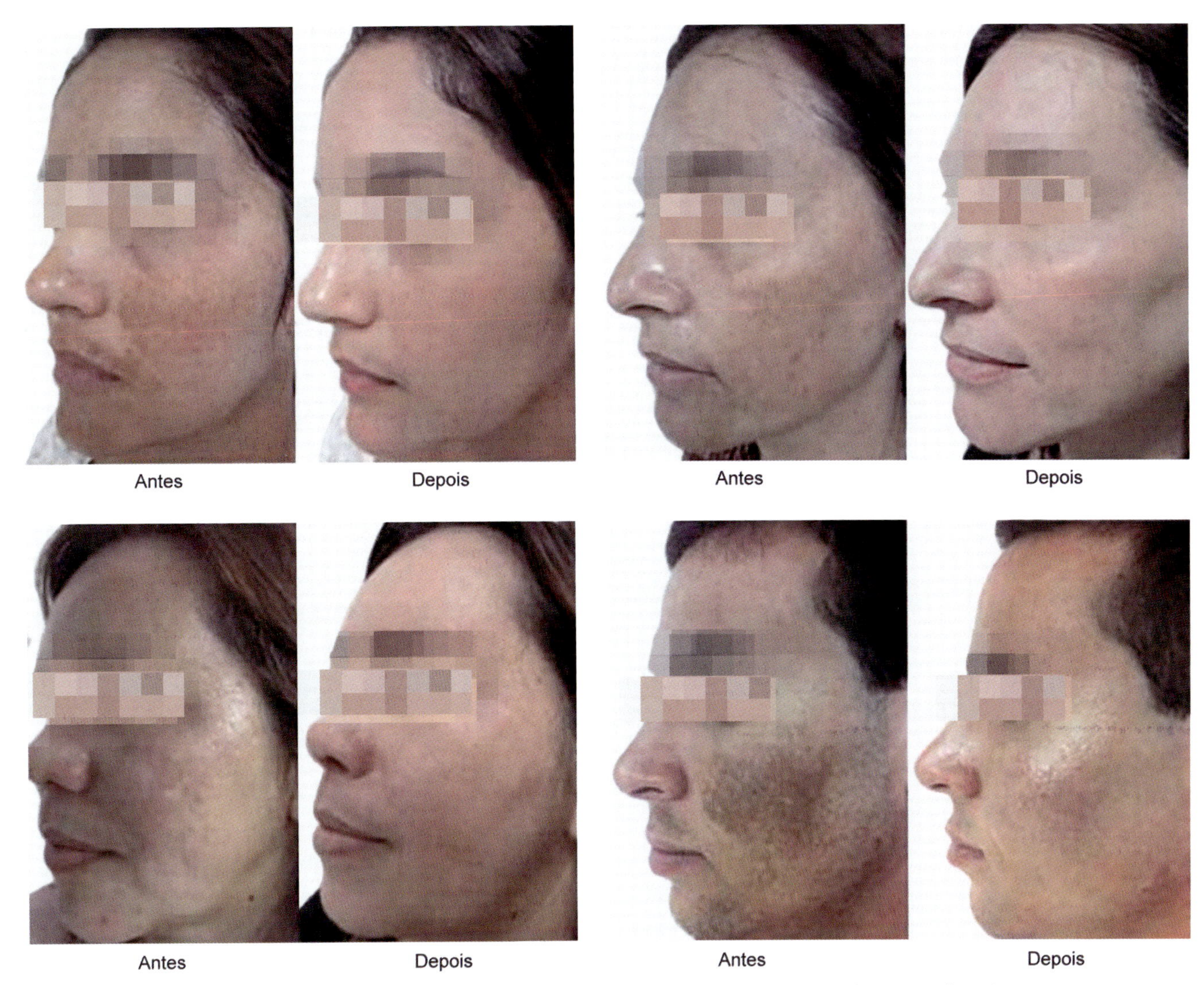

Figura 10.2 Pacientes antes e depois do Protocolo Lima. (Anais Brasileiros de Dermatologia.)

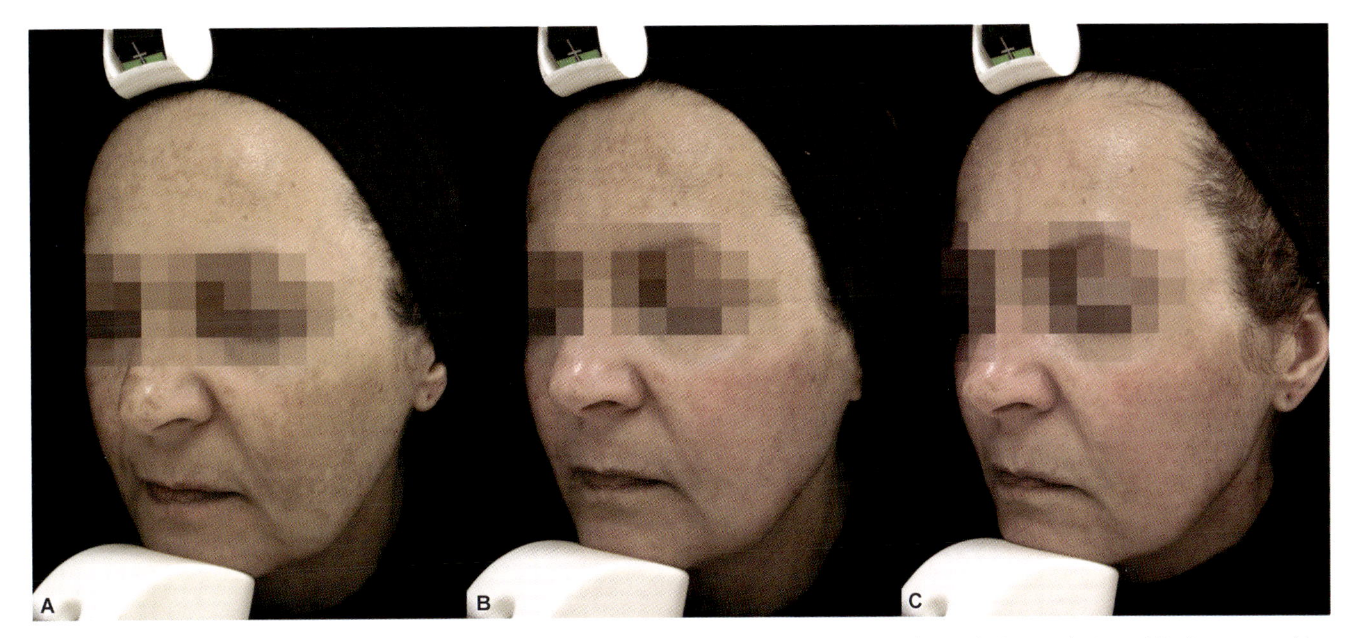

Figura 10.3 Paciente com melasma. **A.** Pré-tratamento. **B.** Após Protocolo Lima. **C.** Noventa dias após Protocolo Lima. Não houve recaída.

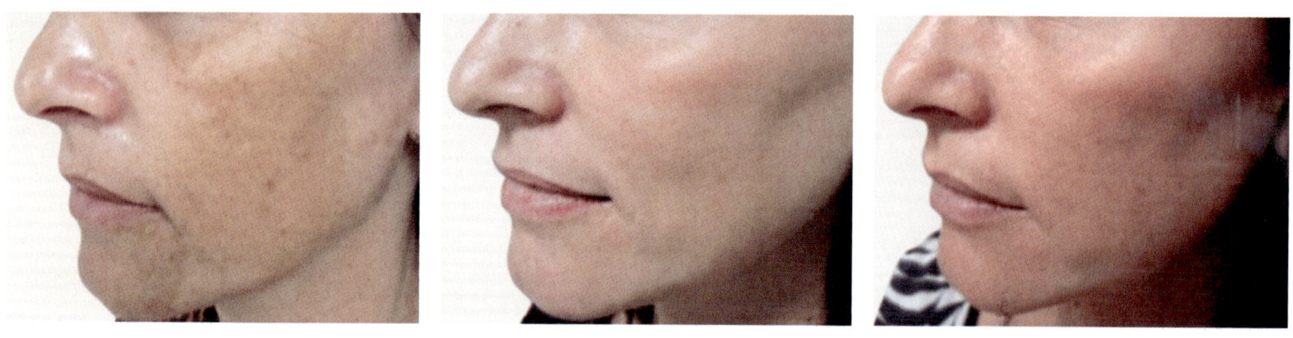

Figura 10.4 Evolução do tratamento com IPCA® após 2 meses e após 24 meses com resultados mantidos.

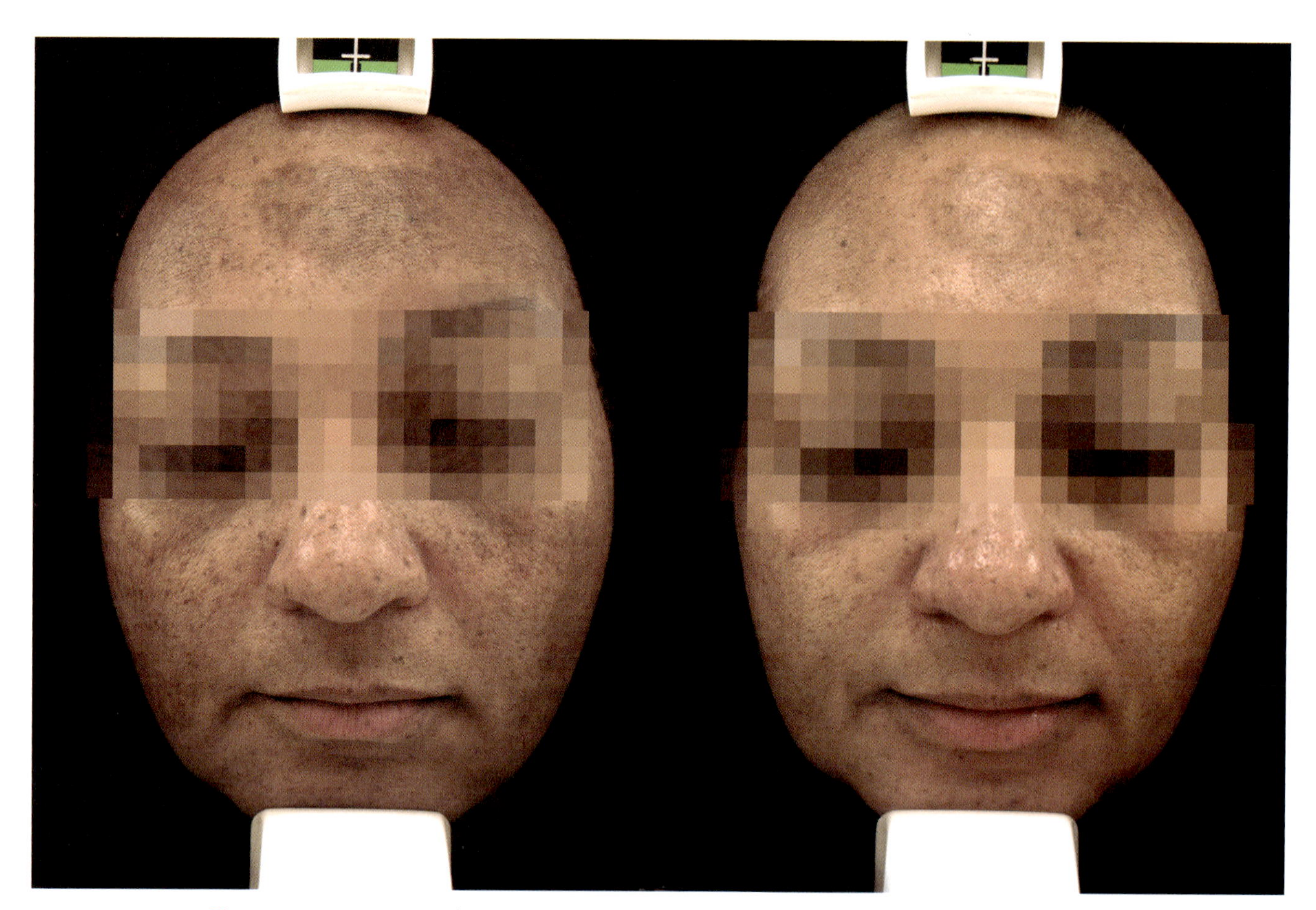

Figura 10.5 Paciente com fotótipo 5 após Protocolo Lima sem hiperpigmentação pós-inflamatória.

ação da IPCA® no melasma. No entanto, mais estudos devem ser realizados a fim de se compreender melhor o papel da IPCA® no tratamento do melasma.

Sequência metodológica proposta

▸ **Avaliação do paciente.** A aplicabilidade da IPCA® injúria moderada é estabelecida independentemente do fotótipo ou da existência de hiperpigmentação pós-inflamatória (HPI). Mesmo em fotótipos mais altos, sujeitos à HPI comumente transitória, a técnica é bem indicada. Esses pacientes precisam estar em uso de clareador noturno e bem adaptados a um filtro solar tonalizado de amplo espectro. O preparo antes do procedimento é mandatório. Quanto menos melanina a pele tratada estiver disponibilizando, menor o risco de escurecimento no pós-procedimento. É, porém, importante o tratamento de eventuais lesões contaminadas (p. ex., acne pustulosa), assim como profilaxia para o herpes nos pacientes com doença recorrente.

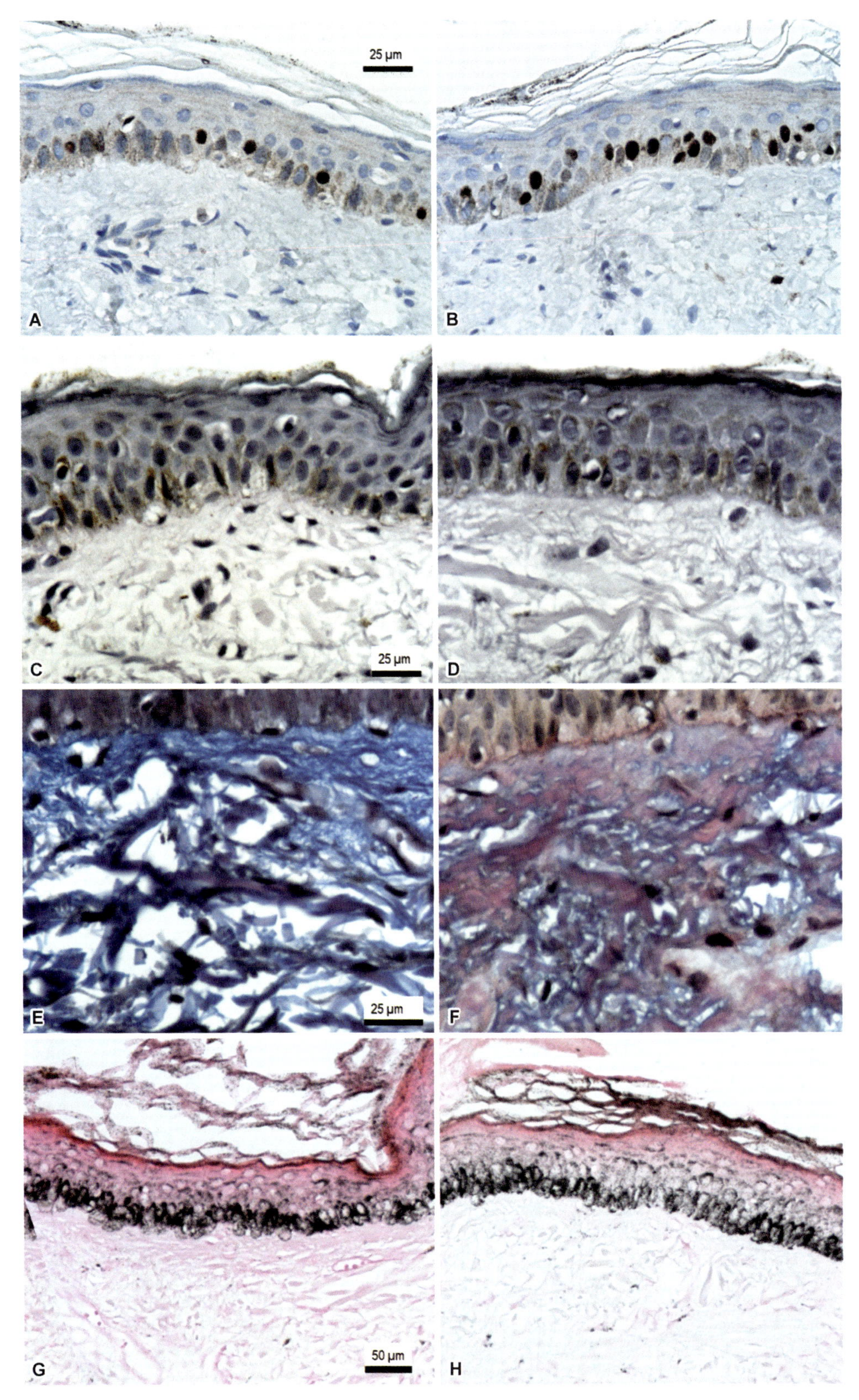

Figura 10.6 Aumento da marcação do Ki-67. **A.** Antes. **B.** Sete dias após IPCA®. Recuperação da membrana basal (ácido periódico de Schiff [PAS]). **C.** Antes. **D.** Sete dias após IPCA®. Aumento de glicosaminoglicanos e fibrina na derme superior (Herovici). **E.** Antes. **F.** Sete dias após IPCA®. Diminuição da melanina epidérmica. **G.** Antes. **H.** Sete dias após IPCA®. (Indian Journal of Dermatology, Venereology and Leprology.)

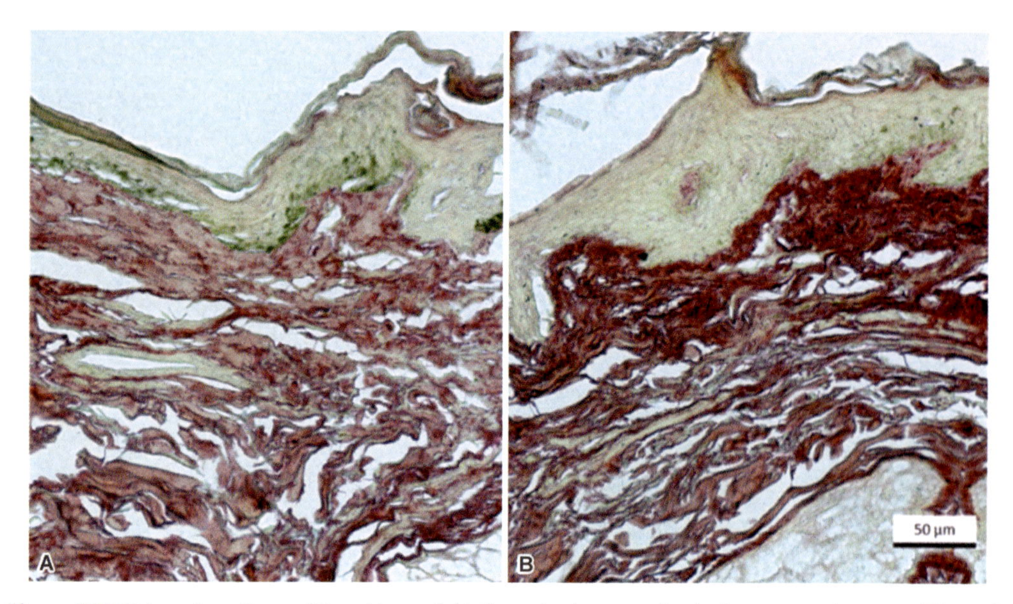

Figura 10.7 Feixes de colágeno (Picrosirius red). Melhora da elastose solar da derme superior antes (**A**) e após (**B**) Protocolo Lima. (BMC Dermatology.)

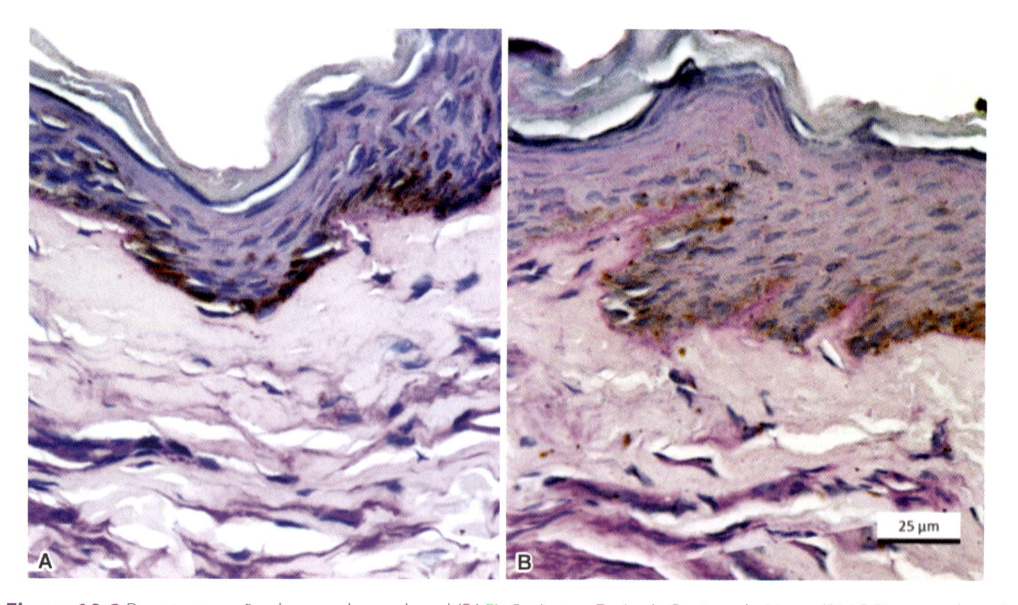

Figura 10.8 Reestruturação da membrana basal (PAS). **A.** Antes. **B.** Após Protocolo Lima. (BMC Dermatology.)

▸ **Instrumental.** Prefere-se a utilização de rolo com média de 192 agulhas de 1,5 mm de comprimento. O tratamento deve ser realizado em uma sala de procedimento criteriosamente preparada para uma intervenção cirúrgica e por profissional treinado e paramentado. É fundamental não banalizar esses critérios de segurança, que consistem na utilização de luvas estéreis, aposição de campos cirúrgicos estéreis e de um ambiente que siga normas estritas de desinfecção.

▸ **Assepsia e anestesia da área.** Sugere-se a aplicação de lidocaína lipossomal. Não se deve higienizar o rosto do paciente antes de aplicar esse anestésico tópico, já que a penetração na pele engordurada é maior. Recomenda-se massagem vigorosa em todo rosto com fina camada do creme e posterior aplicação de camada grossa (cerca de 7,5 g) por 30 minutos (Figura 10.9). Após esse tempo, nova camada grossa é aplicada com mais 7,5 g do produto. Passados os 30 minutos da segunda camada do ativo, a pele deve ser higienizada com clorexidina 2%, removendo-se completamente o anestésico. Dessa maneira, o paciente fica bem anestesiado e permite que o procedimento seja realizado com tranquilidade.

▸ **Transoperatório.** Procede-se então ao rolamento do instrumental, perfazendo faixas paralelas e adjacentes de micropunturas, que se intercruzam em diagonal, buscando atingir um eritema

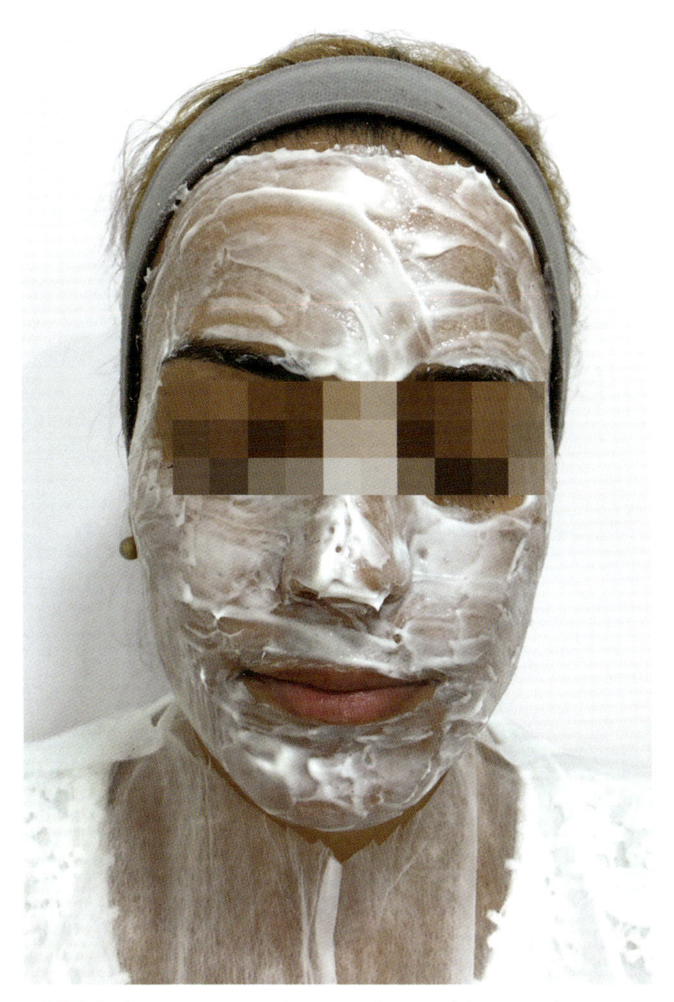

Figura 10.9 Paciente com camada grossa de anestésico no pré-procedimento.

uniforme com milhares de microperfurações. O sangramento é muito modesto, pontual e limitado. As Figuras 10.10 e 10.11 apresentam o *end point* correto da IPCA® para o melasma.

▸ **Pós-operatório imediato.** Após 10 a 20 minutos, tempo máximo para o fechamento das micropunturas provocadas, assegurando a integridade da pele tratada, sugere-se a aplicação de filtro solar tonalizado de amplo espectro. Apesar de esse produto não ser esterilizado, não consideramos que o paciente estará sujeito a riscos. O produto deve ser aplicado uniformemente sobre toda a pele e removido assim que o paciente tiver disponibilidade de reaplicá-lo ou estiver em ambientes amparados de luzes naturais e artificiais. Não está indicada antibioticoterapia tópica por ser um procedimento limpo e, segundo normatização da Food and Drug Administration (FDA), essa precaução é desnecessária. Crioterapia ou compressas quentes não são indicadas.

▸ **Evolução e cuidados no pós-operatório.** O uso de clareadores pode ser retomado nas primeiras 24 a 48 horas após intervenção, dependendo da tolerabilidade do paciente. Recomenda-se que sejam reintroduzidos paulatinamente, em noites alternadas. Manutenção de filtro solar e restrição às luzes intensas devem ser orientadas. Podem ocorrer edema e pequenos hematomas nos dias subsequentes, mas são modestos. Na prática dos autores, o paciente estará apto a regressar às suas atividades laborativas no dia seguinte ao procedimento.

▸ **Complicações.** Estão mais relacionadas a efeitos esperados como edema modesto, pequenos hematomas, HPI transitória e eritema transitório. Tomados os devidos cuidados no preparo da pele, estabelecendo-se a atenção às recomendações do pós-operatório com rigor, a IPCA® apresenta-se como uma técnica segura e reproduzível para o melasma, desde que o operador esteja devidamente habilitado e treinado.

▸ **Dor e desconforto.** Toleráveis durante a intervenção, desde que seguido o protocolo proposto pelos autores. No pós-operatório, essas queixas não são observadas.

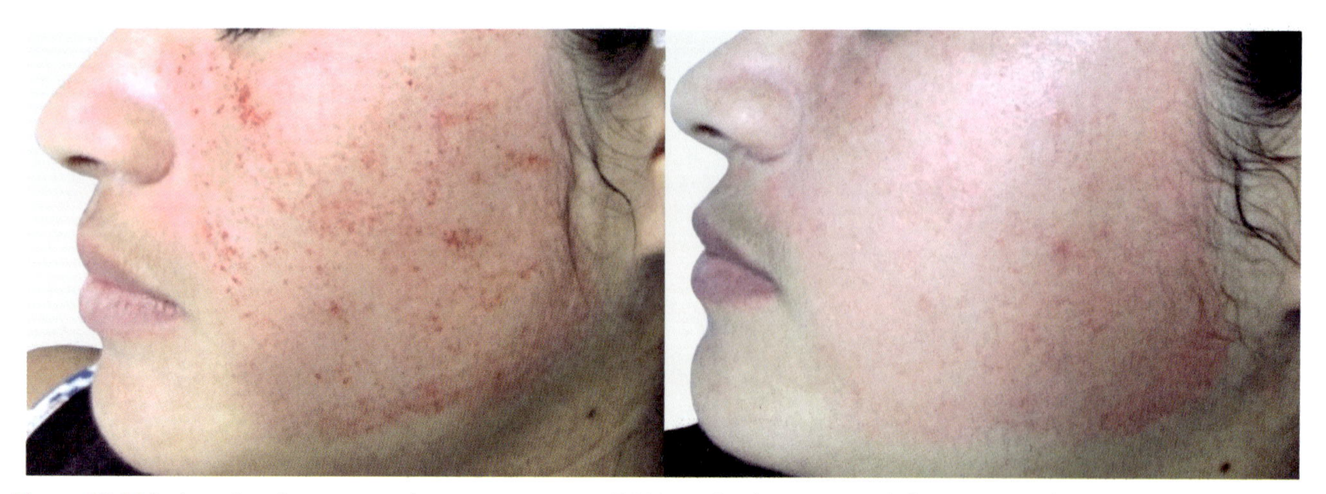

Figura 10.10 Paciente imediatamente após o tratamento com IPCA® e após a higienização da face com soro fisiológico, demonstrando o eritema resultante.

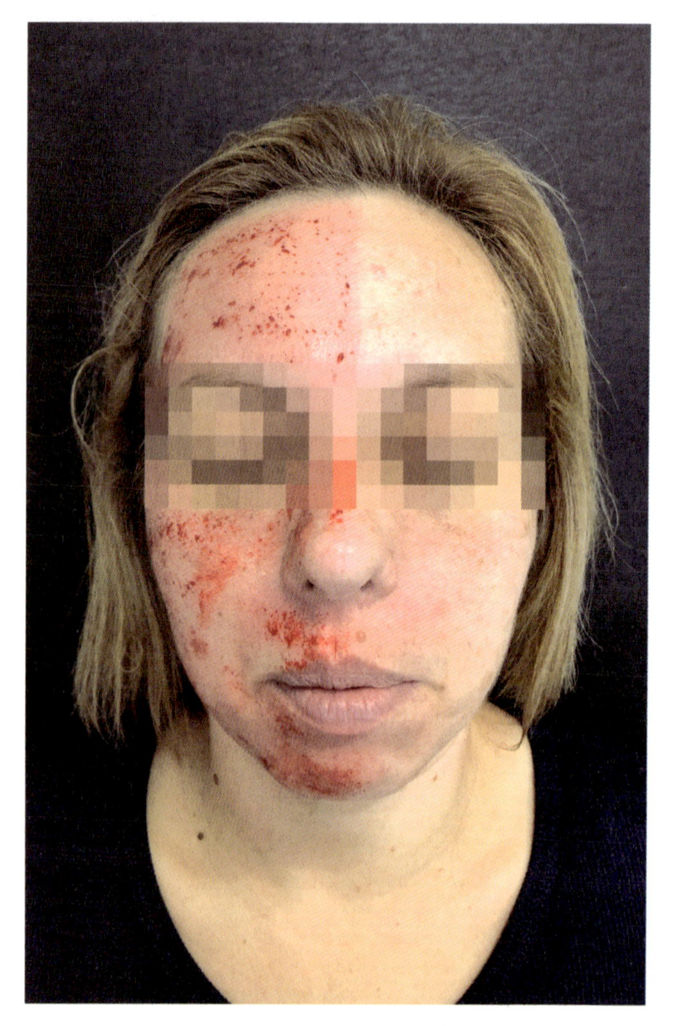

Figura 10.11 *End point* do IPCA® para melasma em hemiface, evidenciando o eritema difuso e os pontos de sangramento.

▸ **Profilaxia para herpes.** Não é recomendada de rotina, já que não se trata de uma intervenção ablativa, ou seja, que remova a epiderme totalmente e, consequentemente, possibilite a infecção por um organismo que necessita da perda da integridade do queratinócito para proliferar. Porém, nos casos em que o paciente tenha herpes de repetição, a profilaxia é mandatória, levando-se em consideração, principalmente, o estresse cirúrgico promovido pela técnica.

Considerações finais

A IPCA® com comprimento de agulha de 1,5 mm isoladamente, sem a adição de qualquer ativo, é capaz de promover clareamento das manchas de pacientes com melasma, seja ele de fácil tratamento ou recalcitrante.

O trauma provocado no procedimento deve ser homogêneo, denso e leve; a utilização de clareadores e filtro solar após o procedimento torna-se mandatória.

Bibliografia

Cassiano D, Esposito Lemos AC et al. Efficacy and safety of microneedling and oral tranexamic acid in the treatment of facial melasma in women: an open, evaluator-blinded, randomized clinical trial. J Am Acad Dermatol. 2020 Feb 6. pii: S0190-9622(20)30164-X.

Cassiano DP, Espósito ACC, Hassun KM et al. Early clinical and histological changes induced by microneedling in facial melasma: a pilot study. Indian J Dermatol Venereol Leprol. 2019 Nov-Dec; 85(6):638-41.

Espósito ACC, Brianezi G, de Souza NP et al. Ultrastructural characterization of damage in the basement membrane of facial melasma. Arch Dermatol Res. 2019 [Epub ahead of print].

Handel AC, Miot LDB, Miot HA. Melasma: a clinical and epidemiological review. An Bras Dermatol. 2014; 89(5):771-82.

Kang WH, Yoon KH, Lee ES et al. Melasma: histopathological characteristics in 56 Korean patients. Melasma: histopathological characteristics in 56 Korean patients. Br J Dermatol. 2002; 146:228-37.

Lima EVA, Lima MMDA, Paixão MP et al. Assessment of the effects of skin microneedling as adjuvant therapy for facial melasma: a pilot study. 2017:1-6.

Lima EA. Microneedling in facial recalcitrant melasma: report of a series of 22 cases. An Bras Dermatol. 2015 Nov-Dec; 90(6):919-21.

Ramaut L, Hoeksema H, Pirayesh A et al. Microneedling: where do we stand now? A systematic review of the literature. J Plast Reconstr Aesthetic Surg. 2018; 71(1):1-14.

Sheth VM, Pandya AG. Melasma: a comprehensive update: Part I. J Am Acad Dermatol. 2011; 65(4):689-97.

CAPÍTULO

11

IPCA® na Condução da Hiperpigmentação Pós-Inflamatória

Emerson de Andrade Lima

Racional da IPCA® em hiperpigmentação pós-inflamatória (HPI)

O escurecimento da pele de modo reacional a um trauma, que resulta em inflamação, eritema e conseguinte migração de pigmento, é frequentemente um desafio terapêutico. Isso porque se observa com frequência uma tendência constitucional à dermatose, e esses pacientes apresentam histórico de tendência a manchar a pele, muitas vezes desde a infância. No Brasil, a miscigenação e o clima tropical favorecem uma alta incidência desses casos. Também são queixas comuns cicatrizes hipercrômicas em áreas expostas, escurecimento de áreas de dobras ou, ainda, pigmentação inesperada das áreas tratadas em pacientes que foram submetidos a certos procedimentos.

Ativos clareadores e despigmentantes aplicados sobre a pele em domicílio podem ser efetivos quando associados ao uso regular de filtro solar, mas não conseguem oferecer bons resultados em todos os casos. Tratamentos complementares realizados em consultório, como *peelings* e *lasers*, têm suas respostas atreladas à experiência de cada dermatologista: alguns pacientes têm boas respostas, outros podem até piorar suas lesões.

Atualmente, existe a proposta de veiculação de ativos com potencial clareador por meio de técnicas que aumentem a permeabilidade da pele, seja por feixes de luz ou pela perfuração da pele por microagulhas, intervenção nominada *drug delivery*. Considerando-se este último, um rolo encravado por agulhas de aço inoxidável estéreis, ou ainda a sua apresentação em caneta de agulhas similares, é utilizado com posterior depósito da solução com potencial clareador sobre a pele. Quando se inicia a avaliação dessa proposta terapêutica, surge um questionamento: a substância com potencial clareador é a única responsável pelo clareamento observado nas investigações realizadas, ou as agulhas também teriam seu papel isoladamente nesse processo? Chama-nos a atenção o clareamento de cicatrizes pigmentadas após o tratamento pela IPCA®, como é possível evidenciar nas Figuras 11.1 a Figura 11.3.

A experiência do autor tratando essas cicatrizes e indivíduos portando melasma recalcitrante com microagulhas, com obtenção de clareamento em 100% dos casos e sem a adição de nenhum ativo, fez com que se passasse a acreditar no potencial das agulhas como despigmentante. Essa hipótese foi também validada por avaliações histopatológicas que apresentam redução significativa dos grânulos de melanina em espécimes corados pelo método de Fontana-Masson (ver Capítulo 10, *IPCA® na Condução do Melasma*) após o que foi preconizado como Protocolo Lima (desenvolvido pelo autor). As Figuras 11.4 e 11.5 apresentam casos de melasma recalcitrante tratados pelo Protocolo Lima.

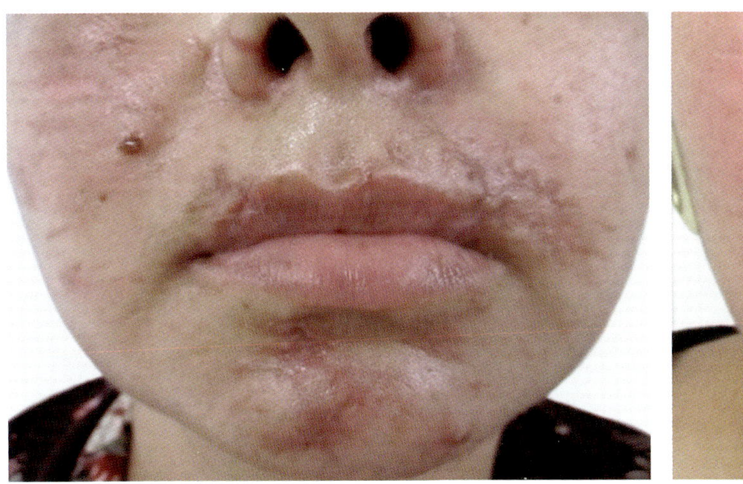
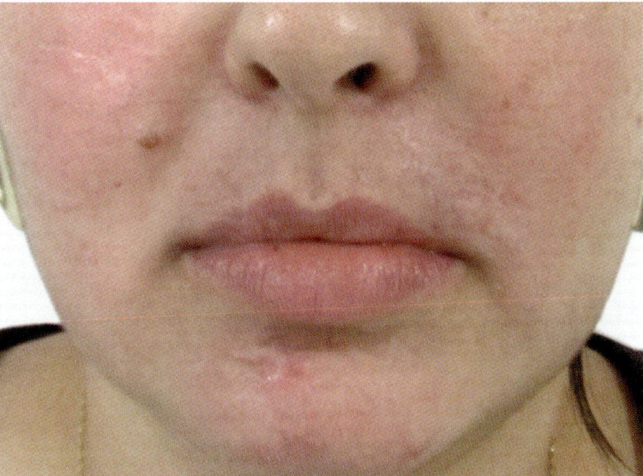

Figura 11.1 Cicatriz hiperpigmentada após acidente, tratada com duas sessões de injúria profunda da IPCA® com intervalo de 45 dias.

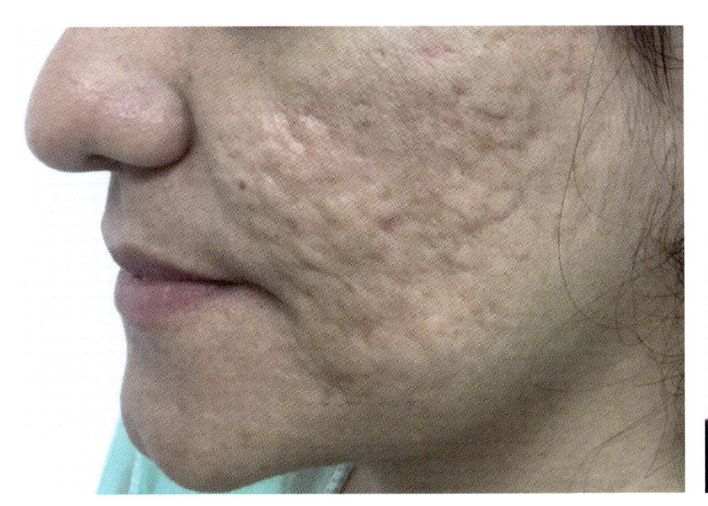
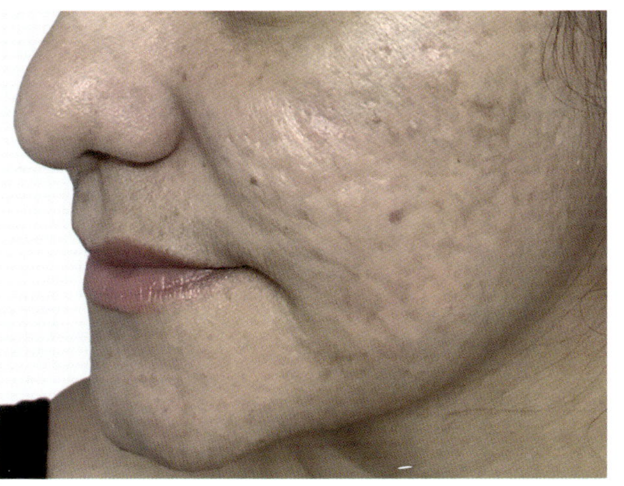

Figura 11.2 Cicatriz hiperpigmentada após acne tratada com uma sessão de injúria profunda da IPCA® antes e após 90 dias.

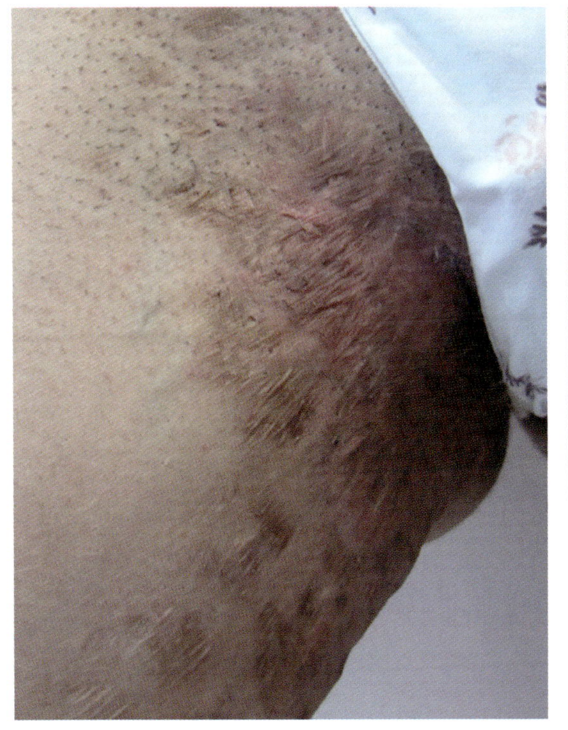
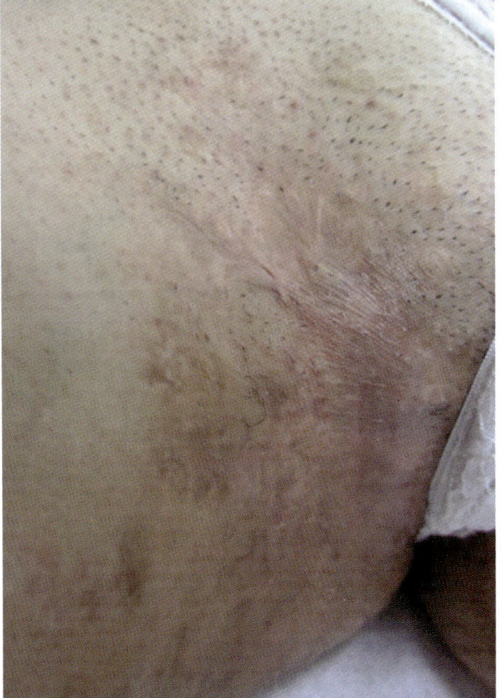

Figura 11.3 Cicatriz hiperpigmentada após hidradenite tratada com duas sessões de injúria profunda da IPCA® com 60 dias de intervalo.

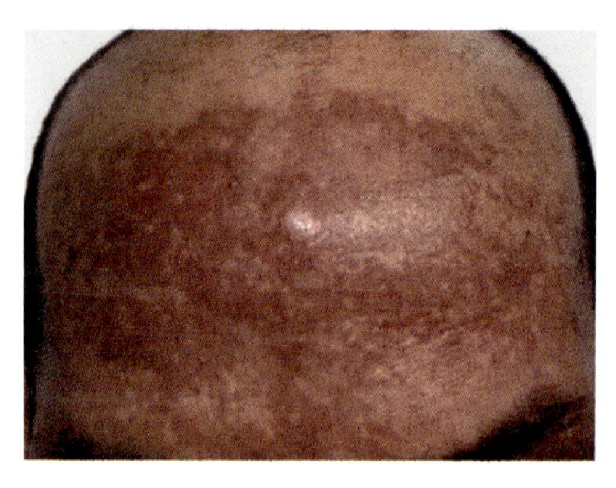
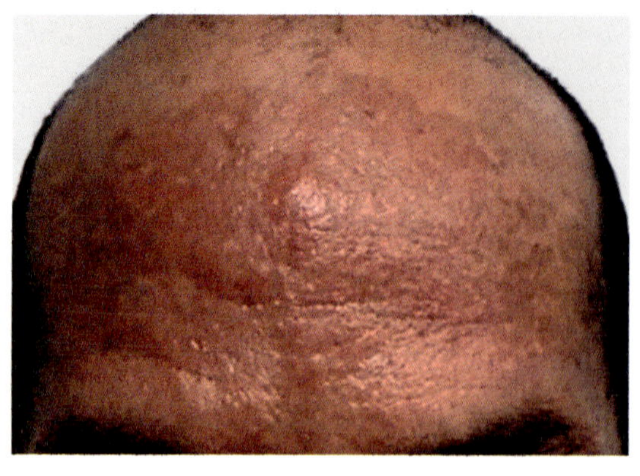

Figura 11.4 Melasma recalcitrante com 18 anos de evolução após tratamento com Protocolo Lima (duas sessões).

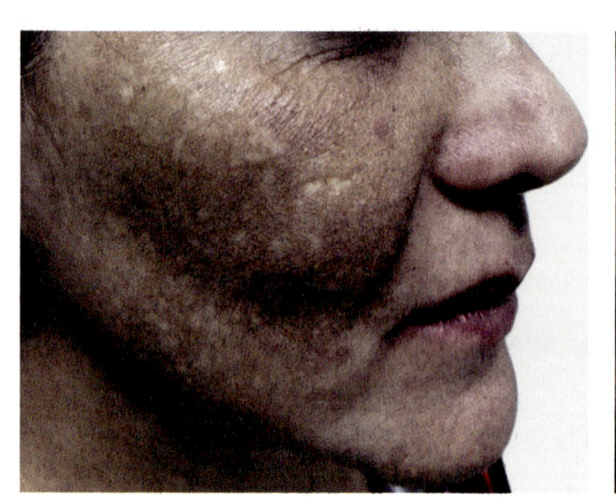
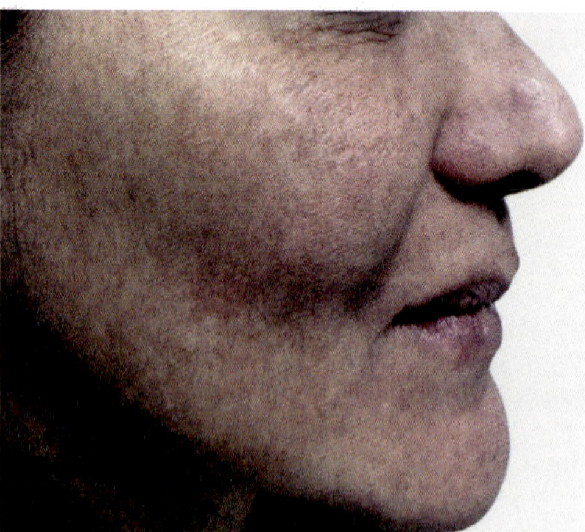

Figura 11.5 Melasma recalcitrante com 23 anos de evolução após tratamento com Protocolo Lima (duas sessões).

Protocolo Lima

1. A utilização da anestesia tópica é suficiente para a execução de injúria moderada. Para tanto, recomenda-se lidocaína lipossomada 4% como anestésico, cumprindo as seguintes orientações:

- Usar até 30 g (para a face) e até 60 g (para o corpo), com base em critérios de segurança do ativo (Figura 11.6)
- A aplicação do anestésico na área a ser tratada deve ser sem higienização prévia, pois a pele engordurada é um meio propício para a ativação do produto e a excelência da anestesia
- Deve-se massagear vigorosamente 50% da quantidade total recomendada do anestésico 1 hora antes da intervenção na área a ser tratada
- Após 30 min dessa primeira aplicação, devem ser utilizados os 50% restantes da mesma maneira descrita anteriormente, aguardando mais 30 min para o início da intervenção.

2. Higienizar a pele com clorexidina degermante ou aquosa, removendo todo o anestésico aplicado e os resíduos de maquiagem, filtro solar, entre outros.
3. Usar rolo com 1,5 mm de comprimento de agulha, buscando como *end point* uma injúria moderada (ver Capítulo 2, *Relação entre Injúria Provocada e Comprimento de Agulha,* End Point *e Possibilidades da IPCA®*). Para tanto, devem ser criadas faixas horizontais com movimento de vaivém até se conseguir um eritema uniforme com pontos petequiais. O cruzamento em sentidos vertical e diagonal poderá complementar a intervenção para se chegar ao aspecto de injúria recomendado (Figuras 11.7 e 11.8).
4. Finalizada a intervenção, não se deve remover o sangue ou a exsudação serosa. Esse plasma rico em plaquetas contém fatores de crescimento e células-tronco, que auxiliam no processo de regeneração cutânea e na obtenção dos resultados.

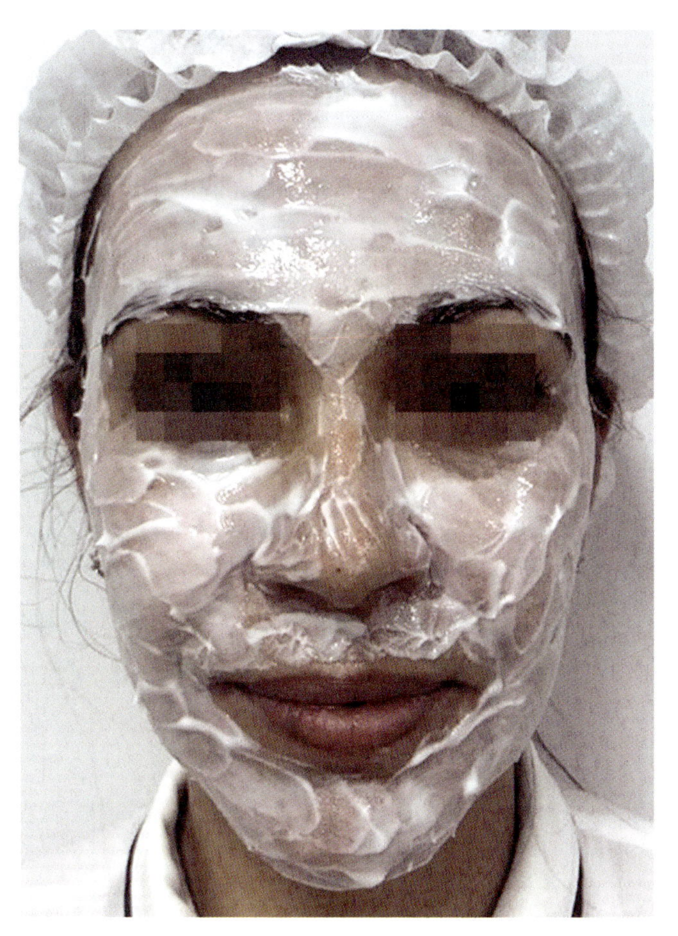

Figura 11.6 Face de uma paciente após a aplicação de 15 g de lidocaína lipossomada 4%.

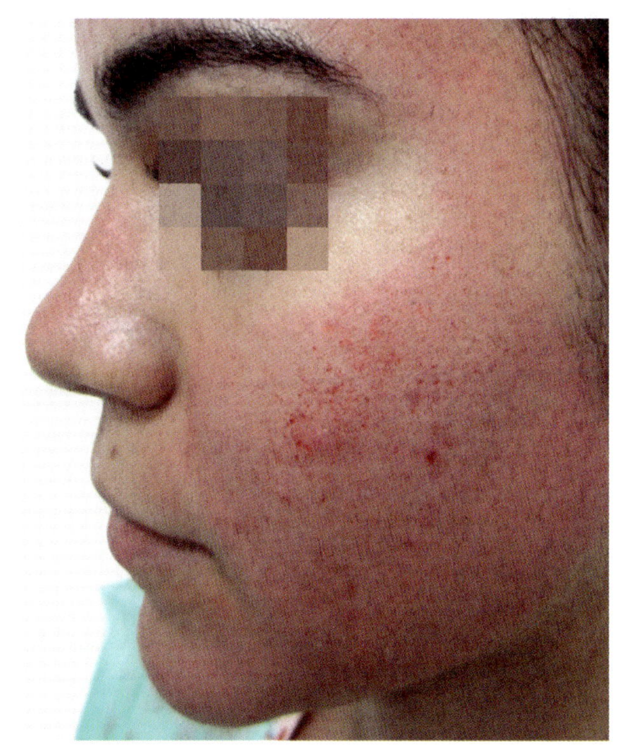

Figura 11.7 Face de uma paciente apresentando o *end point* proposto para HPI com base no Protocolo Lima.

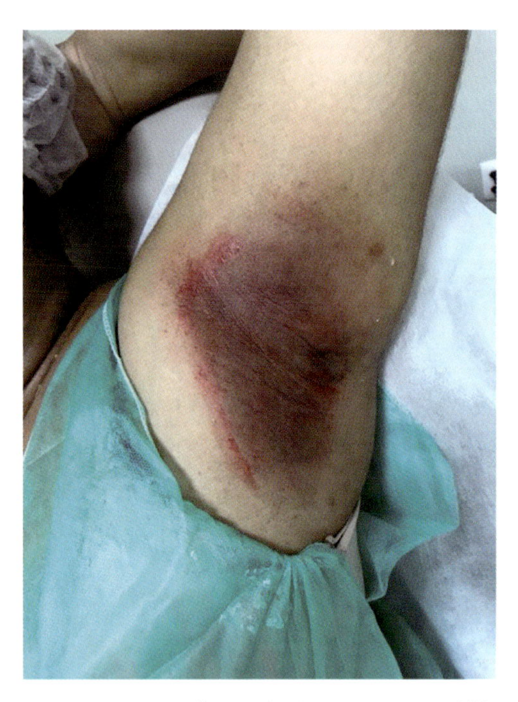

Figura 11.8 Axila de uma paciente apresentando o *end point* proposto para HPI com base no Protocolo Lima.

Passados 30 min da realização do procedimento, observa-se uma crosta serossanguinolenta, que coagulada oferece um curativo biológico à área tratada. O paciente pode ser liberado após a aplicação de filtro solar, caso a área seja exposta. Outra opção é realizar a aplicação de um *peeling* de ácido retinoico tonalizado 5%, conforme protocolo proposto por Emerson Lima (2018) (ver Capítulo 25, *IPCA® Associada a Peelings*).

Após 24 horas e nos dias que se seguirem, os pacientes poderão ser orientados quanto à utilização noturna de fórmula despigmentante industrializada (ácido retinoico 0,05% + hidroquinona 4% + fluocinolona acetonida 1%) e filtro solar tonalizado industrializado com fator de proteção solar (FPS) 60. O Protocolo Lima pode ser repetido 30 dias após o primeiro tratamento, e os pacientes podem retornar às suas atividades imediatamente após o procedimento. Não há restrições.

Os resultados observados são bons quando comparados aos de outros procedimentos, mesmo em casos desafiadores como o apresentado na Figura 11.9. Observamos o antes e o depois de duas sessões com intervalo de 15 dias de uma paciente vítima de um tratamento estético feito por um não médico utilizando máquina não identificada para tratamento de estrias. A Figura 11.10 apresenta uma paciente com melasma há 28 anos (que piorou após tratamento com máquina não informada). À direita, a mesma paciente 4 meses após três sessões do Protocolo Lima, com intervalo de 30 dias. Na Figura 11.11, observa-se outra indicação de sucesso com o Protocolo Lima: paciente com hiperpigmentação constitucional afetando regiões malar e periorbital após duas sessões de tratamento.

Avaliação e conduta

▸ **Avaliação do paciente.** A aplicabilidade da IPCA® é estabelecida independentemente do fototipo; mesmo nos mais altos, a técnica é bem indicada. Esses pacientes precisam estar em uso de clareador noturno e bem adaptados a um filtro solar de amplo espectro tonalizado. O preparo pré-procedimento é mandatório. Quanto menos melanina a pele tratada estiver disponibilizando, menor o risco de escurecimento no pós-procedimento.

▸ **Instrumental.** É preferível a utilização de rolo com média de 192 agulhas de 1,5 mm de comprimento. O tratamento deve ser realizado em uma sala de procedimento criteriosamente preparada para uma intervenção cirúrgica e por um profissional treinado e paramentado. É fundamental não banalizar esses critérios de segurança, que vão desde a utilização de luvas estéreis e aposição de campos cirúrgicos estéreis a um ambiente que siga normas estritas de desinfecção.

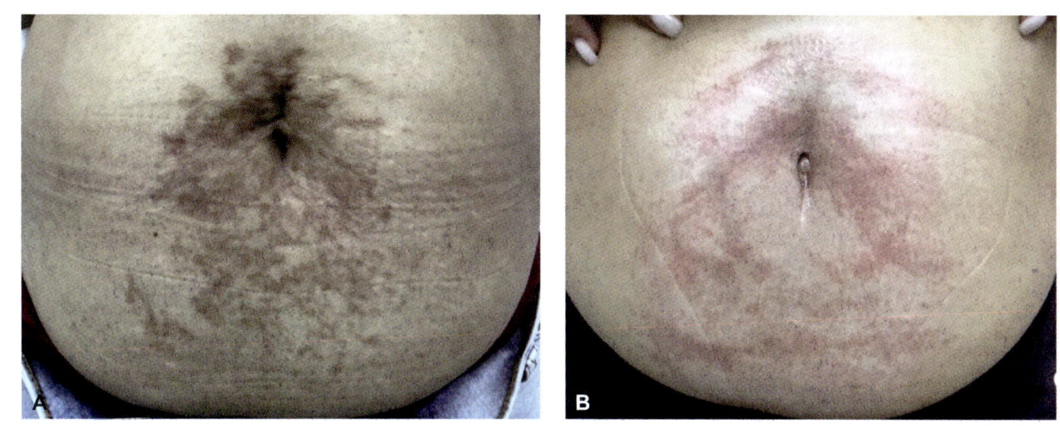

Figura 11.9 Paciente vítima de um tratamento estético feito por um não médico utilizando máquina não identificada para tratamento de estrias. **A.** HPI com evolução de 5 meses tratada com clareadores tópicos, sem sucesso. **B.** Resultado após duas sessões do Protocolo Lima.

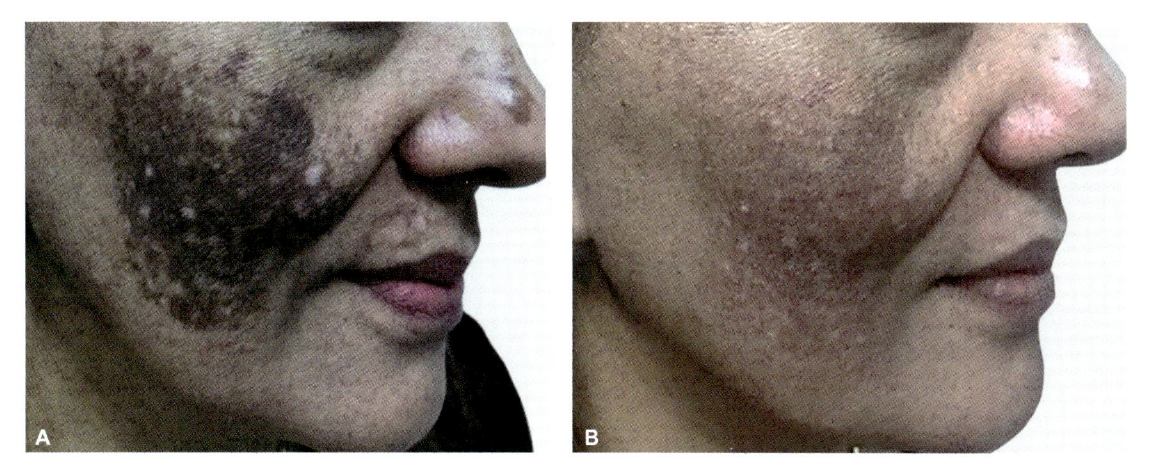

Figura 11.10 A. Paciente com melasma há 28 anos (piorado após tratamento com máquina não informada). **B.** Mesma paciente 4 meses após três sessões do Protocolo Lima, com intervalo de 30 dias.

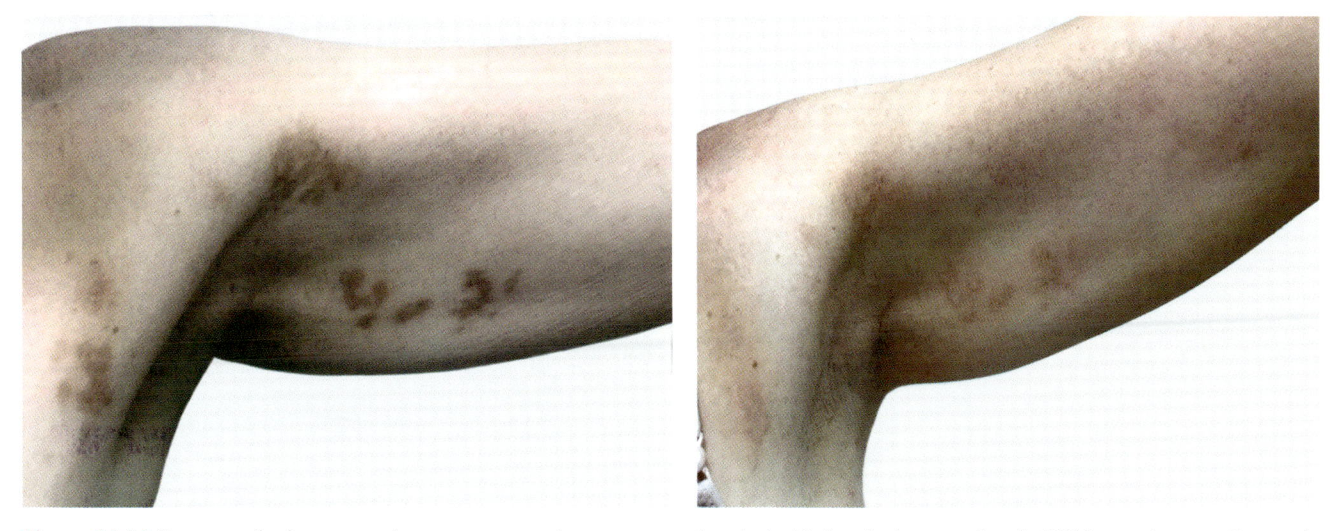

Figura 11.11 Braço e axila de uma paciente apresentando o antes e o depois de 90 dias de duas sessões de IPCA®, com base no Protocolo Lima, para HPI após herpes-zóster.

▸ **Assepsia, anestesia da área, transoperatório e pós-operatório.** Deve-se seguir metodologia apresentada no Protocolo Lima.

▸ **Complicações.** Estão muito mais relacionadas com efeitos esperados, como edema modesto, pequenos hematomas e eritema transitório.

▸ **Dor e desconforto.** São toleráveis durante a intervenção, desde que seguido o protocolo proposto pelo autor. No pós-operatório, essas queixas não são observadas.

▸ **Profilaxia para herpes.** Não é recomendada de rotina, já que não se trata de uma intervenção ablativa, que remova a epiderme totalmente e, consequentemente, possibilite a infecção por um organismo que necessita da perda da integridade do queratinócito para proliferar. Porém, nos casos em que se identificar o caráter frequente e recalcitrante da infecção viral, essa profilaxia é considerada mandatória, levando em consideração principalmente o estresse cirúrgico.

Segundo a experiência do autor, os resultados são satisfatórios nos casos de HPI, considerando que o arsenal terapêutico para essa condução é limitado e a utilização de clareadores, principalmente em áreas corporais, é pouco tolerada pelos pacientes. A quantidade de sessões depende da gravidade do caso.

A necessidade de oferecer resultados com maior brevidade faz com que os intervalos entre as sessões sejam reduzidos para 15 dias, já que a regeneração da pele acontece muito rapidamente. Na experiência do autor, não há contraindicação para realização da IPCA® nas diversas situações de HPI. A Figura 11.11 apresenta um caso de HPI após herpes-zóster tratado com duas sessões em intervalo de 30 dias. Outros dois casos desafiadores são apresentados nas Figuras 11.12 e 11.13, que mostram uma hiperpigmentação constitucional e uma HPI pós-acne conglobata, respectivamente, ambos tratados com o Protocolo Lima.

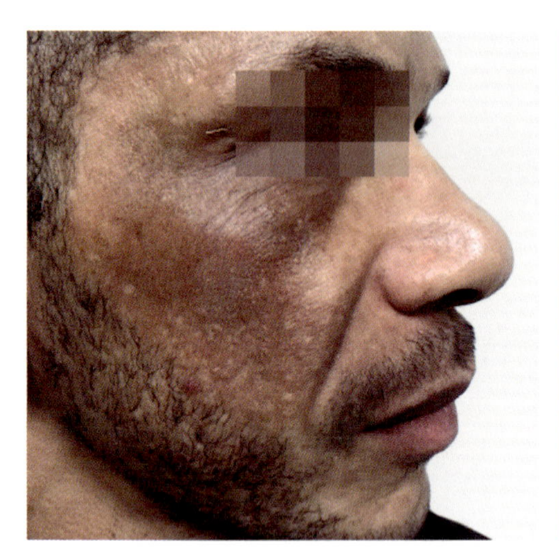
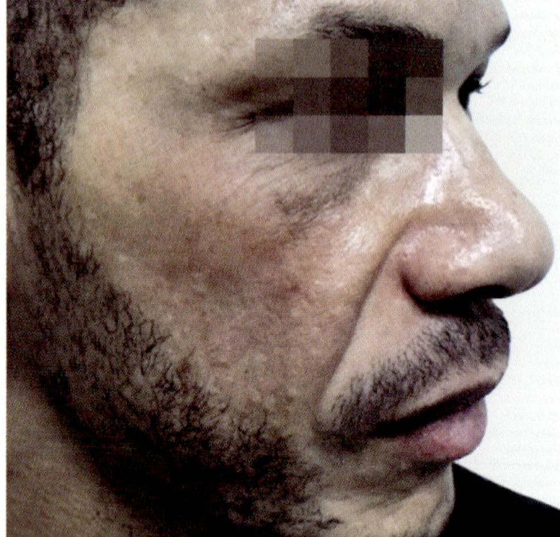

Figura 11.12 Paciente com hiperpigmentação constitucional afetando regiões malar e periorbital após duas sessões de tratamento com o Protocolo Lima.

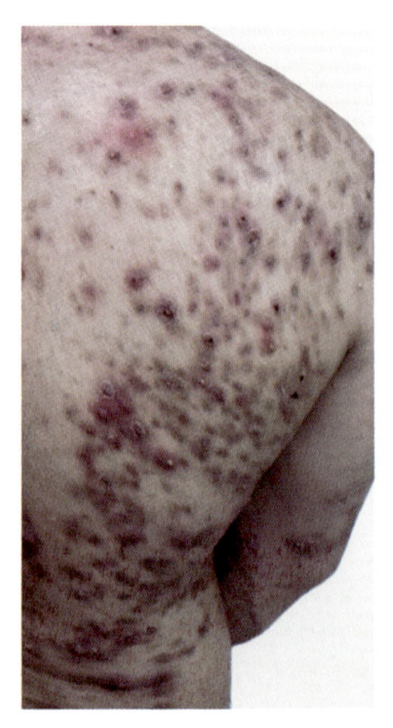
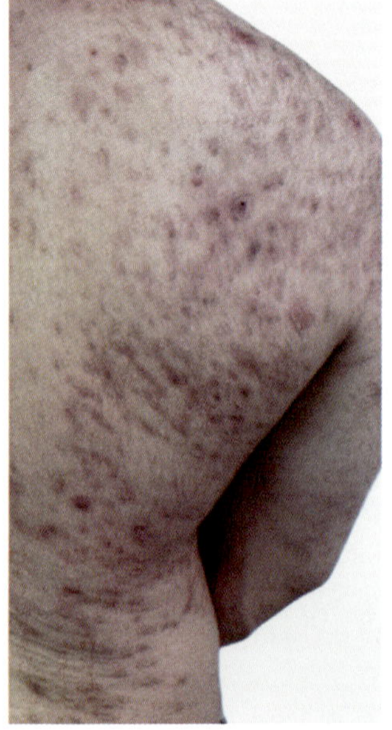

Figura 11.13 Paciente com hiperpigmentação pós-acne conglobata no dorso após duas sessões de tratamento com o Protocolo Lima.

Considerações finais

A IPCA® foi proposta como tratamento efetivo para HPI. Na experiência do autor, quando se obedece à metodologia com todos os critérios recomendados, o procedimento sempre oferece clareamento. A quantidade de sessões com intervalo de 30 dias depende da intensidade da HPI, e não há um limite para o número de intervenções. Além disso, segundo a experiência do autor, a cada intervenção se oferece um ganho de redução de pigmento e melhora na qualidade da pele.

Bibliografia

Bal SM, Caussin J, Pavel S et al. In vivo assessment of safety of microneedle arrays in human skin. Eur J Pharm Sci. 2008; 35:193-202.

Fernandes D. Minimally invasive percutaneous collagen induction. Oral Maxillofac Surg Clin North Am. 2005; 17:51-63.

Gupta AK, Gover MD, Nouri K et al. The treatment of melasma: a review of clinical trials. J Am Acad Dermatol. 2006; 55:1048-65.

Hsiao CY, Sung HC, Hu S et al. Fractional CO_2 laser treatment to enhance skin permeation of tranexamic acid with minimal skin disruption. Dermatology. 2015; 230(3):269-75.

Lima EA. Microagulhamento em melasma facial recalcitrante: uma série de 22 casos. An Bras Dermatol. 2015; 90(6):917-9.

Lima EA, Lima M, Takano D. Microneedling experimental study and classification of the resulting injury. Surg Cosmet Dermatol. 2013; 5:110-4.

Lu YG, Liu J, Gao YH et al. Modeling of transdermal drug delivery with a microneedle array. J Micromech Microeng. 2006; 16:151-4.

Miot LD, Miot HA, Silva MG et al. Physiopathology of melasma. An Bras Dermatol. 2009; 84:623-35.

Orentreich DS, Orentreich N. Subcutaneous incisionless (subcision) surgery for the correction of depressed scars and wrinkles. Dermatol Surg. 1995; 21:543-9.

Vachiramon V, Sahawatwong S, Sirithanabadeekul P. Treatment of melisma in men with low-fluence q-switched neodymium-doped yttrium-aluminumgarnet laser versus combined laser and glycolic acid peeling. Dermatol Surg. 2015; 41:457-65.

Vandervoort J, Ludwig A. Microneedles for transdermal drug delivery; mini review. Front Biosci. 2008; 13:1711-5.

CAPÍTULO 12

IPCA® em Cicatrizes de Acne

Emerson de Andrade Lima

Fundamentos da IPCA® nas cicatrizes de acne

Geralmente a acne cística resulta em cicatrizes difíceis de serem tratadas. O consumo de derme e hipoderme, bem como a deterioração da epiderme resultante da ação destrutiva de citocinas inflamatórias, dá origem a lesões deprimidas, elevadas, distróficas, além de perda de pigmento, hiperpigmentação, flacidez e desenvolvimento de rítides superficiais e profundas. Esse polimorfismo, observado comumente em pacientes após quadro grave e prolongado de acne inflamatória, apresenta-se como um desafio terapêutico. Por isso, faz-se necessária a avaliação particular dessas lesões, examinando sua arquitetura e direcionando a opção de intervenção mais específica à correção de cada unidade cicatricial. Consideramos importante apresentar a classificação morfológica de cicatrizes de acne proposta por Kadunc e Trindade de Almeida (2003):

- Cicatrizes elevadas
  - Hipertróficas
  - Queloidianas
  - Anetodermia-símiles
  - Em ponte
- Cicatrizes distróficas
- Cicatrizes deprimidas
  - Distensíveis: retrações e ondulações
  - Não distensíveis: superficial, média e profunda.

Frequentemente, observamos a necessidade de associar mais de uma técnica no mesmo indivíduo, buscando a otimização dos resultados. Consideramos as intervenções cirúrgicas, como Subcision®, microenxertias, *shavings*, excisões e técnicas ablativas indicadas para os casos mais graves. Tratamentos ablativos como *peelings* químicos médios e profundos trazem incontestável estímulo à produção de colágeno, o que resulta na superficialização dessas lesões e propicia a melhora da textura, do brilho e da coloração da superfície cutânea. Resultados muito bons também são observados com a associação dos *peelings* à abrasão cirúrgica-quimioabrasão, ou abrasão cirúrgica isolada. As Figuras 12.1 a 12.4 apresentam pacientes tratados por técnicas ablativas.

Porém, como mencionado no Capítulo 1, *Princípios e Segurança da Indução Percutânea de Colágeno com Agulhas (IPCA®)*, nos procedimentos ablativos, a recuperação é longa e resulta em um tecido mais sensível à luz, sujeito a hiperpigmentação pós-inflamatória (HPI) e fotossensibilidade, somando-se ao risco de complicações como formação de cicatrizes hipertróficas, eritema persistente e discromias. Após a epiderme ser removida, ocorre retificação das papilas dérmicas e o tecido cicatricial resultante é constituído de feixes espessos de colágeno orientados paralelamente, diferentemente da rede de entrelaçamento do colágeno encontrada na pele normal.

Atualmente, as intervenções que utilizam tecnologias ablativas buscam provocar um dano fracionado na pele, o qual permite que a integridade da microrregião adjacente ao trauma se mantenha íntegra, favorecendo um tempo de recuperação mais curto e um risco diminuído de complicações. O *laser* de CO_2 fracionado é um exemplo dessa proposta, bem como o é a IPCA®. A Figura 12.5 apresenta a evolução de uma paciente antes, após 5 dias da intervenção que associou abrasão cirúrgica ao ácido tricloroacético 35% e seguidos 30 dias, observando-se eritema substancial.

Comparativamente, a Figura 12.6 apresenta a evolução de uma paciente submetida à IPCA® em cinco fotos: antes da intervenção, no dia seguinte, 5 dias após a intervenção, passados 30 dias e a última após 8 anos. Pode-se observar uma evolução mais rápida quando comparada às técnicas ablativas e à manutenção dos resultados, após um longo período de tempo apenas com o uso de filtro solar diário.

A IPCA® promove um estímulo na produção de colágeno, sem provocar a desepitelização total observada nas técnicas ablativas. A epiderme e a derme são perfuradas, mas não removidas. Dessa maneira, a penetração das agulhas utilizadas nessa técnica na pele produz micropunturas no fundo das cicatrizes, modificando sua superfície, desestruturando o colágeno anormal, favorecendo a neovascularização e a neoangiogênese (Figura 12.7). As cicatrizes deprimidas, mesmo as mais largas e mais profundas, respondem às agulhas. Quanto mais superficiais e estreitas forem, melhor será o resultado terapêutico obtido, sendo necessário, muitas vezes, aumentar o comprimento

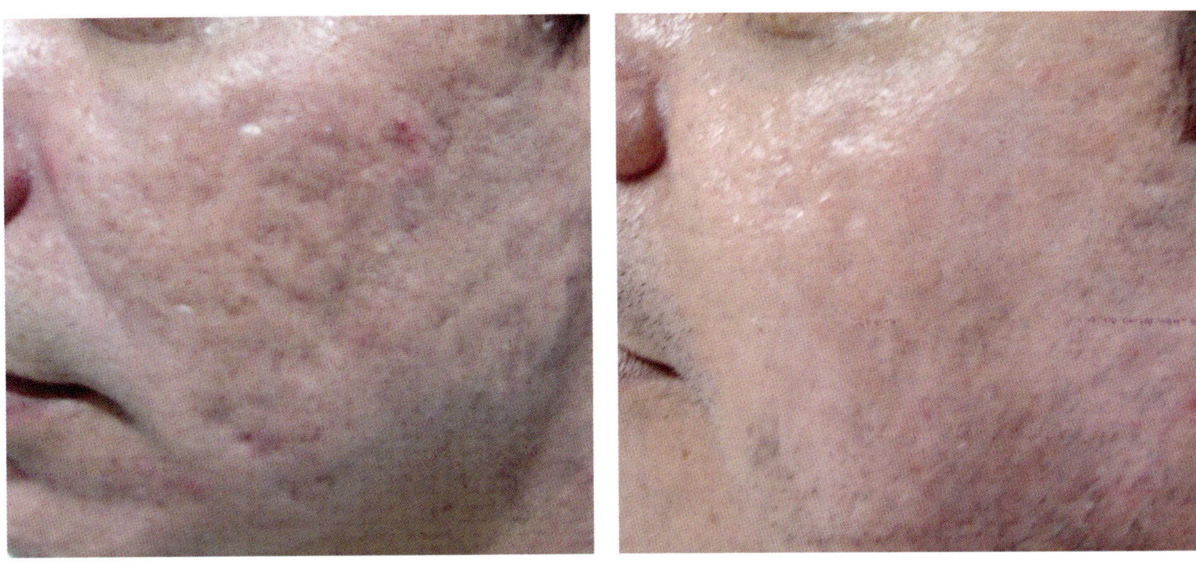

Figura 12.1 Cicatrizes de acne deprimidas tratadas com abrasão cirúrgica.

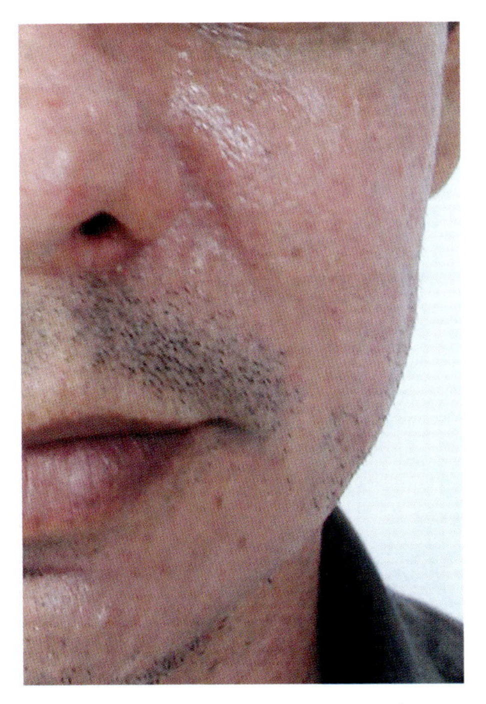

Figura 12.2 Cicatrizes deprimidas tratadas com abrasão cirúrgica.

das agulhas para que o fundo dessas lesões seja efetivamente alcançado. As cicatrizes elevadas também respondem à IPCA®, bem como as cicatrizes distróficas, planas e discrômicas. O grau da melhora é variável, dependendo da gravidade dessas lesões, ou seja, quanto mais profunda, elevada, discrômica e irregular for a cicatriz, mais modesto será o ganho cosmético. Observa-se também um efeito de desprendimento ou elevação da região consumida pela inflamação e afetada por traves fibróticas que retraem o tecido, ancorando a superfície da pele em planos profundos.

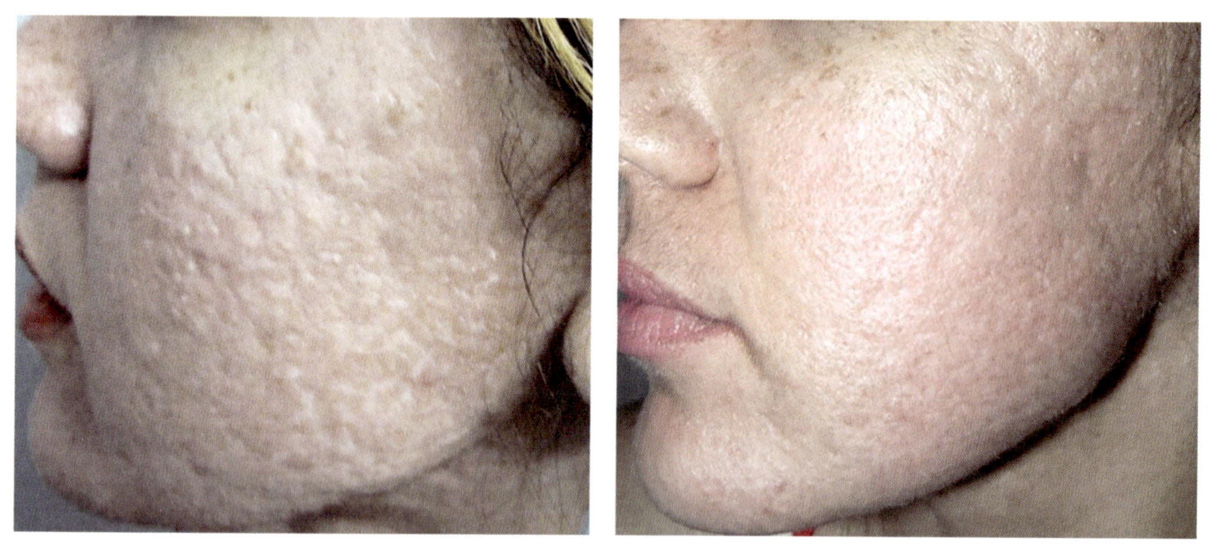

Figura 12.3 Cicatrizes deprimidas tratadas com a associação de ácido tricloroacético (TCA) 35% e abrasão cirúrgica.

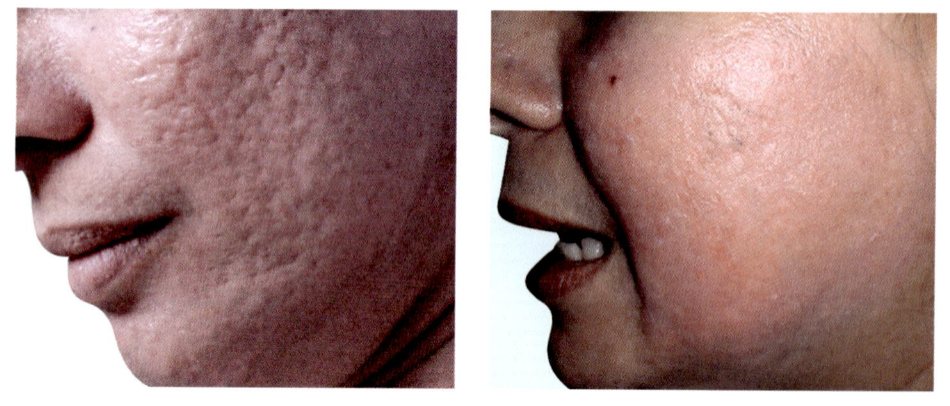

Figura 12.4 Eritema persistente após 30 dias do tratamento com TCA 35% e abrasão cirúrgica.

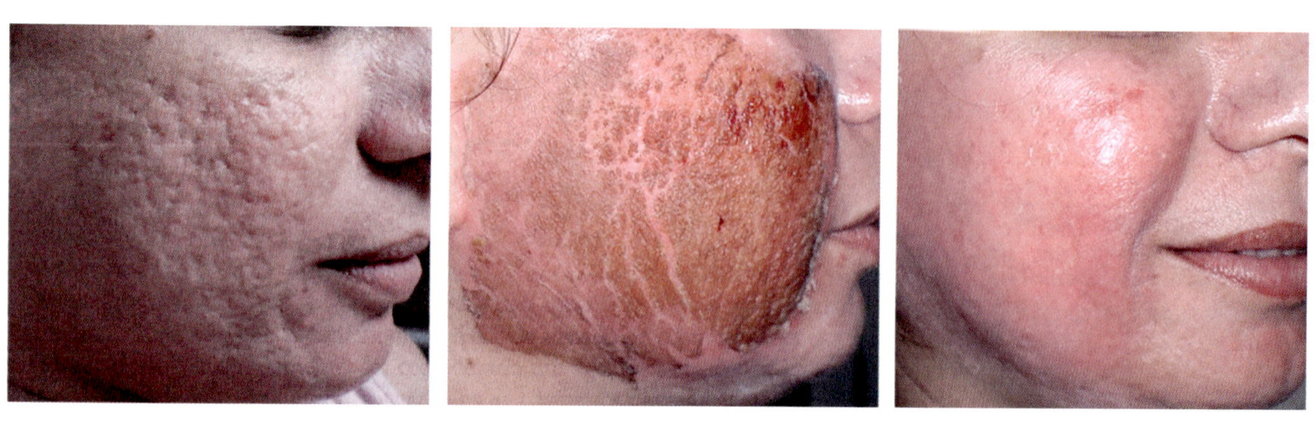

Figura 12.5 Evolução do tratamento com abrasão cirúrgica e TCA 35% após 5 dias e seguidos 30 dias.

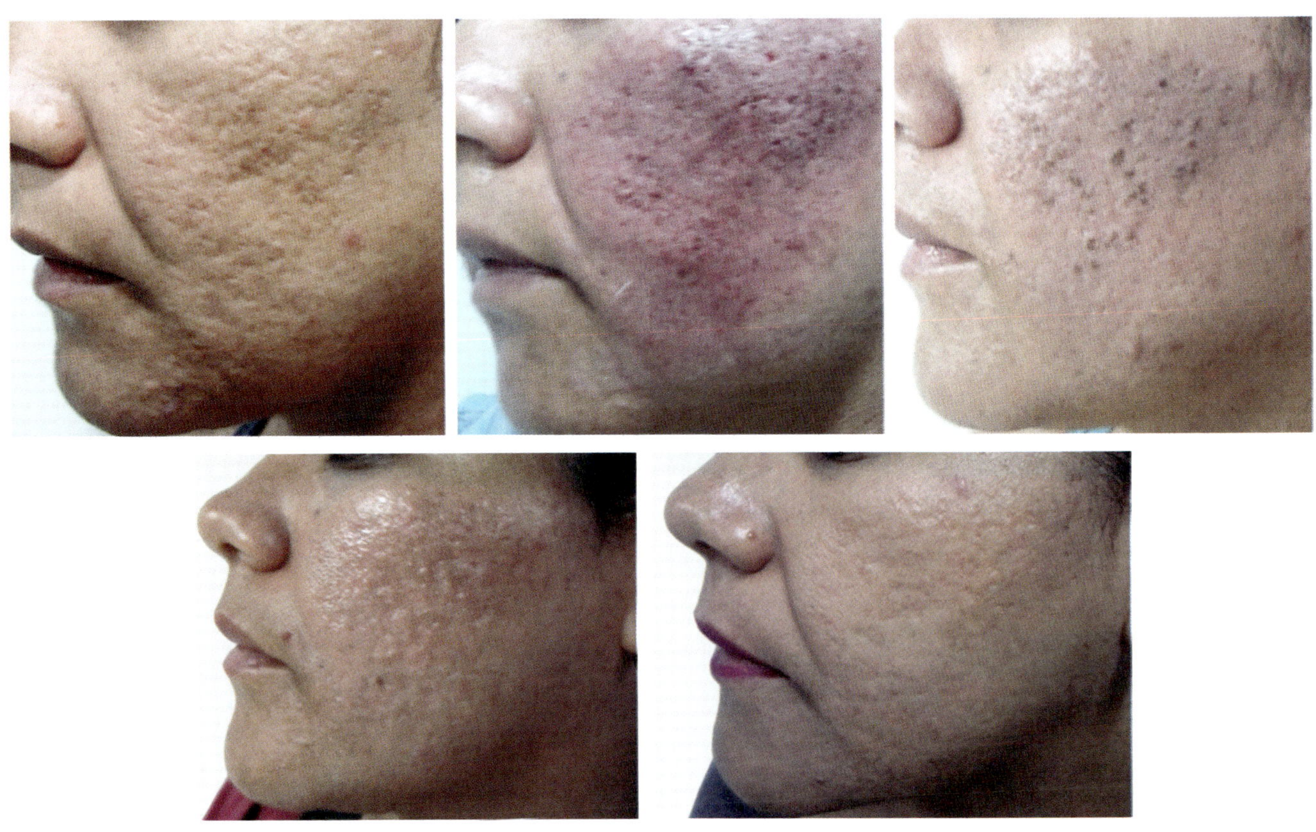

Figura 12.6 Evolução de paciente submetida à IPCA®. Antes da intervenção, no dia seguinte, 5 dias após a intervenção, passados 30 dias e a última após 8 anos. Pode ser observada uma evolução mais rápida quando comparada às técnicas ablativas e manutenção dos resultados, após um longo período apenas com o uso diário de filtro solar.

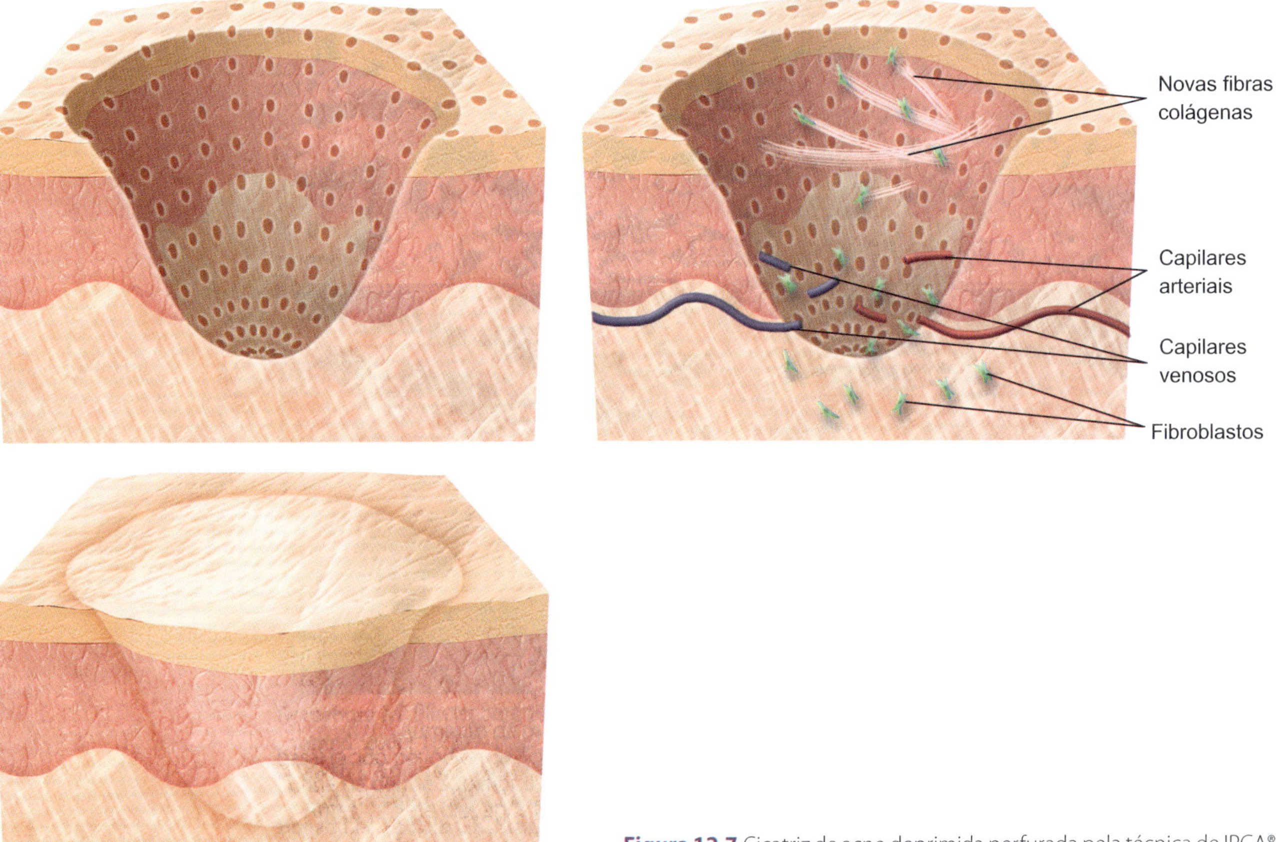

Figura 12.7 Cicatriz de acne deprimida perfurada pela técnica de IPCA®, demonstrando esquematicamente o processo de regeneração tecidual que se instala após o procedimento.

Grosso modo, podemos comparar essa ruptura à que ocorreria com a liberação de traves que imprimem o aspecto capitonê a uma almofada. Similar ao que ocorre com a Subcision®, que atua com movimentos de para-brisa, ou à proposta da tunelização dérmica (TD®), que age com movimentos de vaivém, a IPCA® agulha a epiderme e a derme, levando a melhora da fibrose da área tratada. Nos indivíduos com mais idade, o envelhecimento intrínseco e o fotodano pioram o aspecto das cicatrizes. Tais características, somadas à flacidez e à redistribuição da gordura da face, produzem acentuação do aspecto inestético. Cumpre relatar que, mesmo quando o paciente é submetido a procedimentos que removam sobras de pele, atenuando flacidez e rugas, a pele resultante precisa oferecer uma boa aparência e isso se traduz pela renovação tecidual, fruto de uma intervenção fundamentada em neocolagênese e neoangiogênese. As Figuras 12.8 e 12.9 exemplificam o que fora dito mostrando duas irmãs que tiveram acne cística na adolescência, evoluíram com cicatrizes deprimidas e consumo da região geniana, provocando flacidez piorada com o envelhecimento. Observem que, da análise estática (as pacientes em repouso) para a dinâmica (as pacientes sorrindo), cicatrizes, rugas profundas e flacidez mostram-se piores expressivamente. Apesar dos bons resultados de volumerização oferecidos por preenchedores autólogos e heterólogos, eles não conseguem cumprir bem o seu papel nesses casos, pois há necessidade de se intervir particularmente nas cicatrizes e rugas profundas. Em algumas situações, em que as traves fibróticas estão sabidamente presentes, consideramos inadequada a deposição desses produtos, antes de

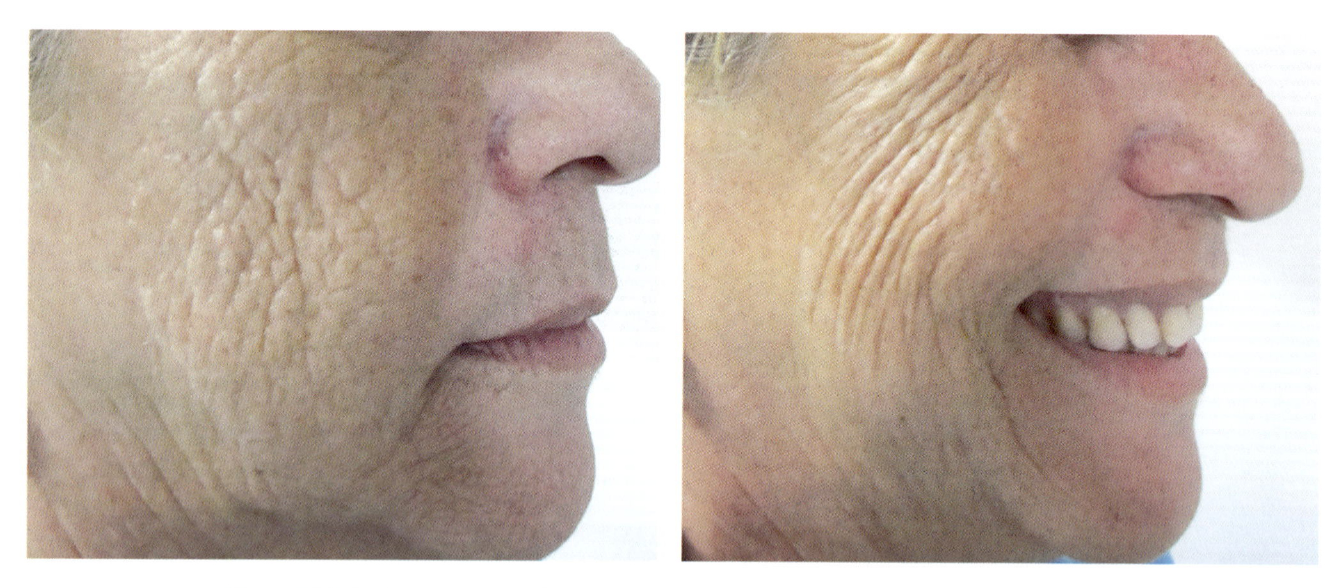

Figura 12.8 Avaliação estática e dinâmica da flacidez observada em paciente com acne cística.

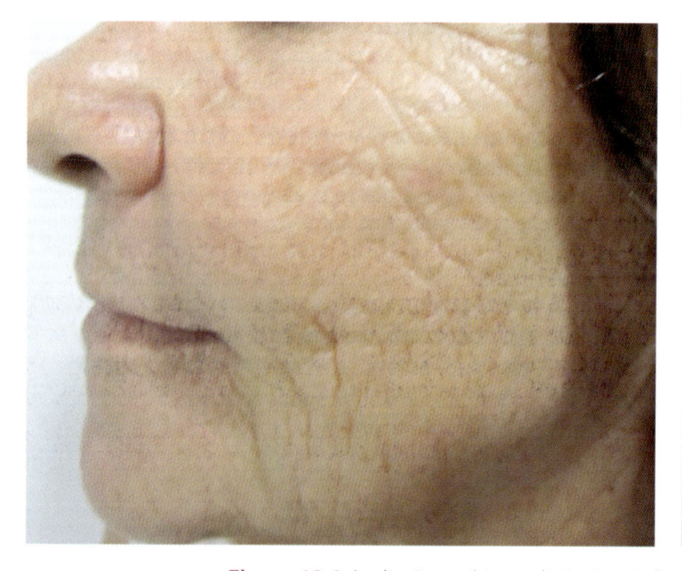

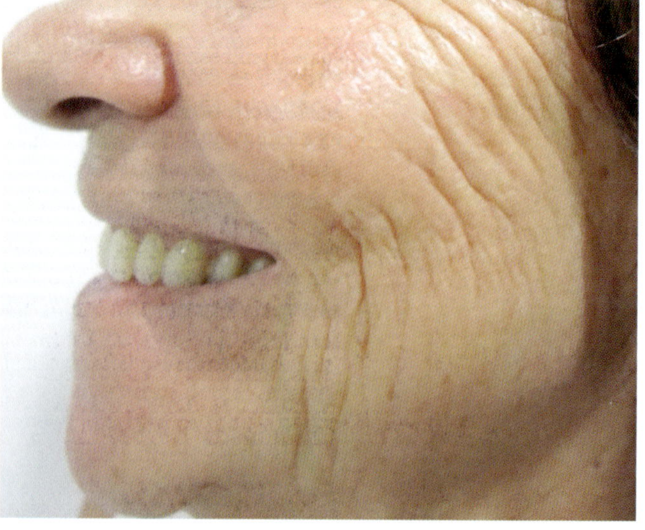

Figura 12.9 Avaliação estática e dinâmica da flacidez observada em paciente com acne cística.

uma intervenção cirúrgica que as libere. A justificativa é que os preenchedores ficarão encarcerados entre essa trama, não cumprindo com excelência seu papel e oferecendo um aspecto pouco natural (Figura 12.10). O autor preconiza o uso da IPCA® como etapa inicial das abordagens às cicatrizes de acne, independentemente das características e da classificação arquitetônica, pois afirma que todas responderão às microagulhas, seja significativamente, seja pobremente. Quanto maior o comprimento de agulha utilizado, mais dramática é a resposta terapêutica (ver Capítulo 2, *Relação entre Injúria Provocada e Comprimento de Agulha,* End Point *e Possibilidades da IPCA®*), e maior será a chance de resolução.

Aplicabilidade da IPCA® nas cicatrizes de acne

A IPCA®, conforme registrado no Brasil por Emerson Lima (2016), oferece a proposta de melhorar a textura, a coloração e o relevo das cicatrizes de acne com microagulhas, preferencialmente agulhas com 2,5 mm de comprimento. Para o sucesso da técnica, deve-se considerar os itens descritos a seguir.

Espessura da pele

As peles muito finas oferecem menos resistência a comprimentos de agulhas menores, quando comparadas à peles espessas. Porém, como frequentemente pacientes com cicatrizes de acne apresentam a pele espessa, recomenda-se a utilização das agulhas de 2,5 mm de comprimento. Esses indivíduos comumente apresentam reentrâncias que dificultam o rolamento das microagulhas e, consequentemente, comprometem a uniformidade da sua penetração, observando-se uma redução de até 50% de penetração do comprimento total. Nos indivíduos mais velhos, quanto mais elastótica a pele, maior a evidência à resistência. Nos tabagistas, observamos esse mesmo processo, e, para compensar e vencer essa renitência, muitas vezes o operador impõe força exagerada ao instrumento, podendo traumatizar estruturas nervosas ou vasculares e não alcançar o efeito esperado. Portanto, recomendamos que o vetor da força que imprimimos ao rolo sempre tangencie o plano horizontal em que estamos trabalhando e nunca esteja perpendicular a essa superfície.

Característica das cicatrizes

Quanto mais profunda a cicatriz, maior o desafio. As cicatrizes em que a epiderme foi totalmente destruída com perda de melanina e resultam em cicatriz atrófica também são mais difíceis de tratar. As lesões da face são mais responsivas à IPCA®, quando comparadas àquelas encontradas

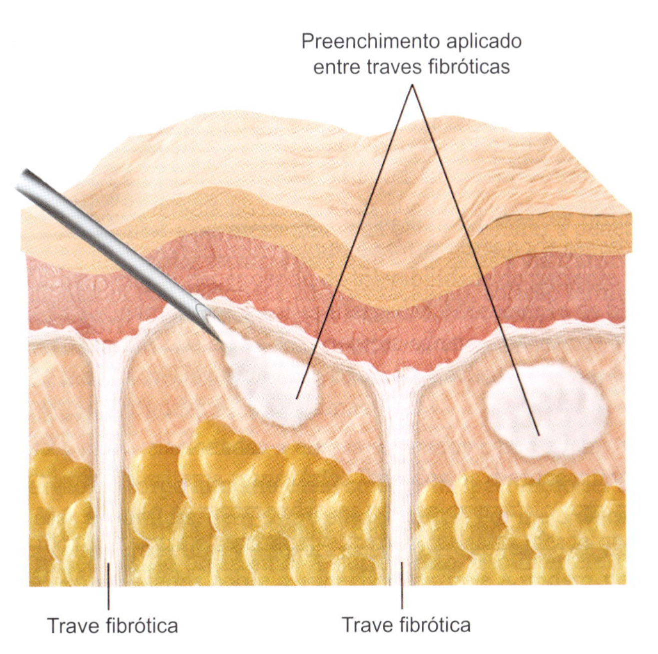

Figura 12.10 Preenchedor encarcerado entre traves fibróticas, comprometendo o resultado cosmético.

no peito ou dorso; estas últimas necessitam de mais intervenções para oferecerem o mesmo resultado das primeiras. Cicatrizes localizadas em áreas mais oleosas, na experiência do autor, oferecem melhor resposta ao tratamento, quando comparadas àquelas dispostas em regiões com menos glândulas seborreicas. Isso caracteriza um diferencial da IPCA®, técnica que apenas agulha a pele, em relação à incisão. Nesta última, o alargamento e, muitas vezes, a piora da cicatriz são evidenciados, mais comumente em peles oleosas.

Flacidez e comprimento de agulha

A flacidez da face é mais facilmente tratada do que a flacidez corporal. O coxim adiposo mais espesso no corpo oferece um amortecimento da penetração da agulha, resultando em maior resistência. As eminências ósseas da face funcionam como superfície de apoio, o que facilita a introdução das agulhas.

Injúria profunda

É proposta quando o objetivo é extrair o máximo dessa intervenção em um único procedimento. Comumente, uma abordagem utilizando-se comprimento de agulha de 2,5 mm sob anestesia infiltrativa propicia um ganho cosmético compatível com as expectativas do paciente e do dermatologista; porém, caso se deseje realizar uma segunda intervenção, é prudente aguardar pelo menos 90 dias para a estabilização dos resultados. A Figura 12.11 apresenta claramente, com o *end point*, a diferença entre a técnica ablativa (Figura 12.11A) e a IPCA® (Figura 12.11B). Observe que a primeira apresenta a exposição da derme à custa da desepitelização, enquanto a segunda, uma púrpura uniforme secundária a milhares de microperfurações, sem que a epiderme tenha sido removida. Na Figura 12.12, uma substancial melhora de cicatrizes deprimidas de acne, difíceis de tratamento, após uma única sessão de IPCA® injúria profunda, passados 4 anos da intervenção, demonstra a sustentação dos resultados com a técnica executada seguindo o protocolo do autor. A Figura 12.13 apresenta a correção da perda de volume da região geniana conseguida pela injúria profunda da IPCA® após 90 dias de evolução. Um exemplo do estímulo colagênico e da ruptura de traves fibróticas cicatriciais proporcionados pelo tratamento.

A seguir, sugere-se uma sequência para orientar a execução do tratamento, considerando uma proposta de injúria profunda no tratamento das cicatrizes de acne.

▸ **Avaliação do paciente.** Mesmo fotótipos mais altos, sujeitos à HPI comumente transitória, podem submeter-se à IPCA®, porém o preparo da pele é crucial. Como já mencionado, quanto menos melanina a pele a ser tratada estiver disponibilizando, menor o risco de escurecimento.

▸ **Instrumental.** Uma pele com cicatrizes responde com mais dificuldade à injúria provocada pelas microagulhas, quando comparada à pele envelhecida. Diante de maior resistência, é preferível

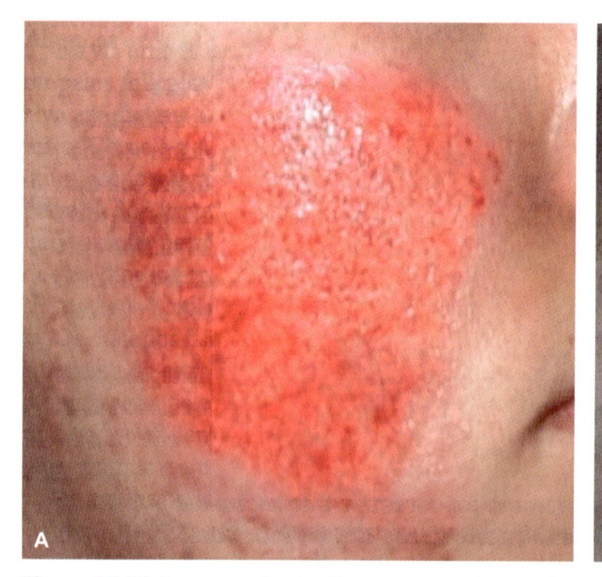

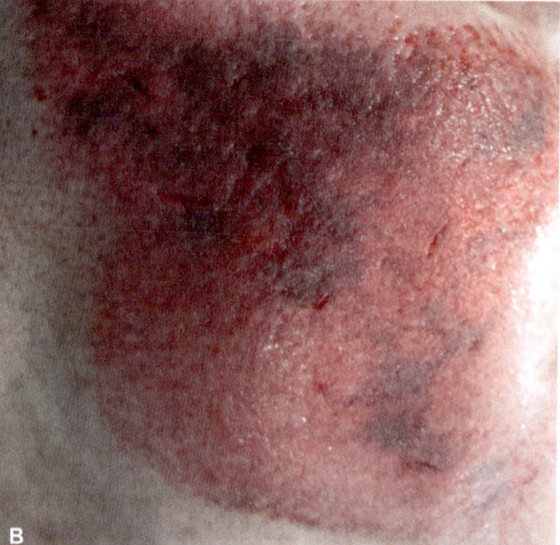

Figura 12.11 Apresentação da diferença entre técnica ablativa pós-abrasão cirúrgica (**A**) e IPCA® (**B**). Em **A** pode-se observar a exposição da derme à custa da desepitelização, enquanto, em **B** uma púrpura uniforme secundária a milhares de microperfurações, sem que a epiderme tenha sido removida.

utilizar o dispositivo em forma de rolo com agulhas de 2,5 mm de comprimento, apesar de agulhas mais curtas também apresentarem potencial de correção. Todo cuidado de uma intervenção cirúrgica deve ser tomado. É fundamental não banalizar esses critérios de segurança, que vão desde a utilização de luvas estéreis e aposição de campos cirúrgicos estéreis a um ambiente que siga normas estritas de desinfecção.

▸ **Assepsia e anestesia da área.** Prefere-se a clorexidina 2% como antisséptico. Para anestesiar utiliza-se solução de lidocaína 2% sem vasoconstritor 1:2 soro fisiológico 0,9%, respeitando a dose máxima do ativo permitida (ver Capítulo 4, *Critérios de Segurança | Analgesia e Anestesia*). Após a rolagem das microagulhas, observa-se um sangramento que varia de acordo com a friabilidade das cicatrizes e o grau de fibrose.

▸ **Pós-operatório imediato.** O sangramento é contido com compressas e segue-se o curativo utilizando gaze estéril em grande quantidade (a fim de conter a exsudação) e Micropore®, sem a adição de nenhum umectante. Como já mencionado, não está indicada antibioticoterapia tópica ou sistêmica. É um procedimento limpo e, segundo normatização da Food and Drug Administration (FDA), essa precaução é desnecessária. Também não há necessidade de compressas geladas ou quentes para conter a grande quantidade de micro-hematomas, muito menos corticoterapia.

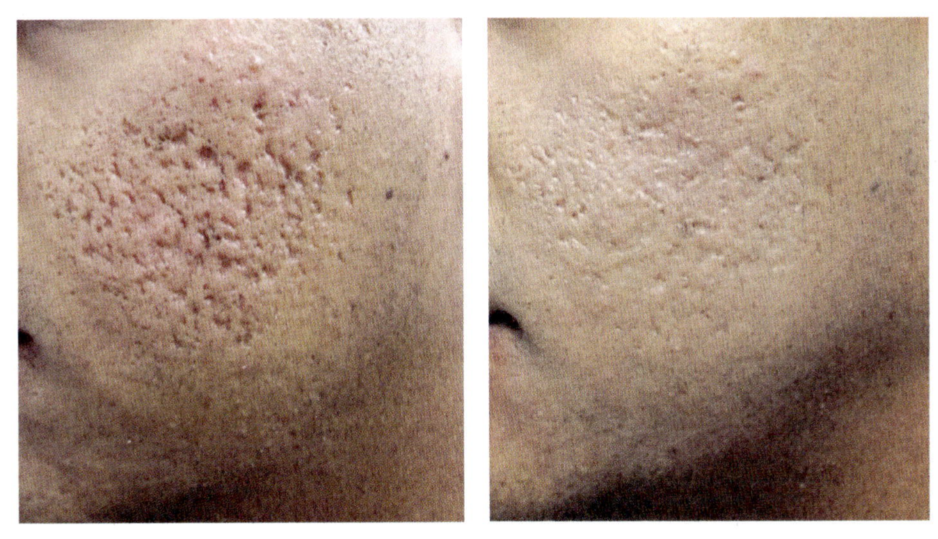

Figura 12.12 Paciente antes e após 4 anos do tratamento com IPCA® com resultados mantidos.

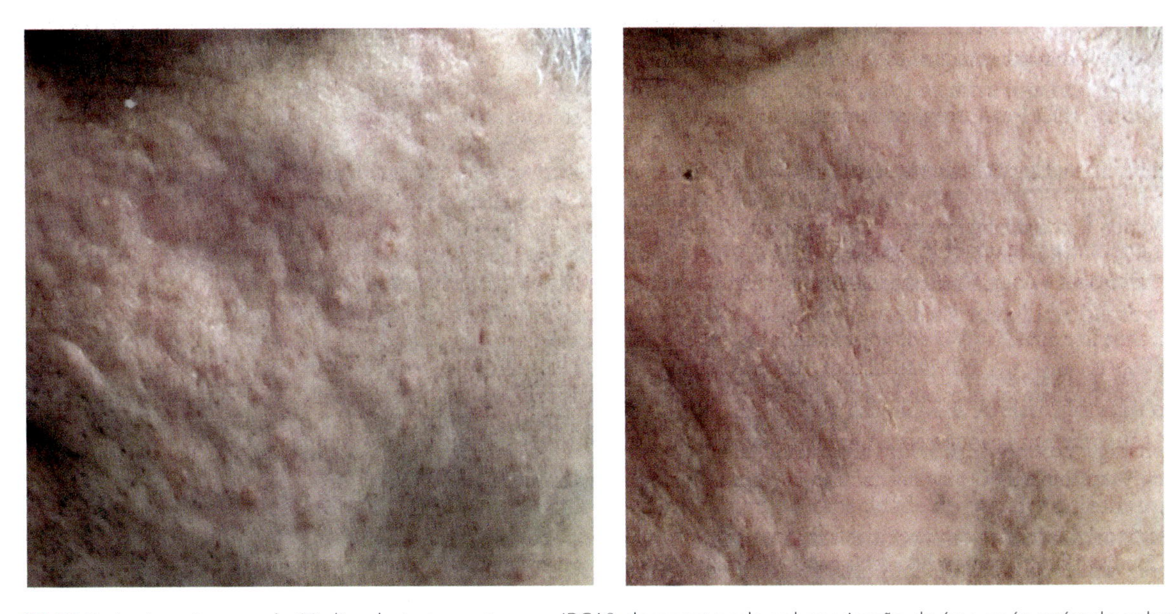

Figura 12.13 Paciente antes e após 90 dias do tratamento com IPCA®, demonstrando volumerização da área após estímulo colagênico e ruptura de traves fibróticas.

▸ **Cuidados no pós-operatório.** Recomenda-se um regenerador em gel, considerando que esses pacientes comumente apresentam algum grau de oleosidade. Após a reepitelização, seu uso é descontinuado para que se inicie a utlização de um clareador acompanhado de filtro solar. Orienta-se a restrição a luzes. Apesar do edema e dos hematomas apresentados nos dias subsequentes, se a área tratada estiver encoberta (colo, peito, dorso), o retorno às atividades cotidianas e ao convívio público poderá acontecer no dia seguinte. Caso a área seja exposta, faz-se necessário um afastamento do convívio social de pelo menos 5 dias.

▸ **Técnicas complementares.** Em cicatrizes de acne, o consumo essencialmente observado na região geniana algumas vezes exige tratamentos complementares com preenchedores como ácido hialurônico. Nesses casos, recomenda-se a realização após pelo menos 30 dias da IPCA®, certificando-se de que o edema tenha regredido. Já a toxina botulínica, na experiência do autor, poderá ser utilizada após 15 dias.

▸ **Complicações.** Estão mais relacionadas com efeitos esperados, como edema, hematomas, HPI transitória e eritema transitório. Tomados os devidos cuidados no preparo da pele, estabelecendo-se a atenção às recomendações do pós-operatório com rigor, a IPCA® apresenta-se como uma técnica segura e reproduzível para cicatrizes de acne, desde que o operador esteja devidamente habilitado e treinado. A condução por um médico especialista habilitado é mandatória. Esses casos podem ser revertidos, desde que tratados adequadamente. A Figura 12.14 apresenta uma HPI 15 dias após a IPCA®. É uma condição muito rara, na experiência do autor, facilmente conduzida com clareadores e filtro solar.

Considerações finais

A IPCA®, na opinião do autor, é um divisor de águas no tratamento das cicatrizes de acne. A técnica possibilita tratar cicatrizes com diferentes aspectos arquitetônicos, sempre oferendo resultados em todos eles. De acordo com a vasta experiência do autor, os tratamentos de enxertias, excisões, abrasão e demais técnicas usados na sua prática foram substituídos pelas microagulhas e suas associações, como veremos nos capítulos que descrevem as técnicas de tunelização dérmica (TD®) e radiofrequência pulsada com multiagulhas (RFPM®). A qualidade dos resultados oferecidos depende essencialmente do operador. Quanto mais desafiador o caso, maior número de sessões será necessário, sem que haja limitante. A meta é a satisfação do paciente e do médico especialista. Estamos diante de um novo conceito: a transformação de um tecido cicatricial em um tecido mais próximo do fisiológico, sem a necessidade de sua remoção. A Figura 12.15 apresenta exemplos de pacientes antes e após 90 dias de tratamento com uma única sessão de IPCA®. Observe a mudança da qualidade da pele, considerando a melhora da coloração, das depressões e da perda de volume.

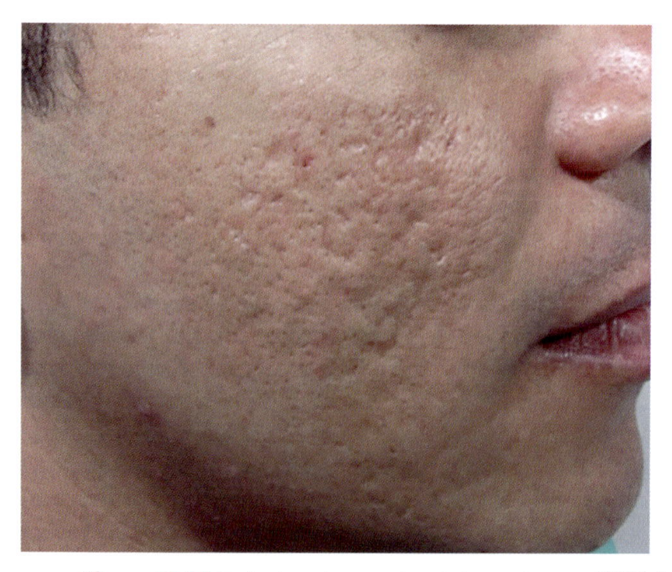
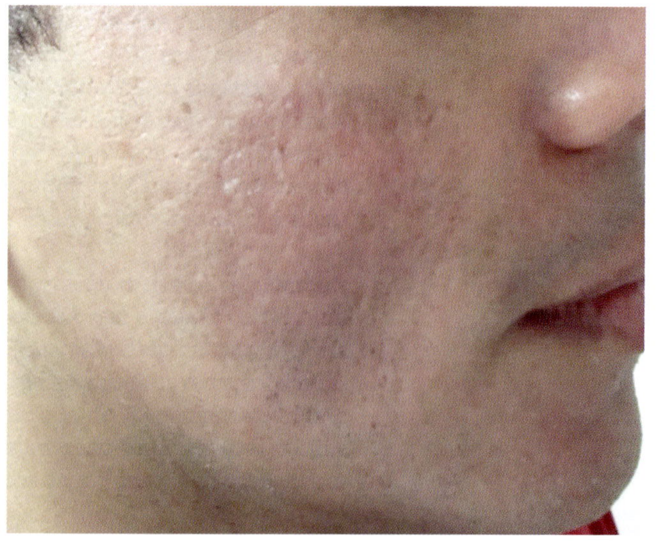

Figura 12.14 Paciente antes e após o tratamento com IPCA® demonstrando hiperpigmentação pós-inflamatória após 15 dias.

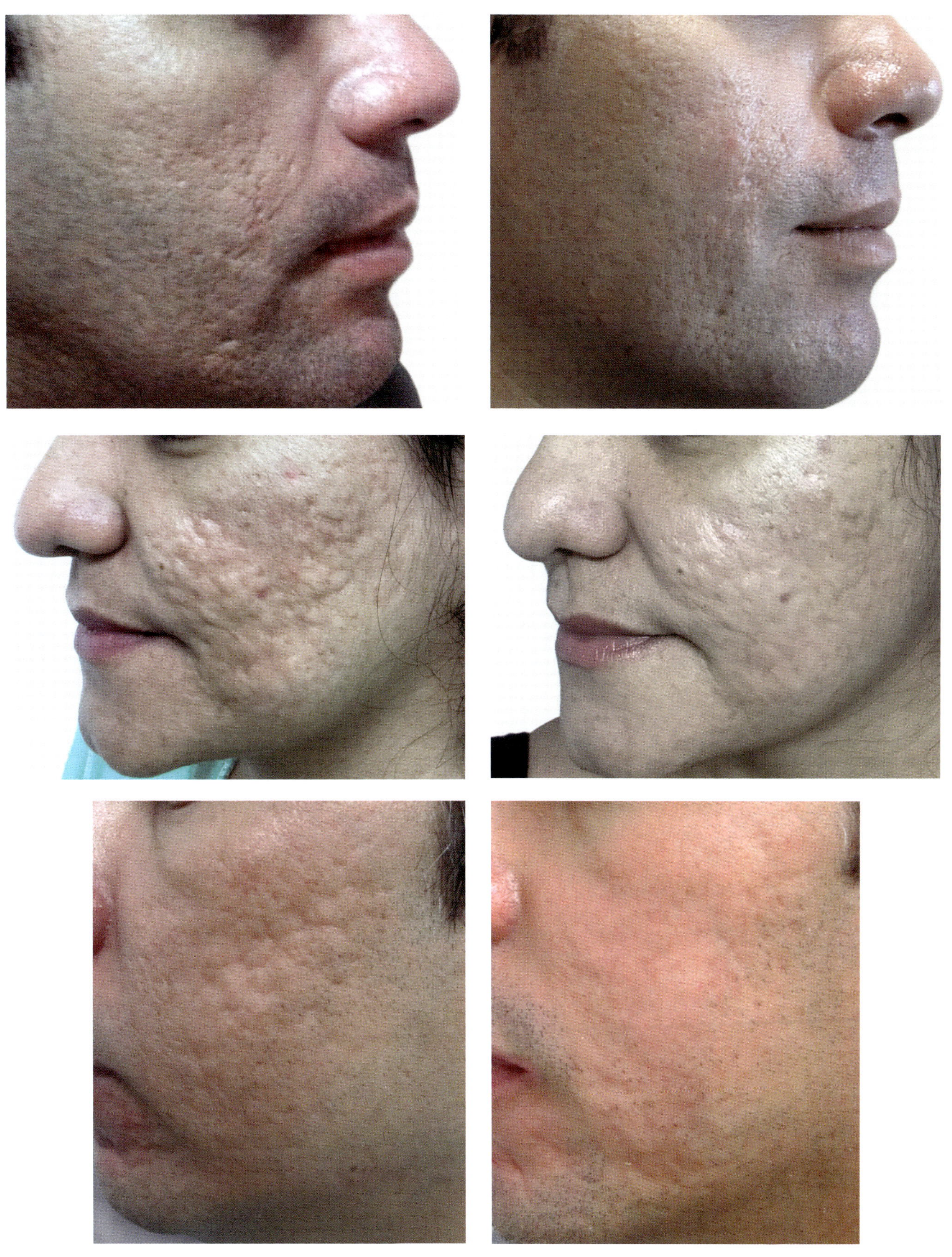

Figura 12.15 Pacientes antes e após o tratamento com IPCA®. Avaliação dinâmica demonstrando volumerização e soltura de traves fibróticas. *(continua)*

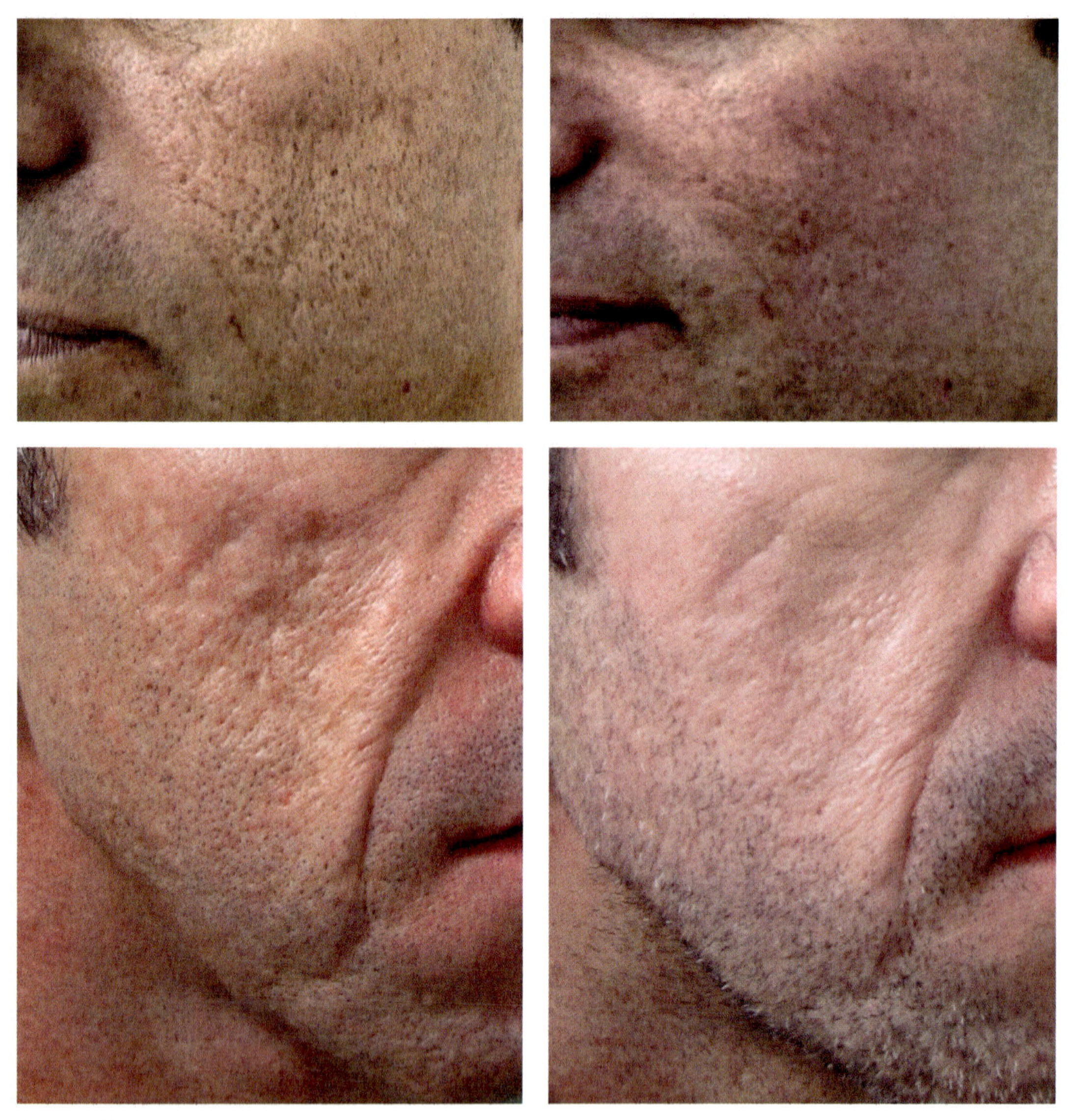

Figura 12.15 (*Continuação*) Pacientes antes e após o tratamento com IPCA®. Avaliação dinâmica demonstrando volumerização e soltura de traves fibróticas.

Bibliografia

Aust MC. Percutaneous collagen induction therapy: an alternative treatment for scars, wrinkles, and skin laxity. Plast Reconstr Surg. 2008; 121(4):1421-9.

Bal SM, Caussian J, Pavel S et al. In vivo assessment of safety of microneedle arrays in human skin. Eur J of Pharm Sci. 2008; 35(3):193-202.

Brody HJ. Trichloracetic acid application in chemical peeling, operative techniques. Plast Reconstr Surg. 1995; 2(2):127-8.

Camirand A, Doucet J. Needle dermabrasion. Aesthetic Plast Surg. 1997; 21(1):48-51.

Cohen KI, Diegelmann RF, Lindbland WJ. Wound healing: biochemical and clinical aspects. Philadelphia: WB Saunders Co; 1992.

Fabroccini G, Fardella N. Acne scar treatment using skin needling. Clin Exp Dermatol. 2009; 34(8):874-9.

Fernandes D. Minimally invasive percutaneous collagen induction. Oral Maxillofac Surg Clin North Am. 2006; 17(1):51-63.

Fernandes D, Massimo S. Combating photoaging with percutaneous collagen induction. Clin Dermatol. 2008; 26(2):192-9.

Kadunc BV, Trindade de Almeida AR. Surgical treatment of facial acne scars based on a morphological classification: a Brazilian experience. Dermatol Surg. 2003; 29:1200-9.

Orentreich DS, Orentreich N. Subcutaneous incisionless (subcision) surgery for the correction of depressed scars and wrinkles. Dermatol Surg. 1995; 21:6543-9.

CAPÍTULO 13

IPCA® em Cicatrizes Pós-Cirúrgicas

Emerson de Andrade Lima

Fundamentos da IPCA® em cicatrizes pós-cirúrgicas

Cicatrizes resultantes de intervenções cirúrgicas comumente são causa de desconforto entre pacientes. Elas podem ter etiologias diversas, como remoção de tumores na face ou corpo, secundárias a cirurgias eletivas ou emergenciais, cesarianas ou após cirurgias plásticas ou corretivas. Mais frequentemente, essas cicatrizes são lineares e estão sujeitas a alargamento, elevação ou atrofia, dependendo dos elementos constitucionais de cada indivíduo e da sua área de localização. Tórax, membro e abdome estão mais sujeitos a cicatrizes inestéticas por serem áreas de constante movimento e conterem menos glândulas sebáceas. No entanto, uma face muito seborreica também está propícia ao desenvolvimento de cicatrizes inestéticas após excisão e sutura. Além de criteriosamente seguir as linhas de força, o operador, de maneira preventiva, deverá diminuir a tensão superficial da incisão durante o procedimento. Para tanto, a utilização de pontos internos pode ser vantajosa. Alguns tratamentos são propostos para correção das cicatrizes que ocorrem após as cirurgias. Dentre eles podemos citar a remoção cirúrgica da cicatriz, gerando uma nova incisão, a utilização de técnicas ablativas como *peelings* e dermabrasão, além do uso de preenchedores, toxina botulínica e tecnologias com luz, que buscam desde a melhoria da cor ao tratamento do relevo e da textura. Apesar de constituírem um procedimento cirúrgico, as técnicas com agulhas têm o diferencial de não provocar cortes, os quais ficam sujeitos a alargamento. Em vez disso, elas provocam múltiplas micropunturas que têm como objetivo romper micro e macrotraves fibróticas, reestruturando e renovando o tecido cicatricial. A IPCA® proporciona bons resultados em cicatrizes de acne e, de acordo com a experiência do autor, é uma técnica útil para o tratamento de todas as formas de cicatrizes, independentemente de sua apresentação. Em lesões mais rasas, normocrômicas e elásticas, os ganhos são substanciais; naquelas profundas, discrômicas e rígidas, são mais modestos, mas sempre acontecem. A utilização da tunelização dérmica (TD®) (ver Capítulo 29, *Tunelização Dérmica em Cicatrizes*) pode indicada quando se está diante de traves fibróticas espessas, rígidas e profundas que necessitam de soltura e liberação da superfície cutânea. A radiofrequência pulsada com multiagulhas (RFPM®), também descrita em outro capítulo desta obra (ver Capítulo 35, *Radiofrequência Pulsada com Multiagulhas em Cicatrizes e Estrias*), é uma boa opção quando se necessita de abordagem cirúrgica mais delicada. A técnica, que consiste na utilização de agulhas de 100 μm associadas à radiofrequência, permite tratar diferentes aspectos das cicatrizes a partir da escolha dos eletrodos Lima 8, Lima 4 e Lima 2 com bom resultado. Não pouco frequentemente, a experiência do autor demonstra a otimização dos resultados quando da associação dessas três últimas propostas. Não existe, necessariamente, uma sequência obrigatória a ser seguida, e a peculiaridade de cada caso vai determinar como essa associação deve ser realizada. Considerando a característica linear das cicatrizes pós-cirúrgicas, o instrumental com agulhas motorizadas pode ser eficaz para a realização do tratamento com grande praticidade.

Indicações da IPCA® em cicatrizes pós-cirúrgicas

A estabilização da cicatriz, antes de uma intervenção para correção cosmética, é fundamental. Quando opta-se por um tratamento como a IPCA®, considera-se que a cicatriz será microperfurada, sem que uma solução de continuidade se estabeleça. De acordo com o estudo do processo de cicatrização, o período de acomodação de uma cicatriz acontece em torno de 3 meses. Contudo, é fundamental que a decisão sobre o momento certo para intervir deva ser tomada por um especialista experiente. Quanto menos antigas forem essas lesões, melhor será o resultado de suas correções. Segundo os resultados vistos em sua prática, cicatrizes com 30 dias de evolução, bem precocemente, podem ser tratadas com segurança com a técnica de IPCA®, principalmente, tratando-se de regiões do corpo em que o tecido não sofra estiramento com o movimento. É crucial um planejamento terapêutico, considerando o arsenal comentado anteriormente e o direcionamento para cada caso. A escolha da melhor técnica isoladamente ou em associação depende das características da cicatriz. É fundamental que a pele esteja preparada para o procedimento, independentemente do fotótipo. Mesmo aqueles mais altos, sujeitos à hiperpigmentação pós-inflamatória (HPI) comumente transitória, podem se beneficiar dessas técnicas, levando sempre em consideração a proposta das microagulhas: preservação da epiderme e, consequentemente, menor risco de complicações. Sabendo-se que quanto menos melanina disponível, menor o risco do escurecimento, recomenda-se o uso de despigmentante e filtro solar 30 dias antes da intervenção. A Figura 13.1 demonstra uma paciente com fotótipo IV tratada para uma cicatriz na mama.

Conduta

▸ **Instrumental.** Ver detalhamento nos capítulos sobre IPCA®, TD® e RFPM® apresentados nesta obra.

▸ **Assepsia e anestesia da área.** Seguir os mesmos preceitos recomendados em capítulos anteriores.

▸ **Transoperatório.** A utilização isolada ou em associação de determinado tratamento depende de profundidade, textura e coloração da cicatriz, bem como sua área de localização. A metodologia segue os mesmos preceitos relatados nos capítulos específicos sobre IPCA®, TD® e RFPM®. A IPCA® isoladamente é capaz de proporcionar grandes ganhos cosméticos, principalmente quando optamos por comprimentos de agulha superiores a 1,5 mm. O autor opta pela injúria profunda (comumente comprimento de agulha 2,5 mm) para condução dessas lesões. O sangramento é substancial, porém limitado com a contenção por compressas e gazes. Após o final da intervenção, é possível observar redução importante do sangramento, ocorrendo, então, a exsudação serosa que regride progressivamente nas primeiras 6 horas. A Figura 13.2A-D apresenta pacientes tratados por IPCA®. A Figura 13.3 apresenta paciente tratado pela associação de RFPM® à IPCA®.

▸ **Pós-operatório imediato e a longo prazo.** Recomendamos a leitura do Capítulo 20, *IPCA® no Envelhecimento Cutâneo*, que orienta sobre curativo, detalhamento de evolução e cuidados no pós-operatório, técnicas complementares, complicações, analgesia no pós-operatório e profilaxia anti-herpética. As Figuras 13.4 a 13.6 apresentam pacientes tratados com única sessão de IPCA®.

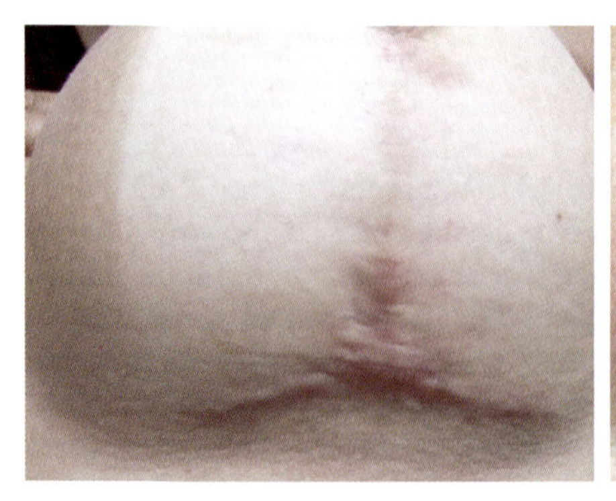
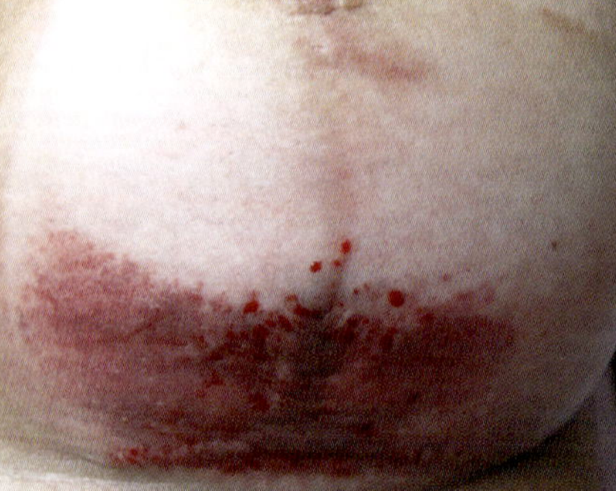
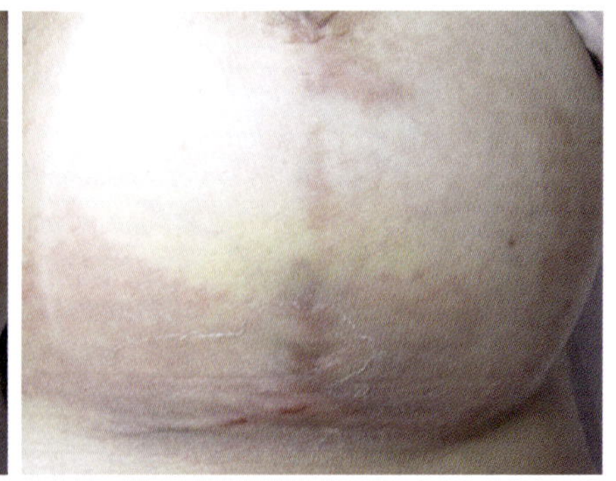

Figura 13.1 Paciente com cicatriz de mamoplastia no transoperatório da IPCA® e após 30 dias do procedimento.

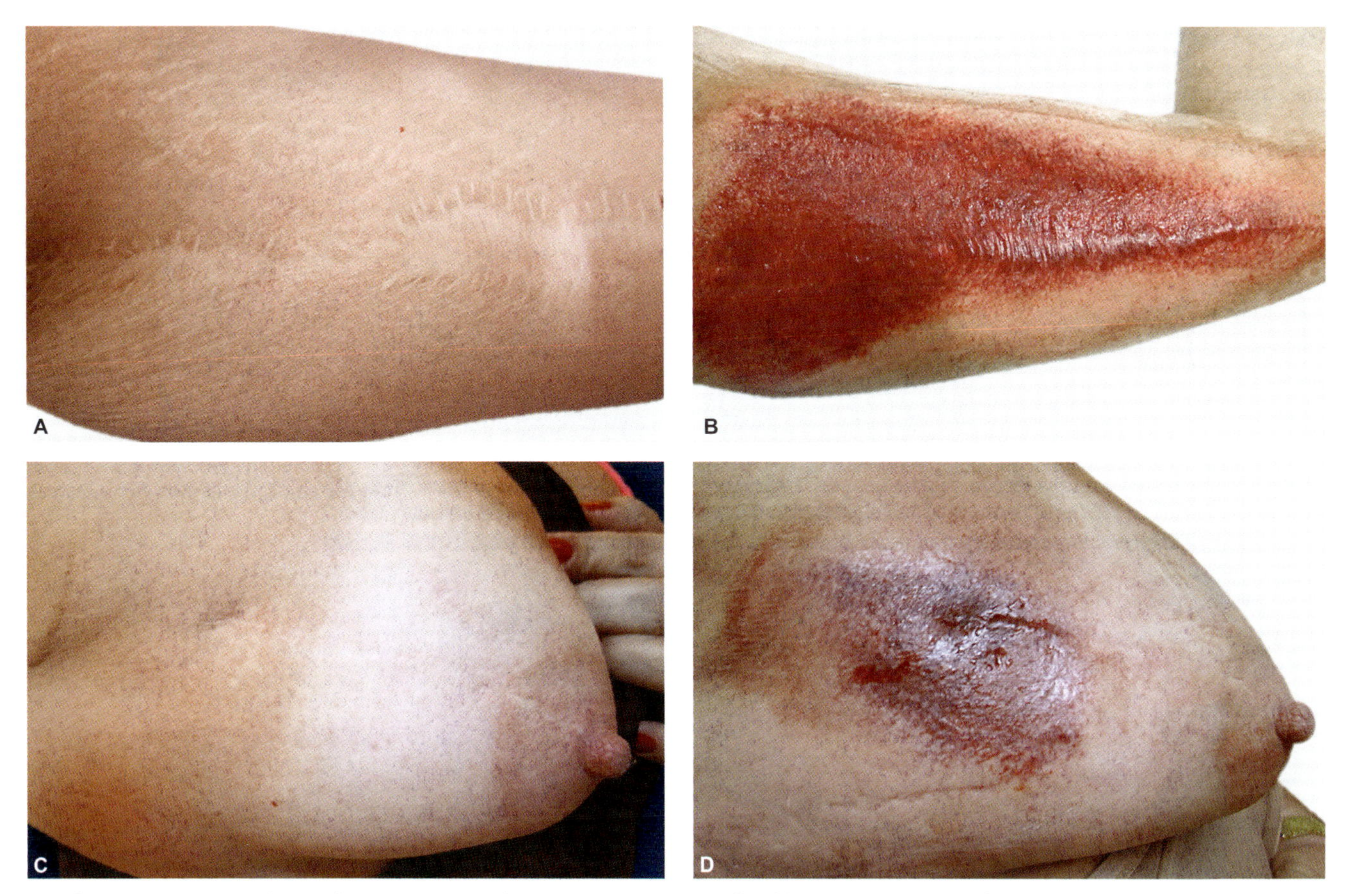

Figura 13.2 Antes e depois de pacientes tratados por IPCA® (injúria profunda) com cicatriz no antebraço (**A** e **B**) e na mama (**C** e **D**).

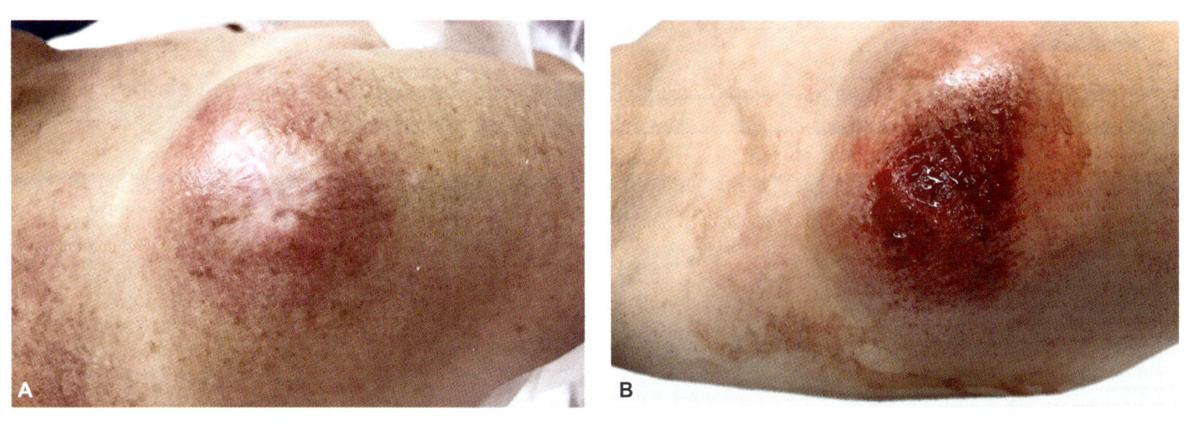

Figura 13.3 Paciente antes (**A**) e depois de tratamento por associação de RFPM® e IPCA® (**B**).

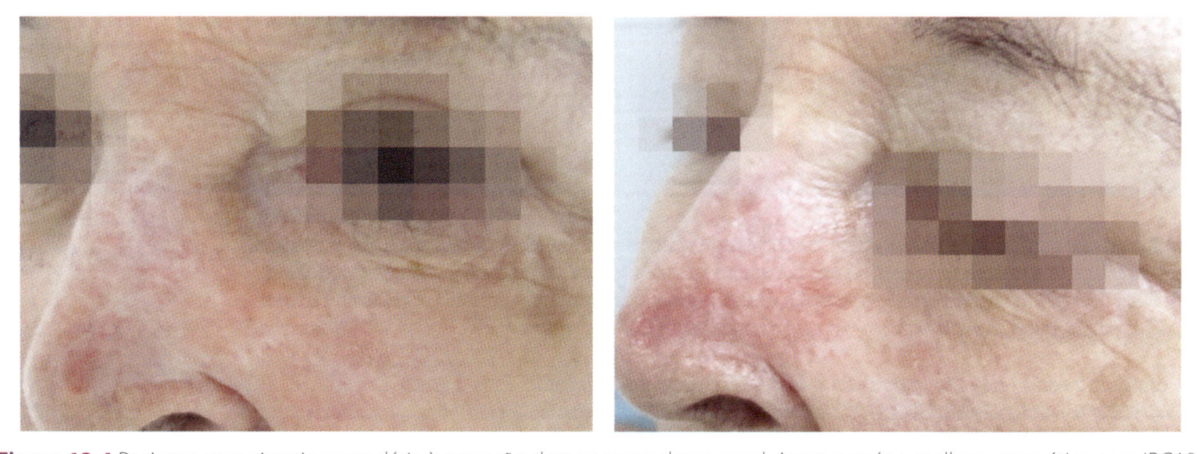

Figura 13.4 Paciente com cicatriz secundária à remoção de tumor em dorso nasal. Antes e após a melhora cosmética com IPCA®.

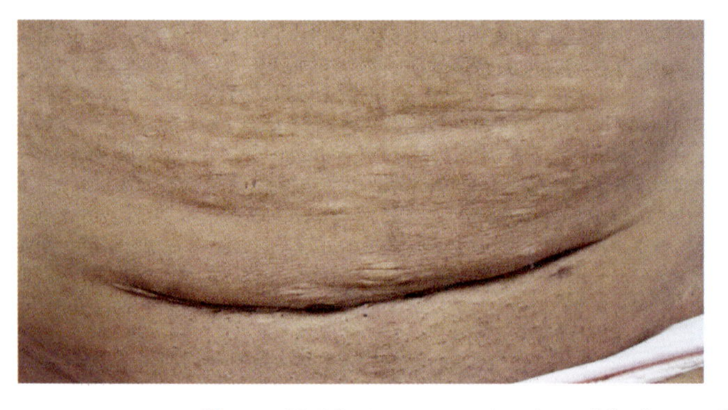

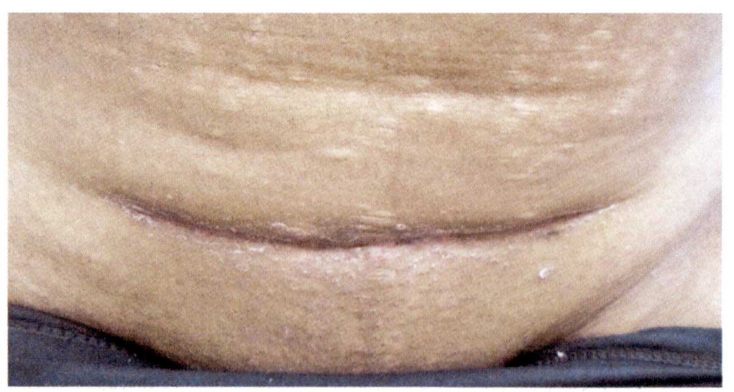

Figura 13.5 Paciente com cicatriz retrátil pós-cesariana. Antes e após a melhora cosmética com IPCA®.

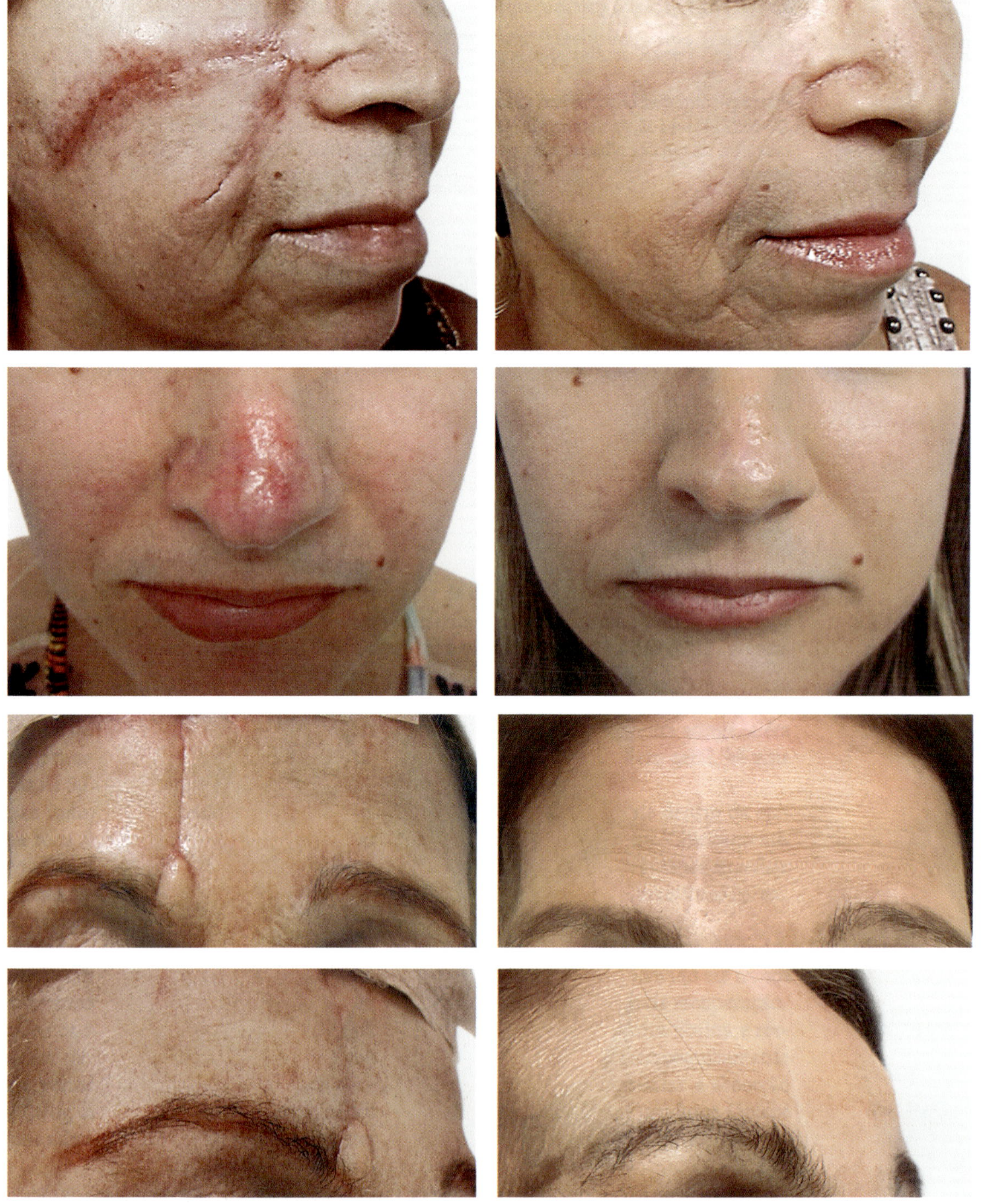

Figura 13.6 Pacientes com cicatrizes tratadas por sessão única de IPCA®. Antes e após 90 dias de pós-operatório.

Considerações finais

As técnicas, que utilizam agulhas, descritas nesta obra apresentam como vantagem a abordagem de cicatrizes lineares pós-cirúrgicas sem a necessidade de corte e pontos. Trata-se de técnicas que perfuram, sem cortar, e que provocam punturas sem desepitelização da área. Portanto, oferecem mais segurança quanto aos resultados cosméticos e risco diminuído de complicações. Sejam isoladas ou em associação, as propostas aqui apresentadas têm se mostrado, na experiência do autor, boas opções na abordagem de cicatrizes pós-cirúrgicas e contribuem para o amplo arsenal terapêutico já disponível, mas ainda modesto quando se abordam lesões que não respondem como o esperado.

Bibliografia

Aust MC. Percutaneous collagen induction therapy: an alternative treatment for scars, wrinkles, and skin laxity. Plast Reconstr Surg. 2008; 121(4):1421-9.

Bal SM, Caussian J, Pavel S et al. In vivo assessment of safety of microneedle arrays in human skin. Eur J of Pharm Sci. 2008; 35(3):193-202.

Brody HJ. Trichloracetic acid application in chemical peeling, operative techniques. Plast Reconstr Surg. 1995; 2(2):127-8.

Camirand A, Doucet J. Needle dermabrasion. Aesthetic Plast Surg. 1997; 21(1):48-51.

Cohen KI, Diegelmann RF, Lindbland WJ. Wound healing: biochemical and clinical aspects. Philadelphia: WB Saunders Co; 1992.

Fabroccini G, Fardella N. Acne scar treatment using skin needling. Clin Exp Dermatol. 2009; 34(8):874-9.

Fernandes D. Minimally invasive percutaneous collagen induction. Oral Maxillofac Surg Clin North Am. 2006; 17(1):51-63.

Fernandes D, Massimo S. Combating photoaging with percutaneous collagen induction. Clin Dermatol. 2008; 26(2):192-9.

Orentreich DS, Orentreich N. Subcutaneous incisionless (subcision) surgery for the correction of depressed scars and wrinkles. Dermatol Surg. 1995; 21:6543-9.

CAPÍTULO 14

IPCA® em Cicatrizes Pós-Acidentes

Emerson de Andrade Lima

Introdução

Acidentes que resultam em cicatrizes inestéticas acontecem cada vez mais frequentemente em nosso meio; eles configuram uma causa relativamente comum de visita aos consultórios de especialistas. As fontes e causas que provocam essas cicatrizes são diversas; por esse motivo, observa-se, quase sempre, um polimorfismo lesional que se distingue desde injúrias normotróficas a hipertróficas e atróficas, com variação de cor e forma, o que exige muitas vezes a associação de técnicas visando ao melhor ganho terapêutico (Figura 14.1). Além da melhoria cosmética, a correção funcional da área deve ser considerada. Com certa frequência, há comprometimento da elasticidade da região afetada, observando-se déficit de função. A Figura 14.2 apresenta cicatriz submentoniana imediatamente após o tratamento com IPCA® e 30 dias após a intervenção.

A Figura 14.3 apresenta os ganhos cosmético e funcional da paciente mencionada na Figura 14.2. Recomenda-se que o tratamento com indução percutânea de colágeno com agulhas (IPCA®) seja instituído antes da correção cosmética. A indicação de retalhos ou grandes enxertos merece ser priorizada porque novas cicatrizes podem ser criadas. Para a correção de cicatrizes de acne, a cirurgia dermatológica no Brasil propõe as seguintes técnicas: microenxertia, *peelings*, dermabrasão, Subcision®, preenchimento autolólogo ou heterológo, tecnologias com luz e aplicação de toxina botulínica. Essas técnicas podem ser utilizadas em cicatrizes pós-acidentes desde que a arquitetura delas seja bem avaliada, buscando-se, assim, um direcionamento na escolha da intervenção, ou seja, o formato e a característica da injúria determinam a escolha do tratamento específico. A IPCA® proporciona bons resultados em cicatrizes de acne e, de acordo com a experiência do autor, é uma ferramenta útil no tratamento de todas as formas de cicatrizes, independentemente da apresentação. Os ganhos são substanciais em lesões mais rasas, normocrômicas e elásticas e mais modesto nas profundas, discrômicas e rígidas, mas sempre acontece. A utilização da tunelização dérmica (TD®) (ver Capítulo 30, *Tunelização Dérmica em Cicatrizes*) pode ser eficaz quando houver traves fibróticas espessas, rígidas e profundas que necessitem de soltura e liberação da superfície cutânea. A radiofrequência pulsada com multiagulhas (RFPM®), também descrita nesta obra (ver Capítulo 36, *Radiofrequência Pulsada com Multiagulhas em Cicatrizes*), é uma boa opção quando se necessita de uma abordagem cirúrgica mais delicada; utilizando-se agulhas de 100 μm associadas à radiofrequência conseguimos tratar diferentes aspectos das cicatrizes com os eletrodos Lima 8, Lima 4 e Lima 2 e obter bom resultado. A experiência do autor confirma a otimização dos resultados quando da associação dessas três últimas propostas. Não existe, necessariamente, uma sequência obrigatória a ser seguida e, comumente, a peculiaridade de cada caso vai determinar como essa associação deve ser realizada. Sugere-se que a utilização de técnicas complementares como o uso de preenchedores, toxina botulínica ou tecnologias com *laser* seja incorporada ao tratamento após 30 dias pelo menos, devendo-se levar em consideração a redução do edema e a acomodação do estímulo cujos resultados podem se completar em até 3 a 6 meses. As Figuras 14.4 e 14.5 apresentam pacientes submetidos à IPCA® para correção de cicatrizes polimórficas. Observe a melhora das áreas tratadas quanto a coloração, relevo e flexibilidade.

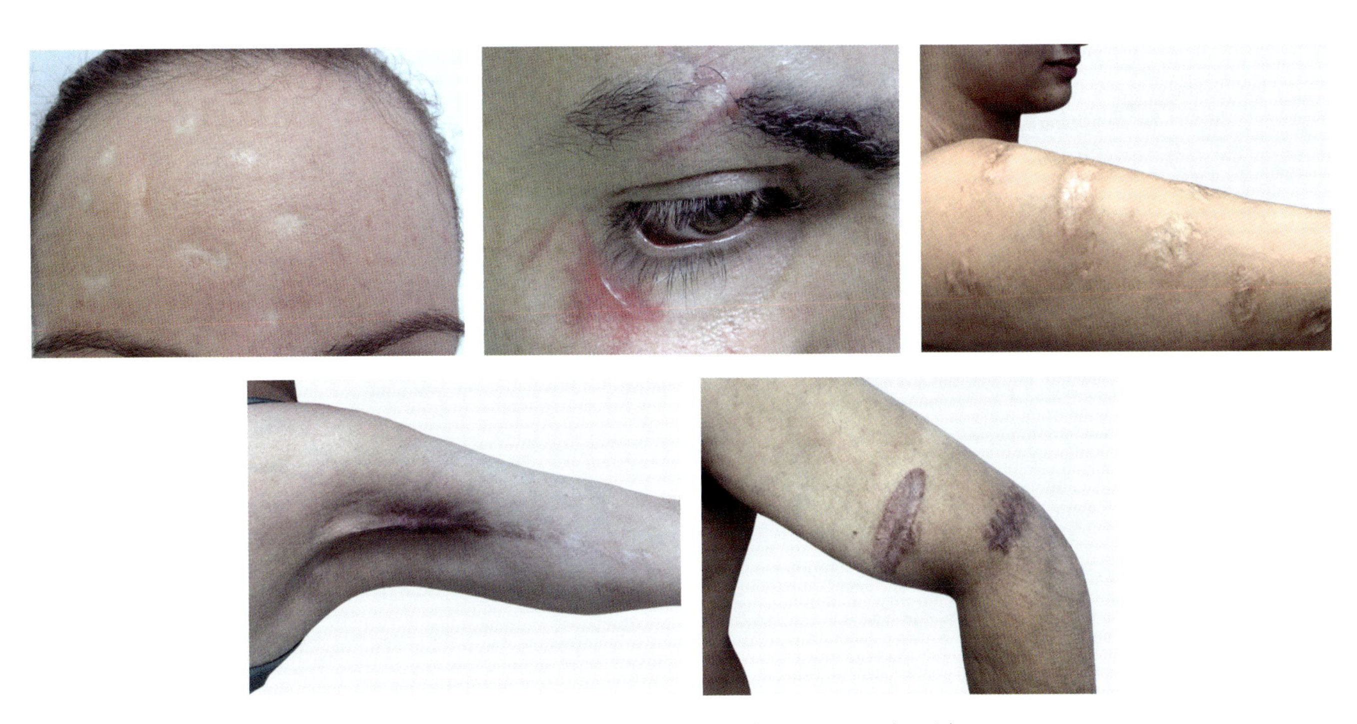

Figura 14.1 Polimorfismo arquitetônico das cicatrizes pós-acidentes.

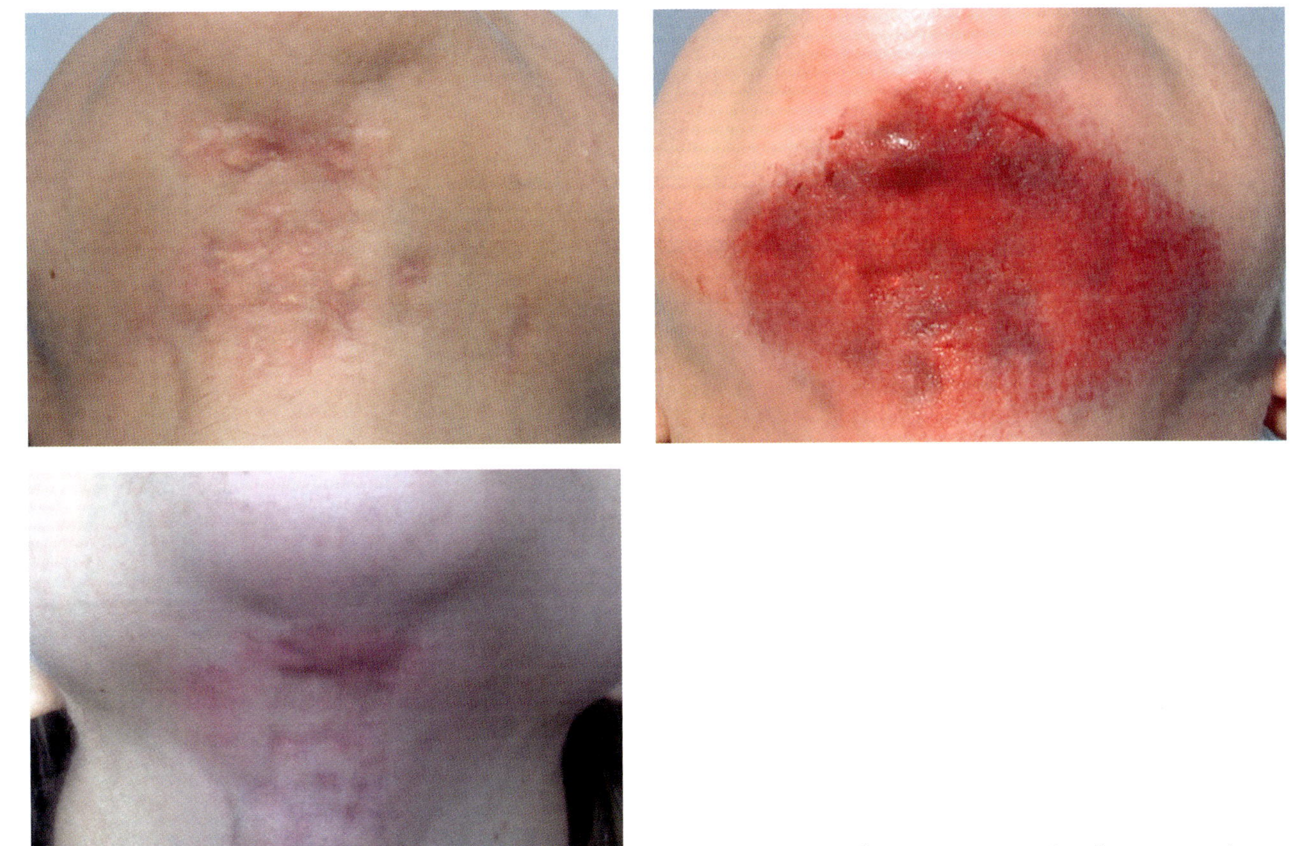

Figura 14.2 Cicatriz submentoniana antes, imediatamente após o tratamento com IPCA® e 30 dias após a intervenção.

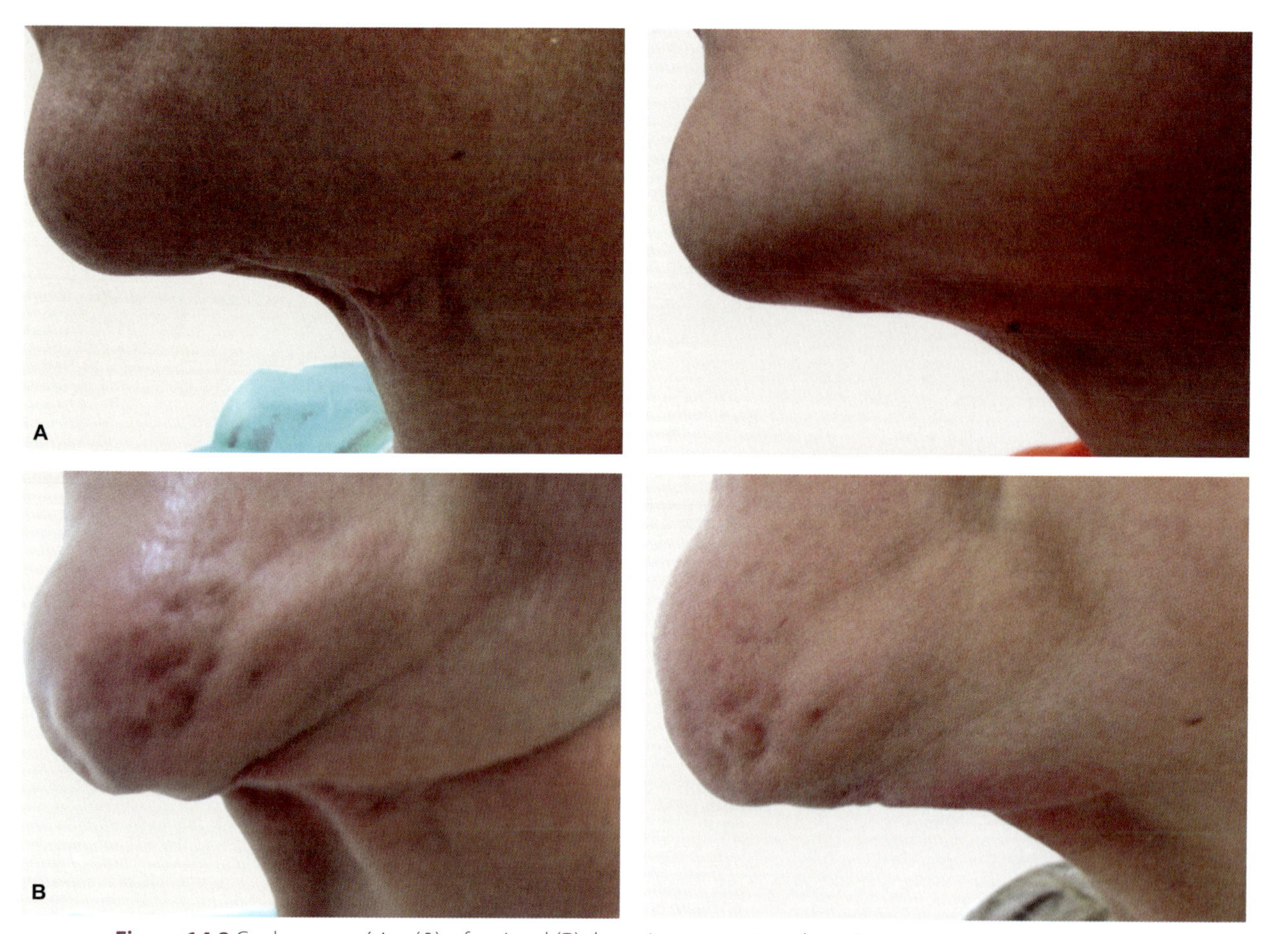

Figura 14.3 Ganhos cosmético (**A**) e funcional (**B**) da paciente mencionada na Figura 14.2 tratada com a IPCA®.

Aplicabilidade das técnicas com agulhas

Avaliação do paciente

Após diagnosticar as cicatrizes e suas peculiaridades, é crucial um planejamento terapêutico, considerando o arsenal comentado anteriormente e o direcionamento para cada caso. A cicatrização precisa estar bem estabelecida, com bordas bem coaptadas e tecido reparado firme, evitando deiscência. Muitas vezes faz-se necessário aguardar 3 meses ou se obter autorização da equipe multiprofissional envolvida no caso, respeitando-se as questões éticas. É importante que a pele esteja preparada para o procedimento, independentemente do fotótipo. Atualmente, a tendência do autor é intervir o mais precocemente possível, esperando em média 30 dias. Mesmo os fotótipos mais altos, sujeitos à hiperpigmentação pós-inflamatória (HPI) comumente transitória, podem se beneficiar com essas técnicas. Sabendo-se que quanto menos melanina disponível, menor o risco do escurecimento, recomenda-se o uso de despigmentante e filtro solar 30 dias antes da intervenção. As Figuras 14.6 e 14.7 trazem exemplos de paciente tratado pela IPCA®.

Instrumental

Quando a proposta é a IPCA®, preferimos a utilização de rolo com média de 192 agulhas de 2,5 mm de comprimento. Os comprimentos de agulhas inferiores comumente oferecem resultados modestos, já que estamos diante de uma pele enrijecida. O tratamento deve ser realizado em uma sala de procedimento criteriosamente preparada para uma intervenção cirúrgica e por um profissional treinado e paramentado. É fundamental não banalizar esses critérios de segurança, que vão desde a utilização de luvas estéreis e aposição de campos cirúrgicos estéreis a um ambiente que siga normas estritas de desinfecção. Qualquer acometimento infeccioso vigente é mandatório de suspensão cirúrgica. Para a TD® e a RFPM®, respectivamente, utilizam-se agulha

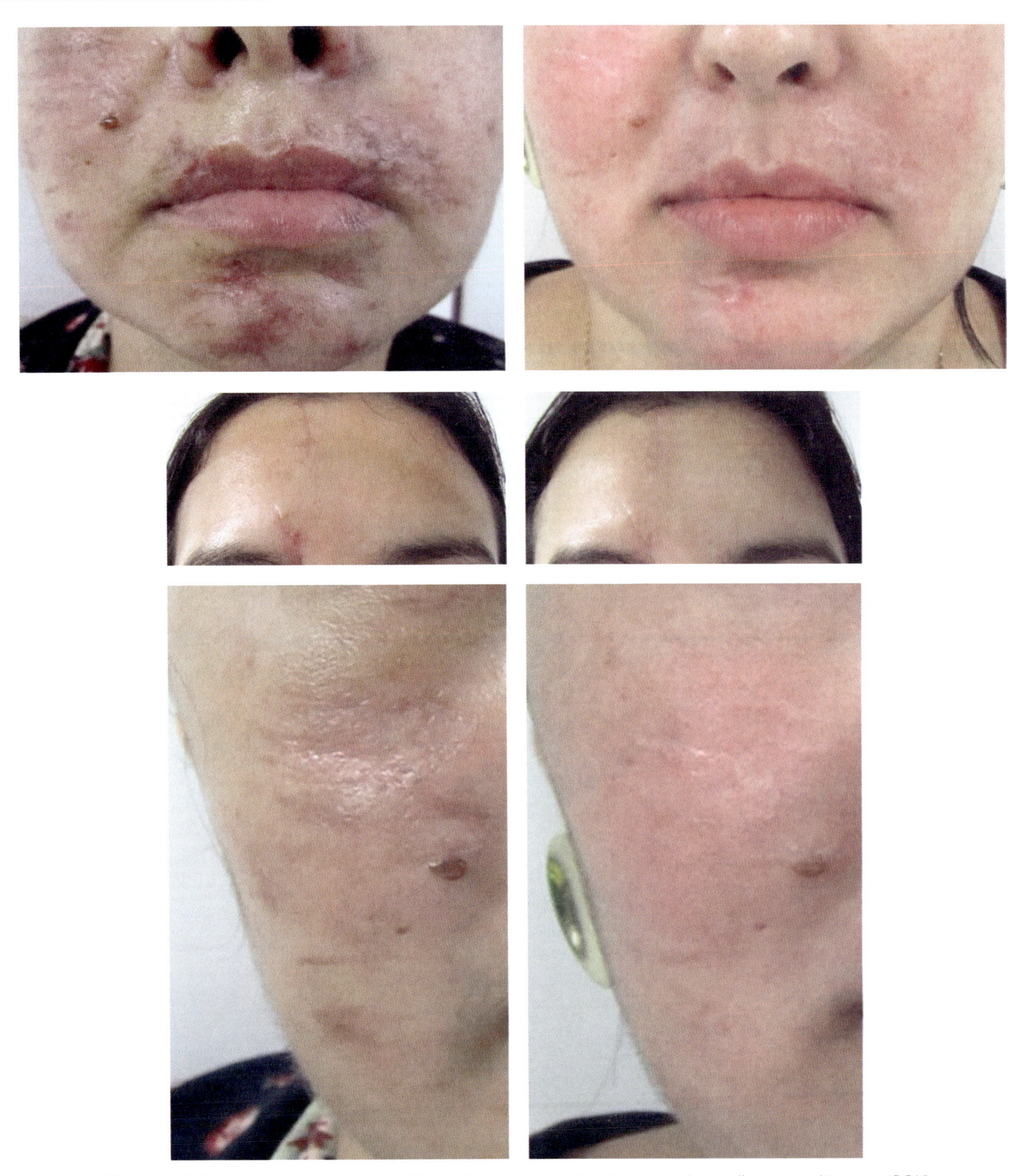

Figura 14.4 Pacientes com cicatriz secundária a acidente automotivo. Antes e após a melhora cosmética com IPCA®.

de aspiração 18 G e eletrodos Lima 2, Lima 4 e/ou Lima 8, dependendo da largura e do formato da cicatriz. Muitas vezes a escolha do eletrodo só acontece durante a execução do procedimento; portanto, é necessário que todos estejam disponíveis.

Assepsia e anestesia da área

Após a antissepsia com clorexidina 2%, sugere-se o uso de solução de lidocaína 2% sem vasoconstritor 1:2 soro fisiológico 0,9%, respeitando-se a dose máxima do ativo permitida (ver Capítulo 4, *Critérios de Segurança | Analgesia e Anestesia*). A adição de bicarbonato com o intuito

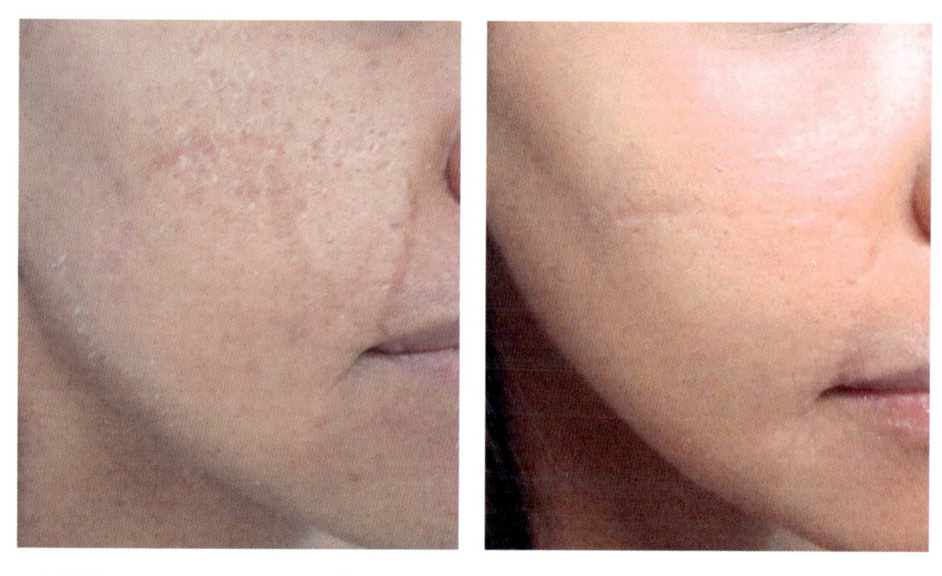

Figura 14.5 Paciente com cicatriz secundária a mordida de cão. Antes e após a melhora cosmética com a IPCA®.

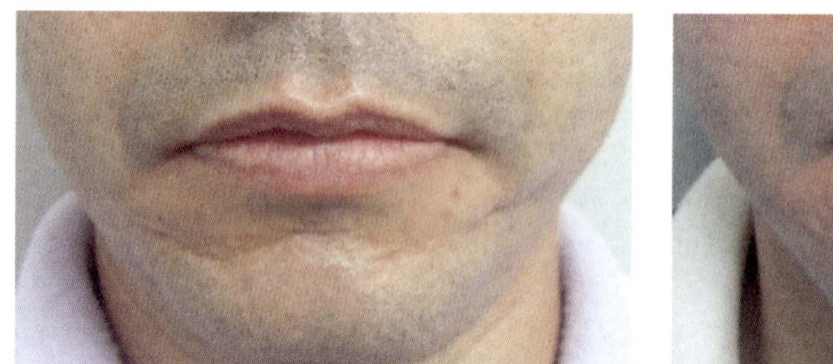
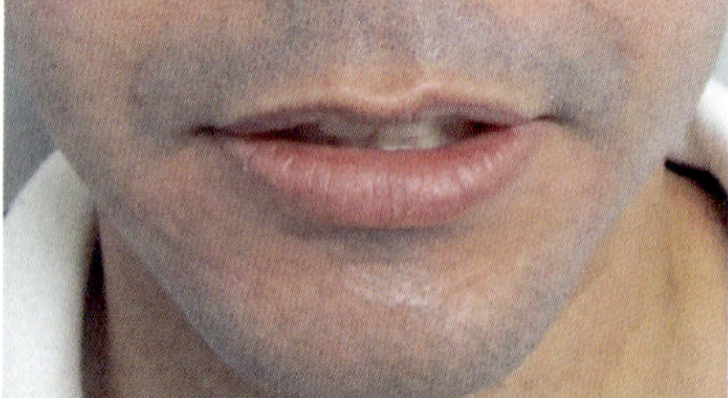

Figura 14.6 Avaliação estática de paciente com cicatriz secundária a acidente na infância. Antes e após a melhora cosmética com IPCA®.

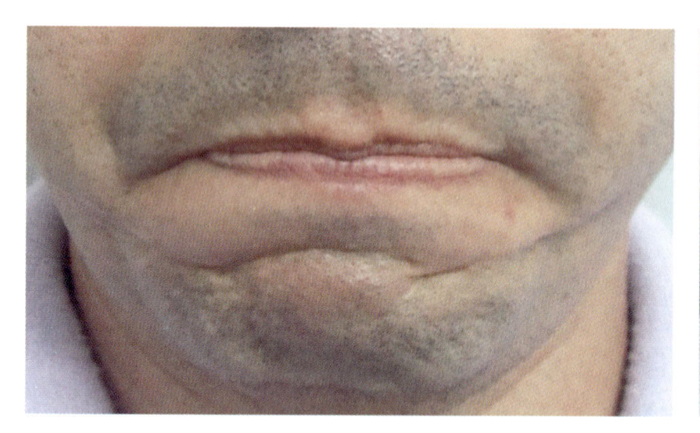
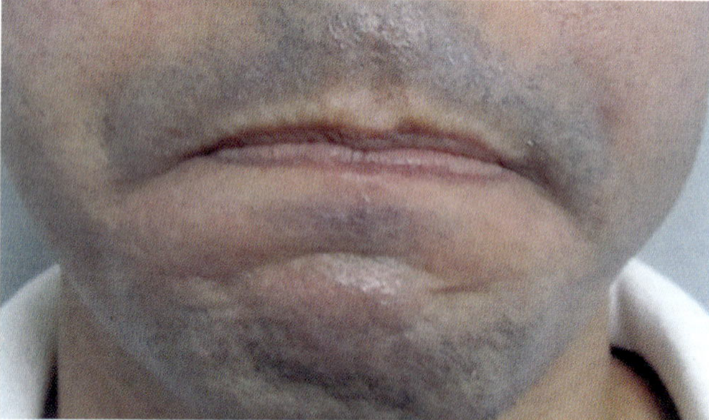

Figura 14.7 Avaliação dinâmica do mesmo paciente mostrado na Figura 14.6 com cicatriz secundária a acidente na infância. Antes e após a melhora cosmética com a IPCA®.

de oferecer mais conforto ao reduzir o ardor é opcional. O bloqueio troncular também pode auxiliar no conforto do paciente, mas muitas vezes não é requerido. É importante estar atento ao volume total de anestésico utilizado.

Transoperatório

A escolha da técnica que será inicialmente instituída depende da associação proposta e do tipo de cicatriz que esteja sendo tratada. A associação pode ser realizada ao mesmo tempo que ocorre a cirurgia ou em momentos diferentes. A metodologia segue os mesmos preceitos relatados nos capítulos específicos sobre IPCA®, TD® e RFPM®. O sangramento é substancial, porém limitado com a contenção por compressas e gazes. Após o final da intervenção, já se pode observar redução importante do sangramento, que dá lugar a exsudação serosa, tendo sua regressão progressiva nas primeiras 6 horas. A Figura 14.8 mostra paciente com púrpura produzida pela injúria profunda da IPCA®.

Pós-operatório imediato

O curativo é realizado utlilizando-se abundante quantidade de gaze estéril (a fim de conter a exsudação) e Micropore®, sem a adição de nenhum umectante. Não se indica antibioticoterapia tópica ou sistêmica. É um procedimento limpo e, segundo normatização da Food and Drug Administration (FDA), essa precaução é desnecessária. Preferimos que a acomodação dos hematomas e a resposta inflamatória resultante deles siga seu curso natural. Também não se recomenda o uso de corticoterapia tópica ou sistêmica para conter os efeitos esperados do processo inflamatório autolimitado, pelas razões já sabidas. A Figura 14.9 apresenta um paciente vítima de acidente com arma branca com cicatriz de laparotomia tratada pela IPCA® em sessão única, com melhora visível de coloração e textura.

Evolução

No dia seguinte, após a retirada do curativo, a área deve ser higienizada, removendo-se crostas hemáticas soltas, sem traumatizar ou friccionar a região. O uso de bálsamo regenerador está

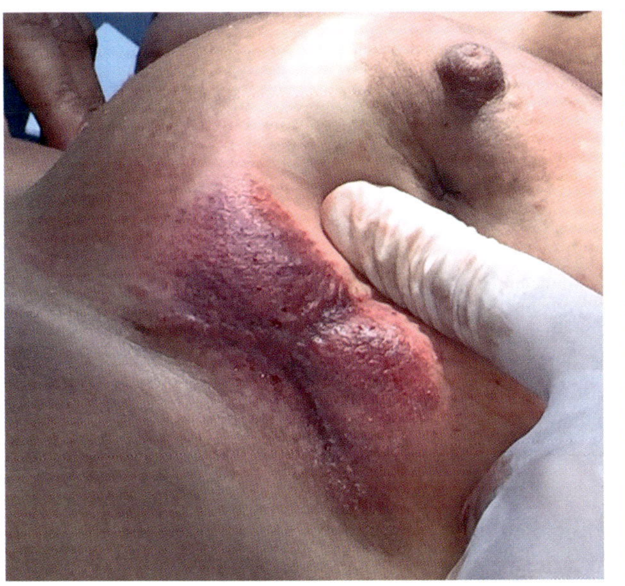
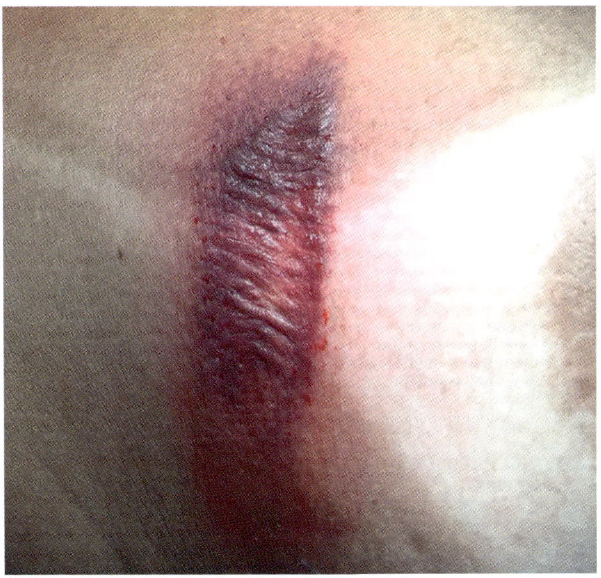

Figura 14.8 Transoperatório de IPCA® para correção de cicatriz pós-mastoplastia.

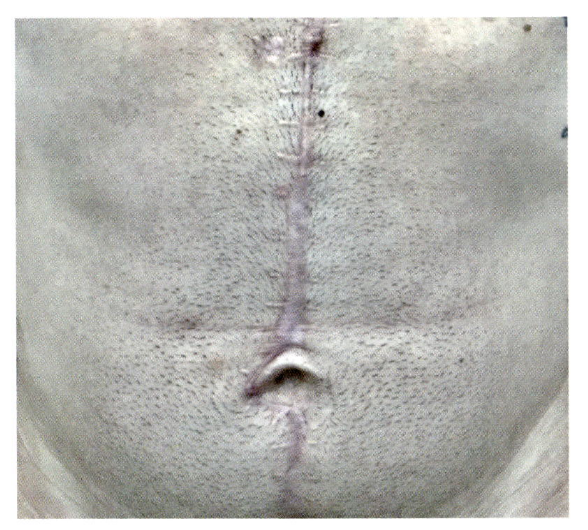
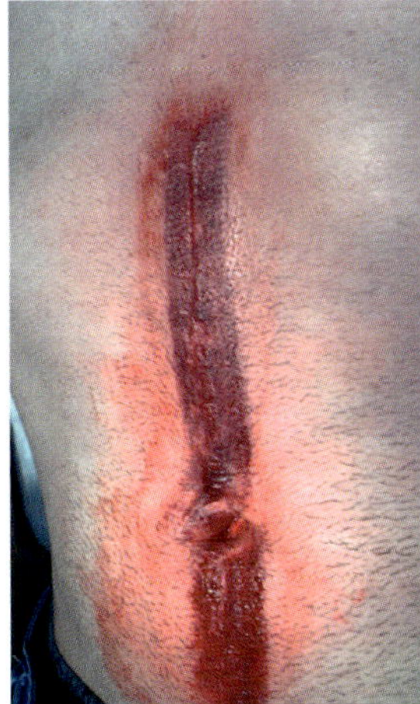
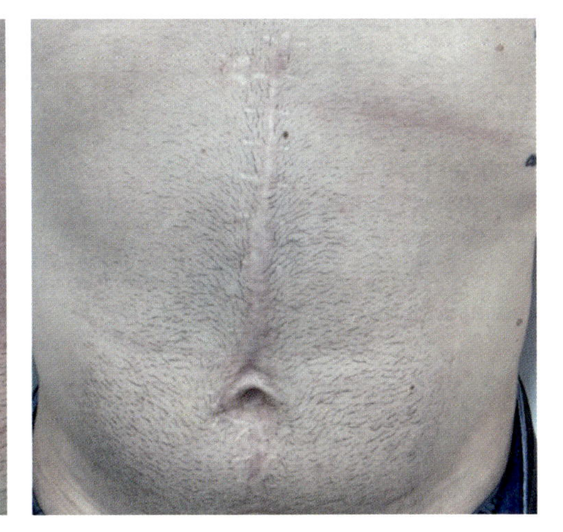

Figura 14.9 Paciente vítima de acidente com arma branca com cicatriz de laparotomia tratada pela IPCA® em sessão única.

indicado até a reepitelização, e clareadores podem ser utilizados após a reepitelização, sempre associados a filtro solar durante o dia. Orienta-se restrição à luz. Nos dias que se seguem, edema e hematoma podem ser substanciais ou modestos. As Figuras 14.10 a 14.12 trazem exemplos de pacientes tratados pela IPCA®.

Técnicas complementares

Uma segunda intervenção é recomendada apenas após uma prévia avaliação do resultado obtido após 90 dias. Caso o dermatologista deseje utilizar um preenchedor como ácido hialurônico como técnica complementar, recomendamos que essa intervenção seja programada para pelo menos 30 dias de pós-operatório, sempre certificando-se se o edema regrediu completamente. Segundo o autor, a aplicação de toxina botulínica é segura já após 15 dias dessa intervenção.

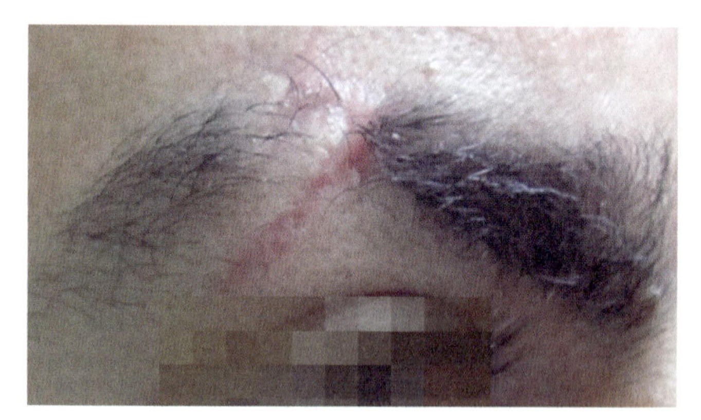
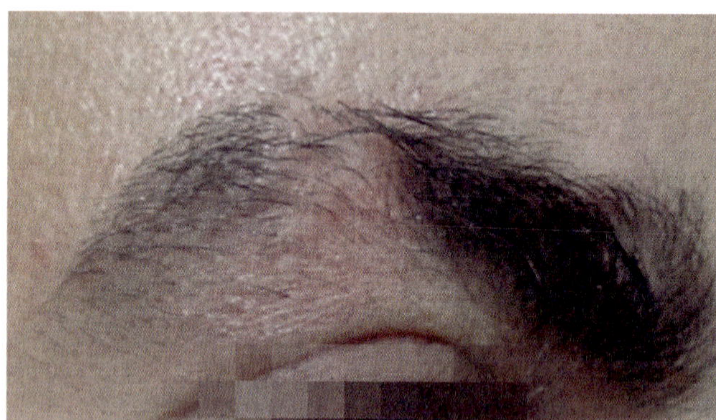

Figura 14.10 Cicatriz em supercílio tratada com IPCA®.

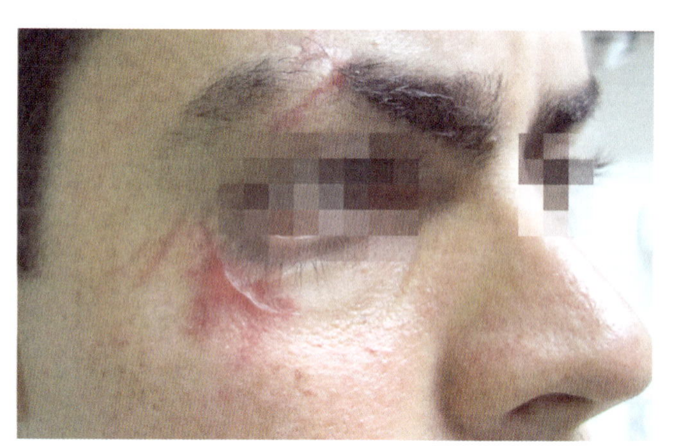
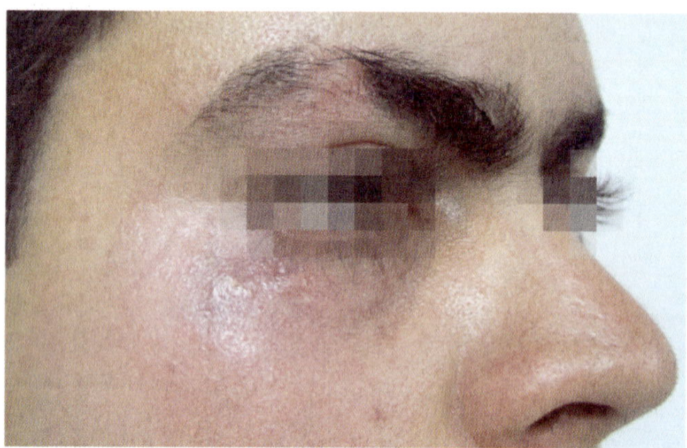

Figura 14.11 Paciente com cicatriz secundária a acidente de moto. Antes e após a melhora cosmética com a IPCA®.

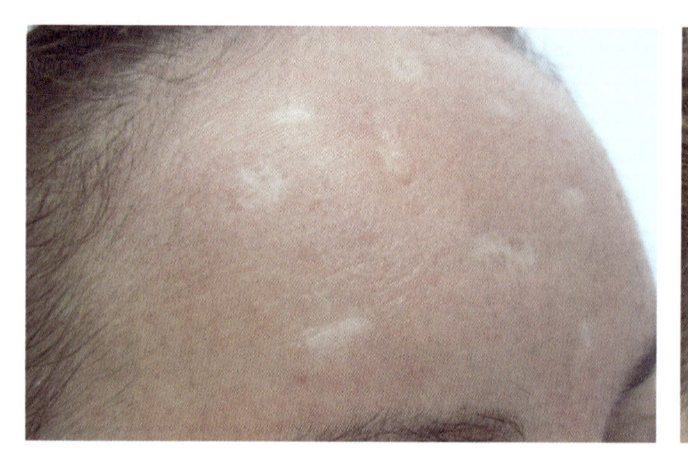
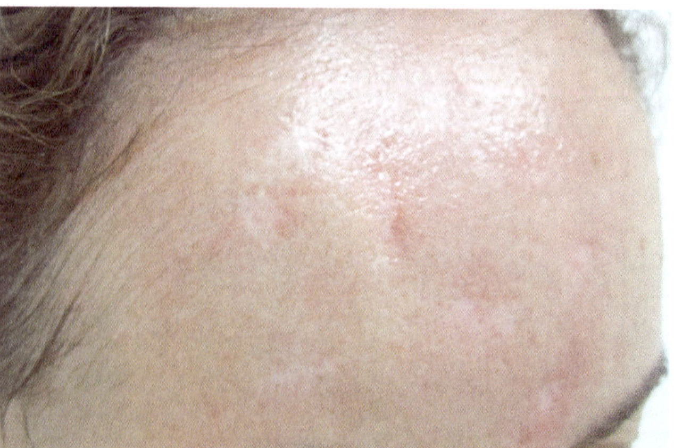

Figura 14.12 Paciente com cicatrizes atróficas e acrômicas secundárias a acidente automotivo. Antes e após a melhora cosmética com a IPCA®.

Complicações

A associação de técnicas no mesmo ato cirúrgico pode proporcionar muito mais efeitos esperados, como edema, hematomas, HPI transitória e eritema transitório, do que efeitos adversos. Portanto, ter uma pele preparada para a intervenção é condição básica para a prevenção de complicações. A HPI transitória pode ocorrer, mesmo não havendo desepitelização como se observa nas três técnicas aqui propostas. A condução por um dermatologista habilitado é mandatória. As complicações são revertidas desde que sejam tratadas adequadamente. Muitas vezes a cobertura física da área por roupa com proteção UV trará benefícios.

Em caso de herpes simples, a analgesia no pós-operatório e a profilaxia indicada seguem os preceitos apresentados no Capítulo 20, *IPCA® no Envelhecimento Cutâneo.*

Considerações finais

Técnicas utilizando agulhas descritas nesta obra apresentam como vantagem a abordagem de cicatrizes sem excisão e síntese, o que poderia favorecer situações como alargamento ou distrofias no pós-operatório. Trata-se de técnicas que perfuram, sem cortar, provocam punturas sem desepitelização da área e, portanto, oferecem mais segurança quanto aos resultados cosméticos e redução de complicações. Sejam isoladas ou em associação, as propostas aqui apresentadas têm se mostrado, na experiência do autor, boas opções na abordagem de cicatrizes após acidentes e podem ser incluídas no arsenal terapêutico de lesões desafiadoras.

Bibliografia

Aust MC. Percutaneous collagen induction therapy: an alternative treatment for scars, wrinkles, and skin laxity. Plast Reconstr Surg. 2008; 121(4):1421-9.

Bal SM, Caussian J, Pavel S et al. In vivo assessment of safety of microneedle arrays in human skin. Eur J of Pharm Sci. 2008; 35(3):193-202.

Brody HJ. Trichloracetic acid application in chemical peeling, operative techniques. Plast Reconstr Surg. 1995; 2(2):127-8.

Camirand A, Doucet J. Needle dermabrasion. Aesthetic Plast Surg. 1997; 21(1):48-51.

Cohen KI, Diegelmann RF, Lindbland WJ. Wound healing: biochemical and clinical aspects. Philadelphia: WB Saunders Co; 1992.

Fabroccini G, Fardella N. Acne scar treatment using skin needling. Clin Exp Dermatol. 2009; 34(8):874-9.

Fernandes D. Minimally invasive percutaneous collagen induction. Oral Maxillofac Surg Clin North Am. 2006; 17(1):51-63.

Fernandes D, Massimo S. Combating photoaging with percutaneous collagen induction. Clin Dermatol. 2008; 26(2):192-9.

Orentreich DS, Orentreich N. Subcutaneous incisionless (subcision) surgery for the correction of depressed scars and wrinkles. Dermatol Surg. 1995; 21:6543-9.

CAPÍTULO

15

IPCA® em Cicatrizes Pós-Queimaduras

Emerson de Andrade Lima

Introdução

Os acidentes resultantes de queimaduras afetam crianças, jovens e adultos, homens e mulheres, em várias extensões. Segundo dados da Sociedade Brasileira de Queimaduras, por ano, 200 mil pessoas são atendidas em serviços de emergência e, dessas, 40 mil demandam hospitalização. Segundo o Ministério da Saúde, as principais vítimas são crianças e pessoas de baixa renda. Além de poderem causar perda funcional importante, as cicatrizes decorrentes desses acidentes afetam substancialmente a cor, a elasticidade, a textura e o relevo da região acometida, acarretando transtornos cosméticos que comprometem profundamente a qualidade de vida das vítimas. A Figura 15.1 apresenta o polimorfismo dessas lesões em diferentes áreas.

A modificação da pele, estabelecida pela destruição de glândulas sebáceas e sudoríparas, folículos pilosos, nervos e vasos, resulta em comprometimento de sua homeostase, com dramática alteração das funções fisiológicas. Queixas, como dor neuropática, prurido, eczematização e exulcerações, são frequentes sobre áreas de cicatrizes tardias e traduzem-se sempre como um desafio terapêutico diante do modesto arsenal de possibilidades disponível (Figura 15.2).

Os tratamentos das cicatrizes pós-queimaduras incluem intervenções cirúrgicas, técnicas de expansão e compressão, placas e géis de silicone, infiltração de corticosteroide, uso de ultrassom, *lasers* e luz intensa pulsada (LIP).

Um recente consenso para o uso de *laser* em cicatrizes pós-traumáticas propõe a utilização dos *lasers* fracionados ablativo e não ablativo em cicatrizes normotróficas, atróficas e hipertróficas, apresentando, por meio de evidências científicas, melhorias cosmética e histopatológica significativas. Por meio da produção de colunas coaguladas que transfixam a epiderme e a derme sem produzir desepitelização, os *lasers* fracionados não ablativos vêm sendo empregados com o objetivo de remodelar o colágeno dérmico afetado pela queimadura.

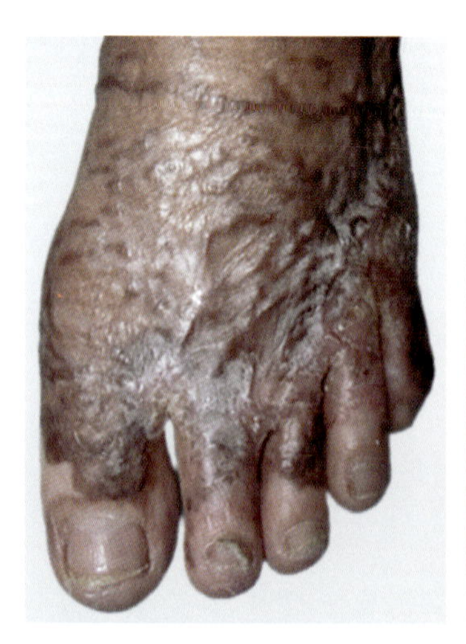

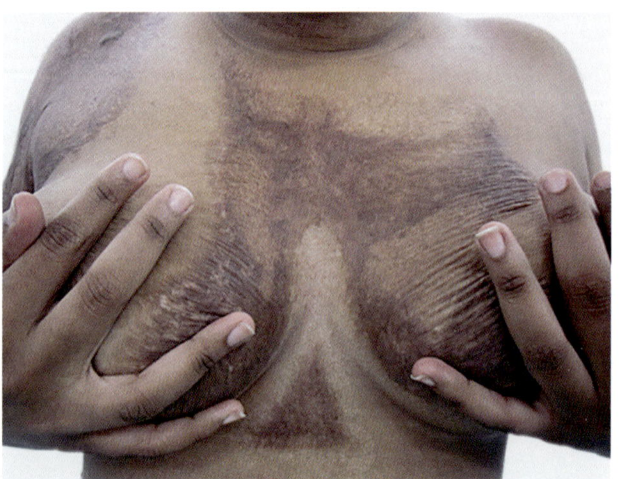

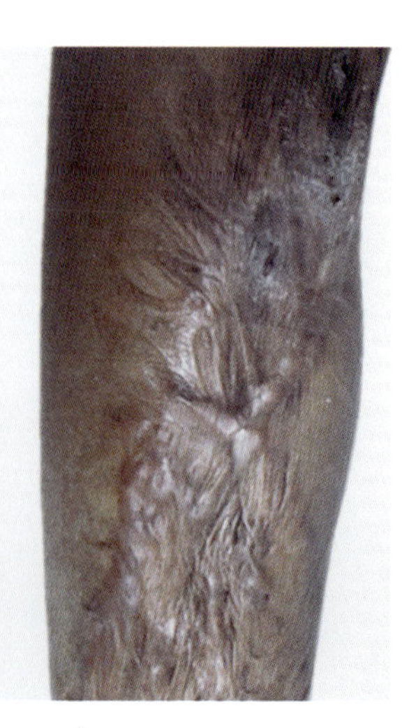

Figura 15.1 Apresentação clínica de cicatrizes pós-queimaduras polimórficas em diferentes áreas.

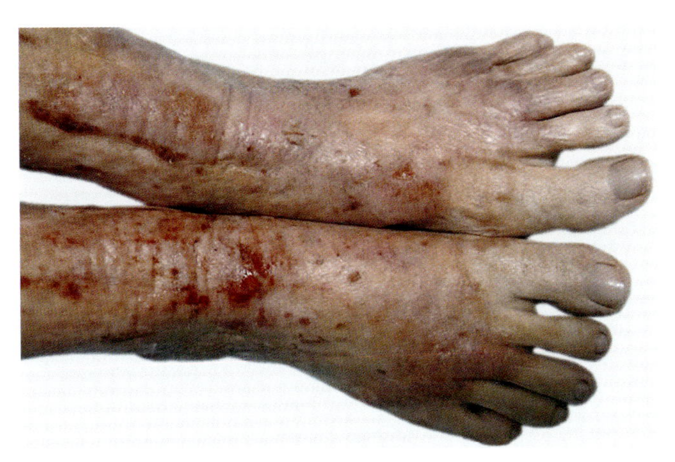
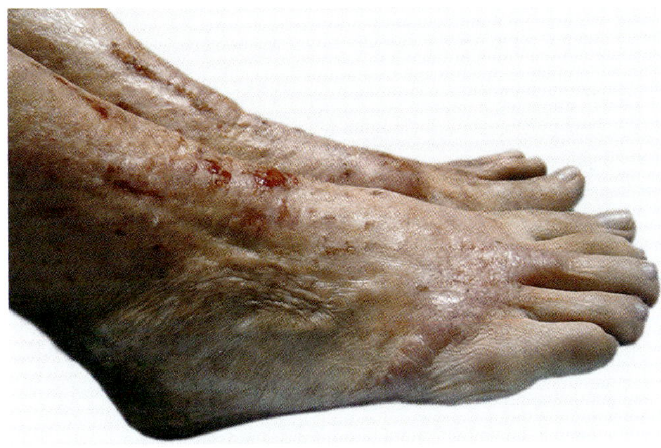

Figura 15.2 Pacientes vitimados por queimadura apresentando eczematização e xerose crônicas.

Um estudo recente randomizou 20 pacientes submetidos a sessões mensais de *laser* fracionado não ablativo (érbio 1.540 nm) e revelou melhoria da textura, da cor e do relevo, bem como remodelamento do colágeno dérmico danificado, respectivamente, macroscópica e microscopicamente demonstrada por meio do exame histopatológico. Achados similares foram encontrados em outro estudo, em que 15 pacientes foram tratados mensalmente com três sessões de *laser* CO_2 fracionado ablativo.

Racional do uso da IPCA® nas cicatrizes pós-queimaduras

Comparativamente às "agulhas de luz" dos *lasers* fracionados, as microagulhas agem ao produzirem micropunturas e colunas hemáticas na profundidade epidérmico-dérmica, provocando ruptura das fibras colágenas e elásticas alteradas pela queimadura, o que favorece sua substituição por um tecido novo. Essa técnica consegue agir nos diferentes formatos de cicatrizes, em qualquer área do corpo, em qualquer tipo de pele e em todas as idades. Mesmo em áreas com diminuída concentração de glândulas sebáceas, a indução percutânea de colágeno com agulhas (IPCA®) é uma possibilidade de tratamento. Por meio de um rolo de microagulhas, a IPCA® provoca milhares de microperfurações traduzidas por uma púrpura uniforme, como pode ser visto na Figura 15.3.

Essas injúrias, chamadas de profundas (classificação Emerson Lima, 2013), originam uma neocolagênese sem provocar a desepitelização: epiderme e derme são perfuradas, mas não removidas. Tanto as cicatrizes normotróficas como as atróficas e hipertróficas respondem à IPCA®.

Duas outras técnicas implementadas em associação à IPCA® têm sido indicadas na condução de cicatrizes de queimaduras: a tunelização dérmica (TD®) e a radiofrequência pulsada com multiagulhas (RFPM®). Na TD®, variante da Subcision®, utiliza-se agulha de aspiração 18 G, em movimentos de vaivém, em quatro vértices de um losango imaginário, o que proporciona desprendimento ou elevação da região consumida pelo dano térmico, liberando traves fibróticas que retraem o tecido, responsáveis pela ancoragem da superfície da pele em planos profundos. Desse

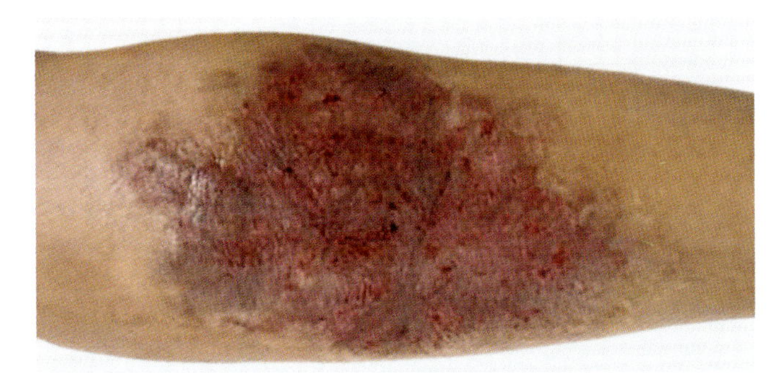

Figura 15.3 Braço de paciente tratado por IPCA® apresentando púrpura uniforme.

modo, além do ganho cosmético, observa-se melhoria funcional da região tratada, o que possibilita a realização de movimentos que anteriormente o indívduo estava impedido de realizar. De modo grosseiro, pode-se comparar essa ruptura àquela que ocorreria com a liberação de cordões que produzem o aspecto capitonê em uma almofada. Na RFPM®, multiagulhas de 100 μm de diâmetro e 2 mm de profundidade, associadas a uma energia randômica fracionada pulsada, produzem dupla injúria (mecânica e térmica), proporcionando a modificação do colágeno cicatricial para um mais próximo do fisiológico. O grau da melhora é variável e depende da gravidade das lesões, ou seja, quanto mais profunda, elevada, discrômica e irregular, mais modesto será o ganho cosmético em uma única sessão, sendo necessário propor outras sessões para promover o ganho corretivo esperado.

A IPCA® em cicatrizes pós-queimaduras produz alterações de cor, textura, profundidade, relevo e flexibilidade, somadas aos efeitos similares propostos pela TD® e pela RFPM®, quando em associação (Figura 15.4).

A escassez de artigos científicos sobre o tema fez o autor deste capítulo construir seus próprios protocolos, mediante resultados obtidos isoladamente com o uso das técnicas na condução de cicatrizes resultantes de traumas, que variaram desde doenças infecciosas/inflamatórias até intervenções cirúrgicas e acidentes.

A Figura 15.5 apresenta um paciente tratado por IPCA® (sessão única) demonstrando ganho funcional no movimento dos pés pela liberação da retração, bem como melhora significativa na qualidade da pele com controle de eczemas de repetição e xerodermia. Na Figura 15.6, observa-se uma paciente tratada com uma sessão de IPCA® mostrando redução do volume das cicatrizes e da coloração, além da melhoria funcional do movimento das mãos. O *end point* da intervenção é exemplificado na Figura 15.7, mostrando injúria profunda da IPCA®.

Aplicabilidade da IPCA® nas cicatrizes pós-queimaduras

Quanto mais precocemente se iniciar o tratamento, mais chances de se obterem melhores resultados. Em domicílio, recomenda-se utilizar, o mais brevemente possível, placas de silicone, géis siliconados, filtro solar de amplo espectro e tretinoína tópica isolada ou com despigmentantes (quando necessário), além de proceder à hidratação da região. As intervenções já podem ser iniciadas desde que o processo agudo do dano térmico esteja estabelecido. Quando se está diante de cicatrizes elevadas, a introdução de corticosteroide tópico categorizado como de alta potência pode ser útil para desestabilizar a fibrose em evolução. A luz intensa pulsada (LIP) pode ser bastante útil em cicatrizes recentes e neovascularizadas. Essa técnica também é indicada na finalização de tratamentos em que as traves fibróticas foram liberadas e o tecido tratado necessitar ser acomodado.

A infiltração da triancinolona associada à LIP 15 a 30 dias antes da intervenção com microagulhas ou durante o tempo cirúrgico é frequentemente utilizada. As cicatrizes pós-queimaduras são rígidas e, com frequência, se beneficiam desse tratamento. Prefere-se a injeção do ativo na concentração de 20 mg/mℓ em derme profunda.

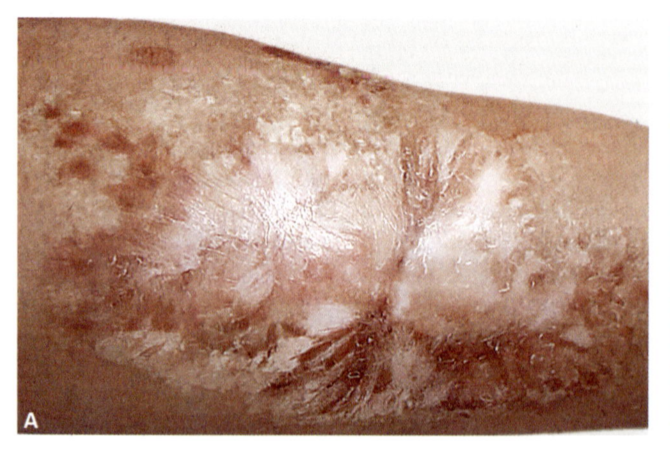

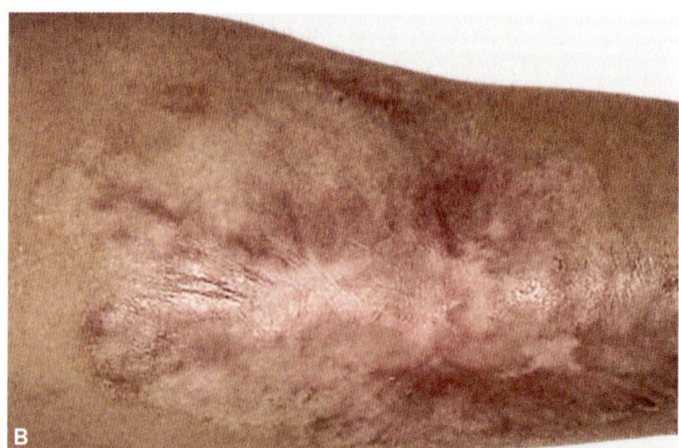

Figura 15.4 Paciente antes (**A**) e após tratamento da panturrilha pela associação de IPCA®, TD® e RFPM® (**B**).

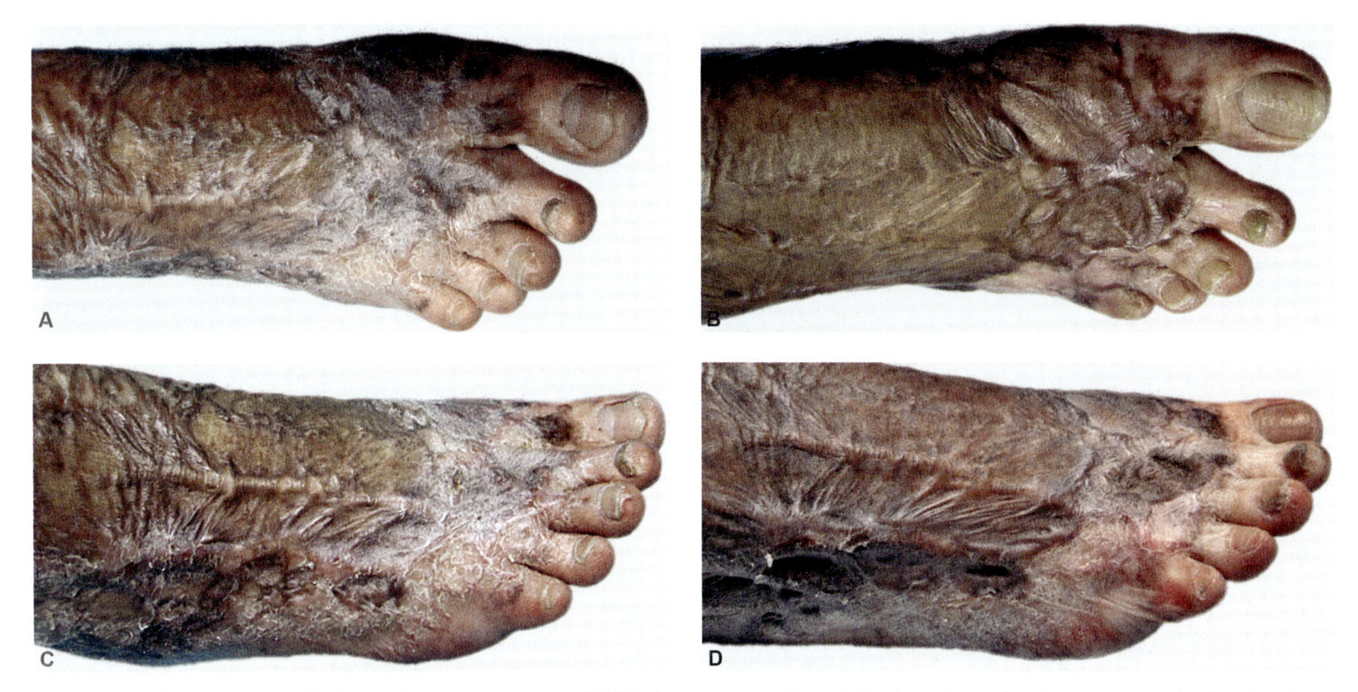

Figura 15.5 Paciente antes (**A**, **C**) e após tratamento com IPCA®, demostrando diminuição do volume das cicatrizes e ganho funcional nos pés (**B**, **D**).

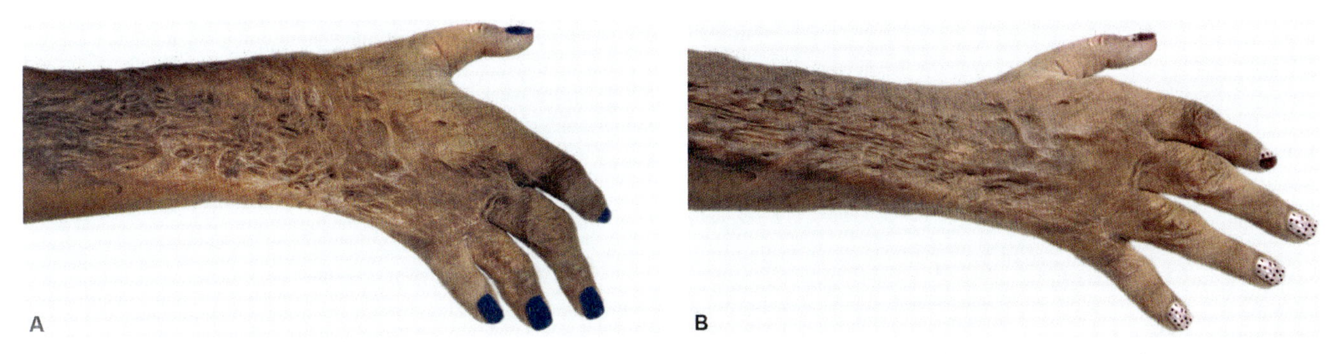

Figura 15.6 Paciente antes (**A**) e após tratamento com IPCA® (**B**). Nota-se diminuição do volume das cicatrizes e ganho funcional nas mãos.

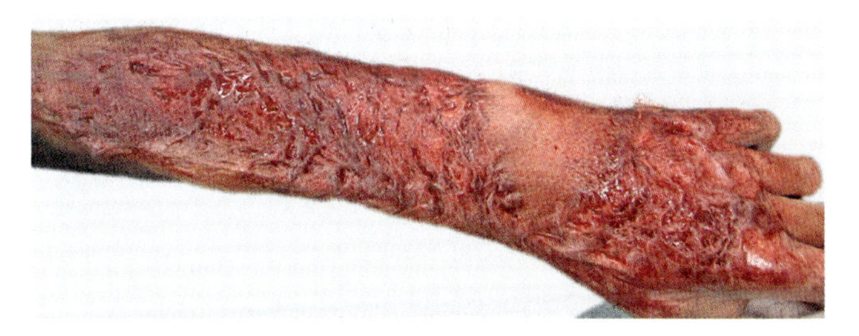

Figura 15.7 *End point* da IPCA®: injúria profunda.

As peles muito finas oferecem menos resistência a comprimentos de agulhas menores em comparação às peles espessas. Porém, é comum os pacientes com cicatrizes pós-queimaduras apresentarem pele rígida, fibrótica e inelástica; nesse sentido, há recomendação de *rollers* com agulhas de 2,5 mm de comprimento. Além disso, esses indivíduos frequentemente apresentam relevos e reentrâncias que dificultam o rolamento das microagulhas, comprometendo, por consequência, a uniformidade da sua penetração; verifica-se redução de até 50% da penetração de seu comprimento total. Para compensar e vencer essa resistência, muitas vezes o operador impõe força exagerada ao instrumento, podendo desepitelizar a pele que apresenta uma superfície "plástica" pós-queimaduras.

A IPCA® é a última das três intervenções com agulhas propostas, caso se decida realizar TD® e RFPM® no mesmo tempo cirúrgico. Contudo, mesmo isoladamente, ela oferece bons resultados em cicatrizes de queimaduras. Quando se deseja que a introdução das agulhas aconteça perpendicularmente, propõe-se a construção de faixas com o *roller*, nunca em movimento de zigue-zague, pois este pode comprometer a uniformidade do resultado e possibilitar que a microagulha penetre diagonalmente. O intercruzamento horizontal, vertical e diagonal, com base na construção de faixas, busca obter uma púrpura como *end point*.

Recomenda-se que o vetor da força impressa ao rolo sempre tangencie o plano horizontal em que se está trabalhando e nunca esteja perpendicular a essa superfície. Para a RFPM®, utiliza-se o aparelho FRAXX (radiofrequência fracionada) acoplado ao eletrodo Lima 8.

O tratamento deve ser realizado em uma sala de procedimento criteriosamente preparada para uma intervenção cirúrgica e por um profissional treinado e paramentado. É fundamental não banalizar esses critérios de segurança, que incluem desde a utilização de luvas estéreis e aposição de campos cirúrgicos estéreis até a promoção de um ambiente que siga normas restritas de desinfecção.

Após a higienização com clorexidina 2% e FRAXX ligado em *CUT* e *single pulse*, com potência de 30 a 45 W e Active em 30 a 45 ms, posiciona-se o eletrodo Lima 8 perpendicularmente à pele e aciona-se o pedal. Recomenda-se executar apenas uma passada, evitando-se *overlap*. Para tanto, realizam-se micropunturas com distanciamento médio de 1 mm de um orifício para o outro. A área deve ser totalmente contemplada pelas agulhas. Embora modesto, há sangramento. Após 10 minutos do final da intervenção, já se pode observar redução importante do sangramento, que dá lugar a uma exsudação serosa que regride progressivamente nas primeiras horas.

Para a TD®, utiliza-se a agulha de aspiração 1,20 × 25 mm (18 G × 1) introduzida por via transepidérmica na profundidade do plano dérmico, perfazendo um trajeto canalicular com consequentes rupturas das traves fibróticas e criação de túneis lineares dentro da derme alterada. Os movimentos realizados pela agulha são de vaivém, partindo dos vértices de um losango imaginário.

O túnel seguinte é formado seguindo o mesmo preceito, imediatamente na adjacência do anterior; para isso, a agulha é introduzida no mesmo orifício, o que resulta na criação de várias colunas hemáticas horizontais dispostas paralelamente. Desse modo, a fibrose vai sendo desestabilizada. A Figura 15.8 apresenta o transoperatório de uma paciente e a Figura 15.9 mostra o *end point* recomendado imediatamente após a IPCA® e após 30 minutos, demonstrando coagulação e leve exsudação serosa.

Cuidados na execução técnica

Quanto mais profunda e rígida for a cicatriz, maior o desafio. A uniformização fica mais difícil de tratar quando há diferentes tons de marrom, oferecendo policromia com perda e ganho de melanina. As lesões da face são mais responsivas à IPCA® em comparação àquelas encontradas

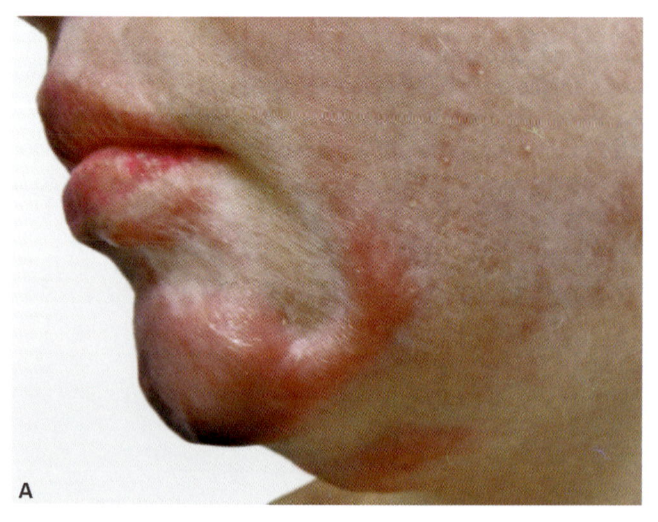

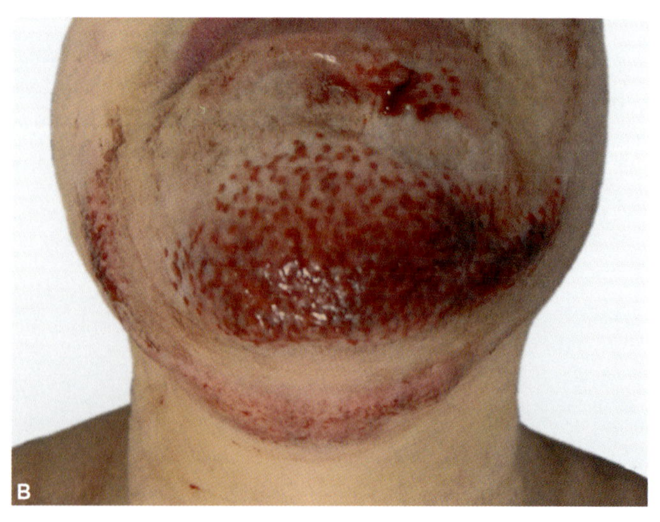

Figura 15.8 Paciente antes (**A**) e no transoperatório da IPCA® (**B**).

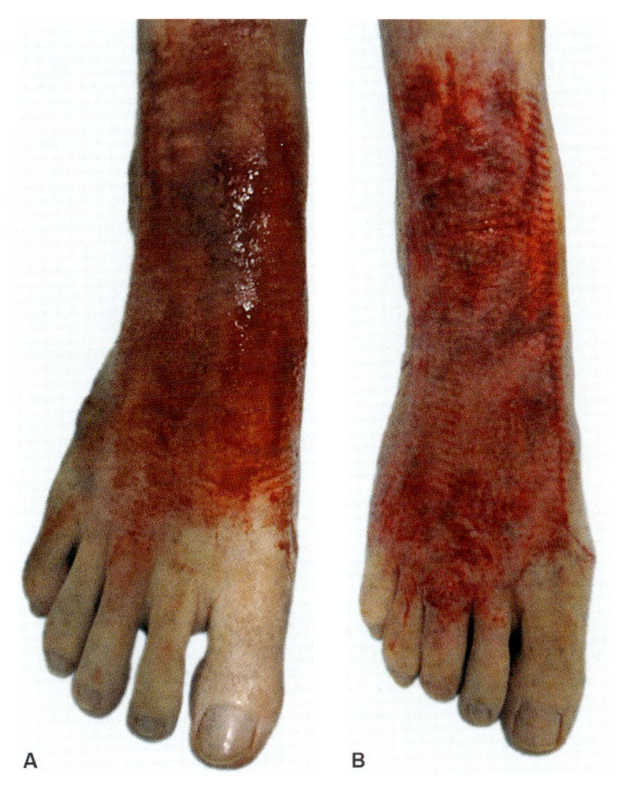

Figura 15.9 *End point* imediatamente após a IPCA® (**A**) e depois de 30 minutos, demonstrando coagulação e leve exsudação serosa (**B**).

em peito, dorso, membros ou abdome. Essas áreas necessitam de mais intervenções para que consigam oferecer o mesmo resultado da primeira.

As cicatrizes localizadas em áreas mais oleosas oferecem melhor resposta ao tratamento quando comparadas àquelas dispostas em regiões com menos glândulas seborreicas. A Figura 15.10 apresenta uma paciente após tratamento com IPCA®, demonstrando diminuição do volume das cicatrizes e ganho funcional.

A assepsia deve ser feita com clorexidina 2%. Se a cicatriz de queimadura estiver localizada na face, sugere-se associar bloqueio anestésico dos nervos infraorbitário e mentoniano e complementar com solução de lidocaína 2% sem vasoconstritor 1:2 com soro fisiológico 0,9%, respeitando-se a dose máxima do ativo permitida. A adição de bicarbonato com o intuito de oferecer mais conforto e reduzir o ardor é opcional. Em outras áreas do corpo, recomendam-se infiltração com a mesma solução e, se possível, bloqueio de campo utilizando lidocaína 2%.

O curativo é realizado com gaze estéril em grande quantidade (a fim de conter a exsudação) e Micropore®, sem adição de nenhum umectante. Não está indicada antibioticoterapia tópica nem sistêmica; visto se tratar de um procedimento limpo e segundo normatização da Food and Drug Administration (FDA), essa precaução é desnecessária.

Crioterapia ou compressas quentes não são indicadas. Prefere-se que a acomodação dos hematomas e a resposta inflamatória resultante da sua presença sigam seu curso natural. Também não se recomenda corticoterapia tópica ou sistêmica para conter os efeitos esperados do processo inflamatório autolimitado.

O próprio paciente, em domicílio, pode remover o curativo, umedecendo-o no chuveiro. A área tratada poderá ser higienizada com sabonete líquido com baixo potencial de detergência, evitando sensibilização. A partir daí, recomenda-se o uso de um bálsamo regenerador por 3 a 5 dias, quando cremes clareadores e filtro solar tonalizado de amplo espectro poderão ser utilizados. Restrição às luzes deve ser orientada.

O edema e o hematoma nos dias que sucedem o procedimento são moderados. O paciente geralmente está apto a regressar às suas atividades laborativas em torno do sétimo dia de pós-operatório. Se a área tratada for coberta (colo, peito e dorso), o paciente poderá retornar ao convívio público no dia seguinte.

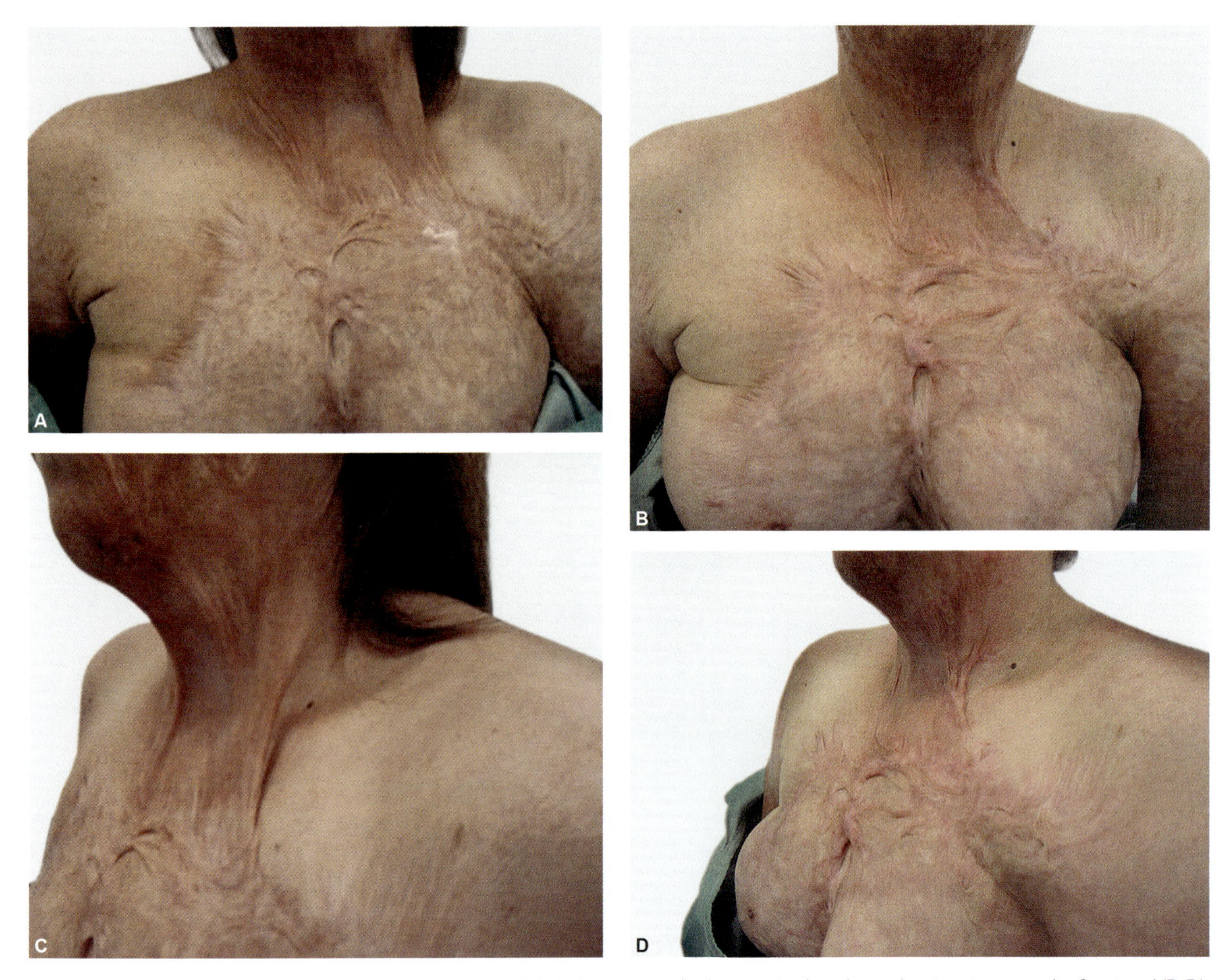

Figura 15.10 Paciente antes (**A**, **C**) e após tratamento com IPCA®, demonstrando diminuição do volume das cicatrizes e ganho funcional (**B**, **D**).

Pode-se esperar edema, hematomas, hiperpigmentação pós-inflamatória e eritema transitórios. Desde que o operador esteja devidamente habilitado e treinado, tomados os devidos cuidados no preparo da pele e atentando para as recomendações do pós-operatório com rigor, tanto a IPCA® quanto a TD® e a RFPM® em cicatrizes pós-queimaduras são técnicas seguras e reproduzíveis. A Figura 15.11 apresenta pacientes tratados por IPCA®.

Efeitos adversos

Embora o pós-operatório não seja problemático, a anestesia infiltrativa é desconfortável. Muitas vezes o médico opta por operar os pacientes com cicatrizes pós-queimaduras no hospital, sob anestesia geral ou sedação, dado o desconforto da anestesia infiltrativa em um tecido muito rígido e em uma área comumente extensa.

A dor não é uma queixa usual, mas, se ocorrer, deve alertar para infecção secundária, principalmente se instalada após 48 horas da intervenção. Comumente, não há necessidade de analgésico ou anti-inflamatório no pós-operatório, mas, quando houver relato de desconforto, sem nenhum outro agravante, recomenda-se dipirona 1 g efervescente a cada 6 horas.

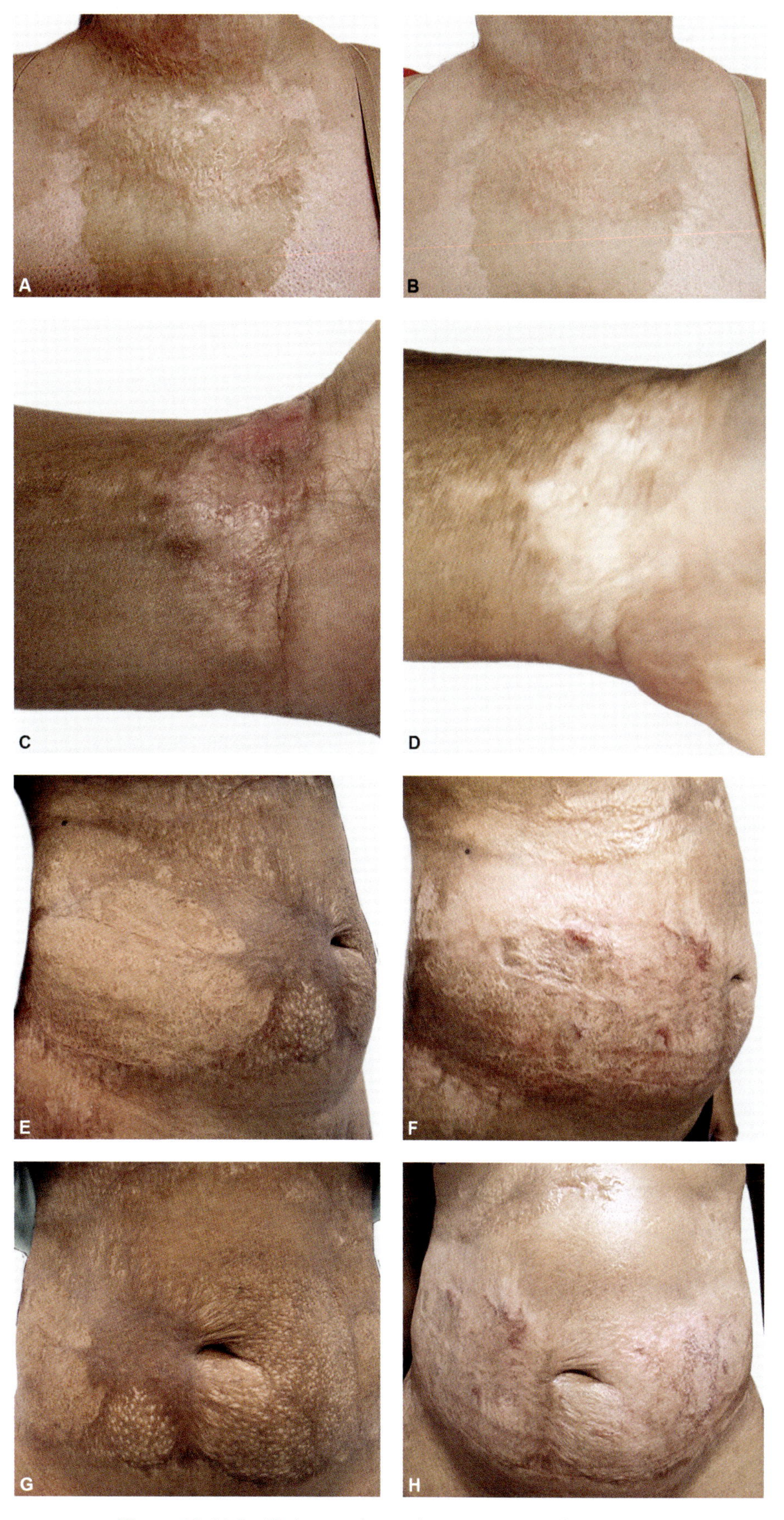

Figura 15.11 A a **H.** Antes e depois de pacientes tratados por IPCA®.

Considerações finais

Considera-se a IPCA® uma abordagem terapêutica segura e com resultados cosméticos aceitáveis em cicatrizes pós-queimaduras, quando bem indicada e realizada. Para tanto, é essencial que o operador esteja habilitado e seguro da proposta e de sua adequação ao indivíduo que será tratado. Quando associada à TD® e à RFPM®, essa técnica apresenta resultados ainda melhores.

Bibliografia

Anderson RR, Donelan MB, Hivnor C et al. Laser treatment of traumatic scars with an emphasis on ablative fractional laser resurfacing: consensus report. JAMA Dermatol. 2014; 150(2):187-93.

Bal SM, Caussian J, Pavel S et al. In vivo assessment of safety of microneedle arrays in human skin. Eur J of Pharm Sci. 2008; 35(3):193-202.

Camirand A, Doucet J. Needle dermabrasion. Aesthetic Plast Surg. 1997; 21(1):48-51.

Cohen KI, Diegelmann RF, Lindbland WJ. Wound healing: biochemical and clinical aspects. Philadelphia: WB Saunders Co; 1992.

Fabroccini G, Fardella N. Acne scar treatment using skin needling. Clin Exp Dermatol. 2009; 34(8):874-9.

Fernandes D. Minimally invasive percutaneous collagen induction. Oral Maxillofac Surg Clin North Am. 2006; 17(1):51-63.

Fernandes D, Massimo S. Combating photoaging with percutaneous collagen induction. Clin Dermatol. 2008; 26(2):192-9.

Hantash BM, Bedi VP, Kapadia B et al. Percutaneous Collagen Induction therapy (PCI)-an alternative treatment for scars. Wrinkes Skin Laxity. Plast Reconstr Surg. 2008; 121(4):1421-9.

Orentreich DS, Orentreich N. Subcutaneous incisionless (subcision) surgery for the correction of depressed scars and wrinkles. Dermatol Surg. 1995; 21:6543-9.

Ozog DM, Liu A, Chaffins ML et al. Evaluation of clinical results, histological architecture, and collagen expression following treatment of mature burn scars with a fractional carbon dioxide laser. JAMA Dermatol. 2013; 149:50-7.

Qu L, Liu A, Zhou L et al. Clinical and molecular effects on mature burn scars after treatment with a fractional CO_2 laser. Lasers Surg Med. 2012; 44:517-24.

Tanner H, Chan KF, Zachary CB. In vivo histological evaluation of a novel ablative fractional resurfacing device. Lasers Surg Med. 2007; 39:96-107.

Taudorf E, Danielsen P, Paulsen I. Non-ablative fractional laser provides long-term improvement of mature burn scars – A Randomized Controlled Trial with histological assessment. Lasers in Surgery and Medicine. 2015; 47:141-7.

CAPÍTULO 16

IPCA® em Cicatrizes Elevadas e Hipertróficas

Emerson de Andrade Lima

Fundamentos da IPCA® nas cicatrizes elevadas

A injúria cutânea leva invariavelmente à formação de cicatriz. O processo de reparação consiste em inflamação, formação de tecido de granulação e remodelamento da matriz dérmica, o que pode sujeitar o tecido a variáveis graus de fibrose que culminam em lesões elevadas ou queloideanas. Os queloides iniciados na derme reticular se projetam para a pele e não regridem espontaneamente. São eritematoviolàceos, da cor da pele ou hipercrômicos e se distinguem das cicatrizes elevadas por ultrapassarem os limites da injúria inicial. Acredita-se que não existam queloides espontâneos. As lesões sem causas aparentes provavelmente foram consequentes a uma injúria leve, não percebida pelo paciente. As regiões mais acometidas são dorsal, pré-esternal, deltóidea, lobo da orelha e face. Apesar de palmas das mãos e plantas dos pés estarem sujeitas a traumas, nunca os desenvolvem, assim como o acometimento de regiões como pálpebras e genital é raro. A dor, em consequência da compressão das terminações nervosas livres pela fibrose, e o prurido, por conta do ressecamento devido à ausência de glândulas sebáceas, são relativamente frequentes. À microscopia, identifica-se um epitélio fino e aplanado que cobre uma derme espessa com aumento de fibras colágenas modificadas e diminuição de fibras elásticas. O tratamento sempre é um desafio devido ao seu caráter recalcitrante. O polimorfismo lesional característico desses quadros comumente exige do médico especialista experiência e conhecimento apurado de sua arquitetura no momento de propor uma intervenção (Figura 16.1).

Técnicas para manejo do queloide vêm sendo utilizadas com respostas variáveis, como injeções intralesionais com bleomicina e corticosteroide isolados ou em associação, criocirurgia, uso de placas de silicone, *lasers*, luz intensa pulsada, além de ativos tópicos como 5-fluoruracila, interferona, retinoides, imiquimode 5%, tacrolimo, verapamil. A toxina botulínica tem mostrado bons resultados em casos específicos. Os corticosteroides apresentam efeitos colaterais tais como risco

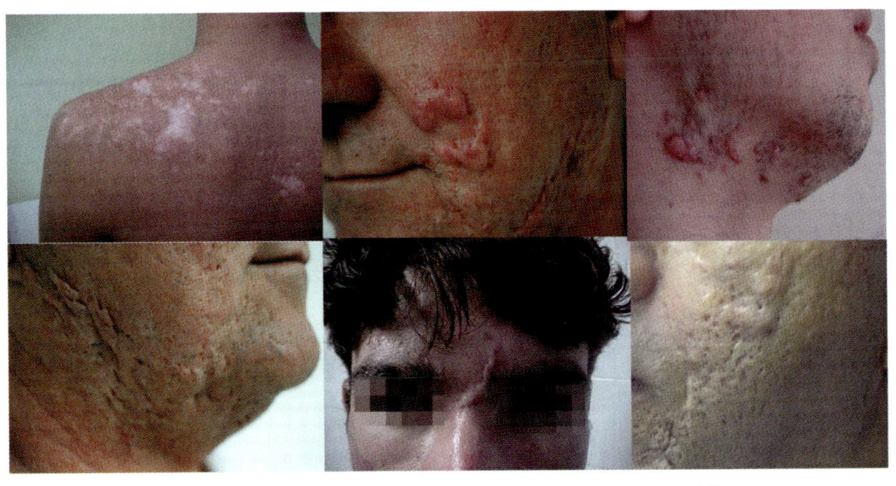

Figura 16.1 Polimorfismo arquitetônico das cicatrizes elevadas em diferentes áreas.

de infecção secundária, atrofia, telangiectasias e hipopigmentação. A criocirurgia, quando realizada por profissionais não muito experientes, pode levar a atrofia e hipocromia, e a bleomicina pode desencadear hiperpigmentação. A cirurgia convencional ou a excisão tangencial têm como objetivo a diminuição da injúria elevada que oferece risco de piora ou posterior recidiva do queloide. Desse modo, não temos ainda um tratamento ideal para queloides e cicatrizes hipertróficas. As Figuras 16.2 e 16.3 apresentam pacientes tratados por excisão tangencial associada à infiltração de triancinolona. As Figuras 16.4 e 16.5 apresentam queloides também tratados por excisão tangencial e infiltração de corticosteroide. As técnicas ablativas, por levarem a desepitelização e exacerbada reação inflamatória, resultam em um tecido mais sujeito a complicações como novas cicatrizes, hiperpigmentação pós-inflamatória, acromias e eritema persistente, resultando em uma pele mais sensibilizada.

A indução percutânea de colágeno com agulhas (IPCA®) propõe-se a desestruturar a fibrose e o colágeno anormal, criando colunas hemáticas com produção de um novo colágeno, sem provocar a desepitelização observada nas técnicas ablativas. A epiderme e a derme são perfuradas, mas não removidas. Dessa maneira, a penetração dessas agulhas na pele gera micropunturas na sua superfície que favorecem neovascularização e neoangiogênese bem como produção de elastina. Em cicatrizes elevadas, essas micropunturas não se instalam tão facilmente, como em cicatrizes normotróficas ou atróficas, já que a resistência oferecida é comumente maior. Na experiência do autor, a associação da tunelização dérmica (TD®) à IPCA® otimiza os resultados nas abordagens às cicatrizes elevadas. A TD® contribui para a ruptura da fibrose e, consequentemente, torna o tecido menos rígido. A adição dessa intervenção deve ser criteriosa e o operador deverá estar seguro dos resultados previsíveis, mediante uma avaliação precisa do caso a ser tratado. Para os casos em que as técnicas serão associadas, o autor recomenda que a TD® seja realizada imediatamente antes da IPCA®, no mesmo ato cirúrgico.

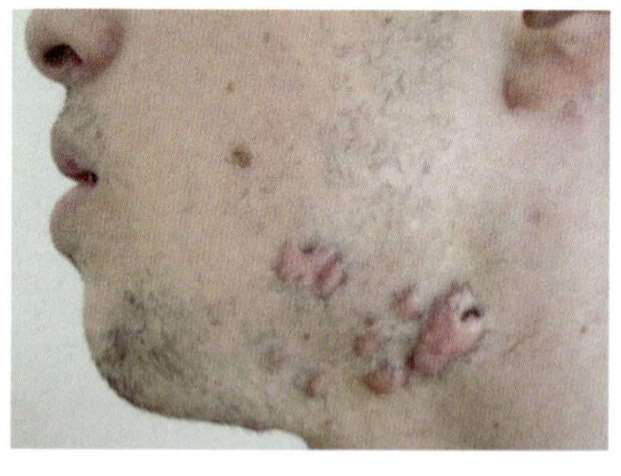

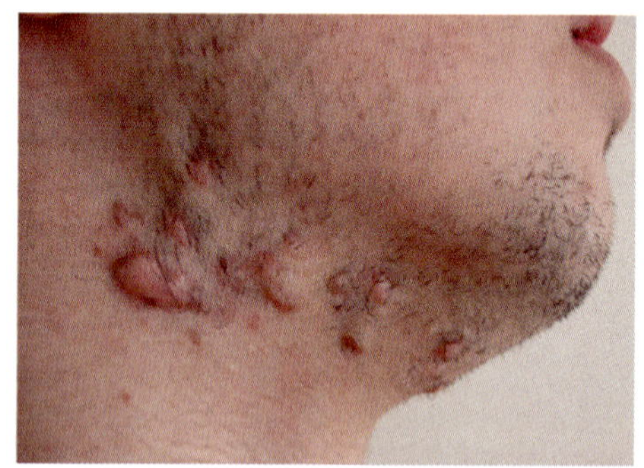

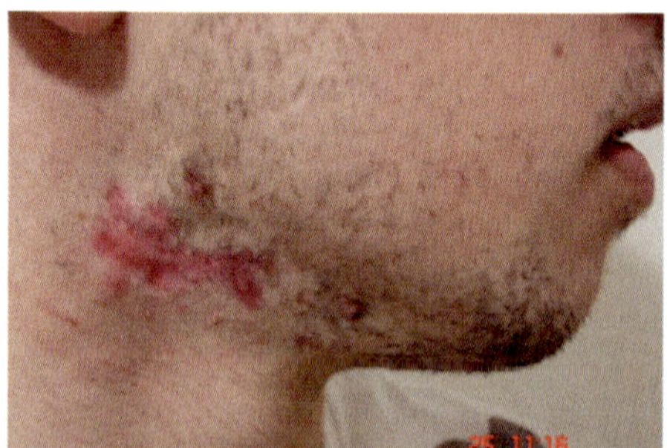

Figura 16.2 Paciente com cicatriz queloideana em região submandibular antes e após *shaving* e infiltração intralesional com corticosteroide.

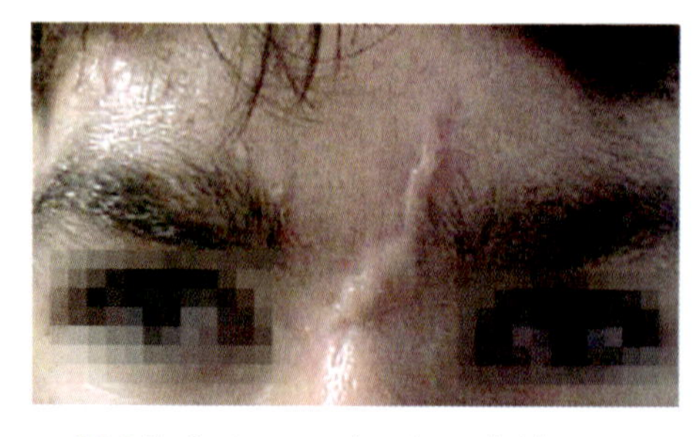

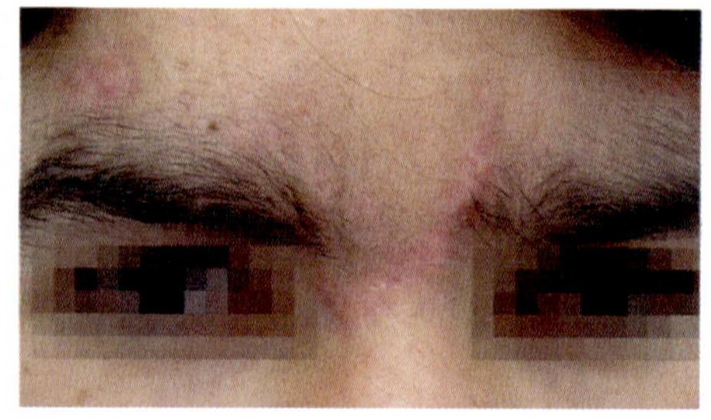

Figura 16.3 Paciente com cicatriz queloideana em região glabelar antes e após *shaving* e infiltração intralesional com corticosteroide.

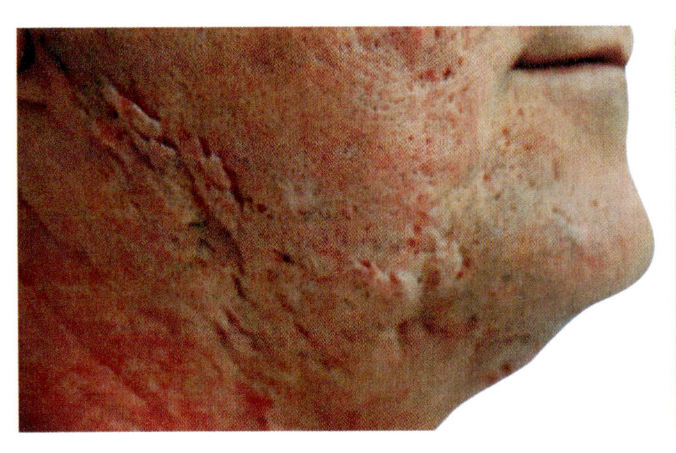
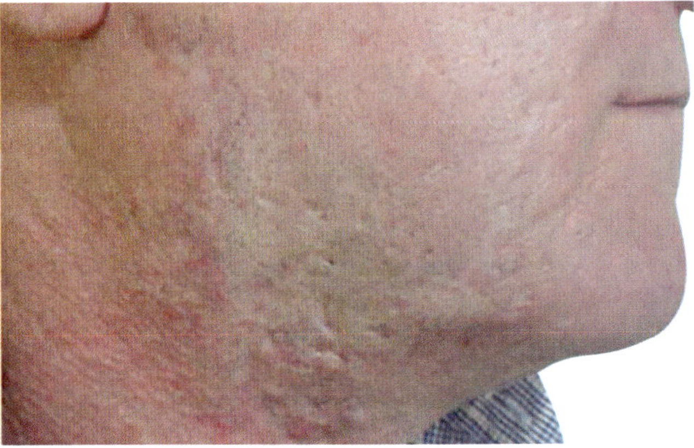

Figura 16.4 Paciente com cicatrizes queloideanas em região geniana antes e após remoção cirúrgica e infiltração intralesional com corticosteroide.

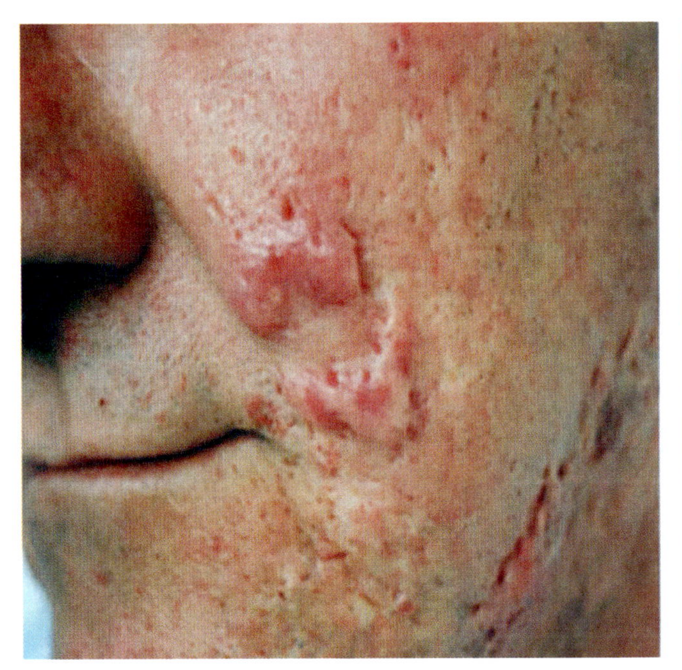
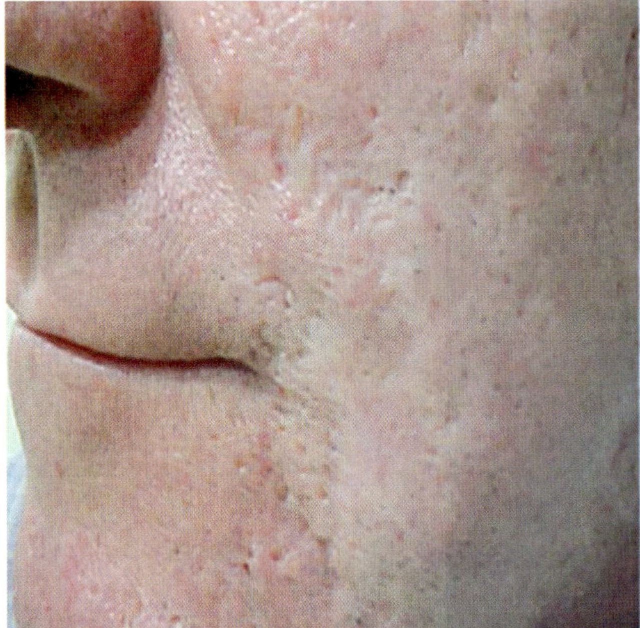

Figura 16.5 Paciente com cicatrizes queloideanas em região cervical antes e após remoção cirúrgica e infiltração intralesional com corticosteroide.

Aplicabilidade da IPCA® nas cicatrizes elevadas

Sequência metodológica para a abordagem

▸ **Características da cicatriz.** A superfície das lesões queloideanas muito finas oferece menos resistência às agulhas, quando comparadas às mais espessas. Estruturas mais enrijecidas e endurecidas oferecem mais resistência, havendo frequentemente a necessidade de um tratamento prévio com corticosteroide, seja infiltrativo ou tópico, sob oclusão por pelo menos 30 dias. Nesse tipo de estrutura, a penetração das agulhas sofrerá uma redução proporcional à rigidez tecidual. As lesões localizadas em membros e tórax são comumente menos responsivas, quando comparadas àquelas localizadas na face.

▸ **Injúria profunda.** Comprimentos curtos de agulha provocarão pouco efeito nesse tipo de injúria, havendo comumente a necessidade de que se utilize agulha de 2,5 mm de comprimento sob anestesia infiltrativa, já que estamos diante de lesões rígidas. É fundamental seguir todos os preceitos de segurança previamente relatados.

▸ **Assepsia e anestesia da área.** Tanto o carpule com tubete e agulha gengival, para áreas limitadas, como soluções pouco diluídas contendo lidocaína 2%, em áreas maiores, podem ser utilizados. A infiltração é frequentemente desconfortável devido ao endurecimento da lesão. Portanto, em áreas em que haja a possibilidade de bloqueio anestésico, este deve ser preferido. A substituição da agulha por cânula também pode oferecer mais conforto durante a anestesia.

▸ **Transoperatório.** Caso a cicatriz seja muito hipertrófica, o autor recomenda a utilização da infiltração intralesional com corticosteroide, antes da realização da IPCA®, sucedendo a aplicação da luz intensa pulsada em parâmetros convencionais para lesões neovascularizadas. Posteriormente às duas últimas intervenções, realiza-se a IPCA® no mesmo tempo cirúrgico, aplicando o mesmo padrão de micropunturas proposto para outros tipos de cicatrizes. A púrpura demora mais para ser atingida, quando comparado ao tempo necessário para uniformização em cicatrizes normotróficas. A experiência do autor também recomenda a associação com TD® imediatamente antes da IPCA® e antes da excisão tangencial, ou mesmo quando esta última não foi realizada. O sangramento é substancial, porém limitado. Após 10 minutos do final da intervenção já se pode observar uma redução importante do sangramento, que vai dando lugar à exsudação serosa que regride progressivamente nas primeiras 6 horas. No transoperatório, sugere-se a aplicação de triancinolona em doses usuais.

▸ **Cuidados no pós-operatório.** Deve-se seguir as orientações pontuadas em capítulos anteriores. O tempo de recuperação em cicatrizes hipertróficas pode ser maior quando comparado às normotróficas. O trauma excessivo com as agulhas pode resultar em ulcerações. A Figura 16.6 apresenta pacientes logo após a intervenção. Observe que o *end point* proposto é uma púrpura. A intenção com essa intervenção é quebrar as traves endurecidas da cicatriz elevada, transformando o colágeno cicatricial em um colágeno mais próximo do fisiológico. Enfatizamos que se trata de uma proposta inovadora para as cicatrizes elevadas, já que somente existiam tratamentos que

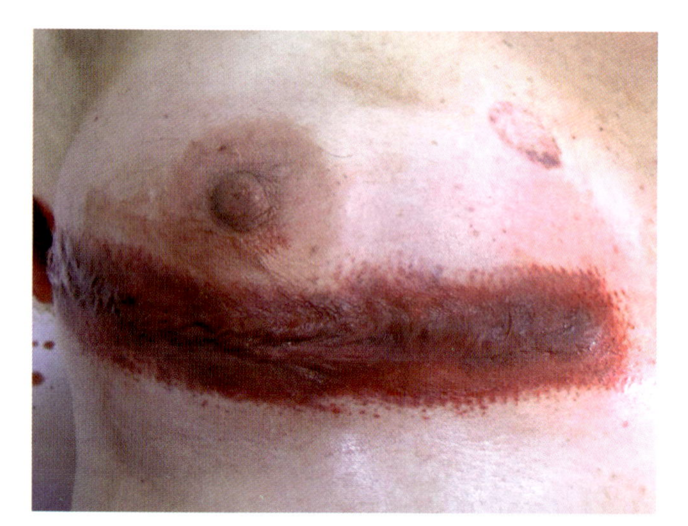

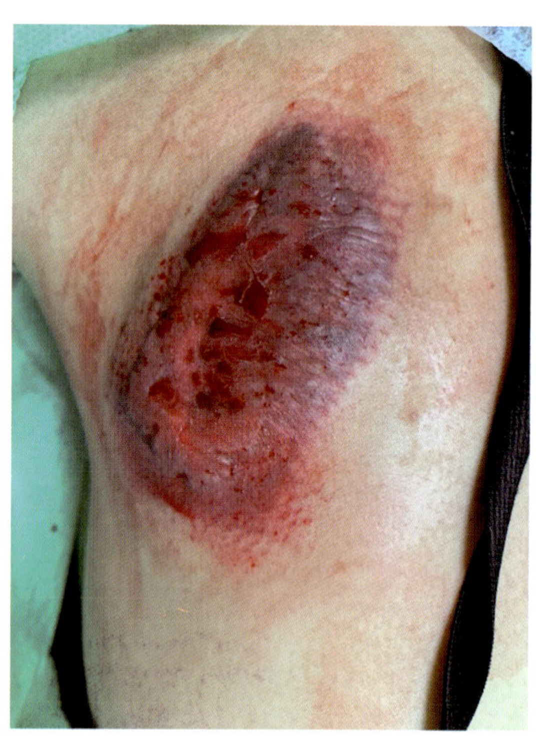

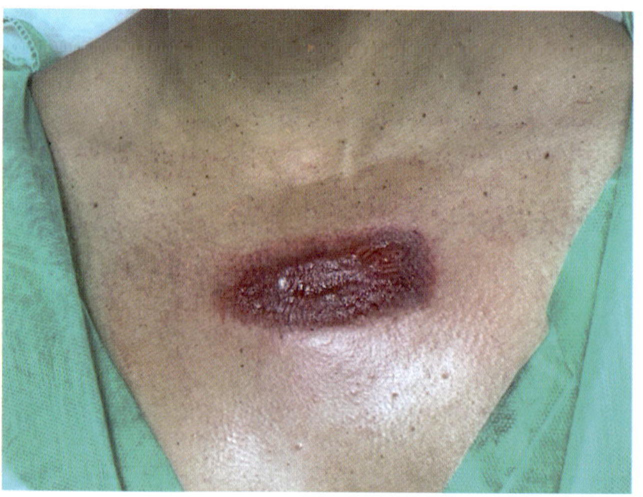

Figura 16.6 Pacientes logo após a intervenção por IPCA®.

destruíam o tecido exuberante, tanto por atrofia como por dano térmico. Com a IPCA®, o objetivo é transformar esse tecido.

▸ **Evolução e cuidados no pós-operatório.** Para a remoção do curativo, deve-se aguardar pelo menos 24 horas. Como recomendado anteriormente, essa remoção pode ser feita em domicílio pelo próprio paciente, umedecendo o curativo no chuveiro, quando a área tratada poderá ser higienizada e tratada com bálsamo regenerador até a reepitelização, em média de 7 a 10 dias. A partir daí, deve-se utilizar gel ou placa de silicone por pelo menos 30 a 45 dias seguidos, acompanhada de filtro solar e clareador, caso seja observada hiperpigmentação. Restrição à luz deve ser orientada. O uso de corticosteroide tópico poderá ser requerido, objetivando a prevenção de recidiva. Quando essa conduta for a opção, recomenda-se aguardar pelo menos 30 dias após a IPCA®. As Figuras 16.7 a 16.11 mostram pacientes tratados pela IPCA®.

▸ **Complicações.** Como comentado anteriormente, a IPCA® apresenta uma limitada chance de complicações. Além dos efeitos esperados como edema, hematomas, hiperpigmentação pós-inflamatória transitória e eritema transitório, pode-se observar uma tendência maior à exulceração em cicatrizes elevadas pela friabilidade do tecido. Trata-se de um diagnóstico com risco de recidiva, portanto, é mandatório o acompanhamento mensal do paciente, durante pelo menos 6 meses. A utilização de corticosteroide tópico à noite com gel de silicone pela manhã a partir do trigésimo dia de pós-operatório tem oferecido, na maior parte dos casos, manutenção dos resultados. A utilização de técnicas complementares como luz intensa pulsada ou *lasers* com seletividade pela hemoglobina é considerada no acompanhamento e também visa oferecer melhoria e manutenção dos resultados.

▸ **Analgesia no pós-operatório e prevenção anti-herpética.** Devem seguir as mesmas recomendações já relatadas nos capítulos correspondentes.

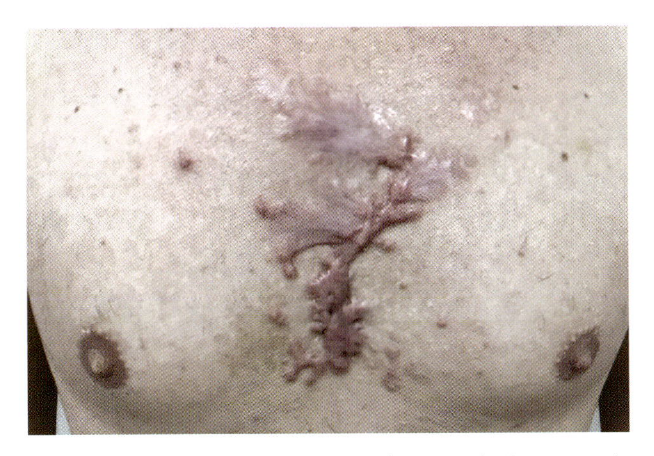
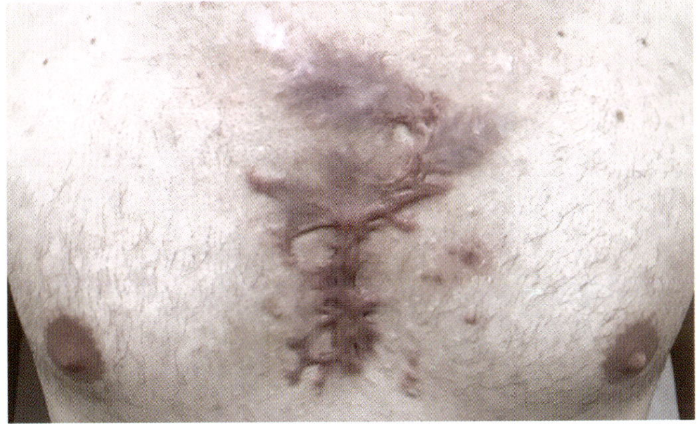

Figura 16.7 Paciente com lesão queloideana em tórax antes e após 120 dias de tratamento com 2 sessões de IPCA®.

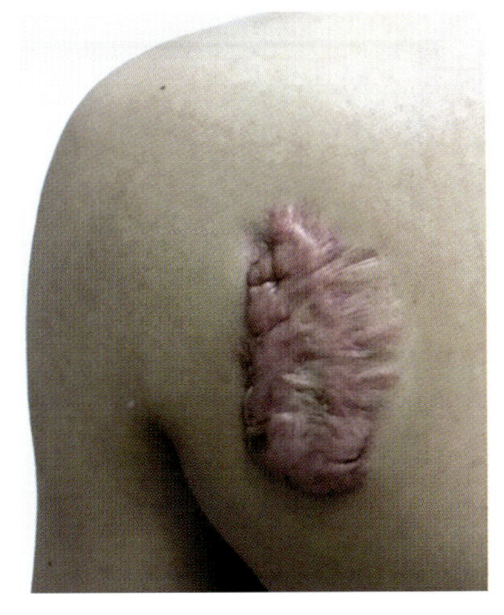
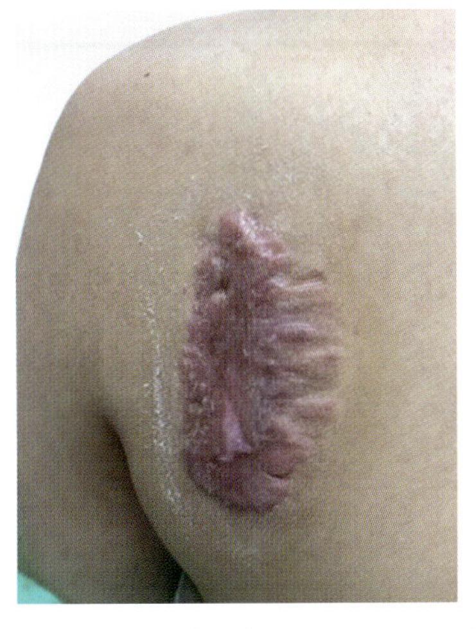

Figura 16.8 Paciente com lesão queloideana em tórax após 90 dias de tratamento com IPCA®.

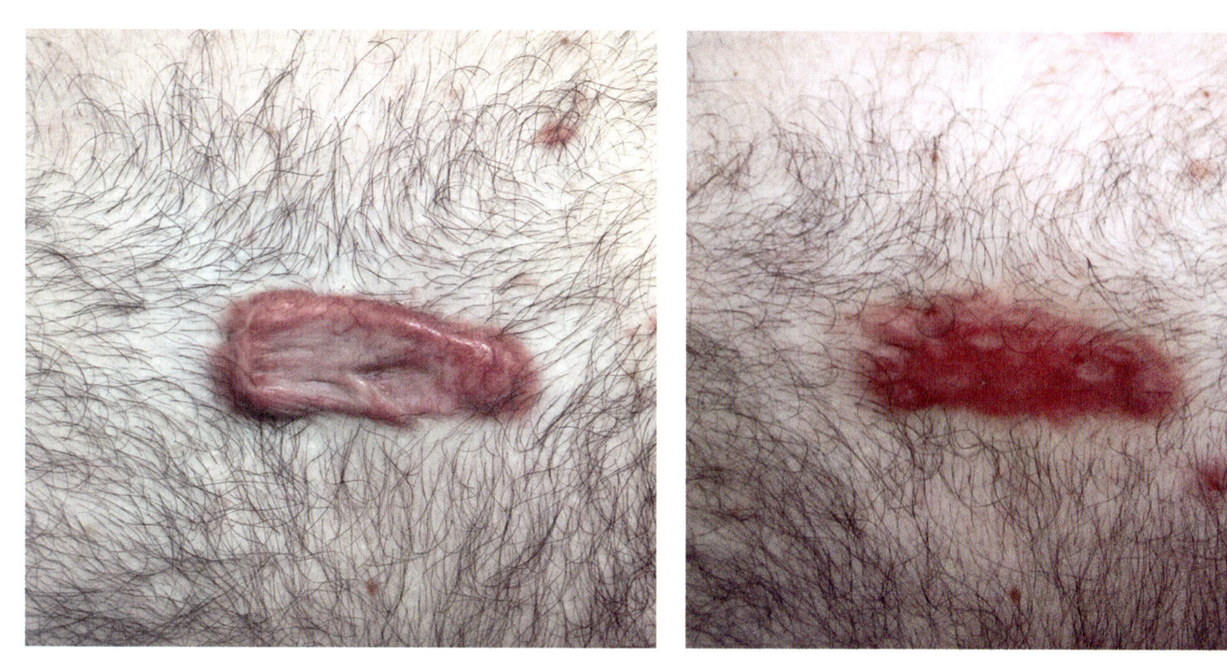

Figura 16.9 Paciente com lesão queloideana em tórax após 120 dias de tratamento com 2 sessões de IPCA®.

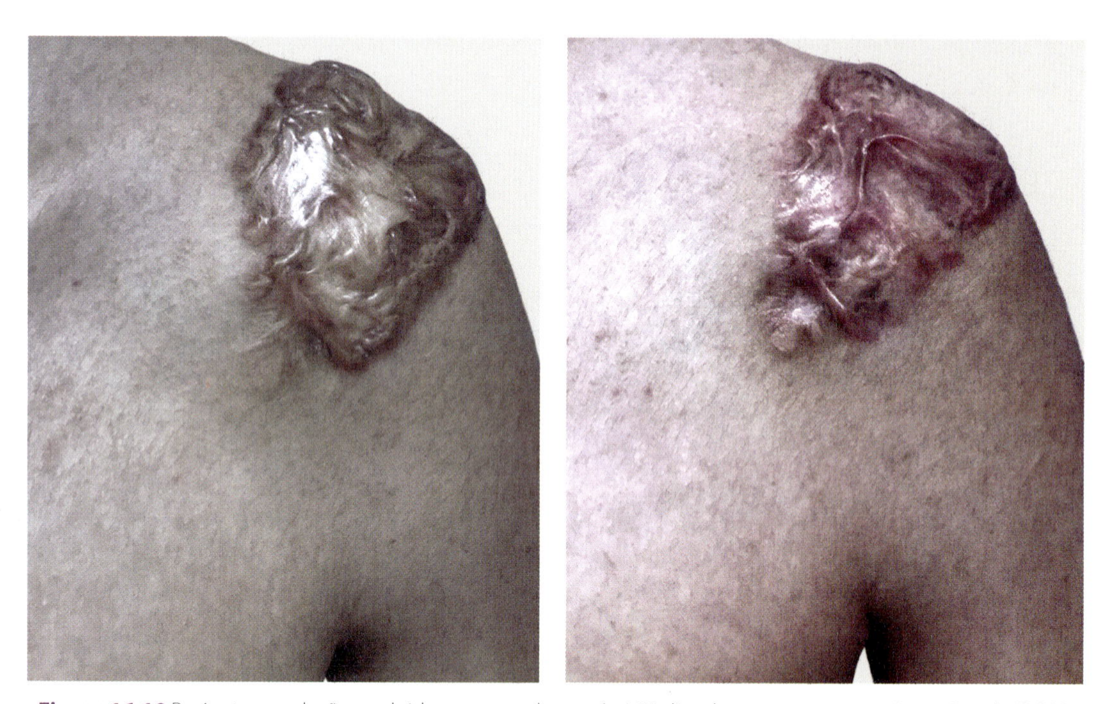

Figura 16.10 Paciente com lesão queloideana no ombro após 120 dias de tratamento com 2 sessões de IPCA®.

Considerações finais

O tratamento das cicatrizes elevadas é sempre um desafio, principalmente porque são lesões com potencial risco de recidiva. Alguns resultados terapêuticos podem ser bem modestos, o que torna bem aceitas novas propostas com potencial corretivo. Consideramos a IPCA® uma abordagem segura, quando bem indicada e bem realizada. A associação com outras terapêuticas, conforme apresentado neste capítulo, otimiza os resultados. Para tanto, é essencial que o operador esteja habilitado e seguro da proposta e de sua adequação ao indivíduo que será tratado.

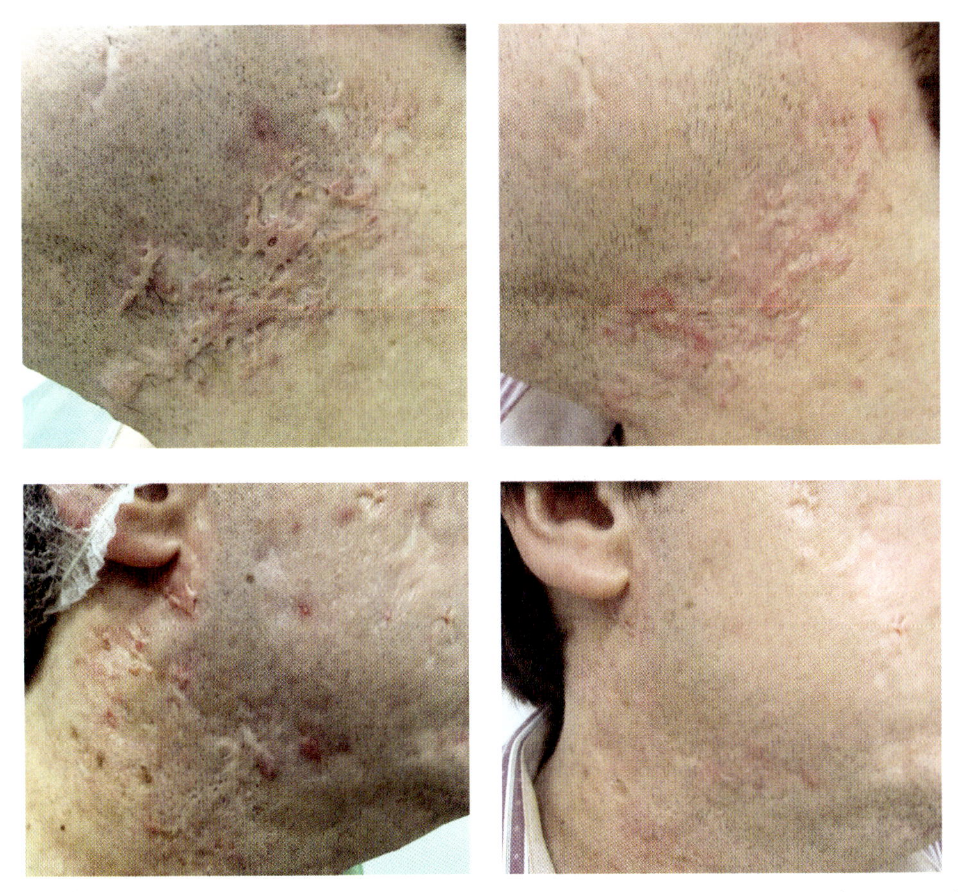

Figura 16.11 Paciente (vistas direita e esquerda) com cicatrizes elevadas em região cervical antes e após a melhora cosmética com a IPCA®.

Bibliografia

Aust MC. Percutaneous collagen induction therapy: an alternative treatment for scars, wrinkles, and skin laxity. Plast Reconstr Surg. 2008; 121(4):1421-9.

Bal SM, Caussian J, Pavel S et al. In vivo assessment of safety of microneedle arrays in human skin. Eur J of Pharm Sci. 2008; 35(3):193-202.

Brody HJ. Trichloracetic acid application in chemical peeling, operative techniques. Plast Reconstr Surg. 1995; 2(2):127-8.

Camacho-Martínez FM, Serrano FC. Results of a combination of bleomycin and triamcinolone acetonide in the treatment of keloids and hypertrophic scars. An Bras Dermatol. 2013; 88(3):392-9.

Camirand A, Doucet J. Needle dermabrasion. Aesthetic Plast Surg. 1997; 21(1):48-51.

Cohen KI, Diegelmann RF, Lindbland WJ. Wound healing: biochemical and clinical aspects. Philadelphia: WB Saunders Co; 1992.

Fabroccini G, Fardella N. Acne scar treatment using skin needling. Clin Exp Dermatol. 2009; 34(8):874-9.

Fernandes D. Minimally invasive percutaneous collagen induction. Oral Maxillofac Surg Clin North Am. 2006; 17(1):51-63.

Fernandes D, Massimo S. Combating photoaging with percutaneous collagen induction. Clin Dermatol. 2008; 26(2):192-9.

Heppt MV, Breuninger H, Reinholz M et al. Current strategies in the treatment of scars and keloids Facial Plast Surg. 2015; 31:386-95.

Orentreich DS, Orentreich N. Subcutaneous incisionless (subcision) surgery for the correction of depressed scars and wrinkles. Dermatol Surg. 1995; 21:6543-9.

Rabello FB, Souza CD, Júnior JAF. Update on hypertrophic scar treatment. Clinics. 2014; 69(8):565-73.

Verhiel S, Grzymala AP, Hulst RV. Mechanism of action, efficacy, and adverse events of calcium antagonists in hypertrophic scars and keloids: a systematic review. Dermatol Surg. 2015; 41:1343-50.

CAPÍTULO 17

IPCA® em Estrias

Emerson de Andrade Lima

Fundamentos da IPCA® em estrias

Embora a etiologia das estrias não seja bem compreendida, entende-se que as lesões surgem da combinação do estiramento mecânico da pele com fatores genéticos. As áreas mais facilmente acometidas em homens são a região lombossacra e os flancos; nas mulheres, abdome, quadril e mamas. Condições tais como gestação, ganho de peso, hipertrofia muscular e o estirão da adolescência, bem como administração oral e tópica desregrada de corticosteroides e doenças como síndrome de Cushing são fatores favorecedores para o surgimento dessas lesões. A Figura 17.1 apresenta estrias após o uso crônico de corticosteroide oral, em que se pode observar a profundidade das lesões.

Relatos da literatura confirmam que, durante o terceiro trimestre da gestação, até mais de 90% das mulheres podem apresentar estrias. Além dos altos níveis de estrógeno e progesterona, variáveis como a idade e o tipo de pele da mãe, assim como o peso do feto são consideradas significativas. A Figura 17.2 mostra abdome de uma jovem após gravidez gemelar. O tratamento das estrias é sempre um desafio, e os bons resultados tornam-se ainda mais difíceis quando estamos diante de lesões antigas. Como resultado frequente de estiramento da pele e ruptura de fibras colágenas e elásticas na derme, as estrias tardias apresentam-se como cicatrizes, com substancial comprometimento de textura, relevo e coloração da pele acometida.

Têm sido propostos vários tratamentos que oferecem melhores resultados nas estrias rubras quando comparados aos nas estrias albas. Tretinoína tópica em creme em altas concentrações, aplicada como terapêutica domiciliar, melhora o aspecto dessas lesões, porém, pode não ser bem tolerada pelo paciente, considerando condições climáticas e manutenção das suas atividades laborativas. Intervenções como *peelings* químicos, microdermoabrasão, *lasers* fracionados e luz intensa pulsada, isolados ou em associação, são algumas das opções terapêuticas utilizadas pela dermatologia para o manejo dessas lesões. Porém, não há um tratamento considerado ideal, e os resultados muitas vezes modestos sinalizam seu desafio.

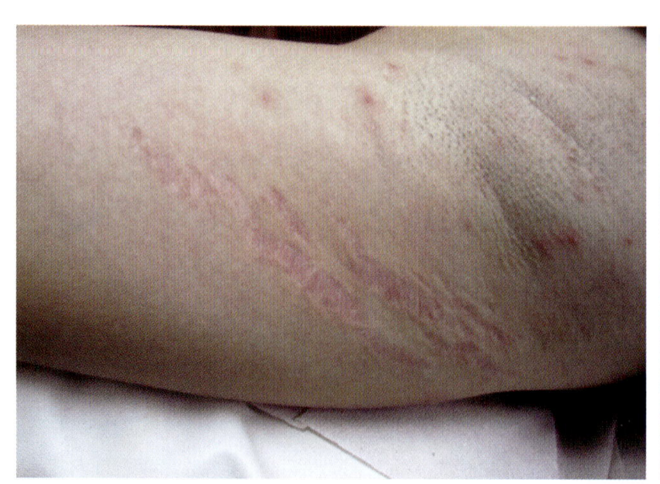
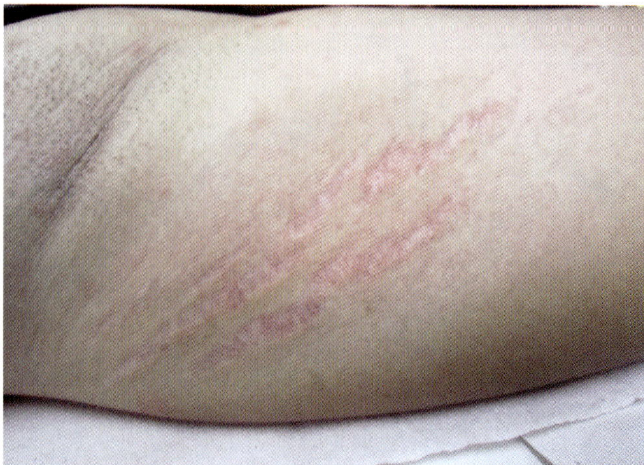

Figura 17.1 Paciente com estrias em membros superiores após uso crônico de corticosteroide oral para alopecia areata.

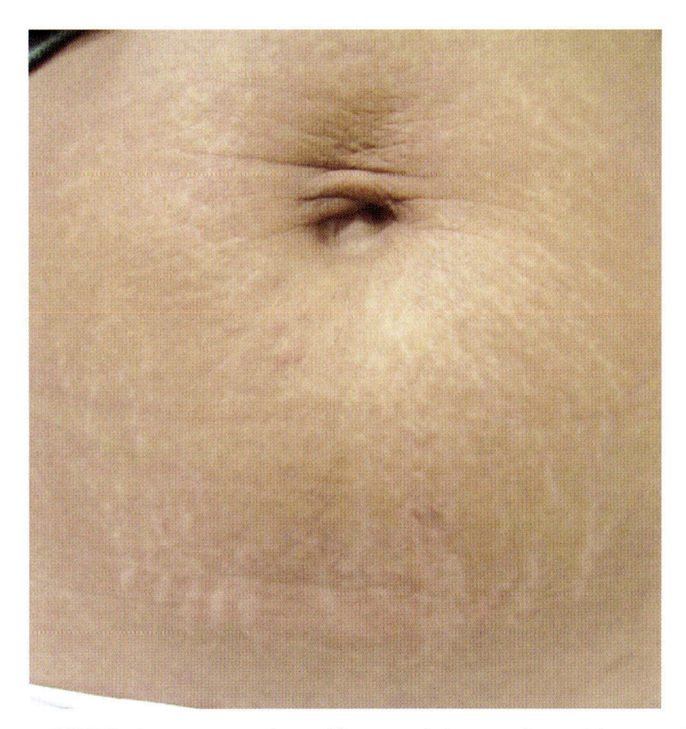

Figura 17.2 Paciente com estrias atróficas no abdome após gravidez gemelar.

Um estudo feito por Lee et al. (2010) revelou boa resposta cosmética após avaliação de 27 pacientes com estrias antigas, tratados com três sessões de *laser* de CO_2 fracionado. Seguindo a mesma linha de conduta, a de provocar uma injúria fracionada sobre essas lesões sem a desepitelização dos processos ablativos, Park et al. (2012) apresentaram suas observações a partir do resultado estudado em 16 pacientes, em que foi utilizada a técnica com rolo de microagulhas de 1,5 mm de comprimento, em três sessões, com intervalo de 1 mês e anestesia tópica. Os autores tomaram como padrão a produção de 600 a 750 micropunturas/cm^2, tendo observado melhora significativa das lesões após 3 meses. Outros estudos têm evidenciado melhora adicional após 6 meses das intervenções.

A indução percutânea de colágeno com agulhas (IPCA®), no que concerne aos tratamentos com microagulhas que induzem produção de colágeno, oferece um estímulo na produção dessa proteína, sem provocar a desepitelização observada nas técnicas ablativas. A epiderme e a derme são perfuradas, mas não removidas. Dessa maneira, a penetração de suas agulhas na pele provoca micropunturas nas estrias, modificando sua superfície, desestruturando o colágeno anormal e favorecendo neovascularização e neoangiogênese. Tanto as estrias violáceas quanto as estrias brancas respondem à IPCA®, porém as primeiras comumente apresentam resultados satisfatórios com menor número de sessões, enquanto as antigas necessitam de um tempo maior para se chegar a tais resultados. Também se observa um efeito de modificação nas características da injúria: uma estria inicialmente atrófica pode apresentar-se violácea após o tratamento, sinalizando melhora e evolução para um aspecto mais próximo do inaparente com a realização das sessões consecutivas (Figura 17.3).

Com base nos achados obtidos em prévias documentações científicas em todo o mundo, e em sua própria experiência tratando cicatrizes ao longo de 17 anos, o autor desenvolveu uma metodologia autoral para a abordagem por IPCA® de estrias recentes e antigas, considerando que as últimas apresentam uma substancial distrofia tecidual.

Aplicabilidade da IPCA® em estrias

Característica das estrias

Como mencionado anteriormente, as estrias violáceas comumente respondem mais facilmente à IPCA®. Quando se está diante de lesões pigmentadas, com muita melanina, o preparo da pele é essencial, evitando-se, com isso, a quase sempre presente hiperpigmentação pós-inflamatória,

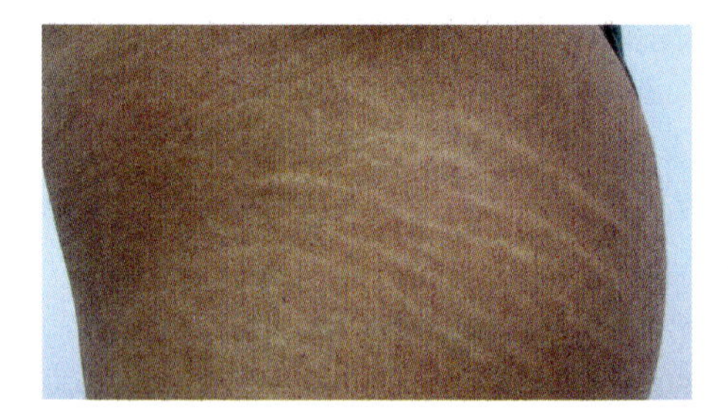
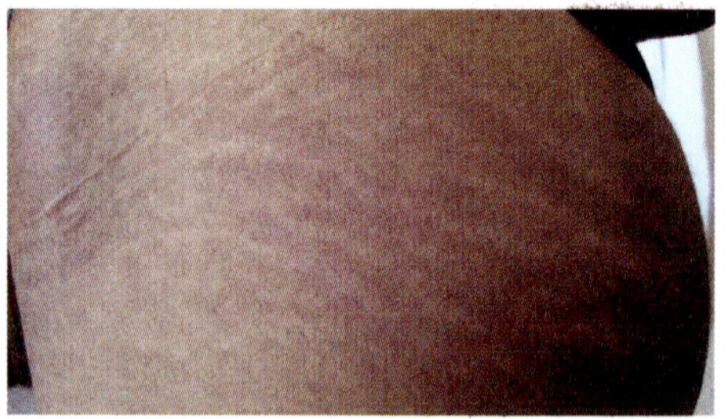

Figura 17.3 Paciente com estrias atróficas, acrômicas em nádega demonstrando melhora após 1 sessão de IPCA® com comprimento de agulha de 2,5 mm.

escurecimento frequentemente observado em estrias pós-gravídicas. Clareadores, despigmentantes e tretinoína podem ser utilizados até 1 dia antes da intervenção, sendo reintroduzidos logo após a reepitelização. Quando a perda de tecido for substancial, apresentando estrias pálidas e frouxidão tecidual, existe o risco de essa injúria esgaçar durante a intervenção. A friabilidade da injúria a torna mais suscetível ao trauma das agulhas e o sangramento pode ser mais importante. Nesses casos, a epiderme e a derme totalmente degenerada e substituída por um tecido cicatricial atrófico, com perda de melanina, exigem maior número de intervenções para a restauração da integridade por um novo tecido.

Comprimento de agulha

Pode-se escolher provocar uma injúria moderada a uma injúria profunda – ambas ofereceram resultados. Na primeira, recomenda-se comprimento de agulha de 1,5 mm, anestésico tópico e maior número de sessões. Na segunda, utiliza-se agulha de 2,5 mm de comprimento sob anestesia infiltrativa e os resultados são mais evidentes com poucas sessões. Na experiência do autor, as estrias antigas apresentam bons resultados com a injúria profunda. As estrias localizadas em áreas com espessa hipoderme e flacidez oferecem maior resistência à penetração da agulha. O coxim adiposo oferece amortecimento à penetração da agulha e uma área flácida dificulta o deslizamento do rolo e a manutenção do seu contato com a superfície tratada. As peles muito finas são menos resistentes a comprimentos de agulhas menores, quando comparadas às peles espessas. Para compensar e vencer essa renitência, muitas vezes o operador impõe força exagerada ao instrumento. Recomenda-se que o vetor da força impresso ao rolo sempre tangencie o plano horizontal que se está trabalhando e nunca esteja perpendicular a essa superfície (Figura 17.4).

Injúria profunda

Propõe-se uma injúria profunda quando o objetivo for extrair o máximo da intervenção em um único procedimento. Comumente, uma abordagem utilizando-se agulha de 2,5 mm de

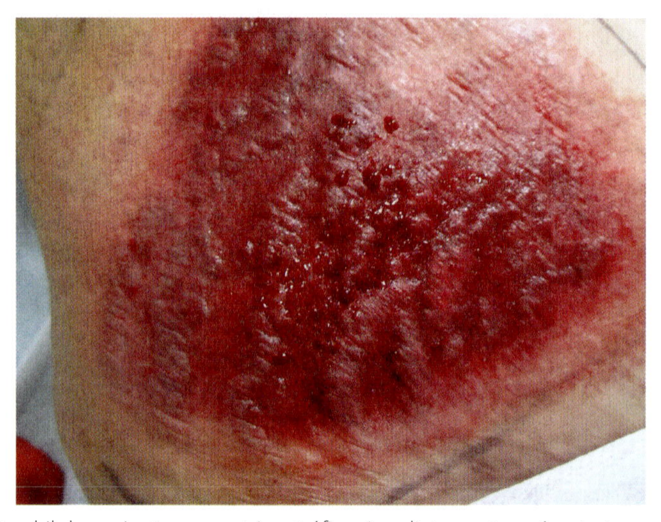

Figura 17.4 Quadril de paciente com estrias atróficas imediatamente após o tratamento com IPCA®.

comprimento sob anestesia infiltrativa propicia ganho cosmético quando comparada a uma intervenção com 1,5 mm sob anestesia tópica; porém, é importante seguir cautelosamente as orientações descritas a seguir.

Sequência metodológica para a injúria profunda

▸ **Preparo do paciente.** Independentemente da área de localização das estrias e do fotótipo do paciente, a IPCA® não apresenta restrições à aplicabilidade. Recomenda-se o preparo com tretinoína e clareadores por pelo menos 1 mês antes da intervenção, já que áreas corporais estão mais sujeitas à hiperpigmentação quando comparadas com a face, e comumente são mais resistentes ao clareamento.

▸ **Instrumental.** As agulhas curtas que provocam injúria moderada podem ser usadas em estrias recentes, necessitando-se de cerca de quatro sessões. Porém, é preferível utilizar os rolos com agulhas de 2,5 mm de comprimento, já que se trata, na maioria das vezes, de cicatrizes atróficas (estrias antigas). Pode-se optar pela realização da intervenção no consultório quando a área for limitada, ou quando se decide intervir setorialmente. Grandes áreas exigem volumes anestésicos que podem comprometer a segurança do paciente caso o procedimento seja realizado ambulatorialmente. É fundamental não banalizar esses critérios de segurança (Figura 17.5).

▸ **Anestesia da área.** A solução anestésica utilizada não deve ser muito diluída, o que geraria muito desconforto durante a intervenção. É importante que a anestesia seja efetiva. Sugere-se anestesia com lidocaína 2% pura ou em solução 1:2 com soro fisiológico 0,9%. Como as lesões são lineares, na prática do autor, a utilização de agulha gengival, com anestésico em tubete e seringa carpule, é bem tolerada pelo paciente. Deve-se respeitar sempre a dose limite do anestésico, considerando o peso do indivíduo. A recomendação é tratar as lesões sempre setorialmente, anestesiando um segmento por vez. Por exemplo, uma nádega, uma coxa, meio abdome e, após 15 dias, retomar o tratamento da área contralateral, já que é recomendado um intervalo de pelo menos 1 mês antes da próxima intervenção na mesma área.

▸ **Transoperatório.** Após demarcação da área a ser tratada, realizada com o objetivo de não se perderem os limites após a anestesia, e assepsia com clorexidina 2%, procede-se então ao rolamento do instrumental, que poderá ser mais estreito, exclusivamente para possibilitar a visualização das lesões. O sangramento é substancial, porém limitado. Após 10 minutos do fim da intervenção, já se pode observar uma redução importante do sangramento, que vai dando lugar a uma exsudação serosa que regride progressivamente nas primeiras 6 horas. O *end point* preconizado é uma púrpura uniforme (Figura 17.5), o mesmo proposto para cicatrizes. A Figura 17.6 apresenta uma paciente tratada com sessão única de IPCA® para estrias atróficas na coxa. As Figuras 17.7 e 17.8 apresentam, respectivamente, abdome de paciente após 90 dias do tratamento com duas sessões de IPCA® e o *end point* atingido em cada intervenção.

▸ **Pós-operatório imediato.** Muitas vezes a área tratada não acomoda bem o curativo, que deve ser feito utilizando-se gaze estéril em grande quantidade (a fim de conter a exsudação) e Micropore®, sem a adição de nenhum umectante. Como muitas vezes é difícil manter o curativo no corpo, pelo fato de ele se desprender com facilidade, sugere-se o auxílio de cinta, bermuda elástica ou de algodão. Essa prática não compromete os resultados e tem oferecido mais conforto aos pacientes.

▸ **Evolução e cuidados no pós-operatório.** Para maior comodidade do paciente, o curativo poderá ser removido em domicílio após 24 horas de pós-operatório. Daí por diante, recomenda-se o uso de um bálsamo regenerador até a reepitelização; além disso, poderá ser utilizada malha de

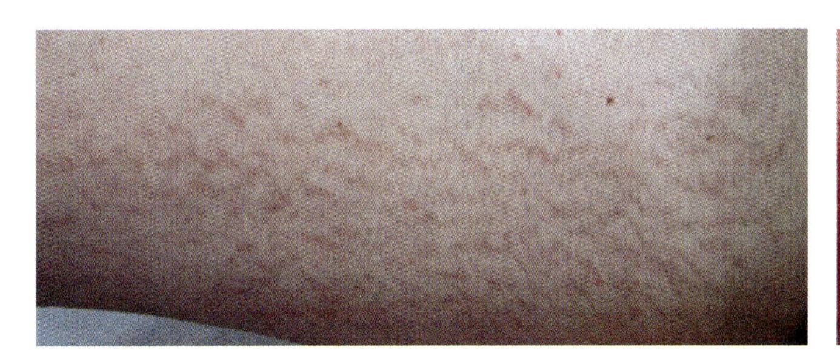

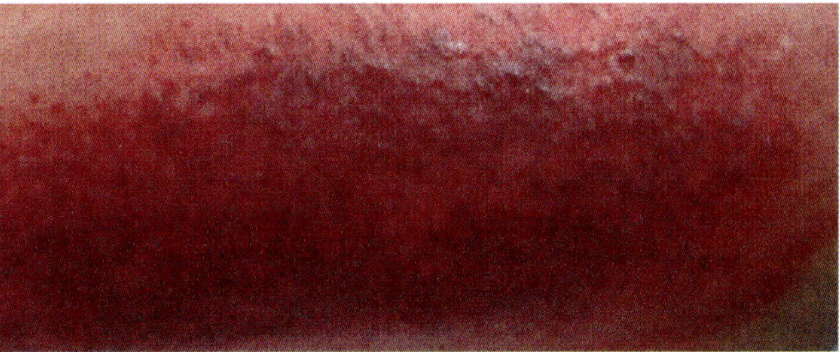

Figura 17.5 Braço de paciente com estrias recentes antes e imediatamente após o tratamento com IPCA®.

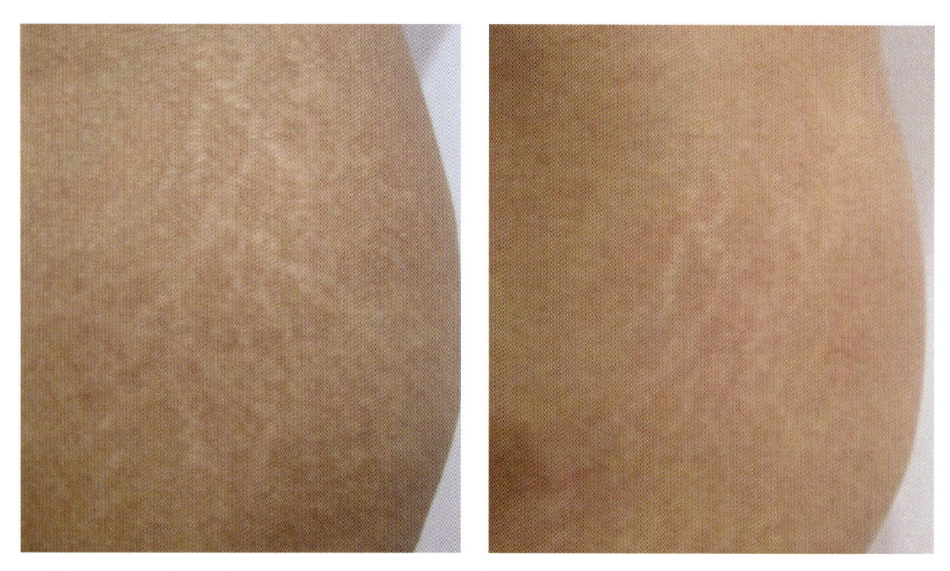

Figura 17.6 Coxa de paciente com estrias atróficas antes e após uma única sessão de IPCA®.

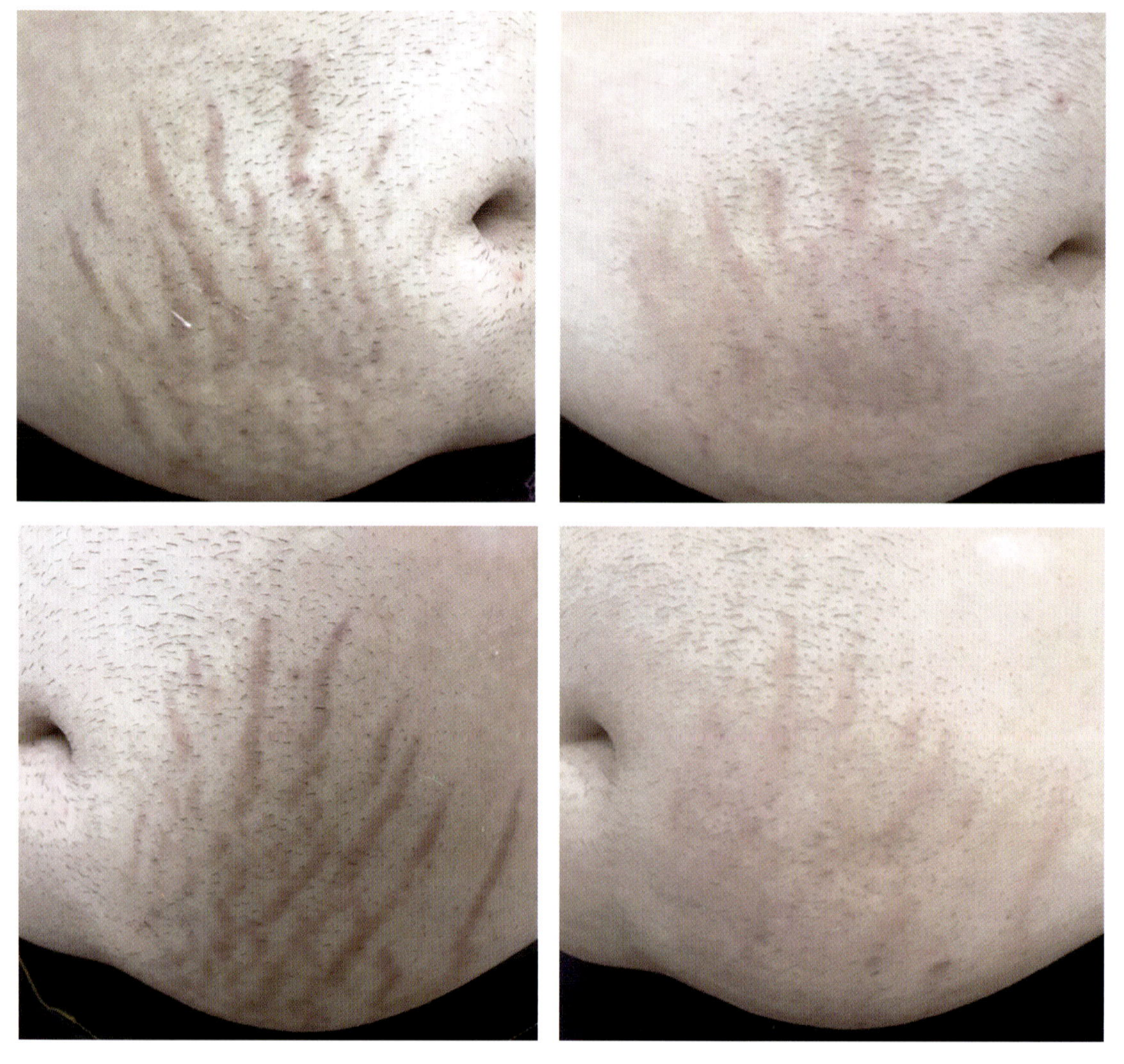

Figura 17.7 Abdome de paciente antes e após 90 dias do tratamento com duas sessões de IPCA®.

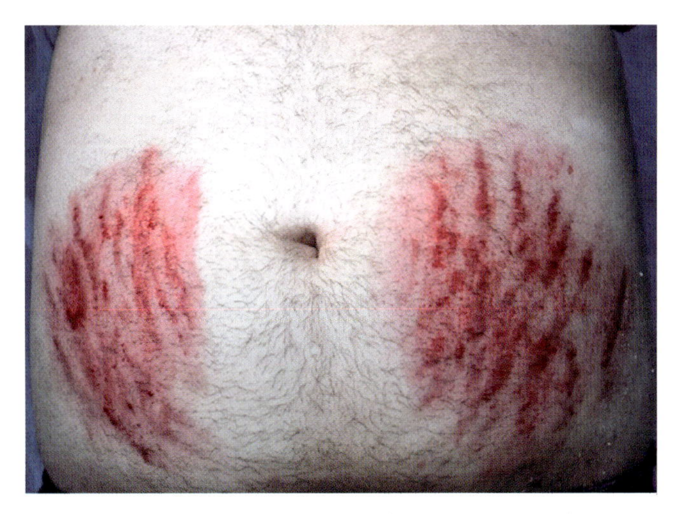

Figura 17.8 *End point* atingido em abdome do paciente mostrado na Figura 17.7.

algodão ou cinta no local por 5 a 7 dias. Clareadores e filtro solar de amplo espectro podem ser utilizados a partir do sétimo dia; no entanto, deve-se orientar restrição às luzes. Não há necessidade de curativos após esse período. Caso ainda reste alguma exsudação, pode-se mantê-los, substituindo-os.

Considerações finais

Do ponto de vista terapêutico, as estrias são lesões desafiadoras, principalmente quando se apresentam atróficas. O tratamento ideal ainda não foi preconizado e as respostas obtidas com o atual arsenal oferecem resultados irregulares. Sendo assim, consideramos a IPCA® uma abordagem terapêutica segura e com resultados cosméticos animadores em estrias recentes e antigas (ver Figura 17.6).

Bibliografia

Al-Himdani S, Ud-Din S, Gilmore S, Bayat A. Striaedistensae: a comprehensive review and evidence-based evaluation of prophylaxis and treatment. British J Dermatol. 2014; 170:527-47.

Aust MC. Percutaneous collagen induction therapy: an alternative treatment for scars, wrinkles, and skin laxity. Plast Reconstr Surg. 2008; 121(4):1421-9.

Bal SM, Caussian J, Pavel S et al. A. In vivo assessment of safety of microneedle arrays in human skin. Eur J of Pharm Sci. 2008; 35(3):193-202.

Brody HJ. Trichloracetic acid application in chemical peeling, operative techniques. Plast Reconstr Surg. 1995; 2(2):127-8.

Camirand A, Doucet J. Needle dermabrasion. Aesthetic Plast Surg. 1997; 21(1):48-51.

Cohen KI, Diegelmann RF, Lindbland WJ. Wound healing: biochemical and clinical aspects. Philadelphia: WB Saunders Co; 1992.

Elsaie M, Baumann L, Elsaaiee L. Striae distensae (stretch marks) and different modalities of therapy: an update. Dermatol Surg. 2009; 35:563-73.

Fabroccini G, Fardella N. Acne scar treatment using skin needling. Clin Exp Dermatol. 2009; 34(8):874-9.

Fernandes D. Minimally invasive percutaneous collagen induction. Oral Maxillofac Surg Clin North Am. 2006; 17(1):51-63.

Fernandes D, Massimo S. Combating photoaging with percutaneous collagen induction. Clin Dermatol. 2008; 26(2):192-9.

Lee S, Kim JH, Lee SJ et al. Treatment of striae distensae using an ablative 10,600-nm carbon dioxide fractional laser: a retrospective review of 27 participants. Dermatol Surg. 2010; 36(11):1683-90.

Orentreich DS, Orentreich N. Subcutaneous incisionless (subcision) surgery for the correction of depressed scars and wrinkles. Dermatol Surg. 1995; 21(6):6543-9.

Osman H, Rubeitz N, Tamin H et al. Risk factors for development of striae gravidarum. Am J Obstet Gynecol. 2007; 196:62-e1-5.

Park K, Kim H, Kim S et al. Treatment of striae distensae using needling therapy: a pilot study. Dermatol Surg. 2012; 38:1823-8.

Rangel O, Arias I, García E et al. Topical tretinoin 0,1% for pregnancy-related abdominal striae: an open-label, multicenter, prospective study. Advances In Therapy. 2001; 8(4):182-6.

CAPÍTULO

18

IPCA® na Lipodistrofia Ginoide

Emerson de Andrade Lima

Introdução

A lipodistrofia ginoide (celulite) é um distúrbio metabólico localizado no tecido celular subcutâneo que provoca alterações no contorno do corpo. Apresenta-se como uma modificação na topografia da pele, principalmente na região pélvica, nas coxas e no abdome, resultado da protrusão de gordura através da junção dermo-hipodérmica e fibrose do tecido conjuntivo que demonstra um aspecto de "casca de laranja" (Figura 18.1).

Sua ocorrência é universal, afetando 85 a 98% das mulheres pós-puberdade em graus variáveis. Dentre os fatores de predisposição, além dos genéticos, observa-se influência da etnia, com as mulheres brancas mais predispostas que as asiáticas; dietas ricas em carboidratos, que provocam hiperinsulinemia e lipogênese; sedentarismo, longos períodos sentado e em pé, que resultam em estase venosa e comprometimento da microcirculação; gravidez, devido ao aumento de hormônios como prolactina e insulina, levando à lipogênese, além da retenção hídrica. O ganho de peso pode acentuar a celulite, particularmente em regiões como nádegas e abdome. A pele mais fina e flácida, agravada pelo envelhecimento, também favorece a evidenciação das herniações características da lipodistrofia ginoide (Figura 18.2). Raramente é observada em homens; no entanto, os que a apresentam, nos quais comumente a pele é mais espessa, a visualização é menos frequente. O processo origina-se em alterações nas paredes dos capilares dérmicos pelo depósito de glicosaminoglicanos que comprometem a microcirculação, o interstício, os adipócitos e os septos interlobares, resultando em hipoxia, edema e aprisionamento dos adipócitos, formando micronódulos, macronódulos e fibroesclerose (Figura 18.3).

A depender da gravidade, podem ocorrer dor, essencialmente pela palpação, sensação de peso, pés frios, câibras, edema e equimose. A Figura 18.4 apresenta esquematicamente o processo fisiopatogênico da instalação da lipodistrofia ginoide. São considerados quatro graus de celulite, de acordo com aspectos clínicos das etapas evolutivas: grau I, grau II, grau III e grau IV (Tabela 18.1).

Há vários tratamentos propostos para atenuar o aspecto de ondulação observado na pele acometida pela celulite como endermologia, lipoaspiração, uso de tópicos com potencial de espessar epiderme e derme como os retinoicos, além da utilização de *peelings*, que também agem com esse propósito. A utilização de agulhas com a intenção de romper os septos fibosos e liberar a pele aprisionada e os adipócitos encarcerados tem sido preconizada. Orentreich e Orentreich (1995) foram os primeiros a relatar a utilização de agulhas com o objetivo de estimular a produção de colágeno no tratamento de cicatrizes deprimidas e rugas, técnica difundida com o nome de Subcision®. Seus estudos foram confirmados por outros autores, que se basearam no mesmo preceito: ruptura e remoção do colágeno subepidérmico danificado seguidas da substituição por novas fibras de colágeno e elastina. A Subcision® foi apresentada como uma opção terapêutica no tratamento da celulite pela primeira vez por Hexsel e Mazzuco (1997), que estudaram 46 pacientes com diferentes graus de alterações de relevo (III a IV) tratadas com agulha Nokor 18 G. As pacientes apresentaram bons resultados cosméticos e poucos efeitos adversos, caracterizando a boa aplicabilidade e a segurança da técnica nesses casos.

A Figura 18.5 apresenta uma paciente tratada com Subcision® pela Dra. Rose Mazzuco, demonstrando o resultado obtido após 3 meses de tratamento. Mais recentemente tem sido proposta

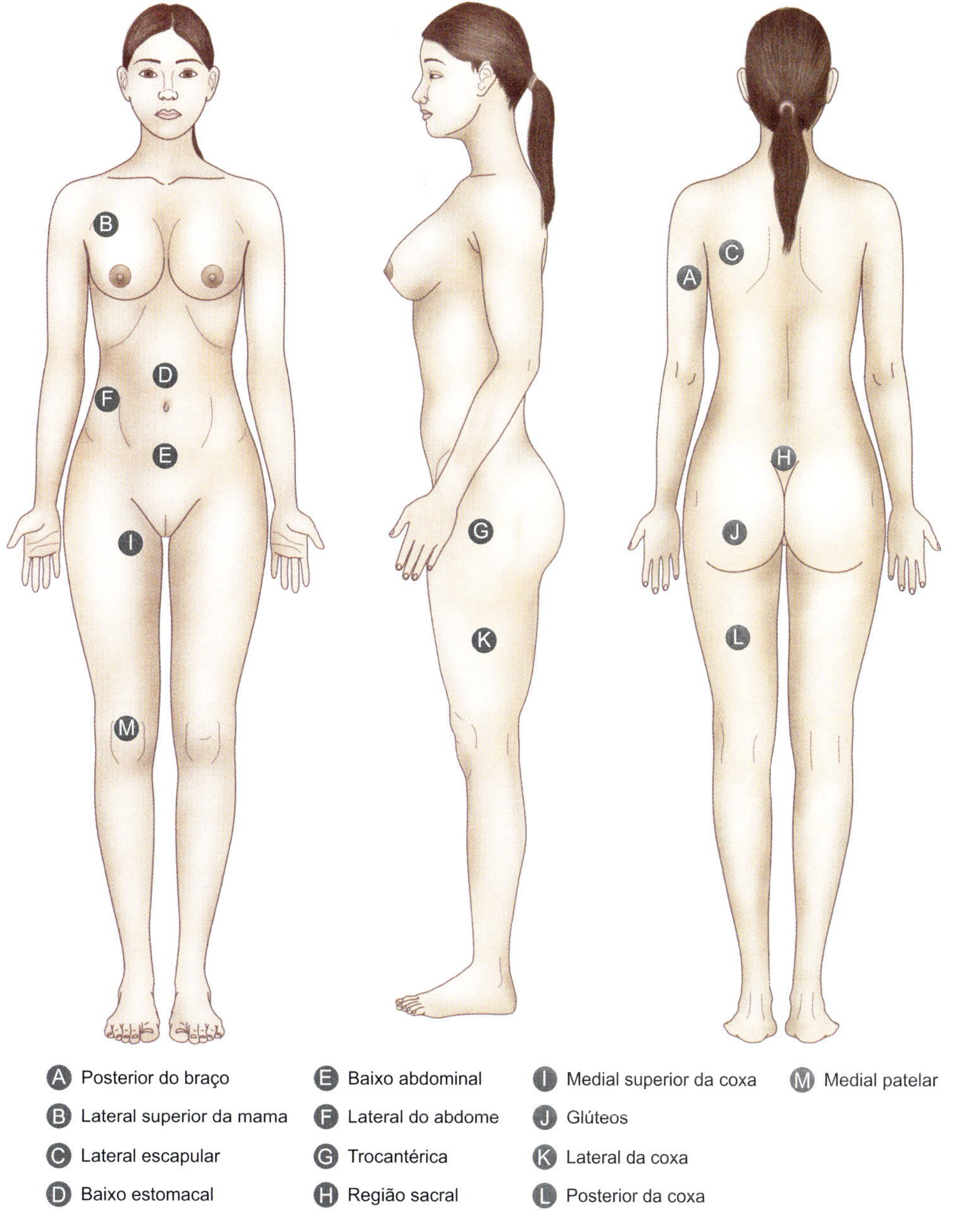

Ⓐ Posterior do braço
Ⓑ Lateral superior da mama
Ⓒ Lateral escapular
Ⓓ Baixo estomacal
Ⓔ Baixo abdominal
Ⓕ Lateral do abdome
Ⓖ Trocantérica
Ⓗ Região sacral
Ⓘ Medial superior da coxa
Ⓙ Glúteos
Ⓚ Lateral da coxa
Ⓛ Posterior da coxa
Ⓜ Medial patelar

Figura 18.1 Localização preferencial da celulite.

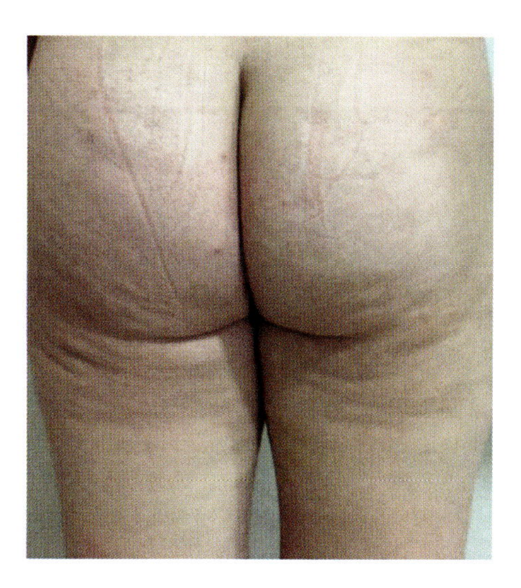

Figura 18.2 Nádegas e coxas afetadas por celulite.

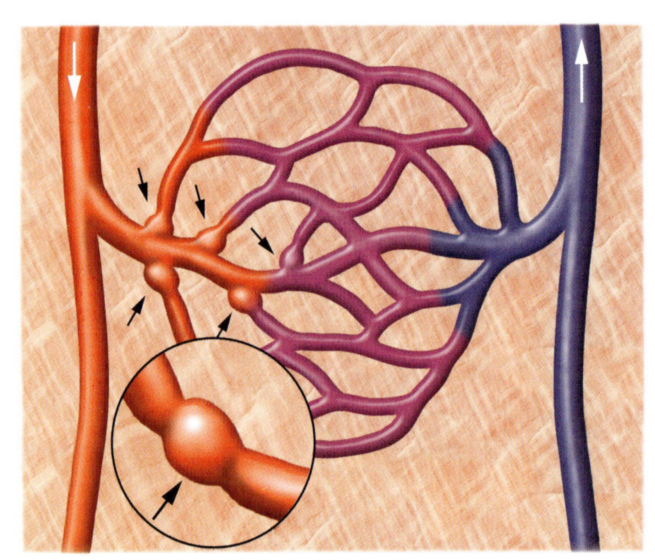

Figura 18.3 Etiopatogenia da celulite. Alterações nas paredes dos capilares dérmicos pelo depósito de glicosaminoglicanos, comprometendo microcirculação, interstício, adipócitos e septos interlobares.

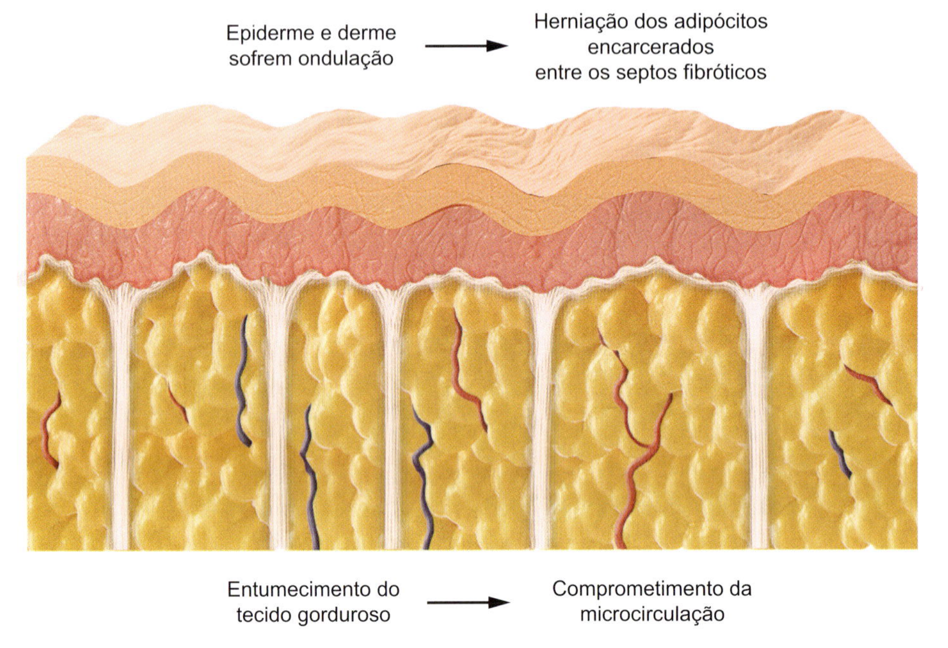

Figura 18.4 Etiopatogenia da celulite. Hipoxia, edema e aprisionamento dos adipócitos, secundários ao dano vascular, originando micronódulos, macronódulos e fibroesclerose.

Tabela 18.1 Classificação da lipodistrofia ginoide (celulite) de acordo com os aspectos clínicos das etapas evolutivas.

Grau I – latente	Paciente assintomático, sem alterações clínicas à inspeção ou à palpação
Grau II – incipiente	Paciente assintomático à inspeção, mas com alterações de relevo cutâneo, evidenciadas com a compressão da pele ou contração muscular
Grau III – crítico	Alteração de relevo à inspeção, aspecto acolchoado ou de "casca de laranja", nódulos à palpação e aderências a planos profundos
Grau IV – fibrolipodistrópico	Características do grau III e presença de grandes ondulações com nódulos palpáveis, visíveis, dolorosos e aderências a planos profundos

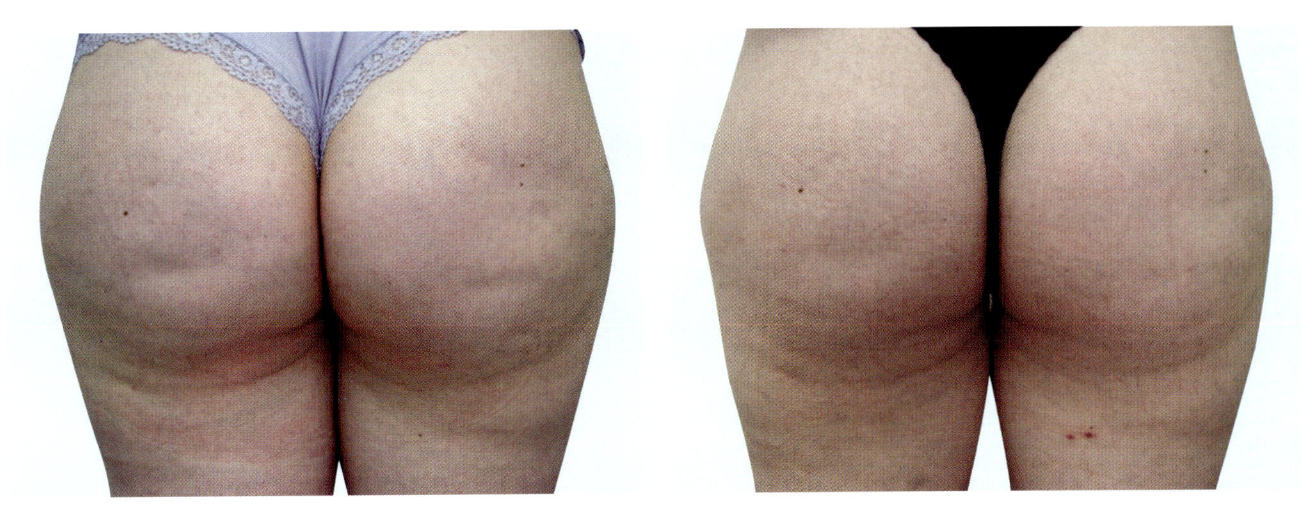

Figura 18.5 Paciente tratada com Subcision®. (Cortesia da Dra. Rose Mazzuco.)

a utilização de um sistema de microagulhas aplicado à pele com o objetivo de gerar múltiplas micropunturas. Essas micropunturas são longas o suficiente para atingir a derme e desencadear, com o sangramento, estímulo inflamatório e ativação de uma cascata que resulta em produção de colágeno e melhoria na qualidade da pele, o que atenua o aspecto da celulite. A *Percutaneous Collagen Induction*, avaliada inicialmente pelo cirurgião plástico africano Des Fernandes (2006), cujos estudos em 480 pacientes com cicatrizes, rugas e flacidez ofereceram bons resultados, vem sendo praticada no mundo todo. No Brasil, o médico dermatologista Emerson Lima (2016) registrou o nome indução percutânea de colágeno com agulhas (IPCA®).

Fundamentos da IPCA® no tratamento da celulite

A IPCA® propõe um estímulo na produção de colágeno, sem provocar a desepitelização total observada nas técnicas ablativas. O termo microagulhamento não é utilizado nesta obra por não consideramos que haja uma padronização dessa intervenção no Brasil seguindo metodologia, critérios de segurança, abordagem ao paciente e direcionamento das indicações como estabelecemos para a IPCA®. Para que toda a cascata inflamatória se instale, resultando na produção de colágeno e rompendo traves fibróticas, o trauma provocado pela agulha deve atingir a pele em uma profundidade de 1 a 3 mm, preservando-se, assim, a epiderme, que foi apenas perfurada, e não removida. Centenas de microlesões são criadas, resultando em colunas hemáticas na derme, acompanhadas de edema e hemostasia praticamente imediata da área tratada. A intensidade dessas reações é proporcional ao comprimento da agulha utilizada no procedimento.

A Figura 18.6 apresenta a evolução de uma paciente submetida à IPCA® com agulha de 2,5 mm de comprimento imediatamente após a intervenção, exibindo sangramento substancial, porém limitado. Após 10 a 20 minutos, ocorre redução importante desse sangramento com fechamento de muitos orifícios. Nos 20 minutos seguintes, quase não se identifica qualquer sangramento, restando apenas micropunturas, hematomas microscópicos e uma exsudação que se transformará em serosa. É necessário compreender que a agulha não penetra na pele totalmente durante o processo de rolamento. Estima-se que uma agulha de 3 mm de comprimento penetre apenas 1,5 a 2 mm, ou seja, em torno de aproximadamente 50 a 70% de sua extensão. Portanto, quando o comprimento da agulha é de 1 mm, o dano é muito superficial, e, consequentemente, a resposta inflamatória é bem mais limitada quando comparada àquela produzida por agulha de comprimento maior. No caso da celulite, em que as alterações cosméticas resultam de comprometimento de epiderme, derme e hipoderme, faz-se necessária a utilização de longos comprimentos de agulha.

Aplicabilidade da IPCA® na celulite

A IPCA® oferece a proposta de melhorar textura, coloração, ondulação e relevo da área com celulite por meio das microagulhas. Para isso, devemos considerar os itens descritos a seguir.

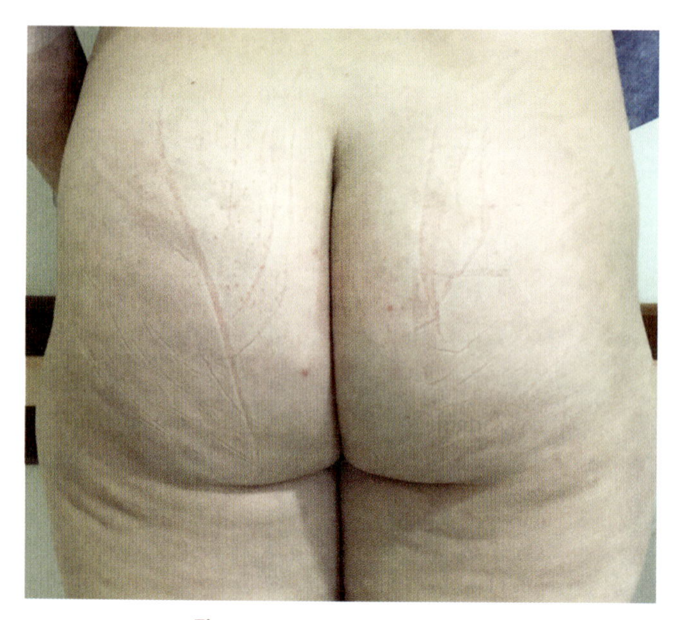
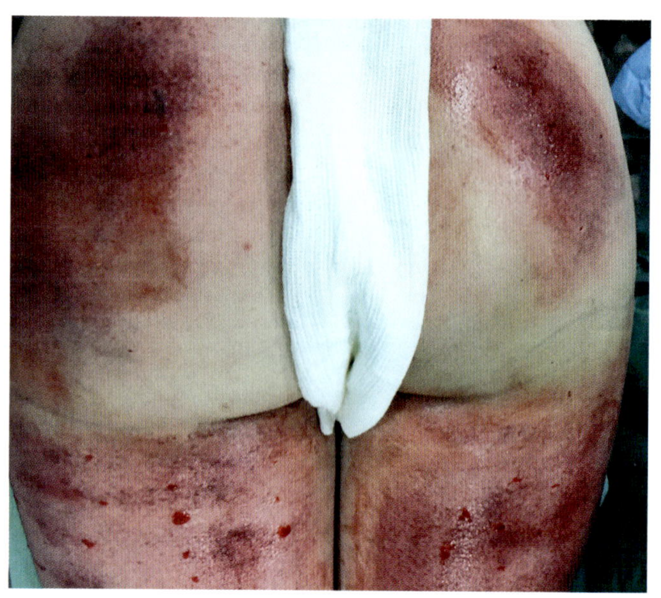

Figura 18.6 Pós-operatório imediato de IPCA®. Observe os micro-hematomas provocados pela técnica.

Espessura da pele

As peles muito finas oferecem menos resistência a comprimentos de agulhas menores, quando comparadas às peles espessas. Porém, frequentemente, pacientes com celulite se beneficiam com comprimentos de agulha maiores, por isso recomendam-se agulhas de 2,5 mm de comprimento. Esses indivíduos comumente apresentam reentrâncias, que dificultam a uniformidade do rolamento das microagulhas, bem como o amortecimento do movimento pela espessura de coxim adiposo. Com isso, constata-se uma redução de até 50% de penetração do comprimento total das agulhas. Nos indivíduos com mais idade, quanto mais flácida a pele, menor a resistência. Em jovens e em tabagistas, a pele é mais resistente à penetração da agulha. Para compensar e vencer essa renitência, muitas vezes o operador impõe força exagerada ao instrumento, o que não é recomendado. Portanto, sugerimos que o vetor da força impresso ao rolo sempre tangencie o plano horizontal em que se está trabalhando e nunca esteja perpendicular a essa superfície.

Graus de celulite

Quanto maior o grau, maior o desafio. Os graus II e III respondem melhor à intervenção. O grau IV comumente exige técnica complementar como a Subcision® ou a tunelização dérmica (*TD*®) (ver Capítulo 31, *Tunelização Dérmica na Lipodistrofia Ginoide*). Para a obtenção de melhores resultados, muitas vezes há a necessidade de repetir o estímulo com intervalos que podem variar de 1 a 3 meses, dependendo da involução dos micro-hematomas e do eritema.

Flacidez e comprimento de agulha

A flacidez corporal é mais facilmente tratada do que as ondulações. O coxim adiposo mais espesso em áreas tais como nádega, quadril e coxa oferece um amortecimento da penetração da agulha, que resulta em maior resistência. Observa-se que o abdome comumente responde melhor ao estímulo.

Injúria profunda

Essa intervenção é proposta quando o objetivo é extrair o máximo da intervenção em um único procedimento. Comumente, uma abordagem utilizando-se comprimento de agulha de 2,5 mm, sob anestesia infiltrativa, propicia um ganho cosmético melhor. A anestesia tópica e a utilização de comprimentos de agulha que não ultrapassem 1,5 mm (injúria moderada) oferecem resultados modestos na correção da celulite.

Sequência metodológica para a injúria profunda

▸ **Avaliação do paciente.** A aplicabilidade da IPCA® é estabelecida independentemente do fotótipo. Mesmo em fotótipos mais altos, sujeitos à hiperpigmentação pós-inflamatória (HPI) comumente transitória, a técnica é bem indicada. Nesses casos, o preparo é o mais importante. Quanto menos melanina a pele tratada estiver disponibilizando, menor o risco de escurecimento. Portanto, recomenda-se o uso de despigmentante e filtro solar 30 dias antes da intervenção, tempo em que a avaliação do paciente é realizada. Essa avaliação deve ser feita com o paciente em posição ortostática e a área a ser tratada demarcada após a contração da musculatura solicitada pelo profissional.

▸ **Instrumental.** Preferimos a utilização de rolo com média de 192 agulhas de 2,5 mm de comprimento. O tratamento deve ser realizado em uma sala de procedimento criteriosamente preparada para intervenção cirúrgica e por um profissional treinado e paramentado. É fundamental não banalizar esses critérios de segurança, que consistem em utilização de luvas estéreis, aposição de campos cirúrgicos estéreis e ambiente que siga normas estritas de desinfecção.

▸ **Assepsia e anestesia da área.** Após a antissepsia com clorexidina 2%, sugere-se a anestesia com solução de lidocaína 2% com vasoconstritor 1:2 com soro fisiológico 0,9%, respeitando-se a dose máxima do ativo permitida (ver Capítulo 4, *Critérios de Segurança | Analgesia e Anestesia*). A adição de bicarbonato com o intuito de oferecer mais conforto ao reduzir o ardor é opcional.

▸ **Transoperatório.** Procede-se, então, ao rolamento do instrumental, perfazendo faixas paralelas e adjacentes de micropunturas, que se intercruzam diagonalmente, buscando atingir uma púrpura uniforme com milhares de microperfurações. O sangramento é substancial, porém limitado. Após 10 minutos do final da intervenção, já se pode observar redução importante do sangramento, que dá lugar a uma exsudação serosa que regride progressivamente nas primeiras 6 horas.

▸ **Pós-operatório imediato.** O curativo é realizado utlilizando-se gaze estéril em grande quantidade (a fim de conter a exsudação) e Micropore®, sem adição de qualquer umectante. Não está indicada antibioticoterapia tópica ou sistêmica. É um procedimento limpo e, segundo normatização da Food and Drug Administration (FDA), essa precaução é desnecessária. Crioterapia ou compressas quentes não estão indicadas. É preferível que a acomodação dos hematomas e a resposta inflamatória resultante da sua presença sigam seu curso natural. Também não se recomenda o uso de corticoterapia tópica ou sistêmica para conter os efeitos esperados do processo inflamatório autolimitado. Recomenda-se, já no primeiro dia, a utilização de roupas com potencial de compressão modelador ou roupas elásticas (Figura 18.7).

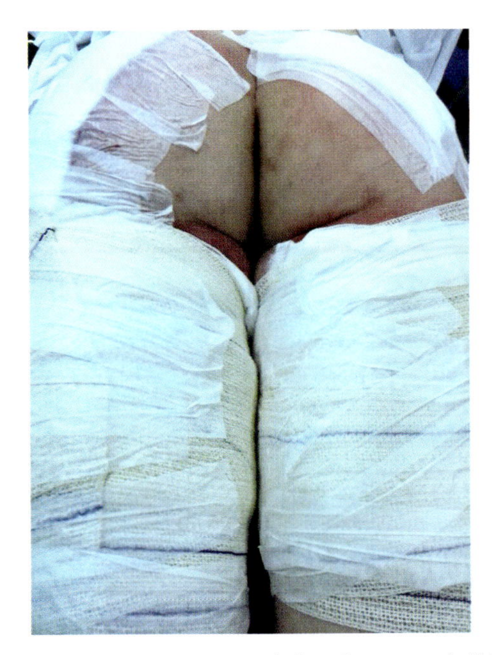

Figura 18.7 Curativo recomendado pelo autor após IPCA®.

▸ **Evolução e cuidados no pós-operatório.** O curativo poderá ser removido pelo próprio paciente em domicílio, umedecendo-o no chuveiro, quando a área tratada poderá ser higienizada com sabonete líquido com baixo potencial de detergência, evitando sensibilização. Daí por diante, recomenda-se o uso de um bálsamo regenerador até a reepitelização, em média de 3 a 5 dias, quando cremes clareadores e filtro solar tonalizado de amplo espectro poderão ser utilizados. Restrição a luzes deve ser orientada. O edema e o hematoma, nos dias que se seguem, são substanciais. A utilização de roupa elástica contribui para recuperação e percepção dos resultados. Segundo o autor, o paciente estará apto a regressar às suas atividades laborativas no dia seguinte.

▸ **Técnicas complementares.** Quando opta-se pela associação à IPCA® da TD® ou da Subcision®, recomenda-se que essas técnicas sejam realizadas no mesmo tempo cirúrgico da IPCA®. Em situações em que o dermatologista deseje utilizar um preenchedor como o ácido hialurônico ou um estimulador colagênico como o ácido polilático, recomendamos que essa intervenção seja programada para, pelo menos, 30 dias após a IPCA®, certificando-se de que o edema tenha regredido completamente.

▸ **Complicações.** Estão muito mais relacionadas a efeitos esperados como edema, hematomas, HPI transitória e eritema transitório. Tomados os devidos cuidados no preparo da pele, seguindo-se as recomendações pós-operatórias com rigor, a IPCA® apresenta-se como uma técnica segura e reproduzível para celulite, desde que o operador esteja devidamente habilitado e treinado.

▸ **Dor e desconforto.** O pós-operatório é tranquilo. A experiência do autor assegura que a dor não é uma queixa usual; no entanto, se ocorrer, deve alertar para infecção secundária, principalmente se instalada após 48 horas da intervenção. Geralmente o que se observa é um dolorimento devido ao edema e hematomas. Comumente não há nenhuma necessidade de analgésico ou anti-inflamatório no pós-operatório, mas, caso haja queixa de desconforto, sem nenhum outro agravante, recomenda-se dipirona 1 g efervescente, a cada 6 horas.

▸ **Profilaxia para herpes.** Não é recomendada de rotina, já que não se trata de uma intervenção ablativa que remova a epiderme totalmente e, consequentemente, possibilite a infecção por um organismo que necessita da perda da integridade do queratinócito para proliferar. Porém, nos casos em que se identifica o caráter frequente e recalcitrante da infecção viral, consideramos a profilaxia mandatória, levando em consideração principalmente o estresse cirúrgico.

As Figuras 18.8 e 18.9 apresentam o antes e o depois do procedimento.

Considerações finais

A IPCA® é considerada uma abordagem terapêutica segura e com resultados cosméticos interessantes no tratamento de quadros modestos de celulite ou como técnica complementar em associação a TD® ou Subcision®. Para tanto, é essencial que o operador esteja habilitado e seguro da proposta e garanta sua adequação ao indivíduo que será tratado.

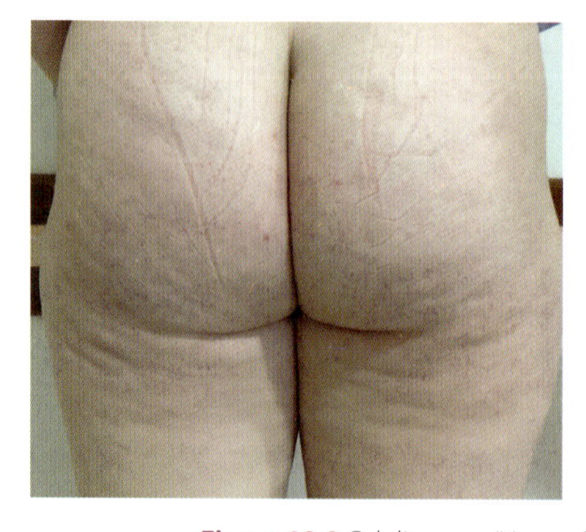

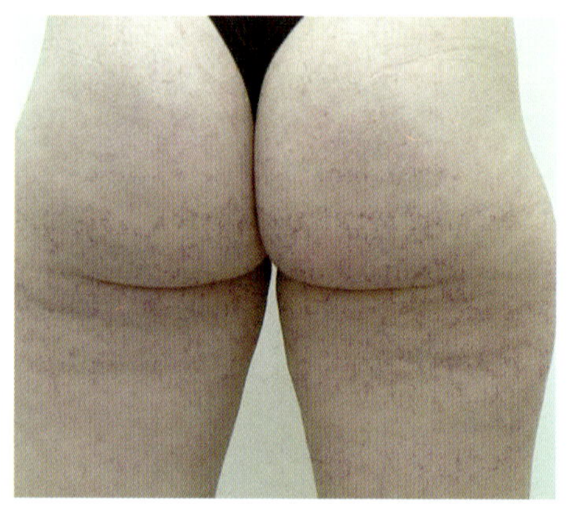

Figura 18.8 Celulite grau IV em nádegas e coxas tratada com IPCA®.

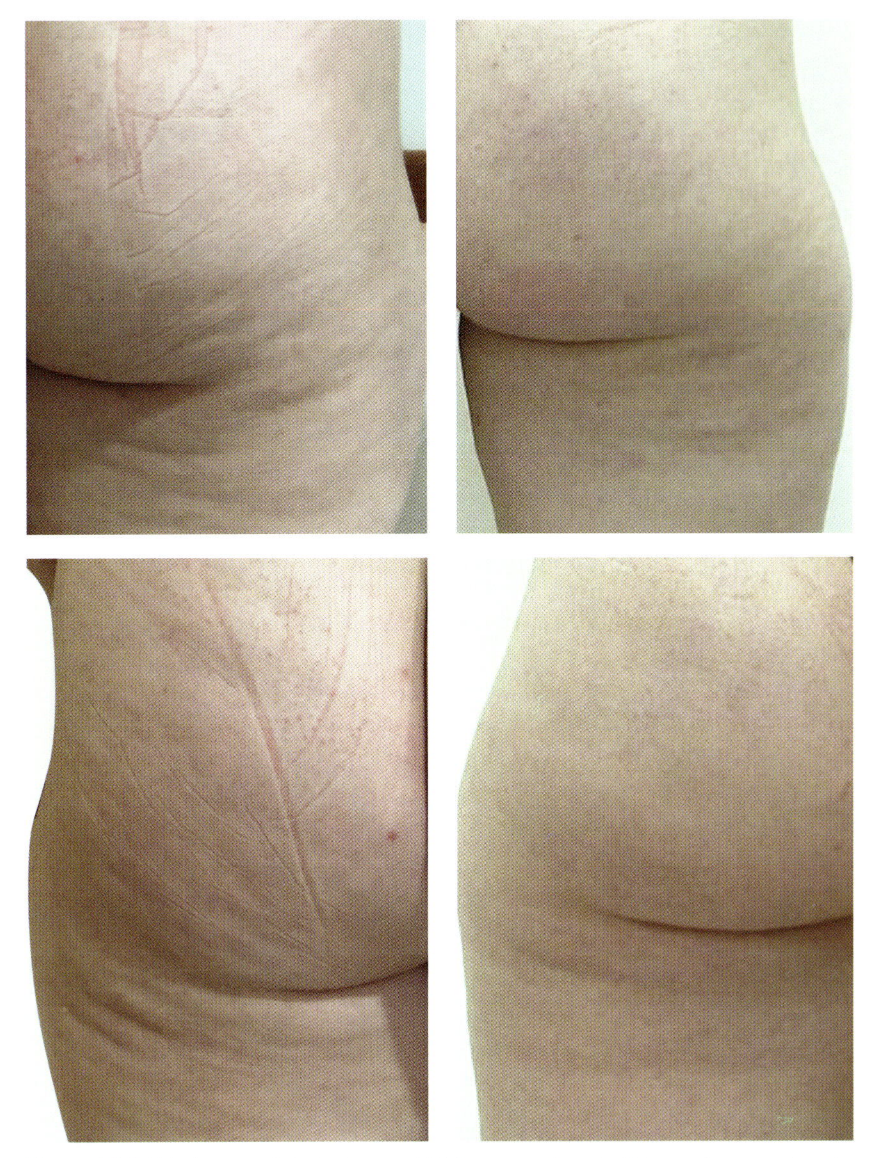

Figura 18.9 Celulite grau IV tratada com IPCA® com agulhas de 2,5 mm de comprimento.

Bibliografia

Aust MC. Percutaneous collagen induction therapy: an alternative treatment for scars, wrinkles, and skin laxity. Plast Reconstr Surg. 2008; 121(4):1421-9.

Avram MM. Cellulite: a review of its phisiology and treatment. J Cosmet Laser Ther. 2005; 7:1-5.

Bal SM, Caussian J, Pavel S et al. In vivo assessment of safety of microneedle arrays in human skin. Eur J of Pharm Sci. 2008; 35(3):193-202.

Brody HJ. Trichloracetic acid application in chemical peeling, operative techniques. Plast Reconstr Surg. 1995; 2(2):127-8.

Camirand A, Doucet J. Needle dermabrasion. Aesthetic Plast Surg. 1997; 21(1):48-51.

Cohen KI, Diegelmann RF, Lindbland WJ. Wound healing: biochemical and clinical aspects. Philadelphia: WB Saunders Co; 1992.

Draelos Z, Marenus KD. Cellulite: etiology and purported treatment. Dermatol Surg. 1997; 23:1177-81.

Fabroccini G, Fardella N. Acne scar treatment using skin needling. Clin Exp Dermatol. 2009; 34(8):874-9.

Fernandes D. Minimally invasive percutaneous collagen induction. Oral Maxillofac Surg Clin North Am. 2006; 17(1):51-63.

Fernandes D, Massimo S. Combating photoaging with percutaneous collagen induction. Clin Dermatol. 2008; 26(2):192-9.

Hexsel DM, Mazzuco R. Subcision: uma alternativa cirúrgica para a lipodistrofia ginóide (celulite) e outras alterações no relevo corporal. An Bras Dermatol. 1997; 72(1):27-32.

Orentreich DS, Orentreich N. Subcutaneous incisionless (subcision) surgery for the correction of depressed scars and wrinkles. Dermatol Surg. 1995; 21(6):543-9.

Rossi AB. Vergnanini AL. Cellulite: a review. J Eur Acad Dermatol Venerol. 2000; 141:251-62.

CAPÍTULO

19

IPCA® na Flacidez Facial e Corporal

Emerson de Andrade Lima

Introdução

A flacidez pode decorrer do envelhecimento da pele, da perda excessiva de peso, da distensão tecidual, como visto na gravidez, ou, ainda, ser resultante de processos inflamatórios que levam ao consumo de derme e tecido celular subcutâneo, como na acne cística. A Figura 19.1 apresenta três pacientes com flacidez em diferentes fases da vida: aos 22 anos pela acne, aos 28 anos pós-gestação e aos 65 anos, pela senectude. O envelhecimento cutâneo é um processo biológico que depende de fatores intrínsecos, como predisposição genética, e extrínsecos, sendo a exposição solar o fator mais relevante, estando as áreas expostas mais sujeitas a ele.

A radiação ultravioleta provoca dano direto ao DNA mitocondrial de queratinócitos, promove fenômenos oxidativos no tecido, liberação de citocinas inflamatórias e metaloproteinases que degradam lipídios e colágeno. As alterações bioquímicas descritas são evidenciadas por flacidez, perda da elasticidade e redução da hidratação, decorrente do processo de elastose solar. Em nível molecular, ocorrem redução de fibroblastos, hiperplasia do tecido elástico caracterizada pelo aumento do número de fibras elásticas grossas, curvas e emaranhadas e presença de fibras colágenas delgadas e achatadas. Há uma redução dos precursores de colágeno tipos I e III e aumento dos glicosaminoglicanos que são depositados tipicamente no tecido elastótico em vez de o serem no colágeno e nas fibras elásticas.

Os tratamentos tópicos usados no domicílio, apesar de oferecerem melhoria da qualidade da pele, não conseguem corrigir todo o dano. *Peelings* faciais e corporais apresentam suas limitações e, muitas vezes, não são bem aceitos pelos pacientes. O uso de *laser*, radiofrequência e outras tecnologias oferece resultados variáveis, atrelados ao alto custo. A indução percutânea de colágeno com agulhas (IPCA®) propõe um estímulo na produção de colágeno e elastina, o que resulta em melhoria da flacidez e da frouxidão tecidual. Como a epiderme e a derme são perfuradas, mas não são removidas, essa intervenção oferece a segurança de ser utilizada mesmo em áreas com limitada quantidade de glândulas sebáceas, o que torna o tratamento versátil. A Figura 19.2 apresenta a flacidez em diferentes áreas passíveis de serem tratadas pela IPCA®. A pele étnica também pode ser abordada e, na experiência do autor, a IPCA® oferece menos risco da ocorrência de efeitos adversos temidos, comparada a outras técnicas.

Aplicabilidade da IPCA® na flacidez

Deve-se considerar as particularidades de cada região a ser tratada, bem como qual o intuito da correção. Para isso, itens descritos a seguir devem ser avaliados, assim como a sequência metodológica proposta para a técnica.

Espessura da pele

Mesmo a pele flácida e fina pode oferecer resistência às agulhas. Quando cicatrizes pós-acne, presentes nas reentrâncias, dificultam o rolamento das microagulhas e, consequentemente, comprometem a uniformidade da sua penetração, observa-se uma redução de até 50% de penetração

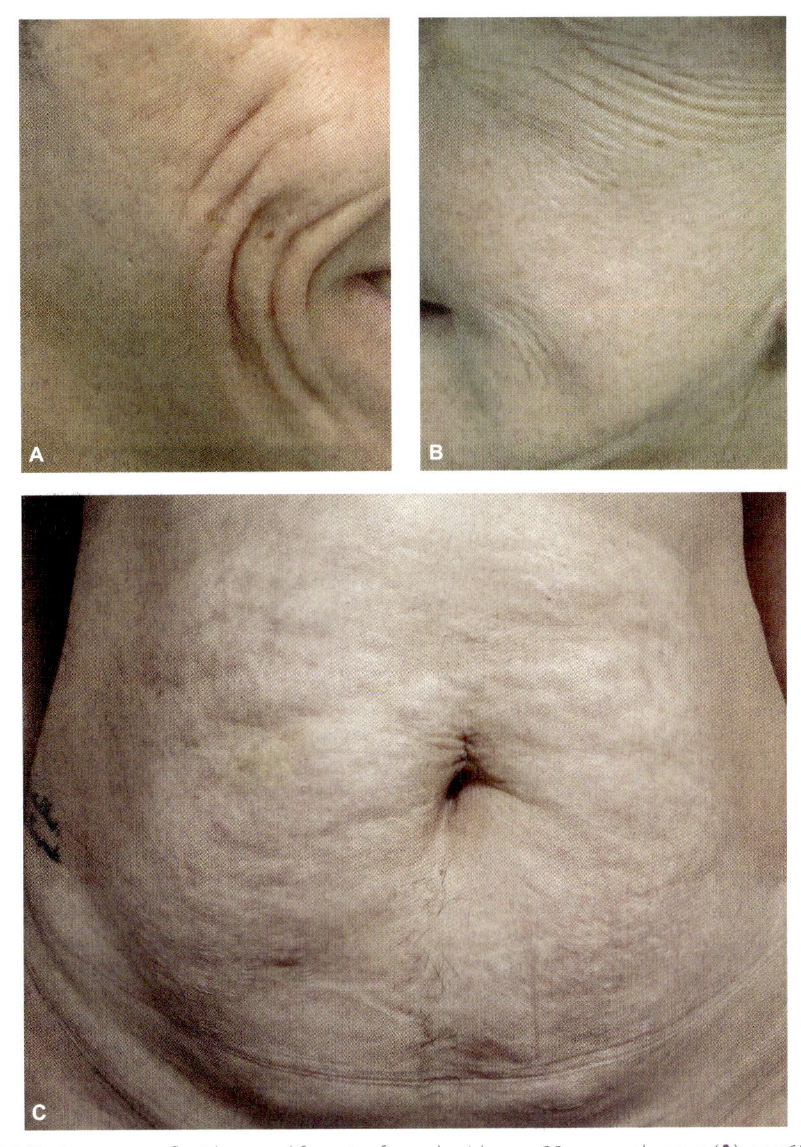

Figura 19.1 Pacientes com flacidez em diferentes fases da vida: aos 22 anos pela acne (**A**), aos 65 anos, pela senectude (**B**) e aos 28 anos após gestação (**C**).

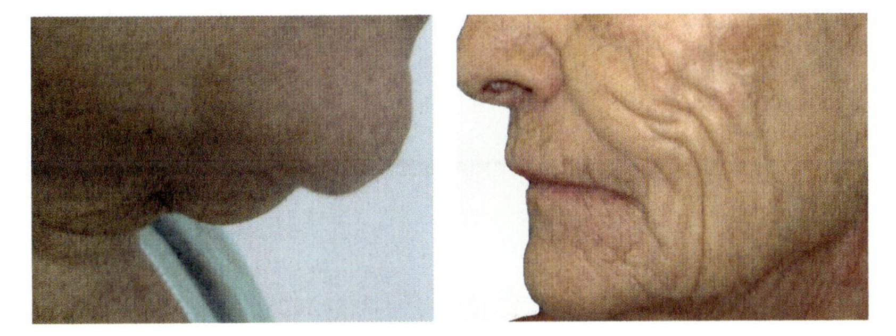

Figura 19.2 Flacidez em áreas passíveis de serem tratadas pela IPCA®.

do seu comprimento total. O amortecimento das agulhas também é verificado nos tratamentos corporais: quanto mais espesso o coxim adiposo, maior será a dificuldade da penetração total da agulha. As regiões da face interna da coxa, do abdome e das nádegas apresentam uma renitência maior quando comparadas às regiões do colo, cervical e dos braços, o que possibilita a utilização de um comprimento de agulha superior a 2,0 mm.

As áreas adjacentes a superfícies ósseas favorecem uma penetração maior da agulha por oferecerem uma superfície de apoio rígida ao trauma. Outros fatores tais como a elastose, típica de um fotodano substancial, também interferem nessa abordagem. Para compensar e vencer essa renitência, muitas vezes o operador impõe força exagerada ao instrumento, podendo traumatizar estruturas nervosas ou vasculares ou danificar as agulhas, não alcançando o efeito esperado. Portanto, recomendamos que o vetor da força impresso ao rolo sempre tangencie o plano horizontal em que se está trabalhando, e nunca seja perpendicular a essa superfície. A Figura 19.3 apresenta o pós-operatório imediato de três pacientes com indicações diferentes de tratamento para a flacidez: o primeiro para a pele da face envelhecida, o segundo para melhoria da frouxidão da pele da coxa e o terceiro para a lipodistrofia da cicatriz de acne. Observe que o padrão da púrpura é diferente, mesmo utilizando o comprimento de agulha igual a 2,5 mm. A Figura 19.4 mostra o antes e após 30 dias de uma paciente tratada com IPCA® para melhoria das flacidez abdominal.

Grau da injúria

Para o tratamento da flacidez, propõe-se uma injúria de moderada a profunda, pois agulhas com menos de 1 mm de comprimento oferecem pouca resposta. Quando uma agulha de 2,5 mm de comprimento é utilizada, a anestesia infiltrativa deve ser a escolhida para o procedimento; o anestésico tópico fica reservado para comprimentos que não ultrapassem 1,5 mm. Ainda assim, a dor relatada pelo paciente pode comprometer a qualidade do procedimento.

Quando as áreas apresentam espesso coxim adiposo, o autor sempre opta por agulhas de comprimentos maiores. O intervalo entre as sessões deve respeitar um tempo de pelo menos 60 a 90 dias para a estabilização dos resultados. Na face, e exclusivamente nessa área, a associação com *peelings* como fenol 88% ou ácido tricloroacético (TCA) 35% é uma proposta inovadora, sugerida por Emerson Lima (2015) em publicação recente, e oferece uma otimização superlativa na correção da flacidez (ver Capítulo 25, *IPCA® Associada a* Peelings).

Instrumental

Tanto para a área da face quanto a corporal, o rolo de agulhas é considerado, pelo autor, o aparelho mais adequado e cômodo para a realização da IPCA®. Opta-se por tratamento ambulatorial quando a área é limitada ou, ainda, quando se decide tratar um segmento de cada vez, o que não compromete os resultados. A grande vantagem da intervenção no hospital é a possibilidade de tratar áreas mais amplas. A execução da técnica deverá seguir o protocolo já mencionado em capítulos anteriores, buscando um padrão uniforme de petéquias. A associação com a tunelização dérmica (TD®), que utiliza a agulha de aspiração 18 G, pode otimizar os resultados. A TD® está bem indicada na flacidez facial e corporal pelo substancial estímulo colagênico que se evidencia, possibilitando a atuação das agulhas em dois planos distintos, cujas colunas hemáticas irão se encontrar.

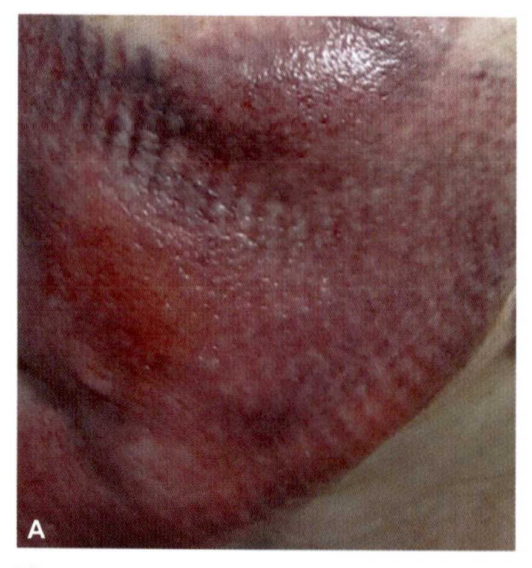

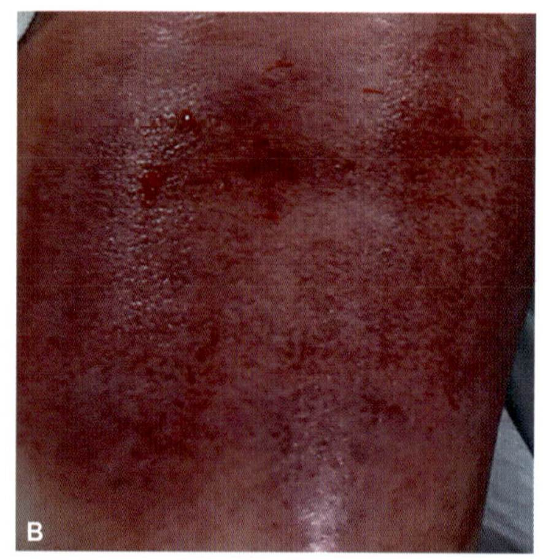

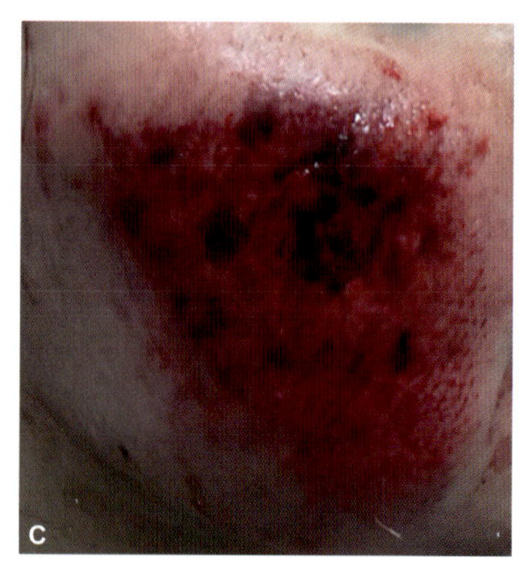

Figura 19.3 Pós-operatório imediato de três pacientes com as seguintes indicações: tratamento da flacidez do envelhecimento (**A**), melhora da frouxidão da pele da coxa (**B**) e lipodistrofia da cicatriz de acne (**C**). Observe que o padrão da púrpura é diferente , apesar de ter sido utilizado o mesmo comprimento de agulha (2,5 mm).

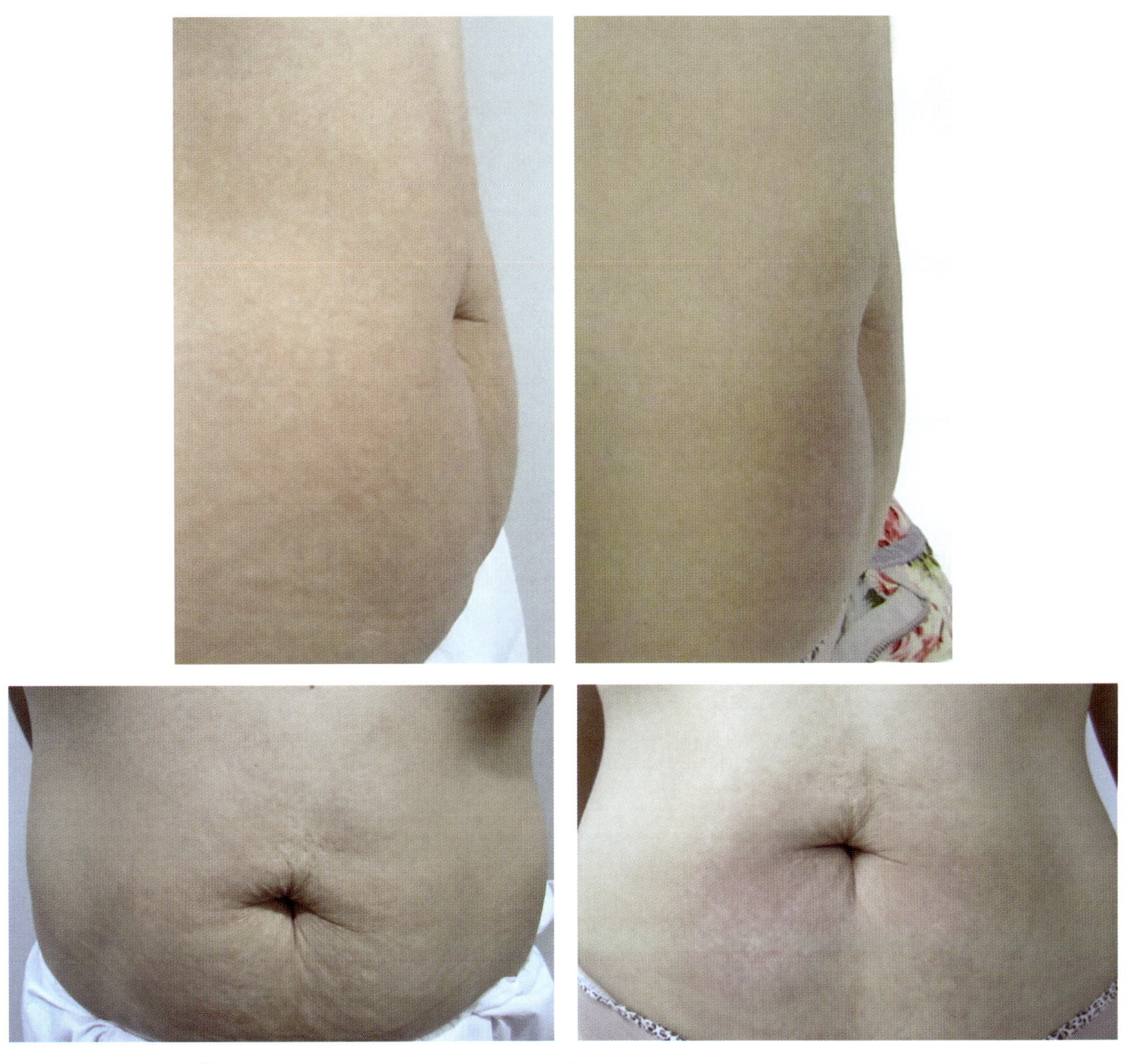

Figura 19.4 Flacidez abdominal tratada com IPCA®, 30 dias antes e após uma única sessão.

Transoperatório

Como o tecido é frouxo, quando há flacidez, ocorre sangramento, normalmente, bastante significativo nos primeiros 10 min da intervenção, cessando-se com compressão, após o fechamento dos óstios produzidos pelas microagulhas. Recomenda-se a utilização de compressas. O padrão de petéquias deverá ser uniforme, buscando melhores resultados, principalmente se a intervenção for no corpo. Para a face, injúrias mais modestas são capazes de oferecer bons resultados, mas, geralmente, quanto mais longa a agulha, maior o estímulo.

Pós-operatório imediato

O curativo realizado segue o padrão. Algumas vezes, há a necessidade de faixas e a gaze é posicionada diretamente sobre a pele, sem a adição de qualquer ativo. Não está indicada antibioticoterapia tópica ou sistêmica. Malhas corporais podem ser usadas para melhor fixação do curativo, que é mantido por 12 a 24 horas.

Evolução

Após 12 horas, a área é exposta e um umectante mantido para estimular a reepitelização. Após 1 semana, recomendam-se cremes clareadores, filtro solar e restrição à luz. O retorno às atividades acontece em poucos dias e, caso a área possa ficar coberta, já nas primeiras 24 horas. Desconforto no pós-operatório não tem sido uma queixa. O retorno às atividades laborativas tem como único limitante a exposição da área tratada, pelo risco de hiperpigmentação pós-inflamatória, mais comum no corpo.

Técnicas complementares

Caso o dermatologista deseje utilizar, como técnica complementar, estimuladores de colágeno como o ácido polilático ou um preenchedor como o ácido hialurônico, recomenda-se que essa intervenção seja programada para, pelo menos, 30 dias após a IPCA®, certificando-se de que o edema tenha regredido completamente.

Considerações finais

A IPCA® é considerada uma abordagem terapêutica segura e com resultados cosméticos animadores na pele flácida; trata-se de boa opção tanto na face como no corpo. A aplicabilidade deve ser criteriosa e o paciente deve entender os limites da intervenção, cujos resultados são substanciais na face e mais modestos em áreas corporais. Recomenda-se o intervalo mínimo de 90 dias entre as sessões quando a injúria profunda for escolhida como terapêutica. Em casos de abordagens mais superficiais, o intervalo de 30 dias entre as sessões é adequado.

Bibliografia

Arruda LHF, Arruda ACBB, Stocco PL et al. Avaliação de dermocosmético com retinaldeído, nicotinamida e Vitis vinifera no fotoenvelhecimento cutâneo de mulheres entre 25 e 40 anos de idade. Surg Cosmet Dermatol. 2012; 4(1):38-44.

Aust MC. Percutaneous collagen induction therapy: an alternative treatment for scars, wrinkles, and skin laxity. Plast Reconstr Surg. 2008; 121(4):1421-9.

Bal SM, Caussian J, Pavel S et al. In vivo assessment of safety of microneedle arrays in human skin. Eur J of Pharm Sci. 2008; 35(3):193-202.

Brody HJ. Trichloracetic acid application in chemical peeling, operative techniques. Plast Reconstr Surg. 1995; 2(2):127-8.

Camirand A, Doucet J. Needle dermabrasion. Aesthetic Plast Surg. 1997; 21(1):48-51.

Cohen KI, Diegelmann RF, Lindbland WJ. Wound healing: biochemical and clinical aspects. Philadelphia: WB Saunders Co; 1992.

Fabroccini G, Fardella N. Acne scar treatment using skin needling. Clin Exp Dermatol. 2009; 34(8):874-9.

Fernandes D. Minimally invasive percutaneous collagen induction. Oral Maxillofac Surg Clin North Am. 2006; 17(1):51-63.

Fernandes D, Massimo S. Combating photoaging with percutaneous collagen induction. Clin Dermatol. 2008; 26(2):192-9.

Lima EA. Associação do microagulhamento ao peeling de fenol. uma nova proposta terapêutica em flacidez, rugas e cicatrizes de acne da face. Surg Cosmet Dermatol. 2015; 7(4):328-31.

Orentreich DS, Orentreich N. Subcutaneous incisionless (subcision) surgery for the correction of depressed scars and wrinkles. Dermatol Surg. 1995; 21(6):6543-9.

Schalka S. Avaliação da eficácia e segurança de um dermocosmético contendo retinaldeído, ácido glicólico e nicotinamida no tratamento do envelhecimento corporal. Surg Cosmet Dermatol. 2012; 4(3):223-8.

CAPÍTULO 20

IPCA® no Envelhecimento Cutâneo

Emerson de Andrade Lima

Fundamentos da IPCA® no envelhecimento cutâneo

O processo de envelhecimento ocorre por meio de fatores intrínsecos e extrínsecos. Esse processo oferece à face, por exemplo, uma redução considerável de seu volume. Observam-se reabsorção óssea, redução de massa muscular, redistribuição da gordura, frouxidão ligamentar; com isso, a pele, que recobre toda essa estrutura como um envelope, fica folgada e frouxa, o que resulta em sobras, flacidez e rugas finas e profundas. A derme e a epiderme, que também sofrem com a degeneração, afinam, acentuando ainda mais o aspecto resultante do tempo e do estresse oxidativo.

Tratamentos ablativos, como os *peelings* químicos médios e profundos, propiciam incontestável estímulo na produção de colágeno, o que resulta em atenuação de rugas, flacidez, melhoria da textura, brilho e coloração da superfície cutânea, assim como atenuação substancial do fotodano (Brody, 1995). Resultados muito bons também são observados com a associação dos *peelings* à abrasão cirúrgica-quimioabrasão. As Figuras 20.1 a 20.3 mostram resultados obtidos com a associação da abrasão a um ativo cáustico. No entanto, como mencionado no Capítulo 1, *Princípios e Segurança da Indução Percutânea de Colágeno com Agulhas (IPCA®)*, as desvantagens desses procedimentos são a recuperação longa e, como resultado, um tecido mais sensível à luz, sujeito a hiperpigmentação pós-inflamatória e fotossensiblidade, somado ao risco de complicações como formação de cicatrizes hipertróficas, eritema persistente e discromias (Figura 20.4). A epiderme é removida, ocorre uma retificação das papilas dérmicas e o tecido cicatricial resultante é constituído de feixes espessos de colágeno orientados lado a lado, diferentemente da rede de entrelaçamento do colágeno encontrado na pele normal.

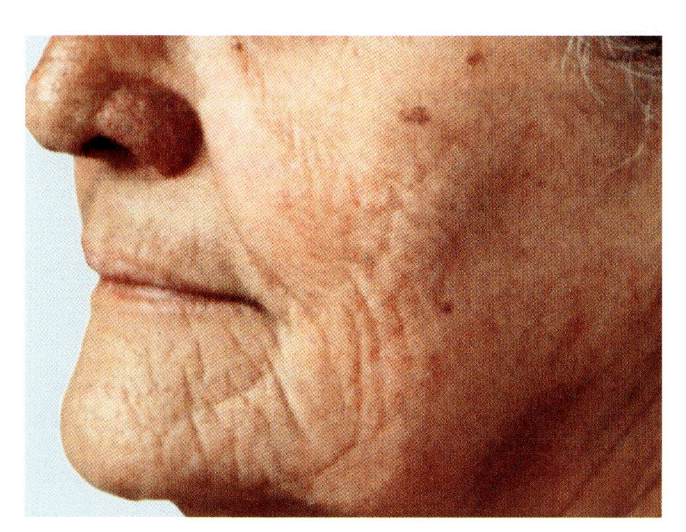
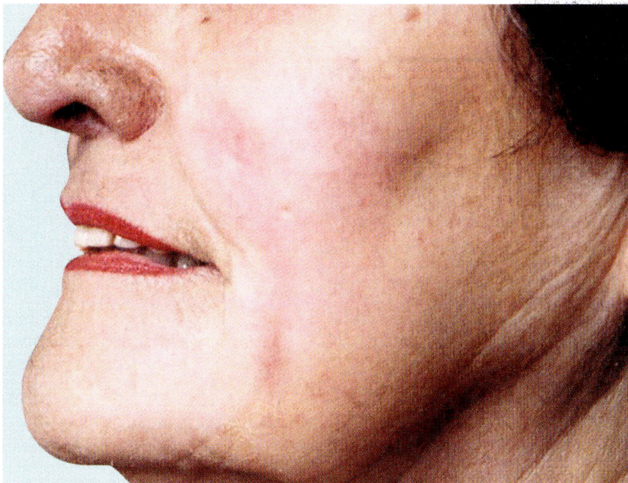

Figura 20.1 Paciente antes e após 3 meses da associação da abrasão cirúrgica com TCA 35% para o tratamento do fotodano.

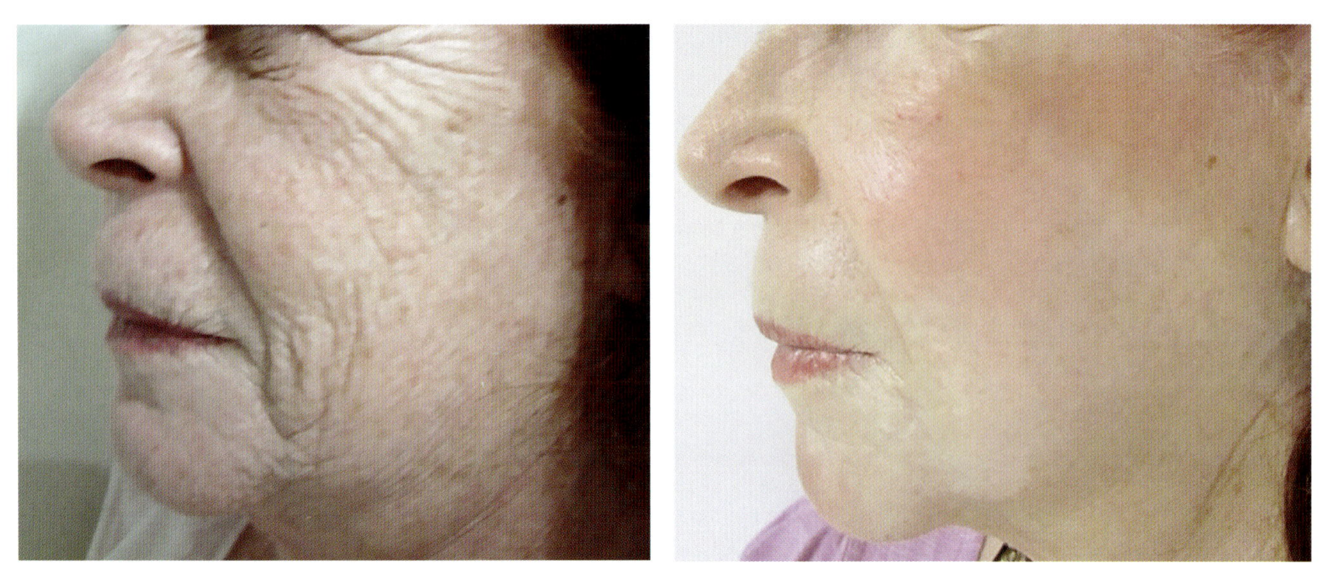

Figura 20.2 Paciente antes e após 3 meses da associação da abrasão cirúrgica com TCA 35% para o tratamento do fotodano.

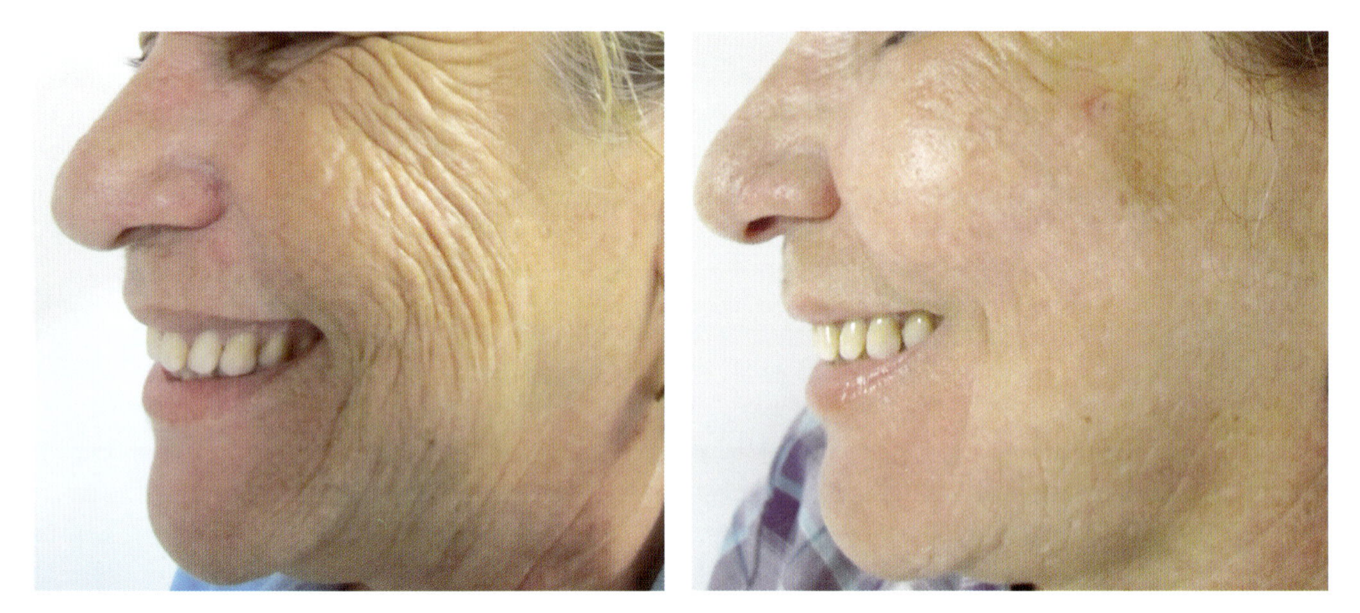

Figura 20.3 Paciente antes e após 3 meses da associação da abrasão cirúrgica com fenol 88% para o tratamento das rugas e flacidez facial.

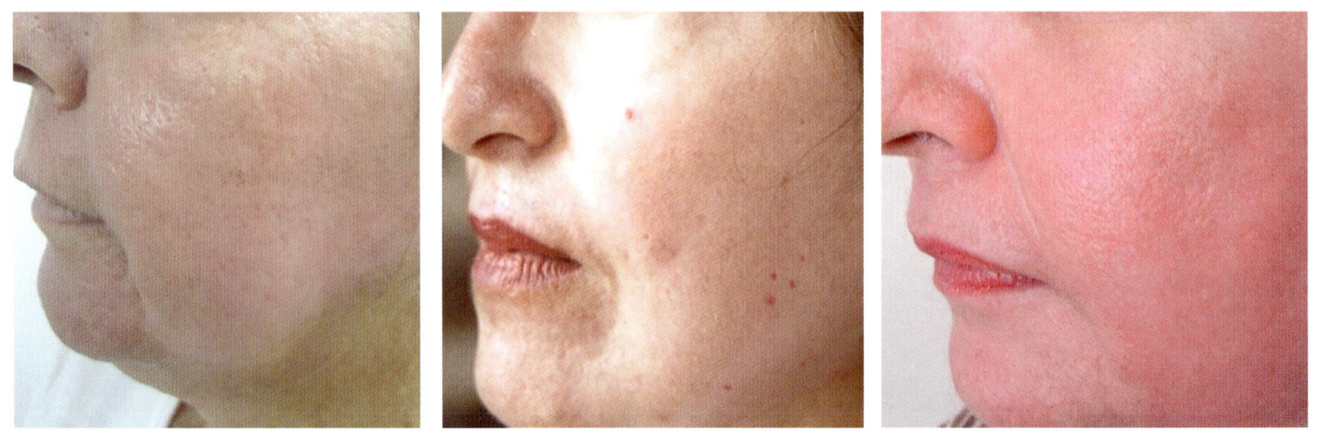

Figura 20.4 Evolução de paciente apresentando discromias e eritema persistente pós-intervenções ablativas.

As intervenções atuais buscam promover um dano fracionado da pele, que possibilite que a integridade da microrregião adjacente ao trauma se mantenha íntegra, favorecendo um tempo de recuperação mais curto e risco diminuído de complicações. O *laser* de CO_2 fracionado é um exemplo dessa proposta, bem como é a IPCA®. É importante notar que, mesmo quando o paciente é submetido a procedimentos que removam sobras de pele, atenuando flacidez e rugas, a pele resultante precisa oferecer uma boa aparência, o que pode ser confirmado pela renovação tecidual, conceito basilar de uma intervenção fundamentada em neocolagênese e neoangiogênese. Os preenchedores autólogos e heterólogos não conseguem cumprir bem esse papel, apesar dos bons resultados oferecidos como volumerização, melhoria de textura e cor e atenuação de rugas finas.

As Figuras 20.5 e 20.6 apresentam pacientes tratadas pelas microagulhas, demonstrando melhoria da qualidade e da coloração da pele, assim como atenuação de rugas. A IPCA® propõe um estímulo na produção de colágeno, sem provocar a desepitelização total observada nas técnicas ablativas. A epiderme e a derme são perfuradas, mas não removidas. Dessa maneira, pode-se verificar melhora de rugas profundas resultantes da evolução da elastose na pele fotoenvelhecida, que muitas vezes se comportam como cicatrizes profundas difíceis de serem tratadas pelas técnicas descritas. As microagulhas rompem a rigidez e o enrijecimento verificados frequentemente em rugas profundas estáticas como as observadas nas regiões perioral, da fronte e periorbital, especialmente em indivíduos com pele espessa e seborreica, bem como em tabagistas (Figura 20.7).

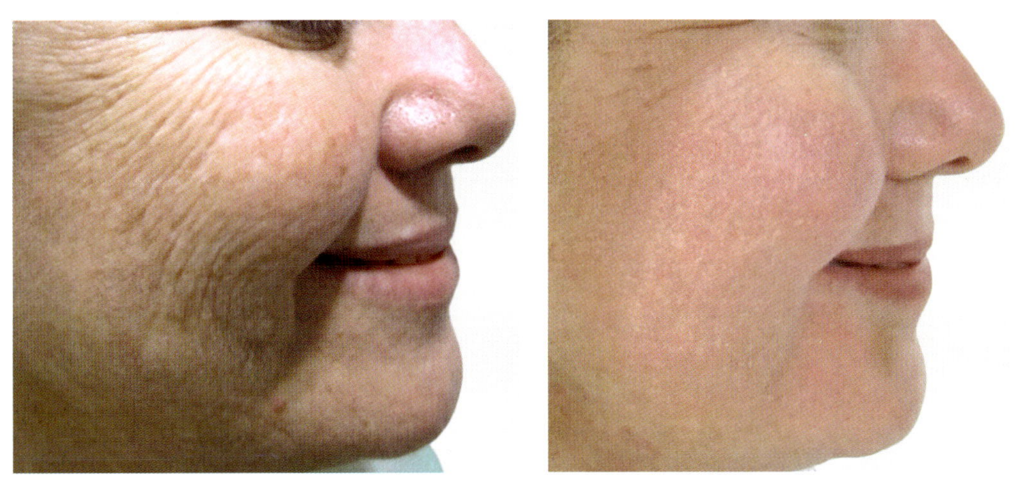

Figura 20.5 Paciente tratada pelas microagulhas, demonstrando melhoria da qualidade da pele, da coloração e atenuação de rugas.

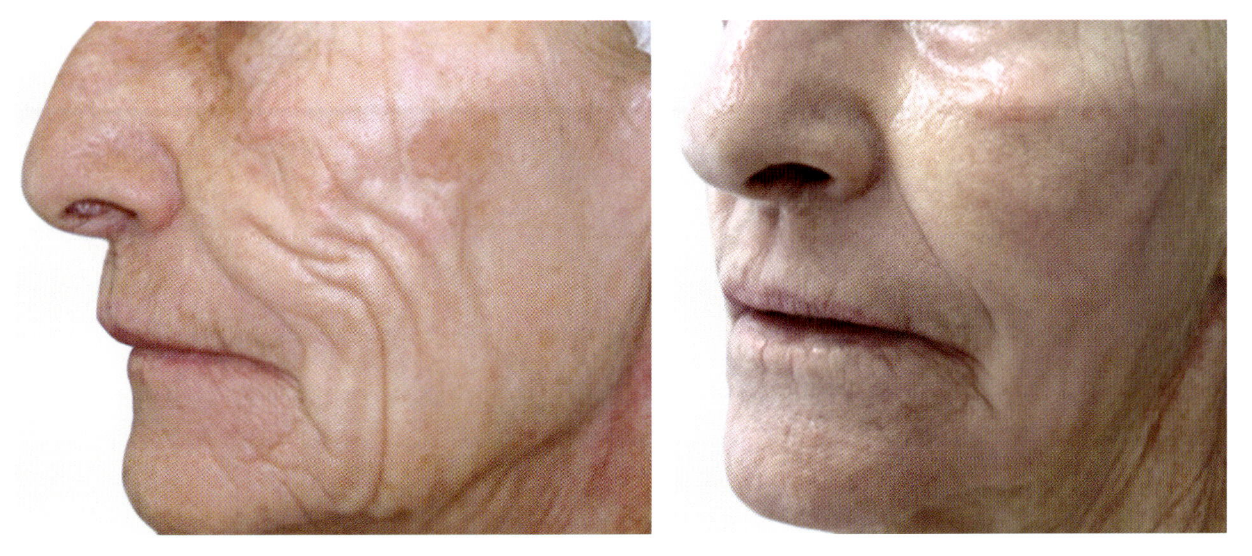

Figura 20.6 Paciente tratada pelas microagulhas, demonstrando melhoria da qualidade da pele, da coloração e atenuação de rugas.

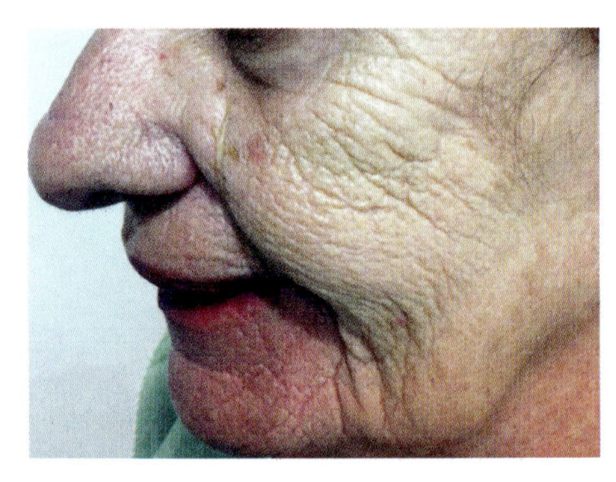 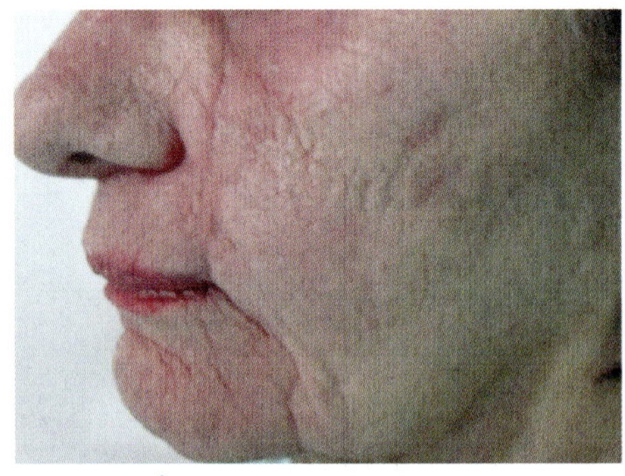

Figura 20.7 Flacidez e rugas profundas em uma paciente com pele espessa tratada com IPCA®.

Aplicabilidade da IPCA® no envelhecimento cutâneo

As agulhas, inicialmente idealizadas para o tratamento de cicatrizes, também demonstraram valiosa resposta terapêutica na pele envelhecida. Os estudos de Orentreich e Orentreich (1995) foram os primeiros a relatar seu uso com o objetivo de estimular a produção de colágeno em cicatrizes deprimidas e rugas, técnica difundida com o nome de Subcision®. Outros autores confirmaram a ruptura e a remoção do colágeno subepidérmico danificado seguidas da substituição por novas fibras de colágeno e elastina pela intervenção das agulhas. Mais recentemente, tem sido proposta a utilização de um sistema de microagulhas aplicado à pele com o objetivo de gerar múltiplas micropunturas, longas o suficiente para atingir a derme e desencadear, com o sangramento, estímulo inflamatório e ativação de uma cascata inflamatória que resultaria na produção de colágeno e, posteriormente, seu amadurecimento. A IPCA®, técnica registrada no Brasil por Emerson Lima (2016), propõe melhorar textura, coloração e relevo da pele danificada com microagulhas cujo comprimento varia de 0,25 a 2,5 mm. A escolha de qual comprimento de agulha usar depende do grau da injúria que se deseja provocar: leve, moderada ou profunda (ver Capítulo 2, *Relação entre Injúria Provocada e Comprimento de Agulha,* End Point *e Possibilidades da IPCA®*). No caso da pele envelhecida, devem ser considerados os itens descritos a seguir.

Espessura da pele

As peles muito finas oferecem menos resistência a comprimentos de agulhas menores, quando comparadas às peles espessas. Deve-se considerar o histórico de acne e a existência de cicatrizes. Nesses indivíduos, a pele apresenta-se comumente mais espessa e com reentrâncias que dificultam o rolamento das microagulhas e, consequentemente, comprometem a uniformidade da sua penetração, observando-se uma redução de até 50% de penetração do comprimento total. A elastose, típica de um fotodano substancial, também interfere nesse tratamento. Quanto mais elastótica a pele, maior a evidência à resistência. Nos tabagistas, observa-se esse mesmo processo. Para compensar e vencer essa renitência, muitas vezes o operador impõe força exagerada ao instrumento, o que pode traumatizar estruturas nervosas ou vasculares e não alcançar o efeito esperado. Portanto, recomenda-se que o vetor da força impressa ao rolo sempre tangencie o plano horizontal em que se está trabalhando e nunca esteja perpendicular a essa superfície. A Figura 20.8 apresenta uma paciente com aparência inestética pós-*lifting* facial, tratada pela IPCA® com agulha de 2,5 mm de comprimento e pós-operatório de 1 mês, demostrando correção do defeito. Observe a púrpura no pós-procedimento imediato secundária à marcada frouxidão tecidual.

Profundidade das rugas

Rítides mais rasas são mais facilmente tratadas; portanto, o comprimento de agulha de 1,5 mm pode oferecer bons resultados. As rugas profundas, por sua vez, comportam-se como cicatrizes e necessitam ser descoladas, já que sua parte mais profunda não sofrerá uma superficialização facilmente. Nesses casos, há necessidade de intervir como se estivesse sendo realizada uma Subcision® perpendicular; daí a indicação de comprimentos de agulhas de 2,0 a 2,5 mm. A Figura 20.9 apresenta paciente com rugas em glabela, região perioral e fronte difíceis de serem corrigidas com curto comprimento de agulhas.

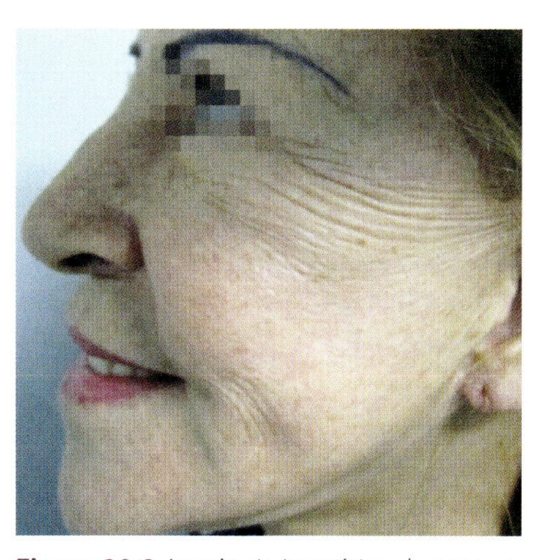
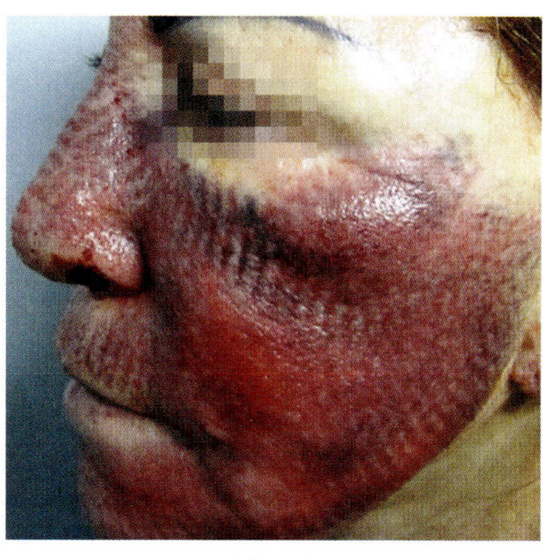
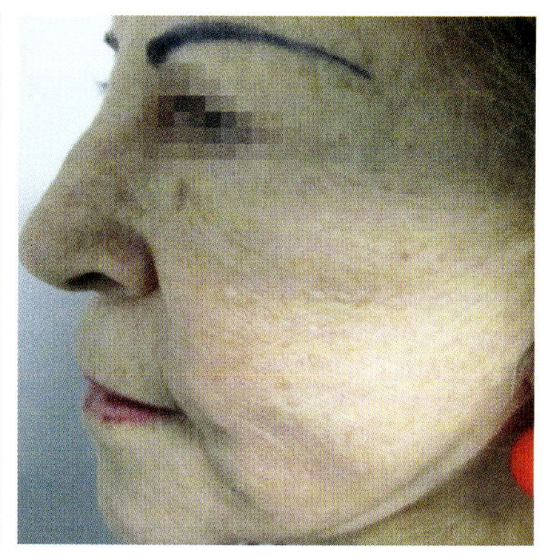

Figura 20.8 Aparência inestética de pregueamento cutâneo pós-*lifting* facial, tratada pela IPCA® com agulha de 2,5 mm de comprimento, imediatamente após o procedimento e com 30 dias de pós-operatório, demostrando correção do defeito.

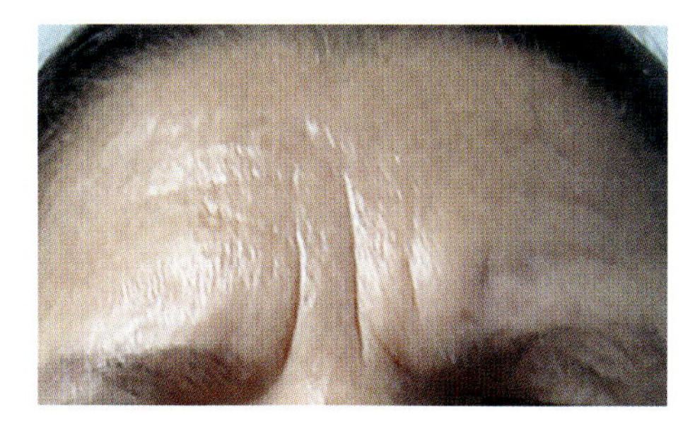
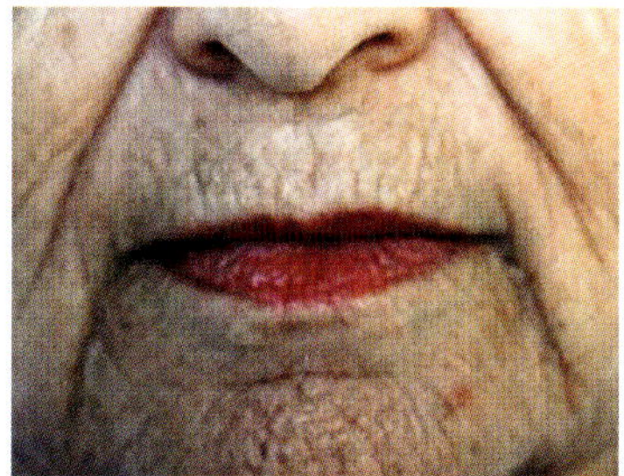
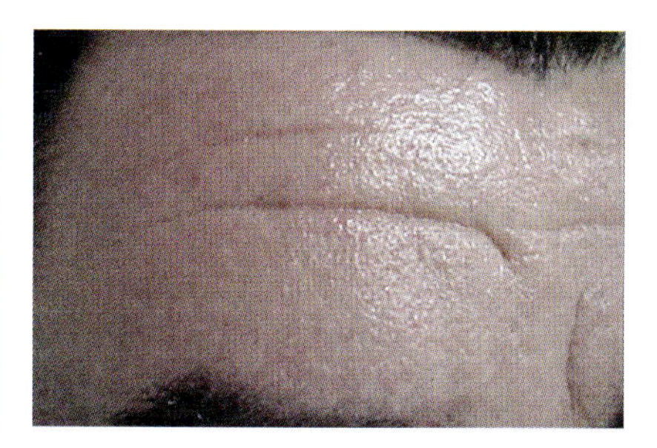

Figura 20.9 Rugas em glabela, região perioral e fronte difíceis de serem corrigidas com curto comprimento de agulhas.

Flacidez

A flacidez da face é mais facilmente tratada do que a flacidez corporal. O coxim adiposo mais espesso no corpo oferece um amortecimento da penetração da agulha, o que resulta em maior resistência. As eminências ósseas da face funcionam como superfície de apoio, o que facilita a introdução das agulhas. Assim, pode-se optar por várias sessões com comprimento de agulha menor e intervalo de 1 mês ou sessão única com uma proposta de injúria profunda (ver Capítulo 2, *Relação entre o Nível de Injúria Provocada e Comprimento de Agulha,* End Point *e Possibilidades da IPCA®*) e reavaliação após 3 meses. A Figura 20.10 apresenta uma paciente com flacidez substancial da face tratada com IPCA® com comprimento de agulha de 2,5 mm, oferecendo resultados significativos após uma única sessão, inclusive com desaparecimento da melanose solar.

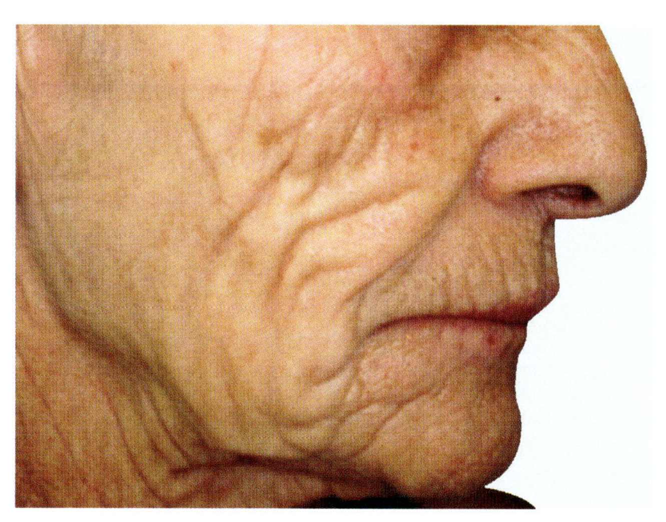
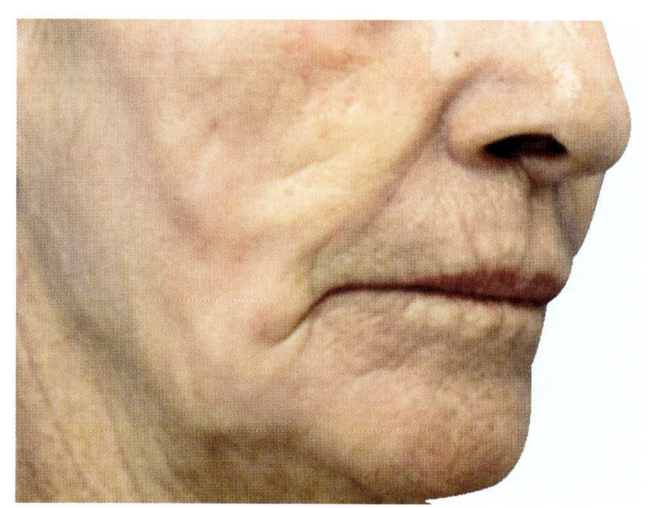

Figura 20.10 Flacidez substancial da face tratada com IPCA® usando comprimento de agulha de 2,5 mm.

Intervenção sequenciada

O tratamento do envelhecimento da pele pode ser estabelecido em sessões, uma vez por mês, por exemplo, com a adição de ativos (vitamina C, vitamina E, ácido tranexânico, fatores de crescimento, lipossomos, entre outros) com propriedades estimuladoras de colágeno. Nesses casos, as microagulhas cumprem seu papel de quebra da barreira epidérmica, favorecendo a penetração dessas substâncias, não havendo necessidade da utilização de comprimentos de agulha superiores a 1,5 mm. Essa opção com agulhas de 1,5 mm ou até comprimentos menores são suficientes na veiculação desses produtos (ver Capítulo 9, *IPCA® Associada ao* Drug Delivery).

Injúria profunda

Essa intervenção é proposta quando o objetivo for oferecer bons resultados em uma única intervenção. Assim, é possível abordar rugas, flacidez e perda de volume de uma só vez. Comumente, uma abordagem utilizando-se comprimento de agulha de 2,5 mm sob anestesia infiltrativa propicia um ganho cosmético compatível com as expectativas do paciente e do dermatologista; porém, caso se deseje realizar uma segunda intervenção, é prudente aguardar pelo menos 90 dias para a estabilização dos resultados. A associação com *peelings* como fenol 88% ou ácido tricloroacético (TCA) 35% é uma proposta inovadora, deflagrada e publicada por Emerson Lima (2015) (Figura 20.11) (ver Capítulo 25, *IPCA® Associada a* Peelings).

Sequência metodológica para a injúria profunda

▸ **Avaliação do paciente.** A aplicabilidade da IPCA® é estabelecida independentemente do fotótipo. Mesmo em fotótipos mais altos, sujeitos a hiperpigmentação pós-inflamatória comumente transitória, a técnica é bem indicada. O mais importante nesses casos é o preparo da pele. Quanto menos melanina a pele tratada estiver disponibilizando, menor o risco de escurecimento. Portanto, recomenda-se o uso de despigmentante e filtro solar 30 dias antes da intervenção.

▸ **Instrumental.** É preferível utilizar rolo com média de 192 agulhas de 2,5 mm de comprimento. O tratamento deve ser realizado em uma sala de procedimento criteriosamente preparada para uma intervenção cirúrgica e por um profissional treinado e paramentado. É fundamental não banalizar esses critérios de segurança, que incluem utilização de luvas estéreis, aposição de campos cirúrgicos estéreis e um ambiente que siga normas estritas de desinfecção.

▸ **Assepsia e anestesia da área.** Após a antissepsia com clorexidina 2%, sugere-se a associação de bloqueio anestésico dos nervos infraorbitário e mentoniano e complementação com solução de lidocaína 2% sem vasoconstritor 1:2 com soro fisiológico 0,9%, respeitando-se a dose máxima do ativo permitida (ver Capítulo 4, *Critérios de Segurança | Analgesia e Anestesia*). A adição de bicarbonato com o intuito de oferecer mais conforto ao paciente, reduzindo o ardor, é opcional.

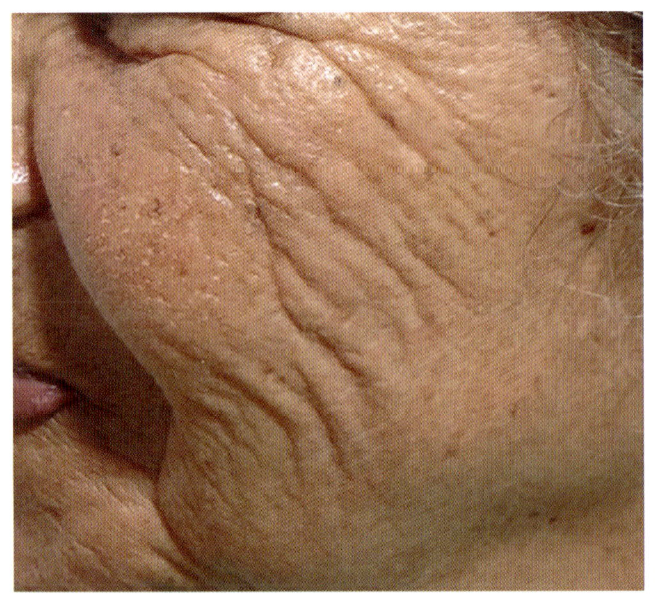
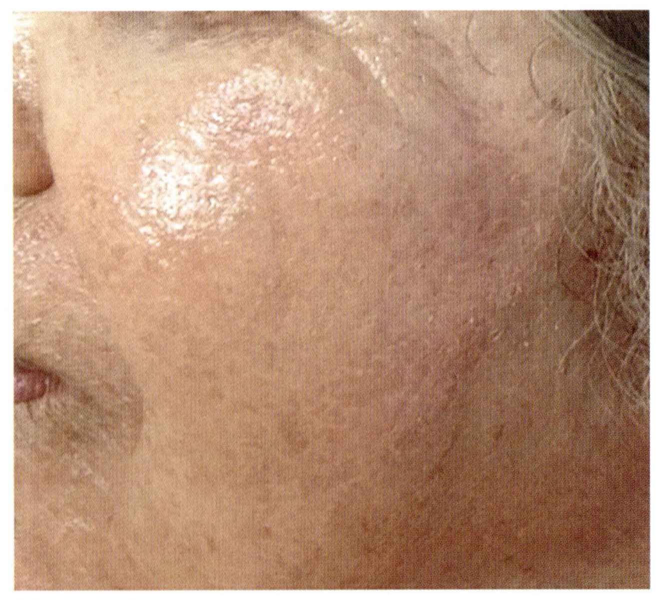

Figura 20.11 Flacidez e rugas tratadas pela associação de fenol 88% e IPCA®.

▸ **Transoperatório.** Procede-se, então, ao rolamento do instrumental, perfazendo faixas paralelas e adjacentes de micropunturas, que se intercruzam diagonalmente, buscando atingir uma púrpura uniforme com milhares de microperfurações. O sangramento é substancial, porém limitado. Após 10 minutos do final da intervenção já se pode observar redução importante do sangramento, que dá lugar a uma exsudação serosa, que regride progressivamente nas primeiras 6 horas (Figura 20.12).

▸ **Pós-operatório imediato.** O curativo é realizado utilizando-se gaze estéril em grande quantidade (a fim de conter a exsudação) e Micropore®, sem a adição de nenhum umectante. Não é indicada antibioticoterapia tópica ou sistêmica. É um procedimento limpo e, segundo normatização da Food and Drug Administration (FDA), essa precaução é desnecessária. Crioterapia ou compressas quentes não são indicadas. É preferível que a acomodação dos hematomas e a resposta inflamatória resultante da sua presença sigam seu curso natural.

▸ **Evolução e cuidados no pós-operatório.** O curativo pode ser removido pelo próprio paciente em domicílio, umedecendo-o no chuveiro, quando a área tratada poderá ser higienizada com sabonete líquido com baixo potencial de detergência, evitando-se a sensibilização. A partir daí, recomenda-se o uso de um bálsamo regenerador até a reepitelização por aproximadamente 5 a 7 dias, quando cremes clareadores e filtro solar tonalizado de amplo espectro poderão ser utilizados. A restrição às luzes deve ser orientada. Nos dias que se seguem, edema e hematoma são substanciais. Na prática do autor, o paciente estará apto a regressar às suas atividades laborativas em torno do sétimo dia de pós-operatório. Se a área tratada estiver encoberta (braços, coxa, nádega), o retorno ao convívio público poderá acontecer no dia seguinte.

▸ **Técnicas complementares.** Caso o dermatologista deseje utilizar um preenchedor como ácido hialurônico, recomenda-se programar essa intervenção para pelo menos 30 dias após a IPCA®, certificando-se de que o edema tenha regredido completamente. A aplicação da toxina botulínica não deve ser realizada no mesmo tempo cirúrgico. De acordo com a experiência do autor, a aplicação da toxina é segura após 15 dias da intervenção. Efeitos adversos podem ocorrer enquanto houver edema, devido ao aumento da difusão do halo de ação da toxina, atingindo fibras musculares alheias à proposta.

▸ **Complicações.** Geralmente estão muito mais relacionadas a efeitos esperados como edema, hematomas, hiperpigmentação pós-inflamatória transitória, eritema transitório. Tomados os devidos cuidados no preparo da pele e se estabelecendo a atenção às recomendações do pós-operatório com rigor, a IPCA® apresenta-se como uma técnica segura e reproduzível para cicatrizes de acne, desde que o operador esteja devidamente habilitado e treinado.

▸ **Dor e desconforto.** O pós-operatório é tranquilo. A experiência do autor assegura que a dor não é uma queixa usual; no entanto, se ocorrer, deve alertar para infecção secundária, principalmente se instalada após 48 horas da intervenção. Comumente não há necessidade de analgésico ou anti-inflamatório no pós-operatório, mas caso haja queixa de desconforto, sem nenhum outro agravante, recomenda-se utilizar dipirona 1 g efervescente a cada 6 horas.

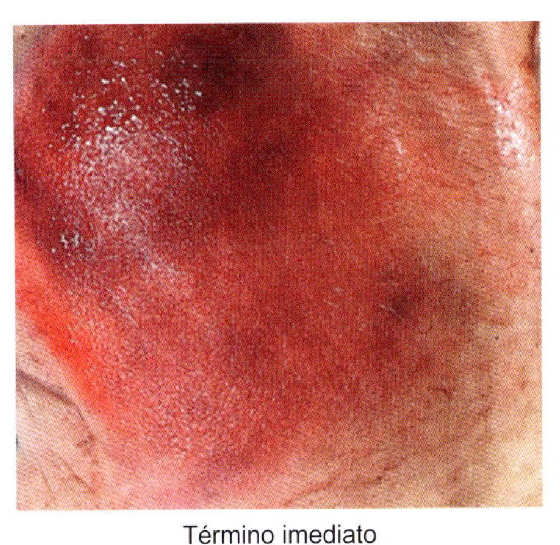
Término imediato

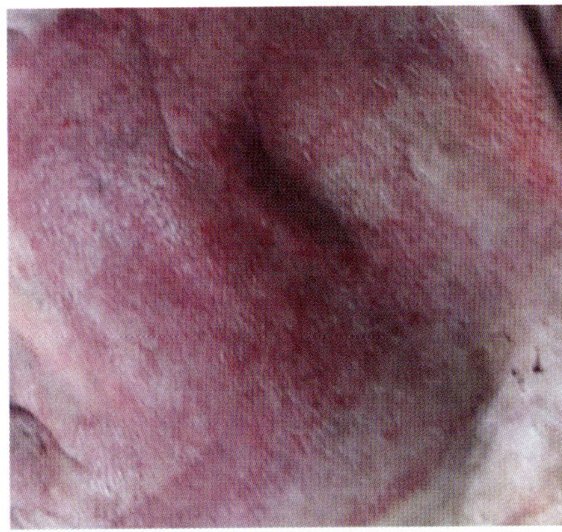
Após 10 minutos

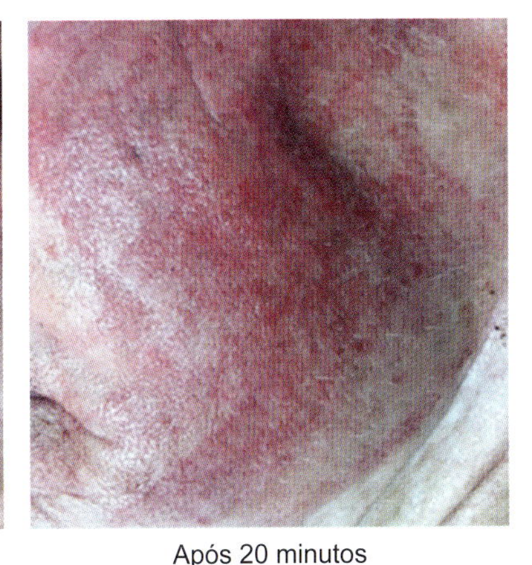
Após 20 minutos

Figura 20.12 Evolução do pós-tratamento com a IPCA®.

▸ **Profilaxia para herpes.** A profilaxia para herpes não é recomendada de rotina, pois não se trata de uma intervenção ablativa que remova a epiderme totalmente e, consequentemente, possibilite a infecção por um organismo que necessita da perda da integridade do queratinócito para proliferar. Porém, nos casos em que se identificar o caráter frequente e recalcitrante da infecção viral, a profilaxia é mandatória, levando-se em consideração principalmente o estresse cirúrgico.

Injúria moderada

Apesar de essa proposta oferecer uma cascata inflamatória mais modesta e, consequentemente, menores produção e transformação do colágeno dérmico, quando comparada à injúria profunda, a injúria moderada também oferece um estímulo significativo. Ela promove melhora do brilho, da textura e da coloração da pele. Para essa proposta, recomenda-se um sequencial de pelo menos duas sessões com intervalo de 30 dias. Para tanto, a adição de um ativo poderá otimizar os resultados. Para mais informações sobre a experiência do autor e seus protocolos associando luz intensa pulsada e IPCA® com *peeling* de ácido retinoico, recomendamos a leitura dos Capítulos 24 e 25, respectivamente.

Considerações finais

A IPCA® é uma ferramenta segura e efetiva nas mãos de profissionais treinados, sendo considerada para o arsenal terapêutico da condução da pele envelhecida. Possibilita melhorar coloração, textura e profundidade de rugas, mesmo produzindo injúrias moderadas. A adição dos *peellings* (tema detalhado mais à frente nesta obra) tem oferecido resultados surpreendentes.

Bibliografia

Aust MC. Percutaneous collagen induction therapy: an alternative treatment for scars, wrinkles, and skin laxity. Plast Reconstr Surg. 2008; 121(4):1421-9.

Bal SM, Caussian J, Pavel S et al. In vivo assessment of safety of microneedle arrays in human skin. Eur J of Pharm Sci. 2008; 35(3):193-202.

Brody HJ. Trichloracetic acid application in chemical peeling, operative techniques. Plast Reconstr Surg. 1995; 2(2):127-8.

Camirand A, Doucet J. Needle dermabrasion. Aesthetic Plast Surg. 1997; 21(1):48-51.

Cohen KI, Diegelmann RF, Lindbland WJ. Wound healing: biochemical and clinical aspects. Philadelphia: WB Saunders Co; 1992.

Fabroccini G, Fardella N. Acne scar treatment using skin needling. Clin Exp Dermatol. 2009; 34(8):874-9.

Fernandes D. Minimally invasive percutaneous collagen induction. Oral Maxillofac Surg Clin North Am. 2006; 17(1):51-63.

Fernandes D, Massimo S. Combating photoaging with percutaneuos collagen induction. Clin Dermatol. 2008; 26(2):192-9.

Lima EA. Associação do microagulhamento ao peeling de fenol: uma nova proposta terapêutica em flacidez, rugas e cicatrizes de acne da face. Surg Cosmet Dermatol. 2015; 7(4):328-31.

Orentreich DS, Orentreich N. Subcutaneous incisionless (subcision) surgery for the correction of depressed scars and wrinkles. Dermatol Surg. 1995; 21(6):543-9.

CAPÍTULO 21

IPCA® nas Alopecias

Mariana de Andrade Lima • Emerson de Andrade Lima

Introdução

A terapia de indução percutânea de colágeno com agulhas (IPCA®) é um método utilizado por dermatologistas como uma modalidade de tratamento para cicatrizes e rugas. A técnica foi introduzida na literatura médica em 1997, quando uma máquina de tatuagem sem pigmento foi utilizada para tratar cicatrizes faciais.

Essa terapia realiza milhares de microperfurações controladas na derme papilar e reticular, cujo objetivo é estimular mecanicamente a derme com dano mínimo à epiderme, promovendo, assim, a formação de colágeno e aumentando a angiogênese. Vasodilatação dérmica e migração de queratinócitos ocorrem de imediato, o que resulta na liberação de citocinas, como interleucina-1, interleucina-8, interleucina-6, fator de necrose tumoral alfa (TNF-alfa) e fator estimulador de colônias, granulócitos e macrófagos (GM-CSF, *granulocyte-macrophage colony-stimulating factor*).

A aplicação das microagulhas possibilita a criação de um meio de transporte acessível de macromoléculas e outras substâncias hidrofílicas para a pele. Seu objetivo é promover múltiplas micropunturas, longas o suficiente para atingir a derme e desencadear um estímulo inflamatório. A técnica promove a ruptura do estrato córneo da largura de duas a quatro células, efeito comprovado microscopicamente pela visualização dos canais. Por consequência, há um aumento na permeação de moléculas hidrofílicas e macromoléculas das formulações aplicadas depois das perfurações. Os microcanais facilitam a entrega do medicamento (*drug delivery*) de maneira eficiente e podem aumentar em até 80% a absorção de moléculas maiores.

Várias pesquisas têm demonstrado a importância da IPCA® na estimulação de células e na produção de fatores de crescimento, o que demonstra uma expressão aumentada de genes relacionados com a estimulação do crescimento capilar.

O estímulo às células-tronco da papila dérmica e ao crescimento capilar parece estar relacionado com o desencadeamento da resposta de cicatrização de feridas. Nesse ambiente criado pelas micropunturas, ocorre a liberação de fator de crescimento derivado de plaquetas (PDGF), de fatores de crescimento epidérmicos (EGF) e a ativação do bulbo do folículo piloso (Figura 21.1), com expressão aumentada de proteínas Wnt, principalmente Wnt3a e Wnt10b.

IPCA® no tratamento da alopecia androgenética

A alopecia androgenética é distúrbio geneticamente determinado, caracterizado pela conversão gradual de pelos terminais em pelos finos (velos). Apesar de reconhecidas por alguns autores como um processo natural, sem nenhum detrimento à saúde física, alterações no crescimento dos cabelos promovem, em geral, efeitos deletérios na qualidade de vida dos pacientes afetados. A prevalência varia de 80% dos homens aos 70 anos e até 75% das mulheres com mais de 65 anos.

Ainda existem muitas dúvidas quanto à etiologia da patologia e muitas diferenças no que diz respeito às causas e às manifestações clínicas nos sexos masculino e feminino. Enquanto evidências incontestáveis apontam para o papel fundamental dos hormônios androgênicos nos pacientes do sexo masculino, os quadros são mais heterogêneos nas mulheres, com apenas uma minoria apresentando fenótipos compatíveis com sua contraparte do sexo oposto. A resposta de pacientes do sexo feminino aos tratamentos antiandrogênicos ou inibidores da 5-alfarredutase também não

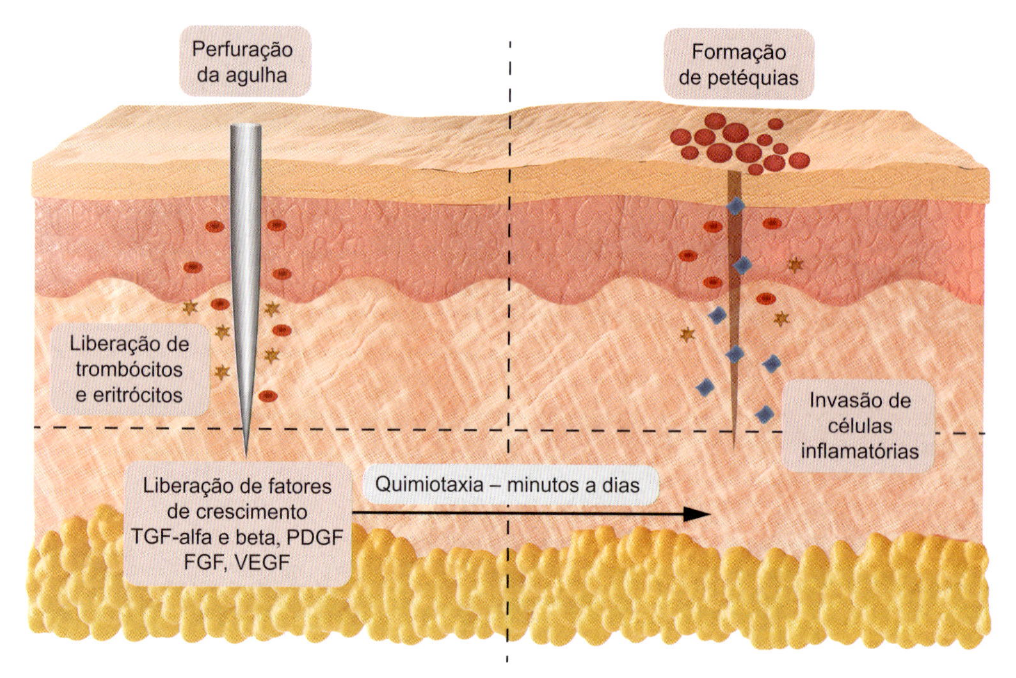

Figura 21.1 Micropunturas e liberação de fatores de crescimento. TGF: fator transformador do crescimento; PDGF: fator de crescimento derivado de plaquetas; FGF: fator de crescimento de fibroblastos; VEGF: fator de crescimento epidérmico vascular. (Reproduzida de Lima, 2016.)

corrobora a teoria de um processo relacionado com os androgênios, sendo o termo "alopecia de padrão feminino" (FPHL, *female pattern hair loss*) mais amplamente utilizado na literatura.

Os efeitos adversos da alopecia androgenética são predominantemente de natureza psicossocial, o que não torna a busca de seu tratamento menos importante. Estudos em grupos selecionados apontam que os pacientes com essa condição buscam aconselhamento médico por estarem descontentes e alguns apresentam transtornos de personalidade, com ansiedade no que concerne à sua autoestima, aumento nos níveis de estresse e redução na satisfação geral com a imagem corporal.

Embora a patogênese da alopecia androgenética masculina e da de padrão feminino envolvam alterações no metabolismo dos hormônios androgênicos – um *background* genético de inflamação e vias de sinalização –, as terapias convencionais têm, como alvo primário, os androgênios e 40% dos pacientes do sexo masculino se tornam calvos apesar do tratamento. Estudos apontam para a eficácia do uso percutâneo de microagulhas na indução do crescimento de novos fios. Um recente estudo indiano com 100 indivíduos do sexo masculino mostrou melhora clínica e estatisticamente significativa no grupo tratado com microagulhas.

Os mecanismos propostos para o crescimento de novos fios no tratamento com indução percutânea com microagulhas consistem na liberação de fatores de crescimento derivados das plaquetas, elevando os níveis de fatores de crescimento e ativando os mecanismos de regeneração. Ativação de células-tronco na área do bulbo na papila dérmica, superexpressão de genes relacionados com o crescimento dos cabelos, fatores de crescimento endoteliais vasculares, betacatenina, Wnt3a e Wnt10b também parecem estar envolvidos no processo.

A inoculação de ativos na pele com auxílio de agulhas foi proposta há mais de 50 anos pelo Dr. Pistor e tem como fundamento básico a infiltração de microdoses de determinado ativo no plano intradérmico da região a ser tratada (intradermoterapia). Dessa maneira, trata-se de uma modalidade terapêutica com uma vasta amplitude de indicações e com a possibilidade de uso de diferentes medicações para cada tipo de afecção. Apesar disso, seu mecanismo de ação ainda não foi plenamente estabelecido.

Recentemente, alguns estudos apontaram para a eficácia da intradermoterapia no tratamento da alopecia androgenética masculina e feminina, utilizando ativos como minoxidil e dutasterida, de modo isolado ou em associações a vitaminas, como biotina, dexapantenol e piridoxina. Entretanto, ainda não existem protocolos nacionais ou internacionais que padronizem a técnica. Vale lembrar que existem alguns relatos de complicações graves associadas à intradermoterapia, como aparecimento de microabscessos e cicatrizes no couro cabeludo, além de alopecia em placas nos locais da aplicação.

Uma investigação desenvolvida no Brasil avaliou a eficácia e a segurança da intradermoterapia na alopecia androgenética feminina. Tratou-se de estudo randomizado, cego e placebo-controlado, com 54 mulheres entre 18 e 65 anos de idade com diagnóstico confirmado de alopecia androgenética. As pacientes foram divididas em dois grupos: o primeiro tratado com infiltrações semanais de minoxidil 0,5% (manipulado pela Healthtech-Farmácia de manipulação) e o segundo com infiltrações semanais de soro fisiológico (SF) 0,9%. Para avaliar os resultados, foram utilizados: o percentual de fios anágenos e telógenos obtidos por tricograma; a razão terminal:velos (T:V) determinada pelo exame histopatológico; o número total de fios e a densidade capilar avaliados pela tricoscopia digital (TrichoScan®); e um questionário de autoavaliação por meio do qual se mensuram a diminuição da queda e o aumento no volume dos cabelos.

O estudo demonstrou que o grupo tratado com infiltrações de minoxidil 0,5% apresentou melhora estatisticamente significativa na razão T:V ($p < 0,001$), no aumento do número de fios anágenos ($p = 0,048$), na diminuição dos telógenos ($p = 0,044$), na melhora da queda dos cabelos ($p = 0,028$) e do volume dos fios (0,021), em comparação ao placebo. Também houve melhora no número total de fios e na densidade capilar no grupo tratado com minoxidil 0,5%, embora não tenha sido estatisticamente significativa ($p > 0,05$). O perfil de segurança foi avaliado por medidas de frequência cardíaca (FC) e pressão arterial (PA) antes e 10 minutos após cada sessão de tratamento. Não houve diferença estatisticamente significativa entre os grupos nem relatos de complicações graves (p. ex., infecções) associadas ao tratamento. A intradermoterapia foi considerada um método alternativo e promissor para tratar alopecia androgenética feminina, com bom perfil de segurança.

Os estudos que utilizaram a técnica mostram que o emprego de microagulhas no tratamento da alopecia androgenética representa uma alternativa promissora e segura. Mais pesquisas são necessárias para estabelecer sua eficácia, como em relação ao comprimento ideal das agulhas, ao intervalo entre os procedimentos e ao número necessário de intervenções para se obter o melhor resultado possível.

Alopecias cicatriciais

Surpreendentemente, o estímulo com as agulhas na técnica de IPCA® tem apresentado resultados considerados promissores em áreas de alopecias nas quais não se esperava o aparecimento de novos fios.

Ainda se discute se a IPCA®, sem a adição de qualquer medicamento, não seria suficiente para provocar a resposta terapêutica desejada. Desse modo, admitir-se-ia que a lesão moderada das agulhas no couro cabeludo favorece, como mencionado, a liberação de substâncias endógenas, com mudança do padrão de citocinas, estimulando o crescimento de pelos em áreas desnudas, onde ainda existem folículos viáveis.

IPCA® com *drug delivery*

A pele compreende o maior órgão do corpo humano e tem como principal função ser barreira de proteção contra agentes infecciosos, substâncias químicas e perda hídrica. Por meio da capacidade de absorção cutânea, pode ser considerada uma via segura e eficaz para vários medicamentos (Figura 21.2). Os princípios ativos são colocados sobre a superfície da pele e podem penetrar de maneira transepidérmica ou por anexos cutâneos.

Como a pele representa uma barreira eficiente à penetração de moléculas, vários métodos químicos e físicos vêm sendo desenvolvidos para modificar as propriedades de barreira do estrato córneo. Com os objetivos de aumentar a permeabilidade da pele e otimizar a penetração das substâncias, várias técnicas têm sido utilizadas, como ultrassonografia, iontoforese, eletroporação, microdermoabrasão, ablação térmica por *lasers* e microagulhas.

Os métodos físicos para aumentar a permeabilidade cutânea incluem os que destroem a barreira do estrato córneo e os que agem por força externa, pressionando os princípios ativos na pele. Essas técnicas proporcionam aumento do número de princípios ativos, que podem ser eficientemente transportados. Nos procedimentos com aparelhos de microagulhas, são produzidos condutos na pele, o que possibilita a penetração de substâncias (desde pequenas moléculas hidrofílicas até macromoléculas; ver Figura 9.2 no Capítulo 9, *IPCA® Associada ao* Drug Delivery).

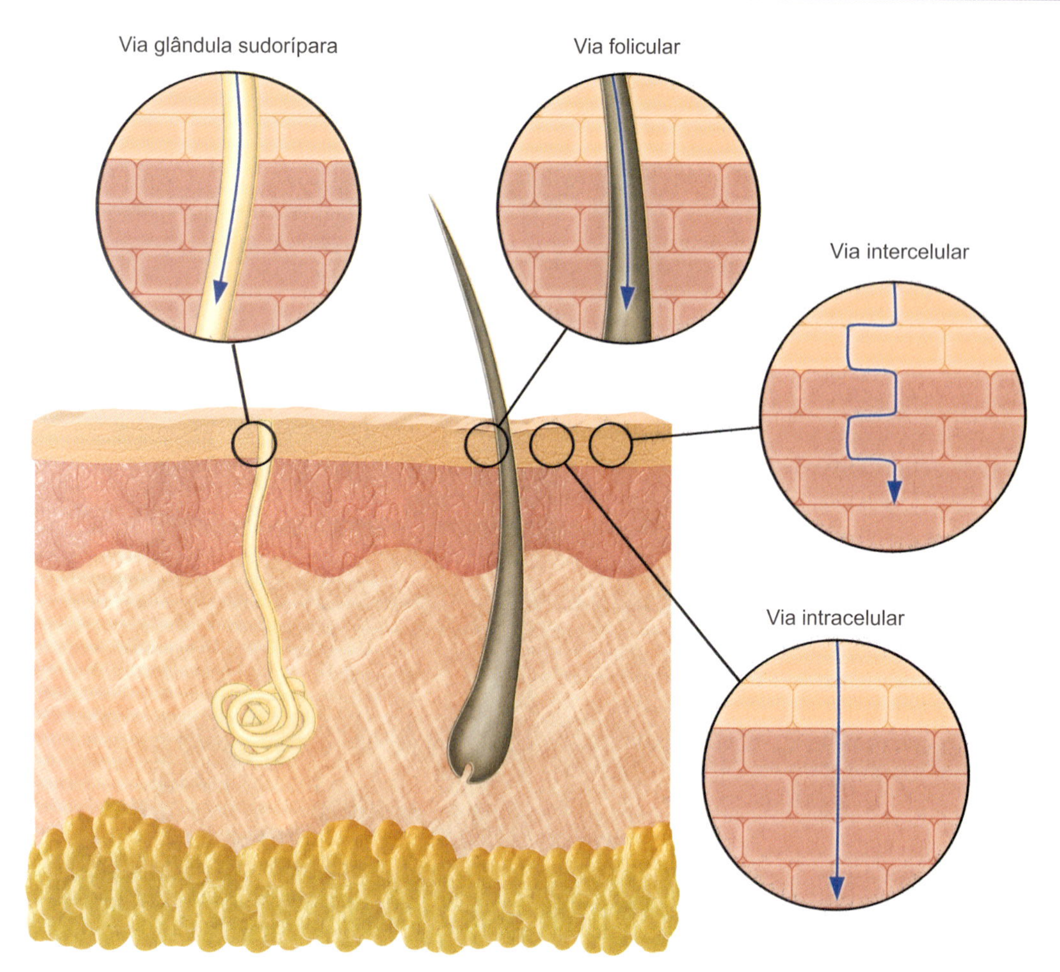

Figura 21.2 Vias de penetração dos princípios ativos na pele (intracelular, glândula sudorípara, intercelular e folicular). (Reproduzida de Lima, 2016.)

As microagulhas vêm sendo mais estudadas como técnica complementar nos tratamentos das alopecias, isoladamente ou adicionada a ativos. Essa modalidade terapêutica deve ser utilizada como método coadjuvante aos tratamentos já consagrados, nos casos de resposta insatisfatória ou inexistente. Há relatos da sua aplicabilidade nas alopecias androgenética e areata e no líquen plano pilar (LPP) não responsivo a outras abordagens.

As medicações utilizadas devem ser escolhidas de acordo com a patologia. Com exceção da triancinolona, os demais fármacos usados para *drug delivery* ainda não passaram pelo crivo de estudos de segurança e eficácia e pouco se conhece de suas farmacodinâmica e farmacocinética quando aplicados por essa via.

Um estudo com minoxidil tópico associado às microagulhas para tratamento da alopecia androgenética resultou em repilação mais rápida, além de melhora na textura e no brilho do cabelo em comparação ao uso isolado do minoxidil (Figura 21.3).

Demonstrou-se a eficácia da IPCA® em combinação com o uso de triancinolona como *drug delivery* para estimular o crescimento do cabelo. O mecanismo de ação do microagulhamento consiste no aumento da vascularização para os folículos pilosos, além de as microlesões criadas induzirem o crescimento capilar pela liberação de fatores de crescimento e estímulo à expressão das proteínas Wnt.

Sequência metodológica proposta

Seleção do paciente

A aplicabilidade da IPCA® em alopecia androgenética deve considerar os casos que apresentam rarefação capilar difusa ou localizada. Ambos os sexos e qualquer faixa etária podem

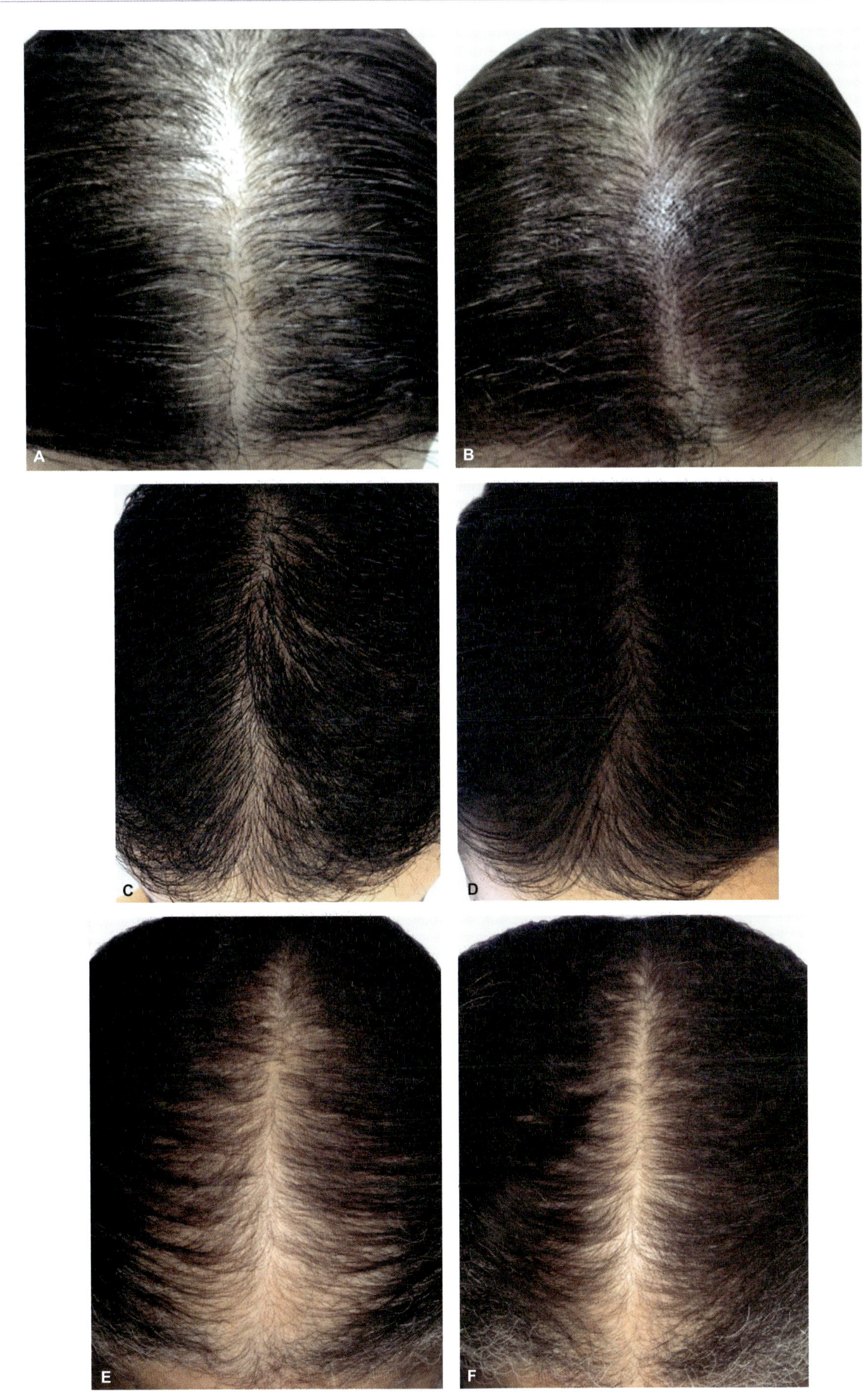

Figura 21.3 Pacientes portadores de alopecia androgenética: antes (**A**, **C**, **E**, **G**) e após quatro sessões (**B**, **D**, **F**, **H**), intervaladas por 30 dias, da IPCA isoladamente sem a adição de qualquer ativo. (*continua*)

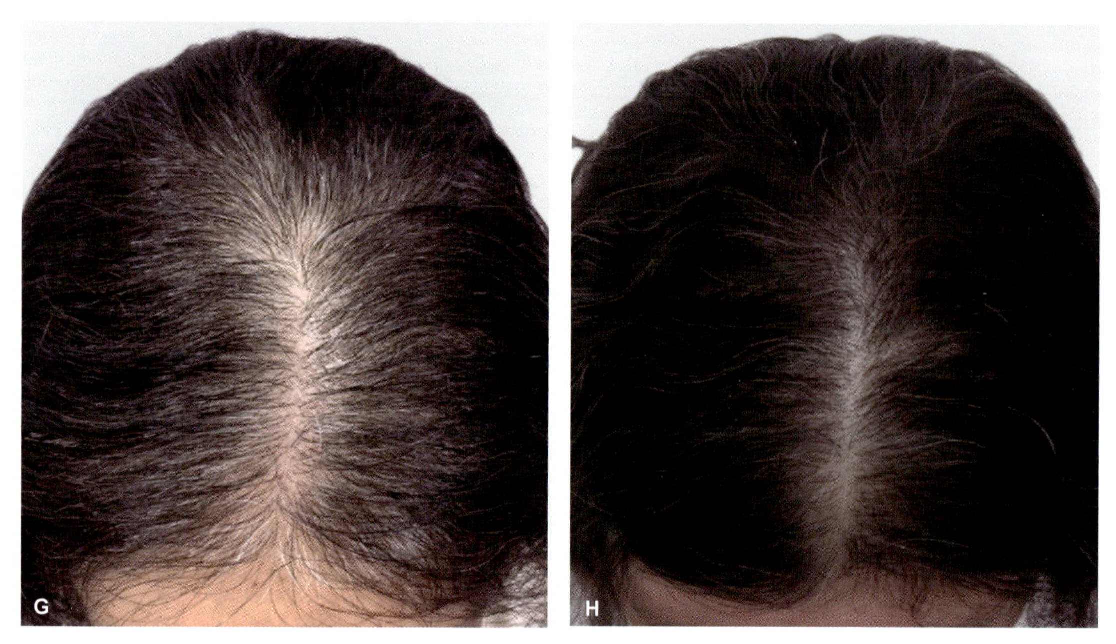

Figura 21.3 (*Continuação*) Pacientes portadores de alopecia androgenética: antes (**A**, **C**, **E**, **G**) e após quatro sessões (**B**, **D**, **F**, **H**), intervaladas por 30 dias, da IPCA isoladamente sem a adição de qualquer ativo.

ser submetidos à intervenção, o que, muitas vezes, oferece uma versatilidade não observada em outras terapêuticas. Na maioria, trata-se de pacientes que já usam medicação tópica e sistêmica em domicílio e desejam um tratamento complementar. Geralmente, não desejam realizar transplante capilar, não têm indicação ou apresentam alguma contraindicação. Os casos mais avançados de alopecias, em que se indica o transplante capilar, frequentemente não se enquadram como bons candidatos para IPCA®, já que existe uma expectativa irreal sobre os resultados a serem alcançados.

Assepsia e anestesia da área

Recomenda-se a aplicação de anestésico tópico 40 minutos a 1 hora antes da intervenção. A utilização ou não de oclusão fica a critério da experiência do operador. Respeitado o tempo mínimo para atuação anestésica, a pele deve ser higienizada com clorexidina, removendo-se completamente o ativo.

Instrumental e procedimento

A caneta com agulhas de 1,5 mm de comprimento evita a tonsura dos fios por trabalhar em um vetor de força paralelo à implantação deles. Com cautela e por mãos habilidosas, também é possível usar o rolo de agulhas com 1,5 mm de comprimento, que deve ser passado nas áreas desnudas de pelos, evitando a tração de folículos adjacentes. Procede-se com movimentos de vaivém cerca de 10 vezes em aproximadamente quatro direções, desenhando faixas que se sobrepõem, o que resulta em um eritema difuso e sangramento pontuado discreto. O grau de desconforto durante o tratamento foi considerado bastante tolerável, sem comprometer o procedimento.

O tratamento deve ser realizado em uma sala de procedimento criteriosamente preparada para uma intervenção cirúrgica e por um profissional treinado e paramentado. É fundamental não banalizar esses critérios de segurança, que vão desde a utilização de luvas estéreis e aposição de campos cirúrgicos estéreis até um ambiente que siga normas restritas de desinfecção.

Pós-operatório imediato

A adição de ativos à IPCA® é opcional, já que se acredita que a lesão moderada, provocada com a intervenção, pode estimular a repilação. Recomenda-se deixar as crostas hemáticas resultantes do procedimento, sem removê-las com gazes ou água corrente por, pelo menos, 4 horas. Acredita-se que os fatores de crescimento e células-tronco liberados pelo trauma contribuirão para os resultados terapêuticos. O couro cabeludo é higienizado no dia seguinte, em domicílio, pelo próprio paciente. Não está indicada antibioticoterapia tópica ou sistêmica – por se tratar de um procedimento limpo, e segundo normatização da Food and Drug Administration (FDA), essa precaução torna-se desnecessária.

Crioterapia ou compressas quentes não são indicadas, assim como não há necessidade de corticoterapia tópica ou sistêmica. No pós-operatório, recomendam-se higienizar o couro cabeludo após 12 horas com xampu convencional, evitar exposição solar direta na área tratada por 48 horas e evitar a deposição de cremes para pentear ou veículos gordurosos nos primeiros dias, bem como não realizar técnicas de relaxamento ou coloração nos primeiros 7 dias.

Complicações

Estão mais associadas a efeitos esperados, como edema modesto, micro-hematomas e eritema transitório. Tomados os devidos cuidados no preparo da pele e dando atenção às recomendações do pós-operatório, a IPCA® para o tratamento da alopecia representa uma técnica segura e reproduzível, desde que o operador esteja devidamente habilitado e treinado.

Dor e desconforto são toleráveis durante a intervenção, desde que seguido o protocolo proposto. No pós-operatório, não se observam essas queixas. Caso haja desconforto, sugere-se o uso de dipirona 1 g.

Bibliografia

Alkilani AZ, McCrudden MTC, DonnellyAl-Qallaf RF. Optimizing microneedle arrays to increase skin permeability for transdermal drug delivery. Ann New York Acad Sci. 2009;1161:83-94.

Arbache S, Roth DMP. Microinfusão de medicamentos na pele (MMP®) | Princípios, instrumental e indicações. In: Lima EA. IPCA | Indução percutânea de colágeno com agulhas. Rio de Janeiro: Guanabara Koogan; 2016. p. 221-32.

Aust MC, Fernandes D, Kolokythas P et al. Percutaneous collagen induction therapy: an alternative treatment for scars, wrinkles and skin laxity. Plast Reconstr Surg. 2008; 21:1421-9.

Aust MC, Reimers K, Repenning C et al. Percutaneous collagen induction: minimally invasive skin rejuvenation without risk of hyperpigmentation- fact or fiction? Plast Reconstr Surg. 2008; 122:1553-63.

Azagury A, Khoury L. Ultrasound mediated transdermal drug delivery. Adv Drug Deliv Rev. 2014; 72:127-43.

Bal SM, Caussian J, Pavel S et al. In vivo assessment of safety of microneedle arrays in human skin. Eur J of Pharm Sci. 2008; 35(3):193-202.

Benson HA, Namjoshi S. Proteins and peptides: strategies for delivery to and across the skin. J Pharm Sci. 2008; 97(9):3591-610.

Budamakuntla L, Loganathan E, Suresh DH et al. A randomised, open-label, comparative study of tranexamic acid microinjections and tranexamic acid with microneedling in patients with melasma. J Cutan Aesthet Surg. 2013; 6:139-43.

Camirand A, Doucet J. Needle dermabrasion. Aesthetic plastic surgery. 2007; 21(1):48-51.

Chandrashekar BS, Sandeep MA, Vani Vasanth JP et al. Triamcinolone acetonide mesotherapy in the treatment of recalcitrant patches of alopecia areata – a pilot study. J Clin Dermatol Ther. 2015; 2:1-4.

Chandrashekar BS, Yepuri V, Mysore V. Alopecia areata-successful outcome with microneedling and triamcinolone acetonide. J Cutan Aesthet Surg. 2014; 7(1):63.

Cohen BE, Elbuluk N. Microneedling in skin of color: a review of uses and efficacy. J Amer Acad Dermatol. 2016; 74(2):348-55.

Contin L. Alopecia androgenética masculina tratada com microagulhamento isolado e associado a minoxidil injetável pela técnica de microinfusão de medicamentos pela pele. Surg Cosmet Dermatol. 2016; 8(2):158-61.

Donnelly RF, Singh TR, Garland MJ et al. Hydrogel-forming microneedle arrays for enhanced transdermal drug delivery. Adv Funct Mater. 2012; 22(23):4879-90.

Fabbrocini G, De Vita V, Fardella N et al. Skin needling to enhance depigmenting serum penetration in the treatment of melasma. Plast Surg Int. 2011; 2011:158241.

Fernandes D, Signorini M. Combating photoaging with percutaneous collagen induction. Clin Dermatol. 2008; 26(2):192-9.

Fertig RM, Gamret AC, Cervantes J, Tosti A. Microneedling for the treatment of hair loss. J Eur Acad Dermatol Venereol. 2018; 32(4):564-9.

Gill HS, Prausnitz MR. Coated microneedles for transdermal delivery. J Control Release. 2007; 117(2):227-37.

Gill HS, Prausnitz MR. Pocketed microneedles for drug delivery to the skin. J Phys Chem Solids. 2008; 69(5-6):1537-41.

Gratieri T, Kalia YN. Mathematical models to describe iontophoretic transport in vitro and in vivo and the effect of current application on the skin barrier. Adv Drug Deliv Rev. 2013; 65:315-29.

Gupta J, Gill HS, Andrews SN, Prausnitz MR. Kinetics of skin resealing after insertion of microneedles in human subjects. J Control Release. 2011; 154(2):148-55.

Harris AG, Naidoo C, Murrell DF. Skin needling as a treatment for acne scarring: an up-to-date review of the literature. Internat J Women's Dermatol. 2015; 1(2):77-81.

Jeong K, Lee YJ, Kim J et al. Repeated microneedle stimulation induce the enhanced expression of hair growth related genes. Int J Trichology. 2012; 4:117.

Kalil CLPV, Campos V, Reinehr CPH, Chaves CRP. Drug delivery assistido por lasers: revisão. Surg Cosmet Dermatol. 2016; 8(3):193-204.

Kalil CLPV, Campos VB, Chaves CRP et al. Estudo comparativo, randomizado e duplo-cego do microagulhamento associado ao drug delivery para rejuvenescimento da pele da região anterior do tórax. Surg Cosmet Dermatol. 2015; 7(3):211-6.

Khater MH, Khattab FM, Abdelhaleem MR. Treatment of striae distensae with needling therapy versus CO_2 fractional laser. J Cosmet Laser Therap. 2016; 18(2):75-9.

Kim BJ, Lim YY, An JH et al. Transdermal drug delivery using disk microneedle rollers in a hairless rat model. Int J Dermatol. 2012; 51:859-63.

Kim BJ, Lim YY, Kim HM et al. Hair follicle regeneration in mice after wounding by microneedle roller. Int J Trichology. 2012; 4:117.

Lademann J, Knorr F, Richter H et al. Hair follicles – an efficient storage and penetration pathway for topically applied substances. Summary of recent results obtained at the Center of Experimental and Applied Cutaneous Physiology, Charite. Skin Pharmacol Physiol. 2008; 2:150-5.

Lademann J, Richter H, Teichmann A et al. Triggering of drug release of particles in hair follicles. J Control Release. 2012; 160(3):509-14.

Lee HJ. Efficacy of microneedling plus human stem cell conditioned medium for skin rejuvenation: a randomized, controlled, blinded split-face study. Annals Dermatol. 2014; 26(5):584-91.

Lima EA. IPCA® – Indução Percutânea de Colágeno com Agulhas. Rio de Janeiro: Guanabara Koogan; 2016.

Lima EVA, Lima MA, Takano D. Microagulhamento: estudo experimental e classificação da injúria provocada. Surg Cosmet Dermatol. 2013; 5(2):110-4.

Majid I. Microneedling therapy in atrophic facial scars: an objective assessment. J Cutan Aesthet Surg. 2009; 2(1):26.

More S, Ghadge T. Microneedle: an advanced technique in transdermal drug delivery system. Asian J Res Pharm Sci. 2013; 3:141-8.

Ohyama M. Hair follicle bulge: a fascinating reservoir of epithelial stem cells. J Dermatol Sci. 2007; 46:81-9.

Pahwa M, Pahwa P, Zaheer A. "Tram track effect" after treatment of acne scars using a microneedling device. Dermatol Surg. 2012; 38(7 pt1): 1107-8.

Paudel KS, Milewski M, Swadley CL, Brogden NK, Ghos P, Stinchcom AL. Challenges and opportunities in dermal/transdermal delivery. Ther Deliv. 2011; 1(1):109-31.

Pitassi L, Romiti AR, Lima EVA. IPCA e drug delivery. In: Lima EA. IPCA | Indução Percutânea de Colágeno com Agulhas. Rio de Janeiro: Guanabara Koogan; 2016. p. 57-66.

Prausnitz MR. Microneedles for transdermal drug delivery. Adv Drug Deliv. 2004; 56(5):581-7.

Schuetz YB, Naik A, Guy RH, Kalia YN. Emerging strategies for the transdermal delivery of peptide and protein drugs. Expert Opin Drug Deliv. 2005; 2(3):533-48.

Sivamani Rk, Liepmann D. Microneedles and transdermal applications. Expert Opin Drug Deliv. 2007; 4:19-25.

Strazzulla LC, Avila L, Lo Sicco K, Shapiro J. An overview of the biology of platelet-rich plasma and microneedling as potential treatments for alopecia areata. J Investig Dermatol Symp Proc. 2018; 19:S21-4.

Yan G, Arelly N, Farhan N et al. Enhancing DNA delivery into the skin with a motorized microneedle device. Europ J Pharmac Sci. 2014; 52:215-22.

CAPÍTULO

22

IPCA® nas Doenças do Colágeno

Emerson de Andrade Lima

Introdução

A esclerodermia é uma doença do tecido conjuntivo, de etiologia desconhecida, caracterizada essencialmente por fibrose progressiva da pele. Observa-se um impacto substancial na qualidade de vida dos pacientes acometidos, devido ao aspecto inestético facilmente identificado em suas faces. A rigidez progressiva da pele, presente em mais de 90% deles, é considerada um marcador de gravidade da doença.

A doença pode se apresentar de duas formas:

- **Esclerodermia cutânea limitada:** restrita a face, pescoço e dobras extensoras
- **Esclerodermia cutânea difusa:** com acometimento generalizado da pele e afecção de órgãos internos.

Os mecanismos fisiopatogênicos incluem lesão endotelial, desregulação imune, ativação de fibroblastos e excessiva produção da matriz extracelular, resultando em fibrose.

Além do espessamento cutâneo, observam-se telangiectasias, discromias, diminuição da abertura oral (microstomia) e calcinose. Achados extremamente estigmatizantes comprometem a autoestima, promovendo sofrimento. Porém, muitas vezes, são negligenciados por médicos especialistas. A literatura é escassa quanto a possibilidades terapêuticas de correção cosmética dessas lesões.

Apesar de incomodarem muitos dos seus portadores, placas localizadas em áreas cobertas são facilmente escondidas. Contudo, o aspecto patognomônico da face com pele opaca, inelástica, rígida e discrômica, somado a flacidez e rítides periorais incompatíveis com a idade cronológica, é marcante (Figura 22.1). O estudo e o tratamento com microagulhas de condições como cicatrizes de queimados, cicatrizes de acne, rugas periorais e genianas profundas, vincos em fronte e glabela, com a proposta de transformação do colágeno cicatricial e elastótico por um colágeno mais próximo do fisiológico, fazem acreditar que os pacientes com esclerodermia possam se beneficiar com a técnica.

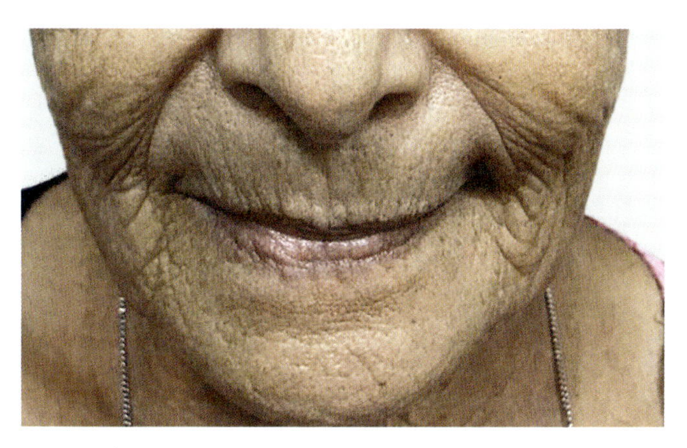

Figura 22.1 Paciente acometida por esclerodermia.

Racional do uso da IPCA®

A indução percutânea de colágeno com agulhas (IPCA®) propõe a substituição do colágeno danificado por um novo, sem provocar a desepitelização. David e Norman Orentreich (1995) foram os primeiros a relatar a utilização de agulhas com o objetivo de estimular a produção de colágeno no tratamento de cicatrizes deprimidas e rugas, técnica difundida com o nome de Subcision®. Seus estudos foram confirmados por outros autores, baseando-se no mesmo preceito: ruptura e remoção do colágeno subepidérmico danificado seguidas de substituição por novas fibras de colágeno e elastina.

Com a utilização de um rolo de polietileno encravado por agulhas de aço inoxidável estéreis, alinhadas simetricamente em fileiras compostas por média de 190 unidades, a IPCA® conflui para o mesmo objetivo: produzir múltiplas micropunturas, longas o suficiente para atingir a derme e desencadear, com o sangramento, o estímulo inflamatório e a ativação de uma cascata que resulte na produção de colágeno. Essa intervenção inicia-se com a perda da integridade da barreira cutânea, tendo como alvo a dissociação dos queratinócitos, que resulta na liberação de citocinas como interleucina-1α, predominantemente, além de interleucina-8, interleucina-6, fator de necrose tumoral alfa (TNF-α) e fator estimulante de colônias de granulócitos e macrófagos (GM-CSF), causando vasodilatação dérmica e migração de queratinócitos para restaurar o dano epidérmico. As milhares de microlesões criadas pelo intercruzamento horizontal, vertical e diagonal das faixas construídas por meio do instrumental resultam em colunas hemáticas dérmicas que caminham para hemostasia e exsudação serosa. Três fases do processo de cicatrização, consequente ao trauma com as agulhas, podem ser delineadas didaticamente para melhor entendimento:

- **Primeira fase – lesão:** liberação de plaquetas e neutrófilos responsáveis pela disponibilização de fatores de crescimento que atuam sobre os queratinócitos e os fibroblastos, como os fatores de crescimento de transformação α1 e β3 (TGF-α1 e TGF-β3), o fator de crescimento derivado das plaquetas (PDGF), a proteína III ativadora do tecido conjuntivo e o fator de crescimento do tecido conjuntivo (Figura 22.2)
- **Segunda fase – cicatrização:** os neutrófilos são substituídos por monócitos, ocorrendo angiogênese, epitelização e proliferação de fibroblastos, seguidas da produção de colágeno tipo III, elastina, glicosaminoglicanos e proteoglicanos. Paralelamente, o fator de crescimento dos fibroblastos, o TGF-α1 e o TGF-β3 são secretados pelos monócitos. Aproximadamente 5 dias depois da lesão, a matriz de fibronectina está formada, possibilitando o depósito de colágeno logo abaixo da camada basal da epiderme (Figura 22.3)

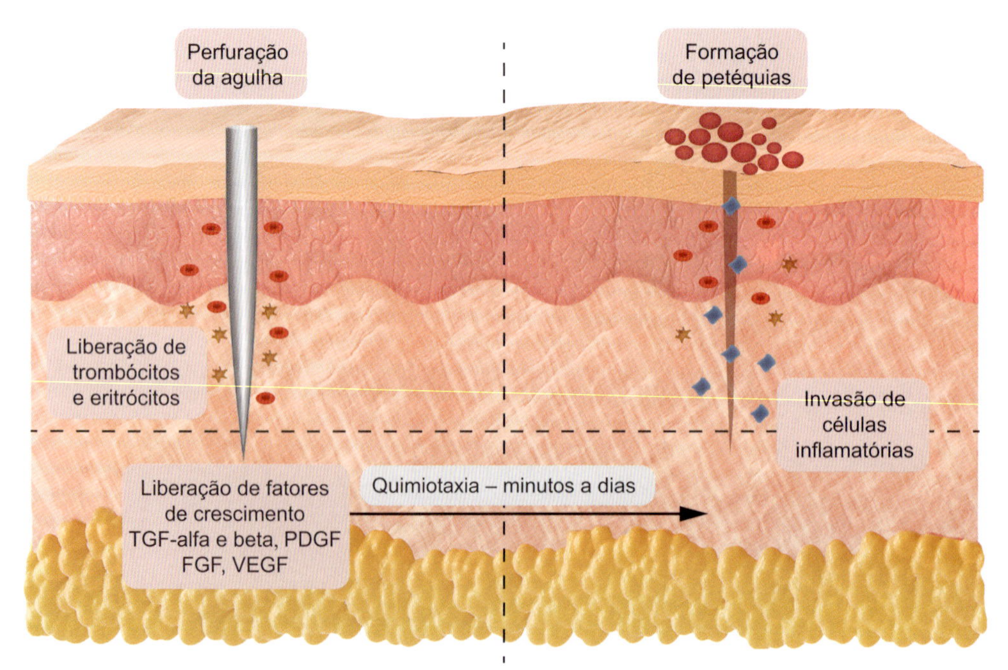

Figura 22.2 Fase inicial da inflamação imediatamente após a microperfuração. (Reproduzida de Lima, 2016.)

- **Terceira fase – maturação:** o colágeno tipo III, predominante na fase inicial do processo de cicatrização, é lentamente substituído pelo colágeno tipo I, mais duradouro. Acredita-se que o último persista por um prazo que varia de 5 a 7 anos.

A Figura 22.4 apresenta a evolução de um paciente imediatamente após a IPCA®.

Uma resposta inflamatória desencadeada pela destruição da epiderme ocasiona a produção de feixes espessos de colágeno orientados paralelamente, diferentemente da rede de entrelaçamento do colágeno encontrado na pele normal. Estudos têm revelado que o TGF-β desempenha um papel significativo: o TGF-β1 e o TGF-β2 promovem a formação do colágeno cicatricial, enquanto o TGF-β3 promove a regeneração e a cura da ferida, gerando colágeno mais próximo do fisiológico. Quando se faz um paralelo com a patogênese da esclerodermia, observa-se que o TFG-β1 e o TGF-β2 são considerados os principais fatores reguladores da fibrogênese fisiológica

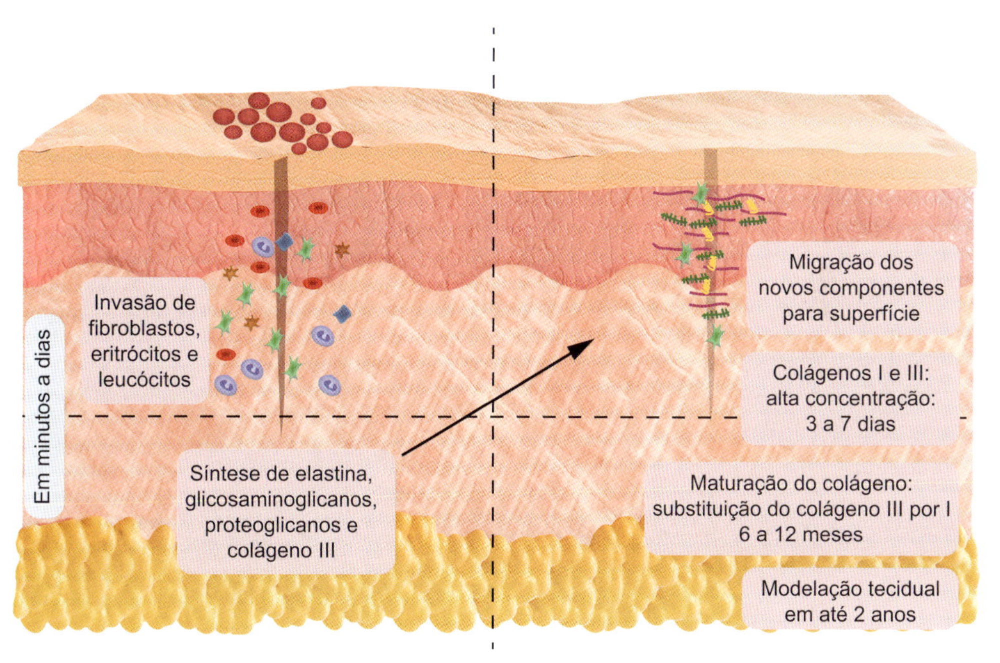

Figura 22.3 Fase seguinte ao estímulo das microagulhas. (Reproduzida de Lima, 2016.)

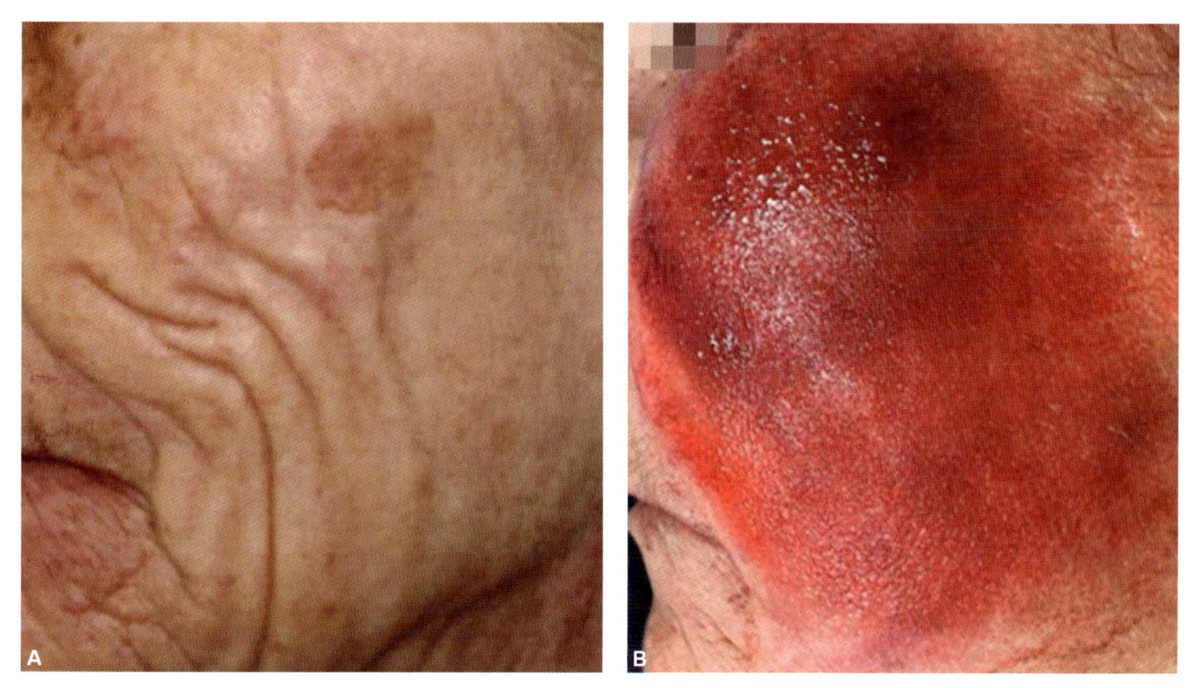

Figura 22.4 Paciente antes (**A**) e imediatamente após IPCA® – injúria profunda (**B**).

e da fibrose patológica, com atividades pleiotrópicas sobre diversos tipos celulares. Desse modo, foi possível aventar que a ação da IPCA® sobre esse colágeno esclerótico, devido à modificação da cascata inflamatória desencadeada essencialmente por TGF-α1 e TGF-α3, resultaria em uma pele com aspecto mais próximo do fisiológico.

A partir dessa premissa, inicia-se, então, o tratamento tanto dos pacientes que apresentavam apenas acometimento cutâneo quanto daqueles com a forma sistêmica em associação. Para tanto, o acompanhamento multidisciplinar com o médico reumatologista é mandatório, a fim de que se estabeleçam o controle da doença e a orientação quanto às medicações em uso que não devem ser interrompidas para a realização do tratamento. A proposta da IPCA® é oferecer ganho cosmético e funcional, por meio da melhoria da flexibilidade da pele na esclerodermia em placa ou a que acomete toda a face e a área corporal.

Protocolo de tratamento

A pele do paciente com esclerodermia oferece resistência à penetração das microagulhas, o que também se observa em cicatrizes pós-queimadura. Prefere-se, então, propor uma injúria profunda (classificação de injúria – Emerson Lima, 2013) utilizando-se agulha de 2,5 mm de comprimento (Figuras 22.5 a 22.8). A agulha penetrará parcialmente, mesmo que todos os critérios de execução da técnica sejam respeitados. Para compensar e vencer essa resistência, o operador pode impor uma força exagerada ao instrumento, traumatizando estruturas nervosas ou vasculares, sem atingir o efeito esperado. Portanto, recomenda-se que o vetor da força que se imprime ao rolo sempre tangencie o plano horizontal em que se está trabalhando e nunca esteja perpendicular a essa superfície.

Recomenda-se o preparo da pele previamente com fórmulas clareadoras e filtro solar de amplo espectro, a fim de reduzir a disponibilidade da melanina.

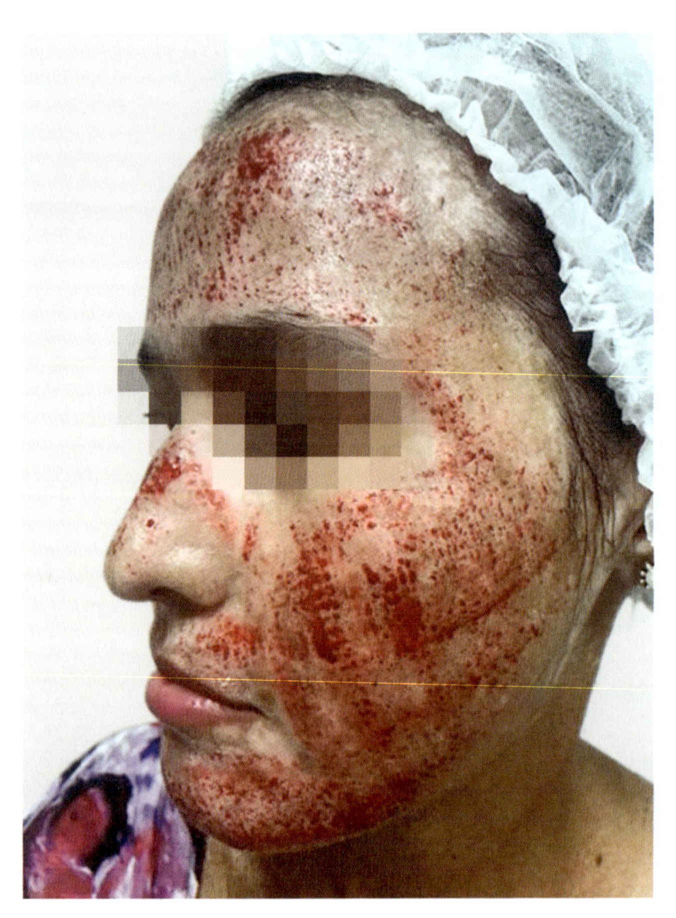

Figura 22.5 Paciente imediatamente após IPCA® – injúria moderada.

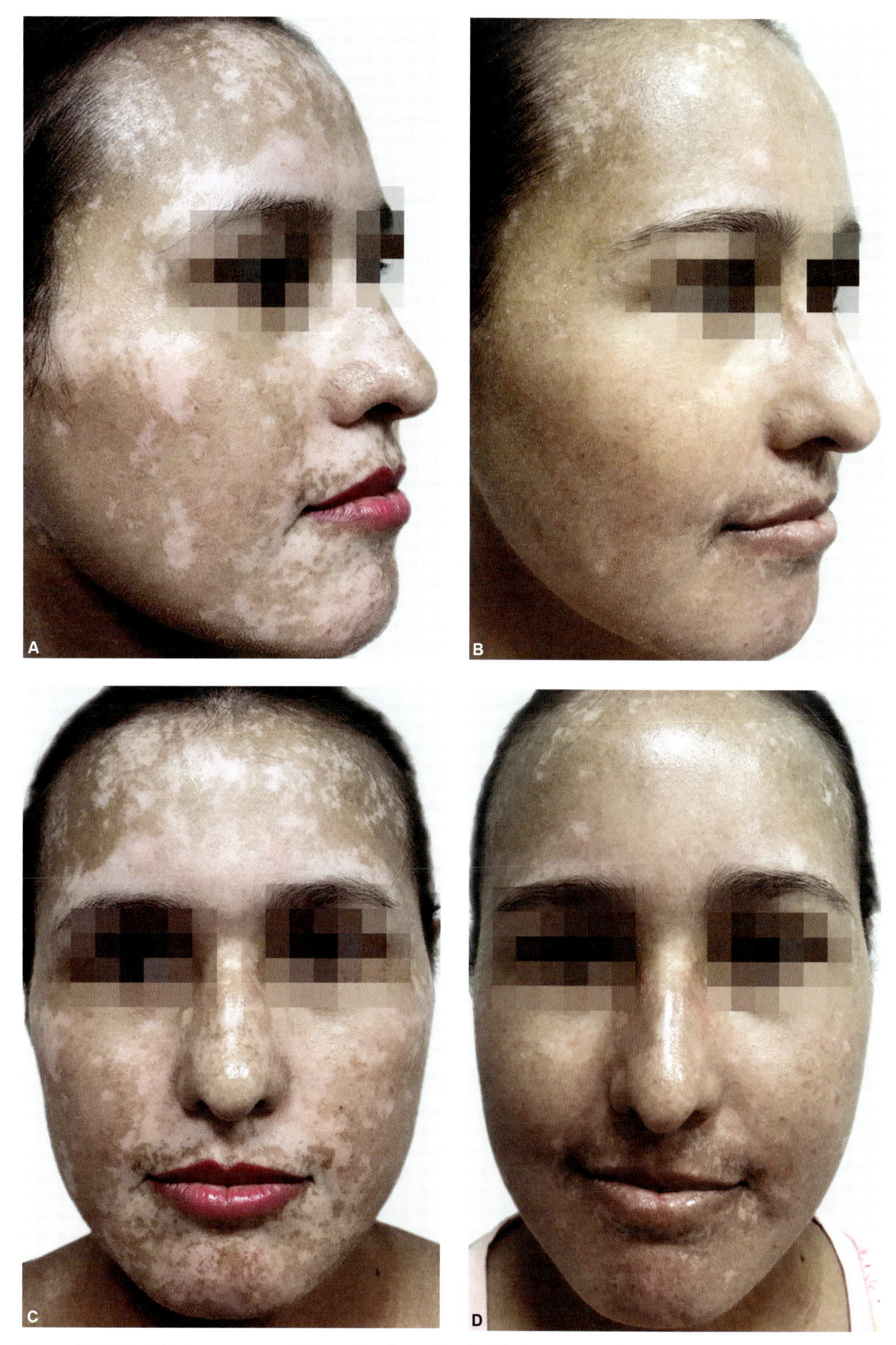

Figura 22.6 A a **F.** Paciente antes e 60 dias após três sessões de IPCA® – injúria moderada, evidenciando melhoria significativa da esclerose. (*continua*)

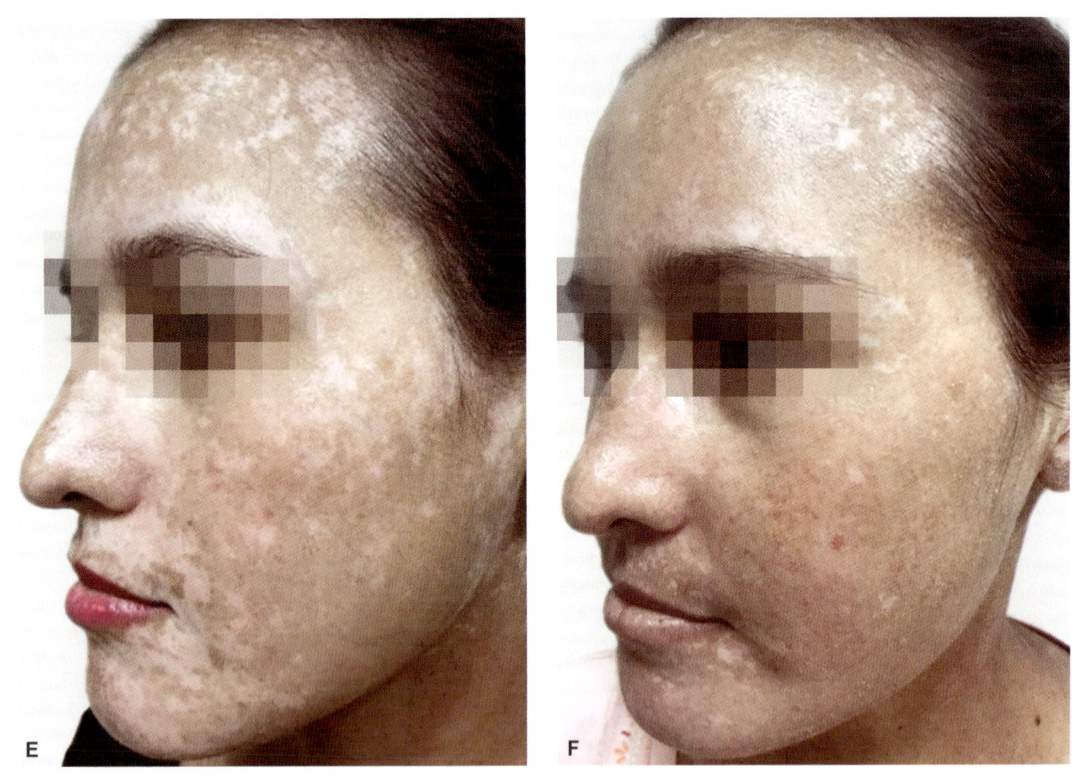

Figura 22.6 (*Continuação*). **A** a **F.** Paciente antes e 60 dias após três sessões de IPCA® – injúria moderada, evidenciando melhoria significativa da esclerose.

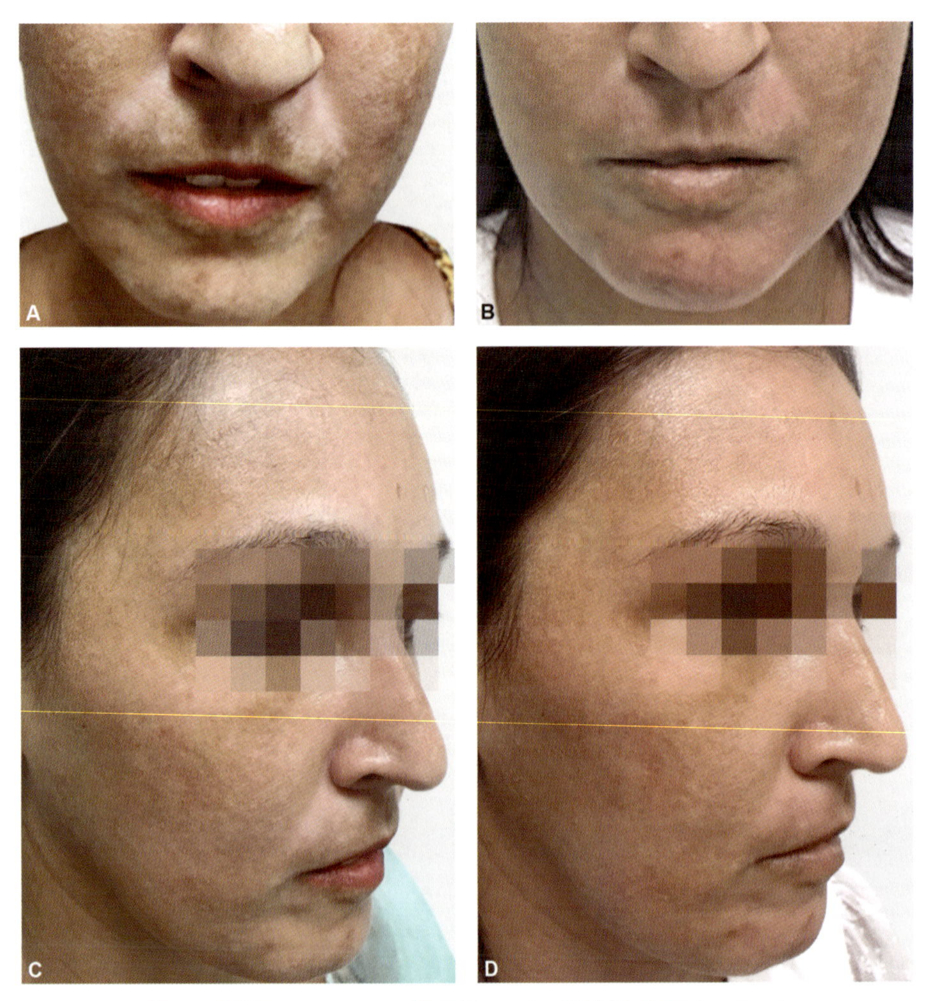

Figura 22.7 Paciente antes (**A**, **C**, **E**) e após IPCA® (**B**, **D**, **F**). (*continua*)

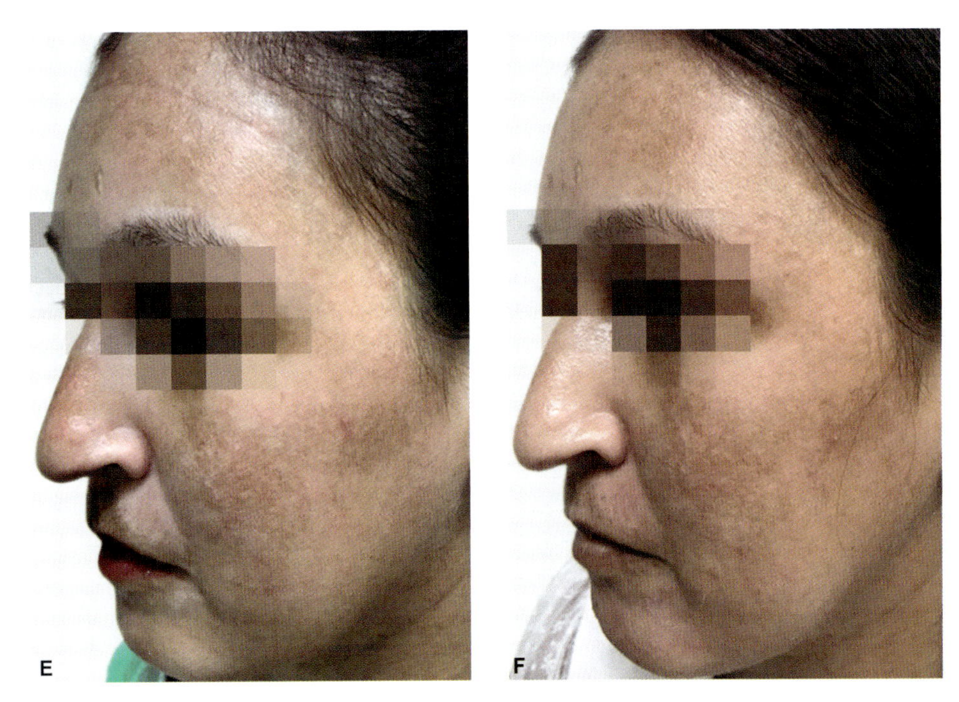

Figura 22.7 (*Continuação*) Paciente antes (**A**, **C**, **E**) e após IPCA® (**B**, **D**, **F**).

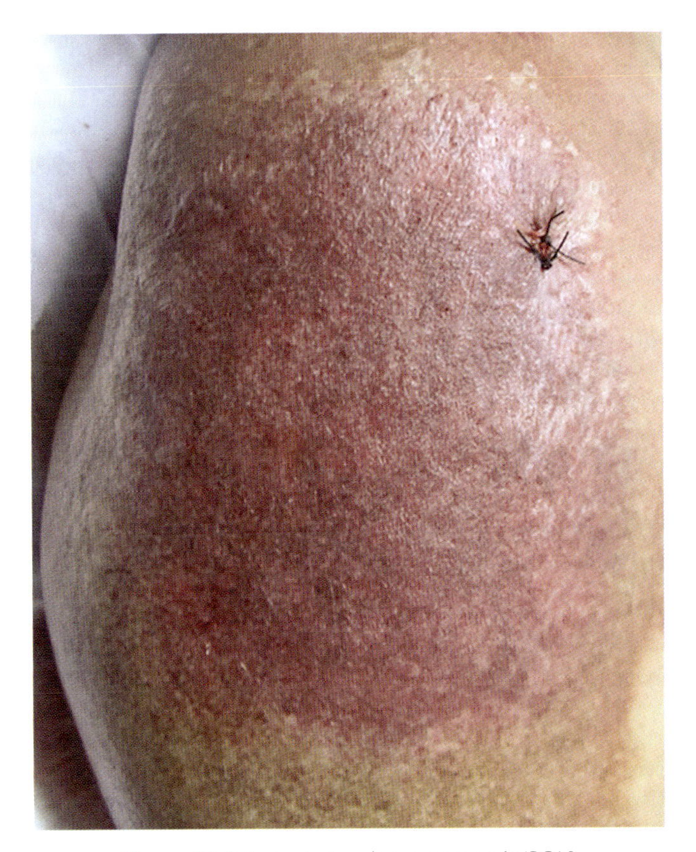

Figura 22.8 Paciente imediatamente após IPCA®.

Particularidades da técnica

A injúria profunda, quando proposta, objetiva extrair o máximo da intervenção em uma única sessão. Todavia, raramente se atingirá como *end point* a púrpura sólida, passível de se obter em peles flácidas e não escleróticas. Nos pacientes com esclerodermia, se a execução não for precisa, ou seja, realização de faixas retilíneas com o rolo, que posteriormente se intercruzam na vertical, horizontal e diagonal, tende-se a traumatizar a pele, desepitelizando-a e favorecendo o surgimento de efeitos adversos.

A associação da IPCA® à radiofrequência pode ser utilizada. Prefere-se a radiofrequência pulsada com multiagulhas (RFPM®), usando-se o eletrodo Lima 8 no tratamento da região perioral, previamente à realização da IPCA® com rolo. A Figura 22.9 apresenta pacientes tratados com a RFPM®.

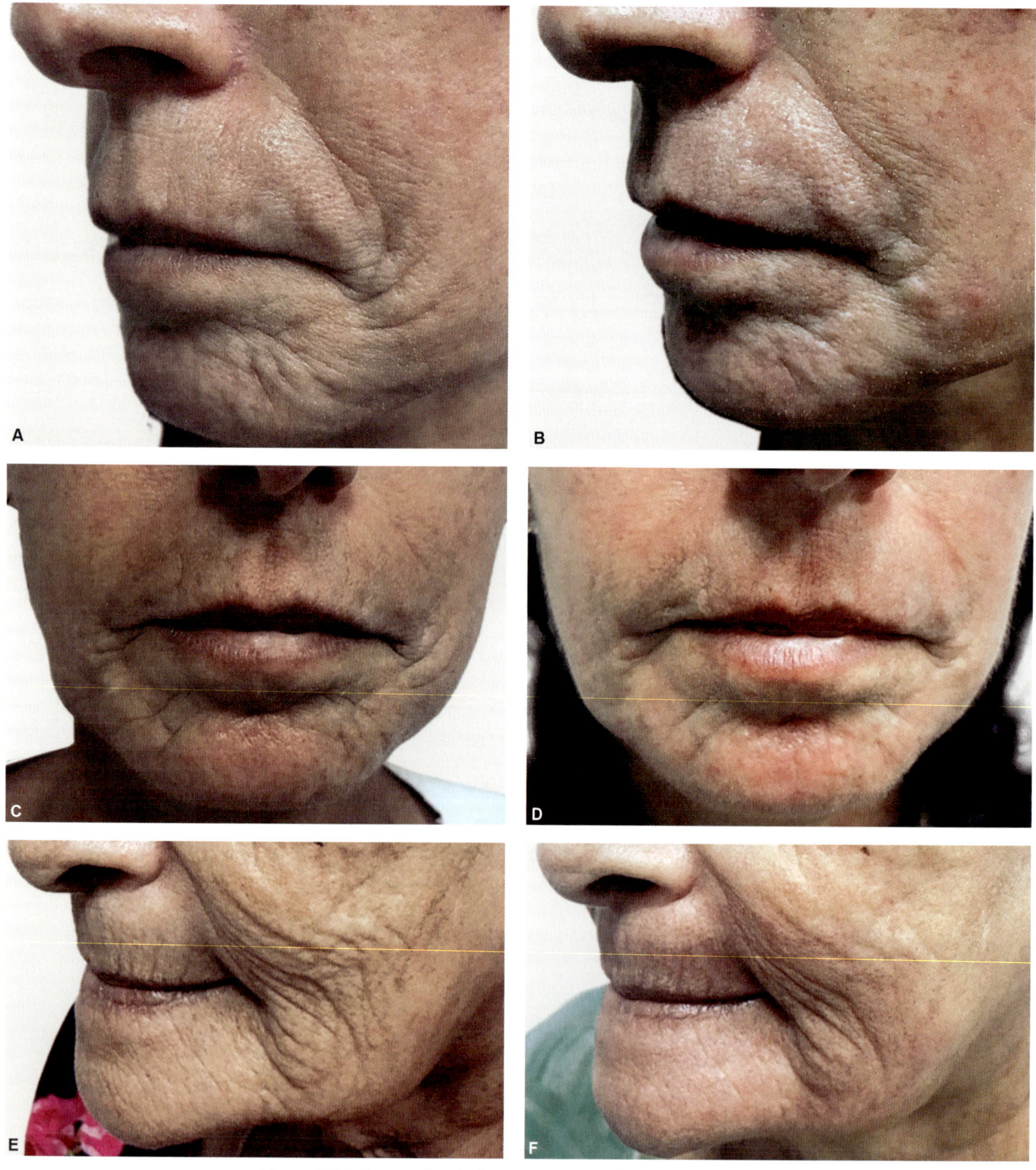

Figura 22.9 Antes e depois de pacientes tratadas por RFPM®. (*continua*)

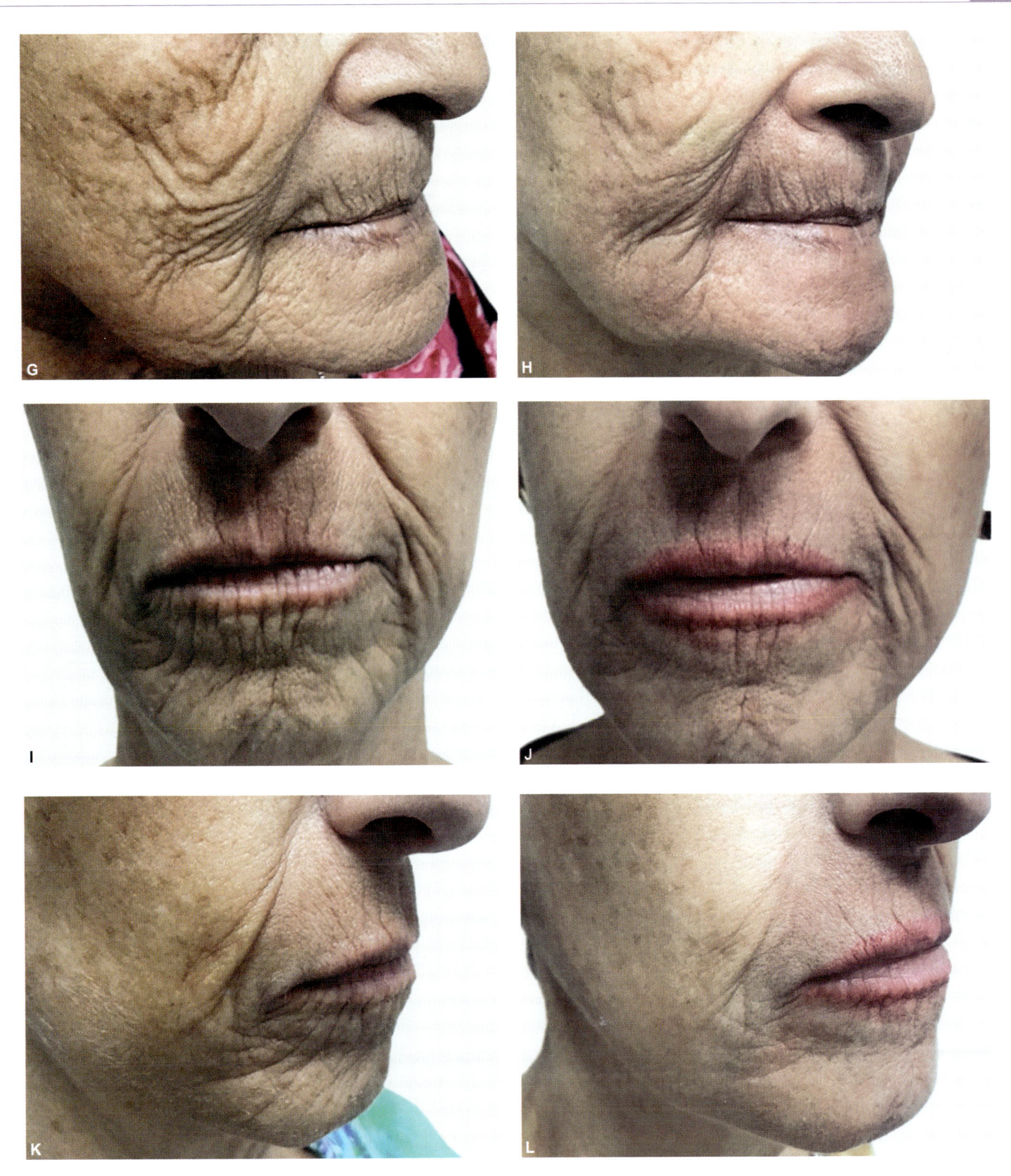

Figura 22.9 (*Continuação*) Antes e depois de pacientes tratadas por RFPM®.

Recomenda-se a utilização de rolo com média de 192 agulhas de 2,5 mm de comprimento, como já mencionado. Entretanto, nos casos em que os pacientes estejam mais fragilizados pela doença sistêmica, opta-se pela injúria moderada, espaçando as sessões em 15 a 30 dias. Para tanto, utiliza-se o comprimento de agulha de 1,5 mm. O tratamento deve ser realizado em uma sala de procedimento criteriosamente preparada para uma intervenção cirúrgica e por um profissional treinado e paramentado. É fundamental não banalizar todos os critérios de segurança.

Sequência metodológica

▸ **Assepsia e anestesia da área.** Após a aplicação de lidocaína lipossomada 4% (30 g), sob massagem, na pele não higienizada, com pausa de 1 hora, realiza-se antissepsia com clorexidina 2%, seguida de infiltração com solução de lidocaína 2% sem vasoconstritor 1:2 com soro fisiológico 0,9%. Deve-se respeitar a dose máxima por peso + 10% do volume total da solução de bicarbonato de sódio 10%. Caso se decida por injúria moderada, a anestesia tópica é suficiente para tolerância durante a intervenção.

▸ **Pós-operatório imediato, evolução e cuidados no pós-operatório.** Finalizada a intervenção, o sangramento é moderado; após 20 a 30 minutos, observa-se uma exsudação serosa. Fazer curativo com gaze estéril e esparadrapo microporado, sem a adição de nenhum umectante. Não está indicada antibioticoterapia tópica ou sistêmica, assim como não se recomenda o uso de corticoterapia tópica ou sistêmica para conter os efeitos esperados do processo inflamatório autolimitado. Nos casos de injúria moderada, após 1 hora do procedimento para a exsudação, criar um curativo biológico natural, aplicando-se filtro solar tonalizado; então, o paciente estará de alta. Nessas situações, recomenda-se higienizar a área tratada com sabonete com baixo potencial de detergência após 1 hora e aplicar um creme regenerador.

Em caso de injúria profunda, após 12 horas, o curativo aplicado deve ser removido em domicílio pelo próprio paciente, umedecendo-o no chuveiro, quando a área tratada poderá ser higienizada, seguindo com a aplicação de creme regenerador até a reepitelização, em média de 5 a 7 dias, quando cremes clareadores e filtro solar tonalizado de amplo espectro poderão ser utilizados. Orientar restrição às luzes.

O edema e o hematoma nos dias que se seguem são substanciais. O paciente pode regressar às atividades laborativas em torno do sétimo dia de pós-operatório ou, se a área tratada for encoberta (colo, peito, dorso), no dia seguinte. A sessão seguinte poderá ser programada para 30 a 60 dias.

▸ **Dor e desconforto.** Dor e desconforto não são queixas usuais, mas, se ocorrerem, alertar para infecção secundária, principalmente se instalada após 48 horas da intervenção. Comumente, não há nenhuma necessidade de analgésico ou anti-inflamatório no pós-operatório, mas, caso haja queixa de desconforto, sem nenhum outro agravante, recomenda-se dipirona 1 g efervescente a cada 6 horas.

Indicação da tunelização dérmica

A tunelização dérmica (TD®), uma variante da Subcision®, é uma metodologia autoral e tem um instrumental específico: a agulha de aspiração 1,20 × 25 mm 18 G × 1". Propôs-se um tratamento com essa metodologia em 18 pacientes com cicatrizes deprimidas não distensíveis e lipodistrofia pós-acne cística. Diante dos bons resultados obtidos, e conforme a vivência do tratamento de alguns pacientes portadores da síndrome de atrofia hemifacial progressiva com preenchedores, a TD® tem sido proposta pelo autor para o tratamento desses casos.

Para a realização dessa técnica, procede-se à marcação da área a ser tratada (Figura 22.10). O desenho empregado para guiar a intervenção dependerá da lesão a ser tratada. Diante de uma lesão deprimida, realiza-se um tracejado contornando a área de atrofia.

Segue-se com antissepsia com clorexidina 2% e anestesia com lidocaína 2% sem vasoconstritor e, com a agulha de aspiração já citada, aborda-se na altura da derme superficial, perfazendo um trajeto canalicular, com consequente ruptura das traves fibróticas, criando túneis lineares dentro da derme alterada. Os movimentos realizados pela agulha são de vaivém. O túnel seguinte é formado seguindo o mesmo preceito, imediatamente na adjacência do anterior; para isso, a introdução da agulha ocorre no mesmo orifício, o que resulta na criação de várias colunas hemáticas horizontais dispostas paralelamente. Procede-se do mesmo modo a partir dos outros vértices de um losango imaginário, de maneira que as colunas se intercruzem até que toda a área esteja descolada, com a formação de um hematoma (Figura 22.11).

Os orifícios que possibilitaram a introdução da agulha de aspiração apresentam sangramento substancial, pelo calibre do instrumental, mas se trata de uma condição limitada. Comumente, a compressão com algodão estéril facilita a hemostasia, que se estabelece em poucos minutos. Não há necessidade de suturar os orifícios, e a cicatrização acontece por segunda intenção, já que se trata de uma solução de continuidade de menos de 1 mm. Recomenda-se ocluir a região tratada

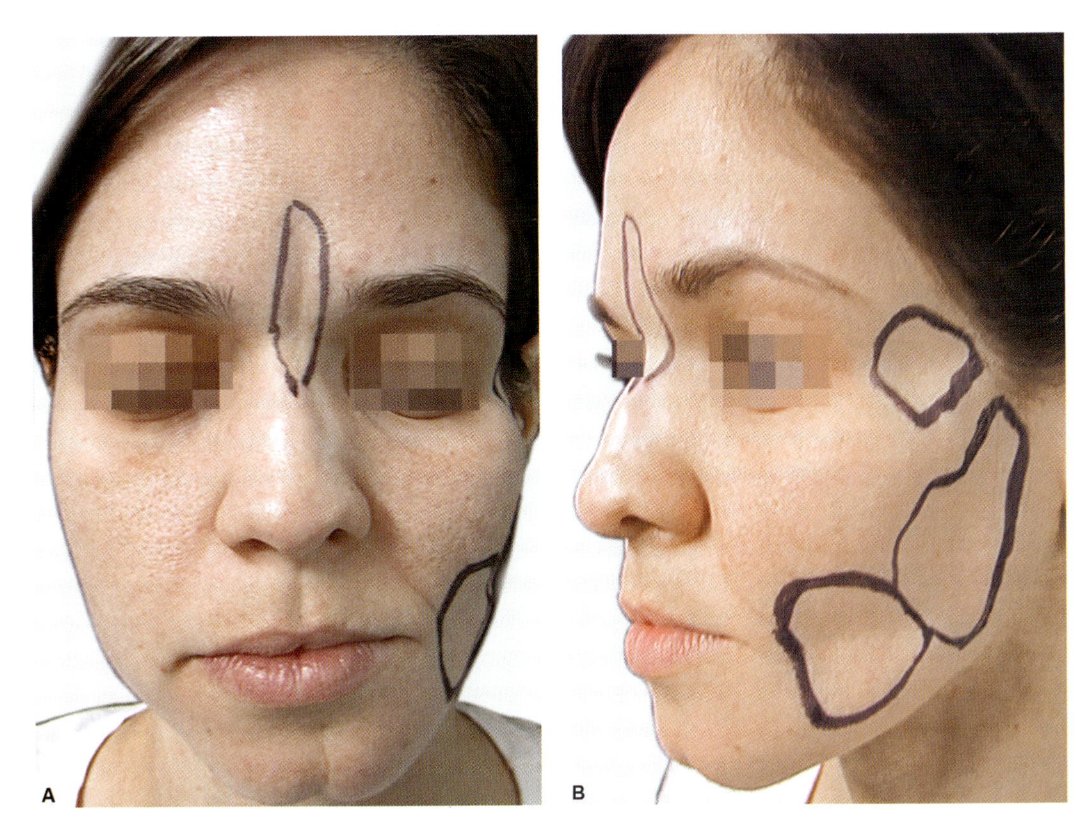

Figura 22.10 A e **B.** Marcação antes da TD®.

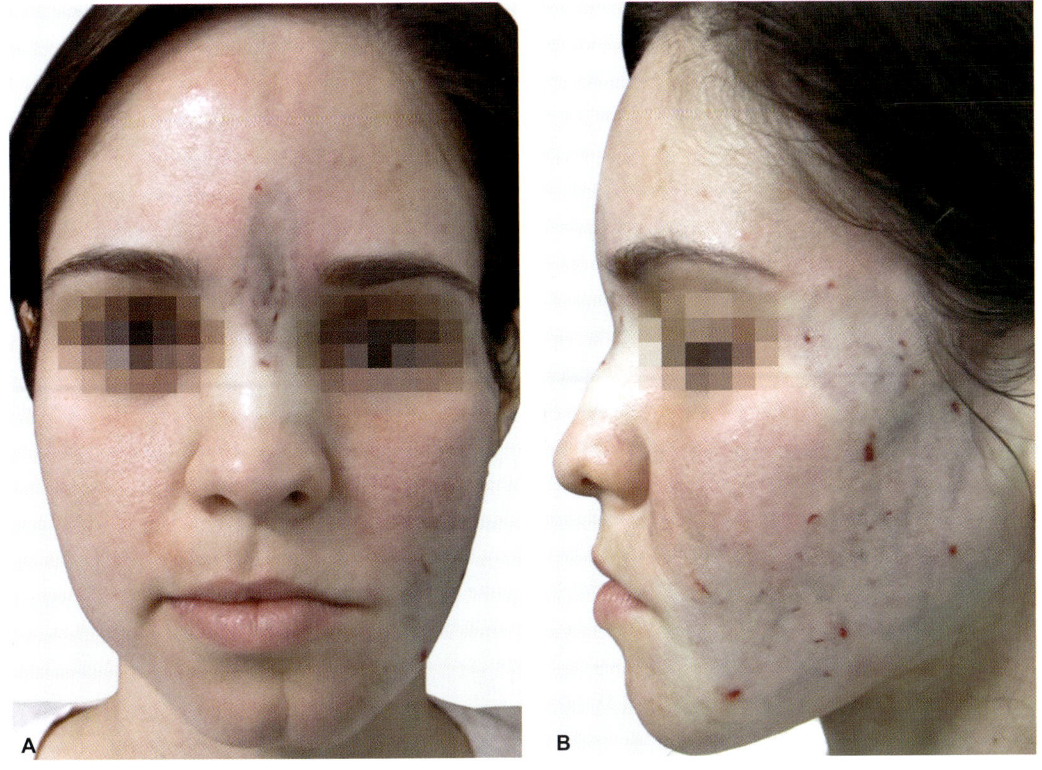

Figura 22.11 A e **B.** Formação de hematoma.

com gazes e esparadrapo microporado. Não está indicada antibioticoterapia tópica ou sistêmica. Crioterapia ou compressas quentes não são indicadas. Prefere-se que a acomodação do hematoma e a resposta inflamatória resultante da sua ocorrência sigam seu curso natural. A Figura 22.12 apresenta a paciente 60 dias após a intervenção.

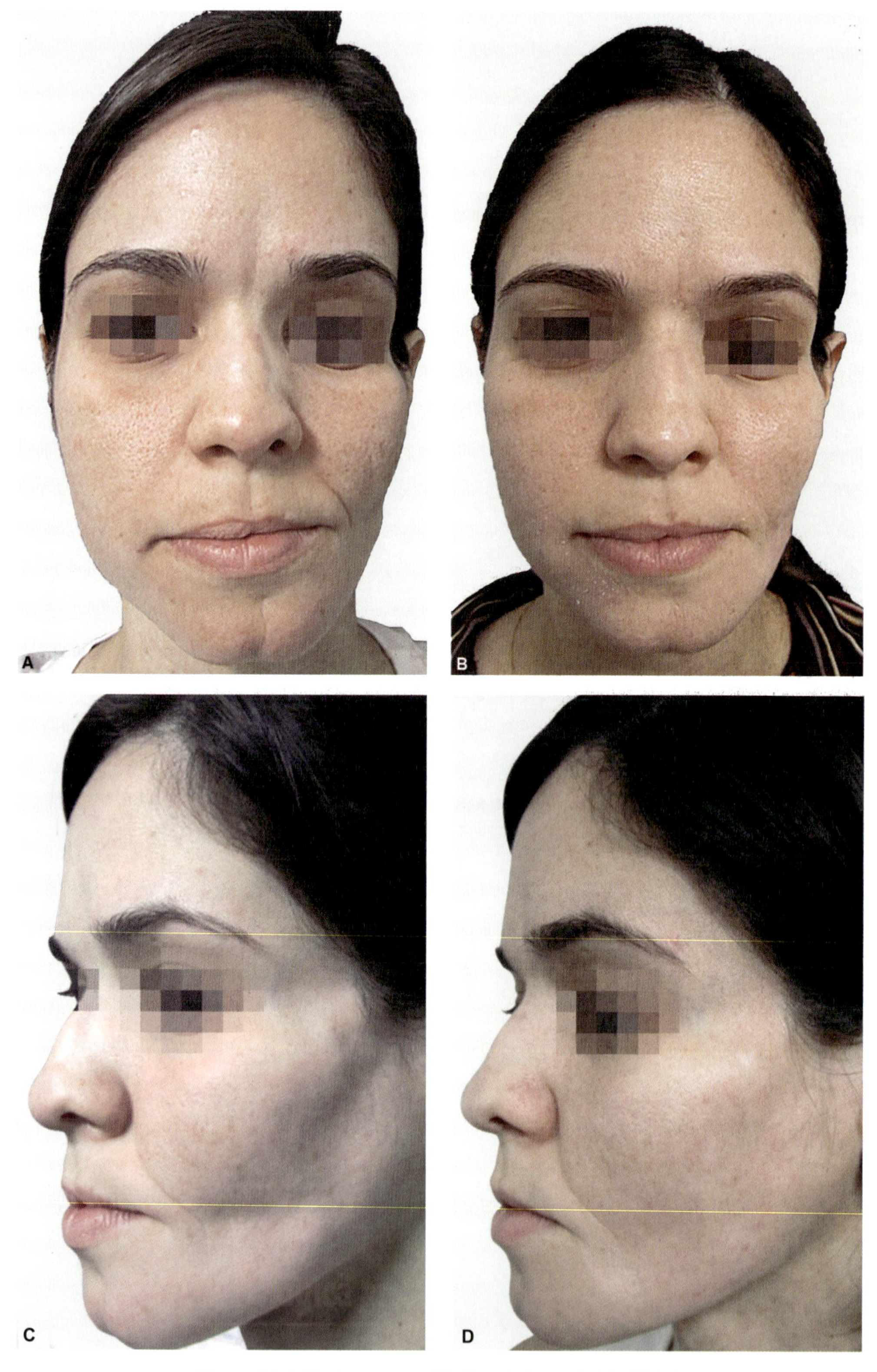

Figura 22.12 Paciente antes (**A**, **C**) e 60 dias após TD® (**B**, **D**).

Bibliografia

Abraham DJ, Krieg T, Distler J et al. Overview of pathogenesis of systemic sclerosis. Rheumatology (Oxford). 2009; 48(Suppl. 3):iii3-7.

Aust MC. Percutaneuos collagen induction therapy (PCI) – an alternative treatment for scars. Wrinkles Skin Laxity. Plast Reconstr Surg. 2008; 121(4):1421-9.

Bal SM, Caussian J, Pavel S et al. In vivo assessment of safety of microneedle arrays in human skin. Eur J of Pharm Sci. 2008; 35(3):193-202.

Baraut J, Michel L, Verrecchia F et al. Relationship between cytokine profiles and clinical outcomes in patients with systemic sclerosis. Autoimmun Rev. 2010; 10(2):65-73.

Brody HJ. Trichloracetic acid application in chemical peeling, operative techniques. Plast Reconstr Surg. 1995; 2(2):127-8.

Camirand A, Doucet J. Needle dermabrasion. Aesthetic Plast Surg. 1997; 21(1):48-51.

Carvalho MV, Nascimento GJF, Andrade E et al. Association of aesthetic and orthodontic treatment in parry romberg syndrome. J Craniofac Surg. 2010; 21:436-9.

Cohen KI, Diegelmann RF, Lindbland WJ. Wound healing: biochemical and clinical aspects. Philadelphia: W.B. Saunders Co; 1992.

Dantas A. Avaliação do perfil de citocinas e quimiocinas em pacientes com esclerose sistêmica: correlação com manifestações clínicas e com resposta ao tratamento. [Tese de Doutorado] Programa de Pós-Graduação em Inovação Terapêutica da UFPE; 2016.

Deshingkar SA, Barpande SR, Bhavthankar JD et al. Progressive hemifacial atrophy (Parry-Romberg Syndrome). Contemp Clin Dent. 2012; 3(1):78-81.

Fabroccini G, Fardella N. Acne scar treatment using skin needling. Clin Exp Dermatol. 2009; 34(8):874-9.

Fernandes D. Minimally invasive percutaneous collagen induction. Oral Maxillofac Surg Clin North Am. 2006; 17(1):51-63.

Fernandes D, Massimo S. Combating photoaging with percutaneous collagen induction. Clin Dermatol. 2008; 26(2):192-9.

Lima E, Lima M, Takano D. Microneedling experimental study and classification of the resulting injury. Surg Cosmet Dermatol. 2013; 5:110-4.

Lima EA. Dermal tunneling: a proposed treatment for depressed scars. An Bras Dermatol. 2016; 91(5):697-9.

Lima EA. IPCA® – Indução percutânea de colágeno com agulhas. Rio de Janeiro: Guanabara Koogan; 2016.

Lima EA. Microneedling in facial recalcitrant melasma: report of a series of 22 cases. An Bras Dermatol. 2015; 90(6):919-21.

Lima EA. Radiofrequência pulsada com multiagulhas (RFPM®) no tratamento de estrias atróficas. Surg Cosmet Dermatol. 2016; 8(3):242-5.

Nikpour M, Stevens WM, Herrick AL et al. Epidemiology of systemic sclerosis. Best Pract Res Clin Rheumatol. 2010; 24(6):857-69.

Orentreich DS, Orentreich N. Subcutaneous incisionless (subcision) surgery for the correction of depressed scars and wrinkles. Dermatol Surg. 1995; 21(6):6543.

CAPÍTULO

23

IPCA® nas Hipocromias e Acromias

Emerson de Andrade Lima

Racional do uso da IPCA® em lesões despigmentadas

As microagulhas, diferentemente dos tratamentos abrasivos, oferecem a vantagem de preservar a epiderme. Sabe-se que a remoção dessa camada da pele, seja de modo mecânico ou químico, favorece a liberação de citocinas e a migração de células inflamatórias que culminam na substituição do tecido danificado por um tecido cicatricial. As citocinas e os fatores de crescimento envolvidos nessa cascata inflamatória, no nosso entendimento, são conhecidos parcialmente. Muito ainda precisa ser descoberto sobre o potencial das agulhas. Esse limitado conhecimento torna-se ainda mais notório quando observa-se a ampliação da aplicabilidade da técnica de indução percutânea de colágeno com agulhas (IPCA®) ao longo dos últimos 10 anos pelo autor. A base dessa vasta aplicabilidade está atrelada à segurança de uma técnica que transforma o tecido danificado, sem destruí-lo. Além da modificação de epiderme e derme acometidas, descobrimos também o potencial clareador da IPCA® na condução do melasma (ver Protocolo Lima, no Capítulo 11, *IPCA® na Condução da Hiperpigmentação Pós-Inflamatória*) e das hiperpigmentações pós-inflamatórias, sem a adição de qualquer ativo. Ou seja, as microagulhas, por si, são capazes de reduzir melanina, regenerar membrana basal e corrigir a elastose da papila dérmica quando da execução da injúria moderada (Emerson Lima, 2013) (ver Capítulo 8, *Alterações Histológicas Induzidas pelas Microagulhas*). A experiência do autor no tratamento de cicatrizes discrômicas e o acompanhamento do potencial de regeneração do tecido despigmentado pelas microagulhas o fizeram propor a IPCA® para a uniformização do tom da pele. O encorajamento para tratar esses pacientes veio do desafio inicial em se tratarem pacientes com cicatrizes e melasma portadores de vitiligo. Esse grupo abriu uma nova via de investigação para as microagulhas. A literatura é omissa em oferecer dados consistentes e estudos respaldados por uma ampla casuística sobre a segurança de intervir com microagulhas nesses pacientes. Sabe-se, porém, que, como em outras dermatoses, o trauma no vitiligo poderá induzir lesão, ainda que esse trauma seja comumente uma solução de continuidade ou um processo de desepitelização.

Esse fenômeno, também chamado de resposta isomórfica, foi descrito em 1872 por Heinrich Koebner, um renomado dermatologista alemão. Um trauma em região de pele saudável desencadeia o surgimento de lesões do mesmo tipo das encontradas em outro local do corpo, como líquen e psoríase. As observações do autor tiveram origem em achados pós-escoriações ou mordidas de animais. Na IPCA®, nenhuma das condições mencionadas acontece, obviamente, desde que a técnica seja executada de maneira correta: sem ranhuras, incisões ou lacerações. As micropunturas preservam a epiderme e há integridade de queratinócitos adjacentes à injúria, o que possibilita um rápido processo de regeneração cutânea. Os pacientes com melasma e vitiligo foram tratados e acompanhados por longos períodos sem que a mancha de vitiligo se desenvolvesse na área tratada.

Paralelamente, pacientes com descolorações pós-intervenções passaram também a se beneficiar com a técnica. A Figura 23.1 exemplifica uma paciente tratada para cicatriz de acne com *peeling* de fenol que apresentou complicação de acromia após 45 dias da intervenção e foi tratada com quatro sessões do Protocolo Lima.

Esse resultado encorajou a iniciar uma investigação nos pacientes com vitiligo estacionário há mais de 1 ano que não respondiam a corticosteroide sistêmico, tópico ou à associação de

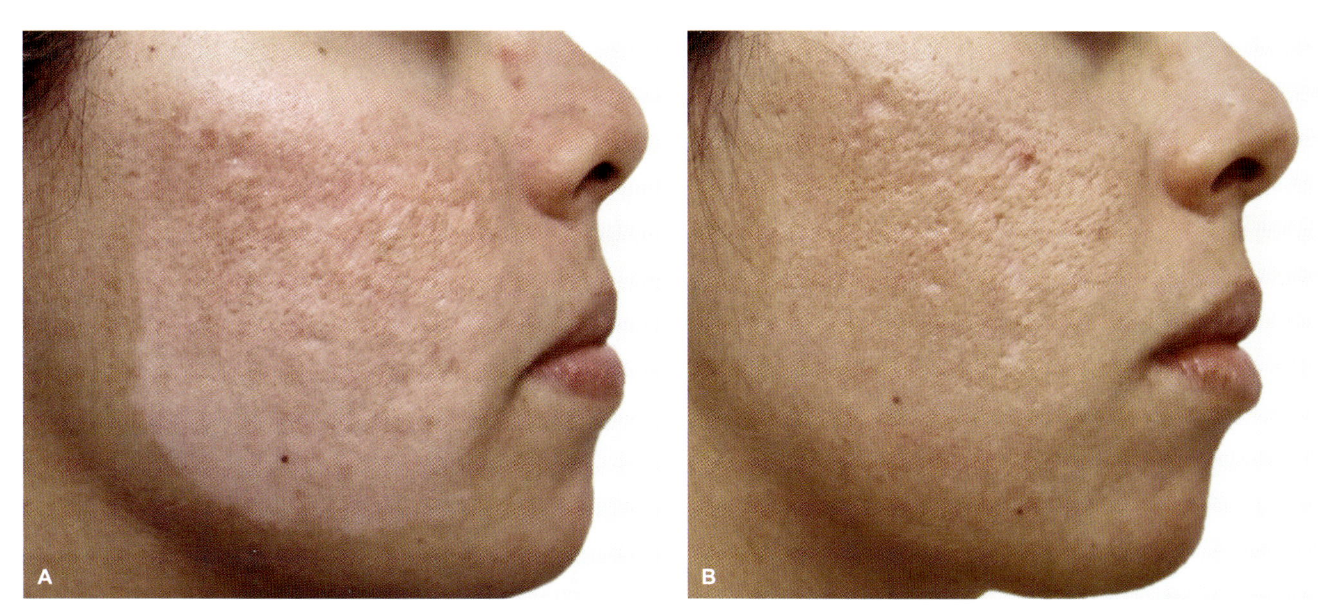

Figura 23.1 Paciente com melasma e vitiligo antes (**A**) e após tratamento pelo Protocolo Lima (**B**).

imunomoduladores. Preconizou-se realizar a mesma sequência do Protocolo Lima descrita para melasma, estabelecendo-se quatro sessões com intervalo de 30 dias entre si. As Figuras 23.2 e 23.3 apresentam pacientes que vêm se beneficiando com o protocolo, tratados isoladamente com a IPCA®. Buscando acelerar o tratamento e otimizar seus resultados, atualmente preconiza-se a prescrição de corticosteroide tópico de média potência aplicado durante o dia, após 24 horas da intervenção, associado a um imunomodulador tópico administrado à noite. Os pacientes aqui apresentados foram tratados com quatro sessões de IPCA® e mantiveram o uso dos ativos tópicos no intervalo entre as sessões. Todos eles apresentavam mais de 1 ano de doença, sem que os tratamentos tópicos e sistêmicos oferecessem qualquer melhora. Importante enfatizar que, se tratando de uma doença autoimune com fisiopalogenia ainda pouco esclarecida e influenciada por fatores conhecidos e desconhecidos, a indicação do tratamento pelo médico especialista deverá ser apresentada como uma opção terapêutica que tanto poderá oferecer resultados satisfatórios como não apresentar nenhuma resposta. A experiência do autor tem sido, até o momento, positiva.

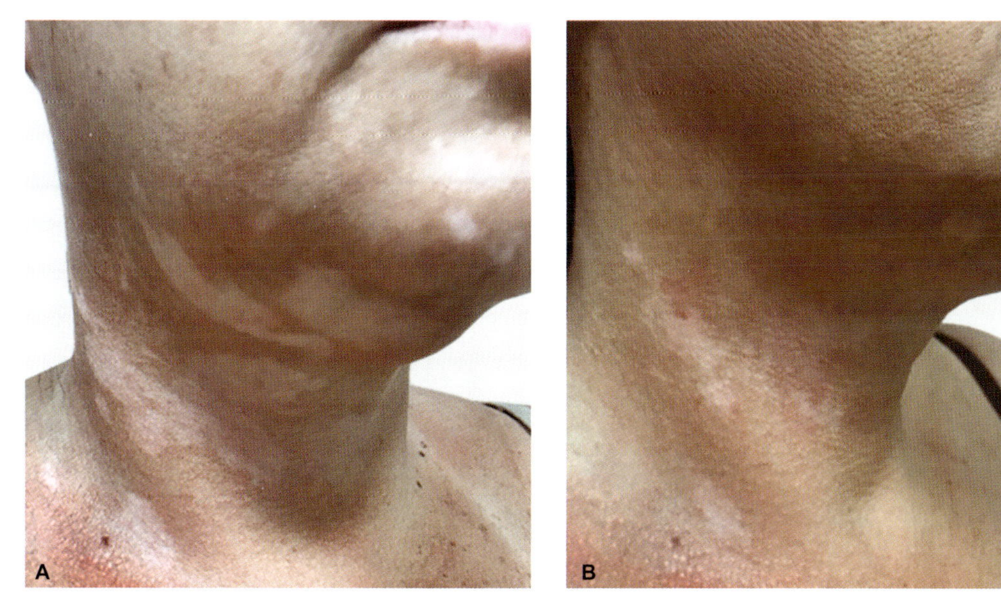

Figura 23.2 Paciente antes (**A**) e após quatro sessões do Protocolo Lima (**B**).

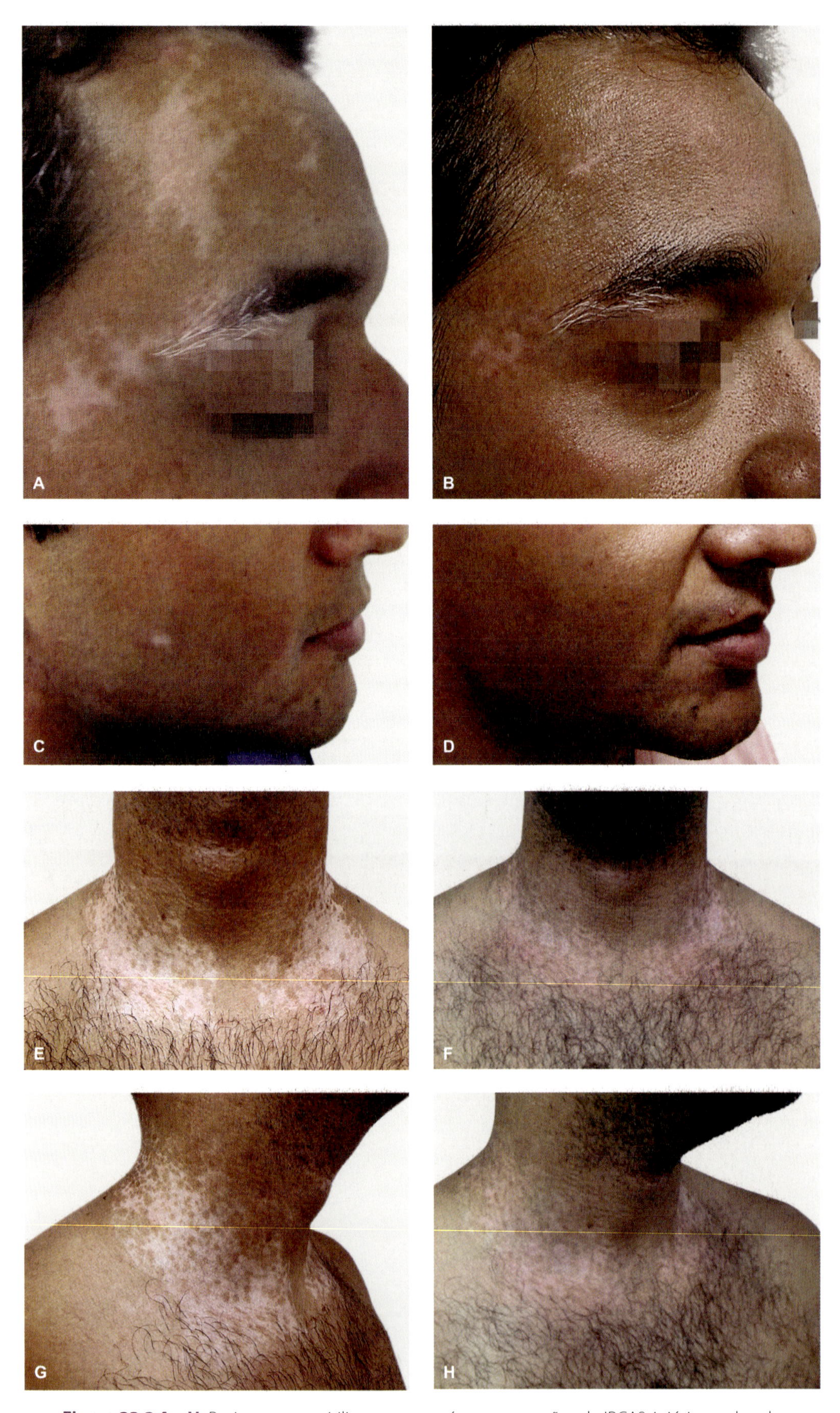

Figura 23.3 A a H. Pacientes com vitiligo antes e após quatro sessões de IPCA®, injúria moderada.

Avaliação e conduta

Seleção do paciente

A aplicabilidade da IPCA® em manchas acrômicas é estabelecida independentemente do fototipo. Mesmo naqueles mais altos, sujeitos à hiperpigmentação pós-inflamatória comumente transitória, a técnica está bem indicada. Se a hipocromia for resultante de um trauma, seja por complicação de um procedimento ou acidental, recomenda-se iniciar o tratamento o mais precocemente possível. Porém, se o paciente a ser tratado é portador de vitiligo, o autor tem recomendado aguardar pelo menos 1 ano de estabilização da doença antes de propor o tratamento com as microagulhas. É importante enfatizar que, quando se está diante de uma doença autoimune, mesmo quando controlada em um dado momento, pode ocorrer piora por diversos fatores externos que independem da instituição da IPCA®. Recentemente, uma investigação publicada por Emerson Lima et al. evidenciou, no grupo com vitiligo tratado pelo Protocolo Lima (2019, American Society for Dermatologic Surgery), um potencial significativamente relevante de pigmentar as manchas após quatro sessões. As regiões da face, do pescoço e do tórax apresentaram melhor resultado.

Instrumental

Recomenda-se sempre um instrumental de boa qualidade, com registro na Agência Nacional de Vigilância Sanitária (Anvisa), e com agulhas bem encravadas, com potencial perfurante preciso, e dispostas diagonalmente, o que assegura a uniformização da pressão horizontalizada de traumas ou ranhuras. Prefere-se utilizar um rolo com cerca de 192 agulhas de 1,5 mm de comprimento. O tratamento deve ser feito em uma sala de procedimento criteriosamente preparada para intervenção cirúrgica e por um profissional treinado e paramentado.

É fundamental não banalizar esses critérios de segurança, que consistem em utilização de luvas estéreis, aposição de campos cirúrgicos estéreis e um ambiente que siga normas restritas de desinfecção.

Anestesia

O crescente número de procedimentos ambulatoriais realizados na prática clínica tem exigido do dermatologista cada vez mais preocupação quanto à analgesia eficiente. Para a excelência da execução, é essencial proporcionar conforto ao paciente em intervenções como a IPCA®. Além da efetividade anestésica, a segurança deve ser igualmente contabilizada, considerando que essas intervenções são realizadas principalmente no consultório, e não no hospital.

O anestésico tópico ideal deve ultrapassar a barreira cutânea e atuar nas terminações nervosas, sem se difundir para a corrente sanguínea. A lidocaína lipossomada 4% é aprovada para uso em pele íntegra de adultos e crianças, a partir dos 2 anos, com a capacidade de produzir anestesia dérmica por meio da estabilização das membranas neuronais e inibição dos fluxos iônicos essenciais à condução axonal do estímulo doloroso. A condição de encapsulação lipossomal de entrega dérmica da lidocaína oferece como vantagens:

- Rapidez de ação pela otimização da absorção transcutânea
- Tempo de ação prolongado devido à degradação lenta
- Segurança garantida pelo metabolismo local gradual
- Baixo risco de eritema, irritação e hipersensibilidade cutânea
- Comodidade de uso pela desnecessária oclusão
- Aceleração do tempo de início da ação.

A analgesia da lidocaína lipossomada 4% é constatada já a partir de 7 minutos (neurometria) após a aplicação. Seu efeito aumenta gradativamente, atingindo, em 1 hora, uma condição considerada adequada para a intervenção. Seu potencial antiálgico vem sendo amplamente evidenciado em grupos de crianças que se submeteram à punção venosa e em adultos tratados com *laser* para depilação e rejuvenescimento. Em avaliações recentes, a lidocaína lipossomada 4% também demonstrou superioridade de anestesia e rapidez de ação quando comparada à lidocaína 2,5% com prilocaína, bem como à tetracaína 4% e à betacaína testadas isoladamente. É importante salientar que a tetracaína e a prilocaína apresentam como metabólito final o ácido 4-aminobenzoico (PABA) e não podem ser usadas em pacientes sensíveis.

Outro dado interessante documentado referiu-se à manutenção de seu efeito analgésico, detectado mesmo 15 a 30 minutos após sua remoção. A toxicidade com anestésico tópico pode ser diagnosticada principalmente por sintomas como agitação, lentidão, tremor, náuseas, vômitos, arritmias e, mais raramente, convulsão e depressão respiratória.

A segurança da lidocaína lipossomada 4% foi avaliada em voluntários após o uso de 30 g (face) e 60 g (abdome), por meio de avaliações cardíaca, gastrintestinal e neurológica, bem como dosagem sérica (1, 2, 6 e 24 horas), atestando confiança em todos os parâmetros testados, sem nenhum sinal de toxicidade. Mesmo sob oclusão (1 hora), a dose sérica máxima detectada foi dez vezes inferior à dose tóxica. O tempo de permanência sobre a pele não deverá ultrapassar 3 horas. Estudos clínicos e bula indicam que uma camada espessa de lidocaína em creme deve ser aplicada sobre a pele intacta ou ao redor do corte, e que os níveis de pico no sangue após aplicação de 60 g em uma área de 400 cm^2 durante 3 horas são de 0,05 a 0,16 μg/mℓ. No protocolo Lima, preconizam-se, pelo menos, 15 g do produto (não se devendo ultrapassar 30 g) para intervenção na região da face. Quando a área a ser tratada for no corpo, indica-se até o dobro da quantidade citada (não se devendo exceder 60 g). Sugere-se que metade dessa quantidade seja massageada vigorosamente em toda a extensão da pele não higienizada (engordurada); depois isso, deve-se aplicar uma nova camada espessa e deixar o produto agir. Após 1 hora, remover o anestésico com clorexidina 2% e proceder ao tratamento. A Figura 23.4 apresenta uma paciente após a aplicação do anestésico, demostrando o que representam 30 g da substância na face.

Transoperatório

Procede-se, então, ao rolamento do instrumental, perfazendo faixas paralelas e adjacentes de micropunturas, que não necessariamente precisam se intercruzar. Deve ser estabelecido como *end point* uma injúria moderada (classificação Emerson Lima, 2013), buscando atingir um eritema uniforme em toda a face, o colo ou os braços, com milhares de microperfurações. O sangramento é muito modesto, pontual e limitado. A Figura 23.5 apresenta paciente imediatamente após a intervenção.

O Protocolo Lima não recomenda higienização da região tratada após a intervenção. O paciente deverá permanecer em repouso por um período médio de 1 hora, quando as crostas hemáticas e a precipitação da exsudação serosa se estabelecem, dando origem a um curativo biológico, que funciona como barreira. Após esse período, pode-se aplicar o filtro solar tonalizado e orientar a

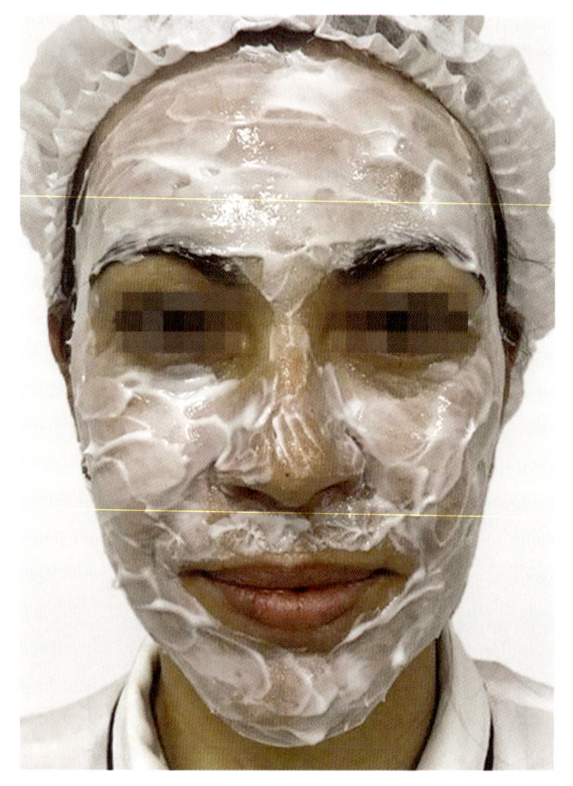

Figura 23.4 Aplicação de 30 g de anestésico na face.

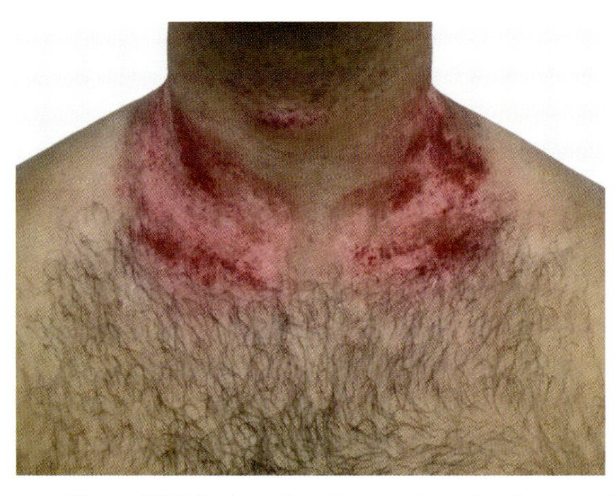
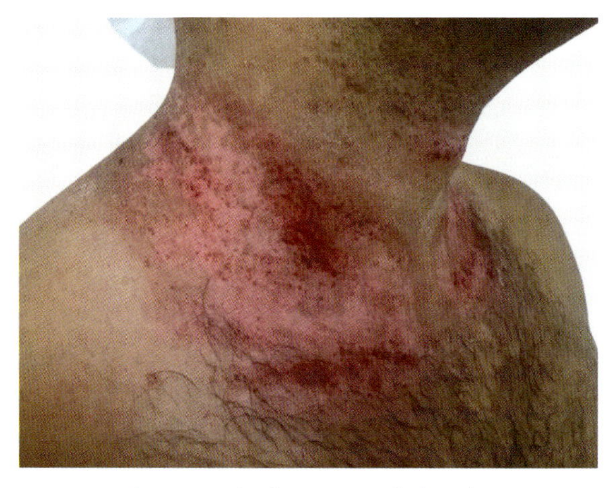

Figura 23.5 Paciente imediatamente após a intervenção, em que se observa *end point* recomendado pelo autor.

higienização da face após 2 horas com água e sabonete com baixo potencial de detergência, em domicílio.

Pós-operatório

Trata-se de um procedimento limpo, sem indicação de antibioticoterapia e corticoterapias tópicas e sistêmicas. Crioterapia ou compressas quentes também não são recomendadas. Um bálsamo regenerador, comumente recomendado nas primeiras 24 horas, poderá ser substituído por um corticosteroide tópico de média potência aplicado 1 vez/dia associado a um tópico com ação imunomoduladora como o tacrolimo 1 a 2 vezes/dia, já no dia seguinte.

Evolução

Edema e pequenos hematomas podem aparecer nos dias seguintes, mas modestamente. O uso de filtro solar tonalizado é suficiente para disfarçá-los. O paciente estará apto a regressar às suas atividades laborativas no dia seguinte.

Recomenda-se uma segunda sessão após 30 dias. O número de sessões necessárias para a pigmentação da área acrômica depende de cada caso. As Figuras 23.6 e 23.7 apresentam a evolução de duas pacientes após quatro interveções, seguindo o protocolo do autor.

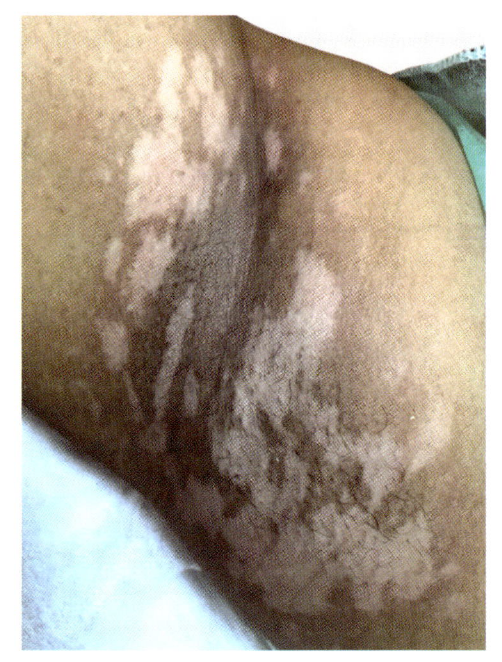
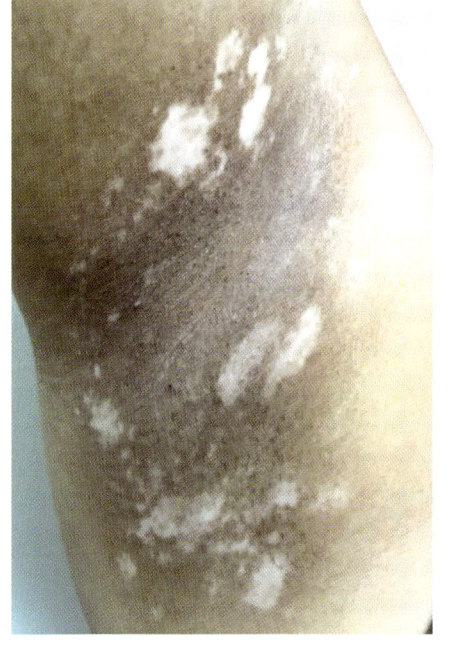

Figura 23.6 Paciente com 4 anos de vitiligo sem resposta após quatro intervenções, seguindo o protocolo do autor.

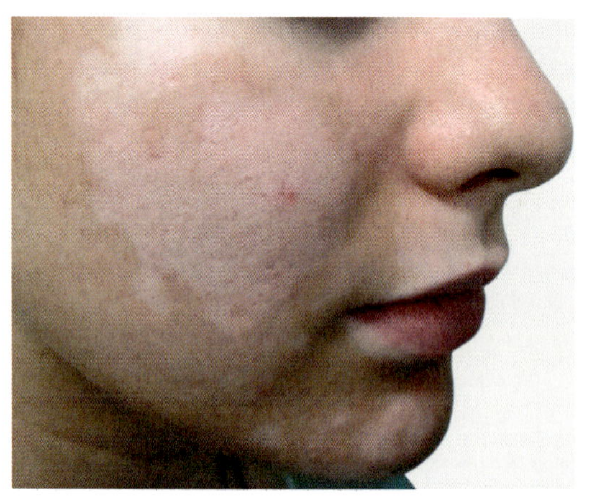
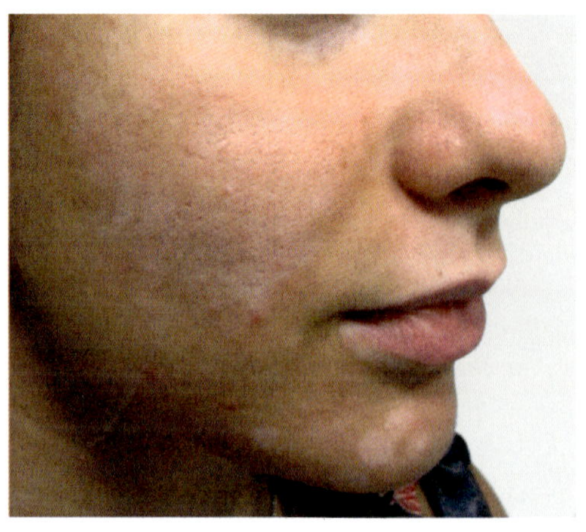

Figura 23.7 Paciente com 2 anos de lesão após quatro intervenções, seguindo o protocolo do autor.

Considerações finais

A relação entre melanócitos e queratinócitos ainda guarda segredos a serem desvendados, provavelmente com forte participação coadjuvante de outras células, como os fibroblastos e mastócitos. As observações apresentadas neste capítulo podem promover novas perspectivas de tratamento e linhas investigativas para o entendimento mais apurado dessas dermatoses que resultam em um impacto substancial na qualidade de vida de muitos pacientes.

Bibliografia

Aust MC. Percutaneous collagen induction therapy: an alternative treatment for scars, wrinkles, and skin laxity. Plast Reconstr Surg. 2008; 121(4):1421-9.

Bal SM, Caussian J, Pavel S et al. In vivo assessment of safety of microneedle arrays in human skin. Eur J of Pharm Sci. 2008; 35(3):193-202.

Brody HJ. Trichloracetic acid application in chemical peeling, operative techniques. Plast Reconstr Surg. 1995; 2(2):127-8.

Camirand A, Doucet J. Needle dermabrasion. Aesthetic Plast Surg. 1997; 21(1):48-51.

Clementoni MT, Roscher MB, Munavalli GS. Photodynamic photorejuvenation of the face with a combination of microneedling, red light, and broadband and pulsed light. Lasers in Surgery and Medicine. 2010; 42:150-9.

Cohen KI, Diegelmann RF, Lindbland WJ. Wound healing: biochemical and clinical aspects. Philadelphia: WB Saunders Co; 1992.

Costa IMC, Igreja ACS, Costa MC. Dermabrasão, microdermabrasão e microagulhamento. In: Tratado de cirurgia dermatológica, cosmiatria e laser da Sociedade Brasileira de Dermatologia. Rio de Janeiro: Elsevier; 2012.

Czaja W, Krystynowicz A, Bielecki S et al. Microbial cellulose – the natural power to heal wounds. Biomaterials. 2006; 27(2):145-51.

Czaja WK, Young DJ, Kawecki M et al. The future prospects of microbial cellulose in biomedical applications. Biomacromolecules. 2007; 8(1):1-12.

Desmond F, Massimo S. Combating photoaging with percutaneous collagen induction. Clinics in Dermatology. 2008; 26:192-9.

Draelos Z. A comparation of post-procedural wound care treatments: Do antibiotic-based ointments improve outcomes? J Am Acd Dermatol. 2011; 64:S23-9.

Fabroccini G, Fardella N. Acne scar treatment using skin needling. Clin Exp Dermatol. 2009; 34(8):874-9.

Fernandes D, Massimo S. Combating photoaging with percutaneuos collagen induction. Clin Dermatol. 2008; 26(2):192-9.

Fernandes D. Minimally invasive percutaneous collagen induction. Oral Maxillofac Surg Clin North Am. 2006; 17(1):51-63.

Kalil CLPV, Frainer RH, Dexheimer LS et al. Tratamento das cicatrizes de acne com a técnica de microagulhamento e drug delivery. Surgical and Cosmetic Dermatology. 2015; 7(2).

Kwak MH, Kim JE, Go J et al. Bacterial cellulose membrane produced by Acetobacter sp. A10 for burn wound dressing applications. Carbohydrate Polymers. 2015; 122:387-98.

Lima E, Lima M, Takano D. Microneedling experimental study and classification of the resulting injury. Surg Cosmet Dermatol. 2013; 5:110-4.

Lina Fu, Yue Zhang, Chao Li et al. Skin tissue repair materials from bacterial cellulose by a multilayer fermentation method. J Mat Chem. 2012; 22:12349-57.

Nathan ST. Treatment of minor wounds from dermatologic procedures: a comparation of three topical wound care oitments using a laser wound model. J Am Acd Dermatol. 2011; 64:S8-15.

Orentreich DS, Orentreich N. Subcutaneous incisionless (subcision) surgery for the correction of depressed scars and wrinkles. Dermatol Surg. 1995; 21(6):543-9.

CAPÍTULO

24

IPCA® Associada à Luz Intensa Pulsada

Emerson de Andrade Lima

Racional da associação

O conhecimento apurado sobre o potencial de entrega de resultados de cada intervenção tem despertado uma tendência à adição de procedimentos para sua otimização. Somado a essa vantagem, considera-se também o tempo menor despendido pelo paciente ao se organizar para o procedimento e sua recuperação. É importante lembrar que a anestesia e o preparo também se concentrarão em um único tempo, validando os critérios de segurança. Já está bem estudada a capacidade da indução percutânea de colágeno com agulhas (IPCA®) em produzir clareamento e melhoria da qualidade da pele. A Figura 24.1 apresenta o *end point* preconizado para essa finalidade, uma injúria moderada. Paralelamente, a luz intensa pulsada (LIP) clareia melanoses e também melhora o aspecto da pele. O autor, então, propôs a associação dessas duas técnicas para áreas como face, colo e membros. As primeiras observações já apresentavam, pela avaliação dermatológica e percepção dos pacientes, resultados superiores aos dos procedimentos realizados isoladamente. Posteriormente, o autor identificou uma vantagem na velocidade de recuperação da pele, com eliminação das crostas de maneira mais suave e uniformização da coloração da pele mais rapidamente, quando comparada ao uso isolado da LIP. Com o intuito de otimizar ainda mais seus resultados, o autor decidiu adicionar o conhecido ácido retinoico. Veja a descrição do protocolo a seguir. A IPCA® tem seu efeito bem demonstrado nas cicatrizes. O autor considera sua introdução no arsenal terapêutico dessas lesões um divisor de águas, independentemente se forem cicatrizes deprimidas ou elevadas. A associação da LIP à IPCA® é escolhida quando se trata de lesões recente elevadas, neovascularizadas ou queloideanas. Também tem sido utilizada pelo autor em casos de rosácea e em pacientes com pele reativa que apresentam um eritema além do esperado nos 7 primeiros dias após IPCA® com injúria profunda.

Protocolo preconizado pelo autor

Para o tratamento do fotodano e das cicatrizes, sugere-se o protocolo que associa a LIP à IPCA®. Observe a sequência metodológica para cada tipo indicação:

1. Anestesia tópica com lidocaína lipossomada 4%, massageada sobre a pele não higienizada 1 hora antes da intervenção, em uma quantidade de até 60 g para braços e mãos e até 30 g para face e colo (ver Protocolo Lima, no Capítulo 11, *IPCA® na Condução da Hiperpigmentação Pós-Inflamatória*).
2. Higienização da área a ser tratada com clorexidina 2% degermante após 1 hora. É preferível fazer a assepsia imediatamente antes da realização da IPCA®, após a LIP.
3. Administração da LIP utilizando os parâmetros recomendados pelo fabricante da máquina, com base em sua experiência. O princípio é buscar comprimento de onda, intervalo de tempo e energia direcionados ao tratamento de melanoses ou de neovascularição, dependendo da indicação. A Figura 24.1 mostra o colo de paciente após a LIP (540 nm, 15 J/cm², 15 ms), e a realização da IPCA®, com injúria moderada. A Figura 24.2 apresenta paciente antes e depois de 30 dias desse protocolo, e as Figuras 24.3 e 24.4 mostram antes e depois de áreas tratadas pela

mesma sequência metodológica preconizada pelo autor. Para a face, o *end point* é similar, como se observa na Figura 24.5A. O procedimento foi encerrado com a realização de um *peeling* de ácido retinoico 5%, tonalizado (Figura 24.5B).

4. A adição do ácido retinoico ao procedimento deve ser feita imediatamente após a IPCA® (injúria moderada). A Figura 24.6A mostra região imediatamente após aplicação de LIP com IPCA®, e a Figura 24.6B, a mesma área após o *peeling* de ácido retinoico 5%. Pode-se observar uma descamação modesta na evolução dessa paciente após 7 dias (Figura 24.6C). A proposta do autor é otimizar resultados realizando três técnicas em um único tempo. Essa sequência pode ser executada na face, no colo, nos braços e nas mãos, com bons resultados (Figura 24.7).
5. Caso o *peeling* de ácido retinoico não seja uma opção, espera-se a exsudação serossanguinolenta cristalizar e, após 30 a 40 minutos, aplica-se o filtro físico.
6. Outra alternativa, quando não se dispõe de LIP ou há intenso fotodano, é utilizar o fenol 88%, conforme orientado no protocolo detalhado no Capítulo 25, *IPCA® Associada a* Peelings. Se essa for a escolha, o fenol 88% é aplicado de forma pontuada, seguido de IPCA® (injúria moderada) e *peeling* de ácido retinoico 5% para finalizar.
7. Para tratamento de cicatriz potencialmente neovascularizada, iniciar com anestesia infiltrativa, seguida de LIP e IPCA® (injúria profunda). Quando as lesões forem hipertróficas ou queloideanas, pode-se acrescentar a infiltração de triancinolona à sequência metodológica, antes da realização da IPCA®.
8. No pós-operatório, recomendam-se cremes regeneradores e/ou géis de silicone e a introdução de clareadores logo após a reepitelização, associados ao filtro solar e à restrição de exposição direta ao sol. Como haverá, nessa proposta, uma desepitelização da área tratada, é necessário que todos os cuidados sejam tomados para evitar complicações e oferecer melhores resultados.

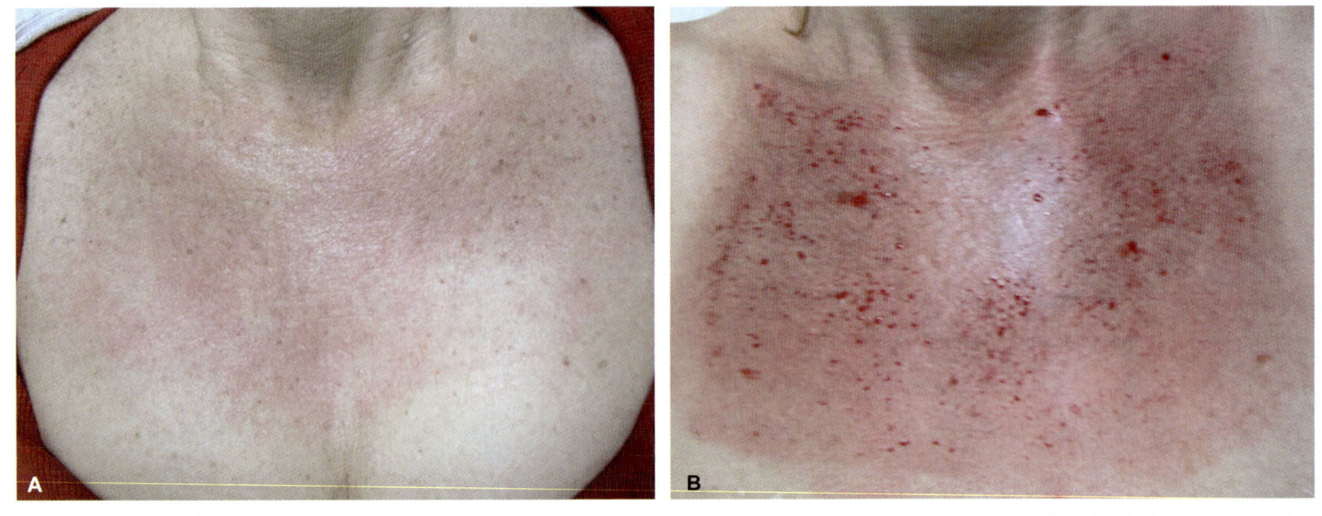

Figura 24.1 A. Colo de uma paciente após LIP (540 nm, 15 J/cm², 15 ms). **B.** Colo da mesma paciente após realização da IPCA®, com injúria moderada.

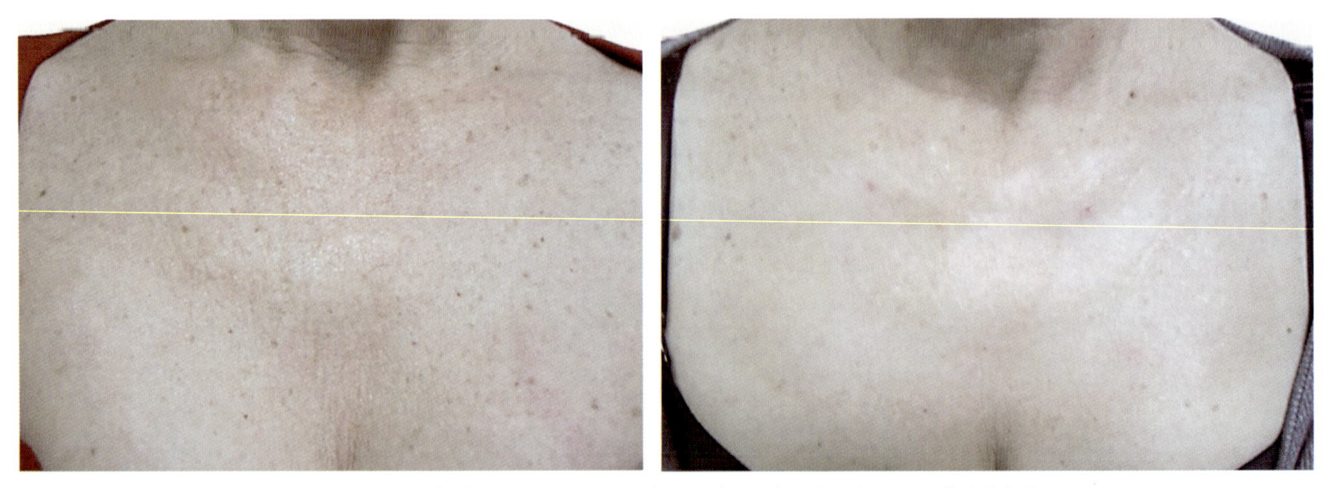

Figura 24.2 Colo de paciente antes e depois de 30 dias da LIP associada à IPCA®.

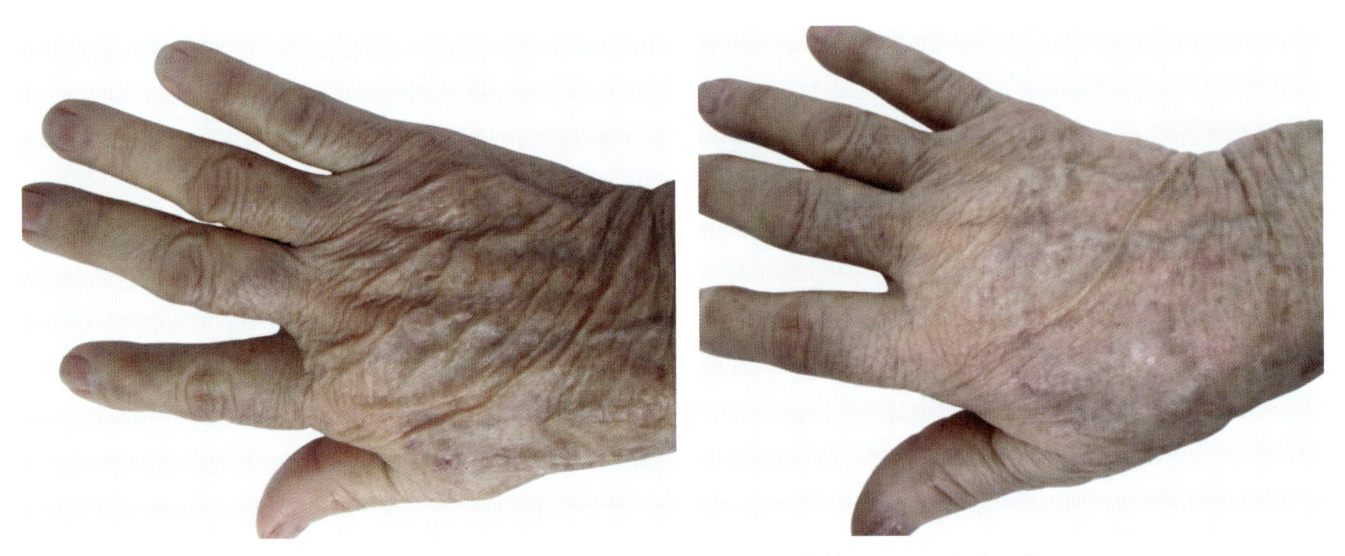

Figura 24.3 Paciente tratada pela mesma sequência metodológica preconizada pelo autor.

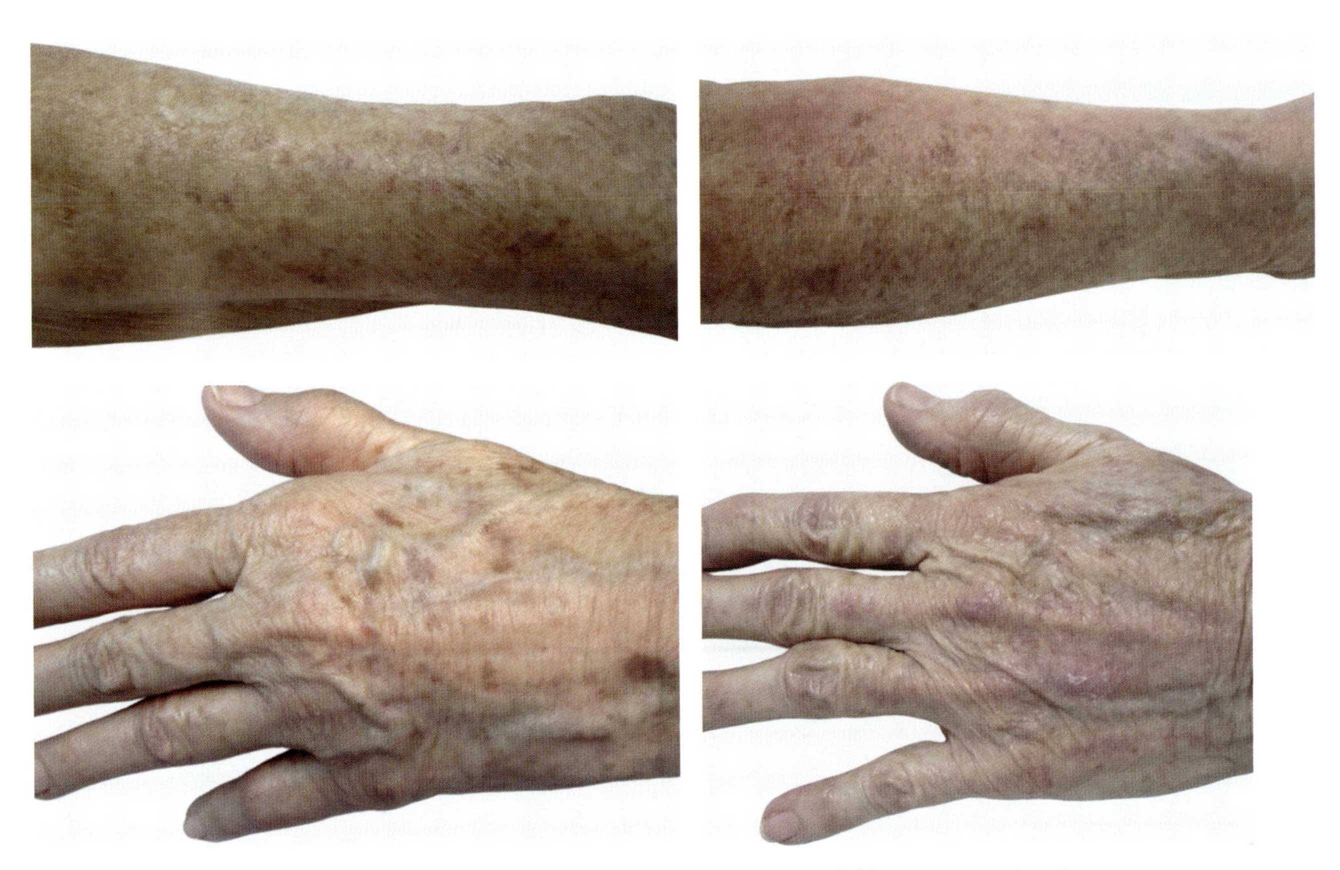

Figura 24.4 Braços e mãos tratados pela mesma sequência metodológica preconizada pelo autor.

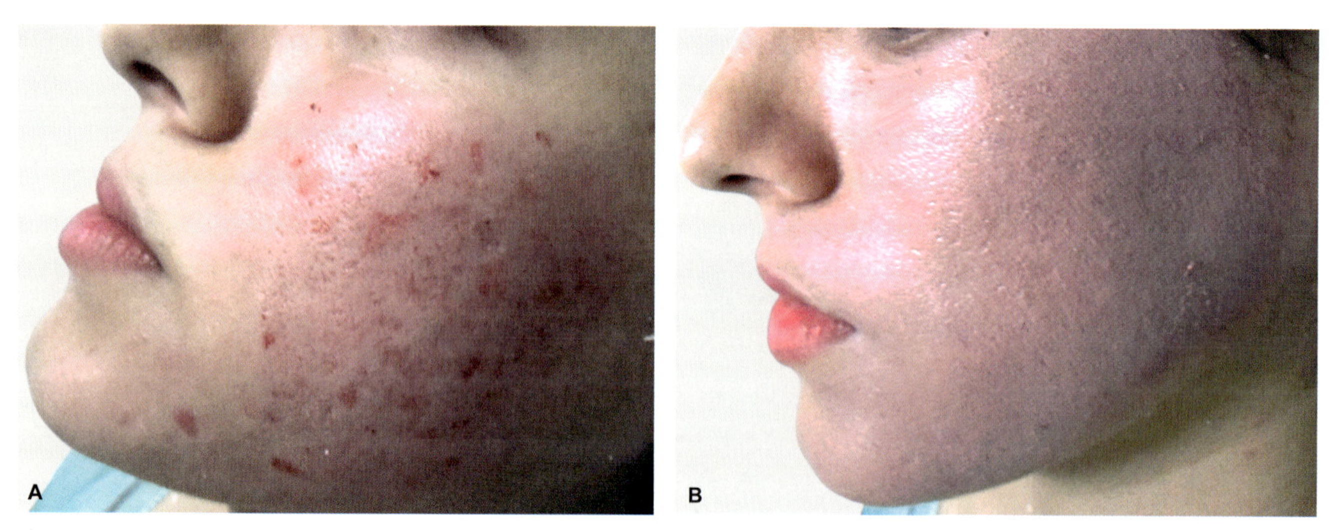

Figura 24.5 A. Face com *end point* de injúria moderada. **B.** Realização de um *peeling* de ácido retinoico 5%, tonalizado após o encerramento do procedimento.

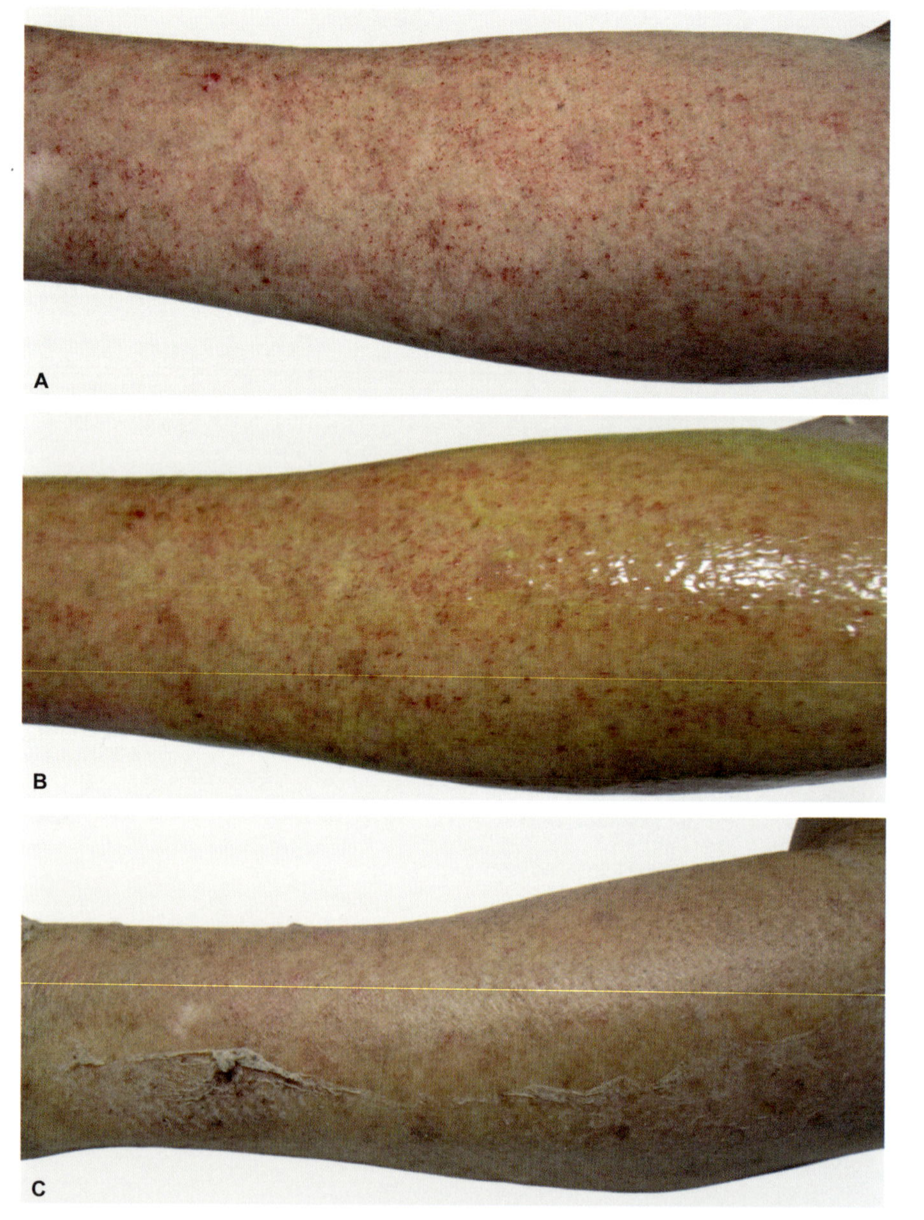

Figura 24.6 A. Braço de paciente imediatamente após a associação de LIP com IPCA®. **B.** Mesmo braço após a aplicação do *peeling* de ácido retinoico 5%. **C.** Evolução de 7 dias dessa paciente.

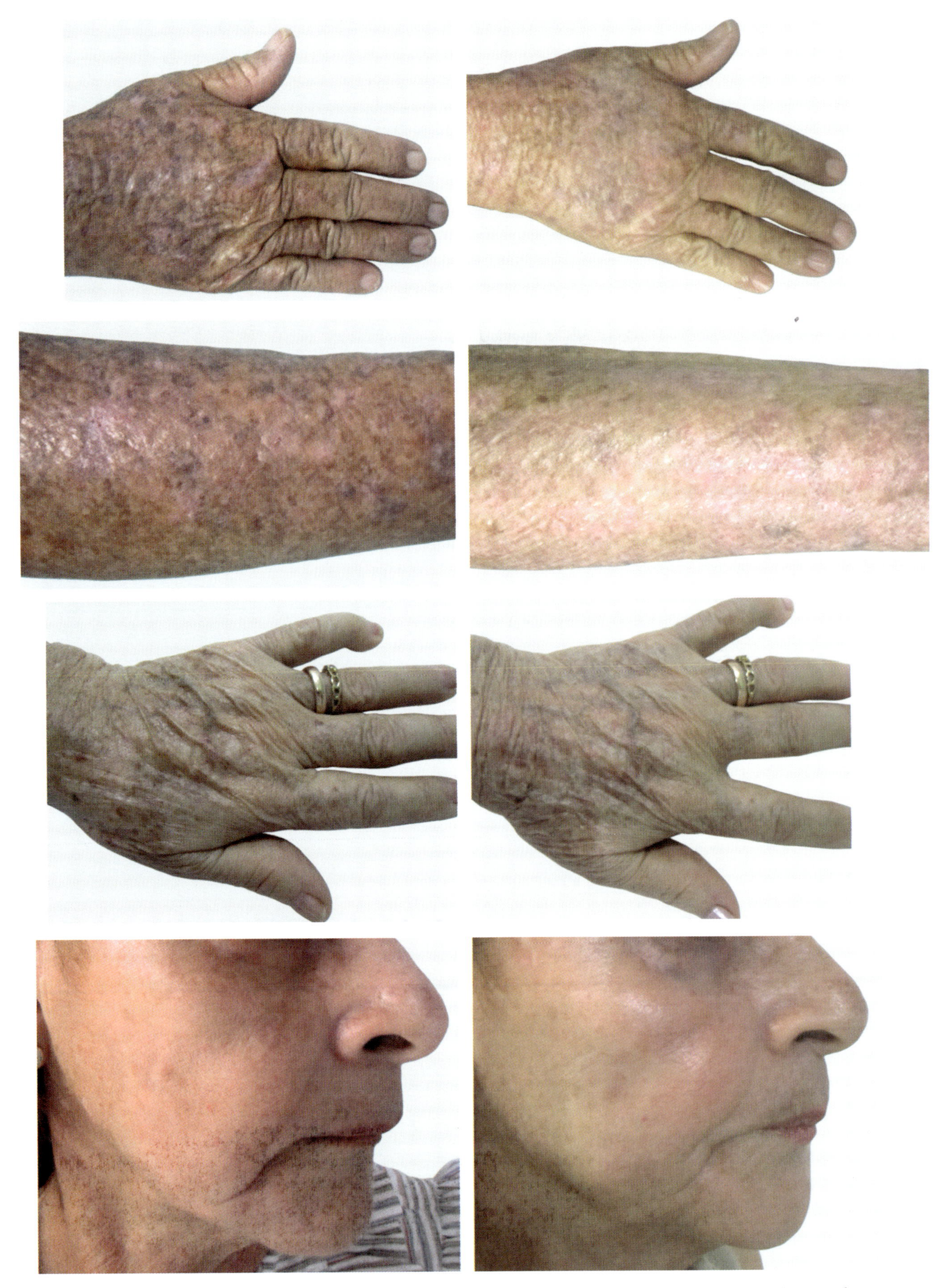

Figura 24.7 Fotos de pacientes antes e 30 dias após a associação de LIP, IPCA® e ácido retinoico em mãos, braços e face.

Considerações finais

Na experiência do autor, essas associações têm sido seguras e oferecido bons resultados. A introdução de uma tecnologia imediatamente antes da IPCA® otimiza os resultados em coloração, textura e relevo, bem como acelera a entrega de resultados, reduzindo riscos de complicação e *downtime*. A cautela e a atenção no pré e pós-operatório devem ser acentuadas, e apenas especialistas que tenham domínio das técnicas devem executá-las. O autor testou várias maneiras de executar essa intervenção e considera as sequências sugeridas anteriormente as mais seguras e reproduzíveis.

Bibliografia

Bagatin E, Hassun K, Talarico S. Revisão sistemática sobre peelings. Surg Cosmet Dermatol. 2009; 1(1):37-46.
Bal SM, Caussian J, Pavel S et al. In vivo assessment of safety of microneedle arrays in human skin. Eur J of Pharm Sci. 2008; 35(3):193-202.
Fernandes D. Minimally invasive percutaneous collagen induction. Oral Maxillofac Surg Clin North Am. 2006; 17(1):51-63.
Fulton JE, Porumb S. Chemical peels – their place within the range of resurfacing techniques. Am J Clin Dermatol. 2004; 5(3):179-87.
Kadunc BV, Vanti AA. Avaliação da toxicidade sistêmica do fenol em peelings faciais. Surg Cosmet Dermatol. 2009; 1(1):10-4.
Lima E, Lima M, Takano D. Microagulhamento: estudo experimental e classificação da injúria provocada. Surg Cosmet Dermatol. 2013; 5(2):110-4.
Lima EA. Associação do microagulhamento ao peeling de fenol: uma nova proposta terapêutica em flacidez, rugas e cicatrizes de acne da face. Surg Cosmet Dermatol. 2015; 7(4):328-31.
Lv YG, Liu J, Gao YH et al. Modeling of transdermal drug delivery with a microneedle array. J Micromech Microengim. 2006; 16(11):151-4.
Nelson BR, Fader DJ, Gillard M et al. Pilot histologic and ultrastructural study of the effects of medium-depth chemical facial peels on dermal collagen in patients with actinically damaged skin. J Am Acad Dermatol. 1995; 32(3):472-8.
Vandervoort L, Ludwig A. Microneedles for transdermal drug delivery; minireview. Frontiers in Biocience. 2008; 13(5):1711-5.
Vasconcelos NB, Figueira GM, Fonseca JCM. Estudo comparativo de hemifaces entre 2 peelings de fenol (fórmulas de Baker Gordon e de Hetter), para a correção de rítides faciais. Surg Cosmet Dermatol. 2013; 5(1):40-4.

CAPÍTULO 25

IPCA® Associada a *Peelings*

Emerson de Andrade Lima

Fundamentos da IPCA® associada a *peelings*

O papel benéfico dos *peelings* no tratamento de rugas, flacidez, manchas e cicatrizes tem sido amplamente estudado. Evidências de aumento de fibras colágenas tipos I e III e restauração de fibras elásticas, bem como remodelamento da derme induzido por agente cáustico são efeitos já descritos por alguns autores. A utilização de ativos como ácido retinoico, ácido tricloroacético e fenol em concentrações variáveis proporciona grandes benefícios isoladamente. O fenol tem ação cáustica imediata, com capacidade de promover a desnaturação e a coagulação das proteínas da queratina epidérmica, alcançando resultados clínicos incomparáveis a outras técnicas ablativas, porém exige um tempo de recuperação frequentemente incompatível com a rotina de muitos pacientes (Figura 25.1). As microagulhas prometem um tempo de recuperação mais curto. O objetivo de gerar múltiplas micropunturas, que resultam em estímulo inflamatório e produção de colágeno, tem sido descrito como indução percutânea de colágeno. Inicialmente, ocorre perda da integridade da barreira cutânea, tendo como alvo dissociação dos queratinócitos e liberação de citocinas, que resultam em vasodilatação dérmica e migração de queratinócitos, para restaurar o dano epidérmico.

Fibroblastos e queratinócitos são estimulados, seguindo-se a produção de colágeno tipo III, elastina, glicosaminoglicanos e proteoglicanos e a formação da matriz de fibronectina, o que possibilita o depósito de colágeno logo abaixo da camada basal da epiderme. A literatura consultada não apresenta nenhum relato sobre a associação dessas duas condutas terapêuticas, que isoladamente exibem respostas similares para as mesmas indicações, provavelmente porque o uso de microagulhas baseia-se no princípio da preservação parcial da epiderme, que resulta apenas na perfuração e não na remoção da epiderme, como observado em técnicas ablativas como os *peelings* (Figura 25.2). O autor, que deflagrou com ineditismo essa proposta da associação, e que a vem usando há 6 anos, tem observado que a adição de um *peeling* médio com ácido tricloroacético (TCA) 35% ou fenol 88% à indução percutânea de colágeno com agulhas (IPCA®) provoca um processo de recuperação mais rápido, tornando possível o retorno às atividades laborativas um pouco mais cedo, bem como observou incidência reduzida de efeitos adversos quando comparada ao uso isolado desses cáusticos. Outra evidência prática é a melhoria dos resultados clínicos alcançados quando opta-se pela associação de *peeling* e IPCA® comparados aos obtidos com esta última isoladamente.

Preparo para o procedimento

Como teremos nessa proposta uma desepitelização da área tratada, é necessário que todos os cuidados sejam tomados para evitar complicações e oferecer melhores resultados:

- Utilização de ativos clareadores ou despigmentantes pelo menos 30 dias antes da intervenção: a pele que apresenta quantidade menor de melanina estará menos sujeita à hiperpigmentação pós-inflamatória. A intervenção de uma área que apresenta uniformização de tom será essencial para um resultado igualitário em cor, textura e brilho

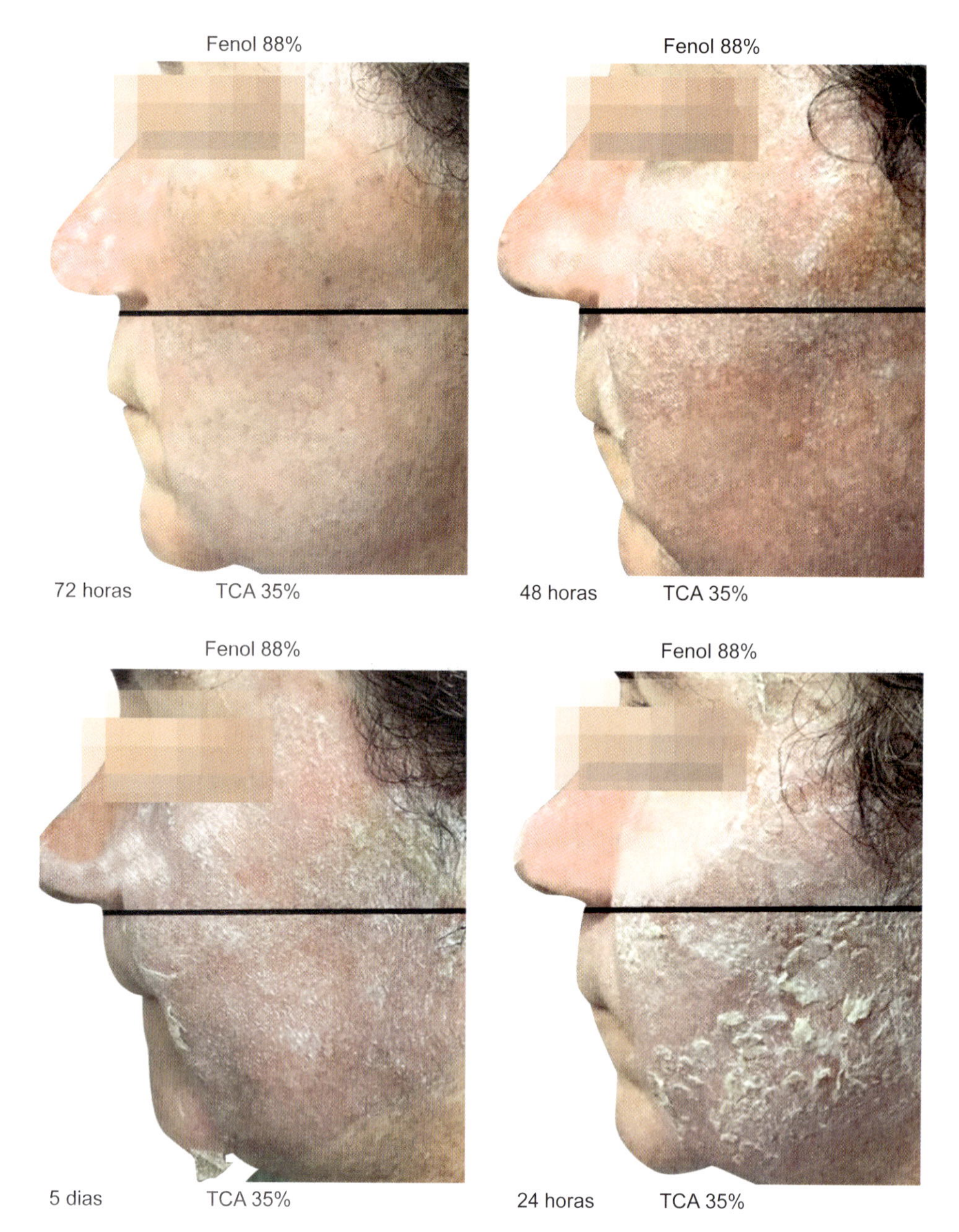

Figura 25.1 Evolução de um paciente tratado com fenol 88% acima da linha de demarcação e com TCA 35% abaixo da linha de demarcação.

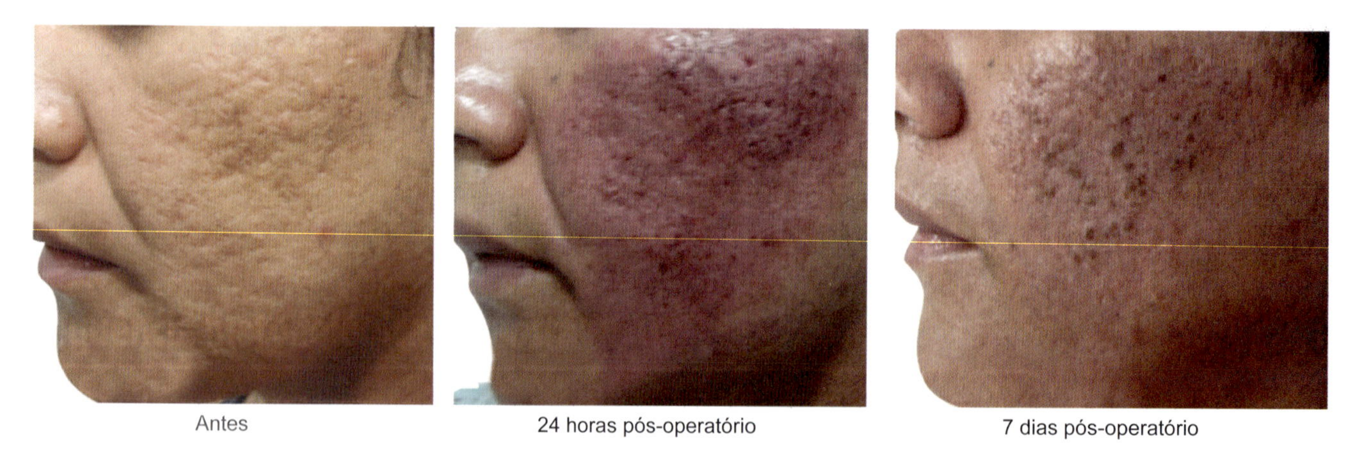

Figura 25.2 Evolução de paciente tratado com IPCA®.

- Uso de filtro solar: é mandatória a fotoproteção no pós-procedimento, e a adaptação prévia a um filtro solar de amplo espectro com cor deve ser pré-requisito à intervenção. A pele estará mais sensível à luz, e, portanto, mais propensa a eritema e hiperpigmentação. É importante orientar sobre a abstinência de exposição ao sol recreativa por um período mínimo de 45 a 90 dias como praia, piscina, parques, serras, campos de futebol e similares
- Período de recuperação: certificar-se da disponibilidade do candidato de ausentar-se de atividades públicas por, pelo menos, 7 a 10 dias. As atividades em ambientes fechados poderão ocorrer sem transtornos. Deve ser evitada a proximidade do tratamento com eventos sociais que exijam a presença do paciente. Recomenda-se, por segurança, um período mínimo de 3 meses antes dessas aparições
- Tratamento antiviral preventivo de herpes simples: recomenda-se iniciar antiviral 48 horas antes do procedimento e manter até a reepitelização, em média de 5 a 7 dias. Não é considerado seguro interromper o antiviral antes que a integridade do queratinócito se estabeleça, pois é uma condição necessária à redução da suscetibilidade à infecção. Recomendam-se doses usuais.

Alguns ativos utilizados na associação com IPCA® vêm apresentando bons resultados cosméticos. São eles:

- **Ácido retinoico em concentrações de 3 a 5%.** Recomenda-se a IPCA® imediatamente antes da utilização do *peeling* de ácido retinoico sob anestesia tópica. É indicada a utilização de rolo ou caneta de agulhas com comprimento de 1,5 mm, com o objetivo de produzir uma injúria moderada (ver Capítulo 2, *Relação entre Injúria Provocada e Comprimento de Agulha,* End Point *e Possibilidades da IPCA®*), capaz de permear o ativo. Não é recomendada a produção de um orvalho sangrento intenso, o que comprometeria a fixação do ácido retinoico sobre a pele. Recomenda-se 2 horas de permanência do *peeling* superficial na pele, seguindo-se de remoção com água corrente. Uma descamação modesta será iniciada nas primeiras 72 horas, porém, sem comprometer as atividades laborativas do paciente. Recomenda-se a introdução do filtro solar no dia seguinte e um clareador. Retinoide ou derivado poderá ser introduzido à noite, respeitando a tolerância de cada indivíduo. Tem sido discutida em *workshops* a segurança oferecida pelos ativos utilizados após a IPCA®. Concentrações que variam de 3 a 5% têm apresentado bons resultados cosméticos com e sem adição de tonalizantes. Investigação realizada pelo autor recentemente (Emerson Lima, 2016) avaliou a esterilidade das soluções de ácido retinoico oriundas de duas farmácias de manipulação. Os agentes foram mantidos sob as mesmas condições de uso, concluindo-se que tanto os agentes mantidos sob refrigeração quanto em temperatura ambiente, bem como aqueles utilizados no dia da produção, 30 dias, 60 dias e 90 dias depois de produzidos, apresentaram segurança relacionada com a proliferação de bactérias. O autor também conseguiu provar a esterilidade dessas soluções e seu poder bactericida, adicionando nas placas semeadas as soluções de *peelings* mencionadas. Dessa forma, conseguiu afirmar, no estudo, que mesmo após perda parcial da barreira cutânea com a IPCA®, a adição do ácido retinoico a 3 e 5% é segura.
- **Ácido tricloroacético (TCA) em concentrações de 15 a 35%.** Observa-se aumento da segurança relativa aos efeitos adversos com essa associação comparada ao uso isolado do TCA. Essa associação oferece bons resultados e perfil de segurança no tratamento da flacidez, rítides e fotodano na face, bem como em cicatrizes deprimidas não distensíveis rasas na face. Recomenda-se a aplicação do caústico previamente à realização da IPCA®; o contrário pode oferecer resultados imprevisíveis. Para maior conforto do paciente, é necessária a realização de anestesia infiltrativa de toda área a ser tratada, associada ou não (dependendo da necessidade) ao bloqueio anestésico. A aplicação de solução de Jessner com gaze semiúmida antes do TCA é útil para buscar a uniformização do *frosting*. Utiliza-se agulha de comprimento 1,5 mm a 2,5 mm (preferência do autor) após se estabelecer o *frosting*, buscando uma lesão de moderada a profunda (ver Capítulo 2, *Relação entre Injúria Provocada e Comprimento de Agulha,* End Point *e Possibilidades da IPCA®*). O orvalho sangrante produzido deve atingir um padrão homogêneo de petéquias na área tratada; porém, esse aspecto não é observado na mesma intensidade quando o comparamos à área não tratada pelo *peeling*. Após finalizada a sequência *peeling*-IPCA® de uma área, reproduzimos a mesma sequência em outra área da face, comumente limitando a associação às regiões genianas e à fronte e complementando o tratamento de dorso nasal, perioral e periorbital apenas com o *peeling*. Ocluímos com gaze seca e Micropore®, mantendo o curativo por 12 horas. A remoção é feita no banho pelo próprio paciente, quando um creme restaurador é introduzido. É prudente não utilizar antibiótico tópico nem sistêmico. Além de não haver bases científicas, tal prática pode contribuir, pelo

que se sabe, para resistência bacteriana, bem como provavelmente induzir sensibilização tanto ao ativo em uso como reação cruzada a agentes similares, retardando a recuperação. A regeneração cutânea ocorre em 7 a 10 dias, podendo ser estabelecida antes. O eritema resultante é moderado e regride progressivamente em 30 dias, em média. Um clareador ou despigmentante pode ser introduzido assim que se estabeleça a reepitelização e o paciente tolere seu uso noturno acompanhado sempre de filtro solar de amplo espectro, preferencialmente com tonalizante.

▸ **Fenol 88%.** Essa solução, na referida concentração, é capaz de produzir um *peeling* médio, e a sua associação à IPCA® tem apresentado, pela experiência do autor, bons resultados e perfil de segurança. Um estudo realizado recentemente e publicado pelo autor avaliou 28 pacientes com diagnóstico de rugas, flacidez ou cicatrizes de acne nas regiões genianas tratados com a associação de *peeling* de fenol 88% seguido de IPCA®, obedecendo ao mesmo protocolo: monitoramento com registro de frequência cardíaca, saturação de oxigênio e pressão arterial durante o procedimento; desengorduramento da pele com sabonete líquido, assepsia com clorexidina e bloqueio anestésico dos nervos infraorbitários e mentonianos, seguido de anestesia infiltrativa com solução de lidocaína 2% mais soro fisiológico na proporção de 1:3 da região geniana, respeitando-se a dose máxima do anestésico de acordo com o peso do paciente. O fenol 88% foi aplicado com gaze até a obtenção de branqueamento sólido, seguindo-se, imediatamente, a IPCA® com agulhas de 2,5 mm de comprimento. Procederam-se movimentos de vaivém até a obtenção de orvalho sangrento uniforme. A região geniana contralateral foi tratada com a mesma técnica. O procedimento foi finalizado com curativo com gaze removido após 24 horas em domicílio, durante o banho, seguindo-se o uso de regenerador cutâneo 3 vezes/dia. As Figuras 25.3 a 25.6 demonstram a evolução pós-procedimento.

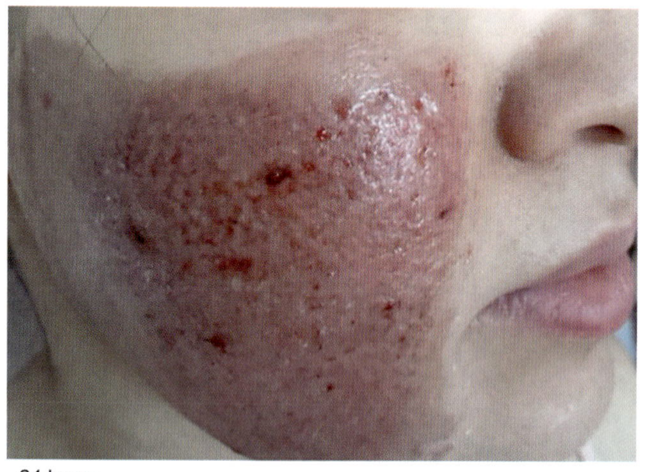
24 horas

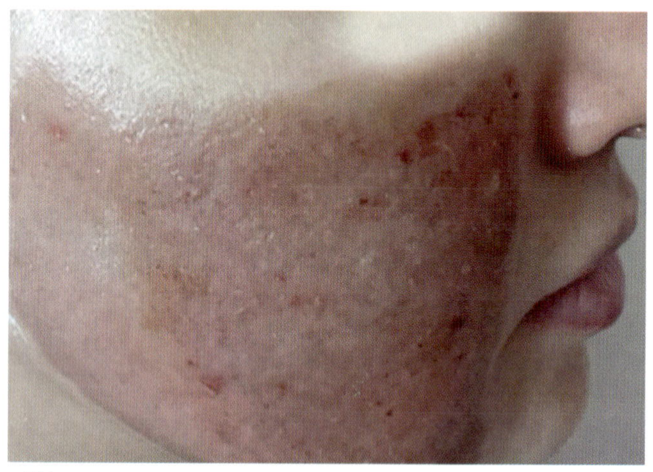
48 horas

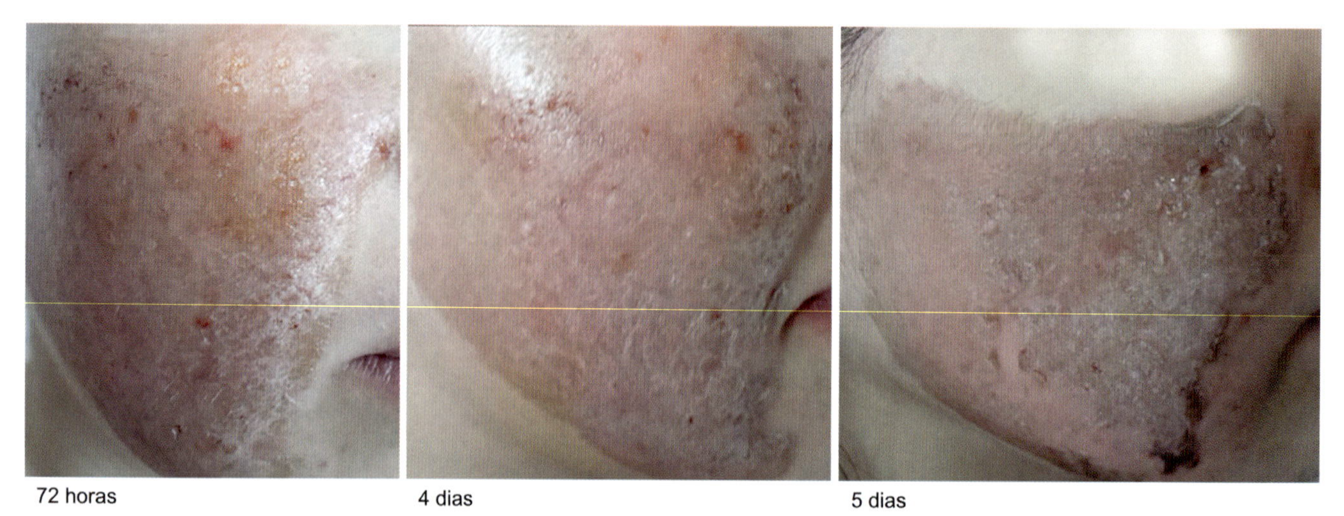
72 horas 4 dias 5 dias

Figura 25.3 Evolução do pós-operatório da associação do fenol 88% com a IPCA®.

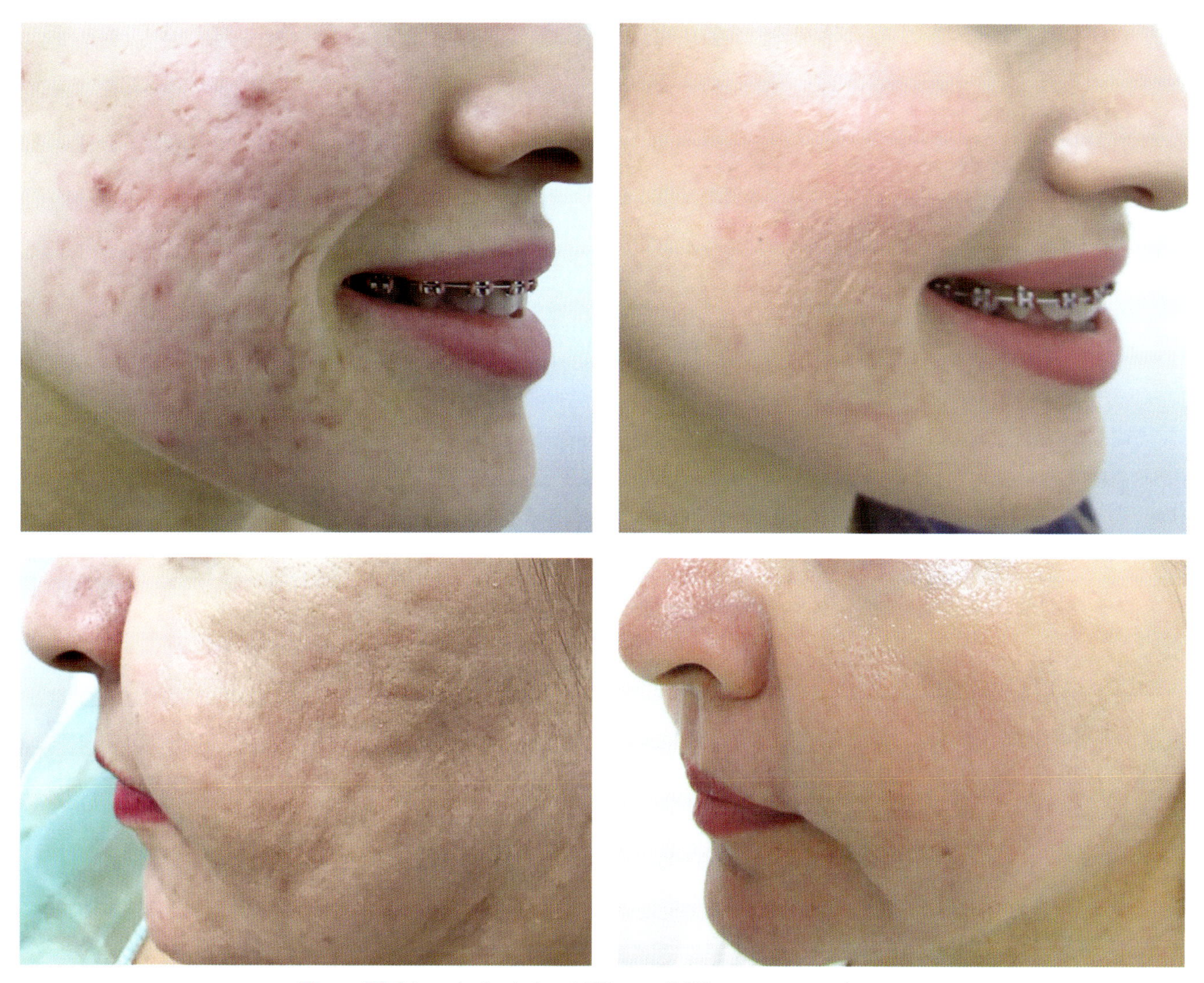

Figura 25.4 Associação de fenol 88% com IPCA® para cicatrizes de acne.

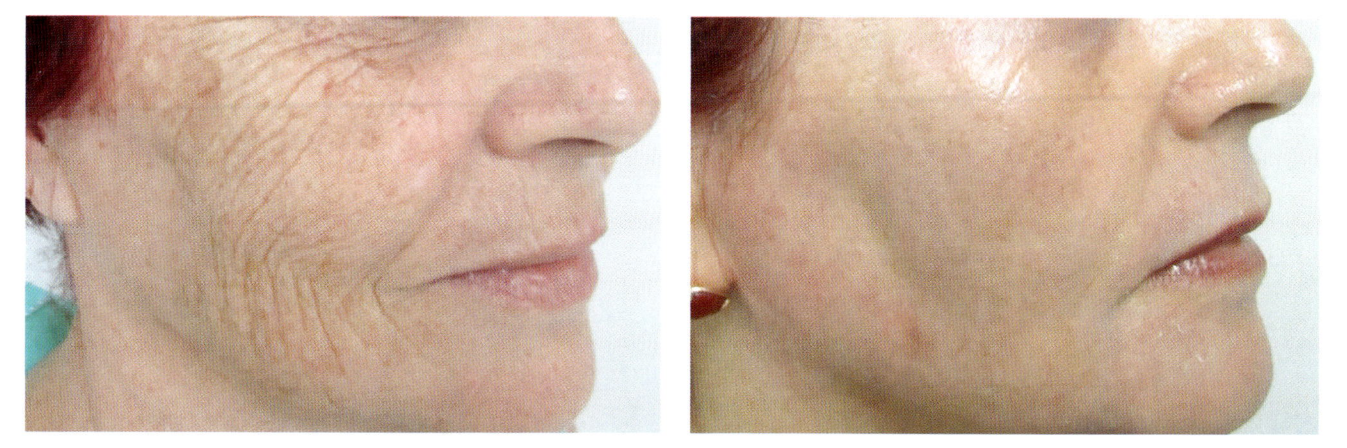

Figura 25.5 Associação de fenol 88% com IPCA® para rugas, flacidez e melanoses.

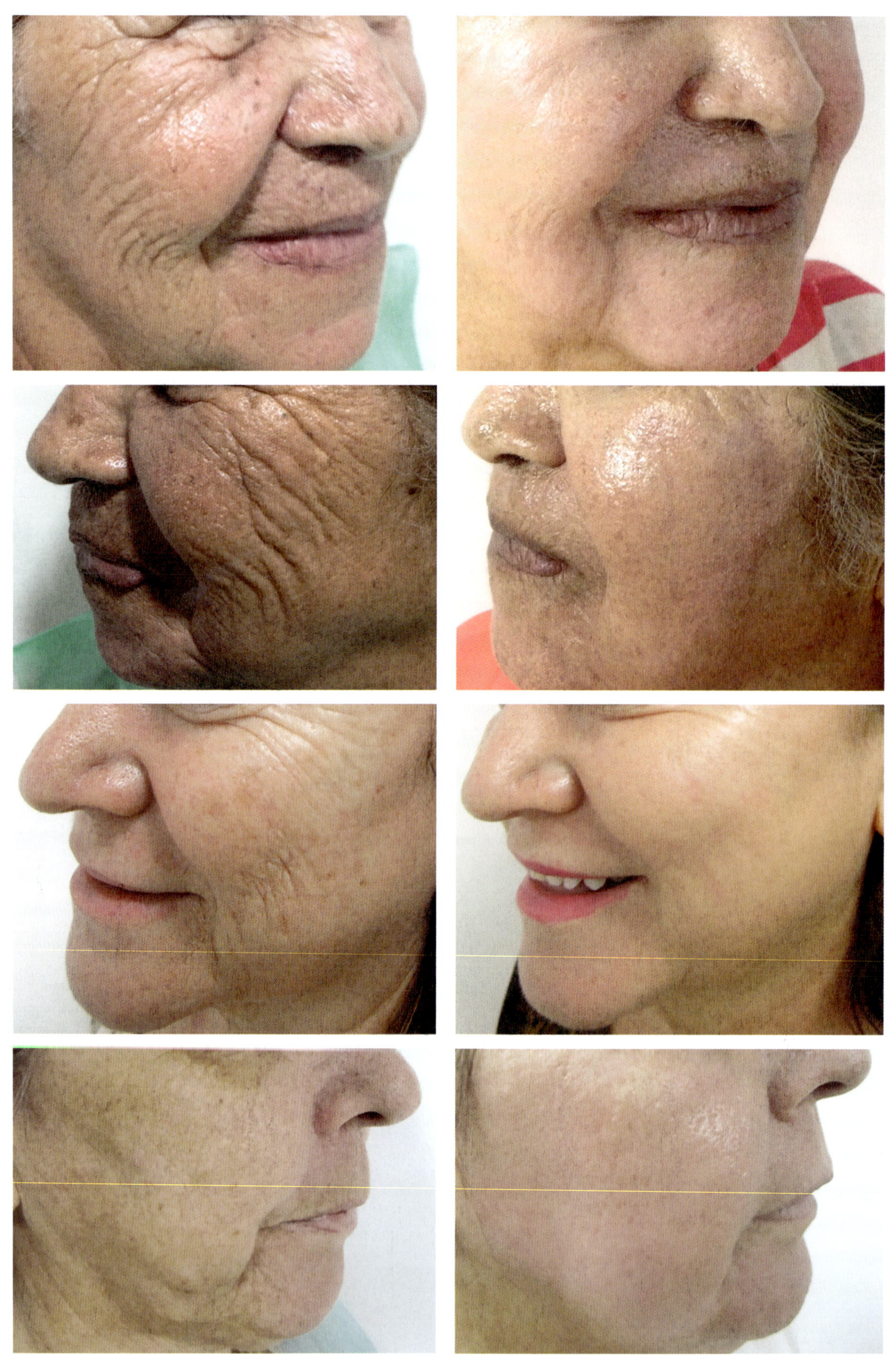

Figura 25.6 Associação de fenol 88% com IPCA® para rugas e flacidez. (*continua*)

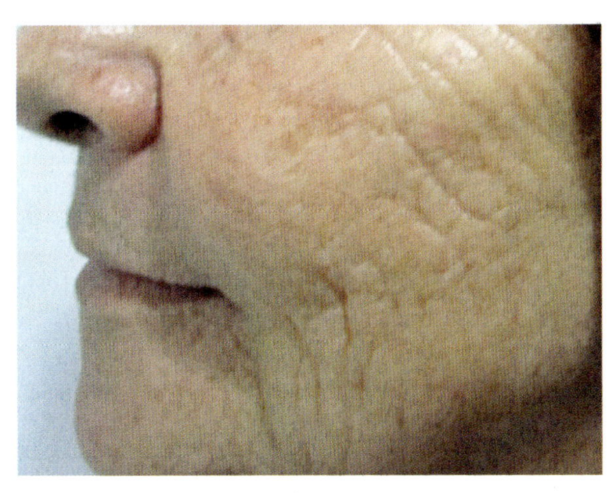
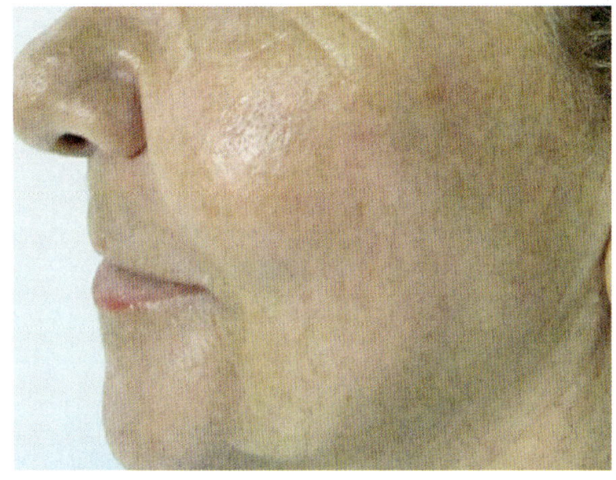

Figura 25.6 (*Continuação*) Associação de fenol 88% com IPCA® para rugas e flacidez.

Quinze dias após a intervenção, todos os pacientes foram examinados e solicitados a responder um questionário sobre o período após o procedimento. Buscou-se identificar efeitos esperados, como eritema, edema ou outras complicações, como hiperpigmentação pós-inflamatória ou infecções. Nessa visita, todos os pacientes foram orientados a utilizar despigmentante industrializado (ácido retinoico 0,05% + hidroquinona 4% + fluocinolona acetonido 0,01%), alternando-o com regenerador cutâneo durante 15 dias e filtro solar tonalizado, industrializado e de FPS 50+. Posteriormente, orientou-se o uso do despigmentante todas as noites, o que foi feito com boa tolerabilidade. A avaliação clínica (de acordo com a escala com as categorias muito bom, bom, razoável e ruim) e a avaliação fotográfica (com a mesma câmera digital imediatamente antes e 3 meses após o procedimento) foram realizadas pelo investigador 3 meses após o procedimento, ocasião em que também foram aplicados aos pacientes questionários de satisfação com os resultados. Entre os 27 pacientes tratados, 12 apresentavam apenas rugas e flacidez, cinco apresentavam apenas cicatrizes de acne e 10 apresentavam rugas, flacidez e cicatrizes de acne. O fotótipo dos pacientes variou de I a III, segundo a classificação de Fitzpatrick. Na avaliação clínica e por fotografias, o autor considerou os resultados de bom a muito bom. No questionário de satisfação, 100% dos pacientes relataram estar satisfeitos com os resultados. Todos informaram que se submeteriam à intervenção outra vez, caso fosse necessário. O grau de dor e desconforto durante o procedimento foi considerado tolerável pelos pacientes. Os registros de frequência cardíaca, saturação de oxigênio e pressão arterial tiveram pouca oscilação durante a intervenção. O retorno às atividades laborativas variou de 7 a 10 dias. Edema moderado e eritema persistiram durante o período que oscilou de 25 a 35 dias, sendo bem encobertos pelo uso do filtro solar tonalizado. Hiperpigmentação pós-inflamatória moderada foi observada em sete dos 28 pacientes, tendo sido revertida com despigmentante no prazo de 30 a 45 dias. Considerou-se também que todos os 28 pacientes tratados foram responsivos à técnica utilizada e que repetiriam o mesmo procedimento em outros casos com indicação similar. Treze dos 28 pacientes avaliados já estão com 24 meses de acompanhamento após o procedimento e apresentam manutenção satisfatória dos resultados. Foi observado que o tempo de recuperação com o fenol 88% aplicado isoladamente é mais longo quando comparado ao de sua associação com a IPCA®, além da substancial melhora nesta última proposta.

Sugerimos evitar a associação de *peeling* com IPCA® em:

- Melasma ou no indivíduo com tendência à hiperpigmentação pós-inflamatória constatada previamente: diferentemente da segurança oferecida com a IPCA® como técnica isolada, a adição de um caústico pode piorar o melasma e aumentar a sensibilização à luz; deve-se ter muita cautela
- Pele reativa, eritematosa, com exuberância de telangiectasias, com rosácea ou nos mais alérgicos – nesses casos, indica-se apenas a IPCA®. Nos casos em que existe fotodano substancial associado ao melasma, pode-se utilizar o *peeling* de ácido retinoico tonalizado, finalizando a intervenção com a IPCA® (injúria moderada)
- Pacientes que não tenham disponibilidade de se ausentar do sol em suas rotinas
- Paciente com fotótipos entre IV e VI segundo Fitzpatrick, pois estão mais sujeitos à hiperpigmentação pós-inflamatória, muitas vezes surpreendendo mesmo com *peelings* superficiais. Vale lembrar que a IPCA® potencializa substancialmente a intervenção.

Perfil de segurança e procedência das substâncias utilizadas

É essencial a certificação da boa procedência das soluções utilizadas nessas intervenções, bem como sua conservação e seu prazo de validade. Deve-se dar atenção à qualidade dos substratos usados, o que afeta diretamente os resultados. O rótulo deve conter de modo claro o conteúdo do recipiente, evitando-se trocas ou confusão no momento do uso.

Sequência metodológica proposta

▸ **Avaliação do paciente.** A aplicabilidade da IPCA® associada a *peelings* deve estar reservada aos fotótipos I a III. Não é recomendada em fotótipos mais altos, sujeitos à hiperpigmentação pós-inflamatória, que poderá ser transitória ou duradoura. O preparo é mandatório, e quanto menos melanina a pele tratada estiver disponibilizando, menor o risco de escurecimento. Portanto, recomenda-se o uso de despigmentante e filtro solar 30 dias antes da intervenção.

▸ **Instrumental.** O autor prefere a utilização de rolo com uma média de 192 agulhas de 2,5 mm de comprimento. O tratamento deve ser realizado em uma sala de procedimento criteriosamente preparada para uma intervenção cirúrgica e por um profissional treinado e paramentado. É fundamental não banalizar esses critérios de segurança, que vão desde a utilização de luvas estéreis e aposição de campos cirúrgicos estéreis a um ambiente que siga normas restritas de desinfecção.

▸ **Assepsia e anestesia da área.** Após a antissepsia com clorexidina 2%, sugerem-se associação de bloqueio anestésico dos nervos infraorbitário e mentoniano e complementação com solução de lidocaína 2% sem vasoconstritor 1:2 com soro fisiológico 0,9%, respeitando a dose máxima do ativo permitida (ver Capítulo 4, *Critérios de Segurança | Analgesia e Anestesia*). A adição de bicarbonato com o intuito de oferecer mais conforto, reduzindo o ardor, é opcional.

▸ **Realização do *peeling*.** Tanto o TCA 35% como o fenol 88% são aplicados buscando o *frosting* convencional da intervenção. Não recomendamos a utilização desses ativos após a realização da IPCA®. O autor considera essa proposta insegura e passível de desencadear efeitos adversos variáveis como discromias e cicatrizes distróficas. Enfatiza-se que primeiro se realiza o *peeling* para depois, e no mesmo momento, utilizar o rolo de agulhas. Em se tratando do *peeling* de ácido retinoico 5%, após a injúria moderada e a formação de curativo biológico instalado 30 a 40 minutos após a intervenção, resultante da cristalização da exsudação serossanguinolenta, aplica-se o ativo.

▸ **Transoperatório.** O uso do rolo de microagulhas nessa associação acontece seguindo a mesma metodologia proposta para a IPCA® isolada. O tratamento com o cáustico escolhido para o *peeling* deve ser realizado imediatamente antes da utilização das microagulhas. Finalizado o *peeling*, após anestesia infiltrativa, procede-se então ao rolamento do instrumental, perfazendo faixas paralelas e adjacentes de micropunturas, que se intercruzam diagonalmente, buscando atingir uma púrpura uniforme com milhares de microperfurações. A superfície comumente encontra-se rígida pela infiltração anestésica e pela presença do cáustico, o que facilita o rolamento do instrumento. Observa-se redução substancial do sangramento já nos 10 a 20 minutos seguintes, dando lugar a uma exsudação serosa que regride progressivamente nas primeiras 6 a 8 horas.

▸ **Pós-operatório imediato.** A exsudação é exuberante; portanto, o curativo deve ser realizado com gaze estéril em grande quantidade e esparadrapo microporado, sem a adição de qualquer umectante. O autor não recomenda, assim como em orientações prévias, antibioticoterapia tópica ou sistêmica.

▸ **Evolução e cuidados no pós-operatório.** O edema observado no dia seguinte à intervenção é substancial. Visando ao conforto do paciente e à praticidade do pós-operatório, recomenda-se que o curativo seja removido em domicílio, quando a área tratada deve ser higienizada com sabonete líquido com baixo potencial de detergência, evitando sensibilização. Após esta prática, recomenda-se o uso de um bálsamo regenerador até a reepitelização, em média de 5 a 7 dias, quando cremes clareadores e filtro solar tonalizado de amplo espectro podem ser utilizados. Restrição à luz deve ser orientada. Caso o dermatologista deseje utilizar um preenchedor como ácido hialurônico, recomenda-se que essa intervenção seja programada para, pelo menos, 30 dias após esse tratamento, certificando-se de que o edema tenha regredido completamente. A aplicação de toxina botulínica, na prática do autor, é segura após 15 dias dessa intervenção. Não se deve realizar a aplicação da toxina botulínica no mesmo tempo cirúrgico. Efeitos adversos podem ocorrer na vigência do edema, pelo aumento da difusão do halo de ação da toxina, atingindo fibras musculares alheias à proposta.

▶ **Complicações.** A prevenção de efeitos adversos está na dependência dos cuidados no pré-operatório, transoperatório e é mandatória atenção no pós-operatório. Deve continuar até a remoção espontânea total das crostas e regressão do edema, hematomas e eritema, pois o paciente estará sujeito à hiperpigmentação pós-inflamatória. O eritema persistente também pode ocorrer, mas é facilmente controlado com o uso de filtro solar e gel de silicone noturno, com o objetivo de manter a hidratação e evitar prurido ou escoriações.

▶ **Dor e desconforto.** Apesar de provocar injúria profunda, a associação de *peeling* médio com a IPCA® não causa dor no pós-operatório. Caso a queixa se instale após 48 horas da intervenção, deve-se atentar para infecção secundária.

▶ **Profilaxia para herpes.** Como se trata de uma intervenção que utiliza substância cáustica, resultando em desepitelização da área tratada, é mandatória a introdução do anti-herpético. A intervenção ablativa remove a epiderme totalmente e, consequentemente, possibilita a infecção por um organismo oportunista que pode se instalar com a perda da integridade do queratinócito. Recomenda-se, portanto, a introdução do tratamento preventivo nas doses usuais e sua interrupção apenas após a reepitelização, quando o queratinócito estará íntegro.

As Figuras 25.4 a 25.6, mostradas anteriormente, apresentam resultados de pacientes tratados com a associação de fenol 88% e IPCA® em diversas indicações.

Considerações finais

Na experiência do autor, a associação de *peeling* e IPCA® tem sido segura e proporcionado bons resultados. A introdução do cáustico imediatamente antes da IPCA® otimiza os resultados em condições de flacidez, rugas profundas e cicatrizes de acne. A cautela e a atenção no pré e pós-operatório devem ser acentuadas, e apenas dermatologistas que tenham domínio de ambas as técnicas devem executá-las. O autor testou várias maneiras de executar essa intervenção e considera a sequência metodológica anteriormente sugerida a mais segura e reproduzível.

Bibliografia

Bagatin E, Hassun K, Talarico S. Revisão sistemática sobre peelings. Surg Cosmet Dermatol. 2009; 1(1):37-46.

Bal SM, Caussian J, Pavel S et al. In vivo assessment of safety of microneedle arrays in human skin. Eur J of Pharm Sci. 2008; 35(3):193-202.

Fernandes D. Minimally invasive percutaneous collagen induction. Oral Maxillofac Surg Clin North Am. 2006; 17(1):51-63.

Fulton JE, Porumb S. Chemical peels – their place within the range of resurfacing techniques. Am J Clin Dermatol. 2004; 5(3):179-87.

Kadunc BV, Vanti AA. Avaliação da toxicidade sistêmica do fenol em peelings faciais. Surg Cosmet Dermatol. 2009; 1(1):10-4.

Lima EA. Associação do microagulhamento ao peeling de fenol: uma nova proposta terapêutica em flacidez, rugas e cicatrizes de acne da face. Surg Cosmet Dermatol. 2015; 7(4):328-31.

Lima EA, Lima MA, Araújo, CEC et al. Investigação sobre o uso do ácido retinoico a 3% e a 5% em soluções para peeling como agente para drug delivery após indução percutânea de colágeno com agulhas (IPCA®): perfil de segurança e protocolo de uso. Surgical & Cosmetic Dermatology. 2018; 10(1):22-7.

Lima E, Lima M, Takano D. Microagulhamento: estudo experimental e classificação da injúria provocada. Surg Cosmet Dermatol. 2013; 5(2):110-4.

Lv YG, Liu J, Gao YH et al. Modeling of transdermal drug delivery with a microneedle array. J Micromech Microengim. 2006; 16(11):151-4.

Nelson BR, Fader DJ, Gillard M et al. Pilot histologic and ultrastructural study of the effects of medium-depth chemical facial peels on dermal collagen in patients with actinically damaged skin. J Am Acad Dermatol. 1995; 32(3):472-8.

Vandervoort L, Ludwig A. Microneedles for transdermal drug delivery; minireview. Frontiers in Biocience. 2008; 13(5):1711-5.

Vasconcelos NB, Figueira GM, Fonseca JCM. Estudo comparativo de hemifaces entre 2 peelings de fenol (fórmulas de Baker Gordon e de Hetter), para a correção de rítides faciais. Surg Cosmet Dermatol. 2013; 5(1):40-4.

CAPÍTULO 26

IPCA® Associada a Preenchedores, Bioestimuladores e Toxina Botulínica

Emerson de Andrade Lima

Racional da associação de técnicas

Há uma tendência, respaldada pela literatura e experiência médica, para a associação de técnicas buscando a otimização dos resultados. A utilização de agulhas e microagulhas em procedimentos busca o remodelamento do colágeno degradado pelo envelhecimento ou cicatricial após o processo inflamatório. Essa transformação do colágeno tem sido capaz de corrigir rugas, sulcos, flacidez e cicatrizes. A reflexão proposta neste capítulo é a de melhorar a qualidade do tecido afetado, antes de planejar a aplicação de um ativo com potencial volumerizador ou, até mesmo, com potencial de relaxar a musculatura adjacente. A indução percutânea de colágeno com agulhas (IPCA®) remodela a epiderme e a derme, sem desepitelizá-las, com um curto período de recuperação. De modo similar agem a tunelização dérmica (TD®), ao liberar vincos estáticos, e a radiofrequência pulsada com multiagulhas (RFPM®), ao substituir a pele danificada por uma mais próxima do padrão fisiológico. O racional é tratar esse envelope de pele que recobre o arcabouço ósseo, os músculos, os ligamentos e os compartimentos de gordura na face, antes da aplicação de preenchedor ou toxina botulínica. A atividade muscular sobre a pele aprofunda depressões, a frouxidão de estruturas compromete a sustentação e a redistribuição da gordura adiciona à sobra de pele mais peso, seja no envelhecimento ou no processo de consumo de uma acne inflamatória. A seguir, há algumas conclusões do autor com base em sua experiência de 10 anos com agulhas.

Protocolos de associação

1. Ao tratar rugas estáticas, como as da fronte ou glabela com a TD®, orienta-se aguardar a redução do edema e a absorção, mesmo que parcial, do hematoma, típicos da intervenção, antes da aplicação da toxina botulínica. Sugere-se esperar 15 dias após o procedimento; porém, muitas vezes, pretende-se, com mais precocidade, acomodar o vinco preenchido pelo hematoma, evitando que o músculo volte a agir naquela região. Na experiência do autor, 7 dias após a TD® a maioria dos pacientes já está pronta para a aplicação. A Figura 26.1 apresenta um paciente 7 dias após a TD® para correção de rugas estáticas na fronte, candidato à aplicação de toxina botulínica, mesmo com modesto hematoma em regressão. Na Figura 26.2, encontra-se o mesmo paciente em outro ângulo após 30 dias, ainda sem a aplicação da toxina botulínica, mantendo os resultados de descolamento, mesmo com atividade dos músculos frontais e corrugadores bem intensa. Vale reforçar a necessidade de se relaxar essa musculatura para garantir a manutenção dos resultados. A Figura 26.3 mostra a fronte de um paciente após a associação de TD® com toxina botulínica. Nos casos em que os pacientes já tiverem realizado a aplicação e ainda sobrarem rugas estáticas, a TD® pode ser realizada 15 dias após a intervenção. Nesses

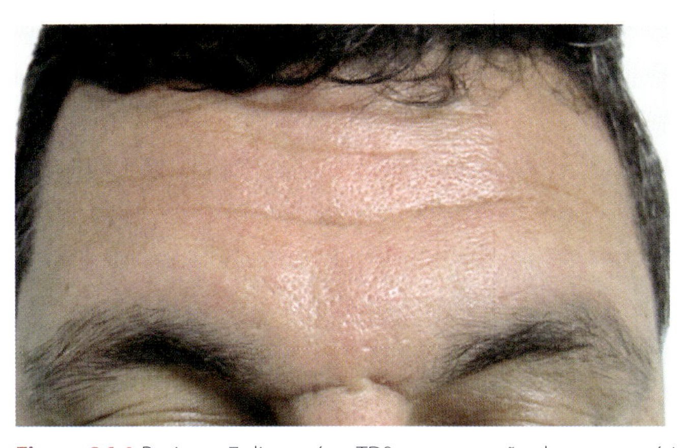
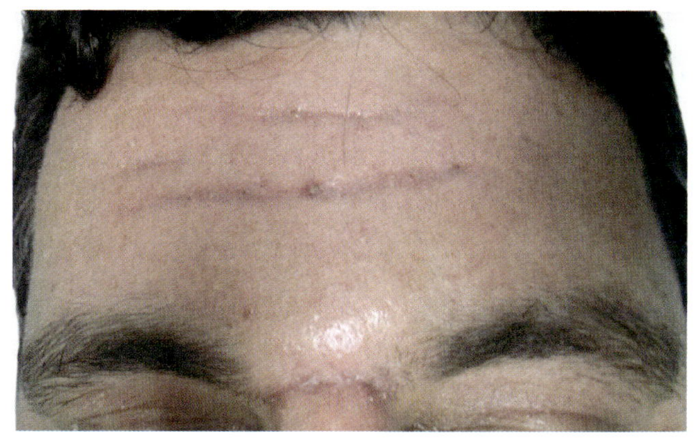

Figura 26.1 Paciente 7 dias após a TD® para correção de rugas estáticas na fronte, candidato à aplicação de toxina botulínica, mesmo com modesto hematoma em regressão.

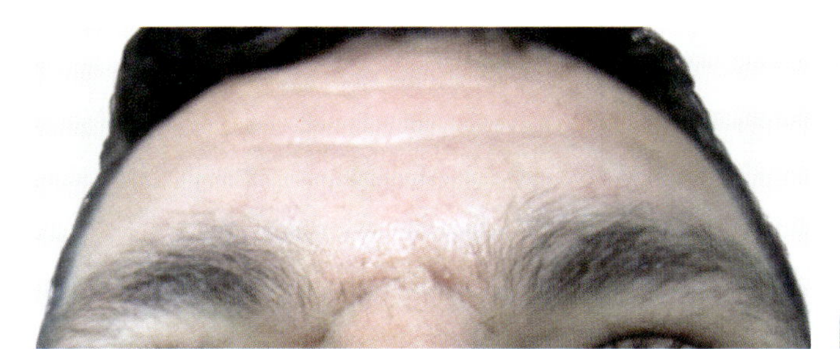
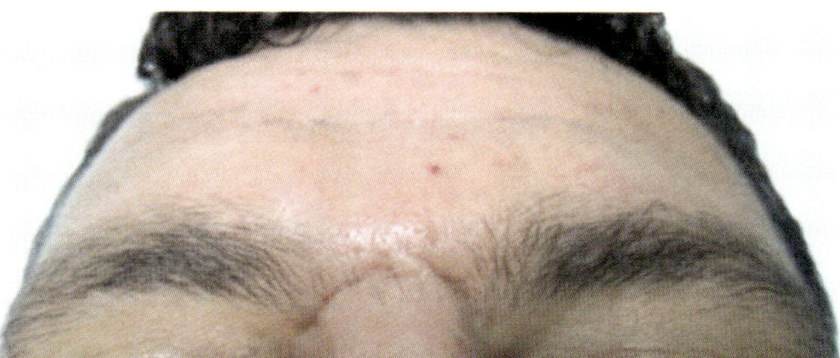

Figura 26.2 Paciente da Figura 26.1 em outro ângulo, agora após 30 dias, ainda sem a aplicação da toxina botulínica, mantendo os resultados de descolamento, mesmo com atividade dos músculos frontais e corrugadores bem intensa.

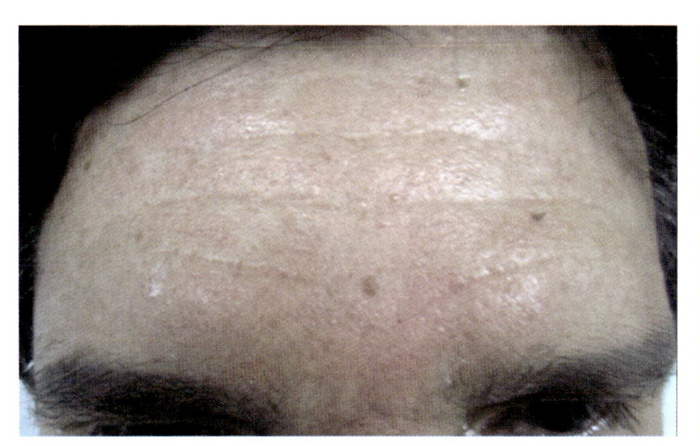
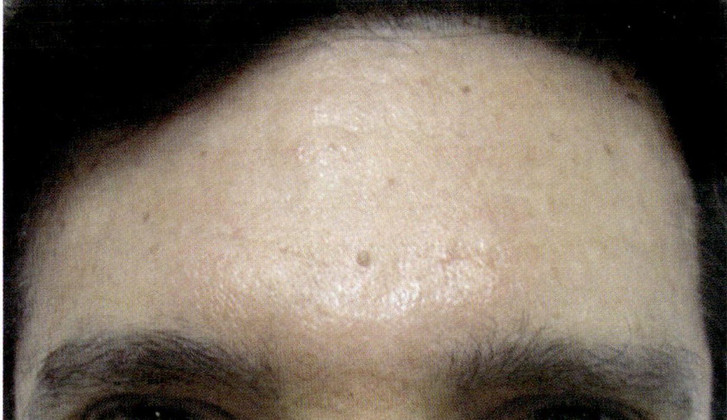

Figura 26.3 Fronte de um paciente após a associação de TD® com toxina botulínica.

casos, a reabsorção do hematoma e do edema pode se dar de maneira mais lenta, já que a musculatura não estará em plena atividade para auxiliar na sua drenagem. Entretanto, não é considerada contraindicação.

2. A aplicação da toxina botulínica também pode ser útil no tratamento do pescoço e do colo após a realização da IPCA®, ou até mesmo quando associada à RFPM®. Nesses casos, segue as mesmas orientações, e, habitualmente, já pode ser realizada 7 dias após a intervenção. Se ainda houver resquício de edema, hematomas ou crostas (injúria profunda), recomenda-se aguardar 15 dias. Caso já tenha sido aplicada, não compromete a realização de intervenções com microagulhas nos dias seguintes. A Figura 26.4 apresenta a região cervical após duas sessões de tratamento com a associação de RFPM® e IPCA® com melhora substancial da flacidez, exclusivamemte com microagulhas após quatro meses. Nesses casos, podemos sugerir a associação de hidroxiapatita de cálcio e/ou de toxina botulínica para otimizarmos o rejuvenescimento da área. Outra opção é o uso do ácido hialurônico, melhorando contornos e sustentação, mas antes realizamos um estímulo impactante epidérmico e dérmico com IPCA®e RFPM®.

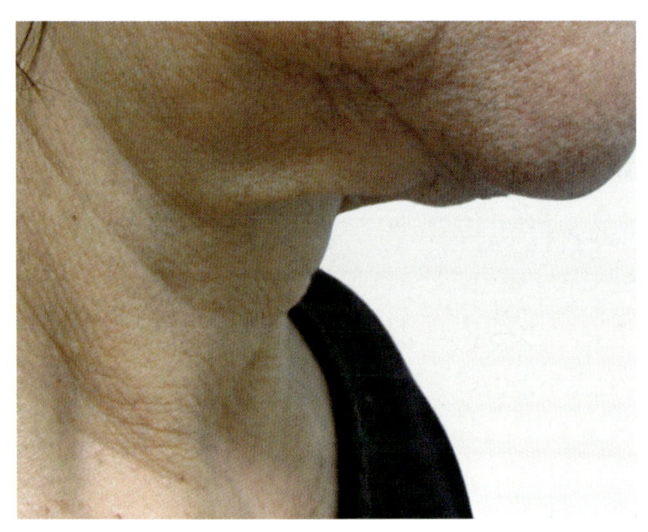
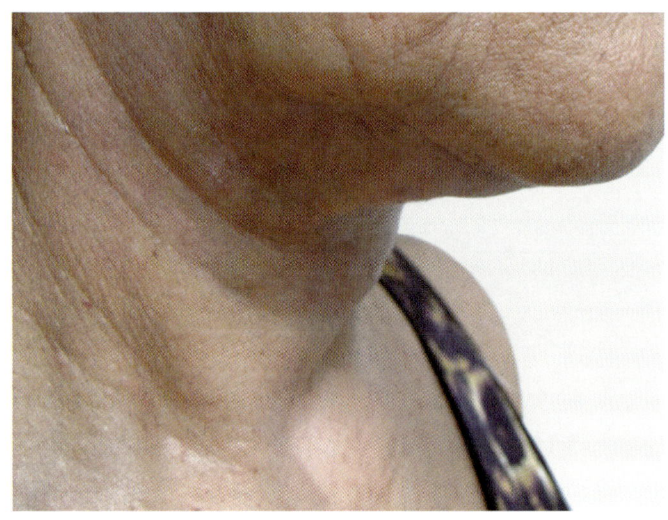

Figura 26.4 Região cervical após duas sessões de tratamento com a associação de RFPM® e IPCA®, com melhora substancial da flacidez, e uso exclusivamente de microagulhas após 4 meses.

3. A utilização do ácido hialurônico pode acontecer antes ou depois do procedimento com as agulhas. O autor preconiza seu uso posteriormente. Ainda não há dados suficientes nem literatura que respalde seu uso durante a intervenção com agulhas como mais eficiente. Comumente, quando as intervenções com TD®, IPCA® e RFPM® são realizadas, há de se aguardar a remodelação do colágeno para o cálculo da quantidade de preenchimento. Porém, é possível utilizá-lo 15 a 30 dias após as intervenções, a depender de cada caso, considerando que a recuperação ocorre em um curto prazo. Vale lembrar que, tratando-se de cicatrizes, traves fibróticas podem comprometer a uniformização do preenchedor aplicado, sendo recomendado liberar essas traves antes de aplicar o produto, como já mencionado.
4. Quando o paciente apresenta um consumo dérmico após acne grave ou envelhecimento que resulte em afinamento substancial da pele, o uso de bioestimuladores pode ser uma opção antes de realizar a TD®. Nesse caso, propõe-se aguardar pelo menos 45 dias, buscando um estímulo colagênico. Com a pele mais espessa, a TD® é realizada com mais segurança. Também pode-se preparar a pele com bioestimulador, como hidroxiapatita de cálcio ou ácido polilático, antes da IPCA®. Quando se opta por essa sequência metodológica, recomenda-se aguardar pelo menos 60 dias para se conquistar um bom estímulo. Para a RFPM® ou a associação das três técnicas, segue-se o mesmo racional. Na Figura 26.5, observa-se uma paciente com cicatrizes de acne e flacidez examinada de formas estática e dinâmica. Observe a frouxidão de tecido na região geniana pela lipodistrofia. A Figura 26.6 retrata a aplicação da hidroxiapatita de cálcio nesta paciente e a Figura 26.7 mostra seu antes e depois de 60 dias do uso da hidroxiapatita de cálcio. Na Figura 26.8, pode-se avaliá-la após a IPCA® executada dois meses após o bioestimulador. É possível visualizar, nesse caso, o benefício da associação de técnicas quando se comparam as fotos anteriores às intervenções e após os tratamentos.
5. A região periorbital também pode ser beneficiada pela associação de técnicas. Optou-se inicialmente pela RFPM®, seguindo o protocolo do autor, detalhado em capítulos anteriores. A Figura 26.9 mostra a melhora da espessura da pele da pálpebra inferior, bem como da coloração e do brilho. Quando um preenchedor é posicionado para o tratamento de um sulco nasolacrimal e a pele é muito fina e flácida, há uma chance substancial de não se obter o resultado cosmético esperado e haver, ainda, edema matinal como complicação. A pele não estava preparada para receber o preenchedor. A espessura da pele da pálpebra é a mais fina do corpo humano e, portanto, mais delgada quando comparada à adjacência da região geniana. Do mesmo modo, a realização de toxina botulínica na região periorbital de uma pele muito fina pode aparentar um aspecto "craquelado", como o observado na Figura 26.10. O autor recomenda melhorar a qualidade da pele palpebral antes do uso da toxina botulínica, tratando o músculo orbicular dos olhos, bem como aplicar o preenchedor no nível nasojugal para correção da respectiva goteira. A Figura 26.11 apresenta um paciente tratado exclusivamente por RFPM®, com melhora de rugas, flacidez, goteira e bolsa herniada, que estaria pronto para a aplicação de preenchimento e toxina.

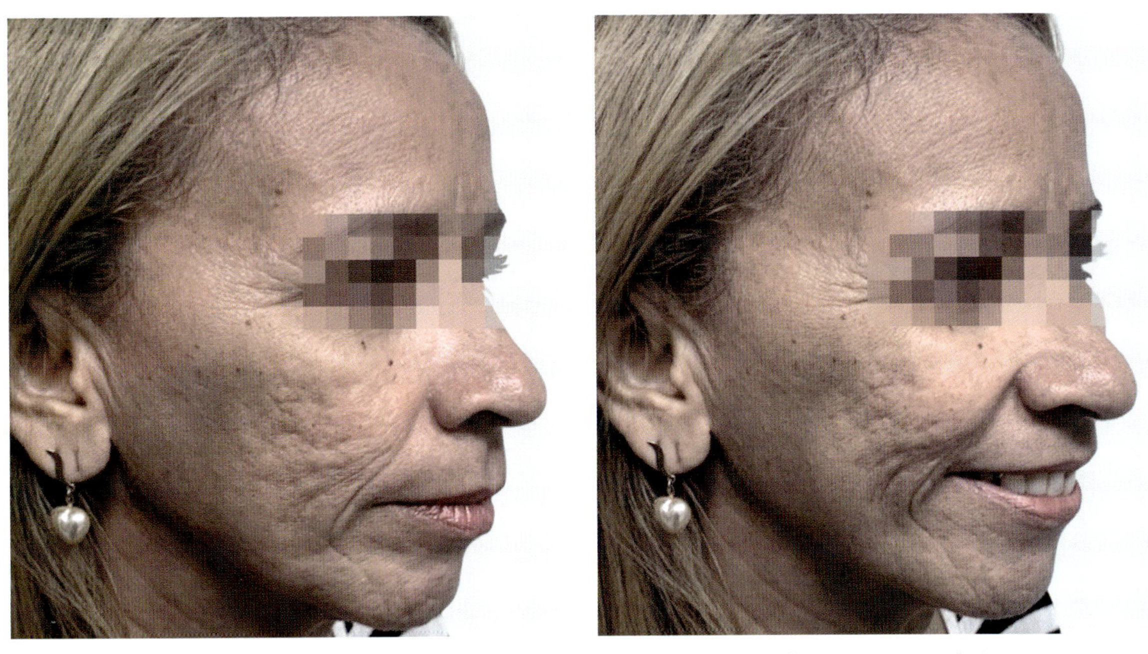

Figura 26.5 Paciente com cicatrizes de acne e flacidez examinada de formas estática e dinâmica.

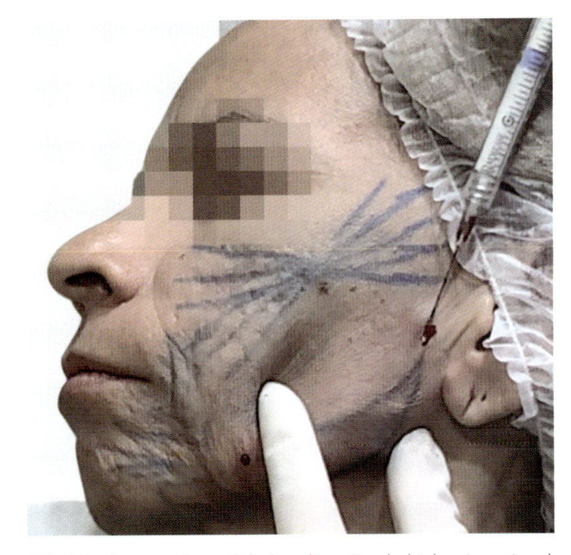

Figura 26.6 Paciente submetida à aplicação da hidroxiapatita de cálcio.

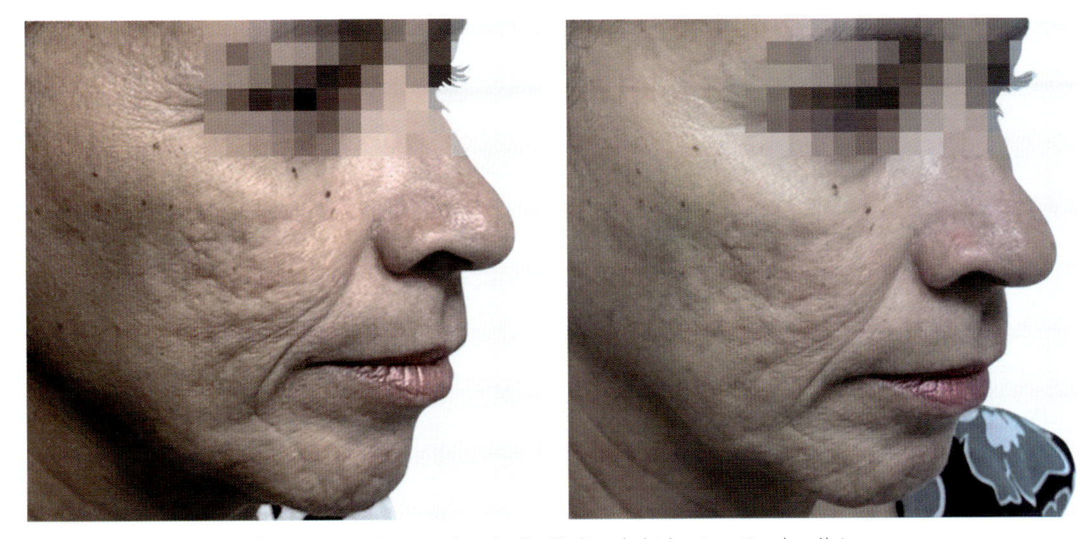

Figura 26.7 Antes e depois de 60 dias da hidroxiapatita de cálcio.

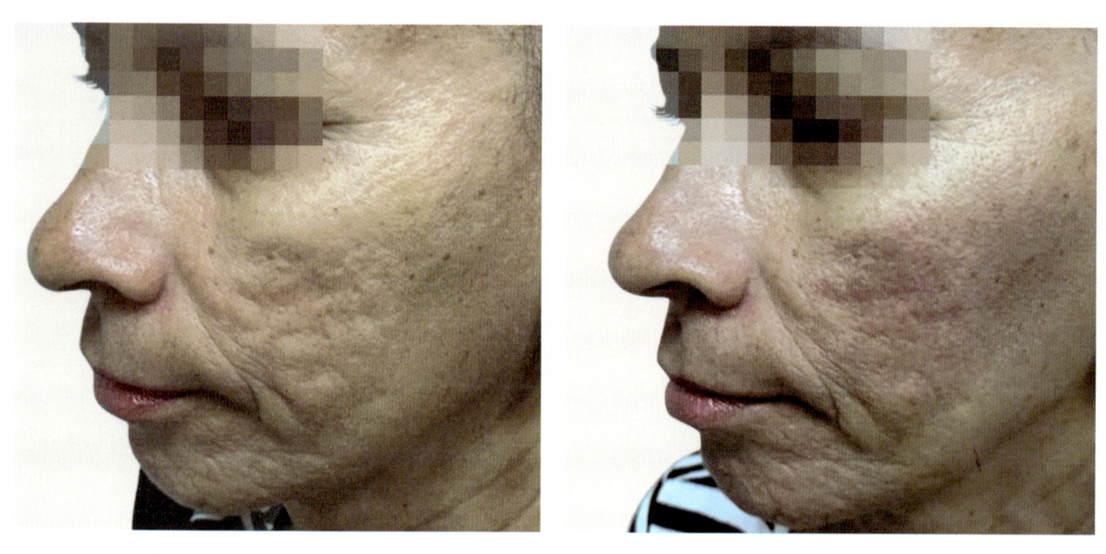

Figura 26.8 Paciente antes e após a IPCA® executada dois meses após o bioestimulador.

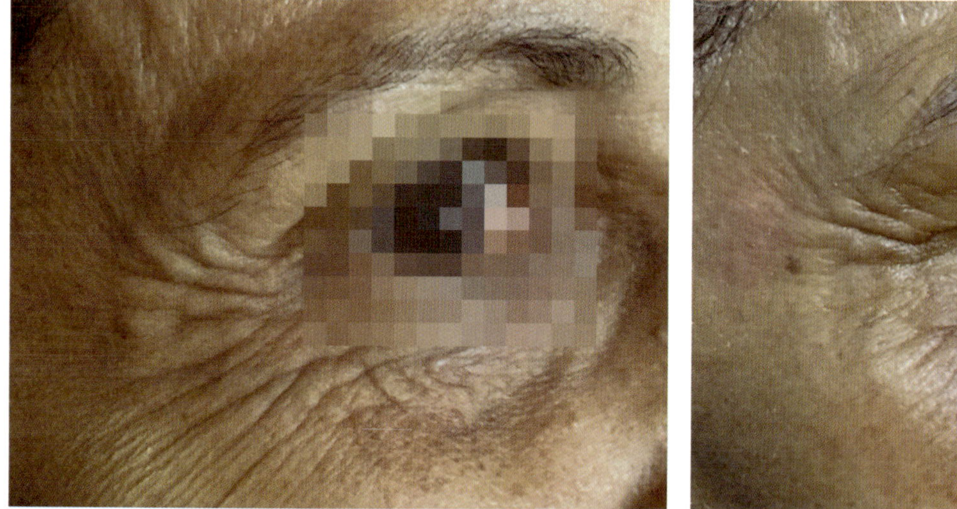
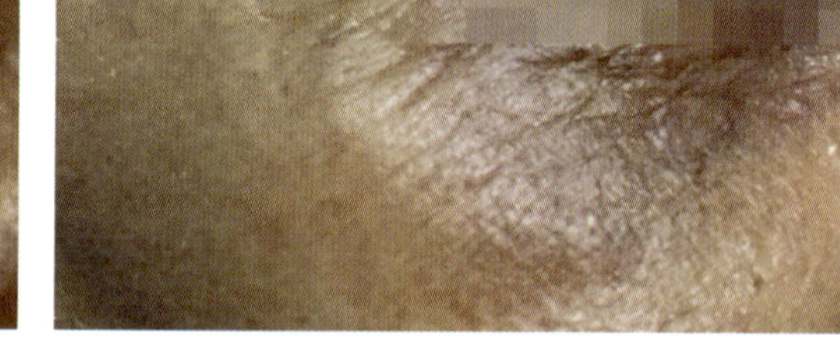

Figura 26.9 Melhora da espessura da pele da pálpebra inferior, bem como da coloração e do brilho.

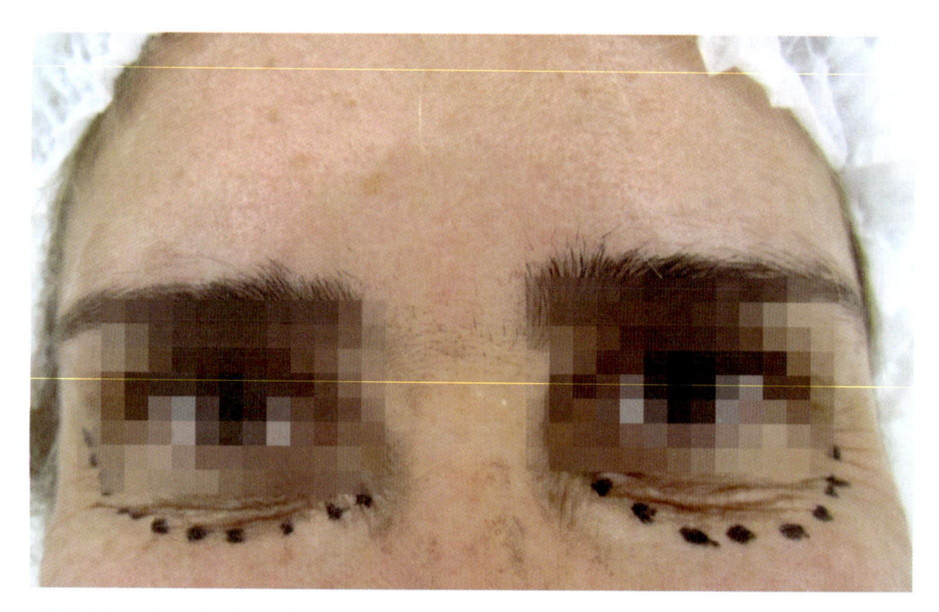

Figura 26.10 Uso de toxina botulínica na região periorbital em uma pele muito fina, apresentando aspecto "craquelado" e de sobra modesta.

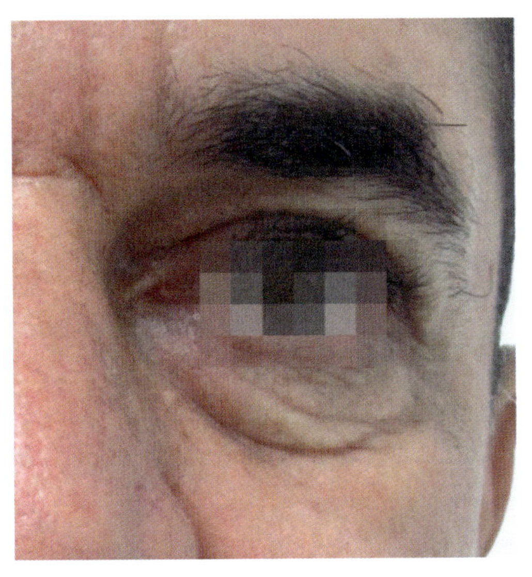
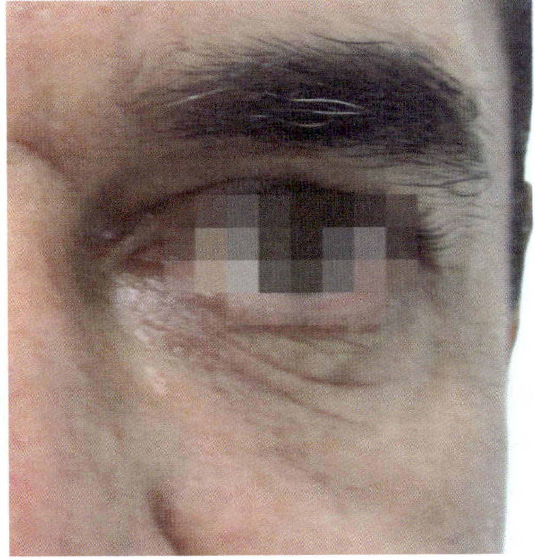

Figura 26.11 Paciente tratado exclusivamente por RFPM®, com melhora de rugas, flacidez, goteira e bolsa herniada, que estaria pronto para a aplicação de preenchimento e toxina.

6. O tratamento dos sulcos nasogenianos com TD®, superficializando-os e preparando a região para o uso de preenchedor, é outra indicação com boa aplicabilidade dessas associações. Tanto no uso do preenchedor dentro do sulco, a distância em pontos de sustentação malar, quanto refazendo contornos da mandíbula, o ácido hialurônico e a hidroxiapatita de cálcio são recomendados, segundo protocolo do autor, 15 a 30 dias após a intervenção de descolamento. É importante essa espera porque, em algumas situações, a TD® pode ser repetida antes de o produto ser aplicado. A aplicação do produto imediatamente após o descolamento já foi avaliada pelo o autor, que considera mais adequada e segura a intervenção em tempos distintos. A Figura 26.12 mostra um paciente tratado por agulhas para superficializar sulcos e rugas periorais rígidas pela espessura da pele e agora é candidato ao uso de preenchedor ou bioestimulador. Na Figura 26.13 há mais um exemplo de tratamento com microagulhas antes de preenchimento, mostrando antes e depois de 45 dias da RFPM®. A Figura 26.14 apresenta um paciente tratado com TD® para sulco nasogeniano bem profundo, que recebeu, posteriormente, 1,5 mℓ de ácido hialurônico dividido para os dois lados, tendo bom resultado. Esse exemplo demonstra outra vantagem da técnica, a economia de produto, seguindo a sequência metodológica do autor.

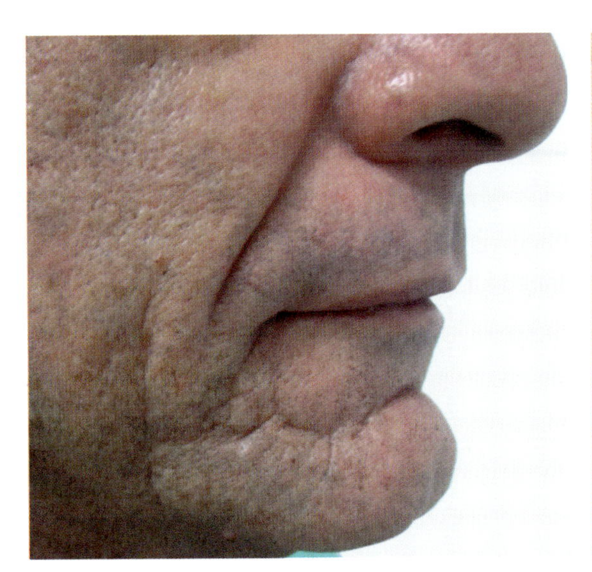
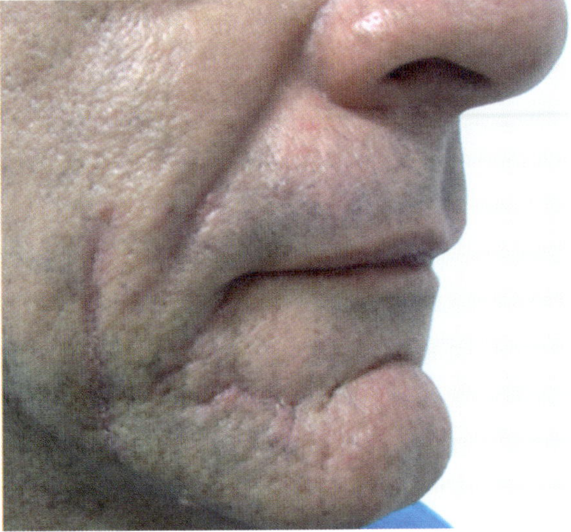

Figura 26.12 Paciente tratado por agulhas para superficializar sulcos e rugas periorais rígidas pela espessura da pele.

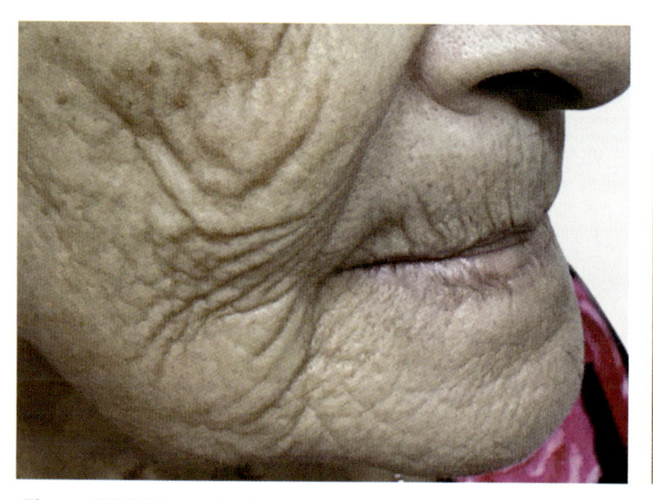
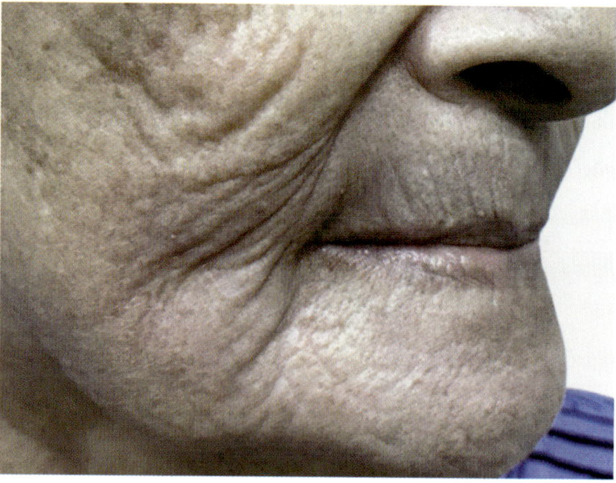

Figura 26.13 Exemplo de tratamento com microagulhas antes de preenchimento, mostrando antes e depois de 45 dias da RFPM®.

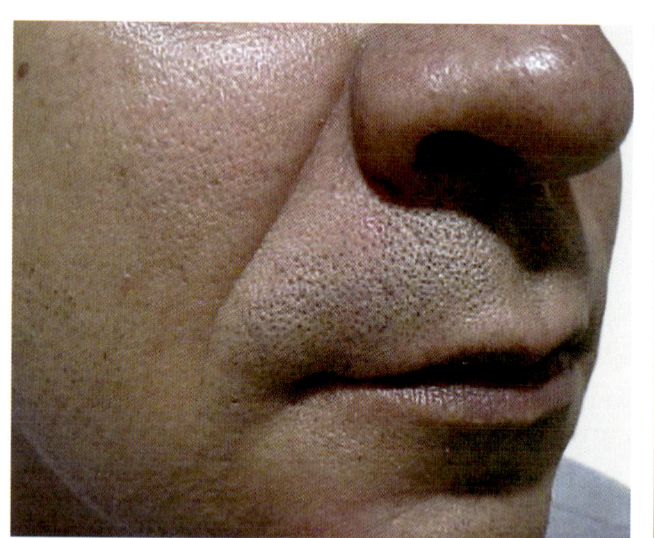
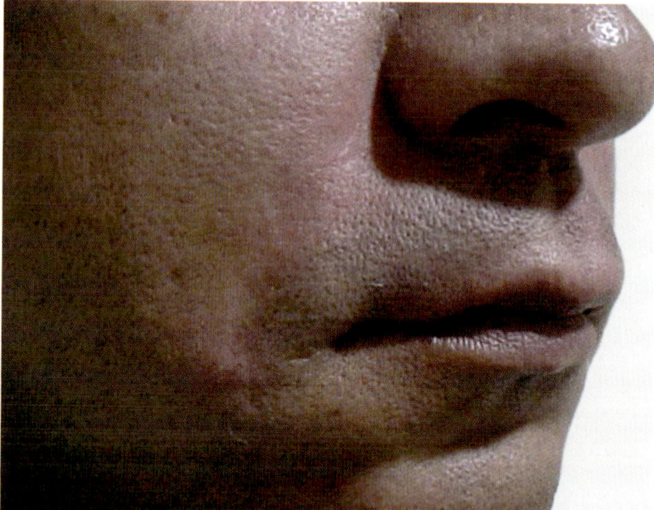

Figura 26.14 Paciente tratado com TD® para sulco nasogeniano bem profundo, que recebeu, posteriormente, 1,5 mℓ de ácido hialurônico dividido para os dois lados, tendo bom resultado.

Bibliografia

Aust MC. Percutaneous collagen induction therapy: an alternative treatment for scars, wrinkles, and skin laxity. Plast Reconstr Surg. 2008; 121(4):1421-9.

Bal SM, Caussian J, Pavel S, Bouwstra JA. In vivo assessment of safety of microneedle arrays in human skin. Eur J of Pharm Sci. 2008; 35(3):193-202.

Brody HJ. Trichloracetic acid application in chemical peeling, operative techniques. Plast Reconstr Surg. 1995; 2(2):127-8.

Camirand A, Doucet J. Needle dermabrasion. Aesthetic Plast Surg. 1997; 21(1):48-51.

Cohen KI, Diegelmann RF, Lindbland WJ. Wound healing: biochemical and clinical aspects. Philadelphia: W.B. Saunders Co; 1992.

Fabroccini G, Fardella N. Acne scar treatment using skin needling. Clin Exp Dermatol. 2009; 34(8):874-9.

Fernandes D. Minimally invasive percutaneous collagen induction. Oral Maxillofac Surg Clin North Am. 2006; 17(1):51-63.

Fernandes D, Massimo S. Combating photoaging with percutaneous collagen induction. Clin Dermatol. 2008; 26(2):192-9.

Orentreich DS, Orentreich N. Subcutaneous incisionless (subcision) surgery for the correction of depressed scars and wrinkles. Dermatol Surg. 1995; 21(6):543-9.

CAPÍTULO

27

IPCA® na Pele Étnica

Emerson de Andrade Lima

Introdução

A melanina é o maior determinante da cor da pele; a concentração de melanossomos em peles morenas chega a ser o dobro em comparação à de peles claras. Cogita-se haver também um aumento da atividade da tirosinase, produzindo mais melanina e apresentando uma resposta particular à exposição ultravioleta (UV).

Quando se faz uma intervenção em pacientes afrodescendentes, a diferença mais significativa em relação aos caucasianos, por exemplo, corresponde à quantidade de melanina. Essa peculiaridade da pele étnica exige atenção especial do médico dermatologista ao escolher um tratamento para cicatrizes, estrias, celulite, rugas, flacidez e clareamento de manchas, bem como cuidados redobrados no preparo, durante o tratamento e no pós-procedimento, a fim de evitar complicações. Vale salientar que em um país miscigenado como o Brasil, em que a maioria da população apresenta multiplicidade étnica, as intervenções sempre estarão sujeitas a efeitos inesperados, mesmo em peles consideradas menos suscetíveis a complicações.

Nem mesmo a mais tradicional classificação de fotótipos idealizada por Thomas Fitzpatrick (I a VI) atende à amplitude de diferenças étnicas que existe no Brasil. Diante disso, considera-se que procedimentos que preservem o reservatório de melanina da pele – a epiderme – ofereçam menos riscos de efeitos adversos. Os procedimentos ablativos que removem totalmente a epiderme comumente oferecem riscos maiores de discromias e cicatrizes à pele étnica, devendo ser avaliados com muita cautela. Esse alerta também é válido para tecnologias com luzes.

As intervenções atuais buscam um dano fracionado da pele, possibilitando que a integridade da microrregião adjacente ao trauma mantenha-se íntegra, o que favorece um tempo de recuperação mais curto e um risco menor de complicações. O *laser* CO_2 fracionado compreende um exemplo dessa proposta; contudo, pelo aquecimento que oferece, ainda está sujeito a desencadear discromias.

IPCA®

A indução percutânea de colágeno com agulhas (IPCA®) apresenta uma proposta de estímulo na produção de colágeno, sem provocar a desepitelização observada nas técnicas ablativas e sem o aquecimento das luzes. A epiderme e a derme são perfuradas, mas não removidas. A Figura 27.1 apresenta um paciente com cicatrizes deprimidas não distensíveis, de difícil condução, tratado com sessão única de IPCA®, com injúria profunda (classificação Emerson Lima, 2013). A Figura 27.2 mostra o mesmo paciente, 4 anos após a intervenção, evidenciando a manutenção dos resultados.

Rugas profundas resultantes da evolução da elastose na pele fotoenvelhecida, que muitas vezes se comportam como cicatrizes profundas difíceis de tratar, podem também ser melhoradas pelas agulhas. As microagulhas rompem a rigidez e o enrijecimento observados com frequência em rugas profundas estáticas, como as das regiões perioral, periorbital e fronte, principalmente em indivíduos com pele espessa e seborreica, bem como em tabagistas.

Nos casos de lesões cicatriciais, essas agulhas promovem micropunturas no fundo das cicatrizes, modificando sua superfície e desestruturando o colágeno anormal, o que favorece a neovascularização e a neoangiogênese, do mesmo modo que as microagulhas. As cicatrizes deprimidas, mesmo as mais largas e profundas, responderão às agulhas. Contudo, quanto mais superficiais e estreitas, melhor o resultado terapêutico obtido.

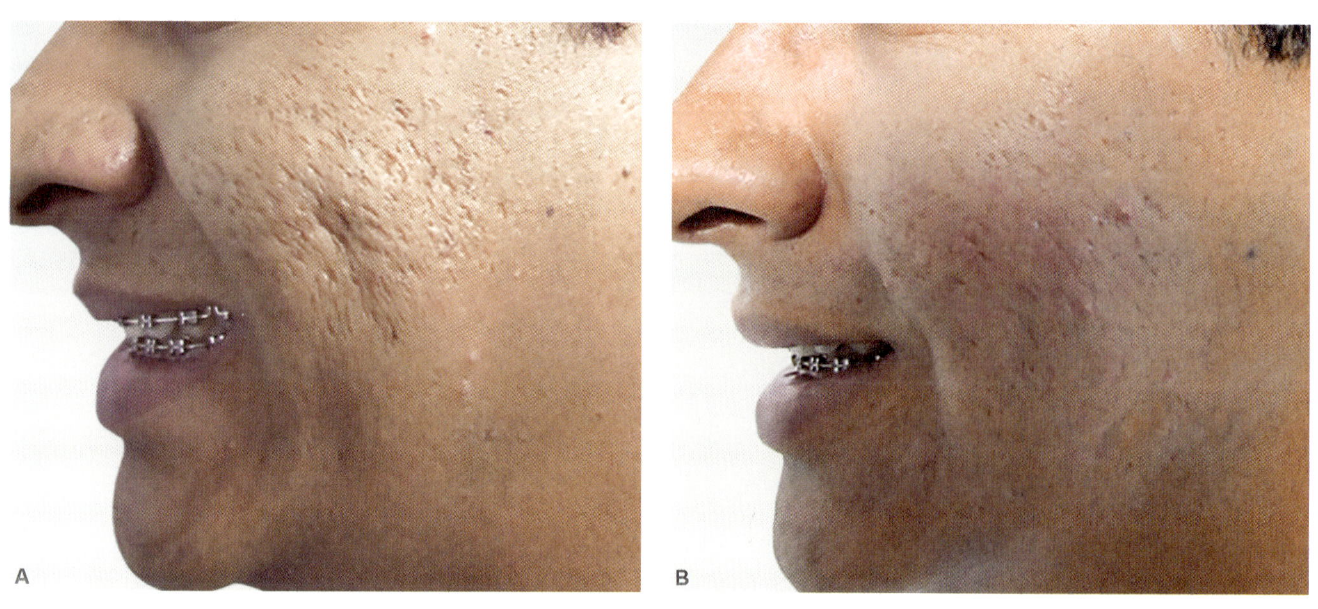

Figura 27.1 Paciente antes (**A**) e após 30 dias do tratamento com IPCA® (**B**).

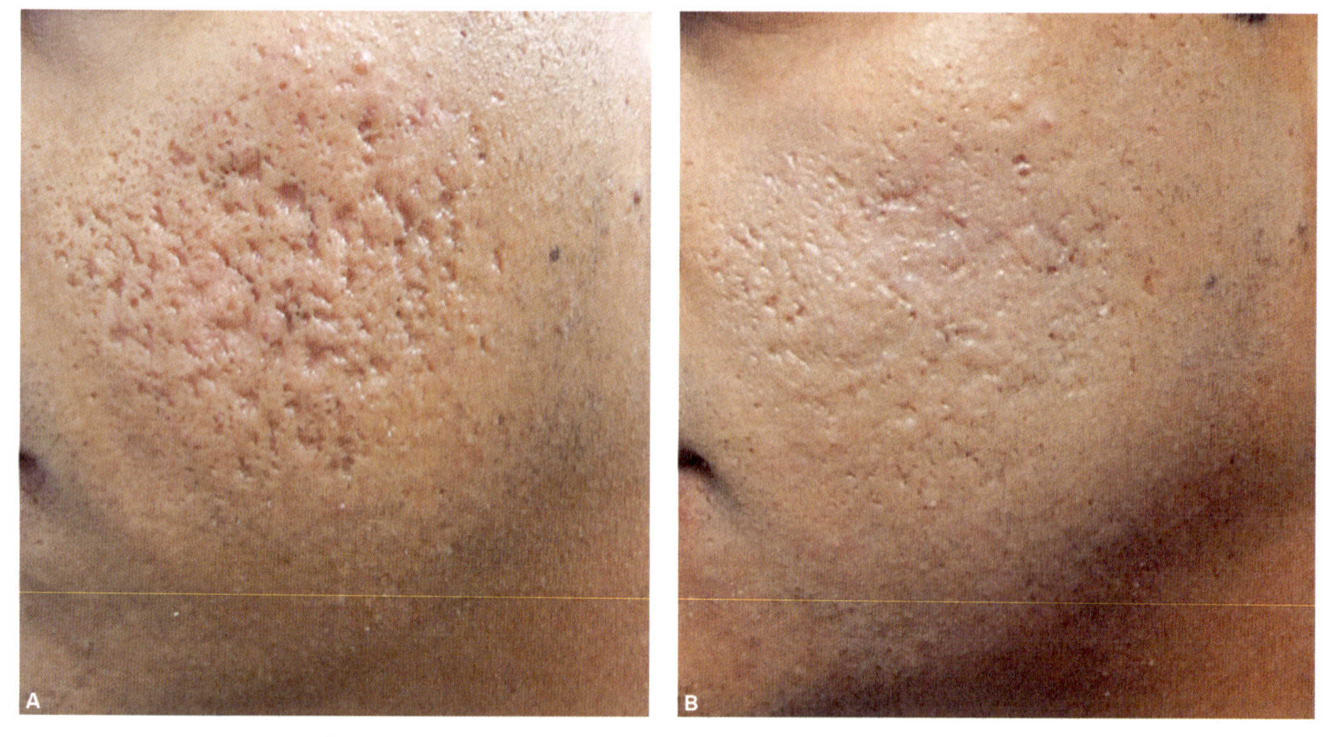

Figura 27.2 Paciente antes (**A**) e após 4 anos do tratamento com IPCA® (**B**).

O descolamento do fundo de cicatrizes e rugas mais fundas pode requerer, algumas vezes, a associação de outras intervenções. A tunelização dérmica (TD®) propõe a ruptura de traves fibróticas, também com preservação epidérmica. Essa técnica é uma variante da Subcision®, que utiliza instrumental e metodologia próprios. As Figuras 27.3 e 27.4 apresentam pacientes tratados por sessão única de TD® para estrias e cicatriz de acne, respectivamente.

As cicatrizes elevadas também respondem à IPCA®. O grau da melhora é variável e depende da gravidade das lesões, ou seja, quanto mais elevada, mais modesto será o ganho cosmético. Nesses casos, associar com cautela luz intensa pulsada (LIP) e IPCA® pode melhorar os resultados, bem como usar corticosteroide injetável, no mesmo ato cirúrgico, imediatamente antes de proceder com a IPCA® e a LIP. A Figura 27.5 demonstra essa associação em um paciente com lesão queloideana periareolar. Também é possível realizar excisão tangencial previamente à IPCA®.

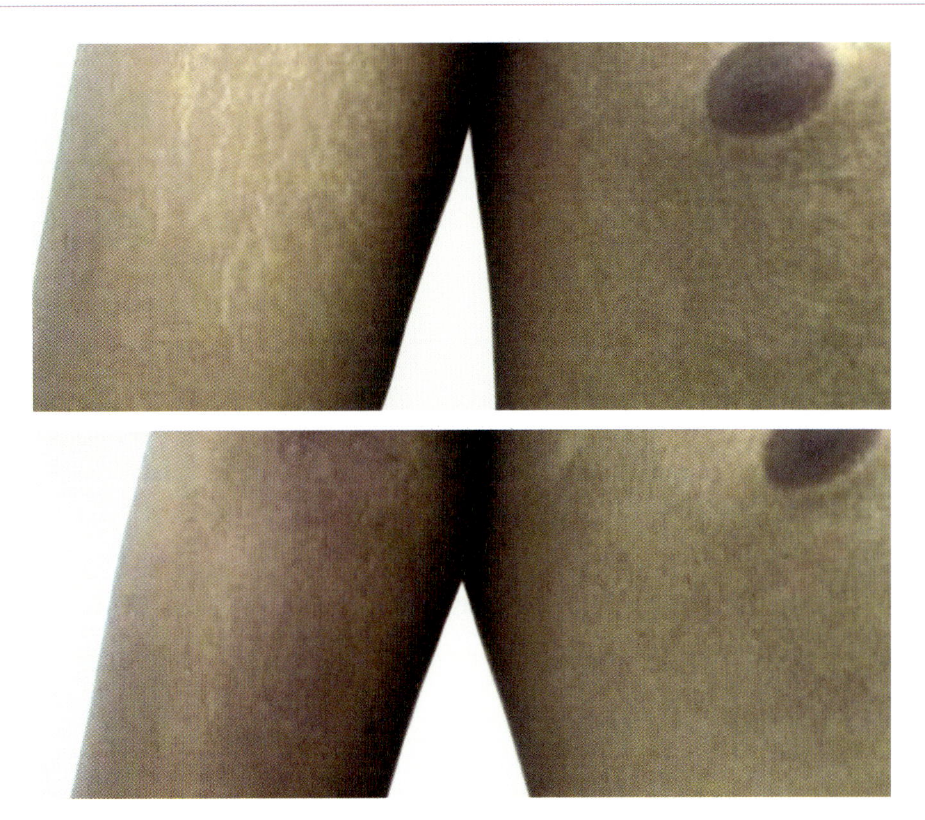

Figura 27.3 Paciente antes e depois de tratamento com IPCA® para estrias antigas.

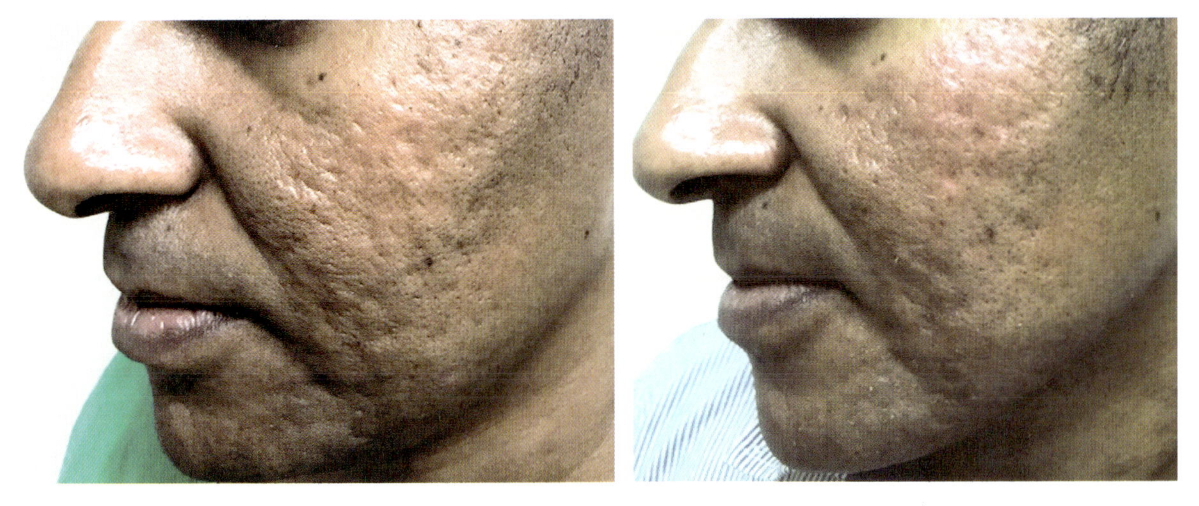

Figura 27.4 Paciente antes e depois de tratamento com IPCA® para cicatriz de acne.

A Figura 27.6 exibe pacientes que se beneficiaram de IPCA® isoladamente para cicatrizes, melasma e hiperpigmentação pós-inflamatória.

Radiofrequência pulsada com multiagulhas

Associar radiofrequência com microagulhas tem se mostrado efetivo na pele étnica. Apesar do risco aumentado de discromias pelo aquecimento, o fracionamento da energia pulsada oferecida pela técnica tem possibilitado boa segurança. O escurecimento durante a evolução da cicatrização é revertido em pouco tempo com o auxílio de cremes clareadores. A Figura 27.7 apresenta uma paciente afrodescendente antes, no pós-operatório imediato e 60 dias depois da radiofrequência pulsada com multiagulhas (RFPM®) para tratar flacidez do pescoço, e a Figura 27.8 mostra um paciente 45 dias após sessão única de RFPM®.

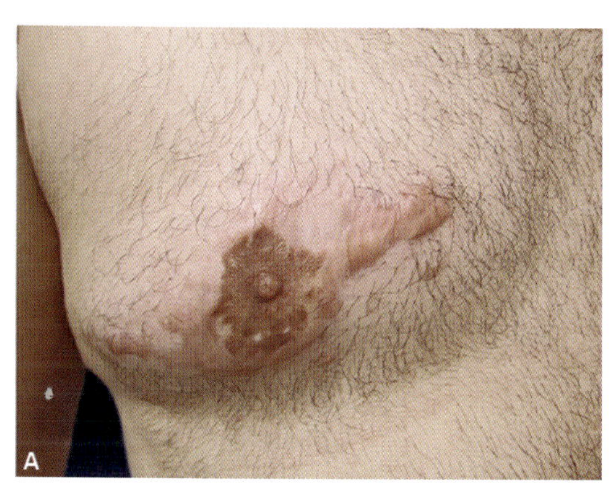

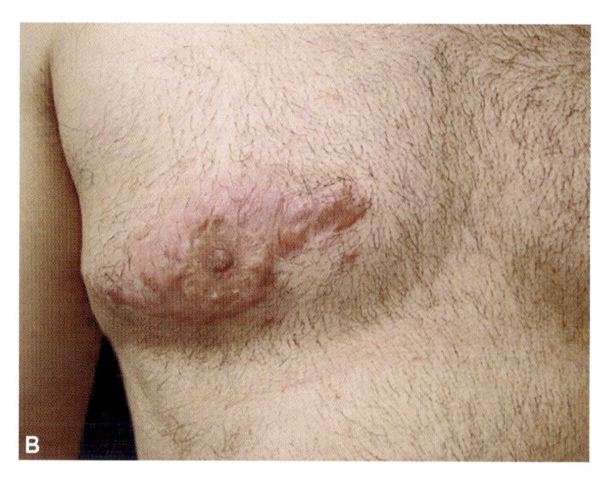

Figura 27.5 Paciente antes e depois da associação de IPCA® e LIP em lesão queloideana periareolar.

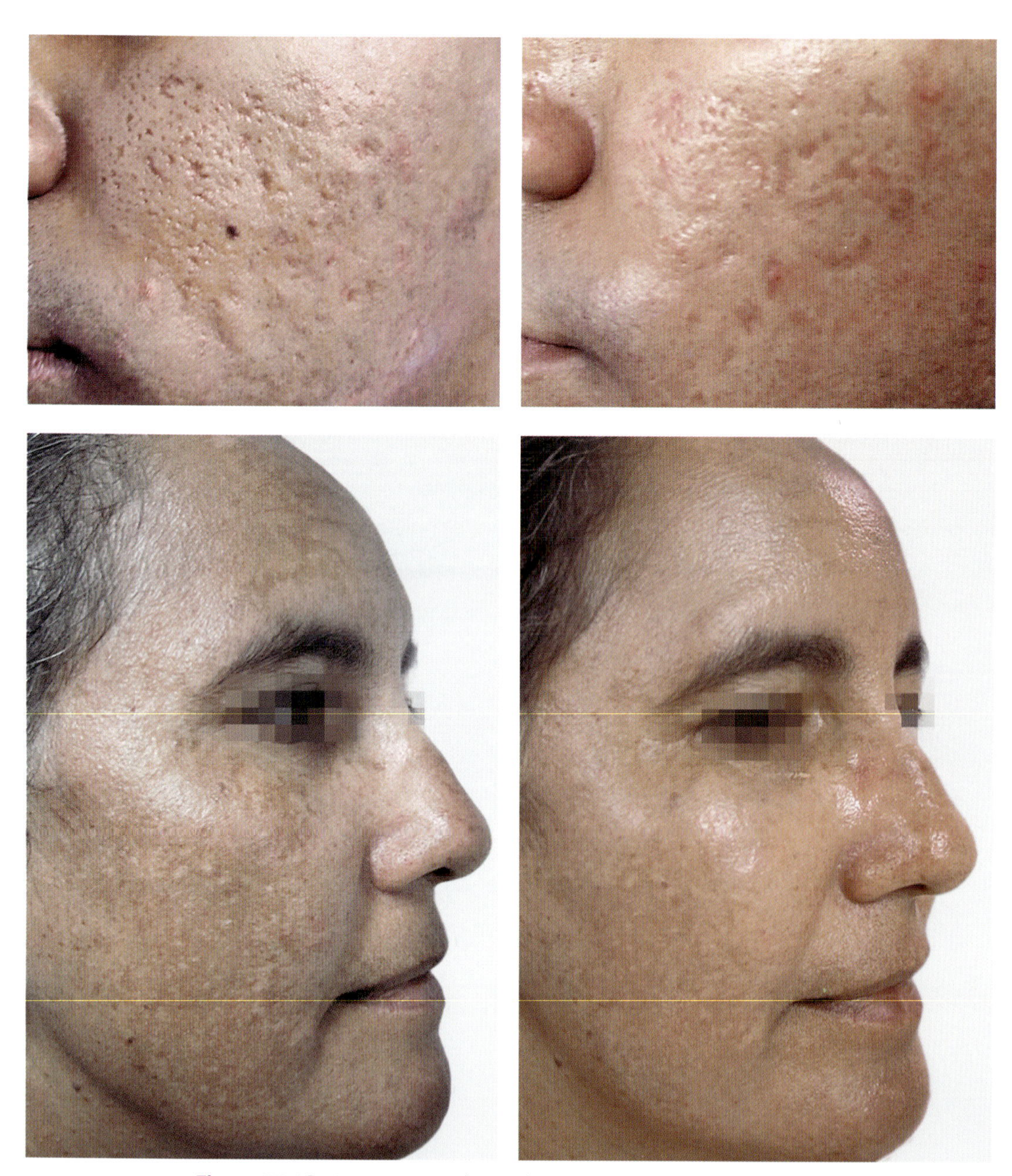

Figura 27.6 Pacientes antes e depois de tratamento com IPCA®. *(continua)*

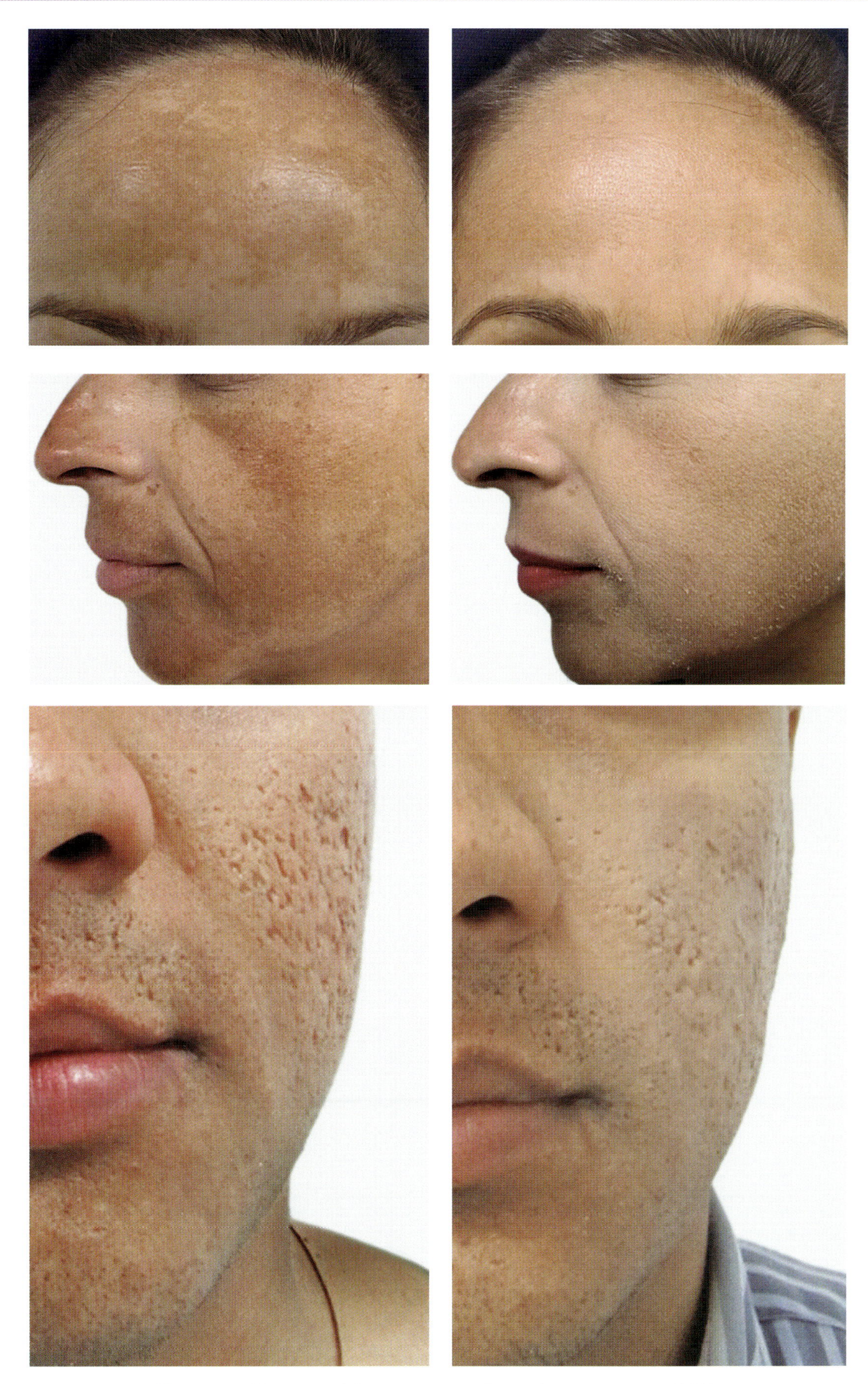

Figura 27.6 (*Continuação*) Pacientes antes e depois de tratamento com IPCA®.

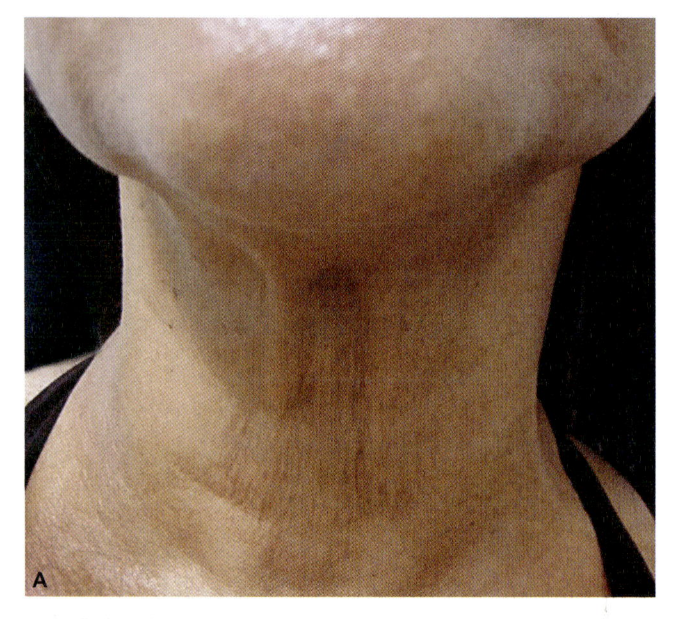

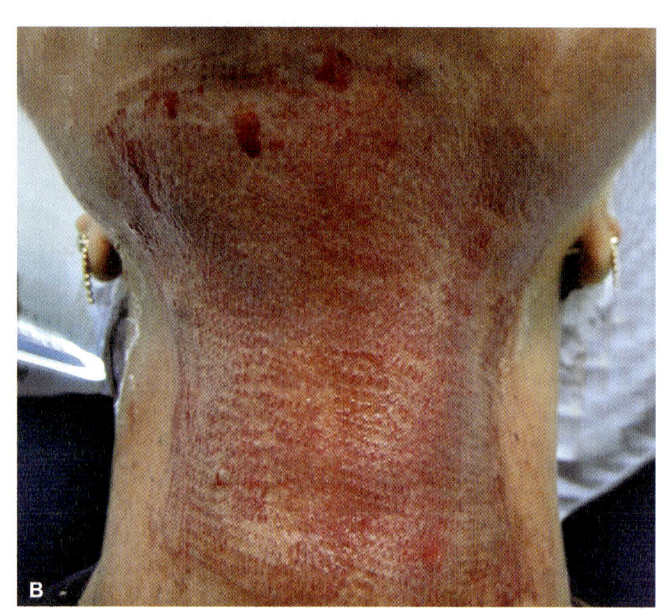

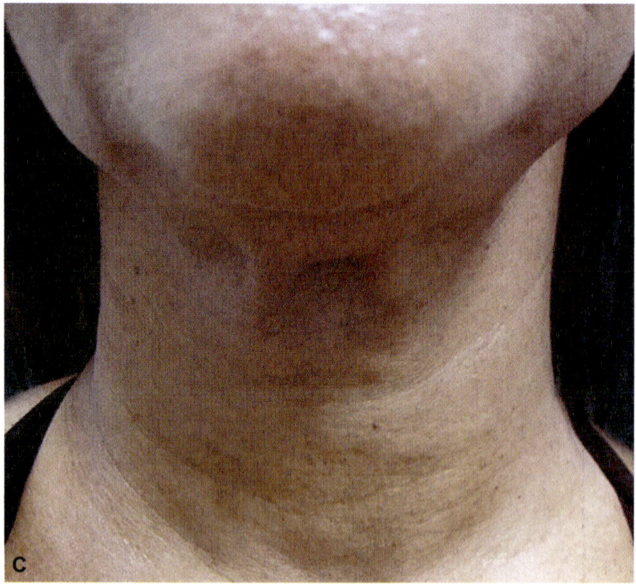

Figura 27.7 A. Paciente antes da intervenção apresentando flacidez de pescoço. **B.** Pós-operatório imediato. **C.** Resultado após 60 dias da RFPM®.

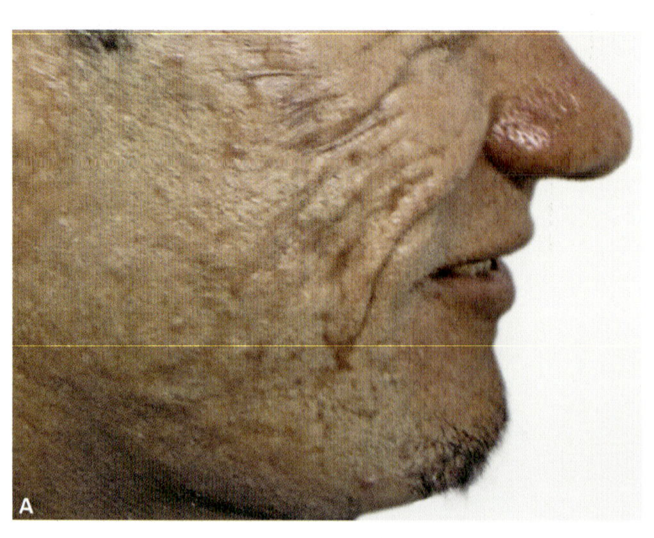

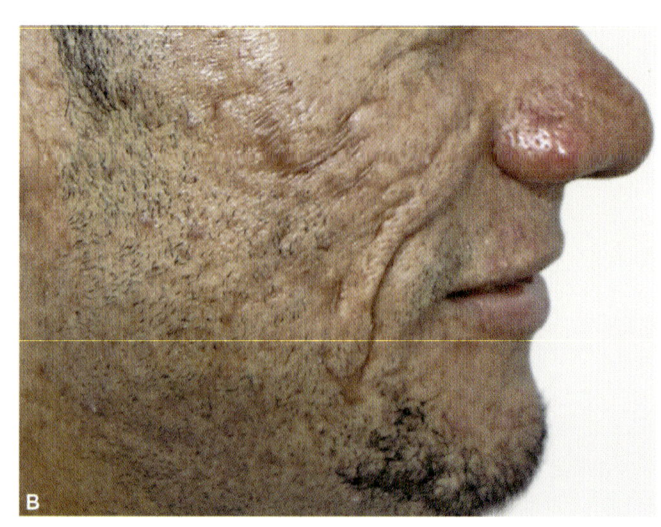

Figura 27.8 Paciente antes e depois de sessão única de RFPM®.

Na RFPM®, utilizam-se eletrodos de 100 μm de diâmetro e 2 mm de profundidade, acoplados ao aparelho FRAXX, na função *single pulse*, com potência de 30 a 45 W (em Cut) e Active em 30 a 45 ms. Os eletrodos idealizados por Emerson Lima podem ter 2, 4 ou 8 agulhas, denominados, respectivamente, Lima 2, Lima 4 e Lima 8 (Figura 27.9). A Figura 27.10 apresenta pacientes com flacidez e hiperpigmentação periorbital tratados com RFPM®.

Para realizar as técnicas mencionadas, um sequencial metodicamente apresentado foi incluído em capítulos anteriores, detalhando o ambiente apropriado para a intervenção, a anestesia, o instrumental e os cuidados no preparo, durante o procedimento e no pós-operatório. A Figura 27.11 apresenta o antes de uma paciente que tem lipodistrofia e cicatrizes de acne e melasma há mais de 30 anos e o resultado após 45 dias de uma sessão de IPCA® e TD®. A Figura 27.12 mostra o antes e o depois de um paciente tratado com RFPM® para cicatrizes distróficas.

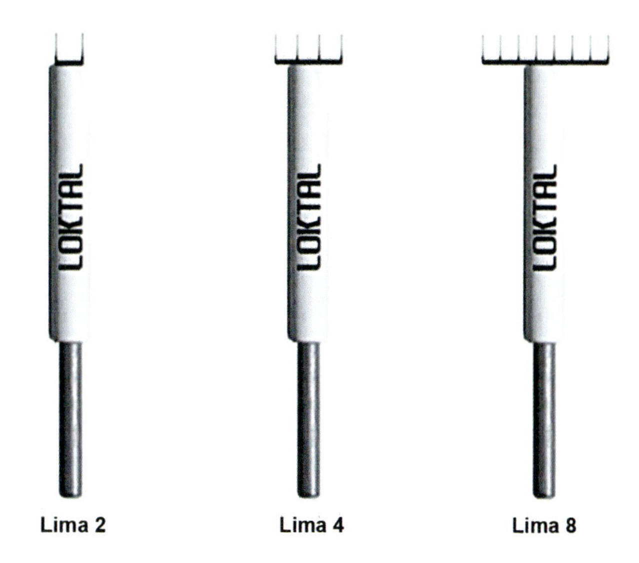

Figura 27.9 Eletrodos Lima.

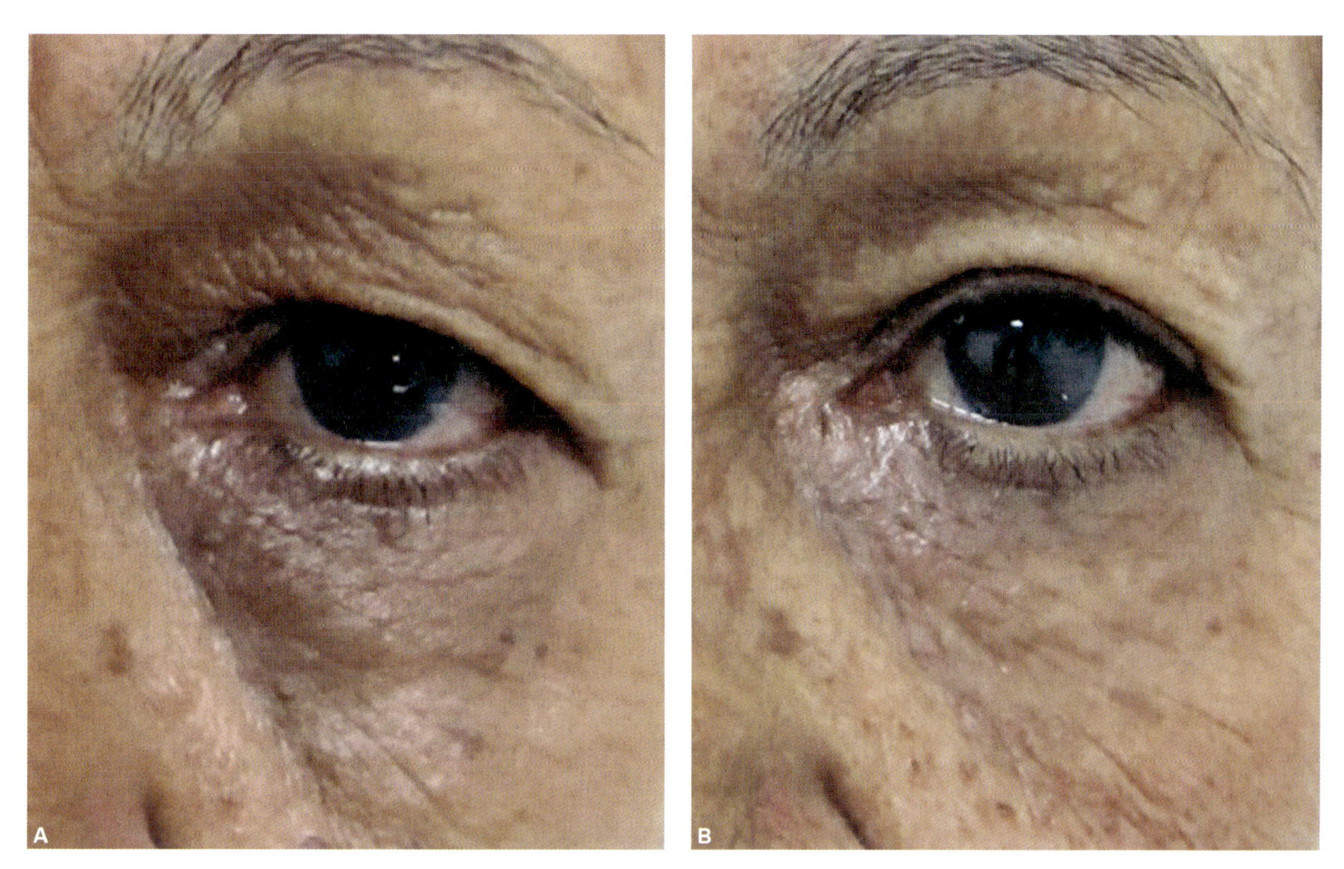

Figura 27.10 A a **F.** Antes e depois de pacientes com flacidez e hiperpigmentação periorbital tratados com RFPM®. (*continua*)

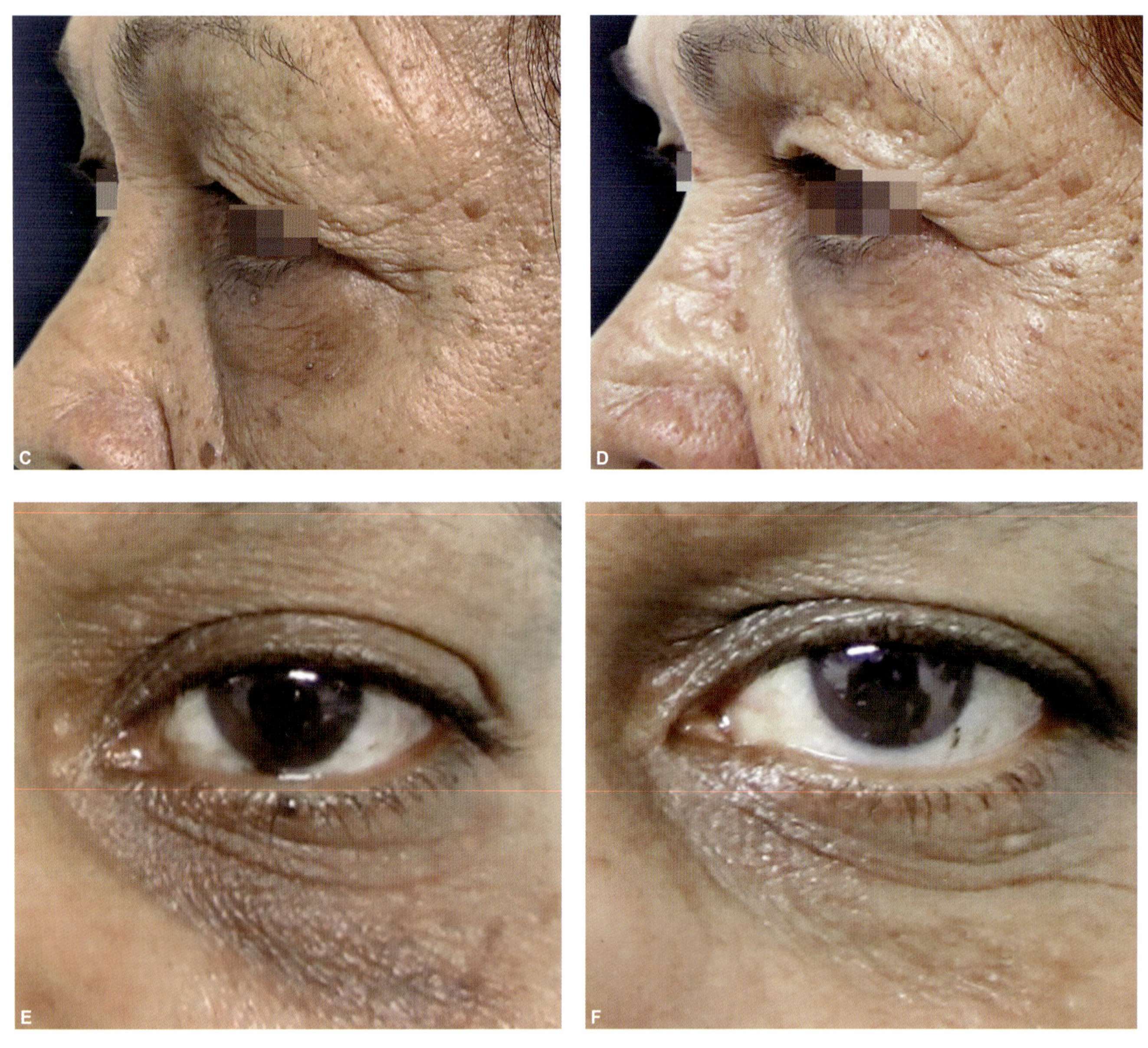

Figura 27.10 (*Continuação*) **A** a **F.** Antes e depois de pacientes com flacidez e hiperpigmentação periorbital tratados com RFPM®.

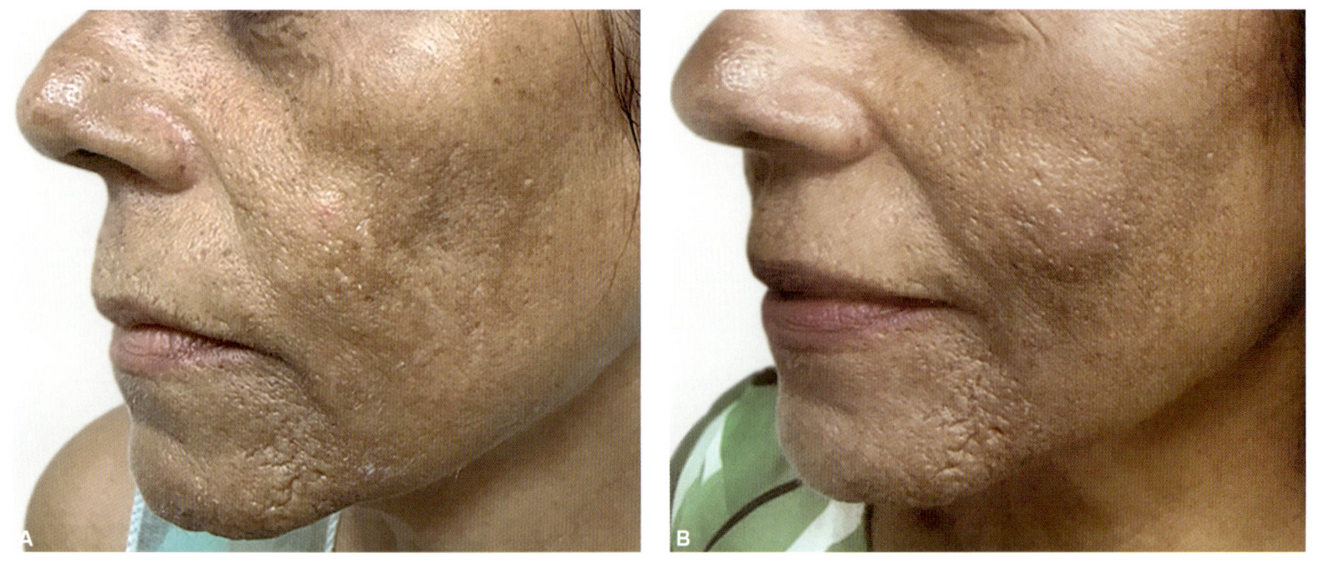

Figura 27.11 Paciente antes e depois da associação de TD® e IPCA®.

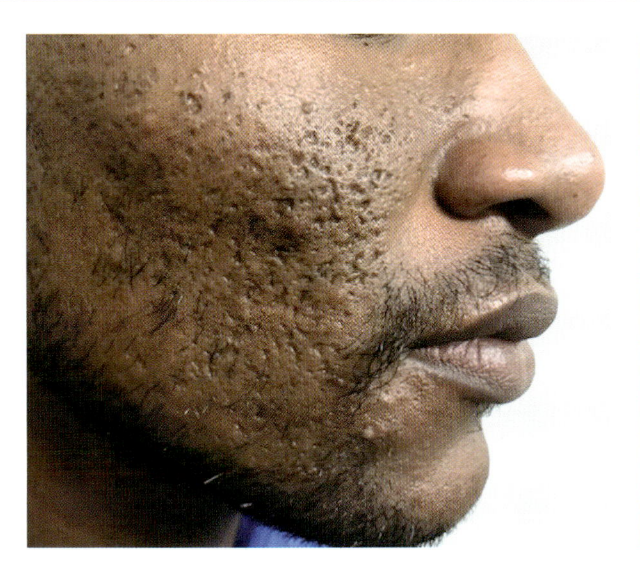
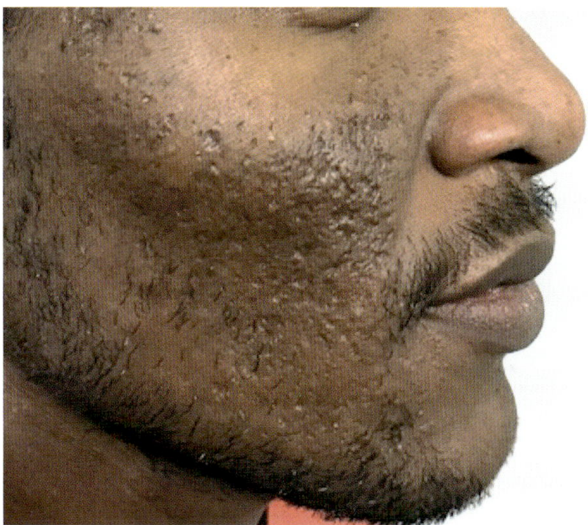

Figura 27.12 Paciente antes e depois de tratamento de RFPM® para cicatrizes distróficas.

Bibliografia

Aust MC. Percutaneuos Collagen Induction therapy (PCI) – an alternative treatment for scars. Wrinkles Skin Laxity. Plast Reconstr Surg. 2008; 121(4):1421-9.

Bal SM, Caussian J, Pavel S et al. In vivo assessment of safety of microneedle arrays in human skin. Eur J of Pharm Sci. 2008; 35(3):193-202.

Brody HJ. Trichloracetic acid application in chemical peeling, operative techniques. Plast Reconstr Surg. 1995; 2(2):127-8.

Camirand A, Doucet J. Needle dermabrasion. Aesthetic Plast Surg. 1997; 21(1):48-51.

Cohen KI, Diegelmann RF, Lindbland WJ. Wound healing: biochemical and clinical aspects. Philadelphia: W.B. Saunders Co; 1992.

Fabroccini G, Fardella N. Acne scar treatment using skin needling. Clin Exp Dermatol. 2009; 34(8):874-9.

Fernandes D. Minimally invasive percutaneous collagen induction. Oral Maxillofac Surg Clin North Am. 2006; 17(1):51-63.

Fernandes D, Massimo S. Combating photoaging with percutaneuos collagen induction. Clin Dermatol. 2008; 26(2):192-9.

Lima E, Lima M, Takano D. Microneedling experimental study and classification of the resulting injury. Surg Cosmet Dermatol. 2013; 5:110-4.

Lima EA. Microagulhamento em melasma facial recalcitrante: uma série de 22 casos. Bras Dermatol. 2015; 90(6):917-9.

Orentreich DS, Orentreich N. Subcutaneous incisionless (subcision) surgery for the correction of depressed scars and wrinkles. Dermatol Surg. 1995; 21(6):6543-9.

CAPÍTULO

28

Princípios da Tunelização Dérmica

Emerson de Andrade Lima

Introdução

A utilização de agulhas para intervenções cosméticas, cada vez mais, vem ganhando espaço e se consolidando dentro do arsenal terapêutico do médico dermatologista. Orentreich e Orentreich (1995) foram os primeiros a relatar a utilização de agulhas com o objetivo de estimular a produção de colágeno no tratamento de cicatrizes deprimidas e rugas, técnica difundida com o nome de Subcision®. Seus estudos foram confirmados por outros autores, que se basearam no mesmo preceito: ruptura e remoção do colágeno subepidérmico danificado, seguidas de substituição por novas fibras de colágeno e elastina (Figura 28.1). A mudança ocorrida em coloração, textura, elasticidade e uniformidade da superfície da pele na vigência de cicatrizes é secundária a alterações inflamatórias que acometem a epiderme, a derme e a hipoderme em bloco ou isoladamente, sendo esses locais alvos de técnicas que utilizam agulhas. Agulhas com características particulares vêm sendo utilizadas por diferentes autores em seus procedimentos, entre elas 19 G, 20 G, 21 G, 18 G e 1,5 Nokor, apresentando vantagens técnicas particulares em suas experiências. Na lipodistrofia ginoide, as investigações de Hexsel e Mazzuco (2000) também documentam a utilização de agulha para sua correção cosmética. Efeitos adversos podem ser evidenciados no pós-procedimento imediato, tais como edema, hematoma, dor, ou tardiamente, como hiperpigmentação pós-inflamatória, hipercorreção da depressão tratada e nódulos fibróticos. As complicações podem ser evitadas ou bem conduzidas quando a intervenção é realizada por um profissional experiente e criterioso. A tunelização dérmica (TD®) propõe a realização da soltura de traves fibróticas na derme e a transição dermossubcutânea em cicatrizes deprimidas, com a utilização de um novo instrumento e guiadas por uma metodologia de fácil execução.

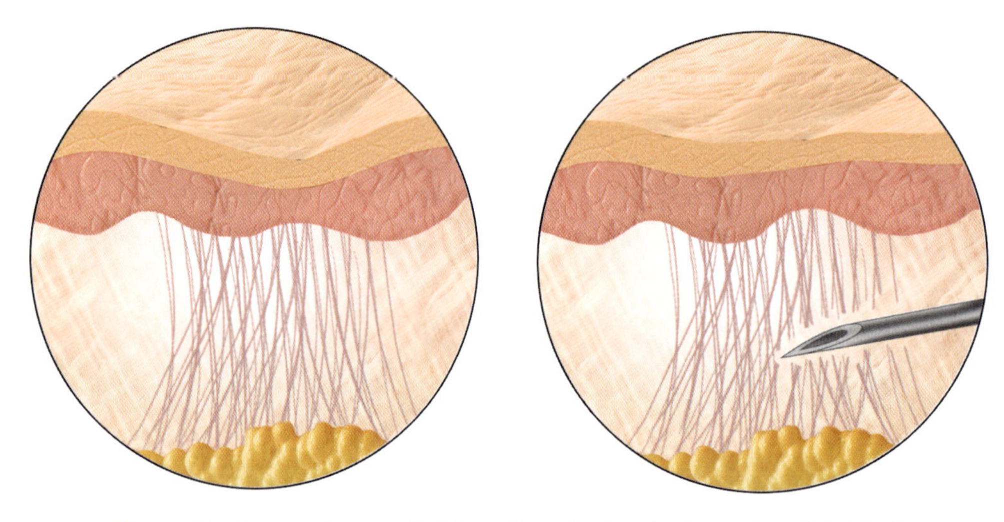

Figura 28.1 Ruptura de traves fibróticas e liberação da pele observada na Subcision®.

Fundamentos e técnica da TD®

Proposta por Emerson Lima, a TD® foi apresentada à comunidade científica pela primeira vez em palestras que ocorreram por ocasião 70º Congresso Brasileiro de Dermatologia (2015, São Paulo). A técnica oferece metodologia própria, resultado da experiência de 17 anos do autor com agulhas para correções terapêuticas cosméticas. O passo a passo da técnica será descrito a seguir.

▸ **Instrumental.** O instrumento utilizado para a realização da TD® é uma agulha estéril de aspiração, de 1,20 × 25 mm 18 G × 1" (Figura 28.2). O tratamento deve ser realizado em uma sala de procedimento criteriosamente preparada para uma intervenção cirúrgica e por um profissional habilitado e paramentado. Depois de avaliar algumas possibilidades de intervir com esse instrumental em dezenas de pacientes, considerando a reprodução do método por especialistas treinados, o autor elaborou uma sequência metodológica de fácil aplicação e com riscos limitados de efeitos adversos.

▸ **Primeira etapa.** Inicialmente, marca-se a área a ser tratada com verde-brilhante ou similar resistente aos ativos utilizados na antissepsia, com o objetivo de realizar a manutenção da marcação. O desenho empregado para guiar a intervenção depende da lesão a ser tratada. Diante de uma lesão deprimida, realiza-se o tracejamento de quatro linhas retas que se encontram nas extremidades, formando um losango, que deve contemplar a(s) depressão(ões) na totalidade, ou ainda o delineamento de um triângulo ou pirâmide que siga os mesmos preceitos (Figura 28.3).

▸ **Higienização e anestesia da área.** Em seguida, faz-se antissepsia com clorexidina 2% e anestesia com lidocaína 2% sem vasoconstritor nos quatro vértices do losango, ou no ápice do desenho geométrico criado. Comumente não há necessidade de anestesiar toda a área contida pelo desenho; porém, caso se observe desconforto do paciente, a anestesia deve contemplar toda a área a ser tratada.

▸ **Seguimento do desenho proposto.** A agulha de aspiração 18 G é introduzida por via transepidérmica na profundidade do plano dérmico/dermossubcutâneo, perfazendo um trajeto

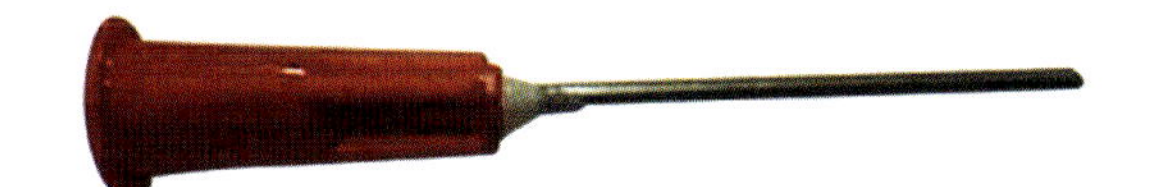

Figura 28.2 Agulha de aspiração 18 G usada para realização da TD®.

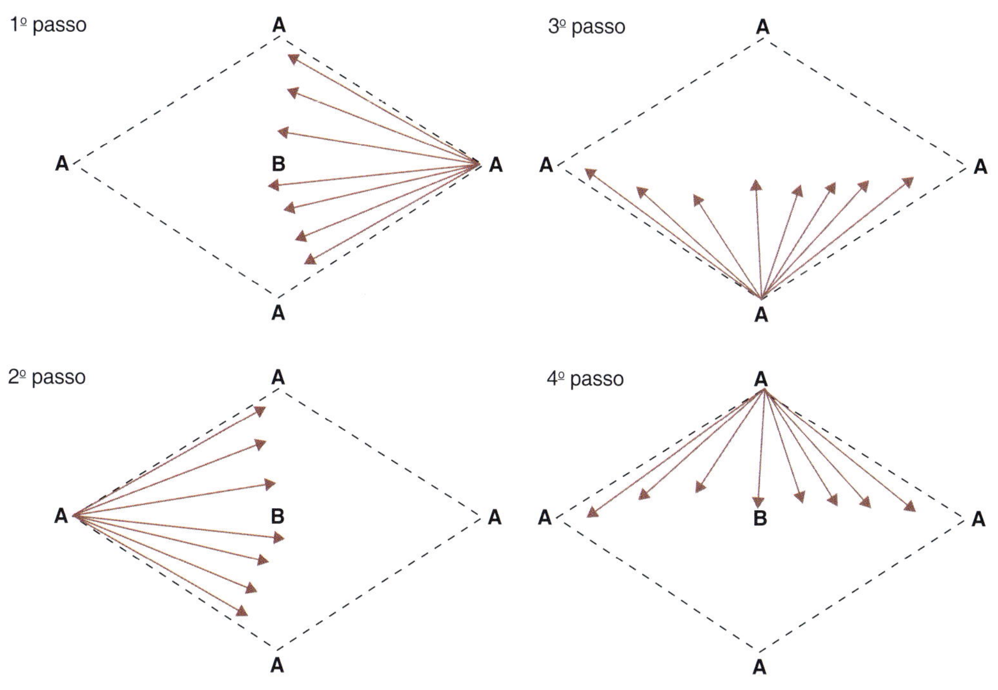

Figura 28.3 Metodologia proposta para a TD®. O movimento da agulha se faz do vértice (A) para o centro (B) do losango.

canalicular, com consequente ruptura das traves fibróticas existentes, criando túneis lineares dentro da derme alterada. Os movimentos realizados pela agulha são de ida e vinda, partindo dos vértices (nomeados, por questões didáticas, de A) para o centro do losango (chamado de B) (ver Figura 28.3), ou suas equivalências. O túnel seguinte é formado seguindo o mesmo preceito, imediatamente na adjacência do anterior; para isso, a introdução da agulha se efetua no mesmo orifício, o que resulta na criação de várias colunas hemáticas horizontais dispostas paralelamente. Procede-se da mesma maneira a partir dos outros três vértices, de modo que as colunas se intercruzem, até que toda área esteja descolada ou tratada. O desenho basilar poderá ser diminuído na metade ou em um quarto, dependendo da injúria a ser tratada. Também pode ser duplicado caso a área seja extensa (Figura 28.4).

▸ **Transoperatório.** Na região tratada observa-se a formação de um hematoma importante. Os orifícios que possibilitaram a introdução da agulha de aspiração apresentam sangramento substancial, pelo calibre do instrumental, mas é uma condição limitada. Comumente a compressão com algodão estéril facilita a hemostasia que se estabelece em poucos minutos. Como o potencial cortante do instrumental usado neste caso é limitado (agulha de aspiração 18 G), observamos que o trauma é menos intenso quando comparado aos instrumentais antes propostos para a Subcision®. Não há necessidade de suturar os orifícios; a cicatrização acontece por segunda intenção, já que se trata de uma solução de continuidade de menos de 1 mm (Figura 28.5).

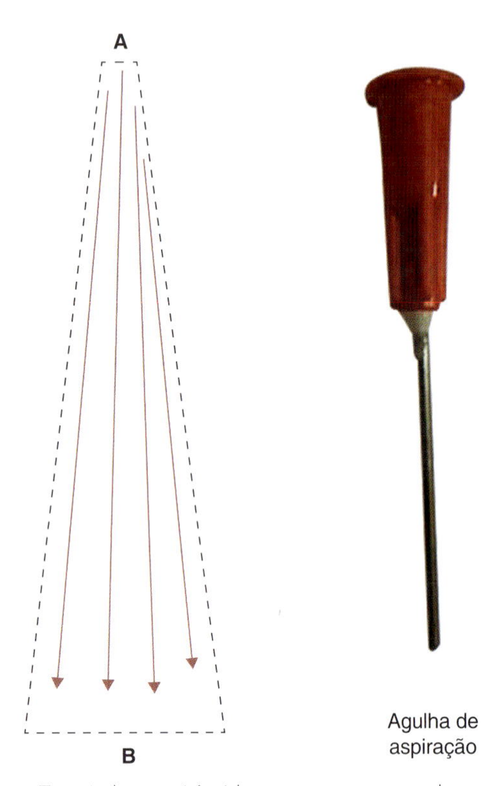

Figura 28.4 Tracejado em pirâmide para o tratamento de rugas estáticas.

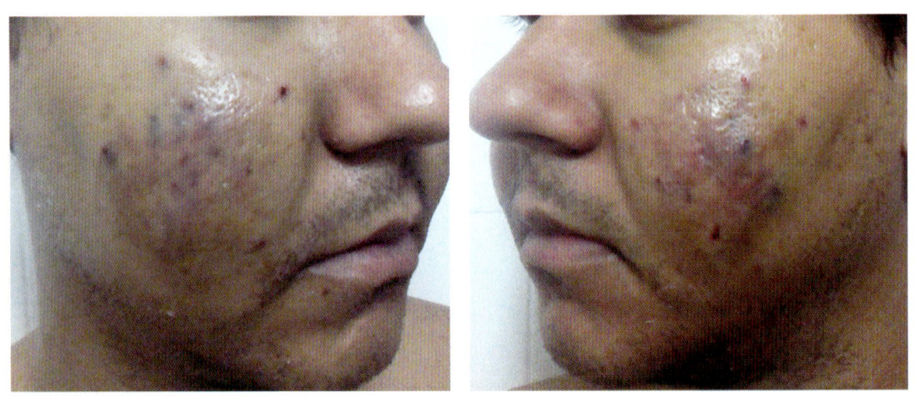

Figura 28.5 Óstios deixados pela introdução da agulha de aspiração 18 G.

▸ **Pós-operatório imediato.** Contido o sangramento, recomenda-se ocluir a região tratada com gazes e Micropore®, realizando um curativo convencional, sem a necessidade da utilização de qualquer ativo tópico. Também não está indicada antibioticoterapia tópica ou sistêmica nem crioterapia ou compressas. É preferível que a acomodação do hematoma e a resposta inflamatória resultante da sua presença sigam seu curso natural (Figura 28.6).

Evolução e cuidados no pós-operatório

Recomenda-se remover o curativo nas primeiras 12 a 24 horas, para higienizar a área com água e sabonete com bom poder de detergência. Não há necessidade de manter a área ocluída por curativo. No dia seguinte, inicia-se a aplicação de filtro solar tonalizado de amplo espectro, acompanhado das recomendações de restrição à exposição às luzes. O edema no dia seguinte é frequentemente mais intenso quando comparado ao do pós-operatório imediato, apesar de a absorção do anestésico infiltrado já ter se estabelecido. Esse edema é progressivo até as primeiras 48 a 72 horas da intervenção, quando passa a regredir (Figura 28.7). Em torno do quinto ao sétimo dia, persistem os hematomas em involução, mas o edema é bem modesto. Durante todo esse período, a fotoproteção é mandatória. Podem aparecer nódulos, e sua resolução é concluída em até 30 dias, em média. De acordo com a prática do autor, o paciente estará apto a regressar às suas atividades laborativas, quando a região tratada for visível, como na face, em torno do sétimo dia de pós-operatório. O retorno ao convívio público poderá ocorrer, se a área tratada estiver encoberta, no dia seguinte (Figura 28.8).

Apesar das muitas propostas atualmente disponíveis, o tratamento das cicatrizes deprimidas, rugas estáticas e lipodistrofia ginoide continua sendo um grande desafio. A TD® é uma nova abordagem cirúrgica para o tratamento dessas lesões, na tentativa de otimizar os resultados observados com as técnicas já existentes de descolamento, padronizando uma metodologia de intervenção passível de ser reproduzida por outros médicos e aplicada em muitos pacientes. Pode-se concluir em relação à TD®:

- Seguindo a metodologia descrita anteriormente, tem sido considerada pelo autor um tratamento eficaz em cicatrizes deprimidas, rugas profundas e lipodistrofia ginoide
- Os resultados foram promissores e compatíveis com a expectativa do autor e dos pacientes, o que nos permite sugerir a inclusão da metodologia proposta no arsenal terapêutico de cicatrizes deprimidas

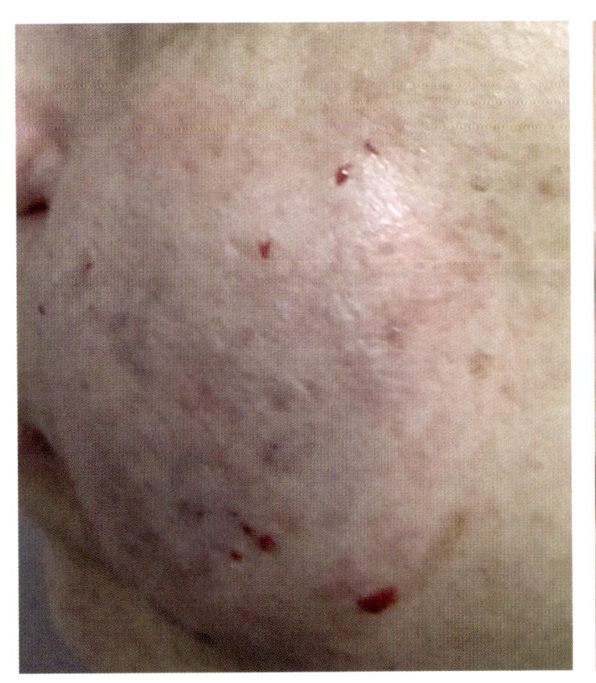
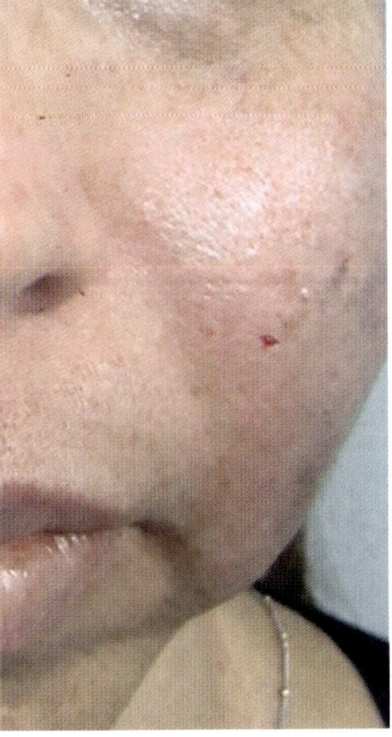

Figura 28.6 Edema observado no pós-operatório imediato.

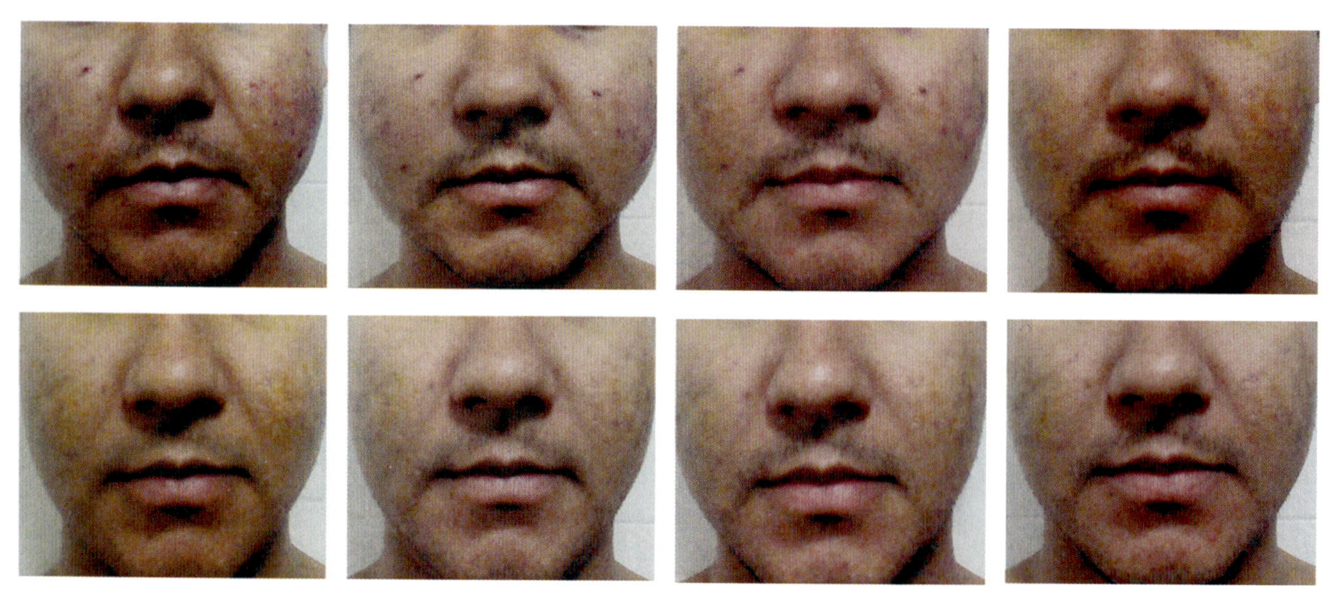

Figura 28.7 Evolução diária de edema e hematoma de um paciente após a intervenção.

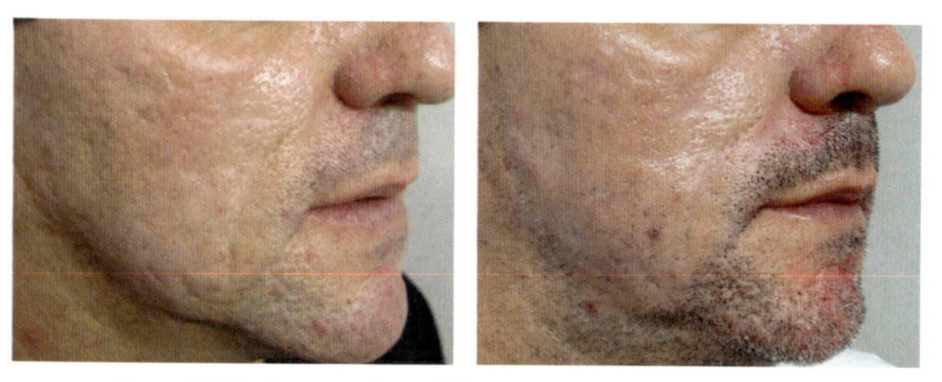

Figura 28.8 Paciente tratado com TD® antes e após 30 dias da intervenção.

- A dor e o desconforto no intra e pós-operatório relatados pelos pacientes foram compatíveis com o esperado para procedimentos como esse
- A ausência de complicações no pós-operatório estimula a tratar outros pacientes.

Sugere-se a avaliação da técnica em outros grupos para confirmar os resultados e as conclusões aqui apresentadas.

Vantagens da TD®

O procedimento possibilita a liberação de traves fibróticas e estimula a produção de colágeno sem remover a epiderme, o que favorece a melhoria da textura e da coloração da área tratada.

O tempo de recuperação e absorção do hematoma formado é comumente mais curto quando comparado ao das técnicas anteriormente propostas de descolamento, reduzindo substancialmente o risco de efeitos adversos quando da avaliação comparativa.

A pele se torna mais resistente, perdendo o aspecto friável característico do tecido cicatricial, assemelhando-se ao tecido natural, antes da agressão que resultou na injúria.

É indicada para todos os tipos e cores de pele, podendo ser utilizada não apenas na face, mas também em áreas de menor concentração de glândulas sebáceas, como colo, cicatrizes de queimaduras, pernas e nádega, quando se deseja tratar lipodistrofia ginoide.

Tem baixo custo quando comparado ao de procedimentos que exigem tecnologias com alto investimento. O instrumental custa, em média, R$ 0,30.

Desvantagens da TD®

É um procedimento técnico-dependente e exige treinamento especializado e conhecimento apurado da pele e das lesões a serem abordadas, bem como capacidade para tratar possíveis complicações.

Exige tempo de afastamento das atividades laborativas, quando em área exposta, como a face, que pode variar de 5 a 7 dias.

O hematoma que se forma após a intervenção é reabsorvido lentamente, podendo ser acompanhado de dolorimento. Exige restrição de exposição à luz e uso disciplinado de filtro solar.

Exige avaliação criteriosa do paciente pelo médico e proposta terapêutica compatível com os resultados possíveis de serem alcançados, evitando falsas expectativas.

Considerações finais

A TD® é um tratamento inovador e seguro, passível de ser utilizado em um amplo espectro de indicações se o objetivo for liberação de traves fibróticas e estímulo da produção de colágeno, funcionando como mais uma arma no arsenal terapêutico do dermatologista.

Bibliografia

Al-Dhalimi MA, Arnoos AA. Subcision for treatment of rolling acne scars in Iraqi patients: a clinical study. J Cosmet Dermatol. 2012; 11:144-50.

AlGhamdi KM. A better way to hold a Nokor needle during subcision. Dermatol Surg. 2008; 34:378-9.

Aust MC. Percutaneous collagen induction therapy: an alternative treatment for scars, wrinkles, and skin laxity. Plast Reconstr Surg. 2008; 121(4):1421-9.

Bal SM, Caussian J, Pavel S et al. In vivo assessment of safety of microneedle arrays in human skin. Eur J of Pharm Sci. 2008; 35(3):193-202.

Camirand A, Doucet J. Needle dermabrasion. Aesthetic Plast Surg. 1997; 21(1):48-51.

Fabroccini G, Fardella N. Acne scar treatment using skin needling. Clin Exp Dermatol. 2009; 34(8):874-9.

Fernandes D, Massimo S. Combating photoaging with percutaneuos collagen induction. Clin Dermatol. 2008; 26(2):192-9.

Goodman GJ. Postacne scaring: a review of its pathophysiology and treatment. Dermatol Surg. 2000; 26:857-71.

Hexsel DM, Mazzuco R. Subcision: a treatment for cellulite. Int J Dermatol. 2000; 539-44.

Orentreich DS, Orentreich N. Subcutaneous incisionless (subcision) surgery for the correction of depressed scars and wrinkles. Dermatol Surg. 1995; 21(6):543-9.

CAPÍTULO

29

Tunelização Dérmica em Cicatrizes

Emerson de Andrade Lima

Racional da tunelização dérmica na correção de cicatrizes

As cicatrizes constituem um desafio na prática dermatológica, mesmo diante do amplo arsenal terapêutico disponível atualmente para essa abordagem. O Brasil é um terreno fértil para o desenvolvimento de novas técnicas pela conhecida criatividade do cirurgião dermatológico, pela pluralidade étnica que nos obriga a estarmos atentos aos efeitos adversos, resultantes de intervenções agressivas, e pelo polimorfismo arquitetônico das cicatrizes que nos provoca a estudar cada vez mais (Figura 29.1). Ver, no Capítulo 12, *IPCA® em Cicatrizes de Acne*, a classificação de cicatrizes de acne, com base em seu formato e características.

A utilização de agulhas para intervenções cosméticas, cada vez mais, vem ganhando espaço e se consolidando dentro do arsenal terapêutico do médico dermatologista. Orentreich e Orentreich (1995) foram os primeiros a relatar a utilização de agulhas com o objetivo de estimular a produção de colágeno no tratamento de cicatrizes deprimidas e rugas, técnica difundida com o nome de Subcision®, seguidos por outros autores que apresentaram adaptações à técnica, com variação de agulhas e abordagem. Como já referido em capítulos anteriores, a tunelização dérmica (TD®) foi inspirada nessa técnica de descolamento e guiada pelos seus princípios de ruptura de traves fibróticas e estímulo da produção de colágeno. Para tanto, metodologia e instrumental próprios exigiram a denominação TD® para caracterizar essa nova abordagem. As cicatrizes pós-acne inflamatória são uma queixa frequente, que apresentam-se como um grande desafio, mesmo diante de todas as opções terapêuticas oferecidas por dermatologistas habilitados. Durante 17 anos tratando cicatrizes de acne, o autor desta obra utiliza a técnica de descolamento com agulhas em cicatrizes deprimidas, oferecendo resultados cosméticos aceitáveis (Figura 29.2); porém, a padronização dos resultados e a prevenção de efeitos adversos, com um pós-operatório mais seguro, o guiaram para o desenvolvimento da TD®.

Fundamentos e técnica da TD® em cicatrizes de acne

A técnica oferece metodologia própria a ser seguida, buscando a padronização, com o objetivo de apresentar resultados, na medida do possível, previsíveis. É indicada para quadros de lipodistrofia facial, frequentemente observada nos pacientes pós-acne cística. A flacidez típica da região geniana, bem como as rugas resultantes dessa sobra de pele são melhoradas pela técnica (Figura 29.3).

Tem indicação precisa em cicatrizes deprimidas distensíveis e não distensíveis. Essas últimas são descoladas, havendo, muitas vezes, a necessidade de intervenções complementares para atenuar a superfície irregular da cicatriz que se elevou. De maneira similar, nas cicatrizes de acne distróficas ou aquelas com fundo inviável (discrômico), a TD®, ao proporcionar sua superficialização, causa uma injúria próxima à pele, que pode demandar outro tipo de tratamento para que o ganho cosmético se efetue. Veja o passo a passo da técnica a seguir.

▸ **Instrumental.** O instrumento utilizado para a realização da TD® é uma agulha estéril de aspiração, 1,20 × 25 mm 18 G × 1". O tratamento deve ser realizado em uma sala de procedimento

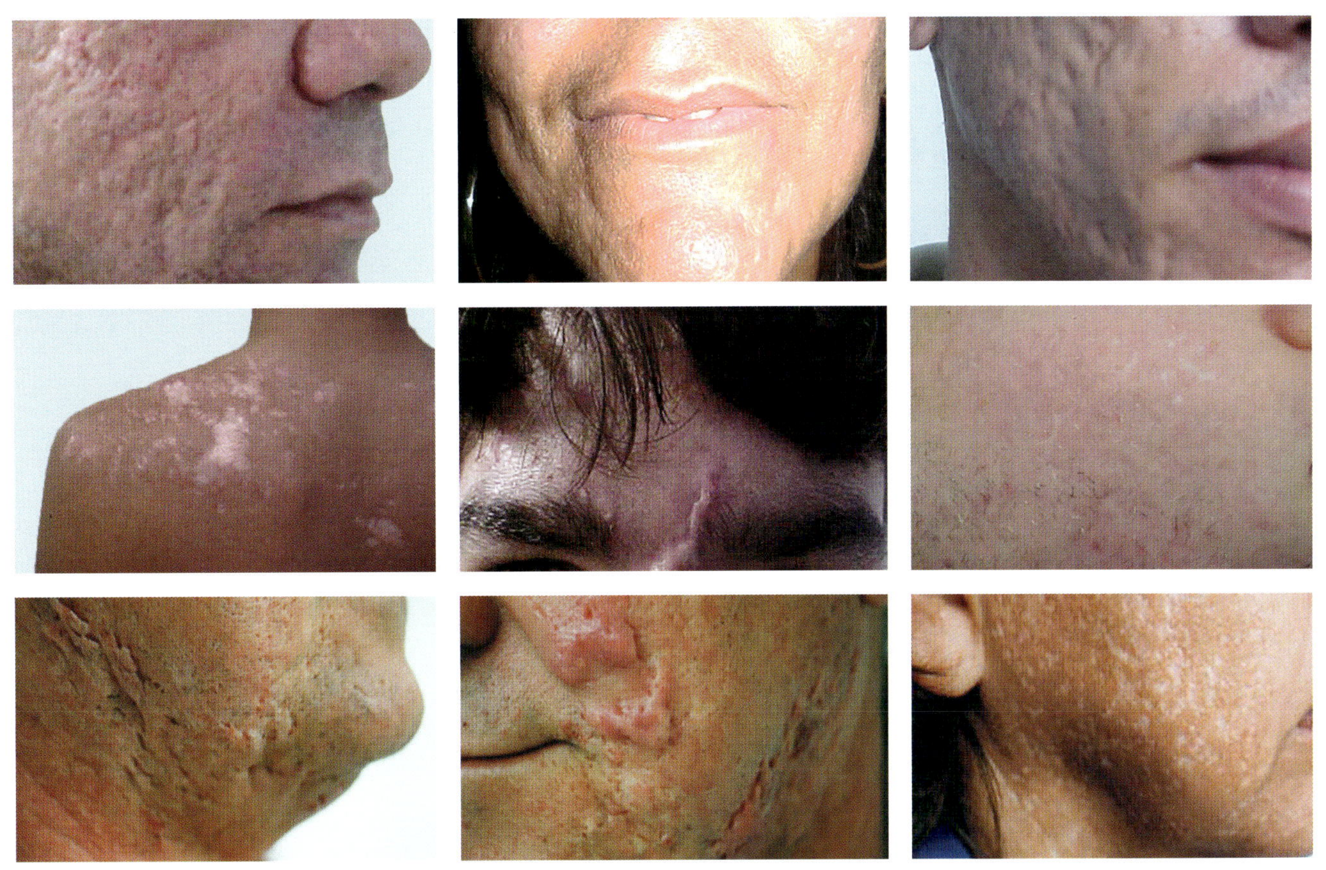

Figura 29.1 Polimorfismo arquitetônico das cicatrizes de acne.

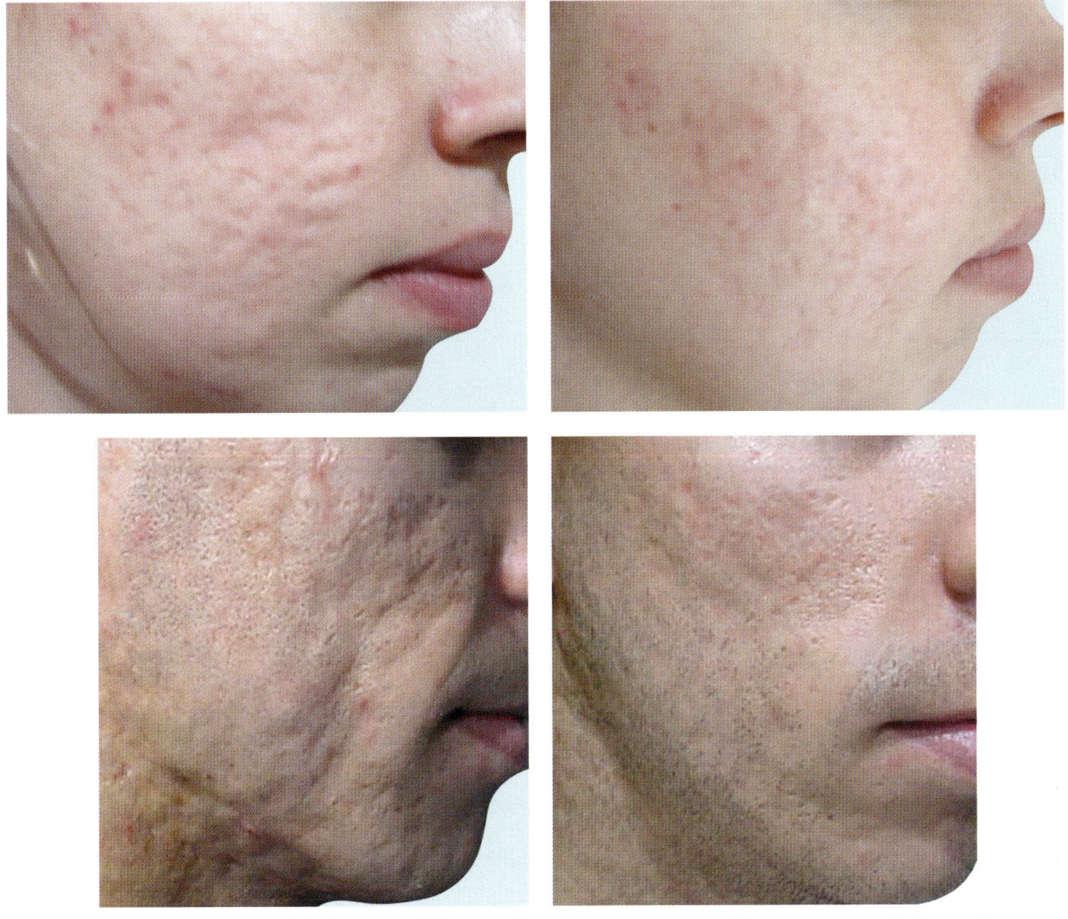

Figura 29.2 Pacientes com cicatrizes de acne deprimidas e lipodistrofia tratados pela Subcision®.

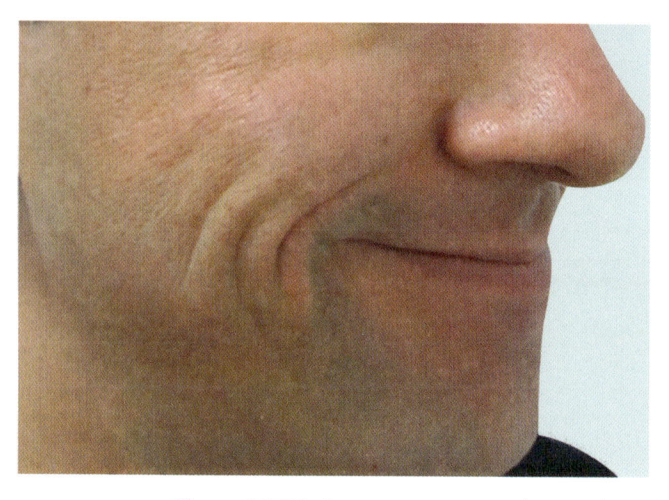
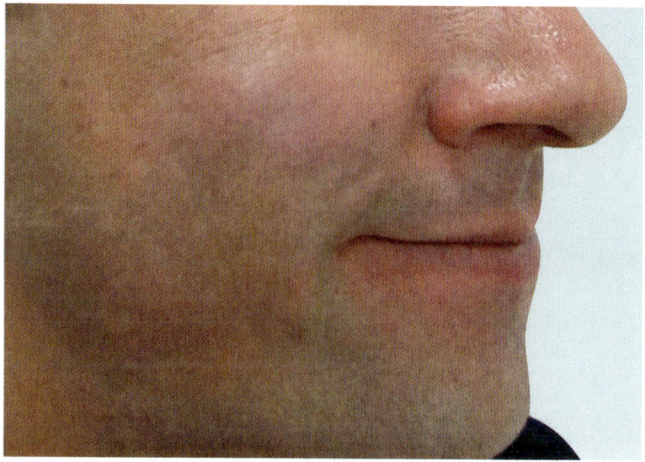

Figura 29.3 Paciente com cicatrizes de acne deprimidas e lipodistrofia, 60 dias após ser tratado com TD®.

criteriosamente preparada para uma intervenção cirúrgica e por um profissional habilitado e paramentado. Depois de avalizar algumas possibilidades de intervir com esse instrumental em dezenas de pacientes, considerando a reprodução do método por especialistas treinados, o autor elaborou uma sequência metodológica de fácil aplicação e com riscos limitados de efeitos adversos.

▸ **Primeira etapa.** Inicialmente, marca-se a área a ser tratada com verde-brilhante ou similar resistente aos ativos utilizados na antissepsia, com o objetivo de realizar a manutenção da marcação. O desenho empregado para guiar a intervenção depende da injúria a ser tratada. Diante de uma cicatriz deprimida, realiza-se o tracejamento de quatro linhas retas que se encontram nas extremidades, formando um losango, o qual deve contemplar a(s) depressão(ões) na totalidade. Tratando-se de cicatrizes de acne na face, muitas vezes há a necessidade de se criar mais de um losango em cada região geniana até que todas as cicatrizes estejam contidas (Figura 29.4).

▸ **Higienização e anestesia da área.** Em seguida, faz-se antissepsia com clorexidina 2% e anestesia com lidocaína 2% sem vasoconstritor nos quatro vértices do losango. Comumente não há necessidade de anestesiar toda a área contida pelo desenho; porém, caso se observe desconforto do paciente, a anestesia deve contemplar toda a área a ser tratada.

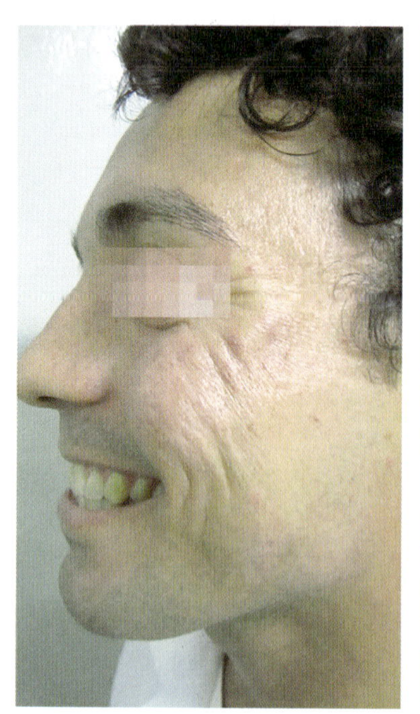
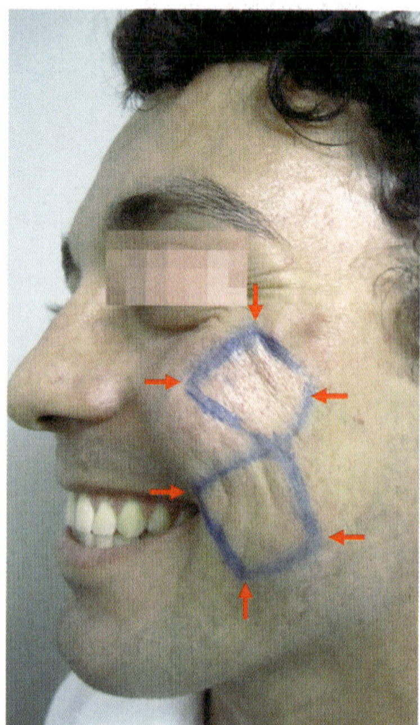
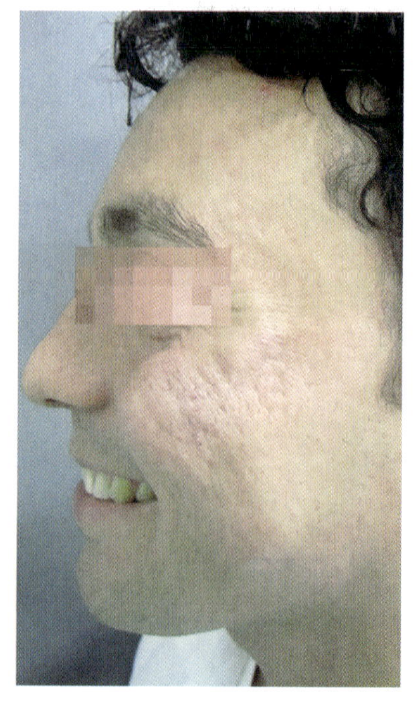

Figura 29.4 Paciente em avalição dinâmica (sorrindo), evidenciando a flacidez. Planejamento da TD® para a correção da lipodistrofia pós-acne cística e 60 dias após o tratamento.

▸ **Seguimento do desenho proposto.** A agulha de aspiração 18 G é introduzida por via transepidérmica na profundidade do plano dérmico, perfazendo um trajeto canalicular, com consequente ruptura das traves fibróticas existentes, criando túneis lineares dentro da derme alterada. Os movimentos realizados pela agulha são de ida e vinda, partindo dos vértices (nomeados, por questões didáticas, de A) para o centro do losango (chamado de B) (ver Figura 28.3, no Capítulo 28, *Princípios da Tunelização Dérmica*), ou suas equivalências. O túnel seguinte é formado seguindo-se o mesmo preceito, imediatamente na adjacência do anterior; para isso, a introdução da agulha se efetua no mesmo orifício, o que resulta na criação de várias colunas hemáticas horizontais dispostas paralelamente. Procede-se da mesma maneira a partir dos outros três vértices, de modo que as colunas se intercruzem até que toda área esteja descolada ou tratada. O desenho basilar poderá ser diminuído na metade ou dependendo da injúria a ser tratada. Também pode ser duplicado caso a área seja extensa.

▸ **Transoperatório.** Na região tratada observa-se a formação de um hematoma importante. Os orifícios que possibilitaram a introdução da agulha de aspiração apresentam sangramento substancial, pelo calibre do instrumental, mas é uma condição limitada. Comumente, a compressão com algodão estéril facilita a hemostasia, que se estabelece em poucos minutos. Como o potencial cortante do instrumental usado neste caso é limitado (agulha de aspiração 18 G), observamos que o trauma é menos intenso quando comparado ao provocado pelos instrumentais antes propostos para a Subcision®. Não há necessidade de suturar os orifícios; a cicatrização acontece por segunda intenção, já que se trata de uma solução de continuidade de menos de 1 mm.

▸ **Pós-operatório imediato.** Contido o sangramento, recomenda-se ocluir a região tratada com gazes e Micropore®, realizando um curativo convencional, sem a necessidade de utilizar qualquer ativo tópico. Também não está indicada antibioticoterapia tópica ou sistêmica, já que se trata de um procedimento limpo, segundo recomendações da Food and Drug Administration (FDA). Crioterapia ou compressas quentes também não são indicadas. É preferível que a acomodação do hematoma e a resposta inflamatória resultante da sua presença sigam seu curso natural. Também não há necessidade de tratamento antiviral preventivo à reativação do herpes simples; por se tratar de uma técnica que não resulta em desepitelização, a epiderme está preservada.

Evolução e cuidados no pós-operatório

Recomenda-se remover o curativo nas primeiras 12 a 24 horas, com o objetivo de higienizar a área, com água e sabonete com bom poder de detergência. Não há necessidade de manter a área ocluída por curativo. No dia seguinte, inicia-se a aplicação de filtro solar tonalizado de amplo espectro, acompanhado das recomendações de restrição à exposição às luzes. O edema no dia seguinte é frequentemente mais intenso quando comparado ao do pós-operatório imediato, apesar de a absorção do anestésico infiltrado já ter se estabelecido. Esse edema é progressivo até as primeiras 48 a 72 horas da intervenção, quando passa a regredir. Em torno do quinto ao sétimo dia, persistem os hematomas em involução, mas o edema é bem modesto. Durante todo esse período, a fotoproteção é mandatória. Nódulos podem aparecer, e sua resolução é concluída em até 30 dias, em média. De acordo com a prática do autor, o paciente estará apto a regressar às suas atividades laborativas quando a região tratada for visível, como na face, em torno do sétimo dia de pós-operatório. O retorno ao convívio público poderá acontecer no dia seguinte se a área tratada estiver encoberta.

Considerações finais

Pode-se concluir em relação à TD® em cicatrizes de acne:

- Os resultados foram promissores e compatíveis com as expectativas do autor e dos pacientes, o que nos possibilita sugerir a inclusão da metodologia proposta no arsenal terapêutico de cicatrizes de acne. Também foi observada pelo autor melhoria da qualidade e do tom da pele, provavelmente resultado do estímulo de colágeno decorrente da manipulação da derme, reorganizando sua estrutura

- O edema observado no pós-operatório é um limitante. Recomenda-se não realizar a intervenção próximo a eventos sociais assumidos pelo paciente, ou quando houver a necessidade de retorno às atividades laborativas em menos de 7 dias
- A dor e o desconforto no intra e pós-operatório relatados pelos pacientes foram compatíveis com o esperado para procedimentos como esses. No pós-operatório, não se tem observado dor. Caso venha a ocorrer em 48 horas, estar atento à infecção secundária. A prática do autor não tem demonstrado tal complicação
- A hiperpigmentação pós-inflamatória não tem sido vista como complicação, já que a epiderme é preservada durante a intervenção; porém, pode-se recomendar a utilização de ácido retinoico com ou sem ativos clareadores já no quinto dia de pós-operatório, buscando otimizar resultados
- É essencial que o operador tenha um conhecimento apurado sobre pele, bem como esteja treinado para a execução da TD® e habilitado para tratar possíveis complicações (Figuras 29.5 a 29.7).

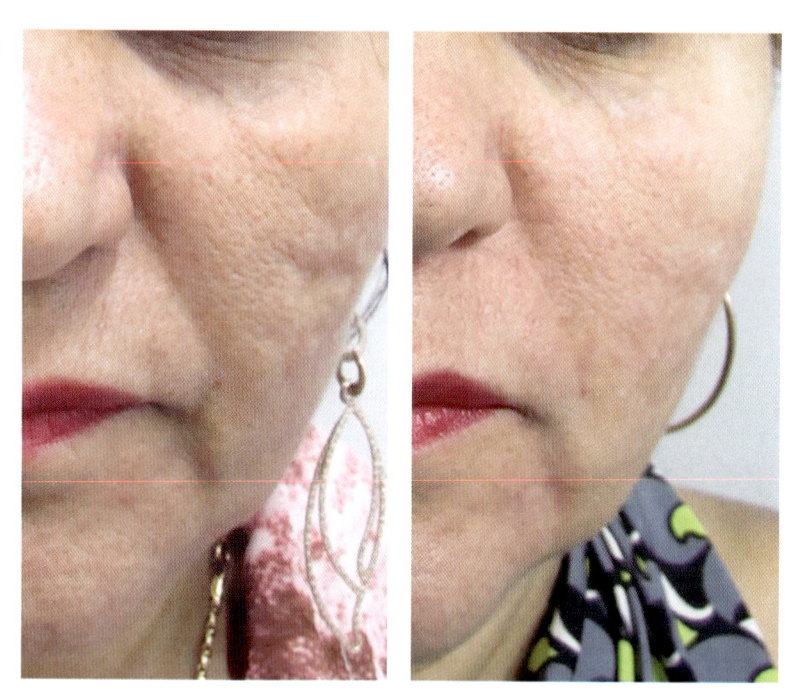

Figura 29.5 Paciente com cicatrizes deprimidas e acentuação do sulco labiogeniano após 60 dias da realização da TD®.

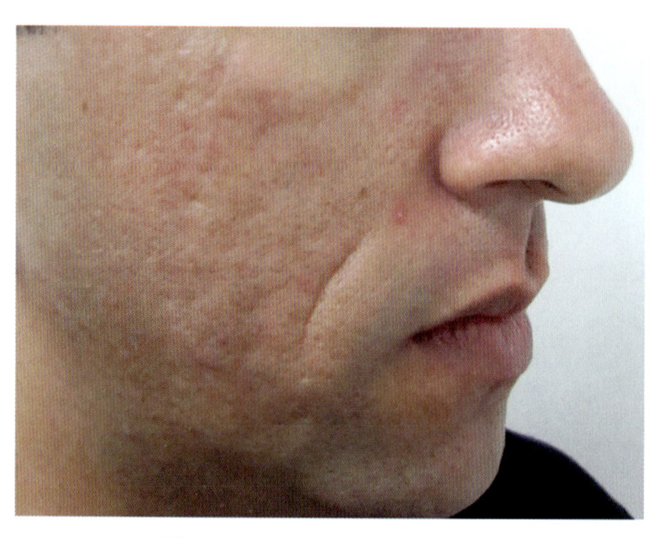

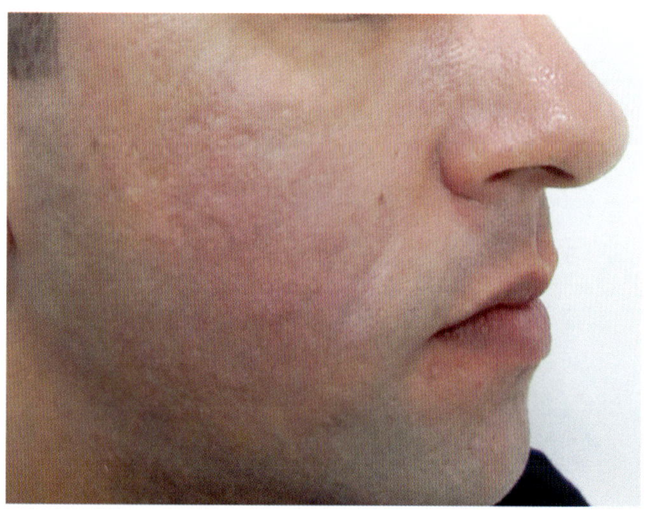

Figura 29.6 Paciente com cicatrizes de acne deprimidas e lipodistrofia tratado pela TD®. Avaliação estática.

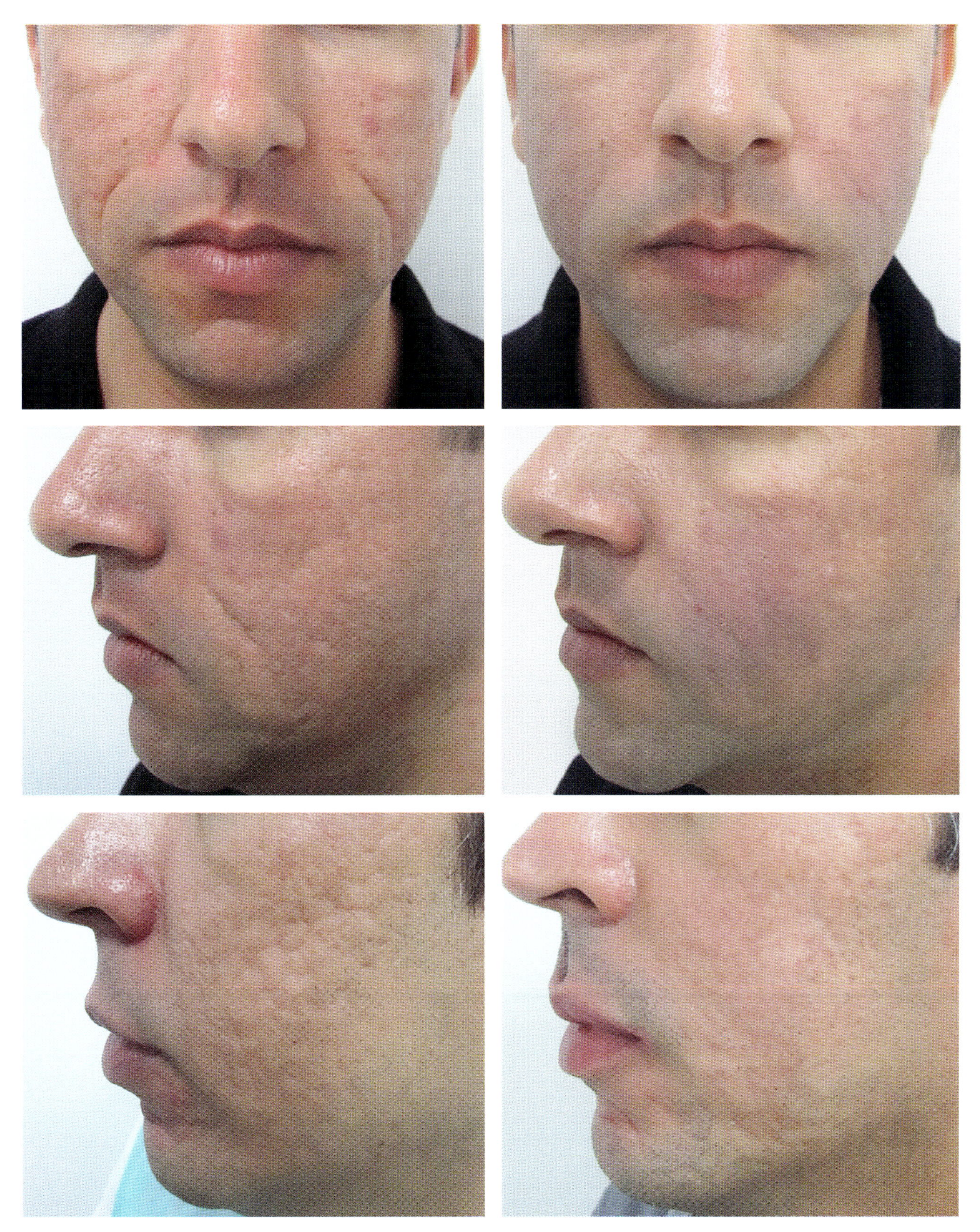

Figura 29.7 Pacientes com cicatrizes de acne deprimidas e lipodistrofia tratados pela TD®.

Bibliografia

Al-Dhalimi MA, Arnoos AA. Subcision for treatment of rolling acne scars in Iraqi patients: a clinical study. J Cosmet Dermatol. 2012; 11:144-50.
AlGhamdi KM. A better way to hold a Nokor needle during subcision. Dermatol Surg. 2008; 34:378-9.
Aust MC. Percutaneous collagen induction therapy: an alternative treatment for scars, wrinkles, and skin laxity. Plast Reconstr Surg. 2008; 121(4):1421-9.
Bal SM, Caussian J, Pavel S et al. In vivo assessment of safety of microneedle arrays in human skin. Eur J of Pharm Sci. 2008; 35(3):193-202.
Camirand A, Doucet J. Needle dermabrasion. Aesthetic Plast Surg. 1997; 21(1):48-51.
Fabroccini G, Fardella N. Acne scar treatment using skin needling. Clin Exp Dermatol. 2009; 34(8):874-9.
Fernandes D, Massimo S. Combating photoaging with percutaneuos collagen induction. Clin Dermatol. 2008; 26(2):192-9.
Goodman GJ. Postacne scaring: a review of its pathophysiology and treatment. Dermatol Surg. 2000; 26:857-71.
Hexsel DM, Mazzuco R. Subcision: a treatment for cellulite. Int J Dermatol. 2000; 539-44.
Orentreich DS, Orentreich N. Subcutaneous incisionless (subcision) surgery for the correction of depressed scars and wrinkles. Dermatol Surg. 1995; 21(6):543-9.

CAPÍTULO 30

Tunelização Dérmica em Rugas Estáticas e Sulcos

Emerson de Andrade Lima

Fundamentos da tunelização dérmica para o tratamento de rugas estáticas e sulcos

A presença de rugas em regiões como fronte, glabela, tórax ou nos terços médio e inferior da face, mesmo quando não há contratura ativa da musculatura correspondente, caracteriza linhas estáticas, que costumam ser mais difíceis de serem atenuadas. Por sua profundidade e aspecto inestético, incomodam profundamente aqueles que as têm. Essas rugas passam a se tornar mais evidentes quando o indivíduo apresenta pele espessa ou oleosa, o que conduz essa lesão a uma condição de cicatriz, difícil de ser revertida. Quanto mais profundas e antigas, mais frustrantes tornam-se as tentativas de correção, o que resulta em um desafio terapêutico (Figura 30.1). A utilização de toxina botulínica oferece bons resultados em rugas dinâmicas, principalmente no terço superior da face, porém a resposta é insatisfatória quando nos deparamos com rugas estáticas profundas. Preenchedores dérmicos, como o ácido hialurônico, oferecem bons resultados em associação com a toxina botulínica nos casos em que a pele é mais fina, ou quando traves fibróticas ainda não se instalaram, enrijecendo a área a ser tratada e dificultando a deposição do preenchedor. Nesses casos, há a necessidade prévia de liberação do fundo dessas rugas preso a traves fibróticas para que a última associação proposta consiga alcançar seus objetivos. De acordo com a experiência do autor, quando essa liberação é negligenciada, observa-se o encarceramento do preenchedor entremeando a fibrose mencionada e, consequentemente, resultados cosméticos indesejáveis. A incisão subcutânea, ou subincisão, tem sido proposta também para o tratamento desses vincos. Inicialmente descrita por Orentreich e Orentreich em 1995, tem como fundamentos a ruptura de traves fibróticas e o desencadeamento de uma resposta inflamatória, com o sangramento, que culmina em neocolagênese. Agulhas com características particulares, como relatado no Capítulo 28, *Princípios da Tunelização Dérmica*, têm sido utilizadas para esse fim. Assim como foi feito para as cicatrizes (ver Capítulo 29, *Tunelização Dérmica em Cicatrizes*), também propôs-se a

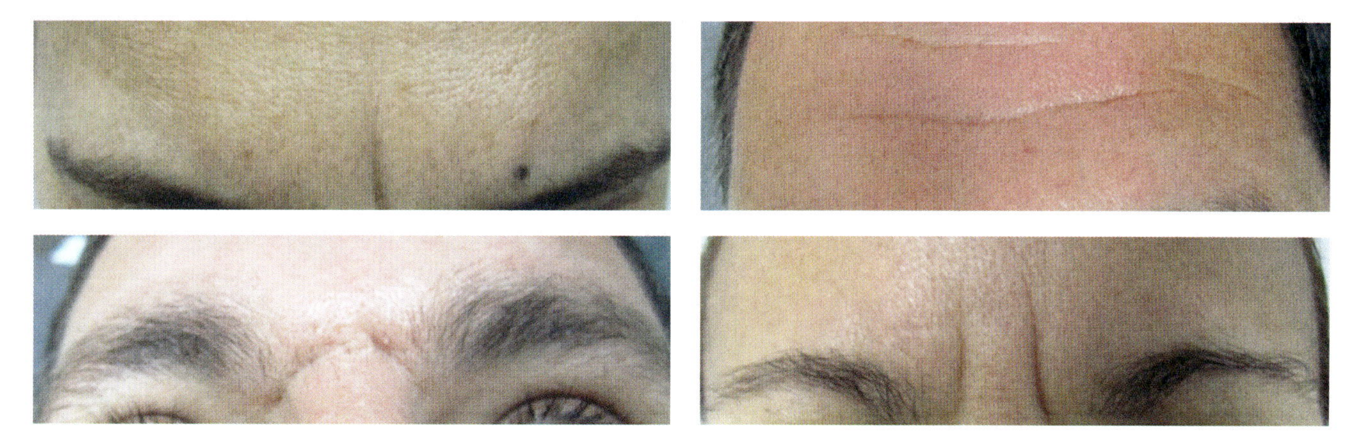

Figura 30.1 Rugas estáticas profundas que se apresentam como desafio terapêutico.

execução da tunelização dérmica (TD®) para a correção de rugas estáticas. O tratamento baseia-se na liberação do fundo da ruga e seu conseguinte preenchimento por sangue, o que resulta em uma inflamação no depósito de fibrina e na produção e no amadurecimento de um novo colágeno, levando para o plano rente à pele uma ruga que estava aprofundada pelo tempo e que enrijeceu com o passar dos anos, dificultando sua correção pelo relaxamento da musculatura com toxina botulínica ou pelo preenchimento convencional da depressão. A Figura 30.2 apresenta a associação da TD® com a toxina botulínica.

Metodologia aplicada à TD® em rugas estáticas e sulcos

Para que a metodologia proposta pelo autor na execução da TD® ofereça os resultados observados em sua experiência no tratamento dessas lesões, faz-se necessária a observação criteriosa dos pontos elencados a seguir.

▸ **Avaliação do paciente.** As rugas a serem abordadas devem ser estáticas, ou seja, responder pobremente à aplicação de toxina botulínica e/ou resultar de flacidez da pele pelo processo de envelhecimento ou consumo de derme e coxim adiposo por condições inflamatórias, e/ou resultar de vício de postura. Não importa a espessura da pele, se mais fina ou mais espessa, como é o caso dos indivíduos com pele oleosa, nem a cor do paciente. O tratamento apresenta uma versatilidade de segurança passível de *performance* em todos os tipos de pele, principalmente considerando que a epiderme é preservada, não ocorre desepitelização e, consequentemente, o risco de hiperpigmentação pós-inflamatória é reduzido.

▸ **Como proceder à intervenção.** A TD® utiliza agulha estéril de aspiração, 1,20 × 25 mm 18 G × 1", seguindo uma metodologia própria e reproduzível (ver Capítulo 28, mencionado anteriormente).

▸ **Primeira etapa.** Inicialmente, marca-se a área a ser tratada com verde-brilhante ou similar resistente aos ativos utilizados na antissepsia, com o objetivo de manutenção da marcação. Realiza-se um desenho em formato de pirâmide ou triângulo para rugas glabelares, com ápice voltado para cima (eixo craniocaudal) e base posicionada entre as sobrancelhas com ângulo agudo de 10° a 30°, dependendo da extensão da lesão (Figura 30.3). O tracejado deve comtemplar todo o vinco. Nos sulcos labiogenianos ou mentogenianos, procede-se de maneira similar, bem como nas rugas estáticas do colo.

▸ **Higienização e anestesia da área.** Em seguida, faz-se antissepsia com clorexidina 2% e anestesia com lidocaína 2% sem vasoconstritor nos quatro vértices do losango. Comumente não há necessidade de anestesiar o losango em toda sua extensão; porém, caso se observe desconforto do paciente, a anestesia deve contemplar toda a área.

▸ **Seguimento do desenho proposto.** A agulha de aspiração 18 G é introduzida por via transepidérmica na profundidade do plano dérmico/dermossubcutâneo, perfazendo um trajeto canalicular, com consequente ruptura das traves fibróticas existentes, criando túneis lineares dentro da derme alterada. Os movimentos realizados pela agulha são de ida e vinda, partindo do vértice do triângulo para a base. O túnel seguinte é formado seguindo-se o mesmo preceito, imediatamente na adjacência do anterior; para isso, a introdução da agulha se efetua no mesmo orifício, o que resulta na criação de média de quatro colunas hemáticas horizontais dispostas paralelamente ou, ainda, colunas únicas quando se trata de rugas estáticas da fronte (Figura 30.4).

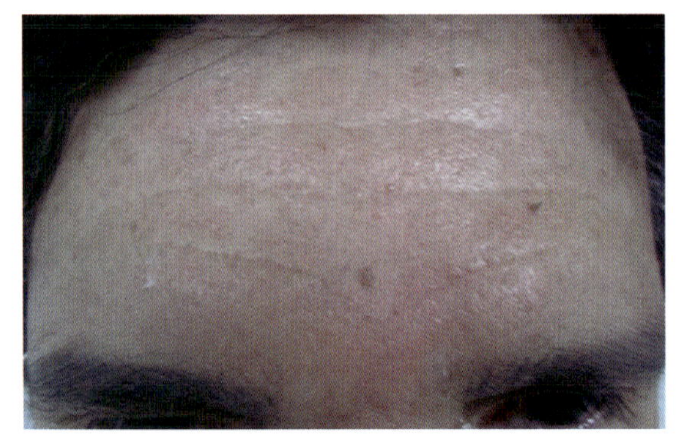
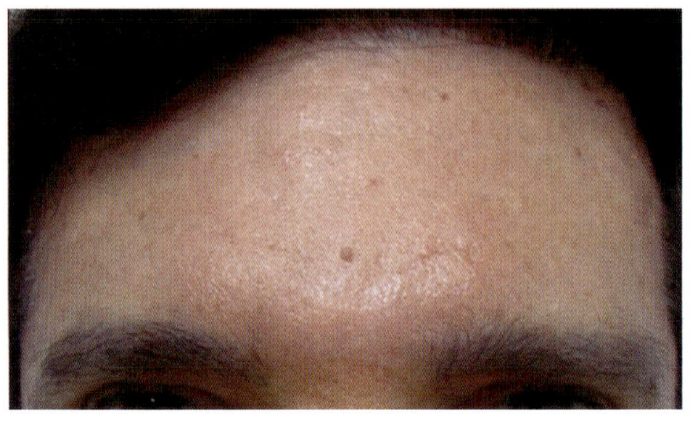

Figura 30.2 Paciente com rugas estáticas na fronte, tratado com a associação de TD® e toxina botulínica.

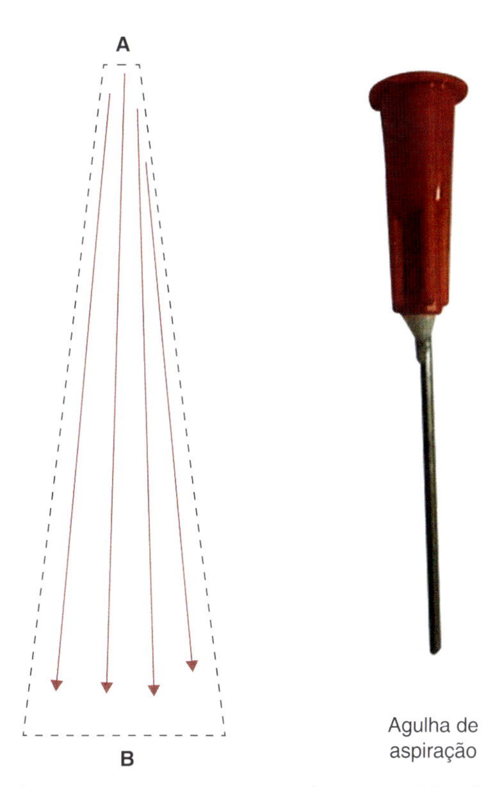

Figura 30.3 Metodologia proposta para o tratamento de rugas estáticas lineares com TD®.

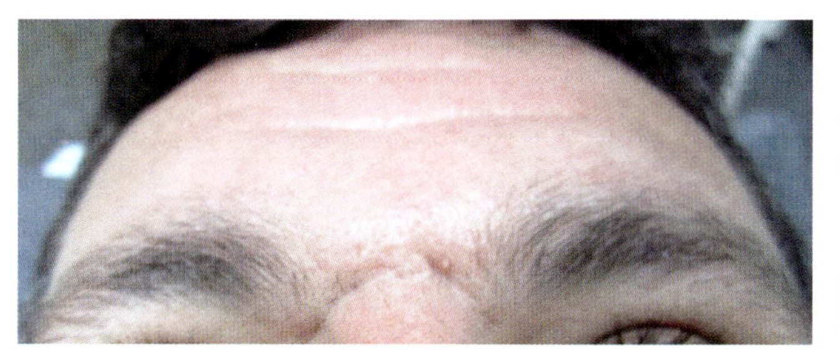

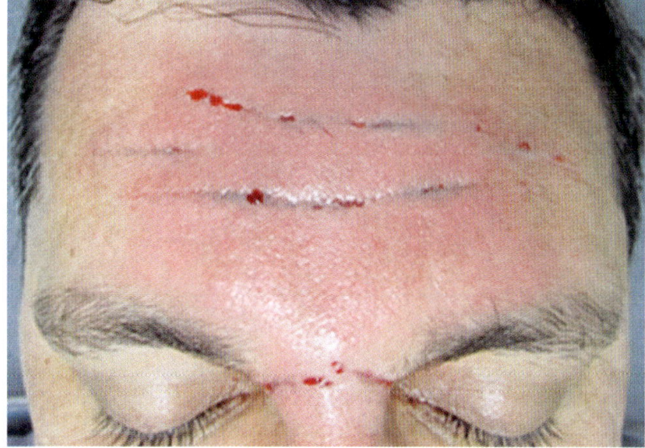

Figura 30.4 Pós-operatório imediato de paciente tratado com TD® para correção de rugas estáticas da fronte.

▸ **Transoperatório.** Na região tratada observa-se a formação de um hematoma importante (Figura 30.5). Os orifícios que possibilitaram a introdução da agulha de aspiração apresentam sangramento substancial, pelo calibre do instrumental, principalmente na região glabelar, o que é uma condição limitada (Figura 30.6). Comumente, a compressão com algodão estéril facilita a hemostasia, que se estabelece em poucos minutos. Como o potencial cortante do instrumental utilizado neste caso é limitado (agulha de aspiração 18 G), pode-se observar que o trauma é menos intenso quando comparado ao provocado pelos instrumentais antes propostos para a Subcision®. Não há necessidade de suturar os orifícios; a cicatrização acontece por segunda intenção, já que se trata de uma solução de continuidade de menos de 1 mm.

▸ **Pós-operatório imediato.** O sangramento é modificado e facilmente contido. Raramente se utiliza gaze para o curativo, o qual deve ser feito com várias camadas de Micropore®. Não é indicada antibioticoterapia tópica ou sistêmica. É um procedimento limpo e, segundo normatização da Food and Drug Administration (FDA), essa precaução é desnecessária. Crioterapia ou compressas quentes também não são indicadas. É preferível que a acomodação do hematoma e a resposta inflamatória resultante da sua presença sigam seu curso natural (Figuras 30.7 e 30.8).

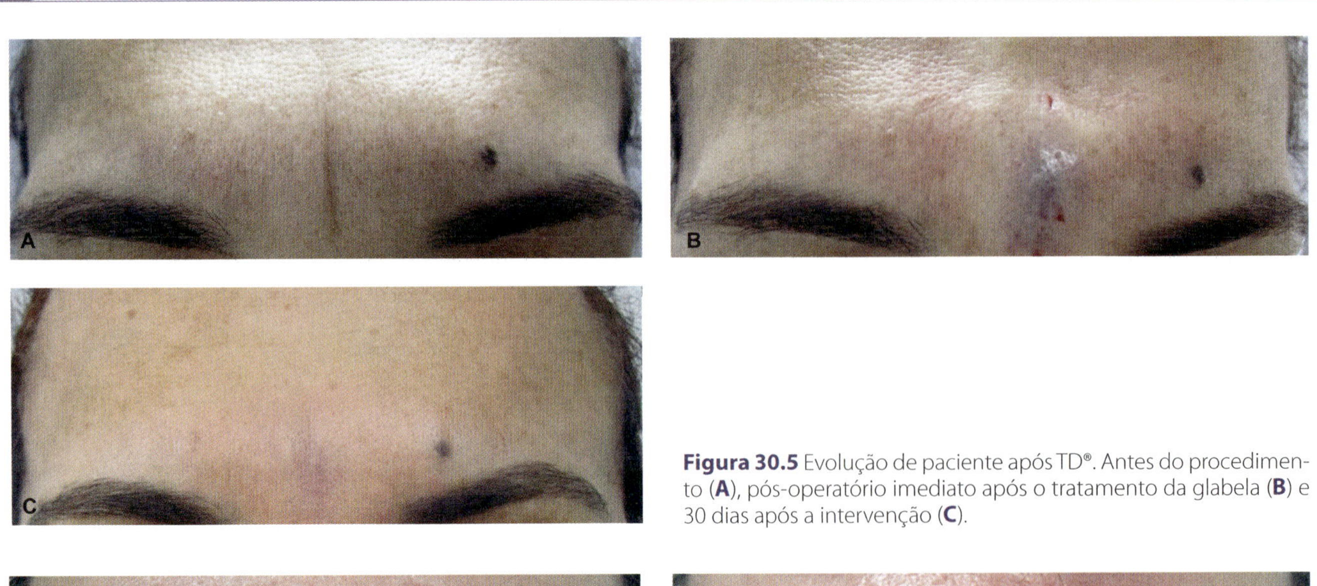

Figura 30.5 Evolução de paciente após TD®. Antes do procedimento (**A**), pós-operatório imediato após o tratamento da glabela (**B**) e 30 dias após a intervenção (**C**).

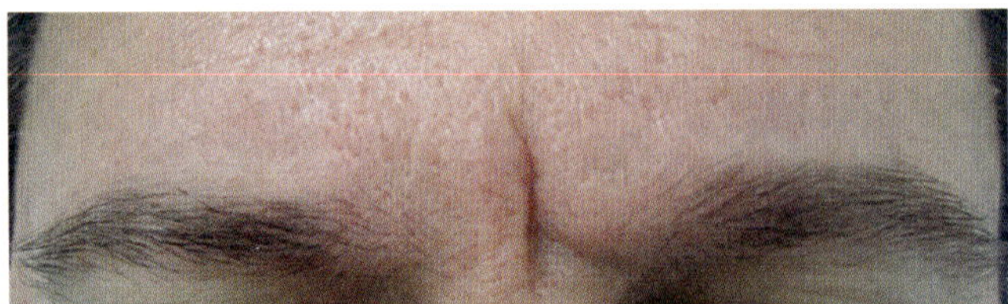

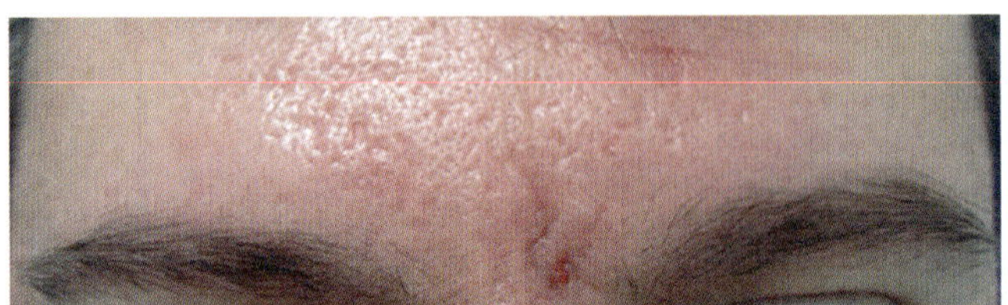

Figura 30.6 Pós-operatório de 90 dias após o tratamento da ruga estática glabelar com TD®.

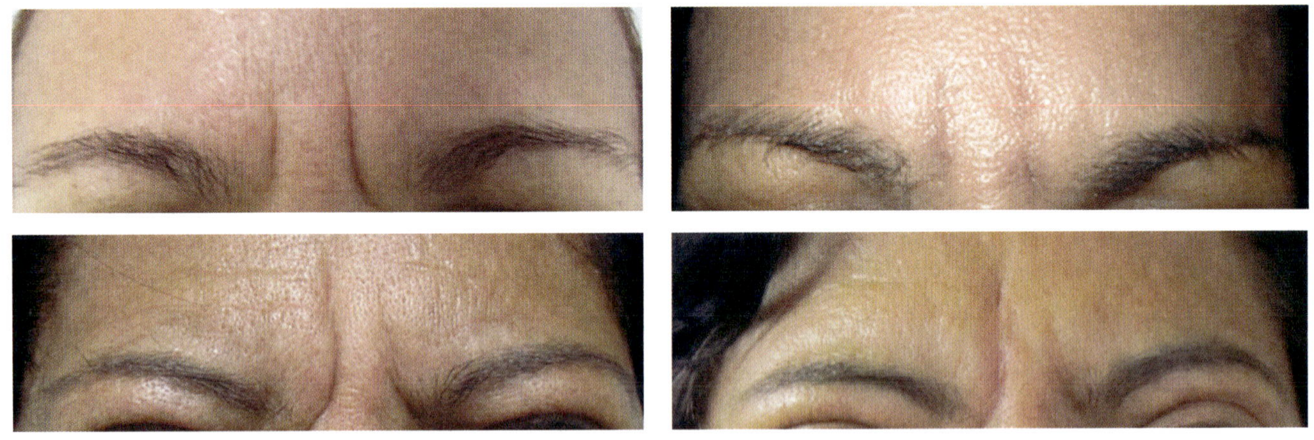

Figura 30.7 Pós-operatório de 90 dias após o tratamento da ruga estática glabelar com TD®.

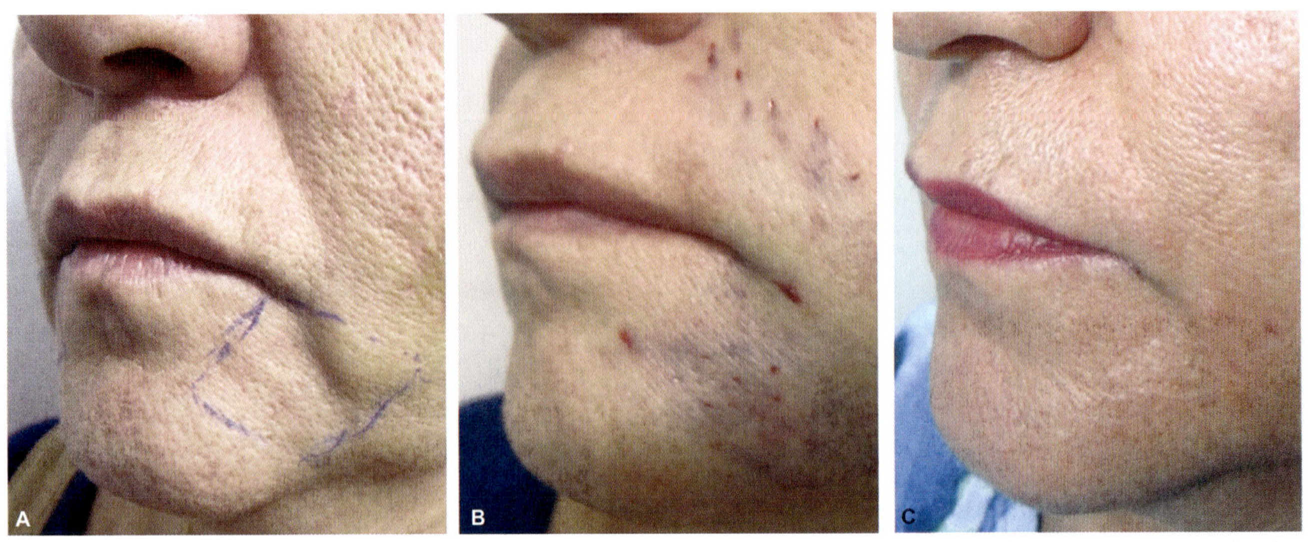

Figura 30.8 Evolução de paciente após TD®. Antes do procedimento (**A**), pós-operatório imediato (**B**) e 90 dias após o tratamento do sulco labiogeniano e do sulco mentogeniano com TD® (**C**).

Evolução e cuidados no pós-operatório

Ver Capítulo 29, *Tunelização Dérmica em Cicatrizes*. Pode-se observar que, apesar da utilização dos bons preenchedores disponíveis no mercado, bem como de técnicas e tecnologias para estímulo de colágeno em regiões marcadas por rítides, as rugas mais profundas ainda se apresentam como um desafio na prática terapêutica do dermatologista. A TD® é uma nova abordagem cirúrgica para o tratamento dessas lesões, na tentativa de otimizar os resultados observados com a toxina botulínica, cuja ação em rugas dinâmicas continua sendo o tratamento padrão-ouro. Nos casos em que se opta por essa associação, recomendam-se:

- Realizar a TD® para solturas de vincos estáticos em glabela e fronte como primeira etapa do tratamento, seguindo a metodologia descrita anteriormente. Quando a toxina botulínica é realizada inicialmente e alcança seu propósito de relaxamento dos músculos frontais e corrugador dos supercílios, a drenagem do edema e a reabsorção do hematoma podem ser retardadas, provocando desconforto e podendo comprometer os resultados
- Aguardar a reabsorção do hematoma e a involução do edema, antes de programar a aplicação da toxina botulínica. Esse período varia de 15 a 30 dias. Não realizar a aplicação da toxina botulínica na vigência de edema, o que pode provocar migração do produto e aumento do halo de difusão, podendo desencadear relaxamento de músculos não previstos e assimetria de resultados
- Não realizar TD® e aplicação de toxina botulínica no mesmo tempo cirúrgico. Efeitos adversos podem ocorrer pelas mesmas razões apresentadas anteriormente
- Em alguns casos, quando a ruga for antiga e mais profunda, pode haver a necessidade de mais de uma intervenção. Para tanto, recomenda-se aguardar 30 dias de intervalo entre a realização de uma TD® e outra. Respeitando o período de regressão total do edema, programa-se a aplicação da toxina botulínica.

Quando opta-se por associar a TD® a um preenchedor, recomendam-se:

- Realizar inicialmente a TD®, observando a regressão do edema e do hematoma para, então, em um segundo tempo, proceder à deposição de um preenchedor. Sugere-se a realização das duas técnicas ao mesmo tempo apenas nos casos de tratamento da região geniana, quando a perda de volume é substancial e o risco de hipercorreção não está cogitado. Contudo, é mais prudente aguardar um tempo
- Respeitar o tempo médio, considerado seguro pelo autor, para evitar hipercorreções ou hipocorreções, entre a realização da TD® e a deposição de preenchimento; quando se trata das regiões perioral, periorbital ou do terço superior da face, esse período é de 30 dias. A inflamação aguda terá dado espaço ao amadurecimento do colágeno e a utilização desse agente poderá otimizar os resultados
- Observar que a realização dessas intervenções em dois tempos também proporciona a segurança de avaliar os resultados alcançados pela TD® e, caso ainda se evidencie a permanência, mesmo que parcial, da lesão inicial, deve-se intervir mais uma vez, respeitando o período de 30 dias. As Figuras 30.9 e 30.10 apresentam duas pacientes tratadas com TD®, para atenuação do sulco nasogeniano e sulco mentogeniano, respectivamente, em duas sessões. Na Figura 30.11 observa-se a evolução de uma paciente 90 dias e 12 meses após o tratamento, evidenciando resultados mantidos, sem nenhum tratamento adicional.

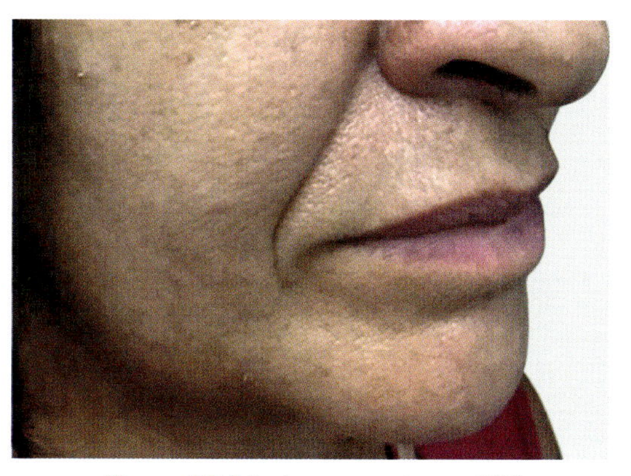
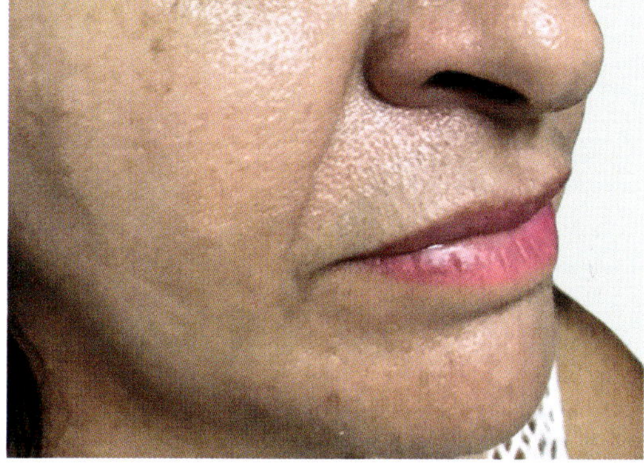

Figura 30.9 Paciente tratada com TD®, para atenuação do sulco nasogeniano, em duas sessões.

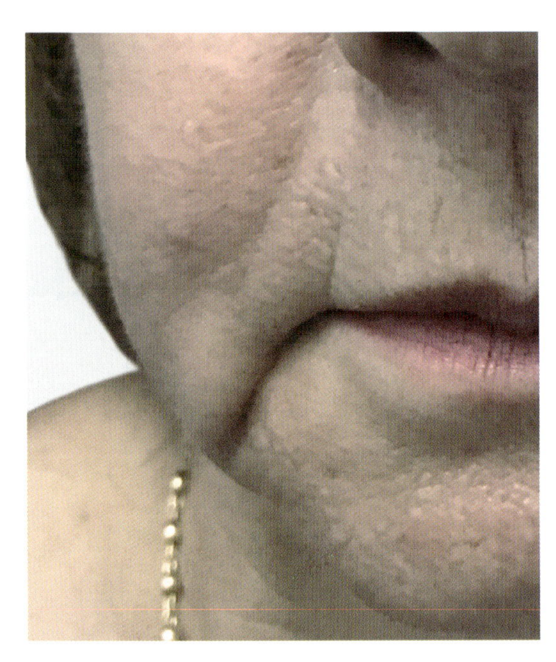

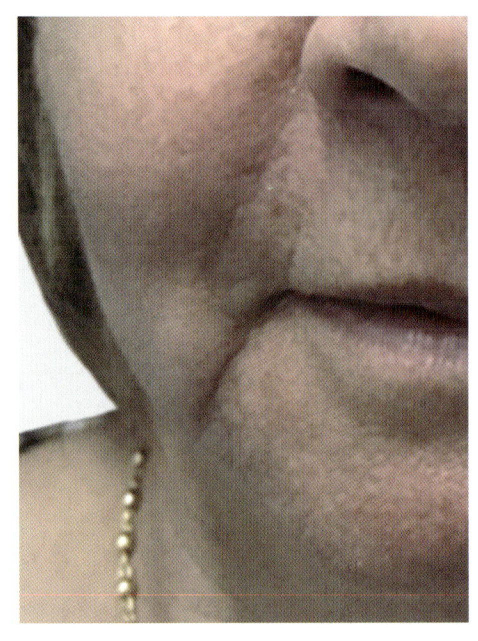

Figura 30.10 Paciente tratada com TD®, para atenuação do sulco mentogeniano, em duas sessões.

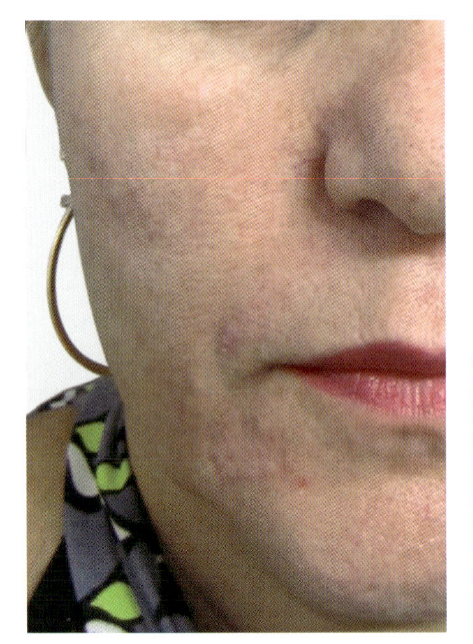

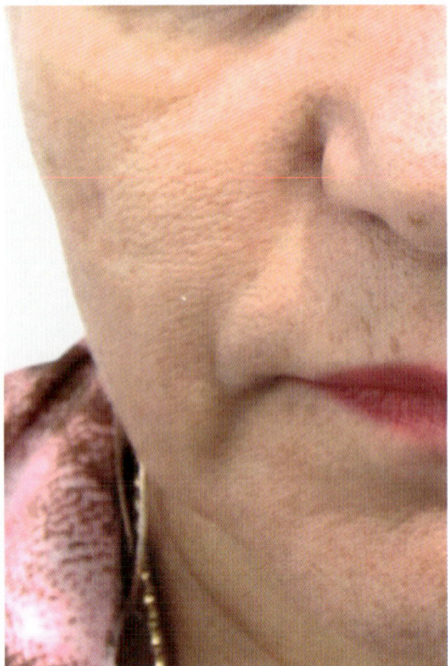

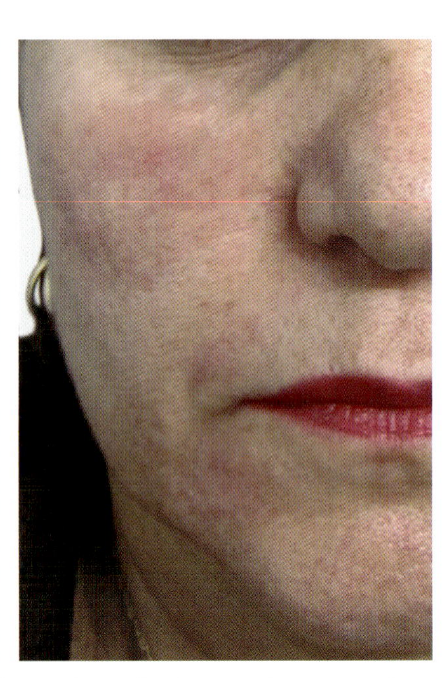

Figura 30.11 Evolução de uma paciente antes, 90 dias e 12 meses após o tratamento, evidenciando resultados mantidos, sem nenhum tratamento adicional.

Considerações finais

A TD® é um tratamento seguro para as rugas estáticas, oferecendo bons resultados e podendo ser otimizado quando associada a outras técnicas. O treinamento é fundamental, visto que se trata de uma intervenção técnico-dependente, e a curva de aprendizado deve ser respeitada.

Bibliografia

AlGhamdi KM. A better way to hold a Nokor needle during subcision. Dermatol Surg. 2008; 34:378-9.

Almeida ART, Marques ERMC, Kadunc BV. Rugas glabelares: estudo piloto dos padrões de contração. Surg Cosmet Dermatol. 2010; 2(1):23-8.

Balighi K, Robati RM, Moslehi H et al. Subcision in acne scar with and without subdermal implant: a clinical trial. J Eur Acad Dermatol Venereol. 2008; 22:707-11.
Dubina M, Tung R, Bototin D et al. Treatment of forehead/glabellar rhytide complex with combination of botulinum toxin and hyaluronic acid versus botulinum toxin a injection alone: a split face, rather-blinded, randomized control trial. J Cosm Dermatol. 2013; 12(4):261-6.
Hexsel DM, Mazzuco R. Subcision: a treatment for cellulite. Int J Dermatol. 2000; 539-44.
Hexsel DM, Mazzuco R. Subcision: uma alternativa cirúrgica para a lipodistrofia ginóide (celulite) e outras alterações no relevo corporal. An Br Dermatol. 1997; 72(1).
Kim HS, Kim C, Cho H. A study on glabellar wrinkle patterns in Koreans. J Eur Acad Dermatol Venereol. 2014; 28(10):1332-9.
Orentreich DS, Orentreich N. Subcutaneuos incisionless (subcision) surgery for correction of depressed scars and wrinkles. Dermatol Surg. 1995; 21(6):543-9.

CAPÍTULO 31

Tunelização Dérmica na Lipodistrofia Ginoide

Emerson de Andrade Lima

Introdução

A lipodistrofia ginoide ou celulite apresenta-se como uma modificação na topografia da pele, principalmente da região pélvica, raiz das coxas e abdome, resultado da protrusão de gordura por meio da junção dermo-hipodérmica e fibrose do tecido conjuntivo. Tem ocorrência universal, com graus variáveis da puberdade à menopausa. É caracterizada por depressões na superfície cutânea resultantes do processo inflamatório (Figura 31.1). Um conjunto de fatores etiogênicos colabora para sua instalação, como predisposição genética, sedentarismo, alimentação, influência hormonal, ganho de peso, entre outros (ver Capítulo 18, *IPCA® na Lipodistrofia Ginoide*). O ganho de peso pode acentuar a celulite particularmente em regiões como nádegas e abdome. A pele mais fina e flácida, agravada pelo envelhecimento, também favorece a evidenciação das herniações características da lipodistrofia ginoide (Figura 31.2).

Como relatado no Capítulo 18 desta obra, os homens são menos suscetíveis por apresentarem comumente uma pele mais espessa. Apesar de assintomática nos casos mais modestos, a celulite pode vir acompanhada de sintomatologias resultantes do comprometimento da microcirculação. Podem ocorrer dor, especialmente pela palpação, sensação de peso, além de pés frios, cãibras, edema e equimose nas formas mais graves. São considerados quatro graus de celulite, de acordo com aspectos clínicos e etapas evolutivas: grau I, grau II, grau III e grau IV (a Tabela 18.1 descreve tais apectos, ver no referido capítulo).

Os tratamentos propostos apresentam resultados variáveis. Essencialmente, os objetivos são liberação dos septos fibróticos, liberação da superfície cutânea, bem como aumento do

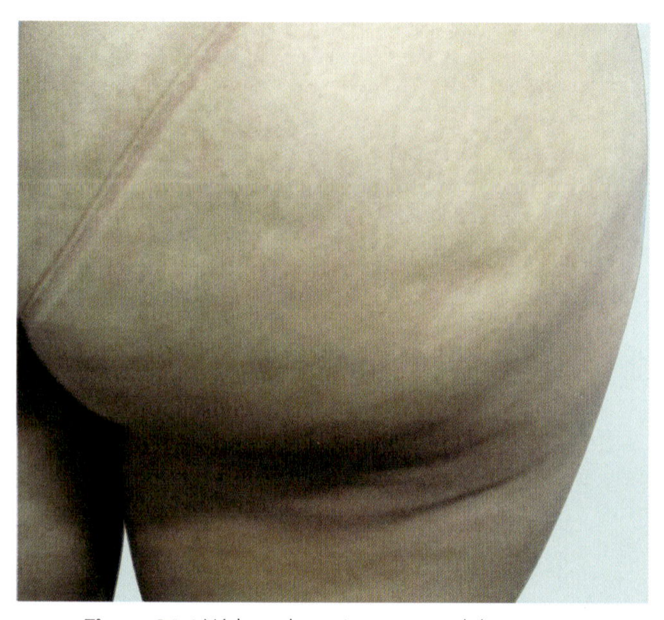

Figura 31.1 Nádega de paciente com celulite grau IV.

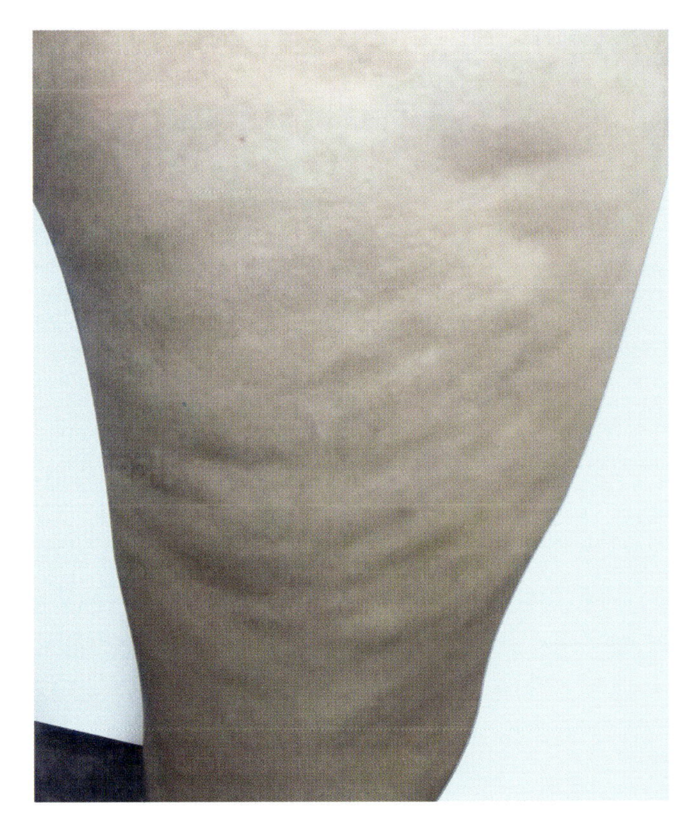

Figura 31.2 Coxa de paciente acometida por celulite.

espessamento da pele, com melhora da flacidez mediante estimulação de colágeno. Técnicas complementares visam à melhora da estase. Inicialmente proposta por Orentreich e Orentreich (1995), a Subcision® foi ratificada para esse fim por outros autores. Hexsel e Mazzuco (1997) estudaram 46 pacientes com diferentes graus de alterações de relevo (III e IV) tratadas com agulha Nokor 18 G, apresentando bons resultados cosméticos e poucos efeitos adversos.

Como já referido em capítulos anteriores desta obra, a tunelização dérmica (TD®) foi inspirada nessa técnica de descolamento e guiada pelos seus princípios de ruptura de traves fibróticas e estímulo à produção de colágeno. Para tanto, metodologia e instrumental próprios exigiram a denominação tunelização dérmica para caracterizar essa nova abordagem. Inicialmente, o autor desenvolveu sua experiência com a TD® em cicatrizes pós-acne inflamatória e os seus bons resultados o estimularam a ampliar sua aplicabilidade. O objetivo dessa nova proposta é estabelecer uma metodologia reproduzível para a padronização dos resultados e a prevenção de efeitos adversos, com um pós-operatório mais seguro.

Fundamentos e técnica da tunelização dérmica em celulite

A técnica oferece uma metodologia própria que deve ser seguida, buscando a padronização e objetivando alcançar resultados, na medida do possível, previsíveis. Está indicada para quadros de celulite graus II a IV. A flacidez frequentemente observada na região com celulite também pode ser melhorada pela técnica. A melhora da textura, das ondulações e do espessamento da pele resultante do estímulo de colágeno provocado pelo trauma produzido pela manipulação da agulha, na experiência do autor, tem sido substancial. Também é relevante o efeito de ruptura das traves fibróticas que encarceram o tecido adiposo, contribuindo para a retificação da superfície cutânea. Após 90 dias da intervenção, recomenda-se a avaliação da resposta terapêutica antes de propor uma segunda ou até uma terceira intervenção na mesma área. É importante aguardar esse período para que o remodelamento e o amadurecimento do colágeno se processem.

Avaliação e conduta

▸ **Avaliação do paciente.** Qualquer grau de celulite é passível de responder a essa intervenção. Quanto mais grave, mais modesta será a resposta, podendo haver a necessidade de mais de uma sessão. Não há contraindicações em relação a cor da pele, idade ou sexo. A pele deve estar preferencialmente preparada. Recomenda-se, por pelo menos 30 dias, o uso noturno de ácido retinoico 0,05% e hidratação com fotoproteção no dia seguinte. Como a intervenção é embaixo da derme, com preservação total da epiderme que é apenas perfurada, os riscos de hiperpigmentação pós-inflamatória em fotótipos mais altos é reduzido, quando comparada a técnicas que causam trauma à epiderme. Para a obtenção de melhores resultados, pode-se associar a IPCA® no mesmo tempo cirúrgico.

▸ **Instrumental.** A TD® utiliza uma agulha estéril de aspiração, 1,20 × 25 mm 18 G × 1" (ver Capítulo 28, *Princípios da Tunelização Dérmica*). A metodologia proposta para celulite é a mesma apresentada para correção de cicatrizes de acne. Todos os critérios de segurança cirúrgica devem ser tomados.

▸ **Primeira etapa.** Procede-se à marcação da área a ser tratada, certificando-se de que o losango desenhado englobe a área da depressão da celulite. Para isso, pode-se utilizar caneta de marcação. Vários desenhos podem ser reproduzidos na área a ser tratada, lembrando-se de que a distância do vértice ao centro do losango deve respeitar o comprimento da agulha de aspiração 18 G. Realiza-se o tracejamento de quatro linhas retas que se encontram nas extremidades, formando um losango, o qual deve contemplar a(s) depressão(ões) na totalidade (ver Figura 28.3, no Capítulo 28 sobre os fundamentos da TD®). A Figura 31.3 apresenta uma paciente imediatamente após a intervenção, na qual é possível visualizar os óstios de entrada da agulha de aspiração 18 G.

▸ **Higienização e anestesia da área.** Seguem-se antissepsia com clorexidina 2% e anestesia com lidocaína 2% sem vasoconstritor nos quatro vértices do losango. Comumente não há necessidade de anestesiar toda a área delimitada pelo desenho; porém, caso se observe desconforto do paciente, a anestesia deve contemplar toda a área a ser tratada.

▸ **Seguimento do desenho proposto.** A agulha de aspiração 18 G é introduzida por via transepidérmica na profundidade do plano derme-hipoderme, perfazendo um trajeto canalicular, com consequente ruptura das traves fibróticas existentes, criando túneis lineares no plano referido. Os movimentos realizados pela agulha são de vaivém, partindo dos vértices, aqui chamados, por questões didáticas, de A, para o centro do losango, chamado de B, ou suas equivalências. O túnel seguinte é formado seguindo o mesmo preceito, imediatamente na adjacência do anterior; para isso, a introdução da agulha se efetua no mesmo orifício, o que resulta na criação de várias colunas hemáticas horizontais dispostas paralelamente. Procede-se da mesma maneira a partir dos outros três vértices, de modo que as colunas se intercruzem até que toda a área esteja descolada ou tratada. O desenho basilar poderá ser diminuído na metade ou em um quarto, dependendo da injúria a ser tratada. Pode, no entanto, ser duplicado, caso a área seja extensa.

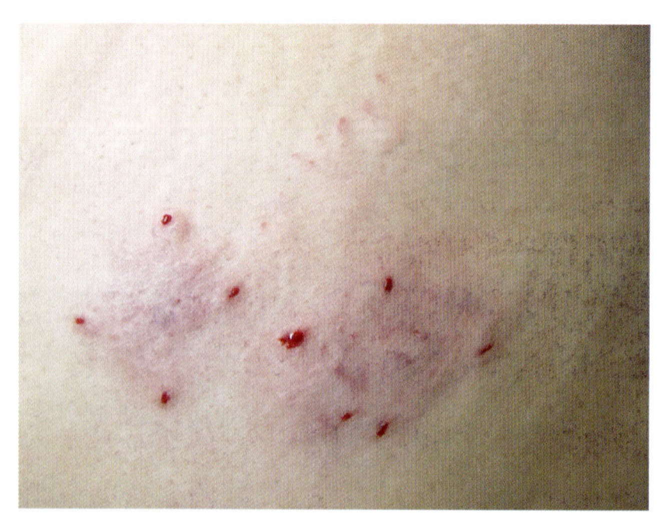

Figura 31.3 Nádega de paciente imediatamente após a TD®. Perceba que é possível visualizar os óstios de entrada da agulha de aspiração 18 G.

▸ **Transoperatório.** Na região tratada, observa-se a formação de um hematoma considerável. Os orifícios que possibilitaram a introdução da agulha de aspiração apresentam sangramento substancial, pelo calibre do instrumental, mas é uma condição limitada. Comumente a compressão com algodão estéril facilita a hemostasia, que se estabelece em poucos minutos. Como o potencial cortante do instrumental aqui usado é limitado (agulha de aspiração 18 G), o trauma é menos intenso quando comparado ao provocado pelos instrumentais antes propostos para a Subcision®. Não há necessidade de suturar os orifícios; a cicatrização acontece por segunda intenção, já que se trata de uma solução de continuidade de menos de 1 mm (ver Figura 31.3).

▸ **Pós-operatório imediato.** O sangramento que parte dos óstios é substancial, mas contido por moderada pressão. Após controlado, pode-se utilizar algodão para ocluí-los. Realiza-se, então, curativo com Micropore®. Malha ou cinta é recomendada já no pós-operatório imediato. Essa compressão deve permanecer por pelo menos 15 dias, com trocas diárias. A higienização da área deve ocorrer naturalmente (Figura 31.4).

Evolução e cuidados no pós-operatório

Nas primeiras 24 horas, o curativo é removido e, a partir daí, apenas uma cinta de compressão deve ser mantida. Higienizar a área utilizando água e um sabonete com bom poder de detergência. O edema no dia seguinte é frequentemente mais intenso quando comparado ao pós-operatório imediato, apesar de já ter se estabelecido a absorção do anestésico infiltrado. Em torno do sétimo ao décimo dia, observam-se hematomas e edema mais significativos com involução progressiva. Durante todo esse período, a fotoproteção física preferencialmente é mandatória. Evitar qualquer exposição à luz devido ao risco de hiperpigmentação. Nódulos podem aparecer e sua resolução é completada em até 30 dias, em média. A Figura 31.5 apresenta a evolução dos hematomas após 1 semana da TD®.

Considerações finais

Pode-se concluir e recomendar, em relação à TD® em celulite:

- A resposta terapêutica tem sido promissora e animadora quando comparada a outras categorias de tratamento para celulite. Na experiência do autor, os resultados são passíveis de serem reproduzidos seguindo a mesma metodologia. As observações do autor apontam para melhoria substancial na espessura e na qualidade da pele, provavelmente resultado do estímulo de colágeno decorrente da manipulação da derme
- Apesar de substanciais, o edema e os hematomas observados no pós-operatório apresentam uma transitoriedade compatível com o retorno do indivíduo às atividades laborativas, porém com restrição à exposição às luzes. Recomenda-se não realizar a intervenção próximo a eventos sociais (Figura 31.6)

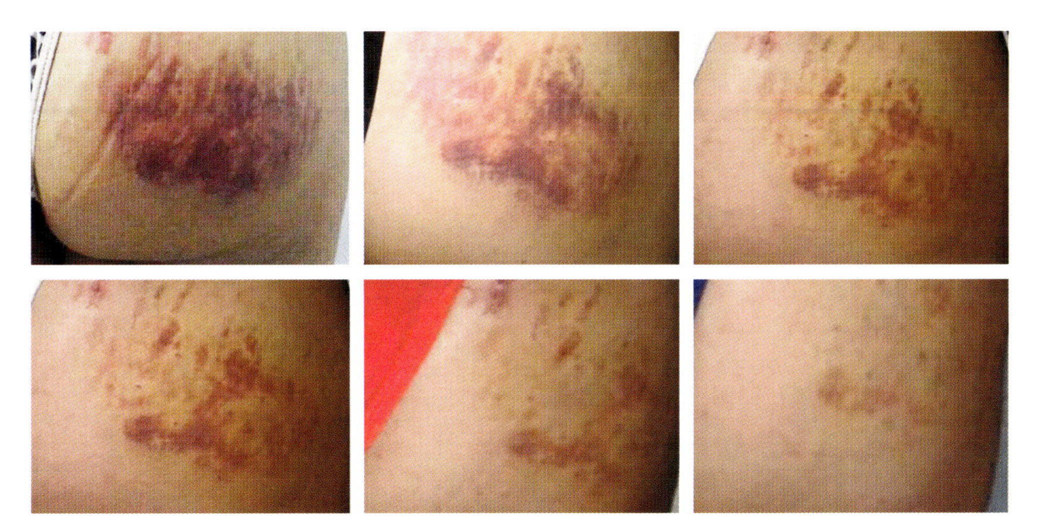

Figura 31.4 Evolução da nádega de uma paciente tratada com TD®. A sequência apresenta edema e hematoma a cada 24 horas.

- A dor e o desconforto na área tratada no intra e pós-operatório não são limitantes da realização da TD®. Estar atento à infecção secundária caso ocorra dor após 48 horas do procedimento, embora essa complicação não tenha sido observada pelo autor. Espera-se dolorimento devido a edema e hematomas. Comumente não há necessidade de analgésico ou anti-inflamatório
- A hiperpigmentação pós-inflamatória não tem sido vista como complicação, já que a epiderme é preservada durante a intervenção; porém, pode-se recomendar a utilização de ácido retinoico com ou sem ativos clareadores já no sétimo dia de pós-operatório, buscando otimizar resultados
- É essencial que o operador tenha conhecimento apurado de pele, bem como esteja treinado para a execução da TD® e habilitado para tratar possíveis complicações.

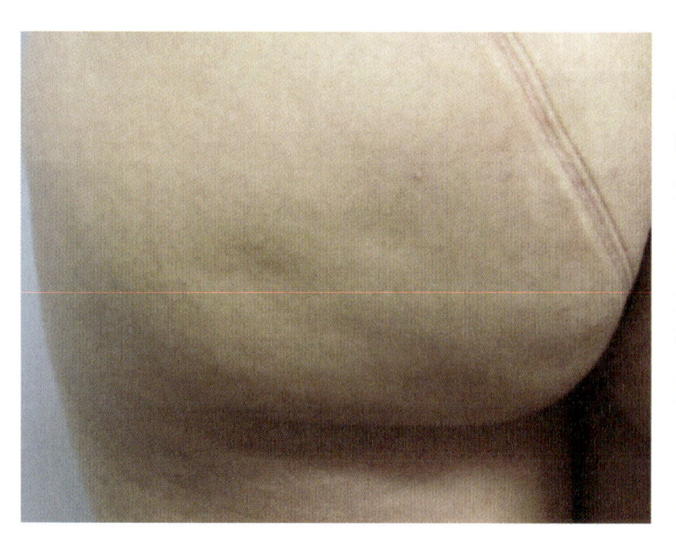
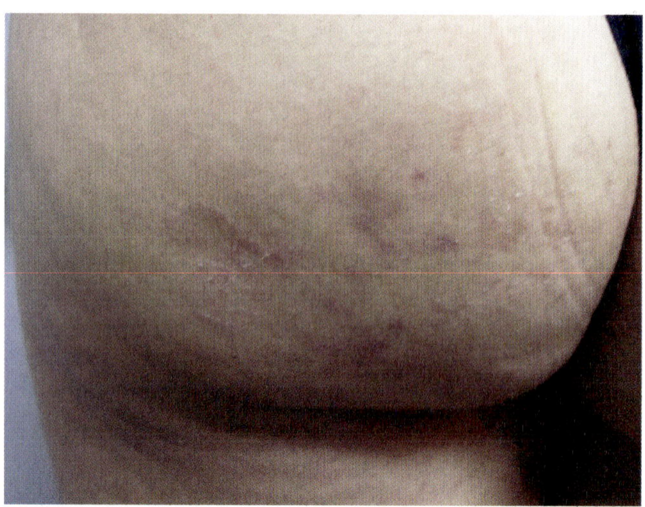

Figura 31.5 Nádega após 7 dias da intervenção, com persistência dos hematomas e edema.

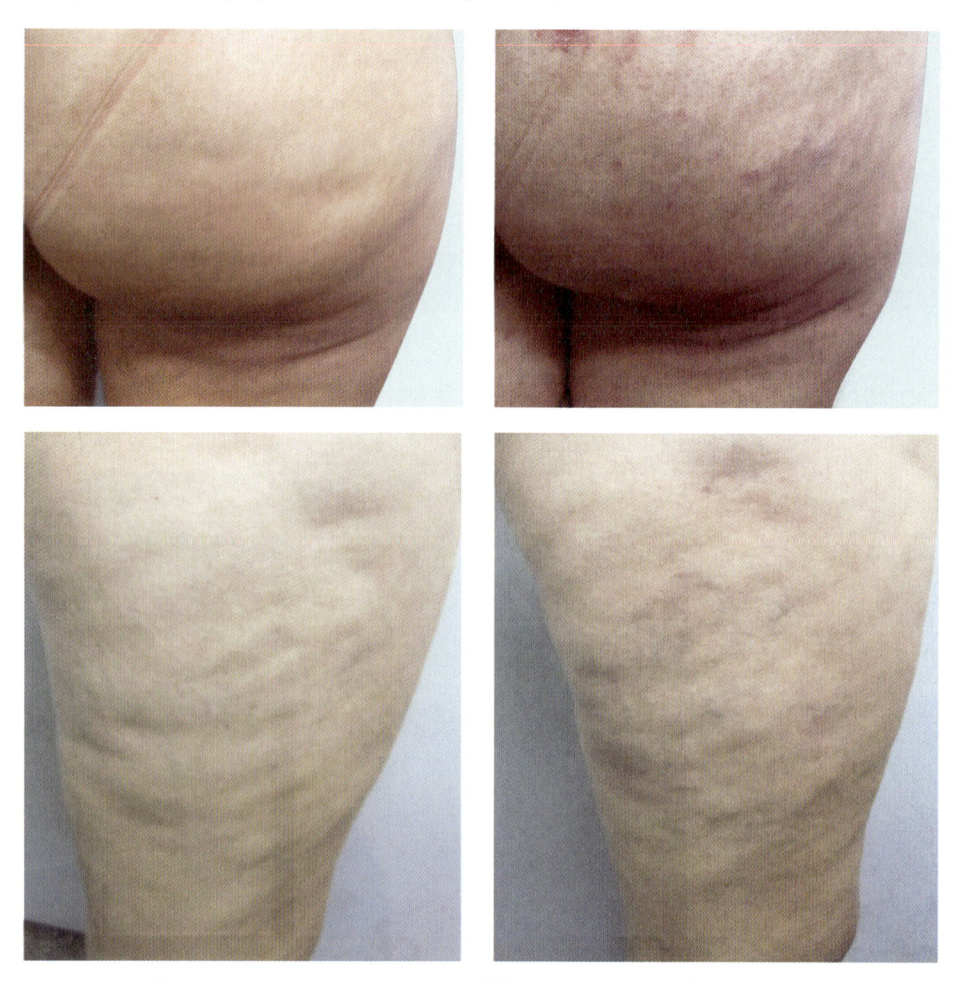

Figura 31.6 Pacientes tratadas pela TD® com 30 dias de pós-operatório.

Bibliografia

Aust MC. Percutaneous collagen induction therapy: an alternative treatment for scars, wrinkles, and skin laxity. Plast Reconstr Surg. 2008; 121(4):1421-9.

Avram MM. Cellulite: a review of its phisiology and treatment. J Cosmet Laser Ther. 2005; 7:1-5

Bal SM, Caussian J, Pavel S et al. In vivo assessment of safety of microneedle arrays in human skin. Eur J Pharm Sci. 2008; 35(3):193-202.

Brody HJ. Trichloracetic acid application in chemical peeling, operative techniques. Plast Reconstr Surg. 1995; 2(2):127-8.

Camirand A, Doucet J. Needle dermabrasion. Aesthetic Plast Surg. 1997; 21(1):48-51.

Cohen KI, Diegelmann RF, Lindbland WJ. Wound healing: biochemical and clinical aspects. Philadelphia: WB Saunders Co; 1992.

Draelos Z, Marenus KD. Cellulite: etiology and purported treatment. Dermatol Surg. 1997; 23:1177-81.

Fabroccini G, Fardella N. Acne scar treatment using skin needling. Clin Exp Dermatol. 2009; 34(8):874-9.

Fernandes D. Minimally invasive percutaneous collagen induction. Oral Maxillofac Surg Clin North Am. 2006; 17(1):51-63.

Fernandes D, Massimo S. Combating photoaging with percutaneous collagen induction. Clin Dermatol. 2008; 26(2):192-9.

Hexsel DM, Mazzuco R. Subcision: uma alternativa cirúrgica para a lipodistrofia ginóide (celulite) e outras alterações no relevo corporal. An Bras Dermatol. 1997; 72(1).

Orentreich DS, Orentreich N. Subcutaneous incisionless (subcision) surgery for the correction of depressed scars and wrinkles. Dermatol Surg. 1995; 21(6):543-9.

Rossi AB, Vergnanini AL. Cellulite: a review. J Eur Acad Dermatol Venerol. 2000; 141:251-62.

CAPÍTULO 32

Princípios da Radiofrequência Ablativa Fracionada e sua Aplicabilidade

Carlos D'Apparecida Santos Machado Filho ▪ *Emerson de Andrade Lima* ▪ *Carla de Figueiredo Presti Favaro*

Conceitos fundamentais da radioeletrocirurgia

A radioeletrocirurgia, também chamada de eletrocirurgia de alta frequência, eletrocirurgia de corte e vaporização ou radiofrequência, tomou impulso e novos rumos a partir de pesquisas e trabalhos publicados por Maness et al. (1978). Eles definiram a frequência ideal para vaporização e corte em 4.000.000 ciclos por segundo, com uma relação direta entre frequência da corrente e calor lateral, o que determina uma qualidade da cicatrização e um corte semelhantes ao do bisturi de lâmina fria. Trata-se de um processo de corte e/ou coagulação de tecido que utiliza uma corrente alternada de alta frequência.

É importante enfatizar que eletrocirurgia de corte é um processo físico completamente diferente da cauterização; nesta acontece a transferência passiva do calor de um objeto quente ao tecido. Um aumento de temperatura ocorre dentro do tecido, secundário a essa transferência, de maneira gradual, levando à evaporação da água intracelular até que se atinja um ponto no qual as proteínas começam a desnaturar e coagular. Isso resulta na morte das células por dessecamento e carbonização.

Em contraste, corte e coagulação são alcançados quando uma corrente de alta frequência passa através do tecido, levando a um aumento de temperatura mais rápido do que na cauterização, o que resulta em ebulição intracelular por elevar a temperatura instantaneamente a 100°C, determinando expansão e rompimento das membranas celulares (implosão celular), fenômeno conhecido como vaporização.

Pelo fato de esses processos serem tão similares, é importante que a cauterização termal e a eletrocirurgia de alta frequência não sejam confundidas.

Conceitualmente, o que se chama de eletrocirurgia ou cirurgia de radiofrequência é a passagem de uma corrente de alta frequência através de um tecido orgânico com a finalidade de obter um efeito cirúrgico específico como corte ou coagulação. Qualquer tipo de aparelho de eletrocirurgia é composto por uma unidade geradora de corrente e dois eletrodos: um ativo e outro dispersivo (mais conhecido como placa).

O fluxo de corrente gerada flui do aparelho para o corpo do paciente e retorna ao aparelho pelo eletrodo de dispersão (ou placa). A resistência do tecido à passagem do fluxo de corrente produz calor e dano térmico quando concentrado em um eletrodo de contato de pequenas dimensões, conferindo grande densidade de energia no ponto de entrada. Essa mesma energia sai pelo eletrodo de dispersão (placa) de grande área, diluindo o efeito termal na saída. Na eletrocirurgia, o eletrodo ativo permanece frio, produzindo calor dentro do tecido; no eletrocautério, quem se aquece é o eletrodo, transferindo calor ao tecido sem passagem de corrente (cauterização superficial). Toda corrente gera campo eletromagnético ao redor do fluxo de elétrons e esse conceito é fundamental, pois os efeitos termais produzidos em aparelhos de radioeletrocirurgia com correntes de alta frequência são devidos a ondas eletromagnéticas, e não à passagem de corrente elétrica.

Em correntes alternadas de alta frequência, a ciclagem é tão elevada que o que se propaga na ponta dos eletrodos são ondas eletromagnéticas e não elétrons. As ondas caem em espectro que vai de zero (corrente contínua sem ciclagem), passando pelas ondas de luz, até ondas cósmicas de altíssima frequência. O campo eletromagnético produzido pela corrente de alta frequência atravessa o isolamento do cabo do eletrodo ativo e pode produzir corrente em materiais ao redor do paciente (tecido, ar, fios etc.); tais materiais agem como capacitores (correntes de escape) que podem diminuir a eficiência do tratamento. De maneira geral, a eletrocirurgia trabalha com corrente alternada, fazendo com que as partículas ionizadas positiva ou negativamente no meio intracelular se movimentem de um lado para o outro à procura de seu polo oposto. Quando a frequência da corrente é muito elevada (4.000.000 ciclos por segundo), ocorre a vaporização.

Outro conceito importante é o de densidade de corrente, que é a energia aplicada por unidade de área (watt/πR^2); a concentração em áreas muito pequenas (eletrodos de 0,1 mm a 0,3 mm, por exemplo) gera grandes densidades de corrente apropriadas para corte ou furo.

Existem alguns modelos de aparelhos de radiofrequência no mercado; o modelo com o qual temos experiência é o Wavetronic 6000® (Loktal).

Radioletrocirurgia pulsada

O pulsador é conectado ao equipamento de eletrocirurgia de alta frequência (ECAF) intercalando a corrente entre o pedal e o aparelho. Ele interrompe a corrente em ciclos predeterminados (5 a 64 vezes por segundo). Quanto maior o pulso, maior a quantidade de interrupções da corrente que atingirá o tecido no mesmo espaço de tempo e vice-versa. É importante respeitar o tempo de relaxamento térmico (TRT) da pele. TRT é o tempo necessário para que o tecido esfrie 50% da temperatura alcançada logo após a passagem de corrente. Respeitá-lo fará com que o efeito termal seja mais controlado, diminuindo a temperatura da célula e impedindo que o calor danifique tecidos adjacentes (propagação de calor lateral à ponta de toque).

Nos modelos atuais, o pulsador é embutido em uma unidade de pulso e fracionamento. O efeito termal é fortemente atenuado quando se trabalha com a corrente pulsada; com um pulso de 5, mantendo-se a potência em 30%, verifica-se que o dano tecidual se restringe à epiderme. Porém, ao aumentar o número de pulsos ou interrupções da corrente, acumula-se efeito termal devido ao encurtamento do espaço de tempo sem corrente e consequente relaxamento térmico menor e maior desidratação tecidual. Desse modo, quanto maior o pulso, maior o dano térmico acumulado, até que no extremo sem o pulso ou com corrente plena ocorre vaporização total e ausência de epiderme.

O aparelho de radiofrequência Wavetronic 6000® atual possibilita a seleção de duas formas de radiofrequência pulsada: *pulsed* e *single pulse*. Na forma *pulsed*, quando o pedal de acionamento do aparelho estiver comprimido, a corrente pulsada permanece; na forma *single pulse*, um único disparo é gerado na energia selecionada. Portanto, na forma pulsada contínua, a ponta libera energia termal que se sobrepõe no mesmo local enquanto o pedal estiver acionado.

Multiagulhas Lima

Ao empregar um eletrodo constituído de uma série de 8 agulhas de 0,1 mm de espessura e 2,5 mm de comprimento, divide-se igualmente por oito a energia selecionada para contato. Com a configuração adequada do aparelho, é possível realizar oito furos por disparo em profundidade de 2,5 mm e com largura de 0,1 mm, o que confere restituição epidérmica integral e efeito termal dérmico e/ou muscular (músculo orbicular da pálpebra), produzindo retração tecidual e síntese de colágeno. A mesma linha de raciocínio é utilizada quando nos referirmos aos eletrodos constituídos de 4 agulhas e 2 agulhas. Esses eletrodos foram nominados, respectivamente, de Lima 8, Lima 4 e Lima 2 (ver Figura 27.9 no Capítulo 27, *IPCA® na Pele Étnica*), referendando o idealizador dessas ponteiras, Dr. Emerson Lima.

Dessa maneira, as multiagulhas Lima podem ser utilizadas com a proposta de indução percutânea de colágeno com agulhas (IPCA®). Adicionando a esse estímulo de microagulhas a radiofrequência pulsada, propõe-se denominar esse estímulo de radiofrequência pulsada com multiagulhas (RFPM®). As Figuras 32.1 a 32.4 apresentam esquematicamente como agem esses eletrodos ao penetrarem a pele. A escolha por um eletrodo ou outro é fundamentada nas indicações.

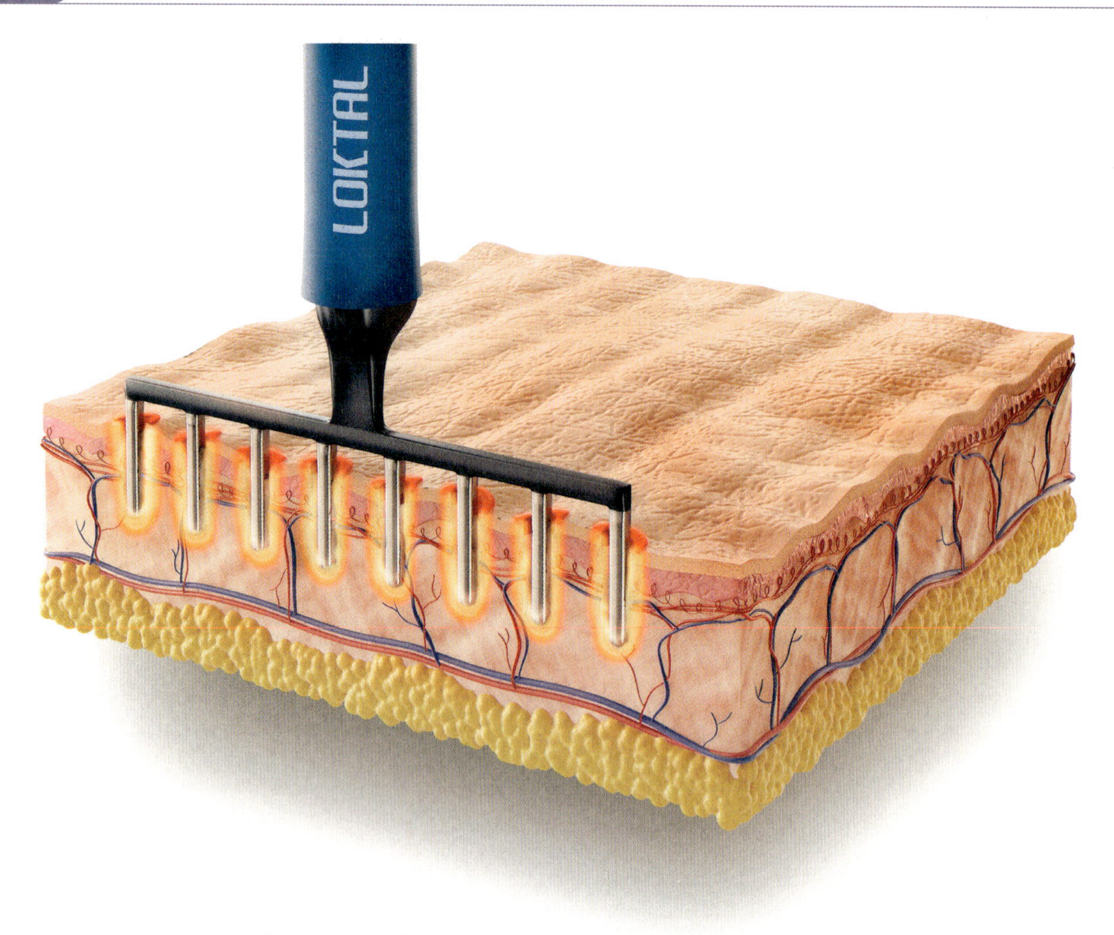

Figura 32.1 Pele acometida tratada com o eletrodo Lima 8.

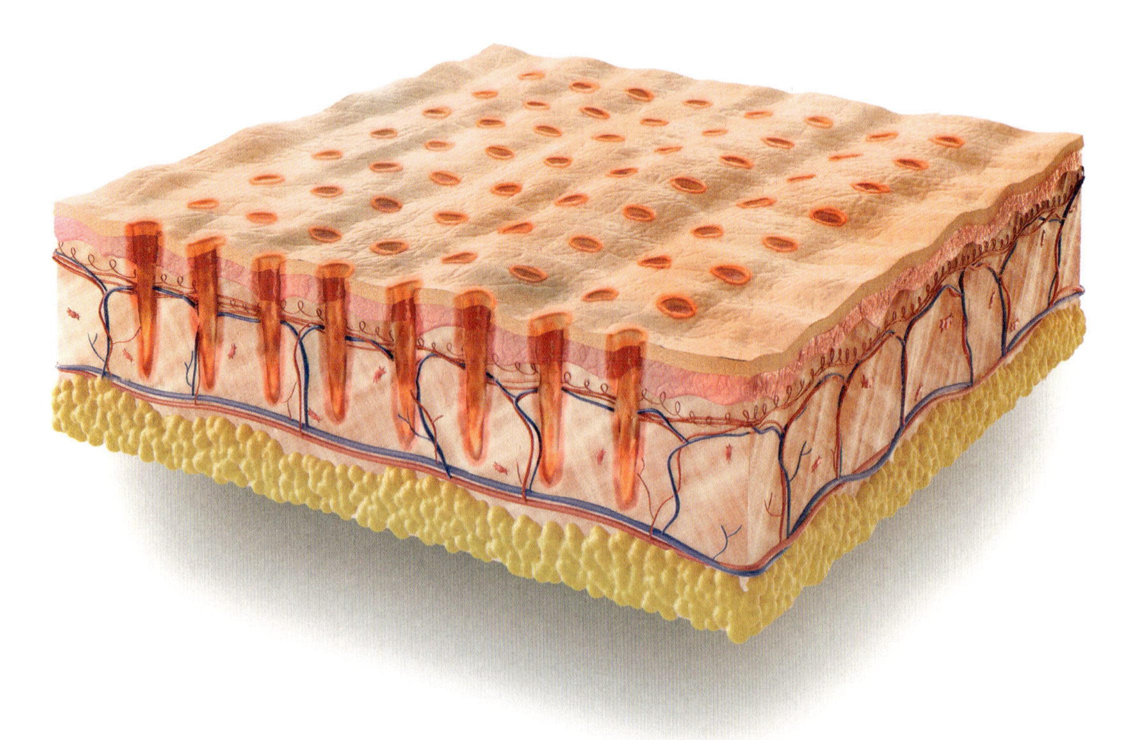

Figura 32.2 Orifícios produzidos na pele pela atuação da RFPM®.

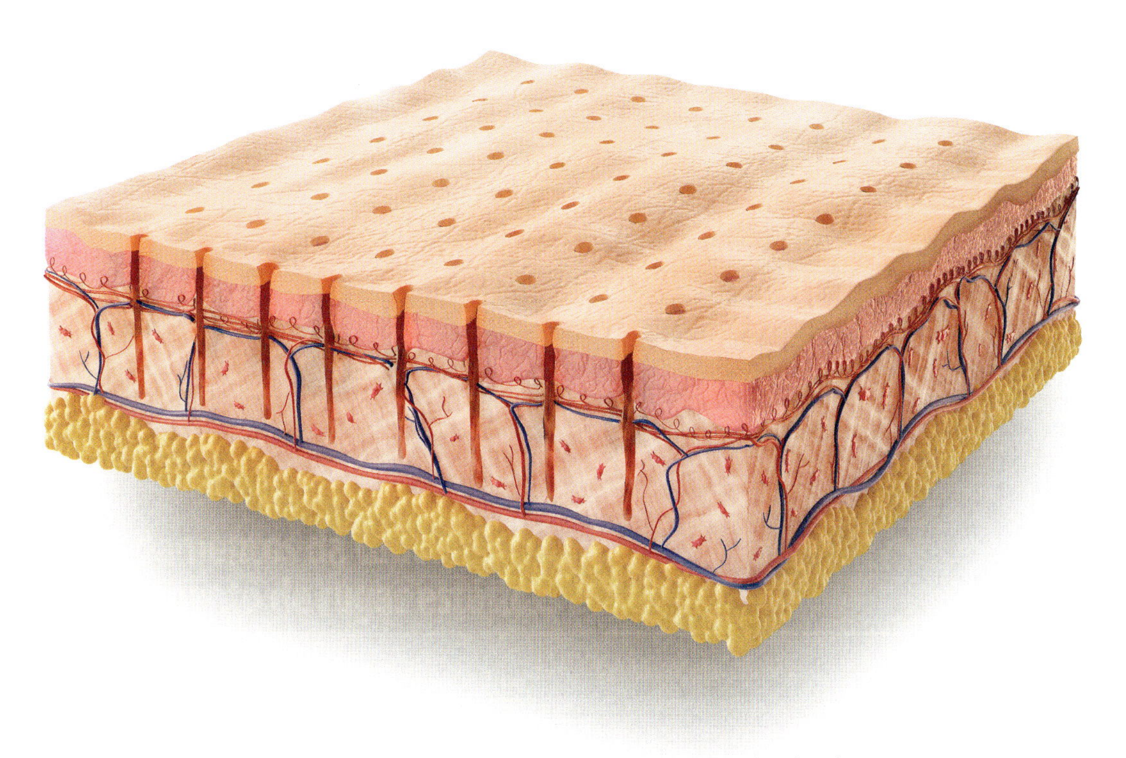

Figura 32.3 Processo de regeneração da pele com o passar dos dias do tratamento.

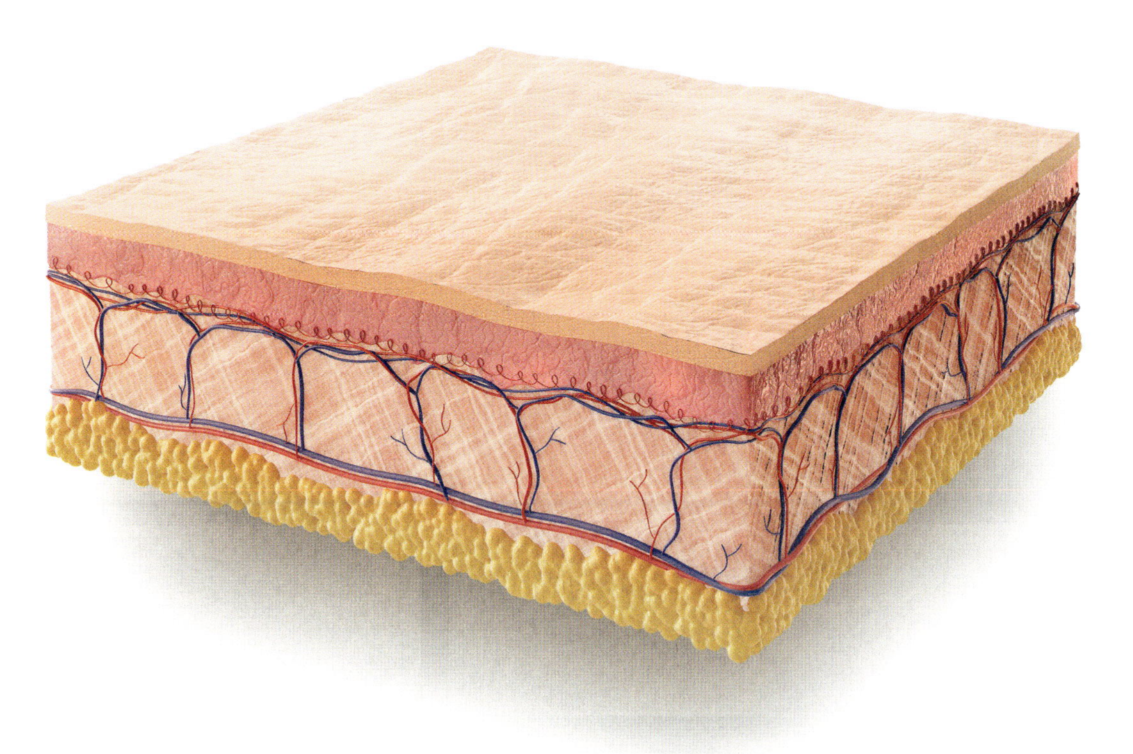

Figura 32.4 Restauração da pele danificada após o tratamento com RFPM®.

A Figura 32.5 apresenta o eletrodo Lima 8 indicado para rejuvenescimento da pálpebra. A RFPM® tem sua aplicabilidade em sobra de pele periorbital, hiperpigmentação periorbital, rugas estáticas na face, cicatrizes de acne, flacidez cutânea superficial, xantelasmas, cicatrizes cirúrgicas, flacidez de músculo orbicular, estrias, dentre outras. Para essa técnica, utiliza-se o aparelho de radiofrequência Wavetronic 6000® da Loktal com potência direcionada para o tratamento (watts), em *Cut* no modo *single pulse* com pulsos também específicos (ms). Um disparo com essa configuração gera a formação de 8 colunas de dano termal ablativo de 2,5 mm de profundidade por 0,1 mm de largura. Antes do desenvolvimento desses eletrodos delicados, o autor não conseguia uniformização de seus estímulos e a injúria provocada era muito grosseira e irregular (Figura 32.6). O exame histopatológico apresentado nas Figuras 32.7 e 32.8 ilustram a injúria provocada por uma das agulhas do eletrodo Lima 8 que ultrapassa a epiderme e se estende até a derme profunda.

Técnica

Para a área a ser tratada, sugere-se anestesia infiltrativa com lidocaína 2% com ou sem epinefrina em pequenas áreas ou com solução expansora (lidocaína 2% sem epinefrina 10 mℓ + 30 mℓ de soro fisiológico + epinefrina 1/1.000, 0,2 mℓ) em áreas maiores. Basta apoiar gentilmente as agulhas e acionar o pedal para que elas penetrem totalmente por 2,5 mm. A intensidade dos

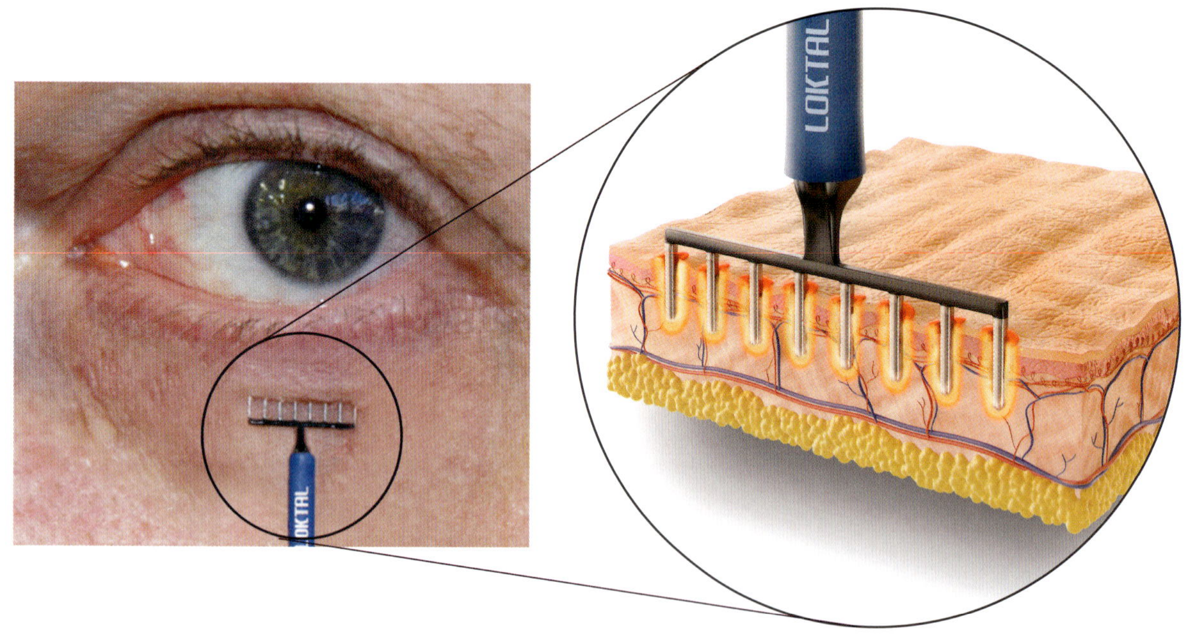

Figura 32.5 Eletrodo Lima 8 posicionado na pálpebra inferior. Uma das principais indicações.

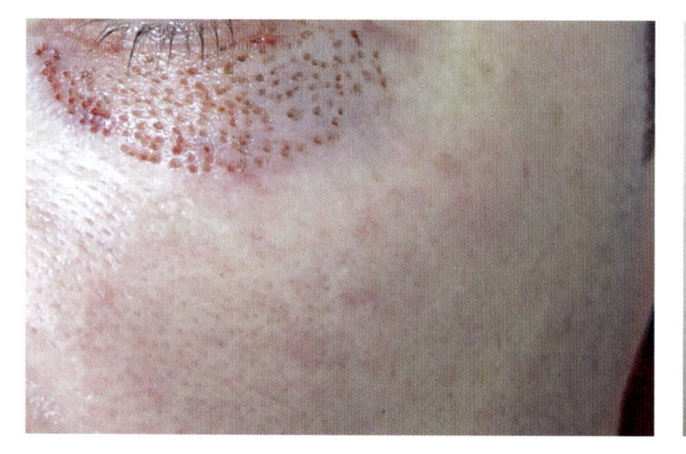

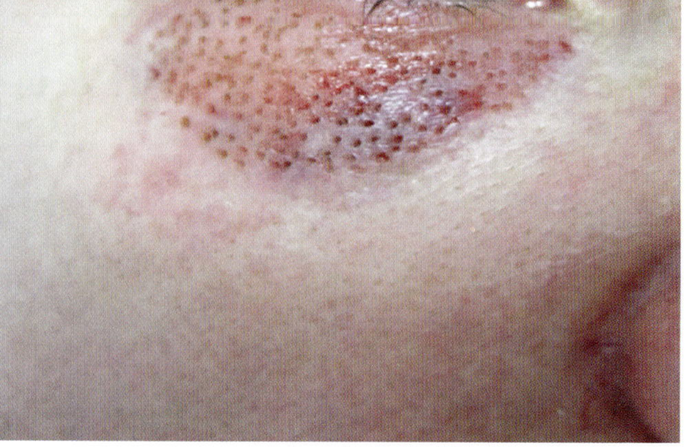

Figura 32.6 Orifícios largos e sem equidistância provocados por eletrodo de epilação, demonstrando falta de uniformização do tratamento e com substancial injúria da epiderme.

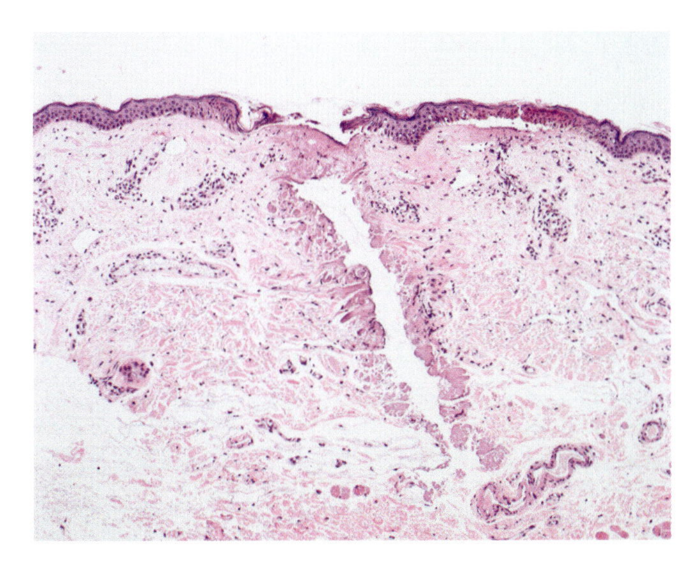

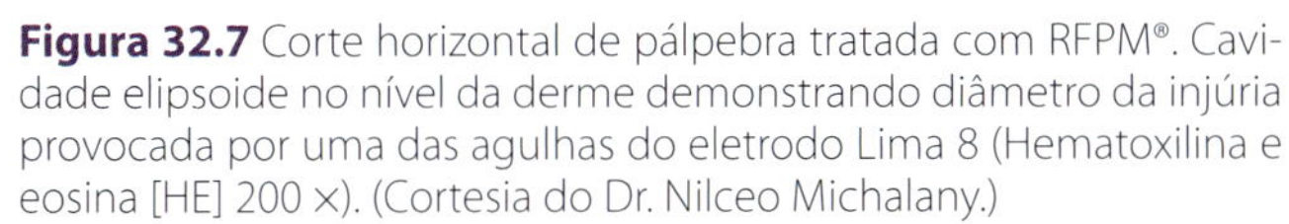

Figura 32.7 Corte horizontal de pálpebra tratada com RFPM®. Cavidade elipsoide no nível da derme demonstrando diâmetro da injúria provocada por uma das agulhas do eletrodo Lima 8 (Hematoxilina e eosina [HE] 200 ×). (Cortesia do Dr. Nilceo Michalany.)

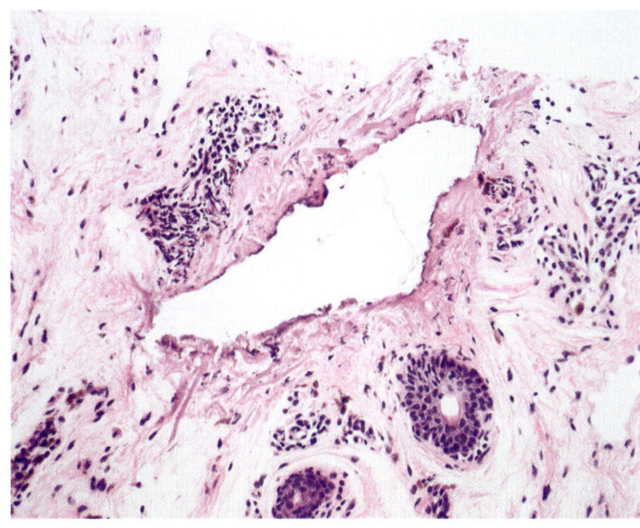

Figura 32.8 Corte vertical de pálpebra tratada com RFPM®. Observam-se solução de continuidade da epiderme, derme papilar e reticular demonstrando a profundidade atingida pelo eletrodo Lima 8 (HE 40 ×). (Cortesia do Dr. Nilceo Michalany.)

resultados, do ponto de vista de retração tecidual e homogeneização de irregularidades cicatriciais, será proporcional à densidade de "furos"; portanto, quanto mais próximos entre si, têm-se resultados potencializados e também maior efeito termal acumulado por área de tecido tratado. Essa densidade, portanto, deve ser buscada com cautela e dependerá de experiência pessoal e conhecimento da capacidade de resposta de cada paciente.

Quanto mais "apertada" a malha de furos, maior a probabilidade de complicações como hipercromias e microulcerações. O espaçamento ideal seguro é aquele entre duas agulhas de cerca de 1 mm. Durante o procedimento, caso ocorra dificuldade para a perfuração das agulhas, elas devem ser limpas com muito cuidado com gaze molhada em soro fisiológico ou escova delicada. A sequência metodológica para cada indicação será relatada nos capítulos que se seguem. Essa técnica vem sendo utilizada no tratamento de regiões periorbital e perioral, rugas estáticas lineares, flacidez, cicatrizes deprimidas e distróficas, estrias, entre outras indicações.

Radiofrequência ablativa fracionada

Desde a descoberta, pelo Dr. Rox Anderson, das vantagens do fracionamento aplicado a algumas formas de luz para o rejuvenescimento cutâneo, várias outras pesquisas foram feitas; hoje, temos vários tipos de aparelhos de *laser*, radiofrequência e infravermelho que se utilizam dessa propriedade como uma forma de manter os tratamentos mais seguros e eficazes. Iniciou-se, então, o desenvolvimento do fracionamento da radiofrequência ablativa fracionada (RFAF).

A radiofrequência é um radiação compreendida entre 30 kHz e 300 MHz no espectro eletromagnético que gera calor. Esse tipo de calor alcança os tecidos mais profundos, gerando energia e forte calor sobre as camadas mais profundas da pele, mantendo a superfície resfriada e protegida, ocasionando a contração das fibras colágenas existentes e estimulando a formação de novas fibras, tornando-as mais eficientes na sustentação da pele.

Os efeitos térmicos da radiofrequência provocam a desnaturação do colágeno, promovendo imediata e efetiva contração de suas fibras, ativando fibroblastos, ocorrendo, então, a neocolagenização alterada em diâmetro, espessura e periodicidade, levando a reorganização das fibras colágenas e subsequente remodelamento do tecido.

A radiofrequência ablativa fracionada (FRAXX) é um procedimento que utiliza um sistema de fracionamento energético randômico que respeita o tempo de relaxamento térmico tecidual de maneira semelhante ao *laser* de CO_2 fracionado, porém empregando fonte energética distinta.

Assim como na radioeletrocirurgia pulsada, também utiliza-se o aparelho de radiofrequência Wavetronic 6000® Touch, um equipamento cirúrgico de alta frequência, portátil, que é acoplado ao Megapulse HF Fraxx. Este permite o fracionamento dos disparos (Figura 32.9).

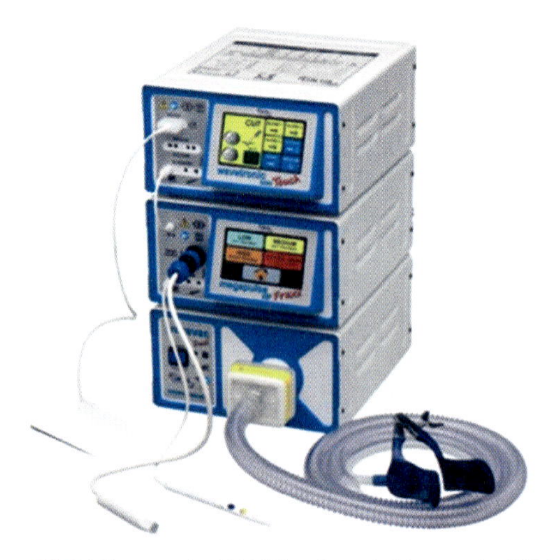

Figura 32.9 Wavetronic 6000® Touch mais Megapulse HF Fraxx.

Na técnica fracionada, o eletrodo usado é formado por uma placa de microeletrodos composta por matriz de pontos de pequenos microcilindros de tungstênio (agulhas) de 8 × 8 com 1 mm de distância entre eles, com 200 μm de diâmetro e 800 μm de altura cada, funcionando como um *laser* fracionado. Assim, como nos demais eletrodos de eletrocirurgia tradicional, o eletrodo atua por contato. O eletrodo ativo é acoplado ao aparelho por meio de uma ponteira que se acopla à base (Figura 32.10A). Mais recentemente, foi criada a ponteira na qual o eletrodo ativo vem separado e é descartável (Figura 32.10B).

Ao se pisar no pedal de disparo, ocorre ativação das colunas de agulhas presentes na ponteira em uma sequência programada. Duas colunas vizinhas não são disparadas em sequência (relaxamento térmico), evitando-se, assim, o efeito somatório do calor em uma mesma região, com consequente proteção desse tecido (Figura 32.11).

O efeito termal no colágeno proporcionado pelo aparelho se dá no nível da derme papilar e reticular superior (Figura 32.12).

Aplicabilidade da radiofrequência ablativa fracionada

A FRAXX é aplicável em diversas situações, dentre elas, no rejuvenescimento facial (flacidez, manchas, rítides), incluindo o tratamento de pálpebras superior e inferior, pescoço e colo, lobo de orelha, dorso das mãos e antebraços; aplicável no tratamento de cicatrizes de acne, cicatrizes inestéticas (hipertróficas e atróficas); estrias atróficas recentes e antigas, flacidez abdominal. Nas Figuras 32.13 a 32.16 estão representadas algumas aplicações da FRAXX.

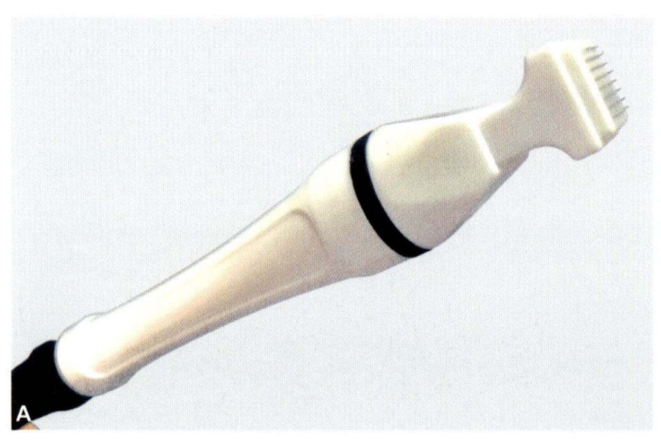

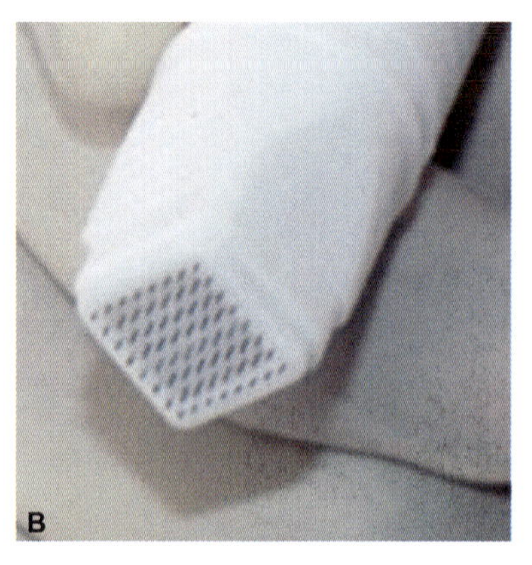

Figura 32.10 Ponteira do Fraxx 8 × 8: autoclavável (**A**); com eletrodo ativo descartável (**B**).

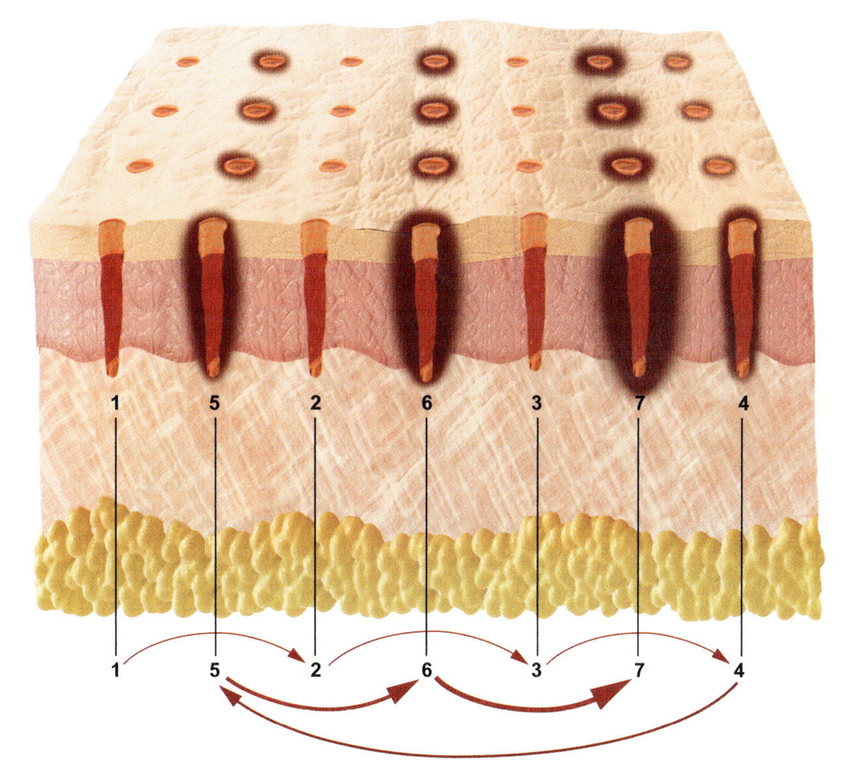

Figura 32.11 Fracionamento do disparo (sequência das colunas) no Wavetronic Fraxx 5000® equivale à sequência 2; no 6000, a sequência já está programada.

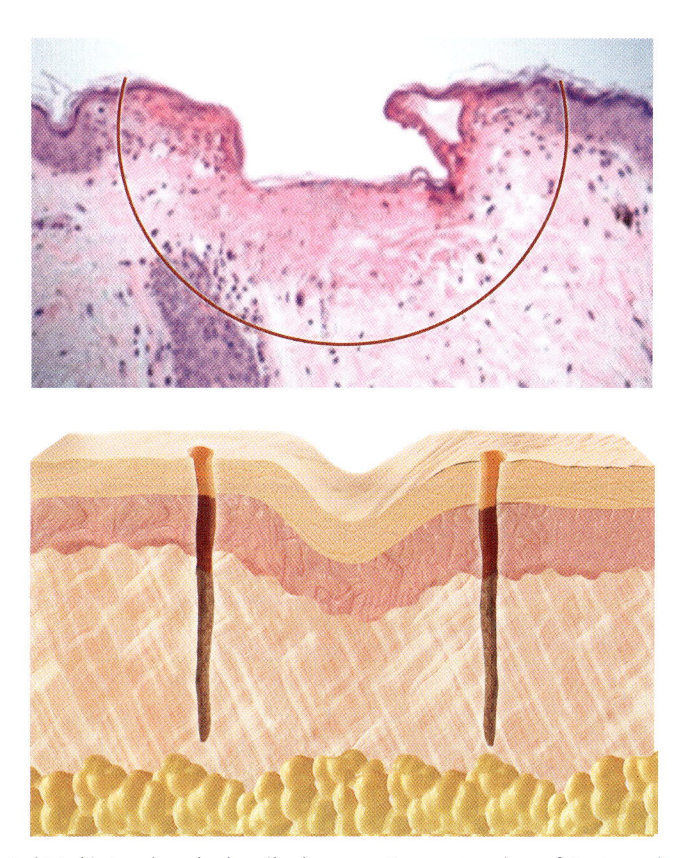

Figura 32.12 Corte histológico da pele de pálpebra superior mostrando o efeito termal em toda derme ao redor do local do disparo. (Cortesia do Dr. Gilles Landman.)

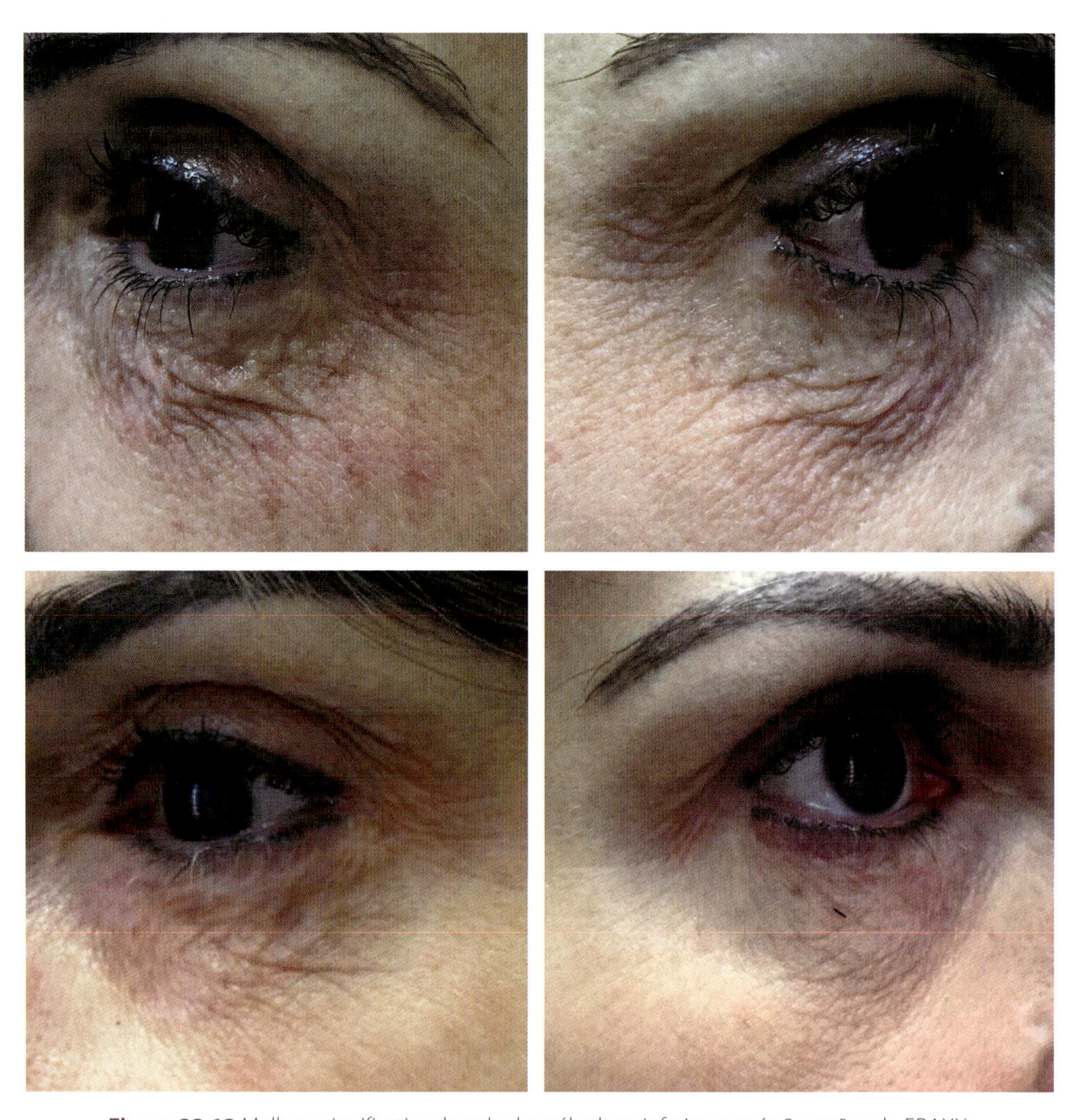

Figura 32.13 Melhora significativa da pele das pálpebras inferiores após 3 sessões de FRAXX.

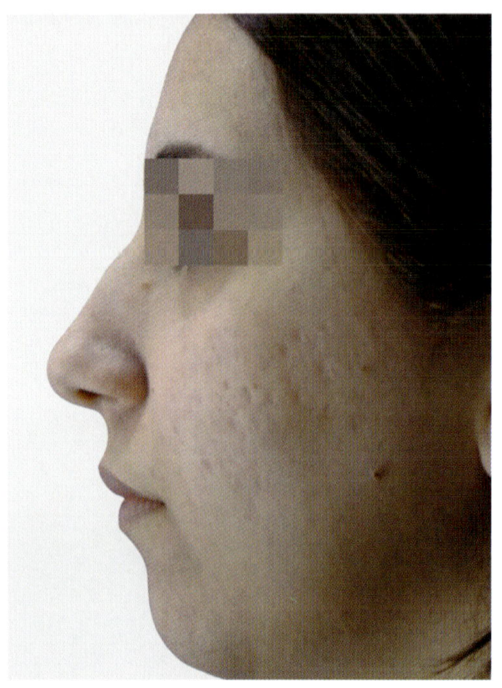

Figura 32.14 Melhora quase completa das cicatrizes de acne após 10 sessões de FRAXX.

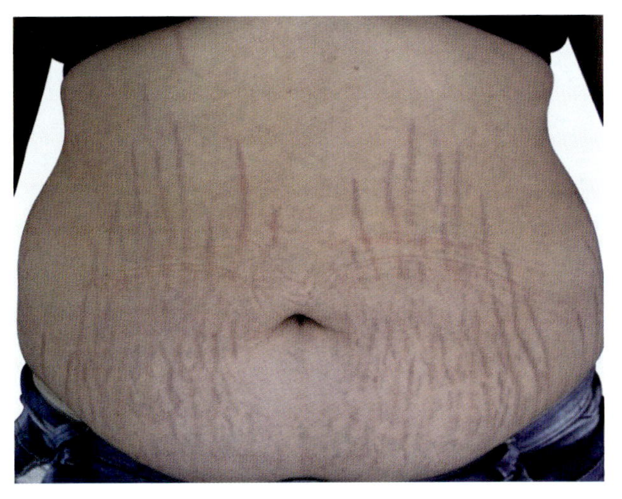
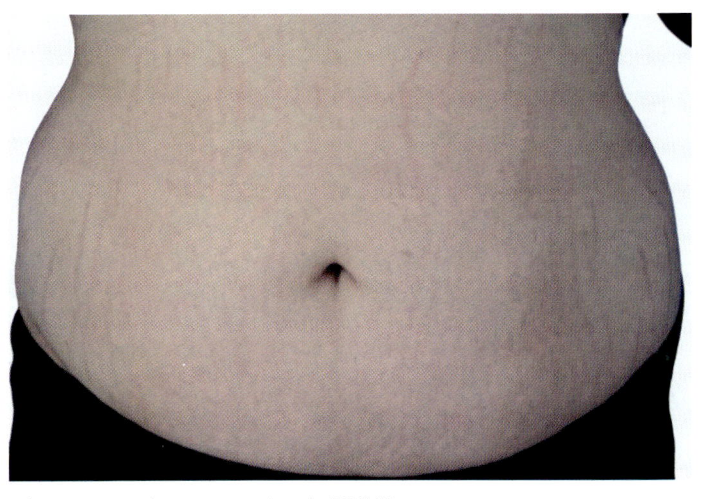

Figura 32.15 Melhora importante das estrias após cinco sessões de FRAXX.

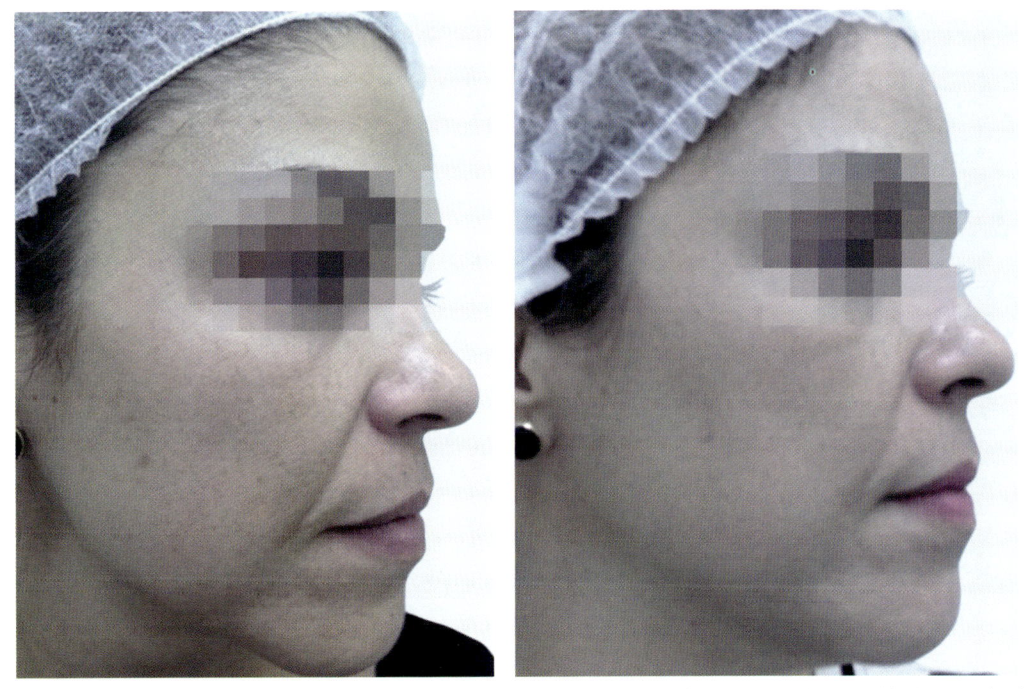

Figura 32.16 Efeito *tightening* visualizado pela diminuição do sulco nasogeniano e retificação da linha mandibular. Resultado após três sessões de FRAXX *full face*.

Técnica

Pré-procedimento

A maioria dos maus resultados relaciona-se a dificuldades técnicas na aplicação. Antes do procedimento, é importante fazer uma anamnese detalhada, não se esquecendo de perguntar se o paciente é portador de marca-passo. Orientar sempre o preparo da pele pelo menos 30 dias antes (sugere-se o uso de ácido retinoico ou derivados), com suspensão na semana anterior à do procedimento.

Ao se utilizar o aparelho Wavetronic 6000® Touch + Megapulse HF Fraxx, seleciona-se modo FRAXX, CUT com potência de 48 watts e *Medium energy* equivalente a 60 ms de *Active* (tempo ativo da corrente). Não há necessidade de se programar a sequência e nem o *Delay* (tempo de relaxamento/resfriamento tecidual), pois já são pré-programados. Comparativamente ao Wavetronic 6000® Touch, o modelo anterior – 5000® – é programado com algumas diferenças, porém mantendo a equivalência entre ambos. Seleciona-se CUT, potência 60%, modo FRAXX, sequência

2, *auto repeat SIM ou NÃO* (no pedal), *Active* 60 ms e *Delay* 60 ms. Os mesmos parâmetros são utilizados para as diferentes áreas a serem tratadas.

Juntamente à ponteira descartável, foram criadas, para o Wavetronic 6000® Touch, além das programações *Low* e *Medium energy* (40 ms e 60 ms de *Active*, respectivamente), duas novas possibilidades de programas. O *Free mode* permite ter o controle exato do tempo de exposição ao calor, ou seja, é possível selecionar o *Active* com o qual se deseja trabalhar entre 1 e 80 ms. Importante lembrar que, quanto maior o *Active*, maior a degeneração tecidual. E o modo *SIC (Skin Impedance Control)* no qual, antes do disparo, é feita, pela ponteira, a leitura da impedância (resistência) do tecido a ser tratado ajustando, assim, o melhor *Active* para aquela área e garantindo melhores eficiência e segurança para o procedimento. Quanto maior a resistência do tecido biológico, maior será o tempo de exposição à energia fornecida *(Active)*. Nesse caso, o *Active* irá variar de 35 a 60 ms, dependendo da resistência local. As vantagens do modo *SIC* são diminuição da dor (maior proteção da epiderme durante o disparo) e dos efeitos colaterais indesejáveis, como hipercromia ou hipocromia residual, uma vez que, a um tecido de menor resistência, será entregue energia por menos tempo, evitando superaquecimento local com consequente queimadura (Figura 32.17).

Para a realização do procedimento, sugere-se a utilização de anestesia tópica com tetracaína 7% associada a lidocaína 7% em veículo de preferência. É possível realizar a FRAXX em todas as áreas somente com anestesia tópica. Deve-se manter o anestésico com oclusão local por aproximadamente 60 minutos antes do procedimento. Podem ser utilizados bloqueios anestésicos ou infiltrações anestésicas. Antes de iniciar qualquer procedimento, deve-se colocar a placa em contato com o paciente, o mais próximo da área a ser tratada possível, fazendo com que a intensidade da corrente não seja superior à necessária.

A assepsia dos tecidos deverá ser realizada com clorexidina aquosa e nunca alcoólica.

Sempre utilize luvas e máscara durante a realização do procedimento; e, se possível, trabalhe com aspirador de partículas.

Conduta durante o procedimento

Durante o procedimento, sugere-se utilizar soro fisiológico 0,9% para umedecer a pele a fim de aumentar a superfície de contato entre ela e as agulhas da ponteira; assim, o disparo será mais eficaz. É muito importante manter a região umedecida e não molhada; isso prevenirá contra queimadura local, pois, com o disparo, ocorrerá aquecimento da água na superfície da pele. Sugere-se utilizar bolsas de gelo durante o procedimento e imediatamente antes dos disparos, com o intuito de potencializar a analgesia local (não é recomendado o uso de vento frio, pois ele seca a superfície cutânea, fazendo com que o disparo seja menos eficaz).

Durante os disparos, manter a caneta perpendicular à pele sem fazer pressão (apenas apoiar as agulhas na pele) e aplicar os disparos lado a lado, sem espaçamentos, para se obter um efeito homogêneo e contínuo da aplicação (Figura 32.18). Não é recomendada mais de uma passada na mesma área devido ao risco de efeitos indesejados (hipercromia residual e, em pálpebras inferiores, risco de ectrópio). No protocolo inicial, indicamos de 3 a 6 sessões com intervalos mínimos de 30 a 45 dias, a depender da indicação.

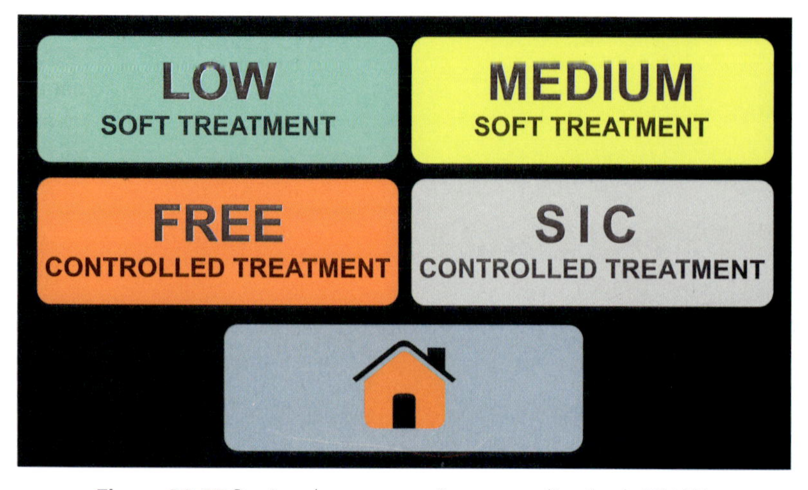

Figura 32.17 Opções de programações para realização da FRAXX.

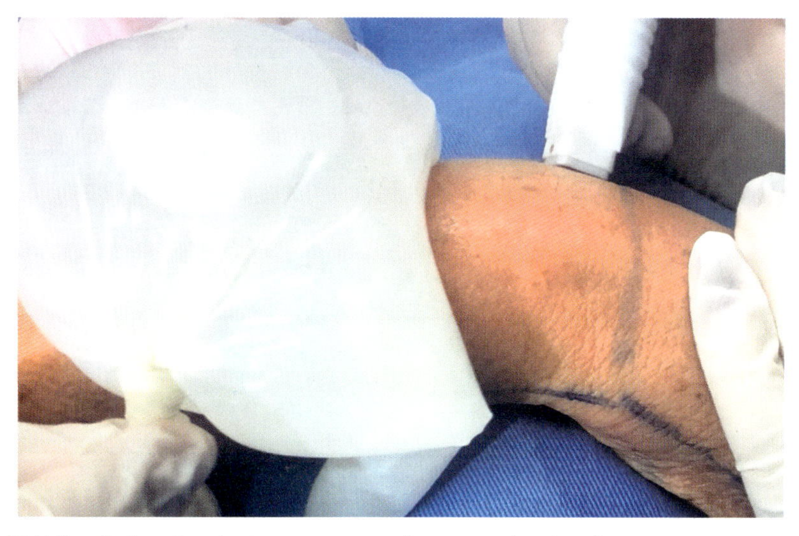

Figura 32.18 Utilizar bolsas de gelo durante o procedimento na área imediatamente a ser tratada; manter a ponteira perpendicular, distando 1 mm da superfície cutânea, sem pressioná-la.

Somente no caso da utilização do modo *SIC*, o disparo não acontecerá se, durante o procedimento, o tecido a ser trabalhado estiver molhado ou seco ou se o profissional pressionar muito a ponteira contra a pele ou não a encostar o suficiente. Aparecerão na tela do Megapulse HF Fraxx as indicações *DRY/LOW* ou *WET/HIGH*, guiando o profissional a corrigir o erro (Figura 32.19A e B).

Conforme os disparos forem realizados, a depender do preparo prévio da pele que está sendo tratada, há o acúmulo de mais ou menos resíduo (tecido queimado) nas agulhas da ponteira. Esse resíduo torna os disparos menos eficazes, além de ser aquecido a temperaturas elevadas, ocasionando queimadura na pele tratada. Por esse motivo, durante o procedimento, há a necessidade de se escovarem com delicadeza as agulhas para a retirada desse material.

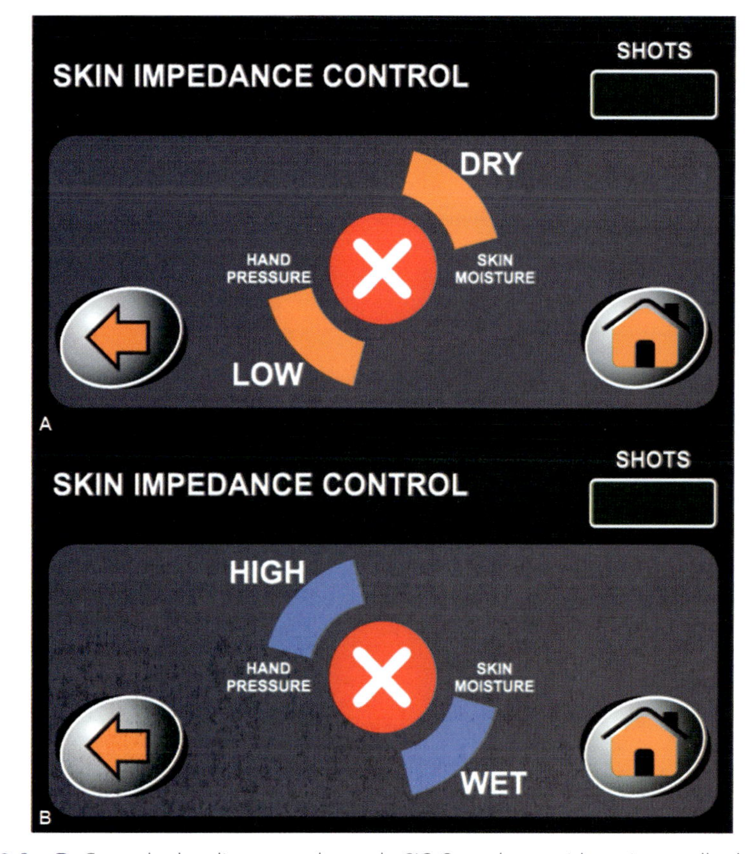

Figura 32.19 A e **B.** Controle dos disparos pelo modo *SIC*. Quando o tecido estiver molhado ou seco e/ou a ponteira estiver sendo muito pressionada ou estiver muito afastada, o disparo não ocorrerá, aparecendo os avisos na tela.

Pós-procedimento

Após o término do procedimento, esperam-se eritema e edema leves locais, que variam individualmente e de acordo com o local do tratamento. Geralmente, locais com estrias formam eritema e edema imediatos muito mais intensos do que os demais (Figura 32.20A e B).

O eritema dura entre 6 e 12 horas na face e alguns dias nos locais com estrias. Em 24 horas do procedimento há um edema maior, que se resolve em 1 a 3 dias em todas as regiões, com exceção dos locais com estrias, os quais podem permanecer com edema por até 7 dias. Formam-se crostas logo após o procedimento, que podem durar em média 5 dias na face e até 15 dias nas demais regiões (Figura 32.21). Vale ressaltar que, no modo *SIC*, o tempo de resolução (*down time*), quando comparado aos demais programas, é menor, principalmente com relação à durabilidade das crostas.

Sugere-se utilizar sabonetes para pele sensível para limpeza local, além de hidratantes cicatrizantes enquanto durarem as crostas, filtro solar com cor e compressas frias no local. Retomar o uso do ácido retinoico ou derivados após queda das crostas.

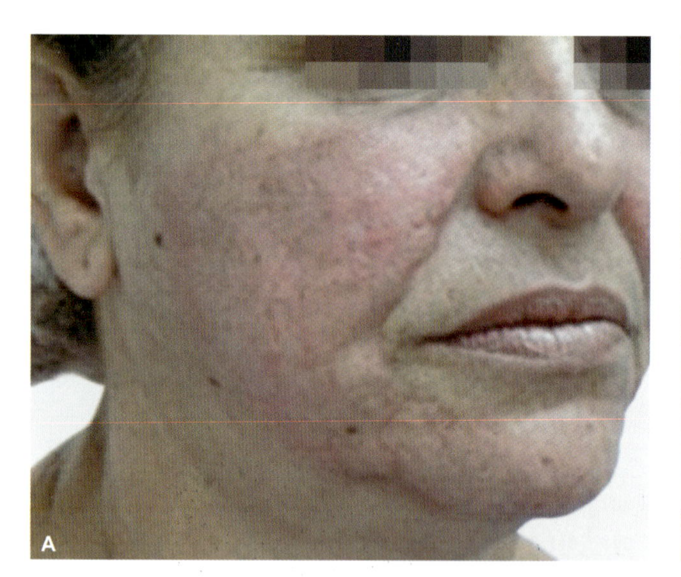

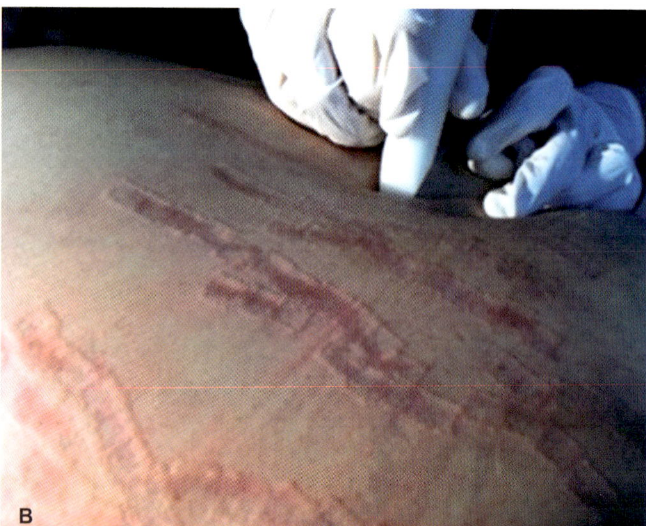

Figura 32.20 A e **B.** Eritema esperado imediatamente após o procedimento na face e nas regiões com estrias.

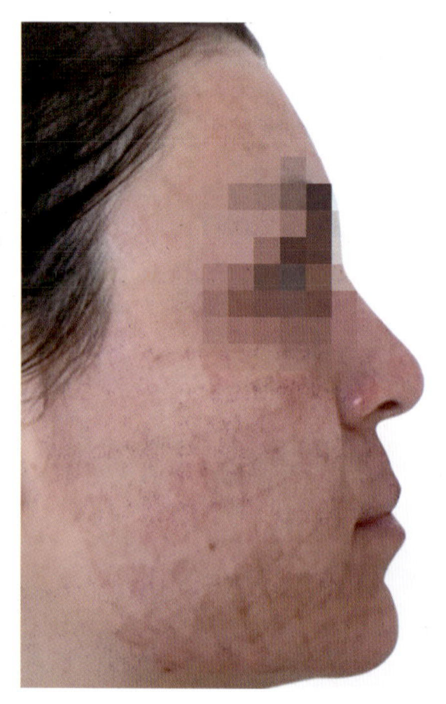

Figura 32.21 Crostas após o procedimento na face.

Efeitos colaterais

Como todo procedimento, a radiofrequência ablativa fracionada também pode culminar com efeitos indesejados. A maioria deles ocorre por erro de técnica, seja por tecido molhado, seja por ponteira com resíduo, ausência do estabilizador de corrente ou, principalmente, pela posição errada da ponteira no momento do disparo.

O efeito colateral mais comum é a hipercromia residual pós-inflamatória, que em quase sua totalidade é reversível em 30 a 60 dias (Figura 32.22). Sugere-se utilizar, caso ocorra, além dos tratamentos diários de rotina, a fórmula tríplice. Vale ressaltar que, com o advento do modo *SIC*, houve um redução significativa na ocorrência das hipercromias.

A hipocromia residual também pode ocorrer como efeito indesejado. Esta, de mais difícil resolução, pode ser permanente ou não. Hematomas ocorrem somente nos casos em que se realizam infiltrações anestésicas.

Contraindicações

Como em qualquer procedimento dermatológico, a realização da radiofrequência ablativa fracionada também está contraindicada em peles que estejam em vigência de algum quadro patológico, como dermatite de contato, psoríase, dermatite atópica, dentre outros. Com relação aos procedimentos faciais, sugere-se que o procedimento não seja realizado nos indivíduos que apresentem quadro de melasma, com o risco de piora do mesmo.

Durante a anamnese, deve-se verificar se o paciente faz uso de "*chips* da beleza", ou seja, implantes subcutâneos de dispositivos com grande quantidade de hormônio e outras substâncias não reveladas. Nesses pacientes sugere-se a não realização do procedimento, pois estão suscetíveis a quadros de hipercromia importante.

Indivíduos com doenças autoimunes em atividade não devem se submeter ao tratamento. Naqueles em que a doença estiver controlada, sugere-se solicitar autorização do médico que o acompanha para a realização do procedimento.

Não há contraindicações com relação ao fotótipo, podendo-se seguir com o procedimento nos fotótipos I ao VI.

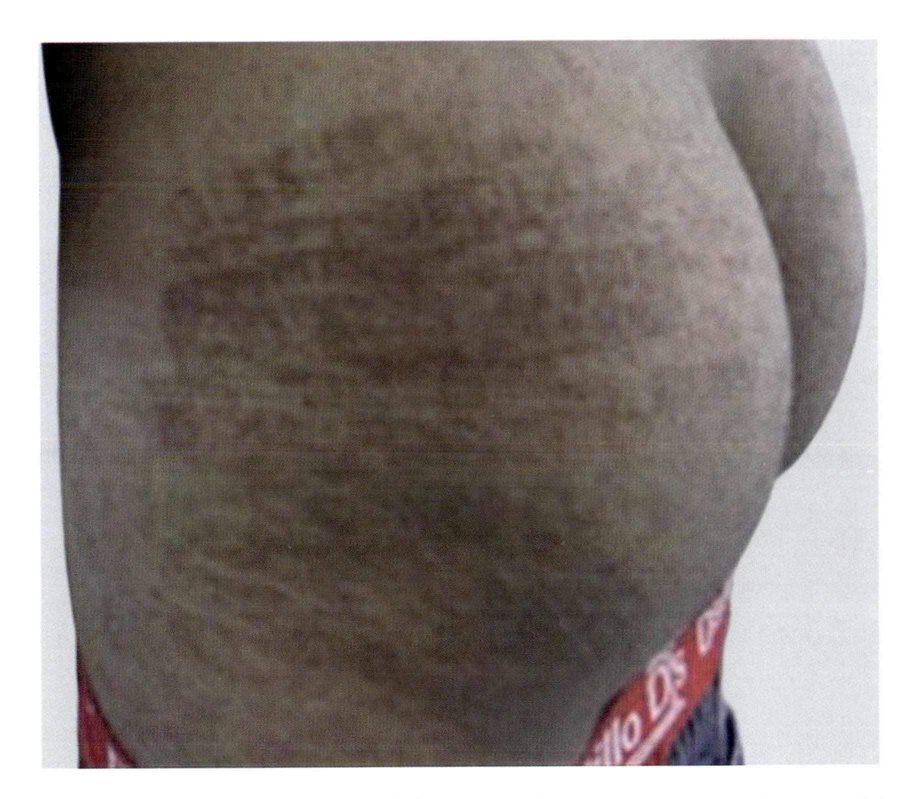

Figura 32.22 Hipercromia residual pós-inflamatória após procedimento em região com estrias.

Bibliografia

Brill Al. Electrosurgery: principles and practice to reduce risk and maximize efficacy. Obstet Gynecol Clin North Am. 2011; 38:687-702.

Bussiere RL. Principles of electrosurgery. Edmonds (WA): Tektran Inc.; 1997.

Casabona G, Presti CF, Manzini M et al. Radiofrequência ablativa fracionada: um estudo-piloto com 20 casos para rejuvenescimento de pálpebra inferior. Surgical & Cosmetic Dermatology (Impresso). 2014; 6(1):1-96.

Eggleston Jl, von Maltzahn WW. Electrosurgical devices. In: Bronzino JD (Ed.). The biomedical engineering handbook. 2. ed. Boca Raton (FL): CRC Press: 2000.

Elliot JA Jr. Electrosurgery. Its use in dermatology, with a rewiew of its development and technologic aspects. Arch Dermatol. 1966; 94:340-50.

Maness WL, Roeber FW, Clark RE et al. Histologic evaluation of electrosurgery with varying frequency and waveform. J Prosthet Dent. 1978; 40(3):304-8.

Presti CF, Palermo E. Eletrocirurgia. In: Palermo E (Org.) Eletrocirurgia. 1 ed. Rio de Janeiro: AC Farmacêutica/GEN. 2014, p. 282-91.

Steiner D. Tratado de envelhecimento cutâneo. 1. ed. São Paulo: Guanabara Koogan, 2013.

Taheri A, Mansoori P, Sandoval LF et al. Electrosurgery: part I. Basics and principles. J Am Acad Dermatol. 2014; 70(4):591.e1-591-e14.

The Association of Surgeons in Training Web site. Principles of electrosurgery. Disponível em: http://www.asit.org/assets/documents/Prinicpals_in_electrosurgery.pdf. Acesso em: 9/5/2020.

Tokar JL, Barth BA, Banerjee S et al. Electrosurgical generators. Gastrointest Endosc. 2013; 78:197-208.

CAPÍTULO

33

Protocolo da Radiofrequência Pulsada com Multiagulhas em Pálpebras

Emerson de Andrade Lima

Introdução

O envelhecimento da região periorbital é estabelecido pela destruição progressiva da delicada arquitetura de componentes cutâneos, associada à senescência das estruturas óssea, muscular e ligamentar, que resulta em flacidez, sobras de pele, rugas dinâmicas e estáticas, evidenciação de bolsas de gordura e hiperpigmentação (Figura 33.1). Essas alterações causam impacto substancial no equilíbrio cosmético da face, levando a uma frequente busca por intervenções. Alternativas cirúrgicas e não cirúrgicas se apresentam para restaurar os danos sofridos nessa região, isoladamente ou em associação, respeitando a diversidade de sinais inestéticos e progressivos. Técnicas como blefaroplastia cirúrgica e química, preenchimento com ácido hialurônico, aplicação de toxina botulínica e *lasers* são frequentemente utilizadas com esse fim. A blefaroplastia cirúrgica oferece um ganho cosmético considerável ao remover a sobra de pele e corrigir a herniação das bolsas de gordura (Figura 33.2). O preenchimento com ácido hialurônico depositado nas imediações da goteira lacrimal, quando bem indicado e seguindo uma metodologia que respeite a anatomia da região, também oferece bons resultados (Figura 33.3). *Peelings* médios e profundos podem ser utilizados por profissionais capacitados para melhoria de rugas, flacidez e pigmentação, porém necessitam de um longo tempo de recuperação e o paciente fica sujeito a efeitos adversos como hiperpigmentação pós-inflamatória e eritema persistente. Na Figura 33.4 observe a evolução de *peeling* de fenol 88% na região periorbital. Mais recentemente, Emerson Lima propôs o uso da radiofrequência com agulhas para o tratamento da região periorbital utilizando parâmetros e instrumental específicos para obtenção de resultados reproduzíveis, ao que ele denominou de radiofrequência pulsada com multiagulhas (RFPM®).

RFPM® na região periorbital

A utilização de energia fracionada randômica de alta frequência disparada sobre a pele resulta em regeneração dérmica na interface papilar-reticular por meio da estimulação de fibroblastos com consequente síntese de fibras colágenas e elásticas, bem como regeneração epidérmica produzida pela migração de queratinócitos. A RFPM® propõe uma abordagem inovadora para o rejuvenescimento cutâneo, com base na energia subablativa, por meio de eletrodos constituídos de várias agulhas, conectados a um aparelho de radioeletrocirurgia. Essa técnica, realizada de maneira precisa e pontuada, não compromete o tecido adjacente aos micropontos vaporizados e provoca significativo impacto tecidual, que viabiliza o estímulo para o novo colágeno. Eletrodos que contêm as agulhas muito finas são denominados Lima 2, Lima 4 e Lima 8 (Figuras 33.5 e 33.6), fazendo uma referência ao seu idealizador. Esses eletrodos são constituídos, respectivamente, de duas,

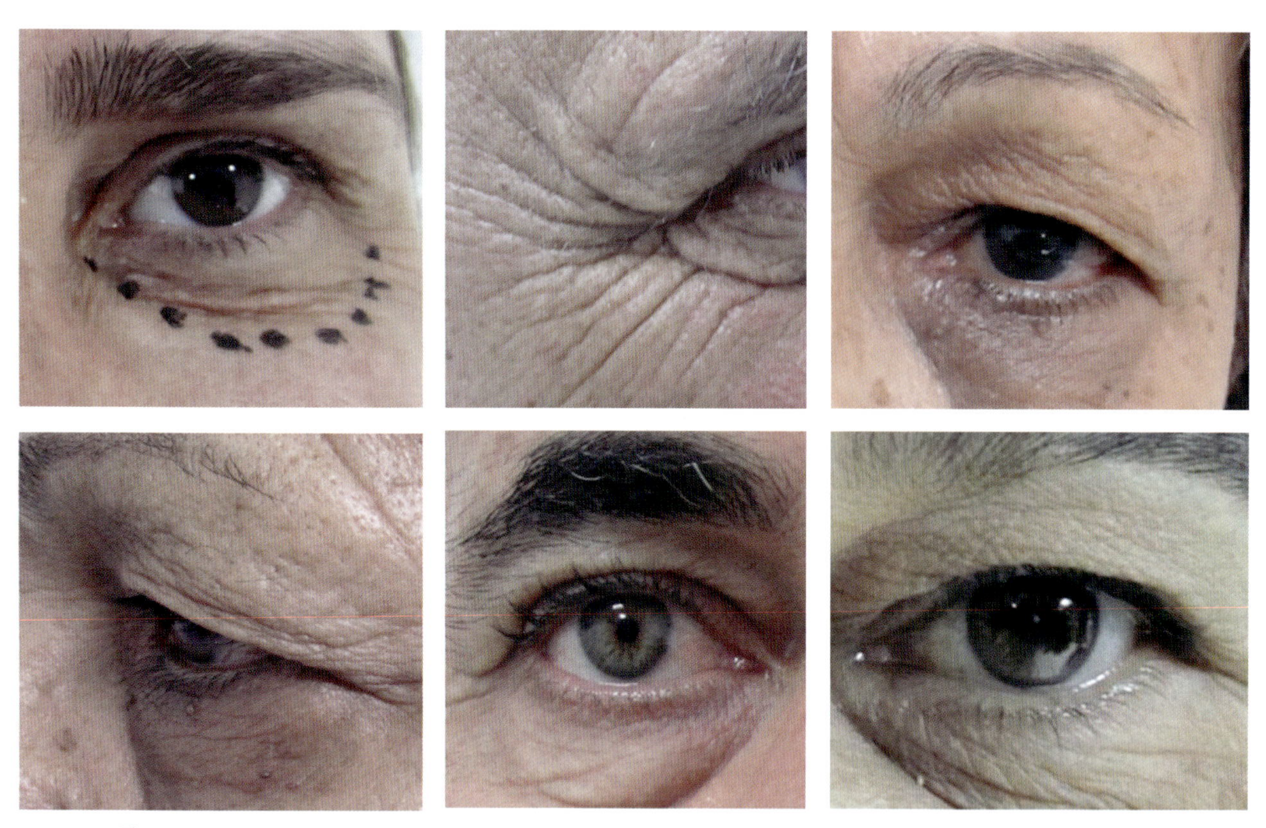

Figura 33.1 Envelhecimento das pálpebras demonstrando flacidez, sobra de pele, rugas e evidência de bolsas.

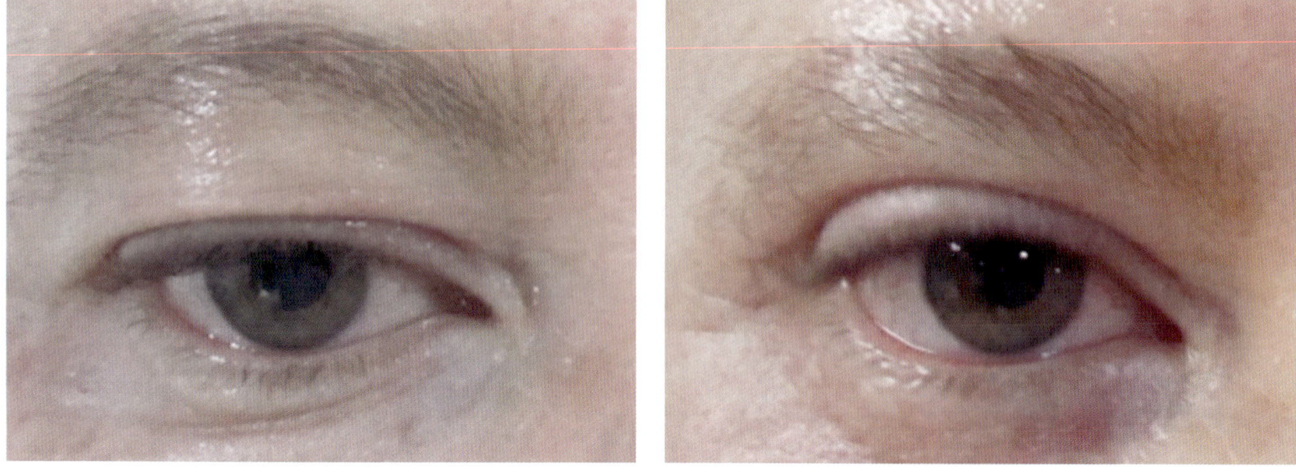

Figura 33.2 Paciente tratado com blefaroplastia cirúrgica convencional.

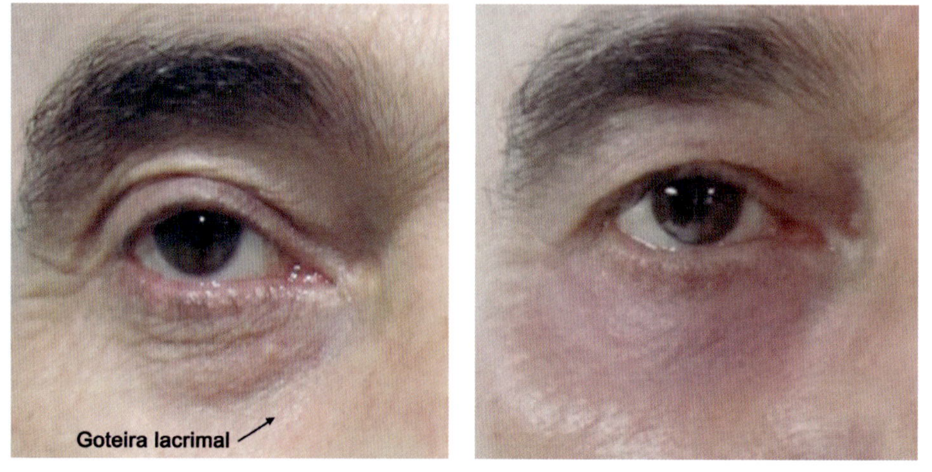

Figura 33.3 Rejuvenescimento da região periorbital com auxílio de preenchimento com ácido hialurônico.

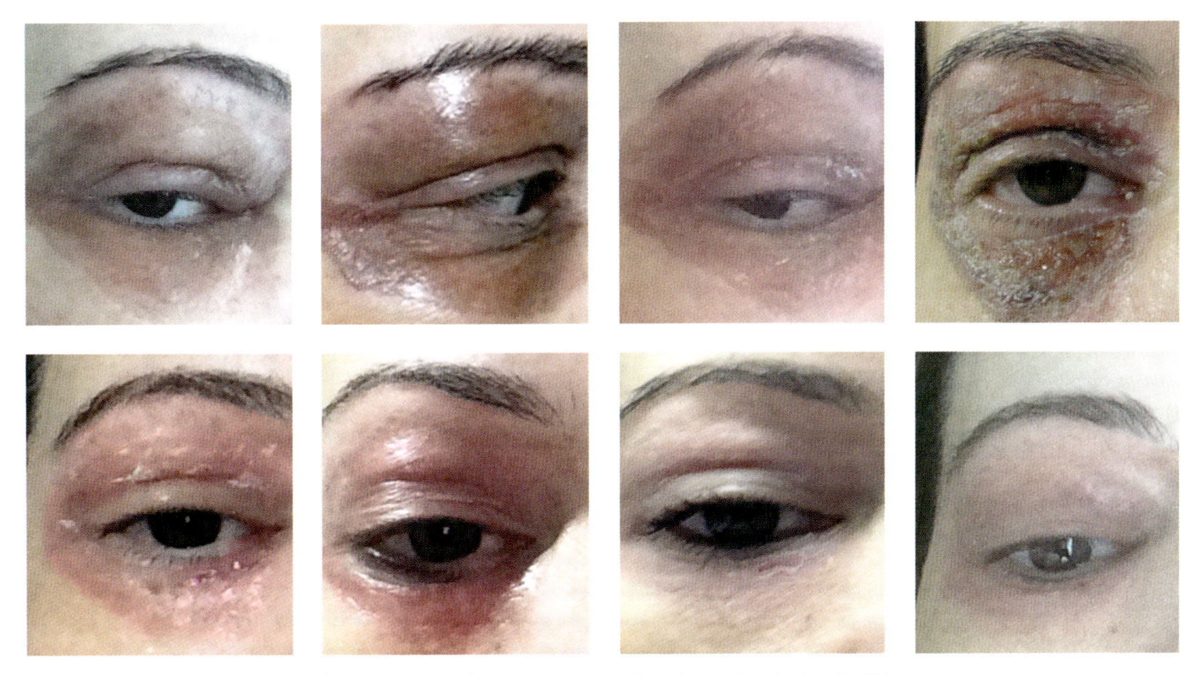

Figura 33.4 Evolução pós-operatória do *peeling* de fenol 88%.

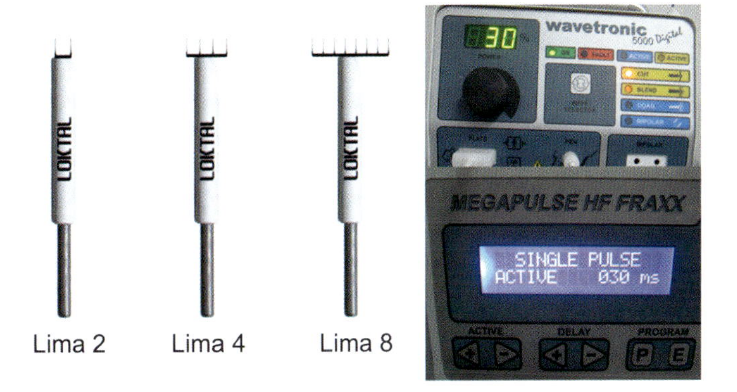

Figura 33.5 Eletrodos Lima 2, Lima 4 e Lima 8 utilizados na RFPM®.

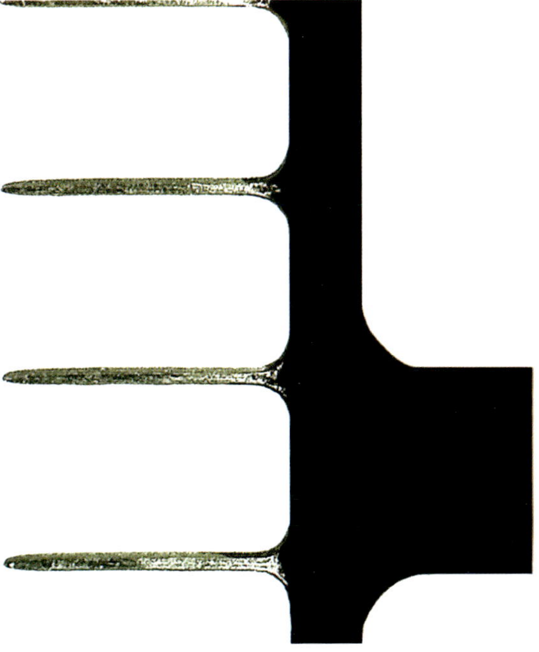

Figura 33.6 Eletrodo Lima 8 com aumento de 100×.

quatro ou oito agulhas de tungstênio, com diâmetro de 100 μm, peso e comprimento idênticos e dispostas paralelamente com o objetivo de atingir o mesmo plano de profundidade. Apresentam comprimento de 2,5 mm, para ultrapassar a epiderme e atuar na derme, estimulando contração e renovação do colágeno. Esses eletrodos são estéreis e descartáveis e, como são muito delicados, frequentemente ficam completamente danificados ao fim da intervenção. Não recomendamos sua reutilização, mesmo que reesterilizados. Um estudo clínico recente (Emerson Lima, 2015) avaliou a eficácia da RFPM® no rejuvenescimento da região periorbitária. Foram avaliados 12 mulheres e 7 homens com envelhecimento da região periorbitária, tratados no ambulatório.

A documentação fotográfica foi realizada com a mesma câmera digital, em condições ambientais idênticas, imediatamente antes e 1 mês após intervenção única. Após a antissepsia com clorexidina 2%, procedeu-se à infiltração da região palpebral superior e inferior com lidocaína 2%, sem vasoconstritor, na área a ser abordada. Para a aplicação da RFPM®, foi utilizado o aparelho FRAXX (Loktal Medical Electronics, São Paulo, Brasil - Anvisa nº 10362610008) no modo *single pulse*, de acordo com os parâmetros guiados pela experiência de 12 meses de investigação. Os pacientes desse grupo foram tratados com o aparelho em CUT, potência de 30 W e *Active* em 30 ms, utilizando-se o eletrodo Lima 8 e executada apenas uma passada, evitando-se *overlap*. Foram obedecidos os limites externos da unidade estética palpebral. Na pálpebra superior, o procedimento foi realizado até o sulco palpebral, e, na pálpebra inferior, até 2 mm do bordo ciliar. Após o procedimento, os pacientes receberam curativo com esparadrapo microporado, removido no dia seguinte. Para o pós-operatório, orientou-se o uso de regenerador cutâneo (Cicaplast Baume® B5 La Roche-Posay, Rio de Janeiro, Brasil) 2 vezes/dia e filtro solar industrializado com FPS 60. O fotótipo dos pacientes variou de II a IV, segundo classificação de Fitzpatrick. A totalidade dos pacientes relatou satisfação com os resultados. Na avaliação comparativa das fotografias antes e após o procedimento, realizada por dois dermatologistas independentes, o índice de melhora foi de 50% (bom) em quatro pacientes, 75% (muito bom) em oito pacientes e 100% (excelente) em sete pacientes. A dor durante o tratamento foi considerada tolerável, observando-se regeneração tecidual entre 5 e 7 dias, com retorno às atividades laborativas após a redução significativa do edema e hematomas resultantes da anestesia infiltrativa. Não se observaram, nesse grupo, infecções, acromias, ectrópio ou cicatrizes inestéticas.

A hiperpigmentação pós-inflamatória de grau leve a moderado foi observada após período de 10 a 15 dias do tratamento em 11 dos 19 pacientes, e resolvida no prazo de 20 a 30 dias com a utilização de formulações clareadoras (Figura 33.7). A seguir, as etapas e peculiaridades a serem consideradas.

▸ **Características da região periorbital.** Consideramos o paciente de eleição para essa intervenção aquele que apresente sobra de pele modesta, na vigência de flacidez e rugas estáticas. Indivíduos jovens também têm se beneficiado com a intervenção que favorece o clareamento dessa região. O autor tem observado bons resultados mesmo em fotótipos altos, o que não considera um limitante para sua aplicabilidade. Quando se está diante de lesões pigmentadas, com muita melanina, o preparo da pele é essencial, a fim de se de evitar hiperpigmentação pós-inflamatória. A escolha do clareador fica a critério do médico especialista, bem como da tolerabilidade do paciente.

▸ **Instrumental.** Recomenda-se a utilização do eletrodo Lima 8 sempre acoplado ao aparelho FRAXX, cujas especificações mencionamos anteriormente. Não recomendamos utilizar nenhuma outra máquina de radiofrequência com esse eletrodo, pois pode comprometer a segurança do procedimento e resultar em efeitos adversos.

▸ **Assepsia e anestesia da área.** Após a antissepsia com clorexidina 2%, sugere-se anestesia com lidocaína 2% ou bloqueio do nervo infraorbital e infiltração complementar. Na prática do autor, a utilização de agulha gengival, com anestésico em tubete e seringa de carpule é bem tolerada pelo paciente. É importante respeitar sempre a dose máxima do anestésico, considerando o peso do indivíduo. A anestesia tópica com lidocaína lipossomada é recomendada 1 hora antes da anestesia infiltrativa. O autor preconiza também, como protocolo, manter a crioterapia nos 30 minutos que antecedem a cirurgia, coincidindo com a espera da vasoconstrição da anestesia infiltrativa.

▸ **Transoperatório.** Procede-se ao tratamento posicionando o eletrodo Lima 8 em um ângulo de 90° para só depois acionar o pedal. O aparelho deve estar em CUT, potência de 30 a 45 W e *Active* de 30 a 50 ms. Deve-se evitar ultrapassar esses parâmetros. Procede-se à realização de fileiras paralelas de microperfurações adjacentes, porém sem que sejam unidas. Não repassar a ponteira na área já tratada.

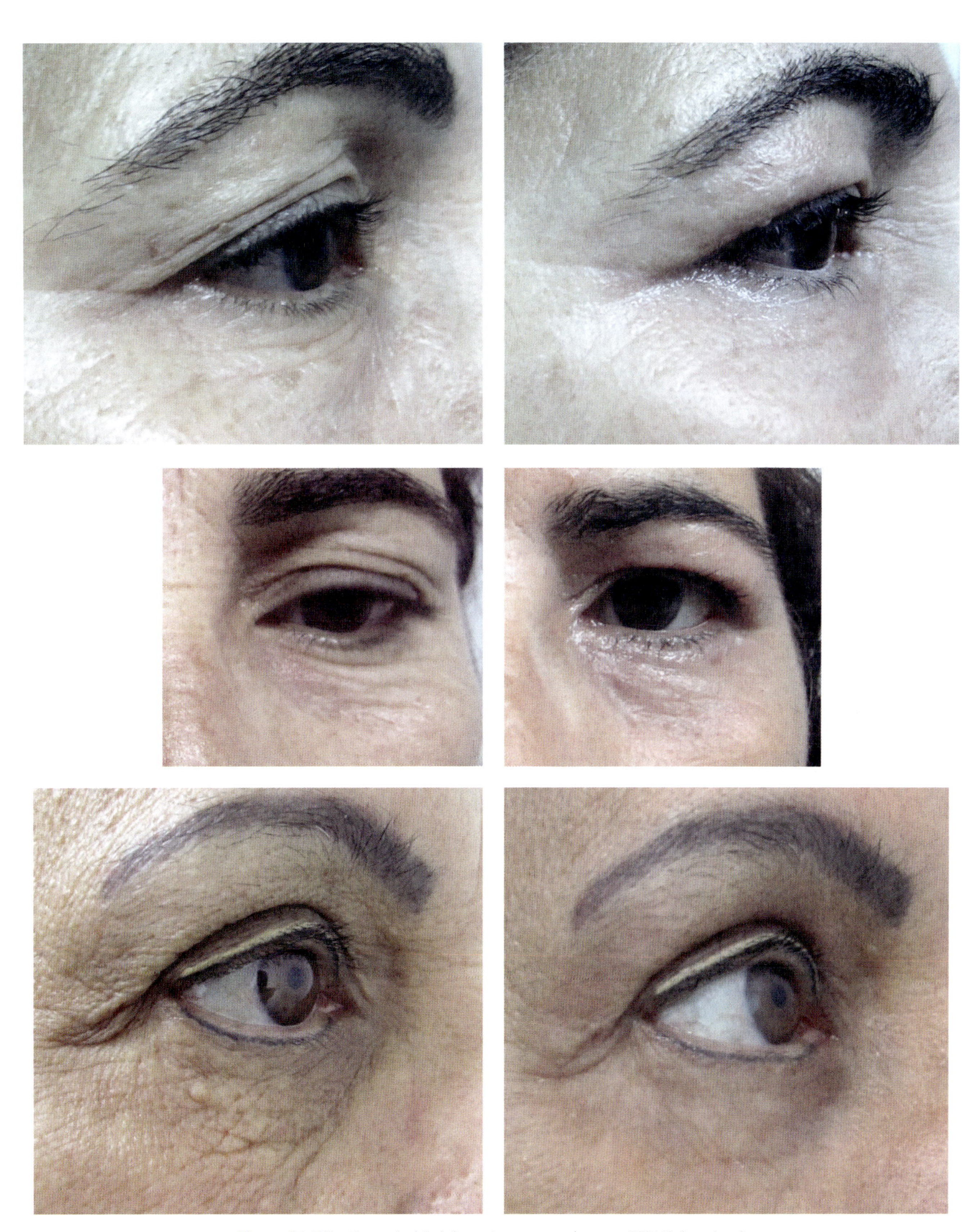

Figura 33.7 Região periorbital de pacientes tratados com RFPM®. (*continua*)

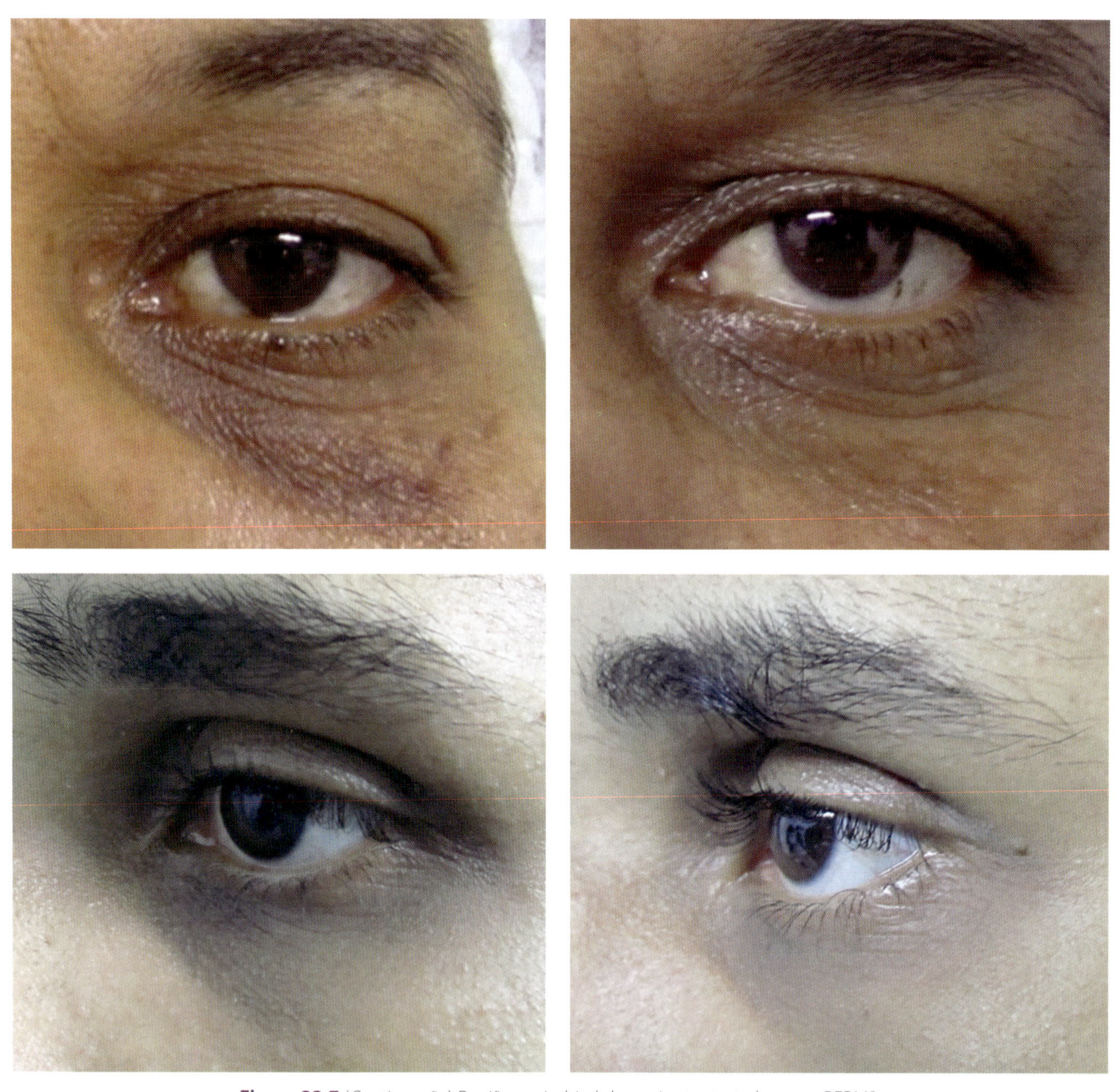

Figura 33.7 (*Continuação*) Região periorbital de pacientes tratados com RFPM®.

▸ **Pós-operatório imediato.** O curativo é realizado com Micropore® estéril, sem adição de nenhum umectante. É recomendação do autor manter o curativo por pelo menos 48 horas, retirando-o no banho após esse período. O uso de um bálsamo regenerador ou de cremes clareadores indicados para a região periorbital pode ser instituído após a retirada do curativo, e aplicados pelo menos 2 vezes/dia. Não está indicada antibioticoterapia tópica ou sistêmica. É um procedimento limpo e, segundo normatização da Food and Drug Administration (FDA), essa precaução é desnecessária. Utilizar crioterapia nos dias que se seguem. Não se recomenda o uso de corticoterapia tópica ou sistêmica para conter os efeitos esperados do processo inflamatório autolimitado. As Figuras 33.8 e 33.9 mostram o pós-operatório imediato e após 24 horas, respectivamente.

▸ **Evolução e cuidados no pós-operatório.** Remover o curativo com auxílio de água e sabonete no dia seguinte, quando se recomenda o uso de um bálsamo regenerador por cerca de 5 a 7 dias. Os cremes clareadores e filtro solar de amplo espectro poderão ser utilizados após a reepitelização. Restrição à luz deve ser orientada. Edema e hematoma nos dias que se seguem são substanciais (Figura 33.10). Na prática do autor, o paciente estará apto a regressar às suas atividades laborativas após 5 a 7 dias da intervenção. Não há necessidade de curativos após esse período. Caso reste ainda alguma exsudação, o curativo pode ser mantido, substituindo-o quando necessário.

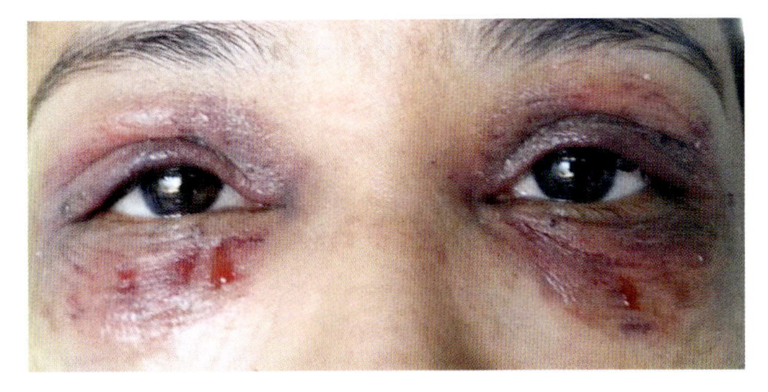

Figura 33.8 Pós-operatório imediato de paciente tratado com RFPM®.

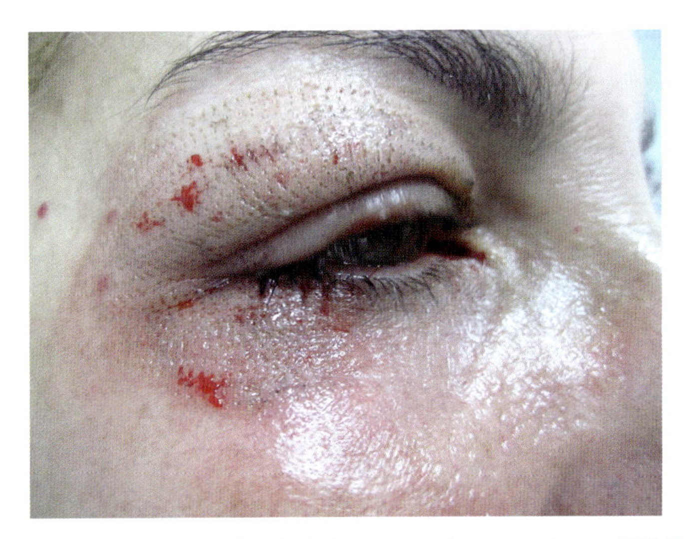

Figura 33.9 Pós-operatório de 24 horas de paciente tratado com RFPM®.

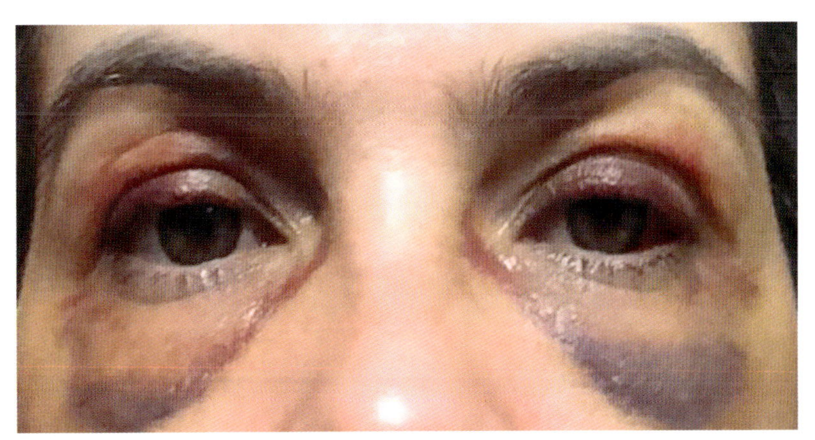

Figura 33.10 Edema e hematoma em pós-operatório de RFPM®.

A Figura 33.11 apresenta a evolução do hematoma no 7º dia de pós-operatório. Na Figura 33.12, pode-se observar a melhora das rugas e da flacidez da pele da região periorbital antes e após 30 dias. A Figura 33.13 apresenta, respectivamente, os hematomas esperados após 72 horas da intervenção e a hiperpigmentação pós-inflamatória que pode ocorrer após 7 dias. Na Figura 33.14, pode-se observar melhora da qualidade da pele periorbital após o tratamento com a RFPM®. Nas Figuras 33.15 e 33.16, pode-se verificar contração tecidual e eliminação de um xantelasma, respectivamente, 30 dias após o tratamento.

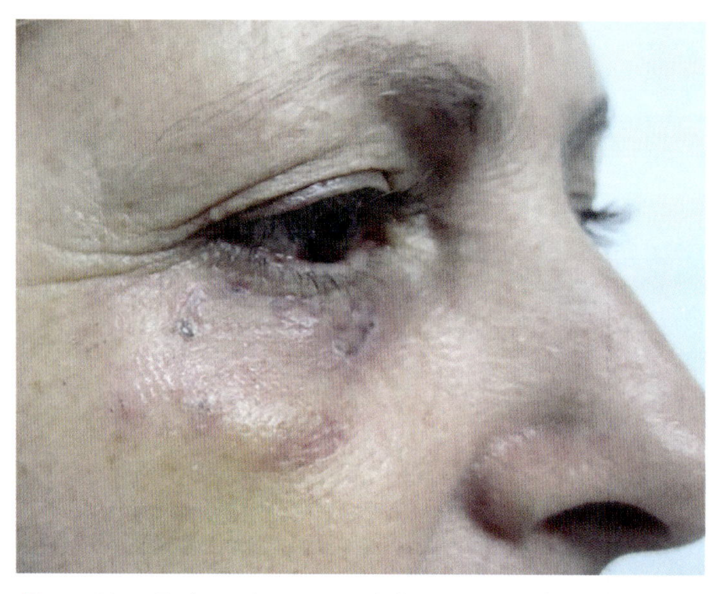

Figura 33.11 Evolução da regressão do hematoma resultante da RFPM®.

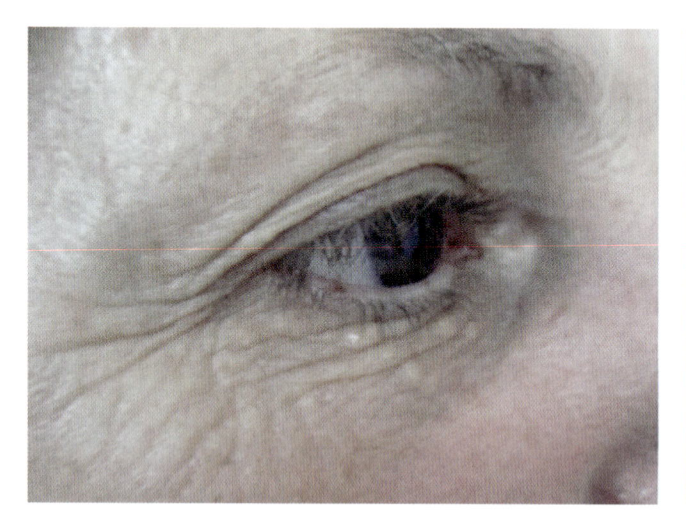

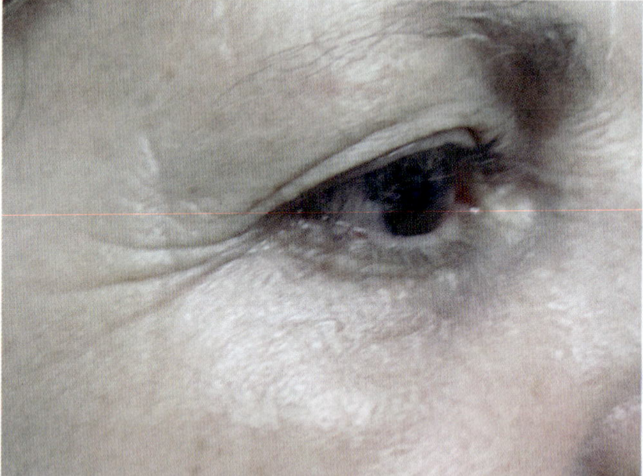

Figura 33.12 Paciente apresentando melhora de rugas, flacidez e siringomas após 30 dias da RFPM®.

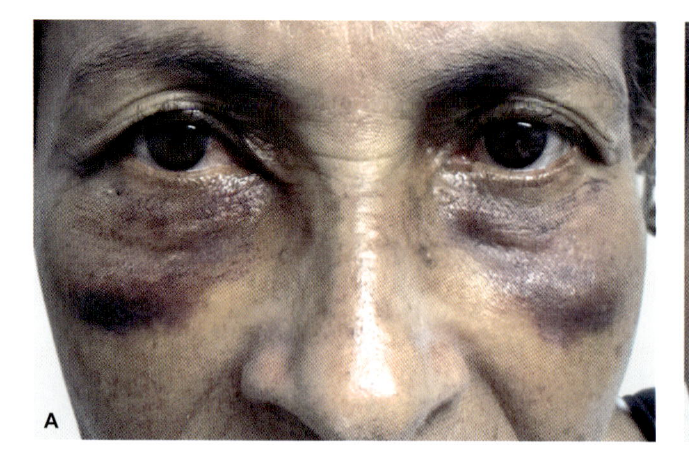

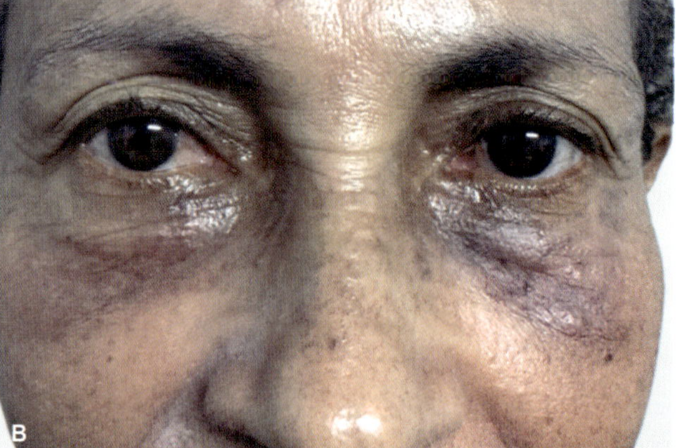

Figura 33.13 Paciente apresentando hematomas esperados após 72 horas de intervenção (**A**) e hiperpigmentação pós-inflamatória que pode ocorrer após 7 dias (**B**).

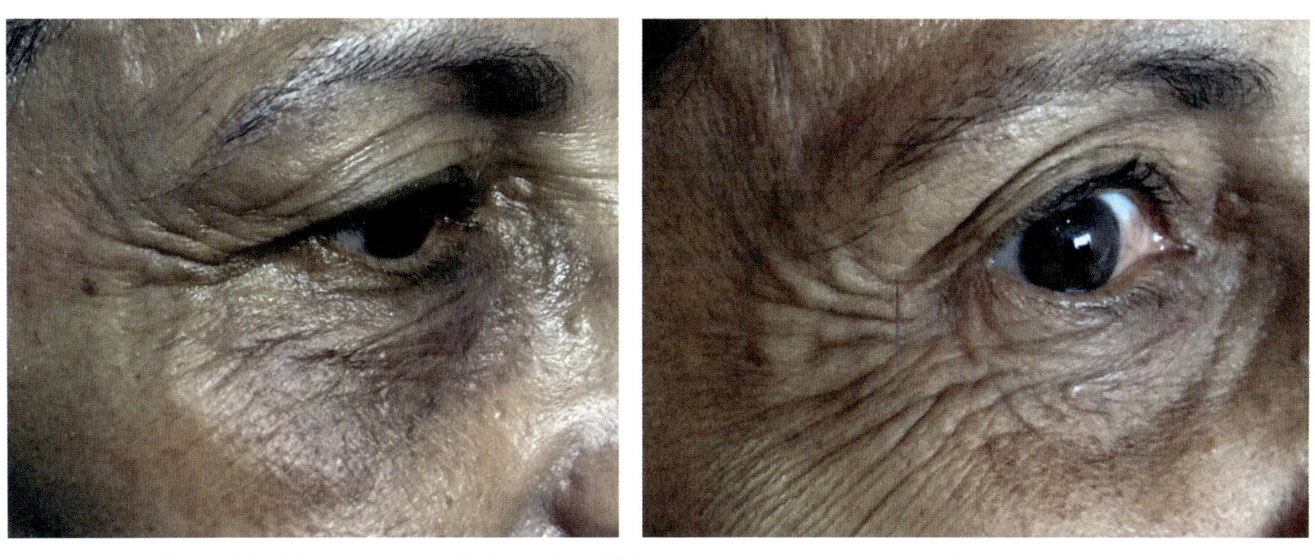

Figura 33.14 Paciente antes e 60 dias após a RFPM®, demonstrando melhora da qualidade da pele tratada.

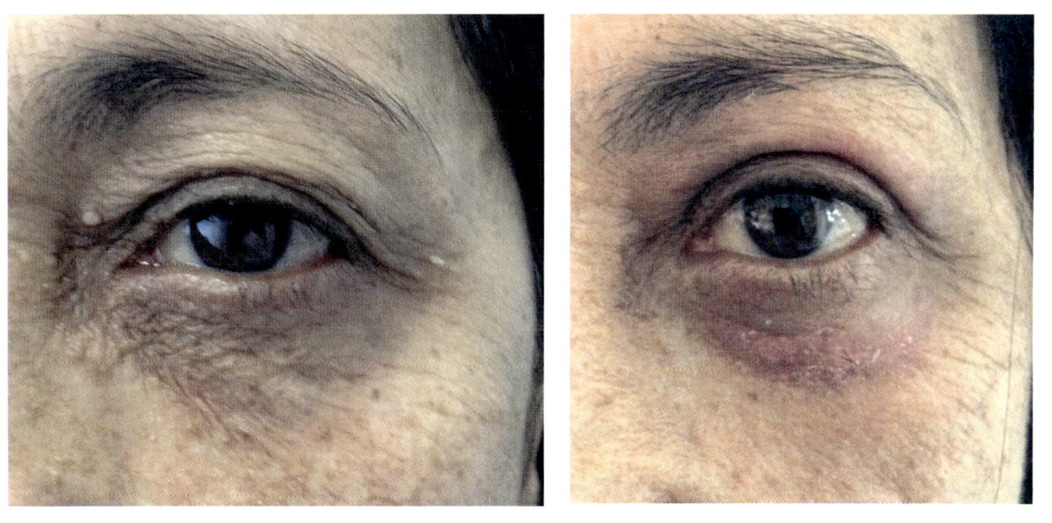

Figura 33.15 Paciente 30 dias após a RFPM®, demonstrando contração tecidual periorbital.

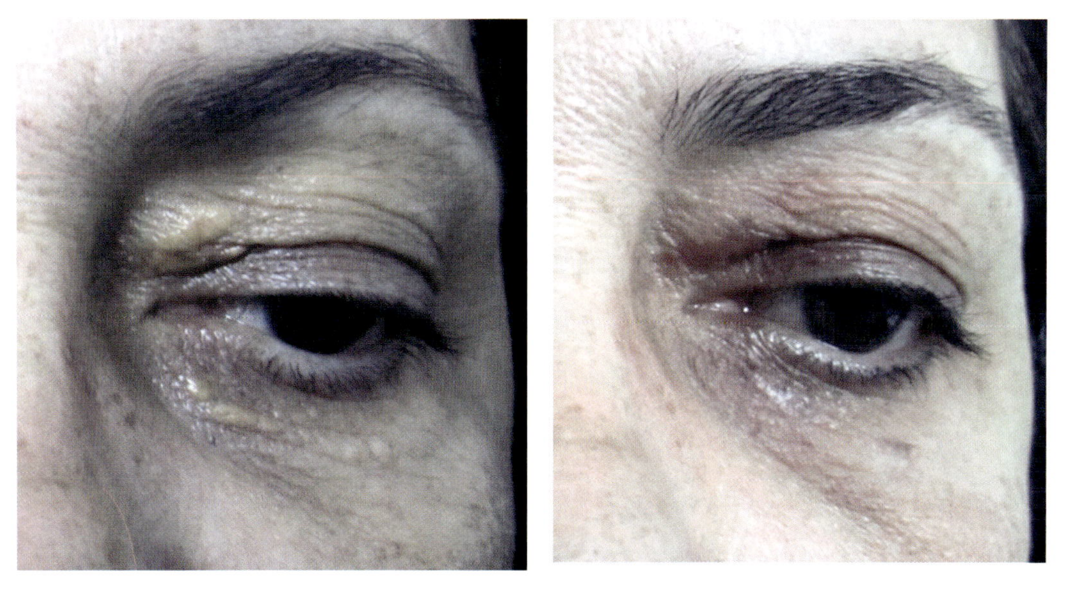

Figura 33.16 Paciente 30 dias após a RFPM®, demonstrando melhora do xantelasma.

Considerações finais

O envelhecimento da região periorbital é queixa frequente entre os pacientes que buscam melhorar a aparência. Procedimentos minimamente invasivos, como preenchimento com ácido hialurônico, aplicação de toxina botulínica, uso de *laser* com potencial clareador e rejuvenescedor, apresentam suas limitações, principalmente quando se evidenciam sobra de pele, flacidez e rugas estáticas. A correção cirúrgica da sobra de pele muitas vezes não é bem aceita pelos pacientes, principalmente pelos mais jovens. Nos casos em que nos deparamos com sobra de pele modesta, flacidez e rugas, a utilização de um método que favoreça a substituição do colágeno danificado pelo fotodano por novo colágeno parece melhorar substancialmente a aparência dessa região. A RFPM®, metodologia desenvolvida e estudada minuciosamente há pouco tempo, utilizando eletrodos específicos, com base em resultados observados nos últimos 4 anos utilizando eletrodos já disponíveis, tem oferecido, na experiência do autor, resultados bem satisfatórios. Dessa maneira, concluímos que:

- A RFPM® é proposta terapêutica promissora para o rejuvenescimento periorbital, principalmente quando não houver indicação ou desejo de cirurgia convencional e quando a pele fina, flácida e enrugada for a queixa mais marcante
- Os resultados obtidos são passíveis de ser reproduzidos utilizando a metodologia e os eletrodos descritos neste capítulo
- Os poucos efeitos adversos observados estimularam o autor a recomendar a inclusão dessa nova proposta no amplo arsenal terapêutico já disponível para intervenções nessa região.

Bibliografia

Bagatin E, Hassun K, Talarico S. Revisão sistemática sobre peelings. Surg Cosmet Dermatol. 2009; 1(1):37-46.
Bravo BS, Rocha CR, Bastos JT et al. Comprehensive treatment of periorbital region with hyaluronic acid. J Clin Aesthet Dermatol. 2015; 8(6):30-5.
Fathi R, Pfeiffer M, Tsoukas M. Minimally invasive eyelid care in dermatology: medical, laser, and cosmetic therapies. Clin Dermatol. 2015; 33(2):207-16.
Fioramonti P, Fallico N, Parisi P et al. Periorbital area rejuvenation using carbon dioxide therapy. J Cosmet Dermatol. 2012; 11(3):223-8.
Krueger N, Levy H, Sadick NS. Safety and efficacy of a new device combining radiofrequency and low-frequency pulsed electromagnetic fields for the treatment of facial rhytides. J Drugs Dermatol. 2012; 11(11):1306-9.
Lima E. Radiofrequência pulsada com multiagulhas: uma proposta terapêutica em rugas, flacidez e pigmentação periorbital. Surg Cosmet Dermatol. 2015; 7(3):223-6.

CAPÍTULO

34

Protocolos da Radiofrequência Pulsada com Multiagulhas em Rugas Estáticas e Flacidez

Emerson de Andrade Lima

Fundamentos do uso da radiofrequência pulsada com multiagulhas (RFPM®) em rugas estáticas

O processo de envelhecimento intrínseco e extrínseco oferece à face redução de volume considerável. Observam-se reabsorção óssea, redução de massa muscular, redistribuição da gordura, frouxidão ligamentar, e a pele, que, como envelope, recobre toda essa estrutura, se torna folgada, frouxa, acarretando sobras, flacidez e rugas finas e profundas. A derme e a epiderme, também sofridas pela degeneração, afinam e acentuam ainda mais o aspecto resultante do tempo e do estresse oxidativo.

Tratamentos ablativos como os *peelings* químicos médios e profundos propiciam incontestável estímulo na produção de colágeno, o que resulta em atenuação de rugas e flacidez, melhoria da textura, do brilho e da coloração da superfície cutânea, além de atenuação substancial do fotodano. Resultados muito bons também são observados com a associação dos *peelings* à abrasão cirúrgica (quimioabrasão). As Figuras 34.1 a 34.3 mostram resultados obtidos com a associação da abrasão a um ativo cáustico ou uma das técnicas isoladamente. Porém, como mencionado no Capítulo 1, *Princípios e Segurança da Indução Percutânea de Colágeno com Agulhas (IPCA®)*, a recuperação desses procedimentos é longa e resulta em um tecido mais sensível à luz, sujeito a hiperpigmentação pós-inflamatória e fotossensiblidade, somado ao risco de complicações, como formação de cicatrizes hipertróficas, eritema persistente e discromias.

Com o objetivo de preservação da epiderme, a proposta da indução percutânea de colágeno com agulhas (IPCA®) é provocar uma injúria fracionada da pele, o que possibilita a integridade da microrregião adjacente ao trauma, favorecendo uma recuperação com tempo mais curto e menor risco de complicações, como já mencionado em capítulos anteriores. As rugas estáticas são, muitas vezes, um desafio por sua profundidade e rigidez. A Figura 34.4 mostra a pele de uma paciente imediatamente após o tratamento com a RFPM® para rítides periorais. Observe que toda a região foi microperfurada pelas agulhas do eletrodo de forma radial, ou seja, o eletrodo Lima 8 foi usado perpendicularmente aos lábios. Veja que, além do sulco labiogeniano, a região geniana também foi tratada. A RFPM® proporciona estímulo na produção de colágeno, sem provocar desepitelização. A epiderme e a derme são perfuradas pelas multiagulhas Lima, associadas à radiofrequência pulsada. Dessa maneira, mesmo rugas profundas resultantes da evolução da elastose na pele fotoenvelhecida, que muitas vezes comportam-se como cicatrizes profundas, difíceis de serem tratadas pelas técnicas anteriormente descritas, são melhoradas. A Figura 34.5 apresenta uma paciente antes, 30 dias após a RFPM®, demonstrando hiperpigmentação pós-inflamatória, melhorada na imagem seguinte de 60 dias após o tratamento. A Figura 34.6 mostra a resposta da RFPM® para rugas profundas 30 dias após a intervenção. Na pele mais fina e flácida também se observa ganho cosmético substancial com a RFPM®, pelos mesmos motivos já aqui apresentados.

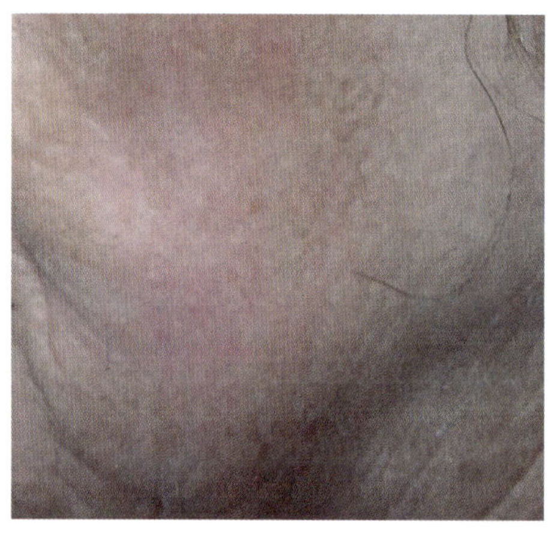

Figura 34.1 Paciente tratada com a associação de abrasão cirúrgica e *peeling* de fenol 88% para flacidez e rugas estáticas.

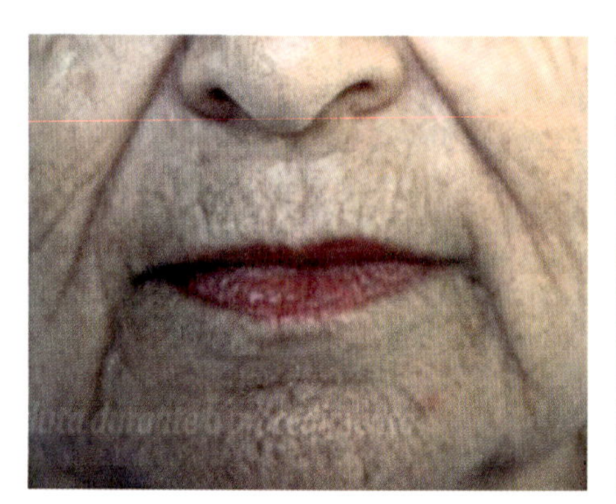
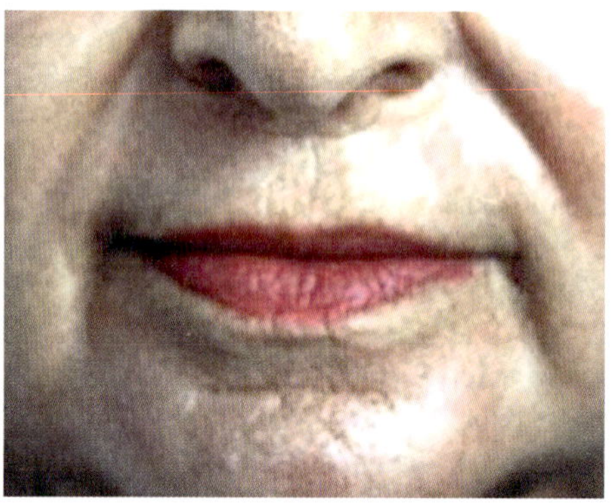

Figura 34.2 Paciente tratada com abrasão cirúrgica para correção de rugas estáticas periorais.

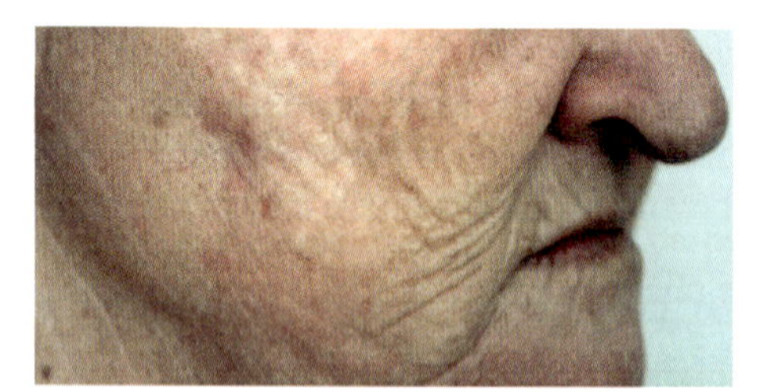
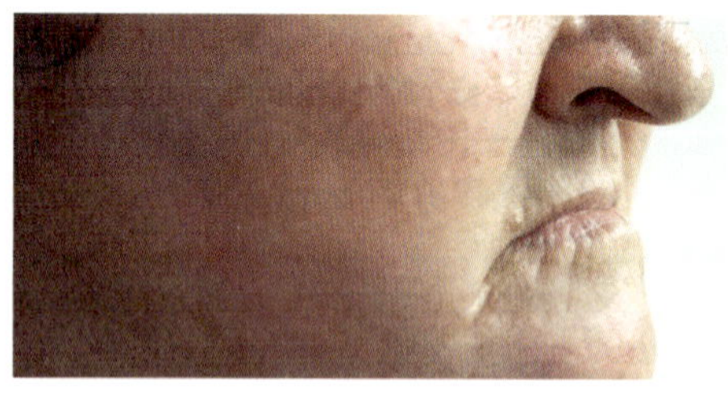

Figura 34.3 Paciente tratada com a associação de abrasão cirúrgica e *peeling* de ácido tricloroacético (TCA) 35% para flacidez e rugas estáticas.

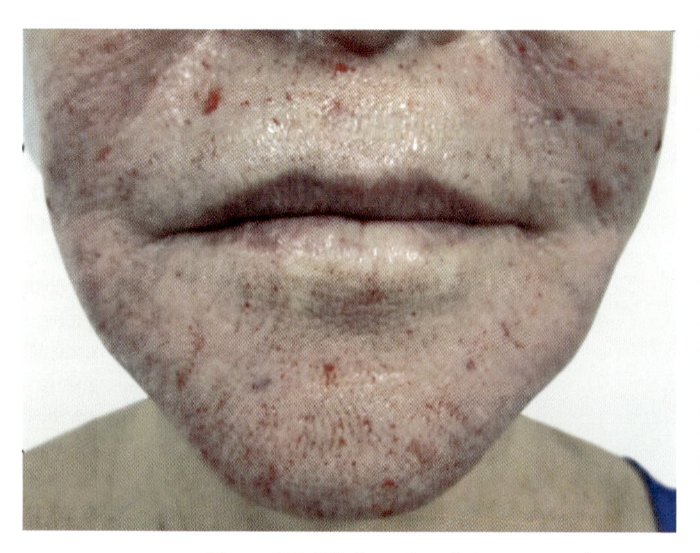
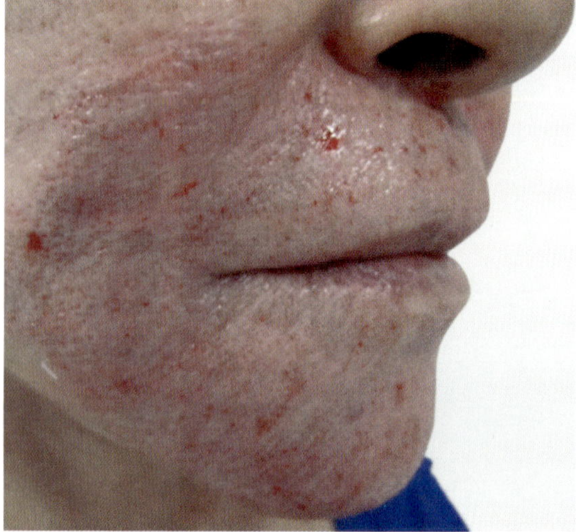

Figura 34.4 Paciente imediatamente após o tratamento com a RFPM® para rítides periorais.

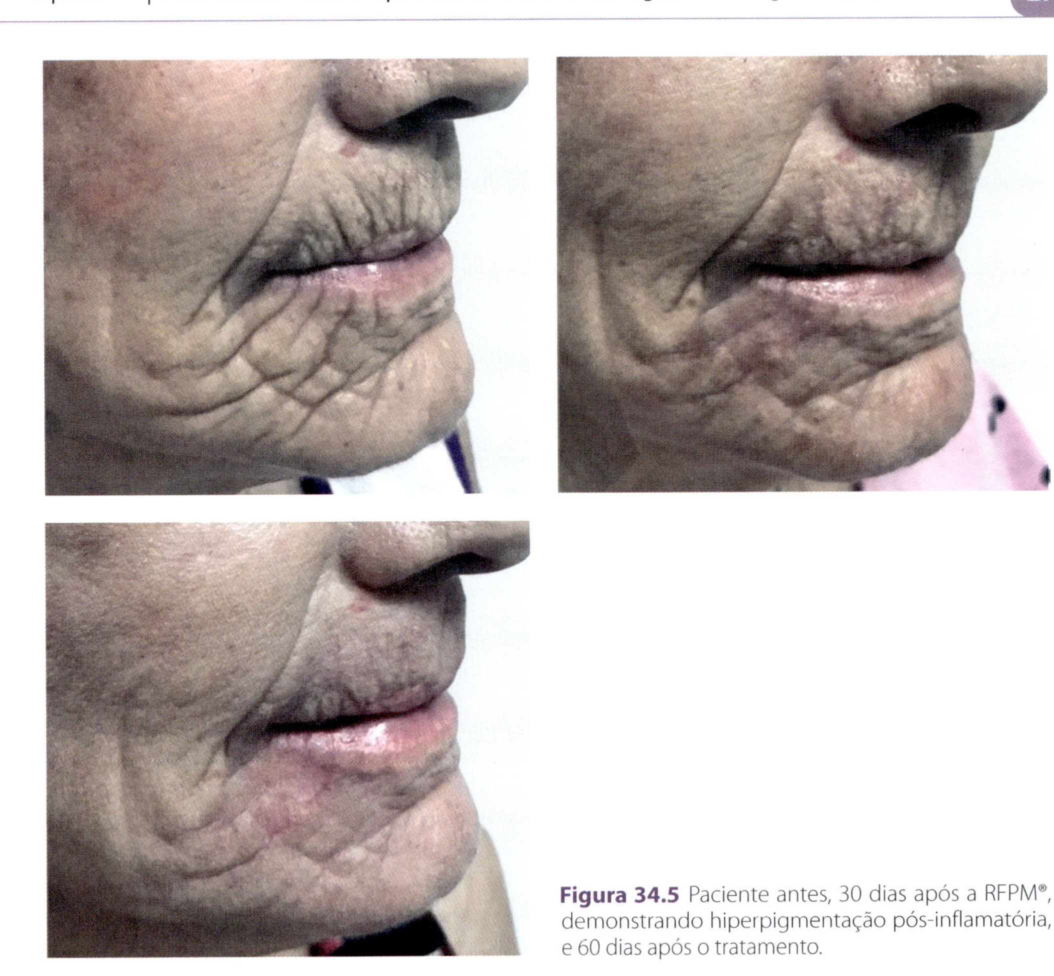

Figura 34.5 Paciente antes, 30 dias após a RFPM®, demonstrando hiperpigmentação pós-inflamatória, e 60 dias após o tratamento.

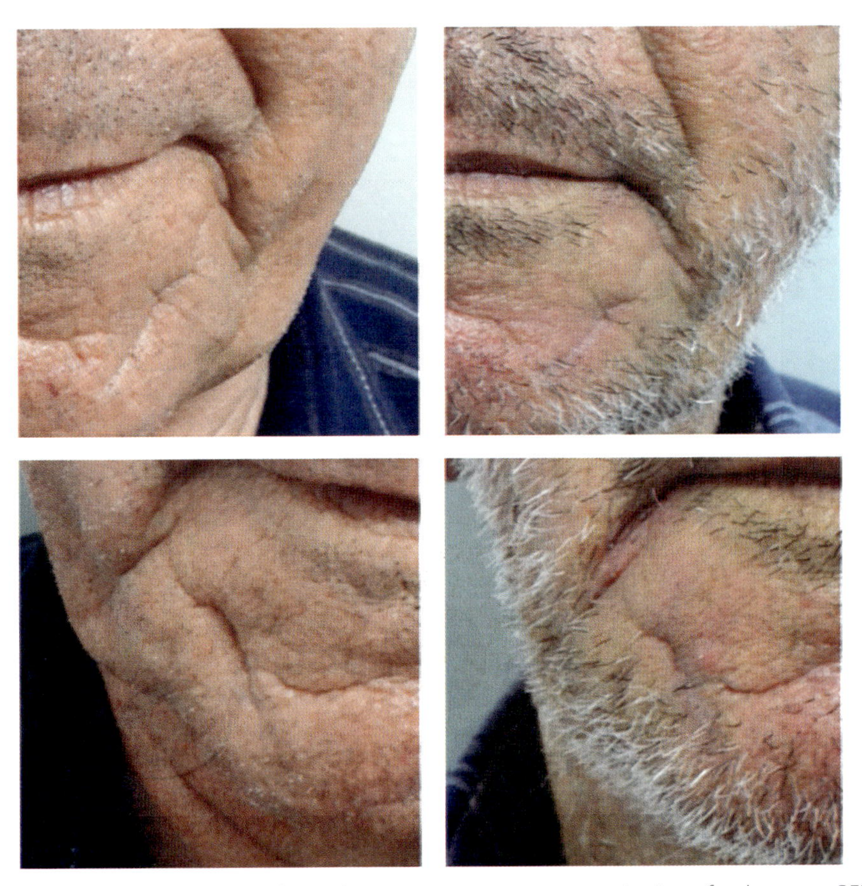

Figura 34.6 Paciente antes e 30 dias após o tratamento para rugas periorais profundas com a RFPM®.

Aplicabilidade da RFPM® em rugas e flacidez

Esta intervenção tem como objetivo retificar a superfície da pele, corrigindo rítides e frouxidão tecidual e substituindo derme e epiderme danificadas por um novo tecido. Adicionalmente, observamos um potencial da RFPM® para desprender o fundo de rugas rasas e profundas, bem como volumerizar a região que perdeu sustentação com o processo de envelhecimento. Essa técnica usa metodologia autoral e eletrodos específicos: Lima 8, Lima 4 ou Lima 2. A escolha do eletrodo ideal depende do comprimento e da largura das rugas a serem abordadas. Regiões como pescoço e lóbulos de orelha também podem ser tratadas pela RFPM®, seguindo os mesmos protocolos.

Metodologia

O autor sugere uma sequência metodológica a ser seguida, com base em sua experiência e em avaliações prévias, na tentativa de padronização e reprodução de resultados.

▸ **Primeira etapa.** A pele precisa estar preparada: seguir orientações apresentadas em capítulos anteriores. Nos indivíduos mais velhos, quanto mais elastótica a pele, maior a evidência à resistência. Nos tabagistas, também observa-se o mesmo processo. A pele espessa e seborreica também apresenta rugas mais profundas, consequentemente, exigindo maior número de intervenções. Recomenda-se que o eletrodo repouse sobre a pele do paciente em um ângulo de 90°, sem que haja pressão. A força danifica as multiagulhas, que são muito delicadas.

▸ **Instrumental.** Para que a realização da RFPM® seja efetivada com segurança e resultados previsíveis, é mandatória a utilização do aparelho FRAXX e das ponteiras Lima 2, 4 ou 8, devidamente testadas e estudadas em grupos de pacientes com rugas estáticas. O tratamento deve ser realizado em uma sala de procedimento criteriosamente preparada para uma intervenção cirúrgica e por um profissional treinado e paramentado. É fundamental não banalizar esses critérios de segurança, que vão desde a utilização de luvas estéreis e aposição de campos cirúrgicos estéreis a um ambiente que siga normas estritas de desinfecção.

▸ **Demarcação da área.** A demarcação das rugas a serem tratadas pode ser necessária, evitando a distorção da área após a infiltração anestésica.

▸ **Anestesia da área.** Poucos pacientes toleram bem a anestesia tópica. Em boa parte dos casos há necessidade de utilizar anestesia infiltrativa. Sugere-se uma solução de lidocaína 2% sem vasoconstritor 1:1 com soro fisiológico 0,9%, evitando ultrapassar a dose máxima permitida (ver Capítulo 4, *Critérios de Segurança | Analgesia e Anestesia*).

▸ **Sistemática do procedimento.** Após a higienização com clorexidina 2% e o FRAXX ligado em CUT e *single pulse*, com potência 30 W e *Active* em 30 ms, posiciona-se a ponteira (Lima 8, Lima 4 ou Lima 2) de modo perpendicular às rugas a serem tratadas, em geral paralelamente a essas lesões. A área deve ser totalmente contemplada pelas multiagulhas. O sangramento é modesto, mas acontece. Após 10 minutos do final da intervenção, já se pode observar redução importante do sangramento, sendo substituído por uma exsudação serosa que regride progressivamente nas primeiras 4 horas.

▸ **Pós-operatório imediato.** Após o procedimento, os pacientes recebem curativo com esparadrapo microporado, removido no dia seguinte. Contudo, o curativo pode permanecer por até 72 horas, como prefere o autor. Não costuma ser necessário o uso de gazes; porém, caso a exsudação seja substancial, elas são adicionadas diretamente sobre a pele. Os cuidados seguintes no pós-operatório relacionados ao uso de ativos, como restaurador cutâneo, clareadores e filtro solar, bem como o modo de higienização, foram elencados em capítulos anteriores. As Figuras 34.7 a 34.11 apresentam resultados de pacientes tratados com a RFPM® para a correção de rugas estáticas. O tratamento da região cervical tem apresentado bons resultados para flacidez após, pelo menos, duas intervenções. A Figura 34.12 apresenta o pós-operatório imediato do tratamento do pescoço. As Figuras 34.13 a 34.16 mostram alguns resultados, seguindo o protocolo do autor, descrito anteriormente. Na Figura 34.16 pode-se evidenciar uma paciente antes e 60 dias após o tratamento com sessão única, com melhora de rugas pré-auriculares e da flacidez do lóbulo da orelha.

▸ **Técnicas complementares.** Caso o dermatologista deseje utilizar um preenchedor como ácido hialurônico, recomenda-se que a intervenção seja programada para, pelo menos, 15 dias após a RFPM®, certificando-se de que o edema tenha regredido completamente. Com base na prática do

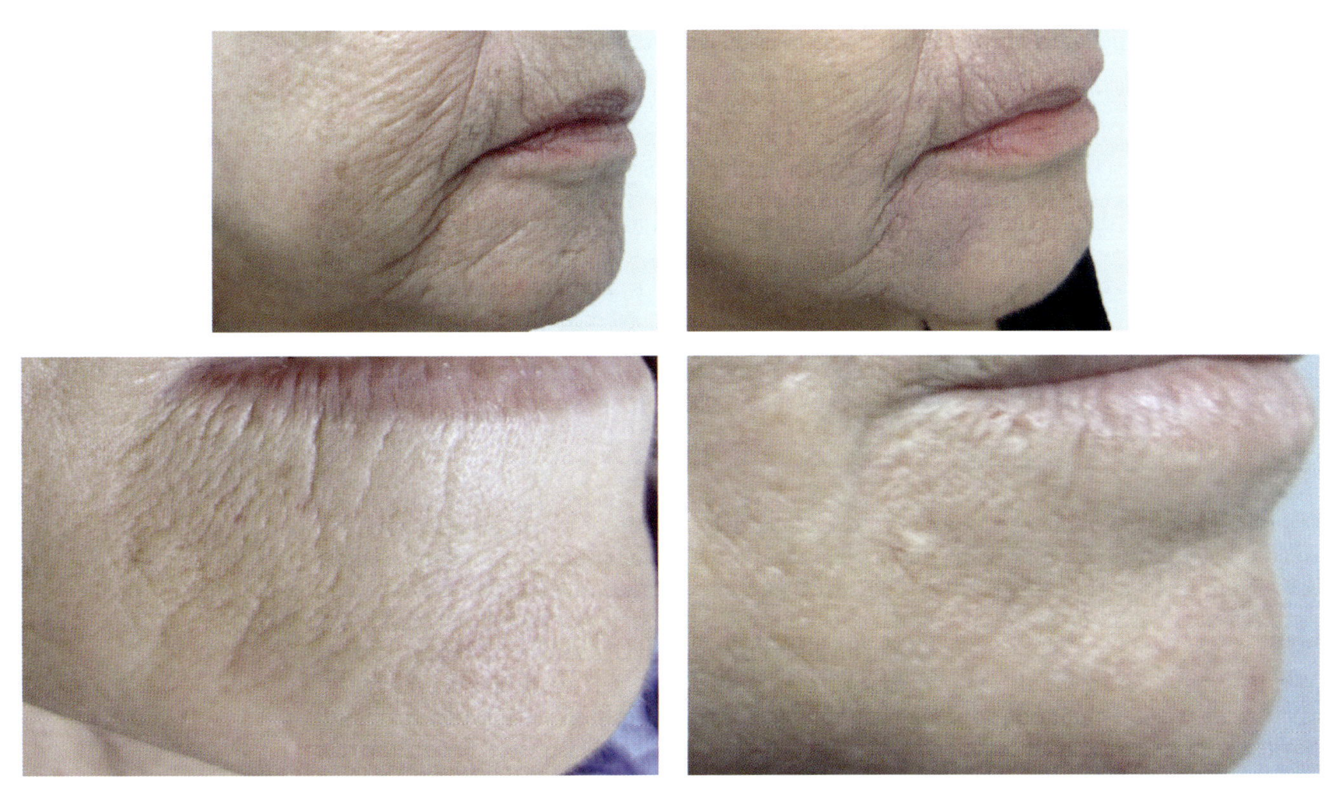

Figura 34.7 Superficialização de rugas profundas e melhora da flacidez 30 dias após uma sessão de RFPM®.

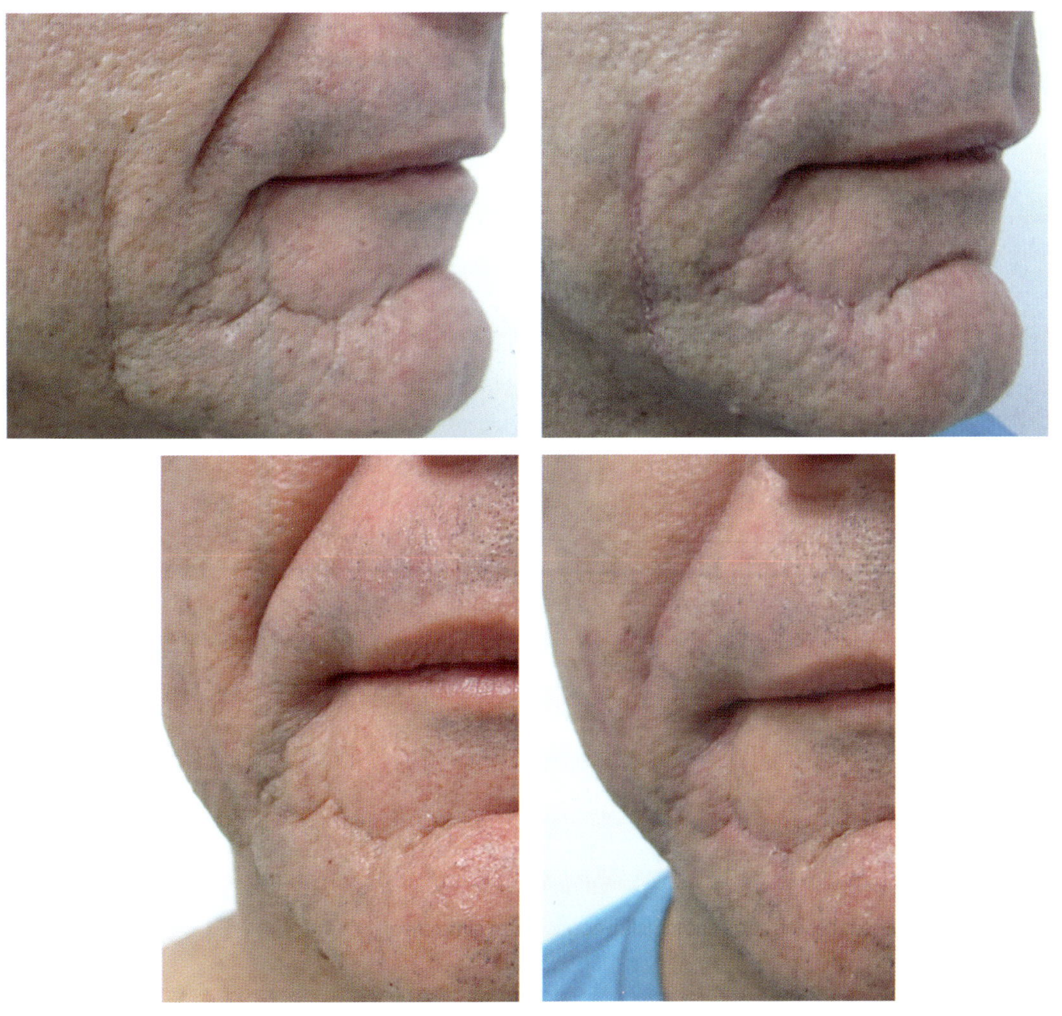

Figura 34.8 Superficialização do sulco labiogeniano após 60 dias de duas sessões de RFPM®.

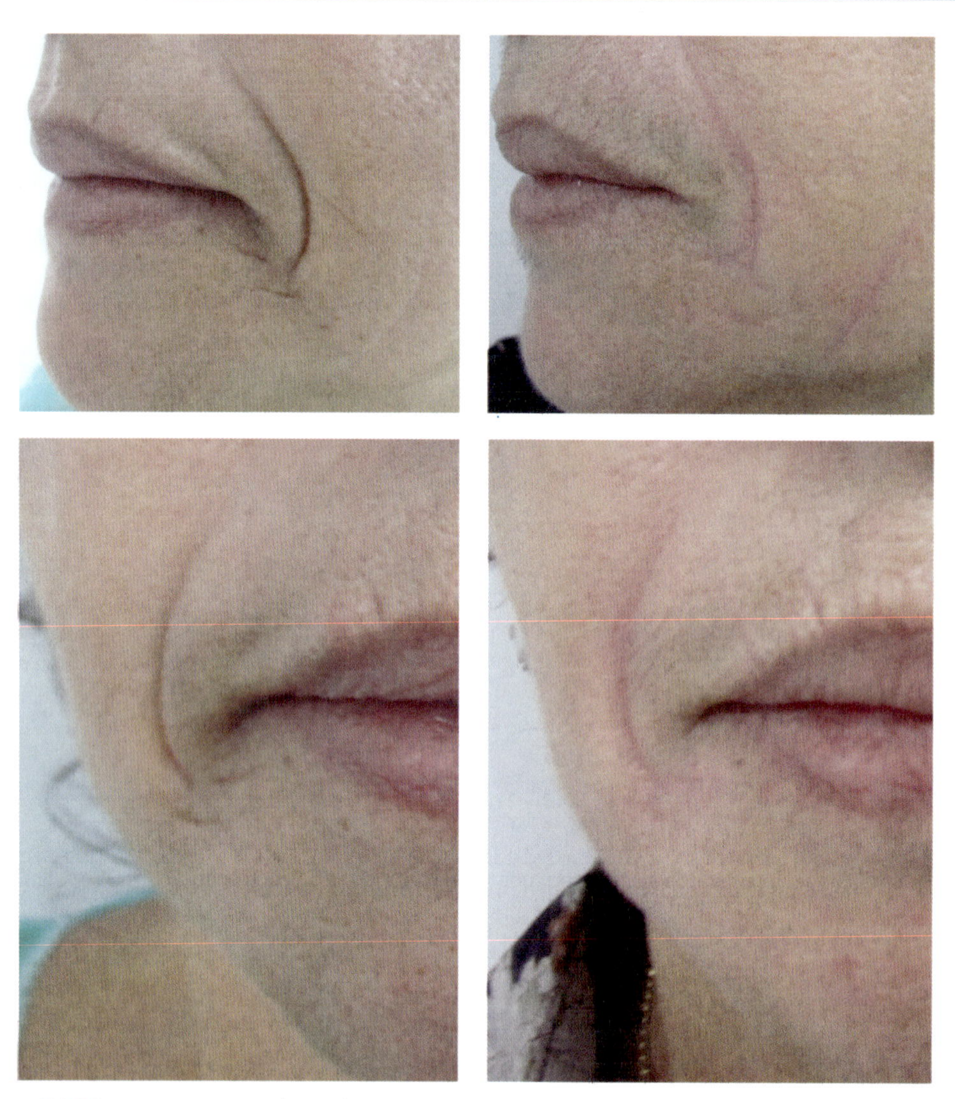

Figura 34.9 Paciente antes e 90 dias após tratamento do sulco labiogeniano com a RFPM®, em duas sessões.

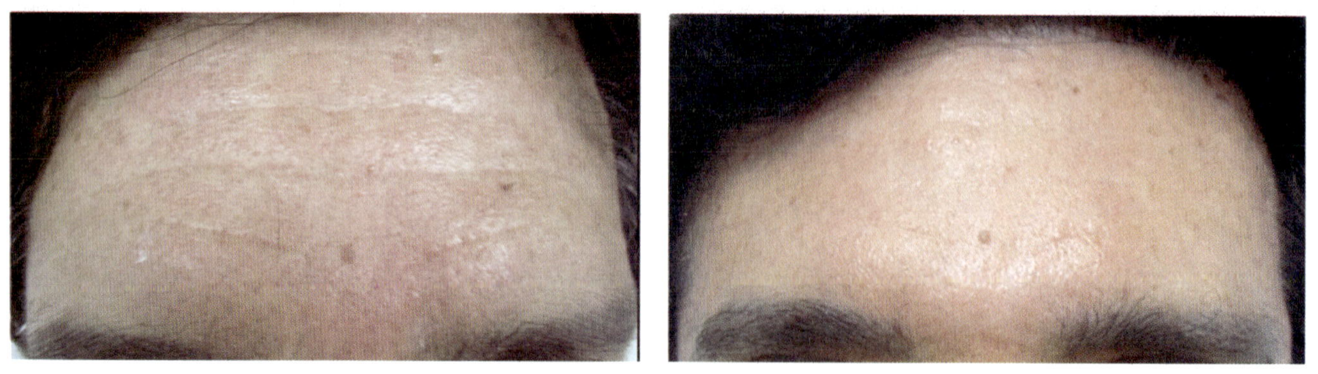

Figura 34.10 Paciente antes e 30 dias após o tratamento de rugas frontais profundas tratadas com RFPM® e toxina botulínica.

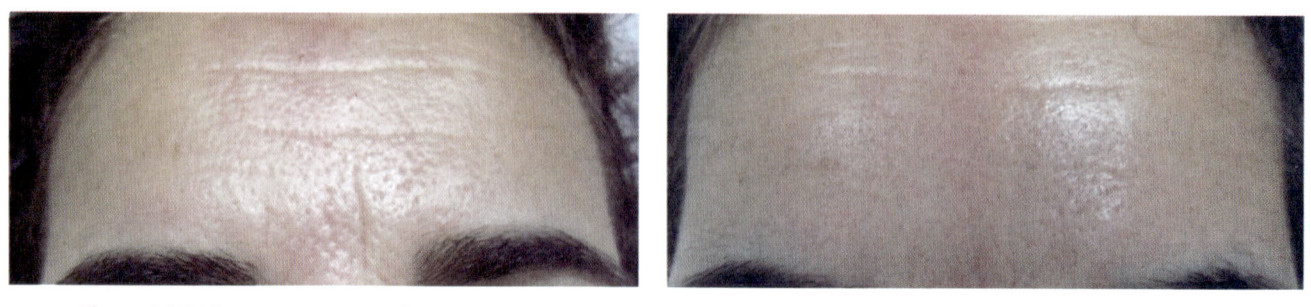

Figura 34.11 Paciente antes e 30 dias após o tratamento de rugas profundas frontais tratadas exclusivamente com a RFPM®.

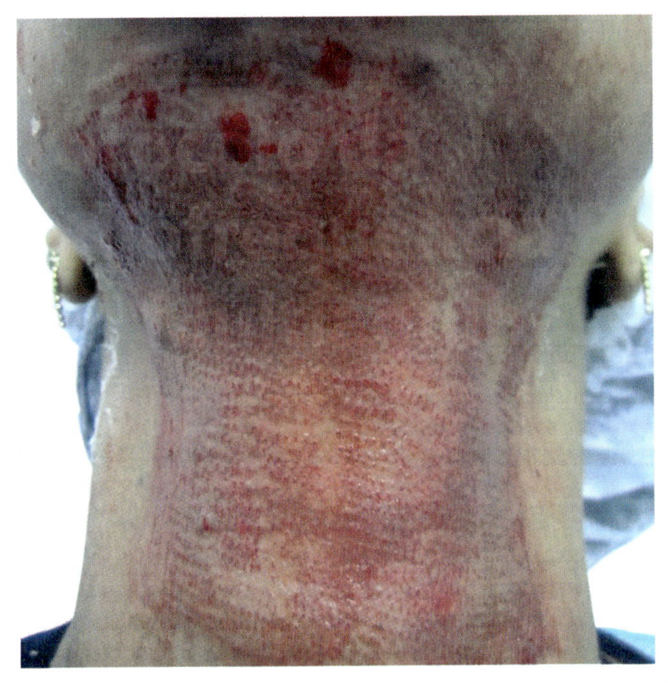

Figura 34.12 Pós-operatório imediato do tratamento do pescoço com RFPM®.

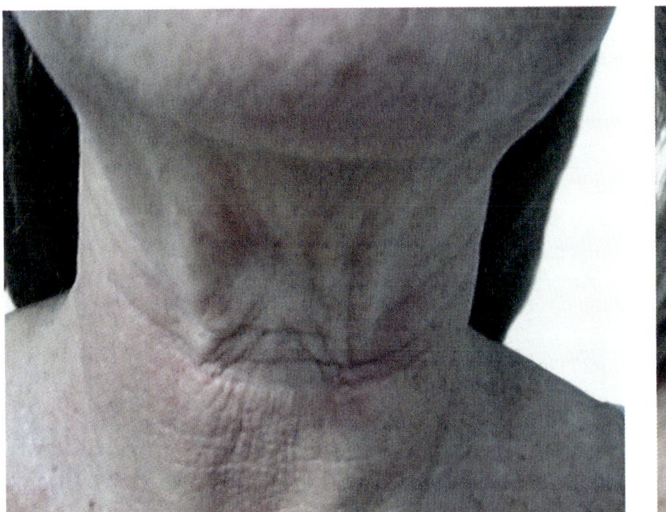

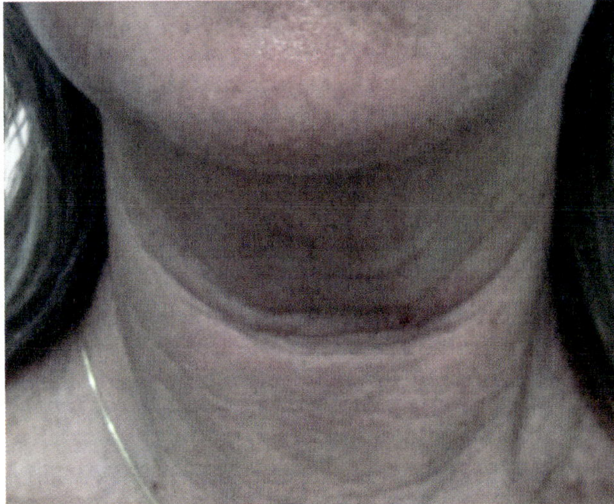

Figura 34.13 Paciente antes e após 90 dias de tratamento com RFPM®, em duas sessões.

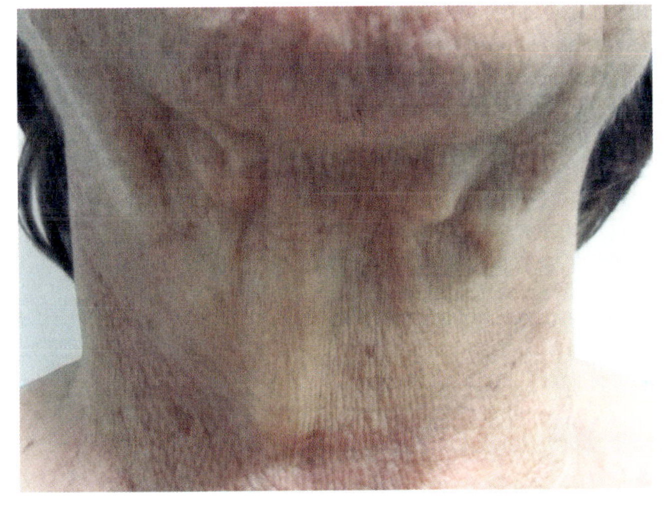

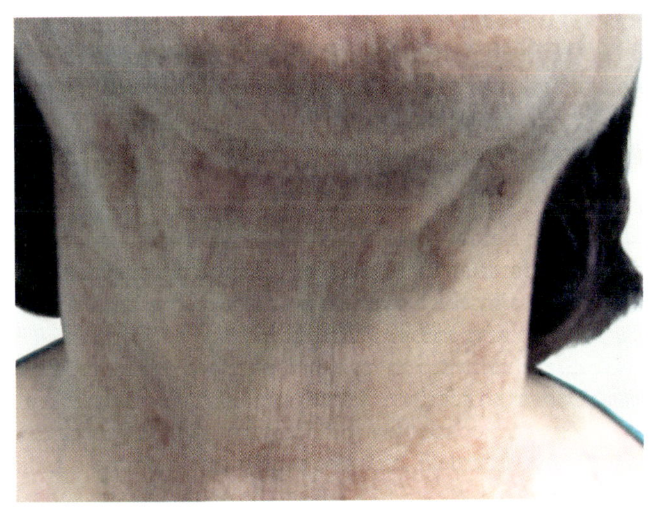

Figura 34.14 Paciente antes e após 90 dias de tratamento com RFPM®, em duas sessões.

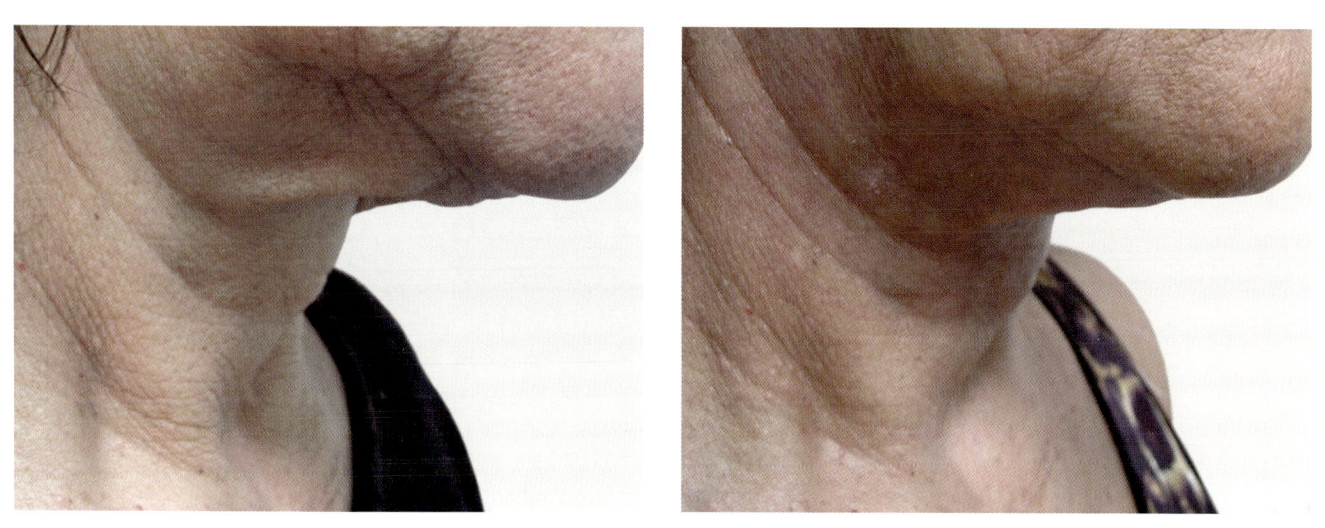

Figura 34.15 Paciente antes e após 90 dias de tratamento com RFPM®, em sessão única.

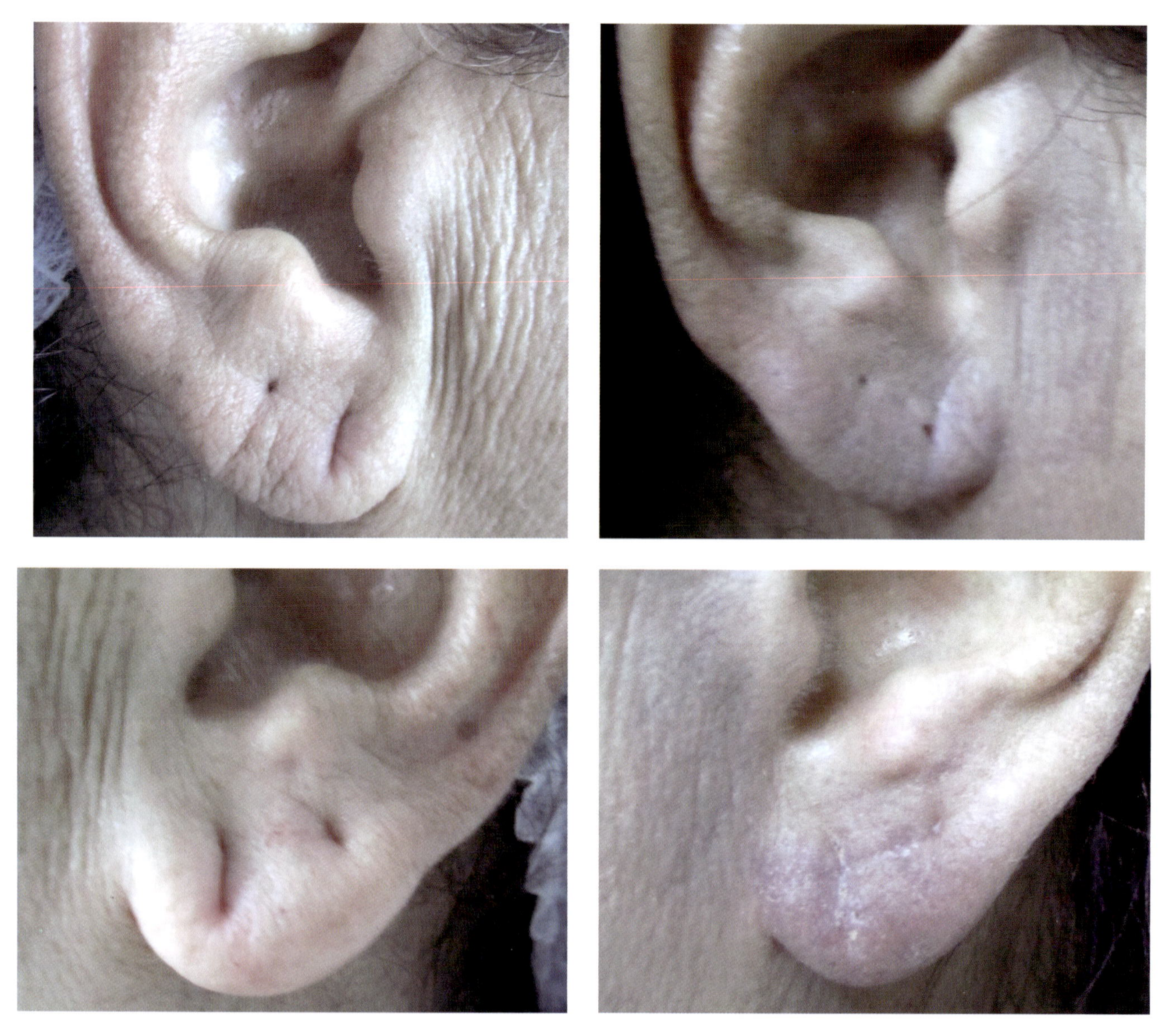

Figura 34.16 Paciente antes e após 60 dias de tratamento com RFPM®, sessão única. Pode-se observar melhora de rugas pré-auriculares e da flacidez do lóbulo da orelha.

autor, a aplicação de toxina botulínica já é segura após 15 dias da intervenção. Não se deve realizar a aplicação da toxina botulínica no mesmo tempo cirúrgico. Efeitos adversos podem ocorrer na vigência do edema, pelo aumento da difusão do halo de ação da toxina, atingindo fibras musculares alheias à proposta. A associação com tunelização dérmica (TD®) e IPCA® pode ocorrer no mesmo tempo cirúrgico, caso o paciente tenha indicação.

▸ **Complicações.** São pouco frequentes, desde que tomados os devidos cuidados no preparo da pele e seguindo-se as recomendações pós-operatórias com rigor. A hiperpigmentação pós-inflamatória tem sido a queixa mais comum.

Considerações finais

Os tratamentos propostos para rugas profundas comumente oferecem resultados modestos, sendo difícil a correção dessa queixa com técnicas isoladas. O uso de intervenções que não produzam uma desepitelização completa tem ganhado cada vez mais espaço, pela segurança e pelo tempo de recuperação. Além da toxina botulínica e dos preenchedores, sugere-se o uso da RFPM®. O autor conclui que:

- A RFPM® é uma proposta terapêutica promissora para o tratamento de diversos tipos e formatos de rugas
- É essencial o conhecimento apurado dessas lesões para que a indicação isolada ou em associação da técnica ofereça bons resultados
- O rápido retorno às atividades e os poucos efeitos adversos observados estimularam o autor a recomendar a inclusão dessa nova proposta no amplo arsenal terapêutico já disponível para intervenções nessa região
- A hiperpigmentação pós-inflamatória, apesar de reversível, merece atenção especial e recomenda-se sempre preparo da pele antes da intervenção e cuidados após o tratamento.

Bibliografia

Aust MC. Percutaneous collagen induction therapy: an alternative treatment for scars, wrinkles, and skin laxity. Plast Reconstr Surg. 2008; 121(4):1421-9.

Bal SM, Caussian J, Pavel S, Bouwstra JA. In vivo assessment of safety of microneedle arrays in human skin. Eur J of Pharm Sci. 2008; 35(3):193-202.

Brody HJ. Trichloracetic acid application in chemical peeling, operative techniques. Plast Reconstr Surg. 1995; 2(2):127-8.

Camirand A, Doucet J. Needle dermabrasion. Aesthetic Plast Surg. 1997; 21(1):48-51.

Cohen KI, Diegelmann RF, Lindbland WJ. Wound healing: biochemical and clinical aspects. Philadelphia: WB Saunders Co; 1992.

Fabroccini G, Fardella N. Acne scar treatment using skin needling. Clin Exp Dermatol. 2009; 34(8):874-9.

Fernandes D. Minimally invasive percutaneous collagen induction. Oral Maxillofac Surg Clin North Am. 2006; 17(1):51-63.

Fernandes D, Massimo S. Combating photoaging with percutaneous collagen induction. Clin Dermatol. 2008; 26(2):192-9.

Orentreich DS, Orentreich N. Subcutaneous incisionless (subcision) surgery for the correction of depressed scars and wrinkles. Dermatol Surg. 1995; 21(6):543-9.

CAPÍTULO 35

Radiofrequência Pulsada com Multiagulhas em Cicatrizes e Estrias

Emerson de Andrade Lima

Racional do uso da radiofrequência pulsada com multiagulhas (RFPM®) no tecido cicatricial e distrófico

As lesões cicatriciais podem resultar de processos inflamatórios, acidentes, cirurgias e apresentar características variadas, que contemplam tanto alteração na coloração e mudança de textura da pele quanto comprometimento do seu relevo e distorção das superfícies por retração. A acne cística resulta frequentemente em cicatrizes difíceis de tratar. O consumo de derme e hipoderme, bem como a deterioração da epiderme resultante da ação destrutiva de citocinas inflamatórias, frequentemente causa lesões deprimidas, elevadas, distróficas, perda de pigmento, hiperpigmentação, além de flacidez e desenvolvimento de rítides superficiais e profundas (Figura 35.1). Esse polimorfismo, observado comumente em pacientes pós-quadro grave e prolongado de acne inflamatória, apresenta-se como um desafio terapêutico. Para tanto, há a necessidade de avaliar particularmente essas lesões, examinando a sua arquitetura e direcionando a opção de intervenção mais específica à correção de cada unidade cicatricial. Ver classificação proposta por Bogdana Kadunc e Ada Trindade (2013) (ver Capítulo 12, *IPCA® em Cicatrizes de Acne*).

Frequentemente, observa-se a necessidade de associar técnicas no mesmo indivíduo, buscando otimização dos resultados. As intervenções cirúrgicas como Subcision®, microenxertias, *shavings*, excisões e técnicas ablativas são frequentemente necessárias para os casos mais graves. As Figuras 35.2 a 35.4 apresentam pacientes tratados com essas intervenções. Tratamentos ablativos, como os *peelings* químicos e as tecnologias com luz, conforme referendado em capítulos anteriores, oferecem um estímulo colagênico à custa de remoção da epiderme. A RFPM® propõe uma neocolagênese com preservação dessa estrutura nobre. Essa mesma linha de raciocínio se estabelece para as estrias, que nada mais são que cicatrizes resultantes do estiramento da pele, sejam

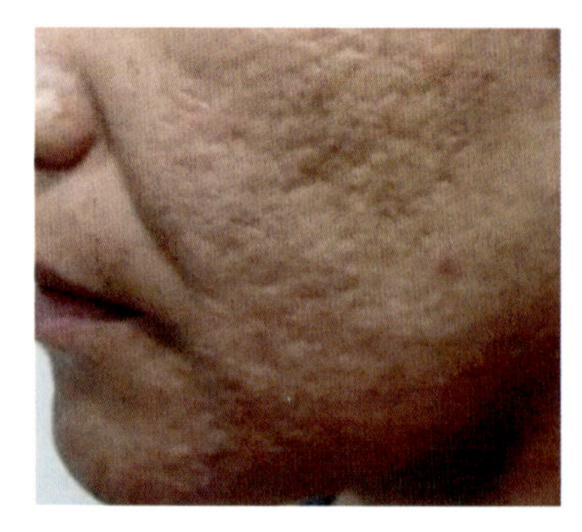
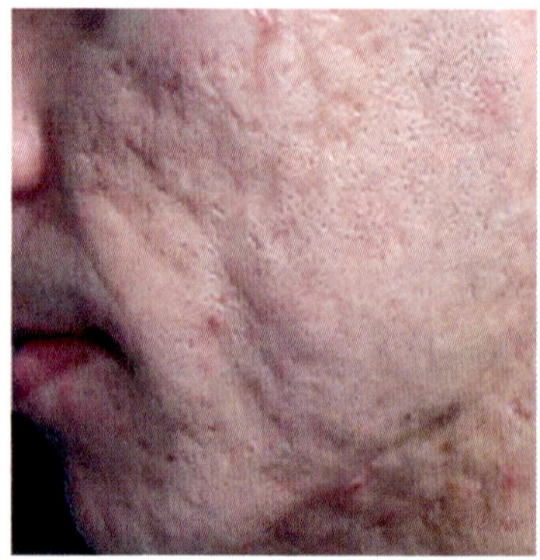
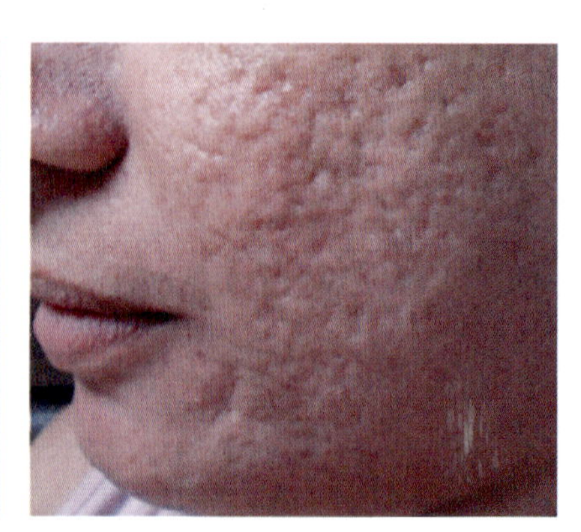

Figura 35.1 Três pacientes que tiveram as cicatrizes de acne acentuadas pelo processo natural de envelhecimento.

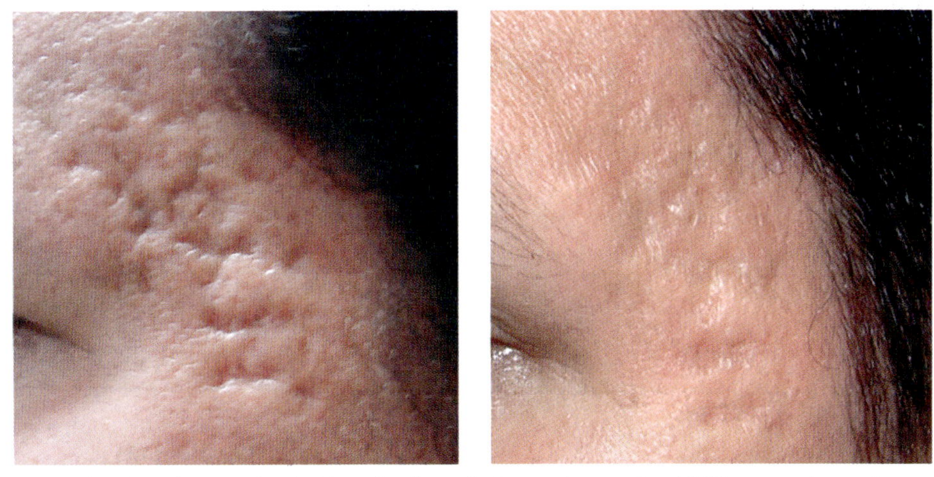

Figura 35.2 Paciente com cicatrizes de acne deprimidas não distensíveis tratado com fenol 88% pontuado em duas sessões com intervalo de 30 dias.

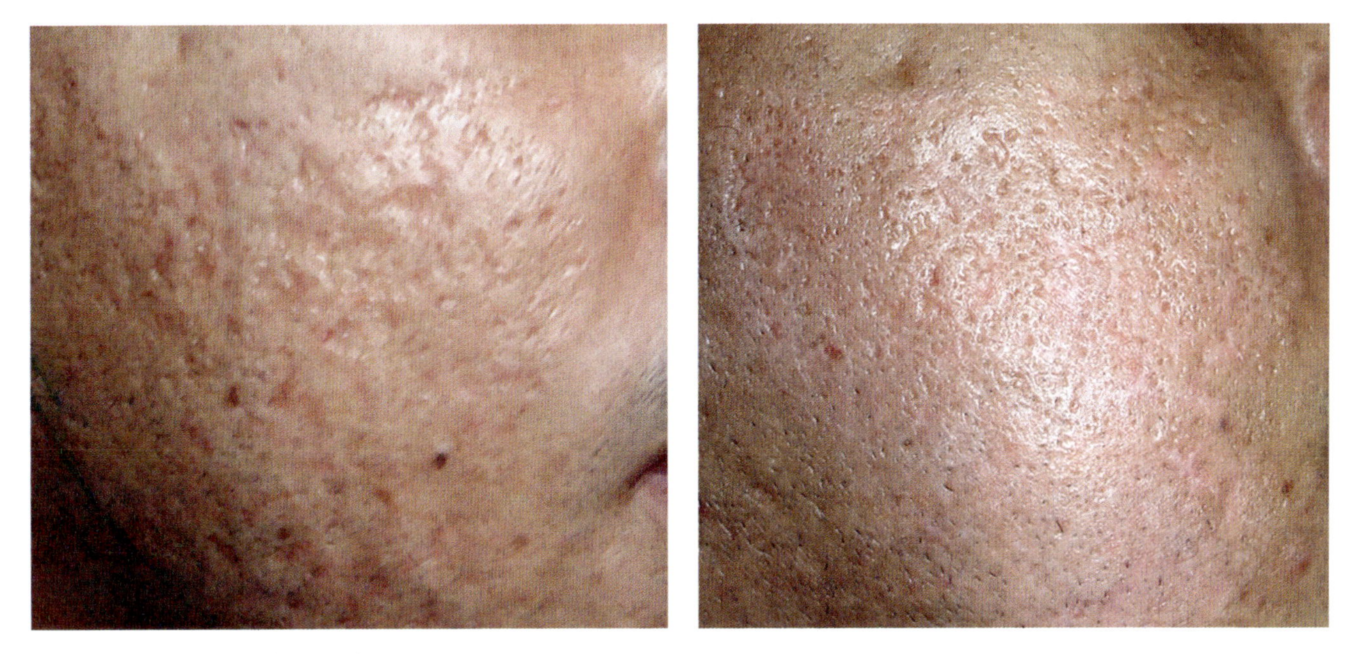

Figura 35.3 Paciente com cicatrizes de acne deprimidas rasas tratado com abrasão cirúrgica.

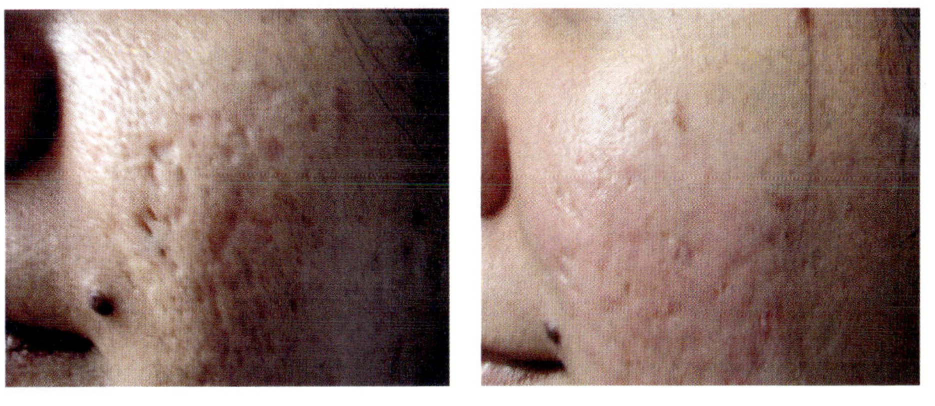

Figura 35.4 Paciente com cicatrizes de acne distróficas tratado com microenxertia.

elas recentes ou tardias. As estrias tardias originam um tecido distrófico, difícil de responder aos tratamentos, apresentando-se sempre como um desafio.

Mesmo as cicatrizes mais largas e mais profundas respondem às microagulhas, considerando que, quanto mais superficiais e estreitas forem, melhor o resultado terapêutico obtido.

As cicatrizes em ponte ou moderadamente elevadas também respondem à RFPM®, bem como as distróficas, planas e discrômicas. O grau da melhora também é variável, pois depende da gravidade dessas lesões. Em resumo, pode-se comparar essa ruptura à que ocorreria com a liberação de cordões que proporcionam o aspecto capitonê de uma almofada. Similar ao que ocorre com a Subcision®, que atua em movimentos de para-brisa, ou à proposta da tunelização dérmica (TD®), que age em movimentos de vaivém, a indução percutânea de colágeno com agulhas (IPCA®) e a RFPM® agulham a epiderme e a derme, levando à destruição parcial da fibrose da área tratada. Nos indivíduos mais velhos, o envelhecimento intrínseco e o fotodano pioram o aspecto das cicatrizes. Além da flacidez e da redistribuição da gordura da face, ocorre acentuação do aspecto inestético. Cumpre-se relatar que, mesmo quando o paciente é submetido a procedimentos que removam sobras de pele, atenuando flacidez e rugas, a pele resultante precisa oferecer uma boa aparência, e isso se traduz pela renovação tecidual, fruto de uma intervenção fundamentada em neocolagênese e neoangiogênese.

Apesar de volumerizarem a região consumida pela inflamação prévia, os preenchedores não conseguem alcançar bons resultados, uma vez que há necessidade de intervir particularmente nas cicatrizes. Se houver traves fibróticas, o preenchedor ficará encarcerado, não cumprindo com excelência seu papel e podendo oferecer um aspecto pouco natural à região tratada. Portanto, o autor orienta o uso da RFPM® associada ou não à IPCA® e/ou à TD® como etapa inicial da abordagem às cicatrizes de acne, independentemente de características e classificação arquitetônica. A experiência de quase 20 anos do autor na correção de cicatrizes de acne vem acompanhada da avaliação intuitiva com aparelho de radiofrequência e agulha de epilação na correção de cicatrizes deprimidas.

A Figura 35.5 apresenta paciente tratado com radiofrequência randomizada para correção de cicatrizes deprimidas em 2006. Vale salientar que o aparelho disponível atualmente para esse fim,

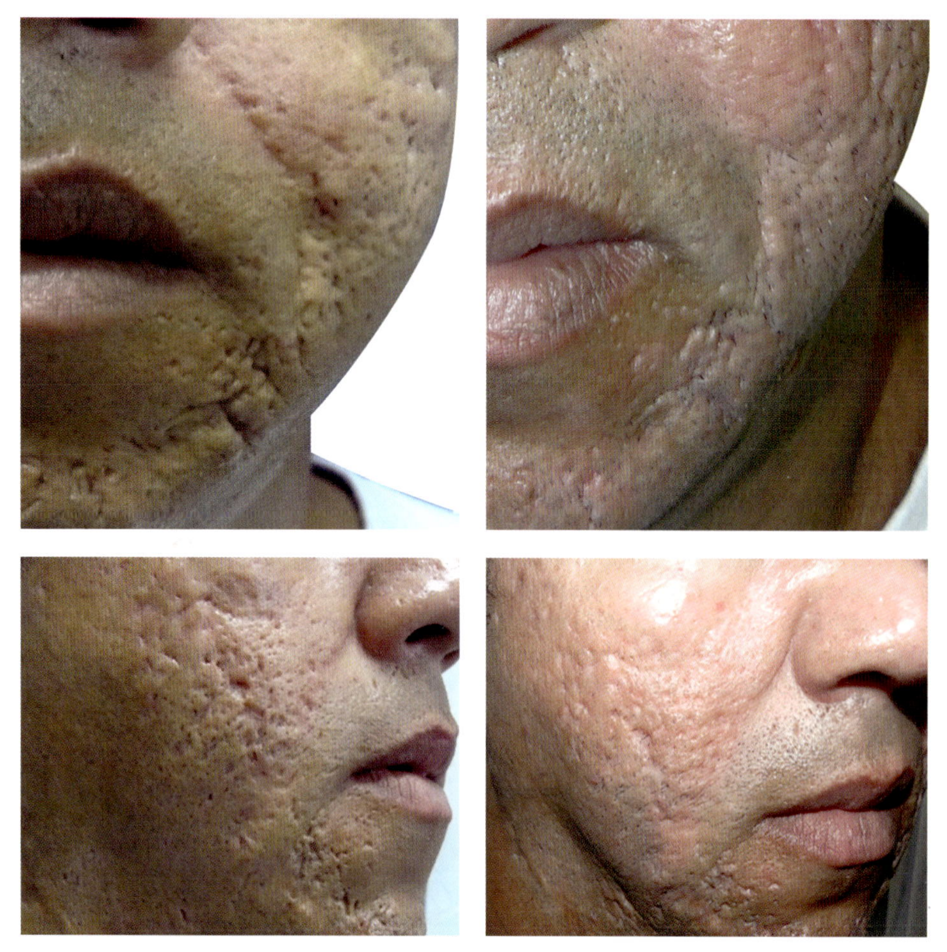

Figura 35.5 Paciente tratado com radiofrequência randomizada para correção de cicatrizes deprimidas.

utilizando um fracionamento de energia randomizada em *single pulse* (RFPM®), oferece muito mais segurança e resultados mais previsíveis e melhores.

Aplicabilidade da RFPM® em cicatrizes

Esta intervenção tem como objetivo regenerar a pele traumatizada, substituindo derme e epiderme danificadas por um novo tecido. Adicionalmente, observa-se um potencial da RFPM® para desprender cordões fibróticos que tracionem verticalmente ou horizontalmente à pele adjacente. Assim, as bordas sadias de pele que margeiam as cicatrizes são liberadas, oferecendo, em alguns casos, ganho funcional à região. A RFPM® tem metodologia e instrumental próprios, idealizados pelo dermatologista Emerson Lima, que vem estudando radiofrequência há mais de 17 anos e desenvolveu um sequencial autoral, utilizando eletrodos específicos. Para a execução da RFPM®, é necessária a utilização dos eletrodos Lima 8, Lima 4 ou Lima 2. A escolha de um deles depende do padrão arquitetônico da cicatriz a ser tratada. Esses eletrodos são constituídos de agulhas de 2,5 mm, que ultrapassam a epiderme e atuam também na derme, onde o dano está instalado. Na Figura 35.6 observa-se um paciente com cicatrizes de acne deprimidas não distensíveis antes e após uma sessão de RFPM®, apresentando superficialização das lesões.

Metodologia aplicada às cicatrizes

A sequência metodológica, com base na experiência do autor e em avaliações prévias, na tentativa de padronização e reprodução de resultados, está descrita a seguir.

- **Avaliação do paciente.** As cicatrizes devem ser avaliadas quanto à sua característica arquitetônica. As cicatrizes que melhor respondem à RFPM® são as deprimidas. Justamente, aquelas não distensíveis, difíceis de responder a outros tratamentos. É mandatório o preparo com clareadores e filtro solar. Quanto mais larga e profunda a cicatriz, mais modesta será a resposta. A escolha dos eletrodos Lima 2, Lima 4 ou Lima 8 depende do formato e da característica da lesão. A rigidez e a coloração também são fatores limitantes de resposta. Nos indivíduos com mais idade, quanto mais elastótica for a pele, maior evidência à resistência. Recomenda-se que o eletrodo repouse sobre a pele do paciente em um ângulo de 90°, sem que haja pressão. Comumente, as lesões da face são mais responsivas à RFPM®, quando comparadas às do peito ou dorso; estas últimas necessitam de mais intervenções, de maneira mais cautelosa, para oferecerem o mesmo resultado das primeiras. O procedimento deve ser realizado em ambiente cirúrgico e obedecer a todas as medidas de segurança recomendadas em capítulos anteriores.
- **Instrumental.** Para realizar a RFPM® com segurança e ter resultados previsíveis, é mandatória a utilização do aparelho FRAXX e das ponteiras Lima 2, 4 ou 8. Não é recomendado outro tipo de

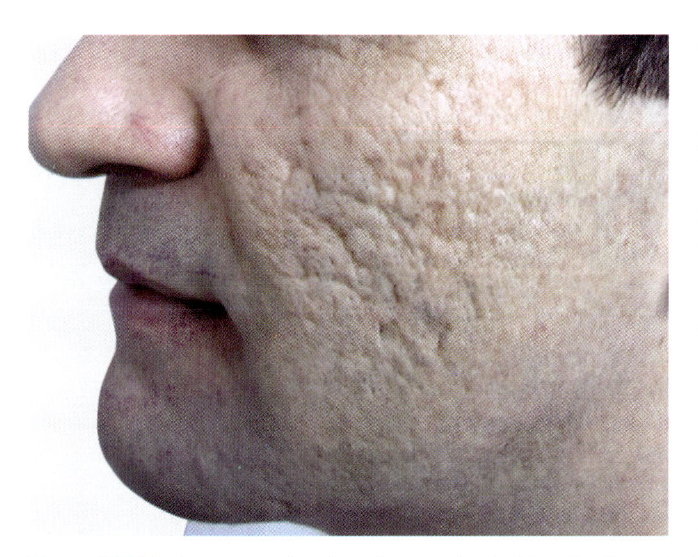
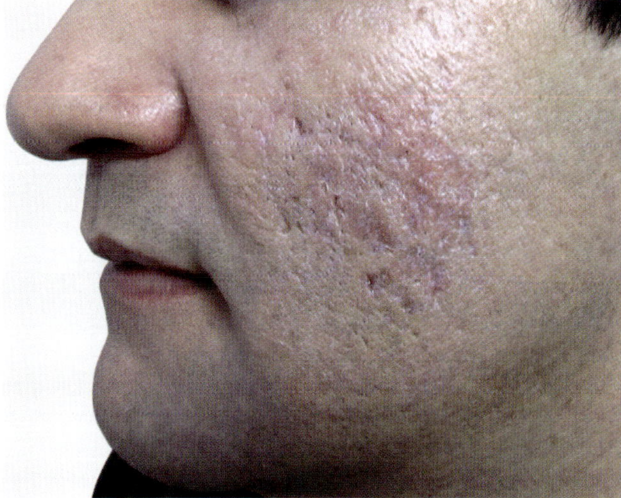

Figura 35.6 Paciente com cicatrizes de acne deprimidas não distensíveis antes e após uma sessão de RFPM®, apresentando superficialização das lesões após 45 dias da intervenção.

eletrodo ou a utilização desses eletrodos em outras máquinas, o que pode causar sérios riscos de complicações. A técnica de RFPM®, como já mencionado, foi exaustivamente testada pelo autor, que a considera reproduzível, desde que a sequência metodológica seja seguida.

▸ **Demarcação da área.** Caso não estejam bem visíveis com a luz do ambiente ou com auxílio de foco cirúrgico, sugere-se marcar com lápis branco todo seu trajeto, evitando-se perder os limites após a anestesia infiltrativa.

▸ **Anestesia da área.** A anestesia tópica é pouco tolerada. Recomenda-se a utilização de anestesia infiltrativa. É sugerida solução de lidocaína 2% 1:1 com soro fisiológico 0,9%, evitando ultrapassar a dose máxima permitida (ver Capítulo 4, *Critérios de Segurança | Analgesia e Anestesia*).

▸ **Sistemática do procedimento.** Após a higienização com clorexidina 2% e anestesia das lesões, o aparelho FRAXX é utilizado em CUT e *single pulse*, com potência média de 30 W e *Active* em 30 ms. Quando as lesões forem menores que 2,5 mm, recomenda-se posicionar a ponteira Lima 2. As lesões mais largas podem se beneficiar com o eletrodo Lima 4. As cicatrizes lineares preferencialmente devem ser tratadas com o eletrodo Lima 8. Recomenda-se executar apenas uma passada, evitando-se *overlap* e, para tanto, realizam-se micropunturas com distanciamento médio de 1 mm de um orifício para o outro. A área deve ser totalmente contemplada pelas agulhas. O sangramento é modesto, mas acontece. Após 10 minutos do fim da intervenção, já se pode observar redução importante do sangramento, sendo substituído por uma exsudação serosa que regride progressivamente nas primeiras 4 horas.

▸ **Pós-operatório imediato.** Após o procedimento, não há necessidade do uso de gazes. Os pacientes recebem curativo com esparadrapo microporado, removido no dia seguinte. Não é recomendado antibiótico tópico ou sistêmico. Para o período pós-operatório, orienta-se o uso de regenerador cutâneo 2 vezes/dia e filtro solar industrializado com FPS 60. Crioterapia ou compressas quentes não são indicadas. É preferível que a acomodação dos hematomas e a resposta inflamatória resultante da sua presença sigam seu curso natural. Também não se recomenda o uso de corticoterapia tópica ou sistêmica para conter os efeitos esperados do processo inflamatório autolimitado. Recomenda-se propor uma segunda ou terceira intervenção apenas depois de avaliar as lesões, passados, no mínimo, 30 dias da primeira abordagem. Consideram-se 90 dias um período ideal para propor a próxima sessão.

▸ **Uso de cremes clareadores.** É recomendado após a reepitelização se estabelecer. Esse processo varia de 2 a 7 dias, dependendo da lesão provocada. Por isso, é crucial o acompanhamento próximo do dermatologista, que deve ter o conhecimento e ser habilitado para esse tipo de evolução. Na Figura 35.7 observa-se a evolução da paciente após 30 dias (área ainda violácea) e após 90 dias, com a maturação do novo colágeno produzido.

▸ **Evolução e cuidados no pós-operatório.** O curativo pode ser removido em domicílio pelo próprio paciente, umedecendo-o no chuveiro já no mesmo dia ou no dia seguinte, quando a área tratada poderá ser higienizada com sabonete líquido com baixo potencial de detergência, evitando sensibilização. Quando a área tratada for limitada, pode-se aplicar filtro solar já no primeiro dia, sem necessidade de um bálsamo regenerador. Quando ampla, recomenda-se a adição desse adjuvante até a reepitelização. Cremes clareadores podem ser utilizados já nos primeiros dias, dependendo da tolerância do paciente. Orienta-se a restrição à luz. Edema e hematoma nos dias que se seguem aos procedimentos são modestos. Na prática do autor, o paciente estará apto a regressar às suas atividades laborativas em torno do quinto dia de pós-operatório, porém alguns pacientes já retornam nas primeiras 24 horas, principalmente se a área tratada estiver encoberta. A Figura 35.8 mostra pacientes tratados com RFPM®. Observe nas figuras casos desafiadores de cicatrizes distróficas e deprimidas pós-acnes císticas. A Figura 35.9 apresenta um caso de melhora substancial de cicatriz pós-enxerto para reconstrução nasal.

▸ **Complicações.** Estão muito relacionadas a efeitos esperados, como edema, hematomas, hiperpigmentação pós-inflamatória transitória, eritema transitório. Tomados os devidos cuidados no preparo da pele e seguindo as recomendações pós-operatórias com rigor, a RFPM® funciona, para cicatrizes de acne, como uma técnica segura e reproduzível, desde que o operador esteja devidamente habilitado e treinado.

▸ **Dor e desconforto.** O pós-operatório é tranquilo. A experiência do autor assegura que dor não é uma queixa usual, mas, se ocorrer, deve-se suspeitar de infecção secundária, principalmente se instalada após 48 horas da intervenção. Habitualmente não há necessidade de analgésico ou

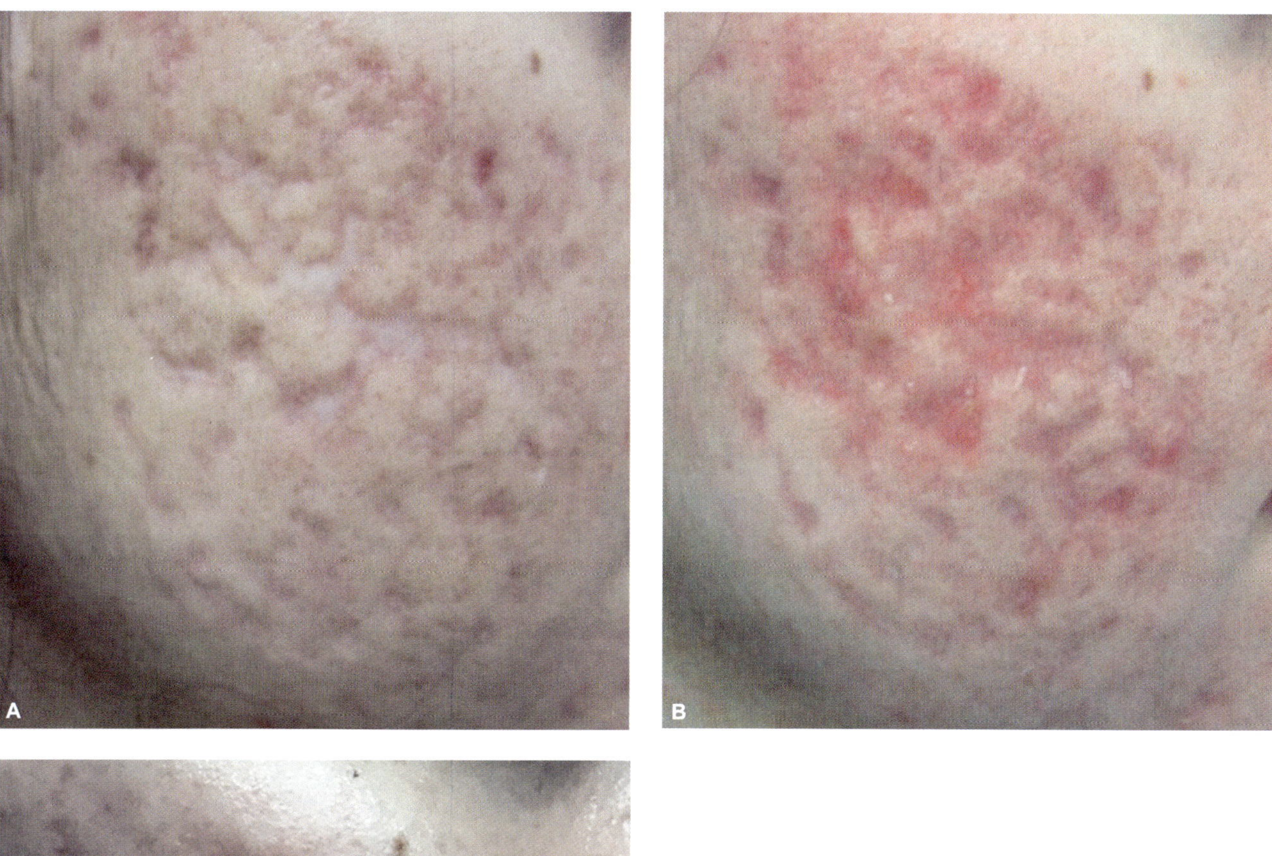

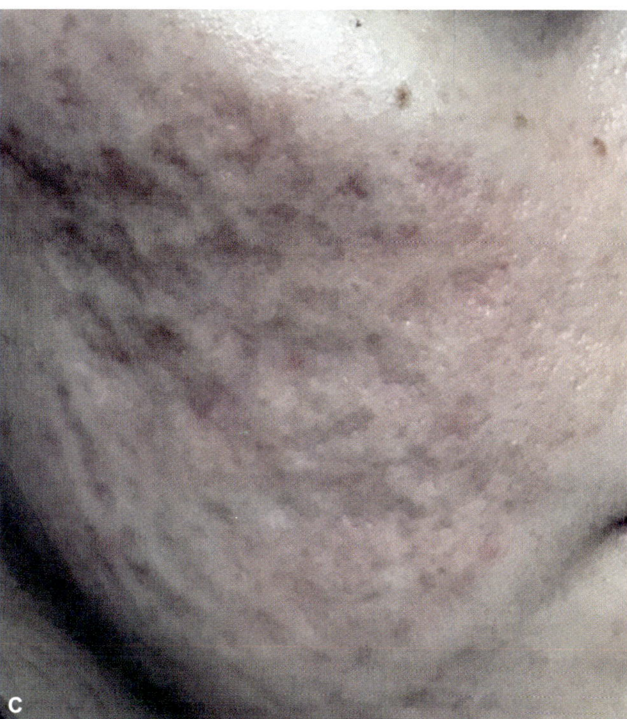

Figura 35.7 Antes (**A**) e evolução da paciente após 30 dias (**B**) (área ainda violácea) e após 90 dias, (**C**) com a maturação do novo colágeno produzido.

anti-inflamatório no pós-operatório, mas caso haja uma queixa de desconforto, sem nenhum outro agravante, recomenda-se 1 g de dipirona efervescente a cada 6 horas.

▸ **Profilaxia para herpes.** Não é recomendada de rotina, uma vez que não se trata de uma intervenção ablativa, em que epiderme é totalmente removida, e que, consequentemente, permita a infecção por um organismo que necessite da perda da integridade do queratinócito para proliferar. Contudo, nos casos em que se identificar o caráter frequente e recalcitrante da infecção viral, considera-se mandatória, levando em consideração, principalmente, o estresse cirúrgico.

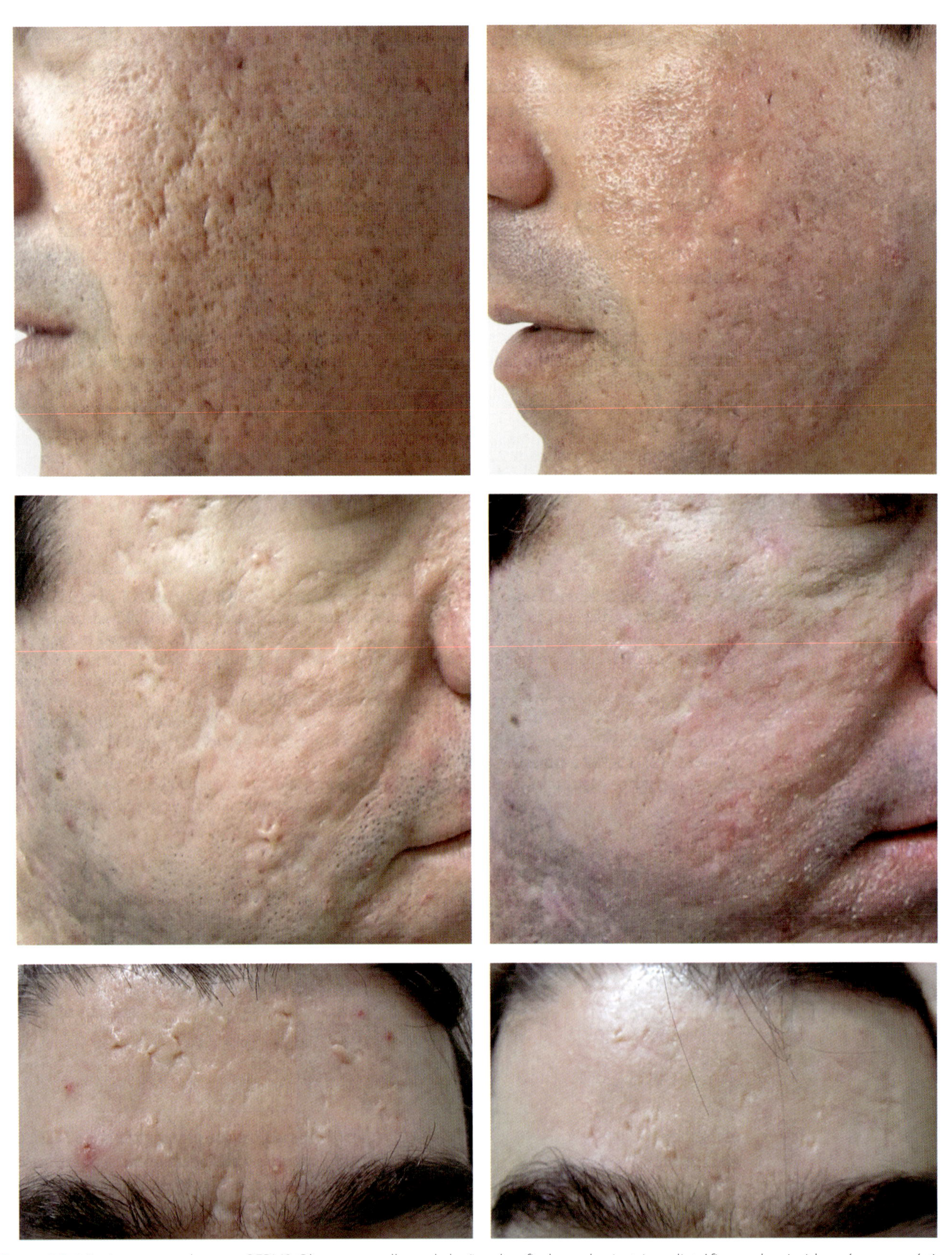

Figura 35.8 Pacientes tratados com RFPM®. Observe a melhora de lesões desafiadoras de cicatrizes distróficas e deprimidas pós-acnes císticas.

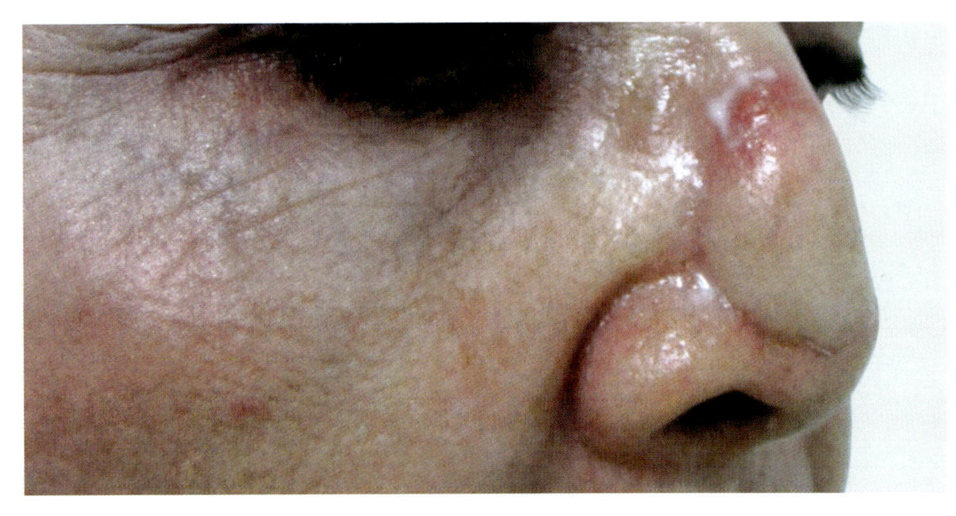

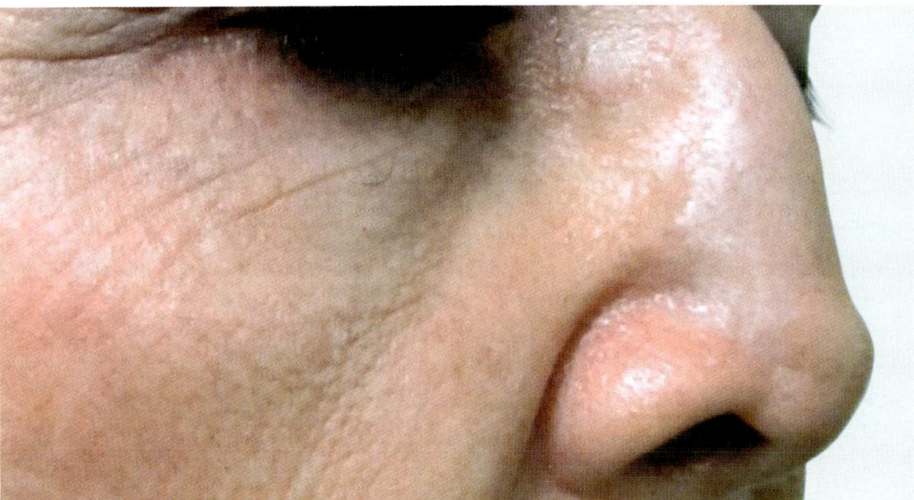

Figura 35.9 Caso de melhora substancial de cicatriz pós-enxerto para reconstrução nasal após tratamento com RFPM®.

Aplicabilidade da RFPM® às estrias

A energia fracionada randômica de alta frequência disparada sobre a pele resulta em regeneração dérmica na interface papilar-reticular, por meio da estimulação de fibroblastos, com consequente síntese de fibras colágenas e fibras elásticas, bem como regeneração epidérmica gerada pela migração de queratinócitos.

Partindo-se desse pressuposto, trata-se de uma intervenção que objetiva regenerar a pele traumatizada, substituindo derme e epiderme danificadas por um novo tecido. Assim, as bordas sadias de pele que margeiam as estrias tendem a se aproximar, tornando a lesão linear e imperceptível. É como se uma cola tivesse sido produzida para coaptar as bandas e desfazer a fenda que existia antes.

Para a execução da RFPM®, é necessária a utilização do eletrodo Lima 8. Essas agulhas de 2,5 mm ultrapassam a epiderme e atuam na derme, onde o dano está instalado.

Metodologia

▸ **Primeira etapa.** Recomenda-se que a pele esteja preparada com a utilização de clareadores 30 dias antes da intervenção, bem como uso de filtro solar, mesmo que a área tratada seja coberta. É importante que a área a ser tratada esteja depilada para que as estrias possam ser visualizadas com nitidez.

O procedimento deve ser realizado em ambiente cirúrgico e com todas as medidas de assepsia e antissepsia exigidas nessas intervenções.

▸ **Demarcação da área.** Caso não estejam bem visíveis com a luz do ambiente ou com o auxílio de foco cirúrgico, sugere-se marcar as estrias com lápis branco em todo o seu trajeto, evitando-se perder os limites após a anestesia infiltrativa.

▸ **Anestesia da área.** Poucos pacientes toleram bem a anestesia tópica. Em boa parte dos casos há necessidade de utilizar anestesia infiltrativa. Sugere-se uma solução de lidocaína 2% sem vasoconstritor 1:1 com soro fisiológico 0,9%, evitando ultrapassar a dose máxima permitida com segurança.

▸ **Sistemática do procedimento.** Após a higienização com clorexidina 2% e o FRAXX ligado em CUT e *single pulse*, com potência 30 W e *Active* em 30 ms, posiciona-se a ponteira Lima 8 de modo perpendicular às estrias. Recomenda-se executar apenas uma passada, evitando-se *overlap* e, para tanto, se realizam, em média, 4 fileiras paralelas de micropunturas com o eletrodo. As estrias devem ser totalmente contempladas em sua espessura pelo tratamento. A Figura 35.10 apresenta edema e eritema resultantes da RFPM®.

▸ **Pós-operatório imediato.** Após o procedimento, os pacientes recebem curativo com esparadrapo microporado, removido no dia seguinte. Para o período pós-operatório, orienta-se o uso de regenerador cutâneo 2 vezes/dia e filtro solar industrializado com FPS 60. A Figura 35.11 mostra o pós-operatório de 30 dias de um paciente, apresentando hiperpigmentação pós-inflamatória.

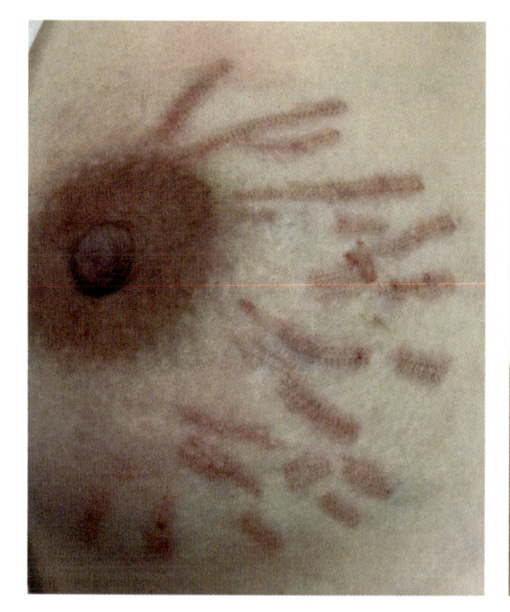
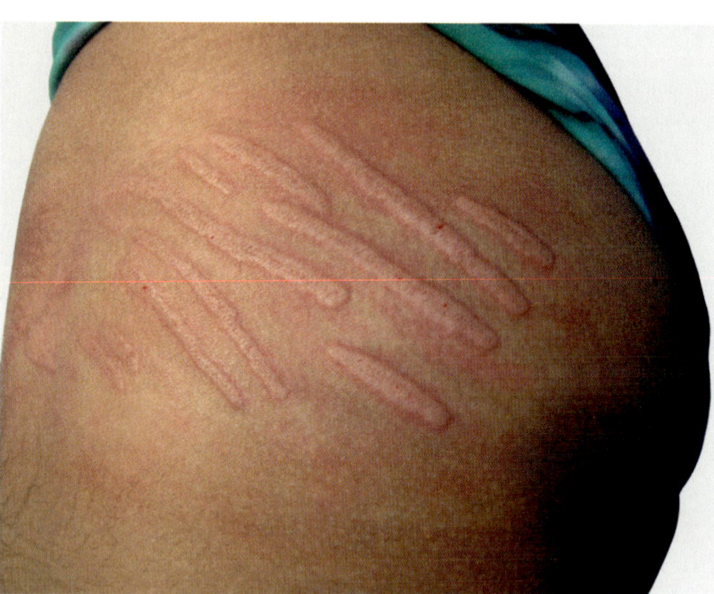

Figura 35.10 Edema e eritema resultantes da RFPM®.

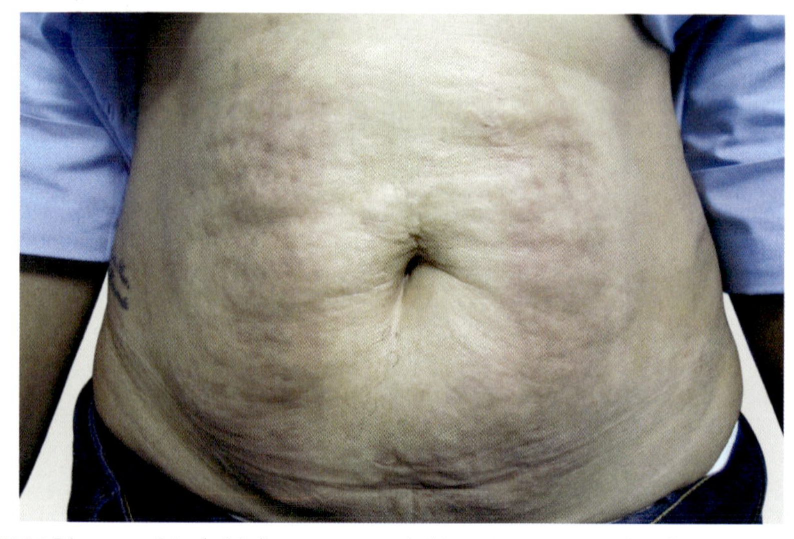

Figura 35.11 Pós-operatório de 30 dias, apresentando hiperpigmentação pós-inflamatória após RFPM®.

O uso de cremes clareadores é recomendado já após a reepitelização, que acontece de 24 a 48 horas da intervenção. As Figuras 35.12 e 35.13 apresentam, respectivamente, abdome e braços de dois pacientes que desenvolveram estrias atróficas e largas pelo uso crônico de corticosteroide oral. Observe que, após 30 dias de uma única sessão de RFPM®, o tecido danificado foi modificado, reflexo da restauração da derme e da epiderme fragmentadas pela estria.

A Figura 35.14 apresenta o dorso de um paciente que desenvolveu estrias com o estirão da adolescência. Observe que, após 60 dias de uma única sessão de RFPM®, o tecido ainda está eritematoso, mas perdeu a característica atrófica.

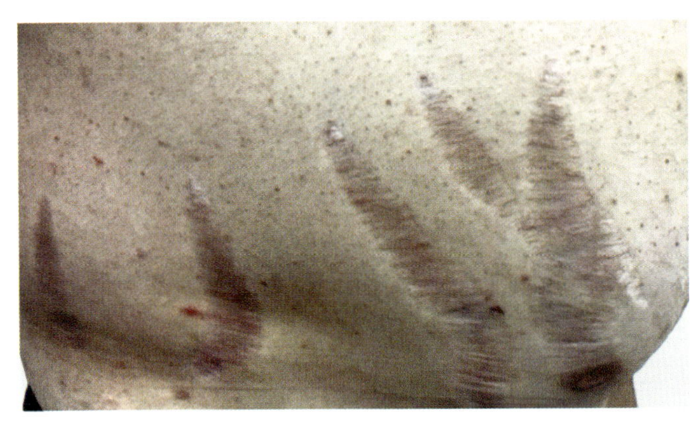

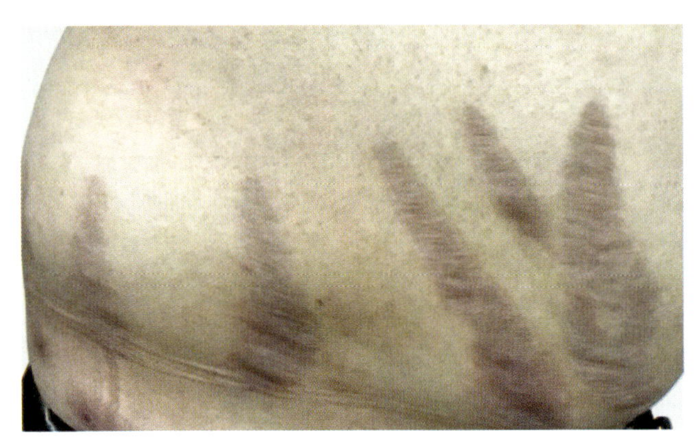

Figura 35.12 Abdome de paciente que desenvolveu estrias atróficas e largas pelo uso crônico de corticosteroide oral. Observe que, após 30 dias de uma única sessão de RFPM®, o tecido danificado foi modificado, reflexo da restauração da derme e da epiderme fragmentadas pela estria.

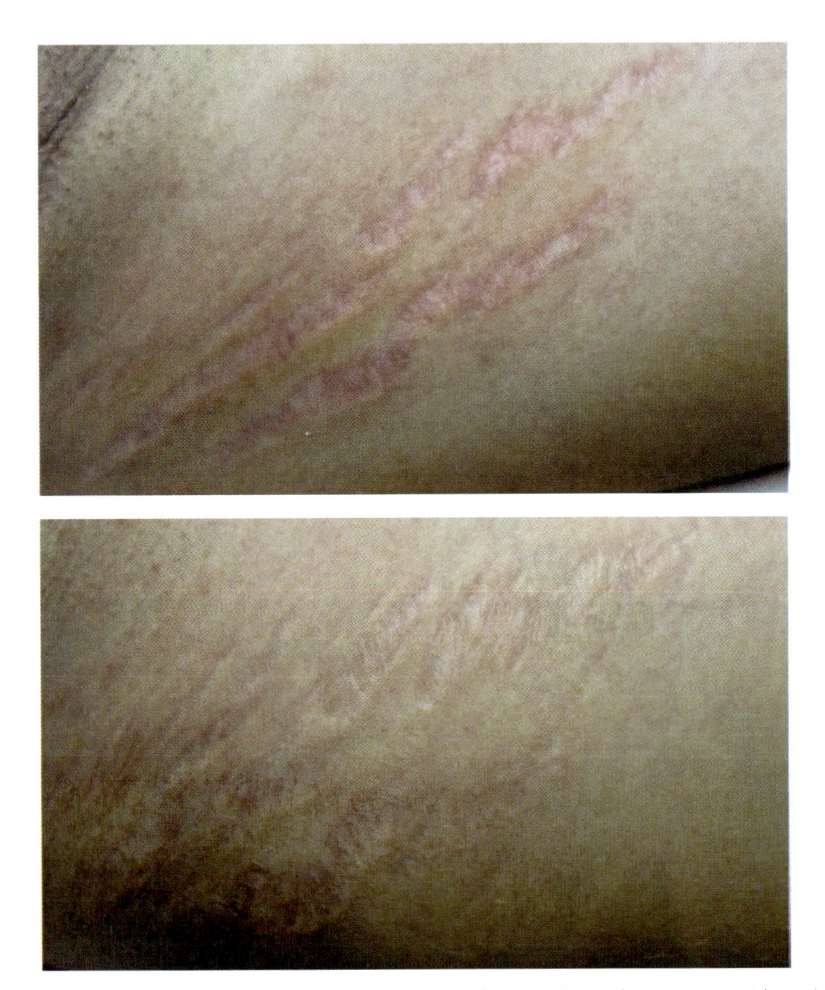

Figura 35.13 Braço de paciente que desenvolveu estrias atróficas e largas pelo uso crônico de corticosteroide oral. Observe que, após 30 dias de uma única sessão de RFPM®, o tecido danificado foi modificado, reflexo da restauração da derme e da epiderme fragmentadas pela estria.

▸ **Técnicas complementares.** A associação de RFPM® com IPCA® no mesmo tempo cirúrgico pode otimizar os resultados e prevenir a hiperpigmentação pós-inflamatória. A Figura 35.15 apresenta o pós-operatório imediato dessa associação. Outra opção frequente no dia a dia do autor é finalizar a RFPM® com um *peeling* de ácido retinoico 5% e ocluir. A Figura 35.16 apresenta o resultado dessa associação, após 90 dias da intervenção.

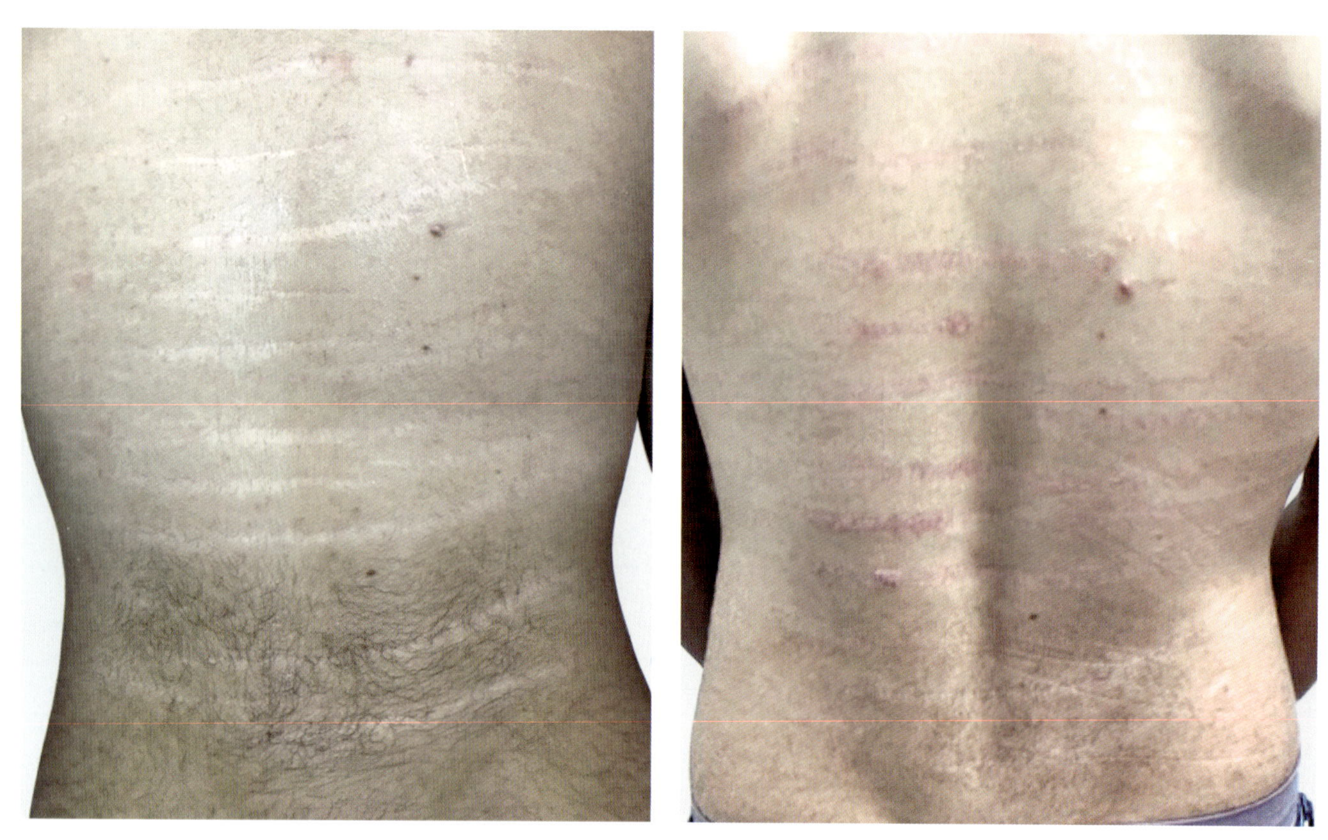

Figura 35.14 Dorso de paciente que desenvolveu estrias atróficas e largas com o estirão da adolescência. Observe que, após 60 dias de uma única sessão de RFPM®, o tecido ainda encontra-se eritematoso, porém o tecido danificado foi modificado, reflexo da restauração da derme e da epiderme fragmentadas pela estria.

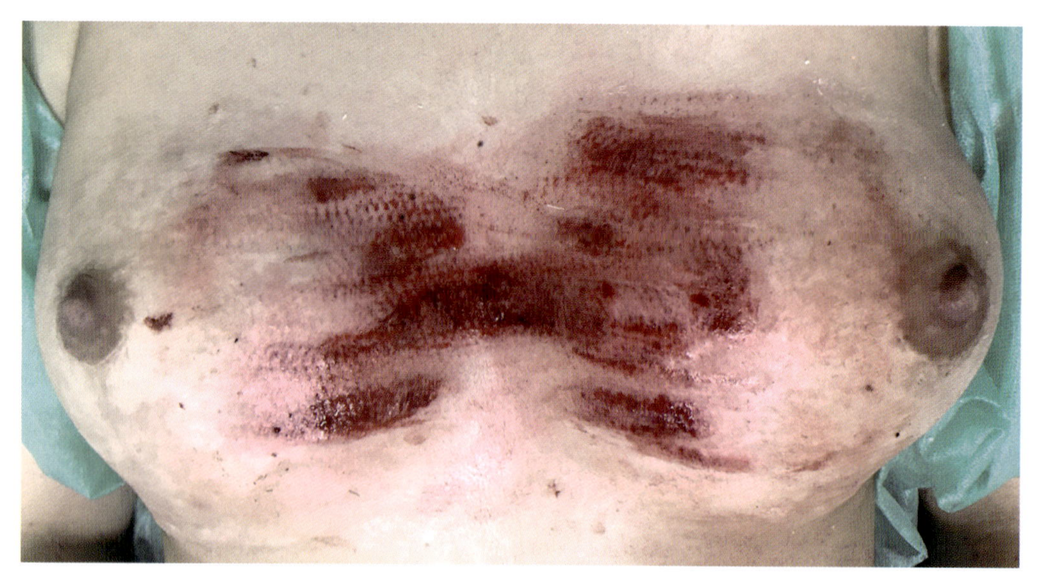

Figura 35.15 Pós-operatório imediato da associação de RFPM® com IPCA®.

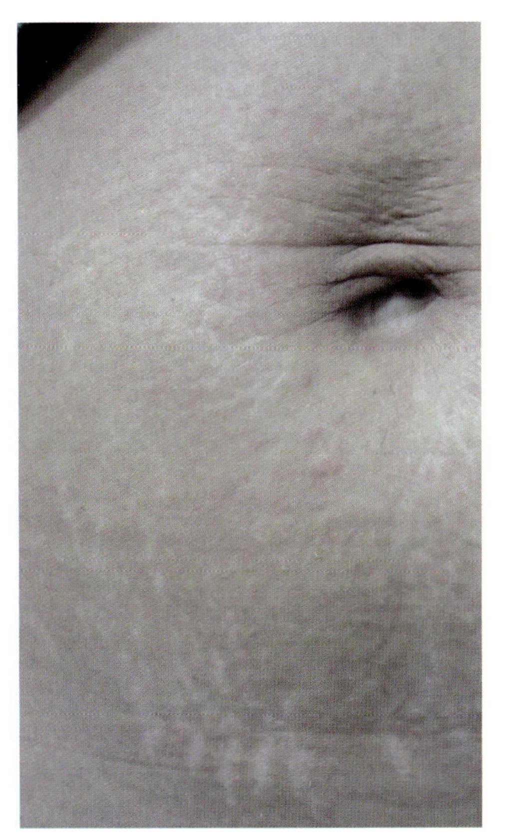
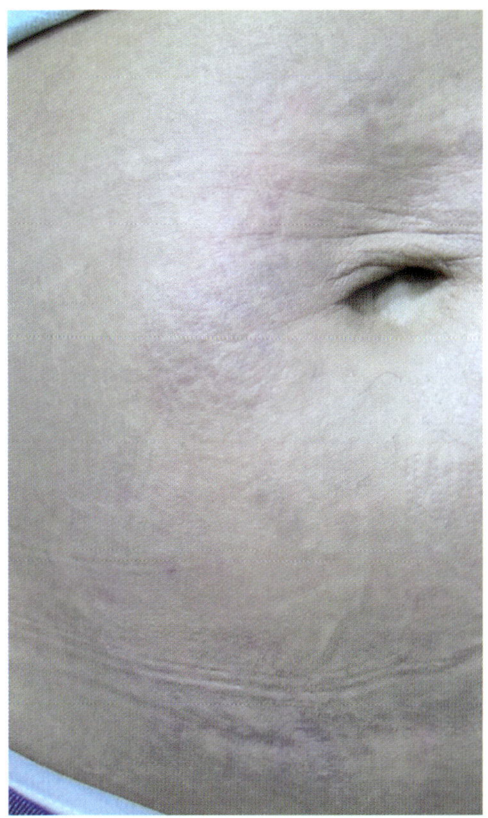

Figura 35.16 Pós-operatório de 90 dias da associação de RFPM® com IPCA®.

Considerações finais

O amplo arsenal terapêutico disponível atualmente para o tratamento das cicatrizes tem possibilitado a associação de técnicas, buscando a otimização de resultados. O uso de intervenções que não causam desepitelização completa tem ganhado cada vez mais espaço, pela segurança e pelo tempo de recuperação. Propõe-se para o tratamento das cicatrizes a RFPM®, metodologia desenvolvida e estudada minuciosamente no último ano, utilizando eletrodos específicos, com base em resultados obtidos no tratamento de envelhecimento periorbital, estrias e rugas. O autor conclui que:

- A RFPM® é uma proposta terapêutica promissora para o tratamento de diversas formas de cicatrizes e estrias
- É essencial o conhecimento apurado dessas lesões para que a indicação isolada ou em associação da técnica ofereça os resultados cosméticos obtidos pelo autor
- Na concepção do autor, os resultados alcançados são passíveis de serem reproduzidos, uma vez que a metodologia e os eletrodos aqui apresentados sejam empregados com rigor
- O rápido retorno às atividades e os poucos efeitos adversos observados no grupo avaliado estimularam o autor a recomendar a inclusão dessa nova proposta no amplo arsenal terapêutico já disponível para intervenções nessa região
- A hiperpigmentação pós-inflamatória, apesar de reversível, merece atenção especial, e o autor recomenda sempre o preparo da pele com clareadores antes da intervenção e sua retomada logo após o estabelecimento da reepitelização
- O procedimento é técnico-dependente e exige treinamento. O operador precisa estar devidamente habilitado e ter todo conhecimento básico necessário para garantir a excelência dos resultados.

Bibliografia

Aust MC. Percutaneous collagen induction therapy: an alternative treatment for scars, wrinkles, and skin laxity. Plast Reconstr Surg. 2008; 121(4):1421-9.

Bal SM, Caussian J, Pavel S, Bouwstra JA. In vivo assessment of safety of microneedle arrays in human skin. Eur J of Pharm Sci. 2008; 35(3):193-202.
Brody HJ. Trichloracetic acid application in chemical peeling, operative techniques. Plast Reconstr Surg. 1995; 2(2):127-8.
Camirand A, Doucet J. Needle dermabrasion. Aesthetic Plast Surg. 1997; 21(1):48-51.
Cohen KI, Diegelmann RF, Lindbland WJ. Wound healing: biochemical and clinical aspects. Philadelphia: WB Saunders Co; 1992.
Fabroccini G, Fardella N. Acne scar treatment using skin needling. Clin Exp Dermatol. 2009; 34(8):874-9.
Fernandes D. Minimally invasive percutaneous collagen induction. Oral Maxillofac Surg Clin North Am. 2006; 17(1):51-63.
Fernandes D, Massimo S. Combating photoaging with percutaneous collagen induction. Clin Dermatol. 2008; 26(2):192-9.
Kadunc BV, Trindade de Almeida AR. Surgical treatment of facial acne scars based on a morphological classification: a Brazilian experience. Dermatol Surg. 2003; 29:1200-9.
Orentreich DS, Orentreich N. Subcutaneous incisionless (subcision) surgery for the correction of depressed scars and wrinkles. Dermatol Surg. 1995; 21(6):543-9.

CAPÍTULO

36

Radiofrequência Fracionada Microagulhada

Luiza Helena Urso Pitassi • Luis Henrique Barbizan de Moura

Introdução

O fotoenvelhecimento constitui os efeitos clínicos e histopatológicos decorrentes da exposição crônica à radiação ultravioleta. No entanto, outros fatores como o tabagismo e a poluição também contribuem para esta maneira de envelhecimento, conhecida como extrínseca. Em contrapartida, o envelhecimento cutâneo, dito intrínseco, representa as alterações estruturais e funcionais da pele, inevitáveis, causadas pela passagem do tempo. Postula-se que cerca de 80% do envelhecimento facial global sejam decorrentes da exposição à radiação ultravioleta.

A pele fotoenvelhecida apresenta rítides finas e profundas, xerose, alteração da textura, aumento da flacidez, pigmentação irregular e telangiectasias. Histologicamente, apresenta epiderme atrófica ou hiperplásica, redução do *turnover* celular e achatamento da junção dermoepidérmica. A derme apresenta fibras colágenas fragmentadas, e o principal achado é o acúmulo de material elastótico, que confere uma coloração amarelada à pele.

Muitos pacientes buscam tratamentos que combatam os sinais do fotoenvelhecimento, e, idealmente, eles devem ser capazes de reverter todos esses sinais. Os tratamentos para a pele fotoenvelhecida incluem o uso de retinoides tópicos, *peelings* químicos, dermoabrasão, microagulhamento/indução percutânea de colágeno com agulhas (IPCA®), *lasers* ablativos e não ablativos. Embora o tratamento com *lasers* ablativos proporcione ótimos resultados, ele apresenta um risco de complicações que não pode ser ignorado, como hipercromia pós-inflamatória, cicatrizes e longo período de recuperação (*downtime*). Com o advento da fototermólise fracionada com *lasers*, baseada na produção de zonas térmicas microscópicas (MTZ) de injúria cutânea cercada por pele sã, o tratamento para o fotoenvelhecimento melhorou muito no que tange à frequência das complicações citadas anteriormente. Mesmo com essa redução no número de complicações e no *downtime*, ainda vivemos em um mundo com alta dinamicidade, e muitos indivíduos não conseguem se submeter a esses procedimentos com períodos longos de recuperação.

Sempre há uma busca constante por métodos que consigam proporcionar ótimos resultados clínicos e que, simultaneamente, garantam menor risco de complicações e recuperação mais breve. O perfil de segurança e o período de *downtime* são fatores fundamentais que devem ser levados em consideração quando se indica um procedimento, e a satisfação e a adesão dos pacientes dependem deles. Nesse contexto, surgiram, por exemplo, os tratamentos com radiofrequência.

Os dispositivos de radiofrequência utilizam a radiação eletromagnética para conduzir uma corrente elétrica alternada que, quando entra em contato com os tecidos e encontra a resistência tecidual (impedância), gera calor. Essa energia térmica causa contração e desnaturação do colágeno e, posteriormente, estimula tanto a síntese do novo colágeno (neocolagênese) quanto a de fibras elásticas (neoelastogênese), resultando no remodelamento dérmico e na melhora da flacidez cutânea. A radiofrequência fracionada microagulhada (RFMA) tem sido cada vez mais utilizada na dermatologia ao longo dos últimos anos, pois é um procedimento relativamente bem tolerado e que oferece benefícios cosméticos e terapêuticos. Ela também pode ser associada à técnica de *drug delivery*, que consiste em utilizar métodos para aumentar a permeabilidade da pele e melhorar a penetração cutânea de medicamentos.

É um tratamento seguro que pode ser utilizado em fotótipos altos e em associação com outras tecnologias, favorecendo a otimização dos resultados. Além de tratar a pele fotoenvelhecida, também tem mostrado resultados promissores como terapia adjuvante no tratamento de doenças inflamatórias, cicatrizes atróficas de acne, traumáticas e de queimadura, alopecia, estrias e distúrbios da pigmentação, como o melasma.

Mecanismo de ação

A aplicação de RFMA na pele conduz a processos térmicos, mecânicos e efeitos bioquímicos que levam à remodelação dérmica. A RFMA causa uma lesão térmica controlada, que induz a um processo de cicatrização de feridas por meio da ativação da cascata inflamatória, estimulando a formação de colágeno, elastina e ácido hialurônico. Além disso, as microagulhas na pele estimulam a migração e a proliferação de queratinócitos e fibroblastos, induzindo a liberação de vários fatores de crescimento. As áreas não tratadas localizadas entre áreas tratadas servem como reservatório de células, ajudando a promover e acelerar a cicatrização de feridas.

Os dispositivos de radiofrequência usam a radiação eletromagnética na condução de corrente elétrica alternada para a pele, causando o movimento de partículas carregadas contra a resistência do tecido (impedância). Essa energia cinética é convertida em energia térmica. O calor induz a contração do colágeno e a subsequente nova síntese de colágeno por meio de processos de reparo a longo prazo, resultando em remodelação dérmica e melhora da flacidez da pele.

As áreas do corpo com maior circulação sanguínea têm menor impedância, ou seja, maior condutividade elétrica. O osso, por exemplo, tem alta impedância; consequentemente, a corrente elétrica não pode penetrar no tecido ósseo; então, a corrente flui nas áreas circunvizinhas. A pele seca apresenta alta impedância; portanto, a hidratação é necessária para aumentar a corrente elétrica.

O mecanismo central pelo qual o remodelamento cutâneo e a contração da pele ocorrem em resposta à energia térmica é resultante da mudança estrutural do polímero do colágeno. Estudos demonstram que temperaturas superiores a 65°C induzem à contração do tecido, e esta aumenta até 80°C. Por isso, é evidente que a contração do colágeno depende tanto da temperatura quanto do tempo de duração do aquecimento.

Ao contrário da luz do *laser*, que pode ser espalhada e absorvida antes de atingir o tecido-alvo, a energia da radiofrequência não é afetada pela difração de tecidos e absorção de cromóforos. Assim, a quantidade de energia de radiofrequência é mais controlável que a luz do *laser* e, por isso, é um tratamento considerado seguro nos fotótipos mais altos, podendo ser aplicada em qualquer tipo de pele.

Com o intuito de oferecer ainda mais eficácia e segurança, surgiram os dispositivos de RFMA que utilizam microagulhas com eletrodos para atingirem uma profundidade predeterminada e, assim, conseguem causar o dano térmico naquela profundidade específica da agulha, com a vantagem de provocar mínimo envolvimento superficial. Muitas vezes, é utilizado o termo "sublativo" para se referir à forma de lesão dérmica causada pela RFMA. Esse termo refere-se à capacidade de a RFMA gerar um dano térmico maior na profundidade do que na superfície (em formato de pirâmide), minimizando, então, as chances de complicações ao poupar a epiderme.

Os efeitos da RFMA na pele dependem tanto das características teciduais (temperatura, hidratação) como dos parâmetros do dispositivo. A potência e a duração de pulso determinam a quantidade de energia que é entregue e a temperatura que é atingida, influenciando o grau de injúria no tecido. O número, o tipo, a distribuição e o comprimento das microagulhas determinam a profundidade em que as zonas de injúria térmicas serão criadas. A profundidade de penetração das agulhas é ajustável, e as configurações de energia permitem ao médico dermatologista personalizar o tratamento. No rosto, o tratamento pode ser realizado com uma profundidade de até 2,5 mm, enquanto em áreas corporais a penetração das agulhas pode chegar até 3,5 mm de profundidade. Uma zona adicional de 1 mm de efeito térmico deve ser considerada no planejamento do tratamento.

Estão disponíveis no mercado dois tipos de microagulhas para RFMA: insuladas (isoladas) e não insuladas (não isoladas). As agulhas são banhadas a ouro para haver uma condutividade ampliada. As microagulhas insuladas entregam a energia elétrica apenas nas pontas e, com isso, conseguem criar as MTZs em uma profundidade específica e predeterminada, poupando os tecidos superficiais – principalmente a epiderme – de um dano térmico e reduzindo, assim, a chance de complicações. Essas agulhas são utilizadas em tratamentos potencialmente mais agressivos em nível subdérmico profundo, porém oferecem maior segurança em superfície.

Por outro lado, as microagulhas não insuladas entregam a energia elétrica ao longo de todo o comprimento da agulha, causando danos térmicos maiores. O tratamento é potencialmente menos agressivo, mas com maior risco de lesão superficial, além de ter efeito cauterizante, com menos sangramento (Figura 36.1).

Alguns estudos avaliaram a resposta histológica da pele humana à RFMA e demonstraram aumento do colágeno e do remodelamento da derme mediante aumento das *heat shock proteins* HSP72 e HSP47 e das metaloproteinases anabólicas MMP-13 e MMP-9. Estudo com a técnica de imuno-histoquímica demonstrou aumento da fibrilina-1 na junção dermoepidérmica e depósito de procolágeno-1 na derme superior. Estudos em cobaias demonstraram aumento da atividade dos fibroblastos, da neocolagênese e do remodelamento dérmico.

Principais indicações na dermatologia

Atualmente, além do fotoenvelhecimento, existem outras indicações de tratamento com a RFMA na prática dermatológica: cicatrizes atróficas de acne, cicatrizes inestéticas, estrias, rosácea, flacidez em áreas específicas (face, pescoço, colo, superfície interna dos braços, abdome), alopecia, melasma e hiperidrose axilar primária. A associação à técnica *drug delivery* pode ser realizada por meio da radiofrequência com agulhas, para as mesmas indicações que os *lasers* ablativos. Nesse procedimento, a aplicação da energia sob a forma de corrente alternada de alta frequência (aproximadamente 100 kHz) é realizada por meio de agulhas finas na pele, com formação de microporos, que permitem o transporte de substâncias hidrofílicas e macromoléculas.

Rejuvenescimento

Diversos estudos já demonstraram que a RFMA é uma excelente opção de tratamento para reverter os sinais do fotoenvelhecimento (Figura 36.2). Ao mesmo tempo que melhora a flacidez cutânea e atenua as rítides, oferece risco baixo de complicações e curto período de recuperação.

Seo et al. (2013) estudaram a aplicação da RFMA no rejuvenescimento facial em 25 mulheres saudáveis, com idades entre 41 e 64 anos, apresentando rugas moderadas a intensas e flacidez de

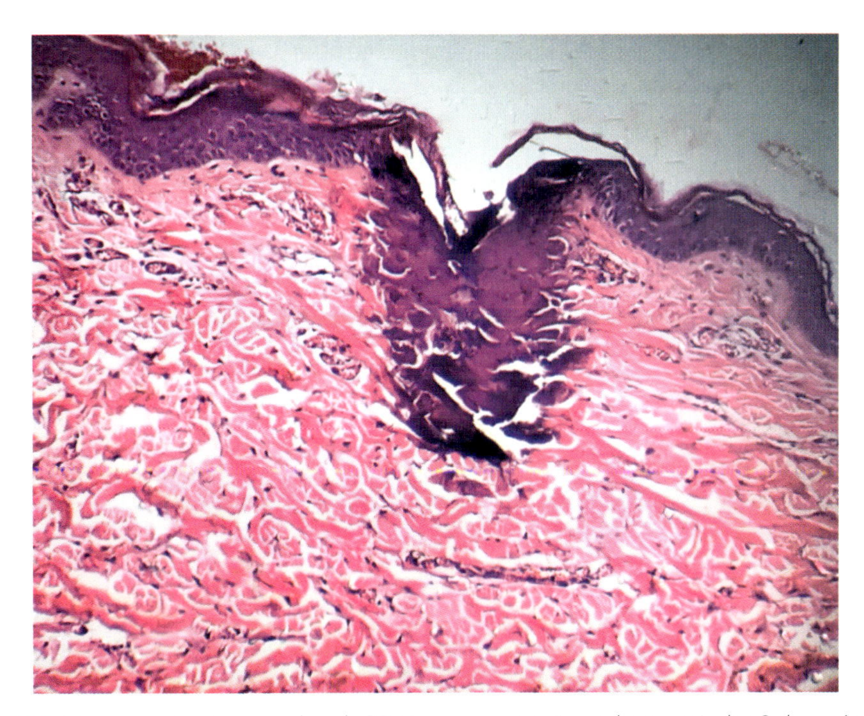

Figura 36.1 Microzona térmica causada pela RFMA com penetração na derme reticular. O dano térmico representa a profundidade específica da agulha, sendo evidente a coagulação do tecido. Corte histológico de pele suína corado por hematoxilina e eosina, com aumento de 40×. (Arquivo pessoal da Dra. Luiza Pitassi.)

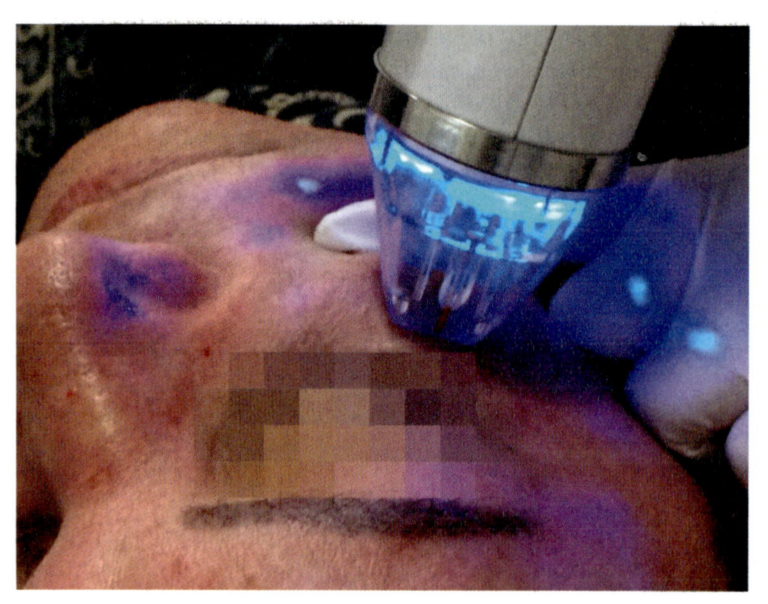

Figura 36.2 Aplicação da RFMA em área periorbital para tratamento das rítides. A profundidade do tratamento é escolhida de acordo com a espessura da pele; neste caso foi de 0,7 mm. (Arquivo pessoal da Dra. Luiza Pitassi.)

pele. Todas as pacientes receberam três sessões de tratamentos a cada 4 semanas. Os níveis de energia foram determinados com base na localização anatômica específica e na proximidade dos ossos subjacentes. A profundidade do tratamento foi alterada de acordo com a espessura da pele (área periorbital: 0,5 mm; fronte: 0,8 mm; queixo e têmpora: 1,0 mm; e região malar: 2,0 mm). Todas as pacientes apresentaram melhora clínica de rugas, flacidez e textura da pele. Os efeitos colaterais foram mínimos e bem tolerados.

Os tratamentos com a RFMA podem ser combinados com outras abordagens não cirúrgicas, como *laser*, toxina botulínica, preenchedores dérmicos (p. ex., ácido hialurônico), além de bioestimuladores (p. ex., ácido poli-L-láctico e hidroxiapatita de cálcio).

Cicatrizes de acne

Com relação à acne, a RFMA constitui uma opção eficaz de tratamento para melhorar tanto o aspecto das cicatrizes atróficas (Figura 36.3) quanto o eritema pós-inflamatório, demonstrando segurança até mesmo nos fotótipos altos.

Alguns estudos com RFMA para tratar cicatrizes de acne foram realizados em pacientes com fotótipos altos (III a V), demonstrando perfil de segurança aumentado e menor risco de inflamação e hiperpigmentação pós-inflamatória nesses pacientes. Os efeitos colaterais encontrados nos pacientes tratados incluíram dor, eritema, edema e hiperpigmentação pós-inflamatória, sendo todos transitórios.

A RFMA pode ser a opção ideal de tratamento para cicatrizes de acne, bem como outras cicatrizes cirúrgicas e traumáticas.

Estrias

A estria atrófica cutânea ou *striae distensae* é uma afecção muito comum na clínica dermatológica e, apesar de ser considerada uma queixa estética, pode trazer importantes efeitos psicossociais, problemas de autoestima e depressão. Embora exista uma variedade de tratamentos indicados para estrias, até o momento, não existe nenhum tratamento "padrão-ouro" definitivo. Contudo, a RFMA tem demonstrado ótimos resultados (Figura 36.4).

Um estudo realizado com RFMA em 30 pacientes do sexo feminino apresentando estrias moderadas demonstrou ótimos resultados clínicos, com mínimos efeitos colaterais.

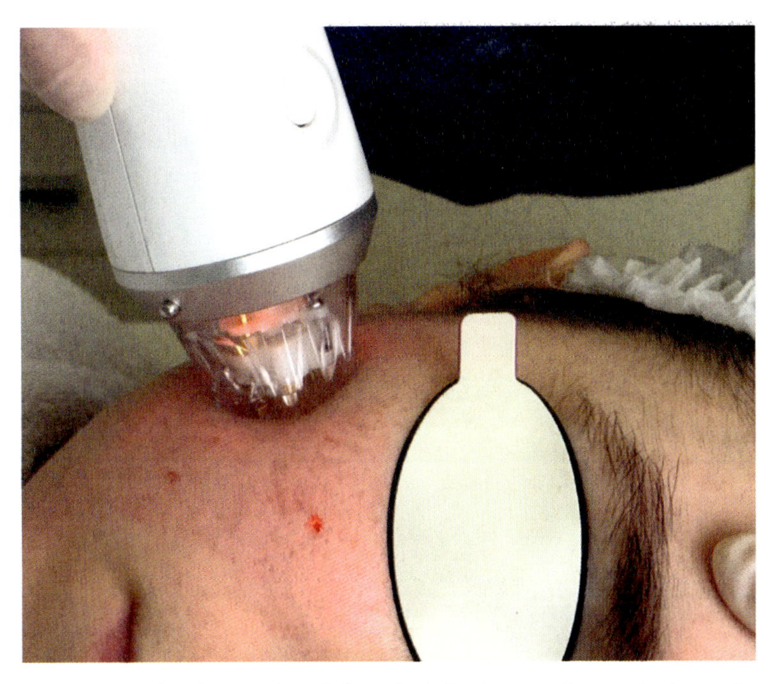

Figura 36.3 Demonstração da aplicação da radiofrequência fracionada microagulhada em cicatrizes de acne. (Arquivo pessoal da Dra. Luiza Pitassi.)

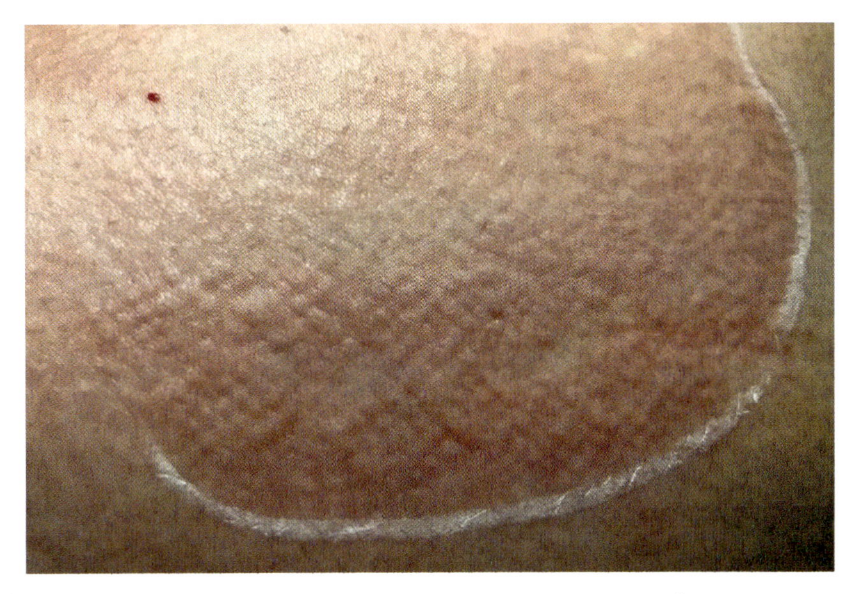

Figura 36.4 Aplicação da RFMA (AGNIS®) em região da coxa para tratamento de estrias. Eritema e edema ocorrem imediatamente após o procedimento. (Arquivo pessoal da Dra. Luiza Pitassi.)

Considerações pré-procedimento

Deve-se obter história clínica detalhada para determinar se há contraindicação ao tratamento (p. ex., distúrbios do colágeno, infecção ativa, alteração na cicatrização, próteses ou implantes metálicos na região de tratamento ou próximo a ela, marca-passo, gravidez, expectativas irreais etc.).

A pele deve ser preparada, pelo menos, 4 semanas antes da realização do procedimento, com o objetivo de otimizar a recuperação e potencializar os resultados, além de minimizar as chances de complicações, como hipercromia pós-inflamatória.

São utilizados medicamentos tópicos da classe dos retinoides (p. ex., tretinoína, retinol etc.) associados ou não a clareadores como hidroquinona 4%. Nos indivíduos que tenham antecedente pessoal de herpes simples, sugere-se que seja realizada profilaxia com aciclovir 400 mg, de 12/12 horas, durante 5 dias, iniciada na véspera do procedimento.

Logo antes do procedimento, a pele deve ser limpa com um sabonete suave para retirar filtro solar e maquiagem.

A maioria dos indivíduos tolera as sessões de RFMA apenas com anestesia tópica, que geralmente é suficiente para prevenir a dor associada ao procedimento. A maioria dos estudos relatou uso de creme anestésico tópico por 30 a 60 minutos antes do procedimento.

Após lavar a região para retirar o anestésico tópico, é realizada a antissepsia com álcool 70% ou clorexidina. Espera-se alguns minutos para a pele secar, e então é considerada pronta para iniciar o procedimento.

Protocolos de tratamento

Devido à ampla variedade de dispositivos de RFMA existentes no mercado, há uma grande disparidade entre os diversos parâmetros dos tratamentos. Essa heterogeneidade constitui um fator limitante para a criação de protocolos baseados em evidência científica. A experiência dos autores é com os dispositivos de radiofrequência microagulhada da Plataforma Solon® (Eletroderme – LMG Lasers®) e da Vydence (AGNIS®).

A espessura da derme varia de acordo com a subunidade cosmética da face e as áreas corporais. A Tabela 36.1 mostra o comprimento das microagulhas recomendado para cada região, de acordo com a experiência clínica dos autores.

Os protocolos de tratamento utilizados pelos autores para as principais indicações da RFMA estão descritos na Tabela 36.2.

Tabela 36.1 Comprimento das microagulhas recomendado para cada região, de acordo com a experiência clínica dos autores.

Região	Comprimento das microagulhas
Periorbitária	0,5 a 1,0 mm
Frontal	1,0 a 1,7 mm
Malar	2,0 a 3,0 mm
Nasal/Perioral	1,0 a 2,0 mm
Mandibular/Submentoniana	1,0 a 2,5 mm
Cervical	1,0 a 2,5 mm
Colo	1,5 a 2,0 mm

Tabela 36.2 Protocolos de tratamento utilizados pelos autores para as principais indicações da RFMA.

Indicação	Potência	Duração de pulso	Número de sessões	Intervalo entre as sessões
Cicatriz de acne*	30 a 40 W	160 a 180 ms	4	30 dias
Fotoenvelhecimento	30 a 40 W	140 a 160 ms	3	30 dias
Flacidez cervical**	20 a 25 W	130 ms	3	30 dias
Flacidez do colo**	20 a 25 W	130 ms	3	30 dias
Estrias**	30 W	150 ms	6	30 dias

*Recomenda-se realizar três passadas, cada uma recuando o comprimento da agulha em torno de 0,5 mm e reduzindo a potência em 5 a 10 W e a duração de pulso em 20 ms (p. ex., primeira passada com 40 W, 180 ms e 2,5 mm de comprimento; segunda passada com 30 W, 160 ms e 2,0 mm de comprimento; e terceira passada com 25 W, 140 ms e 1,5 mm de comprimento) – fracionamento vertical e horizontal das MTZs. **Recomendam-se parâmetros menos agressivos para tratamentos corporais quando comparados aos dos protocolos faciais. Os disparos devem ser realizados com a ponteira do *handpiece* do dispositivo em posição perpendicular à superfície da pele e de maneira que não ocorra a sobreposição entre os disparos. Se isso ocorrer, que seja de no máximo 20%, no intuito de evitar complicações. MTZs: zonas térmicas microscópicas.

Pós-procedimento

Os cuidados no pós-procedimento são muito importantes para reduzir o risco de complicações. O resfriamento da pele imediatamente após o procedimento pode reduzir o desconforto e o eritema/edema.

Os canais das microagulhas podem permanecer abertos por 6 a 12 horas, dependendo do tamanho das agulhas, da profundidade e da energia empregada. Após os orifícios das microagulhas se fecharem, maquiagem, hidratante e protetor solar podem ser aplicados. Existem casos de formação de granuloma após procedimentos de microagulhamento com terapias tópicas.

Efeitos colaterais comuns observados são dor leve e eritema durante e após os procedimentos. Em geral, a incidência dos efeitos colaterais no tratamento com RFMA é menor do que com os *lasers* fracionados convencionais. O risco de hiperpigmentação pós-inflamatória é mínimo e, se ocorrer, geralmente se resolve em 4 semanas. Pode haver vesiculação e queimadura superficial após o tratamento, mas é atribuída, principalmente, ao contato irregular do eletrodo com a pele.

Os autores recomendam a aplicação de emolientes 2 a 3 vezes ao dia a partir do dia seguinte e o uso do filtro solar. Na maioria dos casos, os indivíduos apresentam um eritema leve/moderado e um edema moderado, que desaparecem em poucos dias. Ocasionalmente, podem aparecer algumas equimoses, mas também apresentam resolução completa. Hipercromia pós-inflamatória é uma possibilidade, mas não ocorreu na maioria dos estudos. Nos poucos casos em que ela foi descrita, houve resolução espontânea em algumas semanas.

Após o tratamento, o paciente precisa evitar exposição prolongada à luz solar direta e deve aplicar o protetor solar com FPS 30 ou superior. Para diminuir a intensidade e a duração do eritema pós-tratamento, deve-se fazer aplicação de LED vermelho 650 nm durante 20 minutos, imediatamente após o tratamento com RFMA.

Considerações finais

A demanda crescente dos indivíduos por tratamentos não cirúrgicos, com baixos riscos de complicações e *downtime*, aumentou a popularidade das tecnologias como a RFMA. Embora exista muita heterogeneidade nos estudos com os dispositivos de RFMA, a tecnologia se mostra promissora tanto no sentido de resultados quanto no seu perfil de segurança.

Bibliografia

Alessa D, Bloom JD. Microneedling options for skin rejuvenation, including non-temperature-controlled fractional microneedle radiofrequency treatments. Facial Plastic Surgery Clinics of North America. 2020; 28(1):1-7.

Alexiades M. Microneedle radiofrequency. Facial Plastic Surgery Clinics. 2020; 28(1):9-15.

Alexiades-Armenakas MR, Dover JS, Arndt KA. The spectrum of laser skin resurfacing: nonablative, fractional, and ablative laser resurfacing. J Am Acad Dermatol. 2008; 58(5):719-40.

Brightman L, Goldman MP, Taub AF. Sublative rejuvenation: experience with a new fractional radiofrequency system for skin rejuvenation and repair. J Drugs Dermatol. 2009; 8(11 Suppl):S9-13.

Cho SI et al. Evaluation of the clinical efficacy of fractional radiofrequency microneedle treatment in acne scars and large facial pores. Dermatologic Surgery. 2012; 38(7):1017-24.

Dayan E, Chia C, Burns AJ et al. Adjustable depth fractional radiofrequency combined with bipolar radiofrequency: a minimally invasive combination treatment for skin laxity. Aesthet Surg J. 2019; 39(Suppl. 3):S112-9.

El-Domyati M, El-Ammawi TS, Medhat W et al. Radiofrequency facial rejuvenation: evidence-based effect. J Am Acad Dermatol. 2011; 64(3):524-35.

Elsaie ML. Cutaneous remodeling and photorejuvenation using radiofrequency devices. Indian J Dermatol. 2009; 54(3):201-5.

Faghihi G et al. Efficacy of fractionated microneedle radiofrequency with and without adding subcision for the treatment of atrophic facial acne scars: a randomized split-face clinical study. Journal of Cosmetic Dermatology. 2017; 16(2):223-9.

Fisher GJ, Kang S, Varani J et al. Mechanisms of photoaging and chronological skin aging. Arch Dermatol. 2002; 138(11):1462-70.

Fu X et al. Advances in the treatment of traumatic scars with laser, intense pulsed light, radiofrequency, and ultrasound. Burns & Trauma. 2019; 7:1.

Gentile RD, Kinney BM, Sadick NS. Radiofrequency technology in face and neck rejuvenation. Facial Plast Surg Clin North Am. 2018; 26(2):123-34.

Gold M, Taylor M, Rothaus K et al. Non-insulated smooth motion, micro-needles RF fractional treatment for wrinkle reduction and lifting of the lower face: International study. Lasers Surg Med. 2016; 48(8):727-33.

Gold MH, Sensing W, Biron JA. A topical regimen improves skin healing and aesthetic outcomes when combined with a radiofrequency microneedling procedure. Journal of Cosmetic Dermatology. 2019; 18(5):1280-9.

Hantash BM, Ubeid AA, Chang H et al. Bipolar fractional radiofrequency treatment induces neoelastogenesis and neocollagenesis. Lasers Surg Med. 2009; 41(1):1-9.

Hong JY, Kwon T-R, Kim JH et al. Prospective, preclinical comparison of the performance between radiofrequency microneedling and microneedling alone in reversing photoaged skin. J Cosmet Dermatol. 2019; 10.1111/jocd.13116.
Ibrahim O, Munavalli GS, Dover JS. Radiofrequency with microneedling. Advances in Cosmetic Surgery. 2018; 1(1):109-15.
Issa MC, Pires M, Silveira P et al. Transepidermal drug delivery: a new treatment option for areata alopecia? J Cosmet Laser Ther. 2015; 17(1):37-40.
Jung JW et al. A face-split study to evaluate the effects of microneedle radiofrequency with Q-switched Nd: YAG laser for the treatment of melasma. Annals of Dermatology. 2019; 31(2):133-8.
Kim IS et al. Efficacy of intradermal radiofrequency combined with autologous platelet-rich plasma in striae distensae: a pilot study. International Journal of Dermatology. 2012; 51(10):1253-8.
Kim ST, Lee KH, Sim HJ et al. Treatment of acne vulgaris with fractional radiofrequency microneedling. J Dermatol. 2014; 41(7):586-91.
Kleidona IA, Karypidis D, Lowe N et al. Fractional radiofrequency in the treatment of skin aging: an evidence-based treatment protocol. J Cosmet Laser Ther. 2020; 22(1):9-25.
Lee SJ et al. Consensus recommendations on the use of a fractional radiofrequency microneedle and its applications in dermatologic laser surgery. Medical Lasers; Engineering, Basic Research, and Clinical Application. 2014; 3(1):5-10.
Liu T-M, Sun Y-M, Tang Z-Y et al. Microneedle fractional radiofrequency treatment of facial photoageing as assessed in a split-face model. Clin Exp Dermatol. 2019; 44(4):e96-102.
Lyons A, Roy J, Herrmann J et al. Treatment of décolletage photoaging with fractional microneedling radiofrequency. J Drugs Dermatol. 2018; 17(1):74-6.
Manstein D, Herron GS, Sink RK et al. Fractional photothermolysis: a new concept for cutaneous remodeling using microscopic patterns of thermal injury. Lasers Surg Med. 2004; 34(5):426-38.
Min S, Park SY, Yoon JY et al. Comparison of fractional microneedling radiofrequency and bipolar radiofrequency on acne and acne scar and investigation of mechanism: comparative randomized controlled clinical trial. Arch Dermatol Res. 2015; 307(10):897-904.
Min S, Park SY, Yoon JY et al. Fractional microneedling radiofrequency treatment for acne-related post-inflammatory erythema. Acta Derm Venereol. 2016; 96(1):87-91.
Park SY, Kwon HH, Yoon JY et al. Clinical and histologic effects of fractional microneedling radiofrequency treatment on rosacea. Dermatol Surg. 2016; 42(12):1362-9.
Pudukadan D. Treatment of acne scars on darker skin types using a noninsulated smooth motion, electronically controlled radiofrequency microneedles treatment system. Dermatol Surg. 2017; 43(Suppl 1):S64-9.
Rivera FP. Pilot study for permanent resolution of axillary hyperhidrosis: elimination of sweat glands with intradermal microneedle radiofrequency. European Journal of Plastic Surgery. 2019; 42(2):161-8.
Seo KY, Kim DH, Lee SE et al. Skin rejuvenation by microneedle fractional radiofrequency and a human stem cell conditioned medium in Asian skin: a randomized controlled investigator blinded split-face study. J Cosmet Laser Ther. 2013; 15:25-33.
Sobhi RM, Mohamed IS, El Sharkawy DA et al. Comparative study between the efficacy of fractional micro-needle radiofrequency and fractional CO(2) laser in the treatment of striae distensae. Lasers Med Sci. 2019; 34(7):1295-304.
Weiner SF. Radiofrequency microneedling: overview of technology, advantages, differences in devices, studies, and indications. Facial Plastic Surgery Clinics of North America. 2019; 27(3):291-303.
Yu A-J et al. A pilot split-scalp study of combined fractional radiofrequency microneedling and 5% topical minoxidil in treating male pattern hair loss. Clinical and Experimental Dermatology. 2018; 43(7):775-81.
Zeng R, Liu Y, Zhao W et al. A split-face comparison of a fractional microneedle radiofrequency device and fractional radiofrequency therapy for moderate-to-severe acne vulgaris. J Cosmet Dermatol. 2020;10.1111/jocd.13299.
Zhang S, Duan E. Fighting against skin aging: the way from bench to bedside. Cell Transplant. 2018; 27(5):729-38.
Zheng Z, Goo B, Kim D-Y et al. Histometric analysis of skin-radiofrequency interaction using a fractionated microneedle delivery system. Dermatol Surg. 2014; 40(2):134-41.

CAPÍTULO

37

IPCA® Associada à Radiofrequência Pulsada com Multiagulhas e à Tunelização Dérmica

Emerson de Andrade Lima

Desafios no tratamento de cicatrizes, flacidez e rugas

Apesar de serem lesões com etiologias e características arquitetônicas bem diversas, tanto as cicatrizes como as rugas resultam de um dano dérmico-epidérmico com importante comprometimento das fibras colágenas e elásticas. Assim, a associação de técnicas terapêuticas, que apesar de agirem em planos diferentes têm a mesma finalidade, tem como objetivo aperfeiçoar os resultados alcançados com intervenções individualizadas. Cicatrizes profundas dificilmente respondem a intervenções isoladas; assim também se comportam as rugas profundas. As duas lesões apresentam uma similaridade: o fundo não é facilmente atingido e, muitas vezes, está preso por fibrose ou elastose, necessitando de procedimentos direcionados para descolarem. A Figura 37.1 apresenta um paciente com cicatrizes de acne e lipodistrofia traduzida por flacidez em um exame dinâmico, submetido à indução percutânea de colágeno com agulhas (IPCA®), com melhora parcial das duas condições, candidato à tunelização dérmica (TD®). A Figura 37.2 apresenta casos similares de rugas e flacidez, que, apesar de melhoradas com a IPCA®, ainda necessitam de sustentação do assoalho da região geniana. O consumo da derme e da hipoderme e a deterioração da epiderme nesses processos agravam a resposta delas aos tratamentos isolados, e comumente a associação de técnicas tem como objetivo melhores resultados. Em capítulos anteriores, foi demonstrado que a IPCA® oferece um estímulo à produção de colágeno, sem provocar a desepitelização observada nas técnicas ablativas. A TD® oferece proposta similar, preservando a epiderme. A agulha introduzida em um óstio mínimo por via transepidérmica busca o plano dérmico mais profundo para se posicionar e, assim, levar à liberação de possíveis traves fibróticas, desencadeando sangramento e conseguinte depósito de fibrina, e à ativação de uma cascata inflamatória que resulta em neoangiogênese e neocolagênese. A agulha de aspiração 18 G atua em rugas e cicatrizes profundas, além de propiciar a volumerização da área tratada, corrigindo a flacidez e melhorando a cor, o brilho e a textura da pele. As microagulhas associadas à TD® favorecem um duplo estímulo, atuando de forma diferente, mas com o mesmo propósito. Pode-se dizer que as colunas hemáticas perpendiculares à pele provocadas pela IPCA® se intercruzam com os túneis hemáticos horizontais resultantes da TD®, favorecendo um ganho maior em conjunto. A radiofrequência pulsada com multiagulhas (RFPM®) tem sido uma arma poderosa no tratamento de lesões distróficas, cicatrizes deprimidas não distensíveis, bem como de rugas profundas, sulcos e flacidez. Sua associação com a IPCA® e a TD® é uma constante nos protocolos do autor.

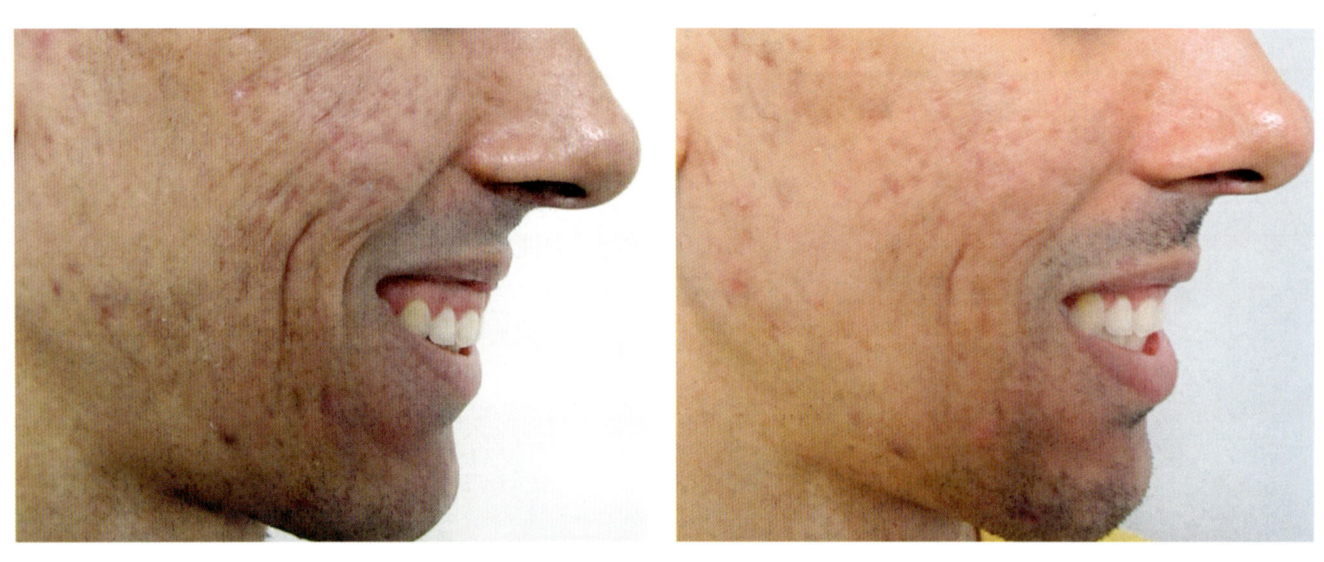

Figura 37.1 Paciente com cicatrizes de acne e lipodistrofia traduzida por flacidez em um exame dinâmico, submetido à IPCA®, com melhora parcial das duas condições, candidato à TD®.

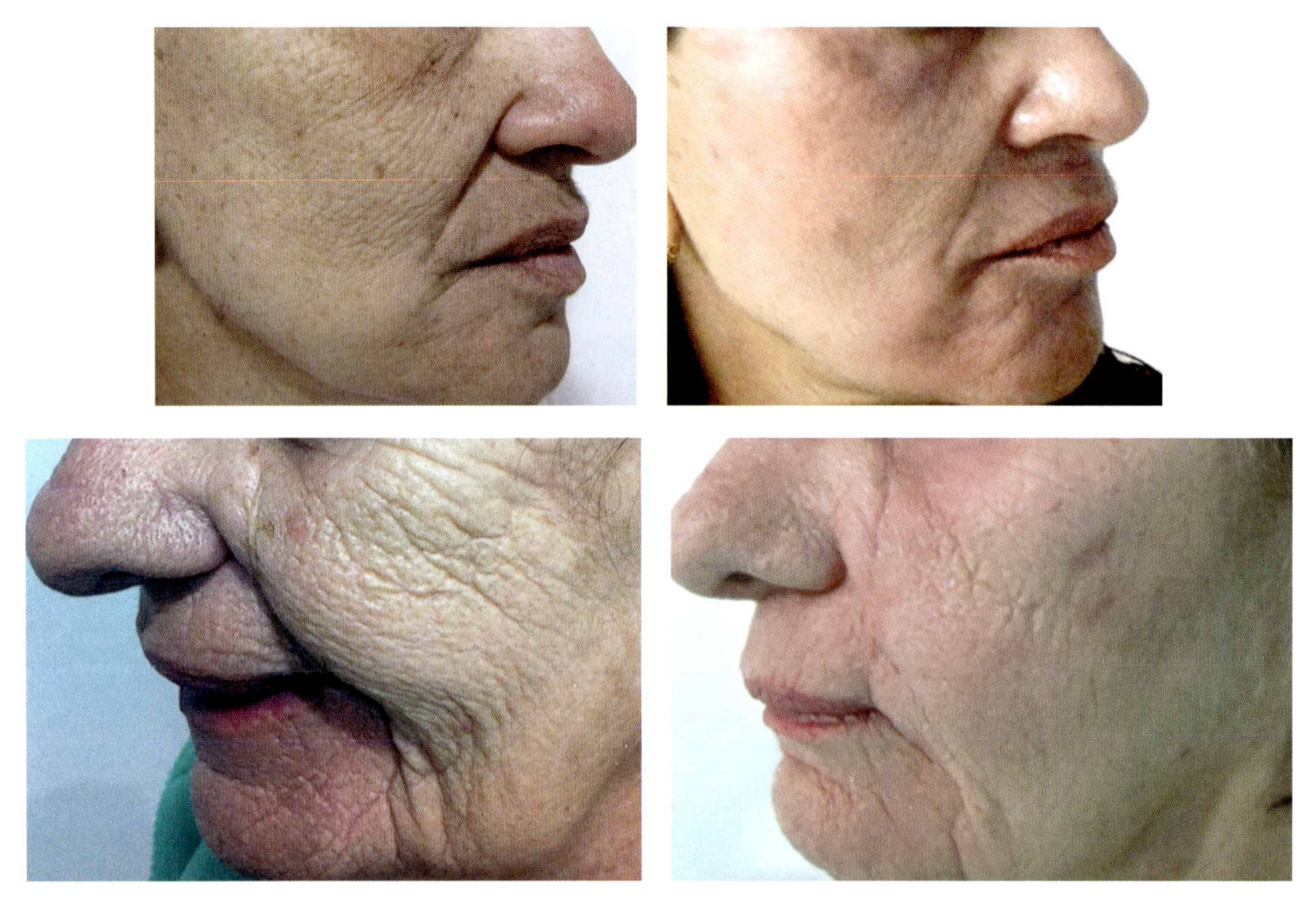

Figura 37.2 Pacientes com rugas e flacidez melhoradas com IPCA®, embora havendo, ainda, necessidade de sustentação do assoalho da região geniana.

Aplicabilidade das técnicas em associação

Espessura da pele

Quanto mais espessa, melhor a aplicabilidade da associação. As peles muito finas oferecem menos resistência e podem lacerar com a associação; porém, frequentemente, pacientes com cicatrizes apresentam a pele espessa, daí a recomendação da agulha de 2,5 mm de comprimento. Esses indivíduos comumente apresentam reentrâncias que dificultam o rolamento das microagulhas e, consequentemente, comprometem a uniformidade da sua penetração, observando-se uma redução de até 50% de penetração do comprimento total. Nos indivíduos com mais idade, quanto mais elastótica a pele, maior evidência à resistência. Nos tabagistas também observa-se esse processo. Para compensar e vencer essa resistência, muitas vezes o operador impõe força exagerada ao instrumento, podendo traumatizar estruturas nervosas ou vasculares e não alcançar o efeito esperado. A TD® realizada imediatamente antes da IPCA® reduz significativamente essa resistência, facilitando a intervenção para o operador. A RFPM® oferece agulhas de 2 mm e de 100 μm, aquecidas por radiofrequência, que penetram totalmente em cicatrizes profundas e sulcos. Além disso, desestabilizam, pelas micropunturas, traves de cicatrizes fibróticas sem removê-las, como era feito com as ressecções e *punchs*. Dessa forma, evita-se a remoção dessas lesões, que poderiam resultar em alargamento cirúrgico.

Característica das cicatrizes

Quanto mais profunda a cicatriz, maior o desafio. Também são mais difíceis de tratar as cicatrizes em que a epiderme foi totalmente destruída, com perda de melanina, resultando em cicatriz atrófica. Cicatrizes elevadas não são contraindicação e, na maioria das vezes, apresentam bons resultados com a associação. As lesões da face são mais responsivas quando comparadas às encontradas no peito ou dorso; essas últimas necessitam de mais intervenções para oferecerem o mesmo resultado das primeiras. Segundo o autor, cicatrizes localizadas em áreas com maior oleosidade oferecem melhor resposta ao tratamento, quando comparadas às dispostas em regiões com menos glândulas seborreicas. A opção do autor é pelo uso da RFPM® antes da TD®, seguida da IPCA® – as três no mesmo tempo cirúrgico.

Flacidez e rugas

A flacidez da face é mais facilmente tratada do que a flacidez corporal. O coxim adiposo mais espesso no corpo oferece amortecimento da penetração da agulha, que resulta em maior resistência. Eminências ósseas da face funcionam como superfície de apoio, o que facilita a introdução das agulhas. Recomenda-se a TD® imediatamente antes da IPCA® quando se opta pela associação. Algumas vezes, as rugas estáticas profundas não conseguem uma boa superficialização, mesmo com comprimento de agulha 2,5 mm, e a TD® irá contribuir para melhores resultados. A RFPM®, quando escolhida, deve ser a primeira da sequência metodológica, para evitar aumento da resistência da área, pelo sangramento das duas anteriores, à penetração das agulhas, carregando radiofrequência pulsada.

Sequência metodológica

▸ **Seleção do paciente.** A técnica é versátil, e sua indicação independe do fotótipo. A técnica é indicada mesmo para fotótipos mais altos, sujeitos à hiperpigmentação pós-inflamatória comumente transitória. O mais importante nesses casos é o preparo. Quanto menos melanina a pele a ser tratada estiver disponibilizando, menor o risco de escurecimento. Portanto, recomenda-se o uso de despigmentante e filtro solar 30 dias antes da intervenção.

▸ **Instrumental.** Recomenda-se a utilização de rolo com média de 192 agulhas de 2,5 mm de comprimento. A agulha de aspiração 18 G (ver Capítulo 28, *Princípios da Tunelização Dérmica*) utilizada para a TD® pode ser usada acoplada a uma seringa de 5 mℓ com rosca, buscando apoio. A Figura 37.3 apresenta a marcação. O tratamento deve ser realizado em uma sala de procedimento criteriosamente preparada para uma intervenção cirúrgica e por um profissional treinado e paramentado. É fundamental não banalizar esses critérios de segurança, que vão desde a utilização de

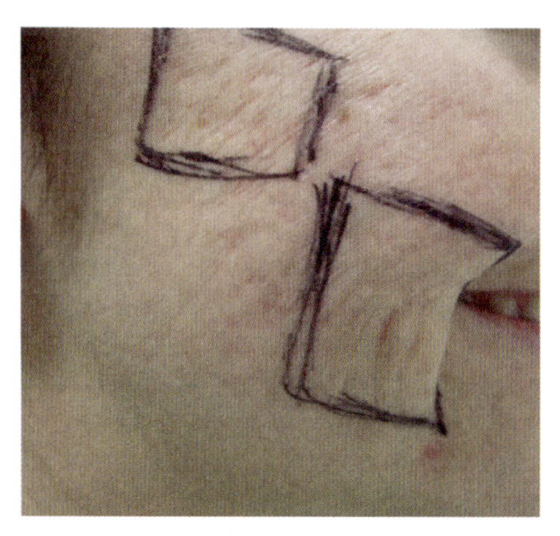

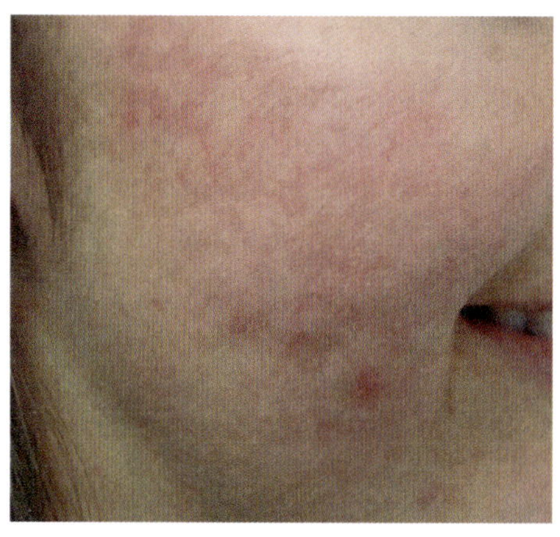

Figura 37.3 Marcação da TD® imediatamente antes da intervenção, em uma avaliação dinâmica, seguida do pós-operatório de 30 dias.

luvas estéreis e aposição de campos cirúrgicos estéreis a um ambiente que siga normas estritas de desinfecção. Sobre a RFPM®, ver detalhes nos capítulos anteriores que descrevem sua utilização.

▸ **Assepsia e anestesia da área.** Após a antissepsia com clorexidina 2%, sugere-se a associação de bloqueio anestésico dos nervos infraorbitário e mentoniano e a complementação com solução de lidocaína 2% sem vasoconstritor 1:2 com soro fisiológico 0,9%, respeitando-se a dose máxima do ativo permitida (ver Capítulo 4, *Critérios de Segurança | Analgesia e Anestesia*). A adição de bicarbonato com o intuito de oferecer mais conforto, reduzindo o ardor, é opcional. A Figura 37.4 apresenta um paciente durante a intervenção sob sedação realizada em hospital – observe os hematomas resultantes da TD® e a púrpura uniforme provocada pela IPCA®.

▸ **Transoperatório.** Procede-se então à TD®, obedecendo à metodologia proposta e, em seguida, o rolamento das microagulhas, perfazendo faixas paralelas e adjacentes de micropunturas, que se intercruzam diagonalmente, buscando atingir uma púrpura uniforme com milhares de microperfurações. O sangramento é substancial, porém limitado. Quando for mais intenso nos pontos da entrada da agulha de tunelização, comprimir com gaze. Após 10 minutos do final da intervenção, já se pode observar redução importante do sangramento puntuado, que dá lugar a uma exsudação serosa que regride progressivamente nas primeiras 6 horas.

▸ **Pós-operatório imediato.** O curativo é feito com gaze estéril em grande quantidade (a fim de conter a exsudação) e Micropore®, sem a adição de nenhum umectante. Não é indicada antibioticoterapia tópica ou sistêmica. Por ser um procedimento limpo, e segundo normatização da FDA, essa precaução é desnecessária. Crioterapia ou compressas quentes não são indicadas. É preferível que a acomodação dos hematomas e a resposta inflamatória resultante da injúria sigam seu curso natural. Também não se recomenda o uso de corticoterapia tópica ou sistêmica para conter os efeitos esperados do processo inflamatório autolimitado. A Figura 37.5 apresenta pós-operatório de 30 dias resultante da associação de IPCA® e TD®, em avaliações estática e dinâmica.

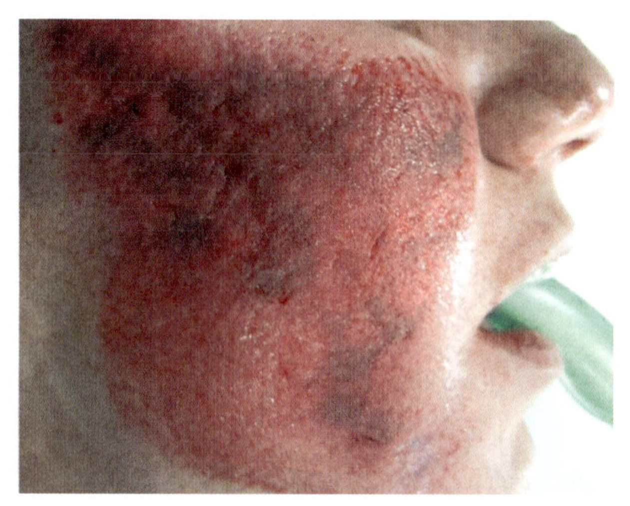

Figura 37.4 Pós-operatório imediato da associação de IPCA® e TD® sob anestesia geral.

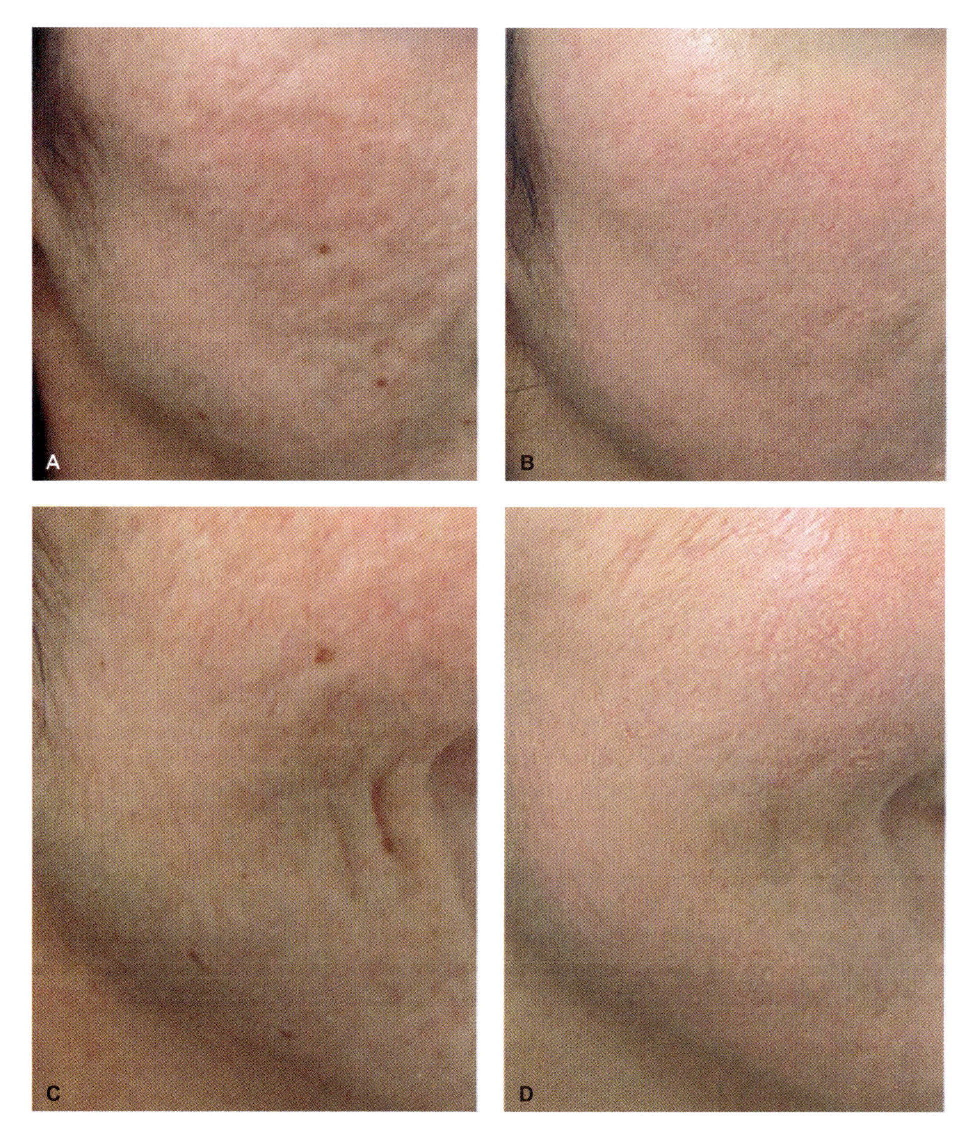

Figura 37.5 Paciente com cicatrizes de acne e flacidez antes e 30 dias após a associação de IPCA® e TD®: avaliação estática (**A** e **B**) e avaliação dinâmica (**C** e **D**).

▸ **Evolução e cuidados no pós-operatório.** Os cuidados exigidos na associação de TD® e IPCA® são similares aos observados nas técnicas isoladamente. Recomenda-se a manutenção do curativo por 12 horas. Essa oclusão poderá ser removida em domicílio pelo próprio paciente. Daí por diante, recomenda-se o uso de um bálsamo regenerador até a reepitelização. Clareadores e filtro solar podem ser usados a partir desse momento. Deve-se orientar restrição à luz. O edema e o hematoma nos dias que se seguem costumam ficar mais intensos quando comparados aos vistos nos pós-operatórios individualizados. Nódulos poderão ser vistos, mas regridem em até 30 dias. Como a pele recém-tratada está mais sujeita a hiperpigmentação pós-inflamatória transitória e eritema transitório, as orientações devem ser enfatizadas, sendo oferecidas, preferencialmente, por escrito. Tomados os devidos cuidados no preparo da pele e estabelecendo-se atenção às recomendações no pós-operatório com rigor, essa associação apresenta-se para cicatrizes e marcas do envelhecimento como uma técnica segura e reproduzível, desde que o operador esteja devidamente habilitado e treinado.

▸ **Dor e desconforto.** Apesar da associação entre duas injúrias provocadas com agulhas, a experiência do autor assegura que sentir dor não é uma queixa usual. Habitualmente, não há necessidade de analgésico ou anti-inflamatório no pós-operatório. O protocolo do autor recomenda 1 g de dipirona efervescente a cada 6 horas, caso haja desconforto.

As Figuras 37.6 a 37.8 apresentam o pós-operatório de 60 dias resultante da associação de IPCA® e TD®.

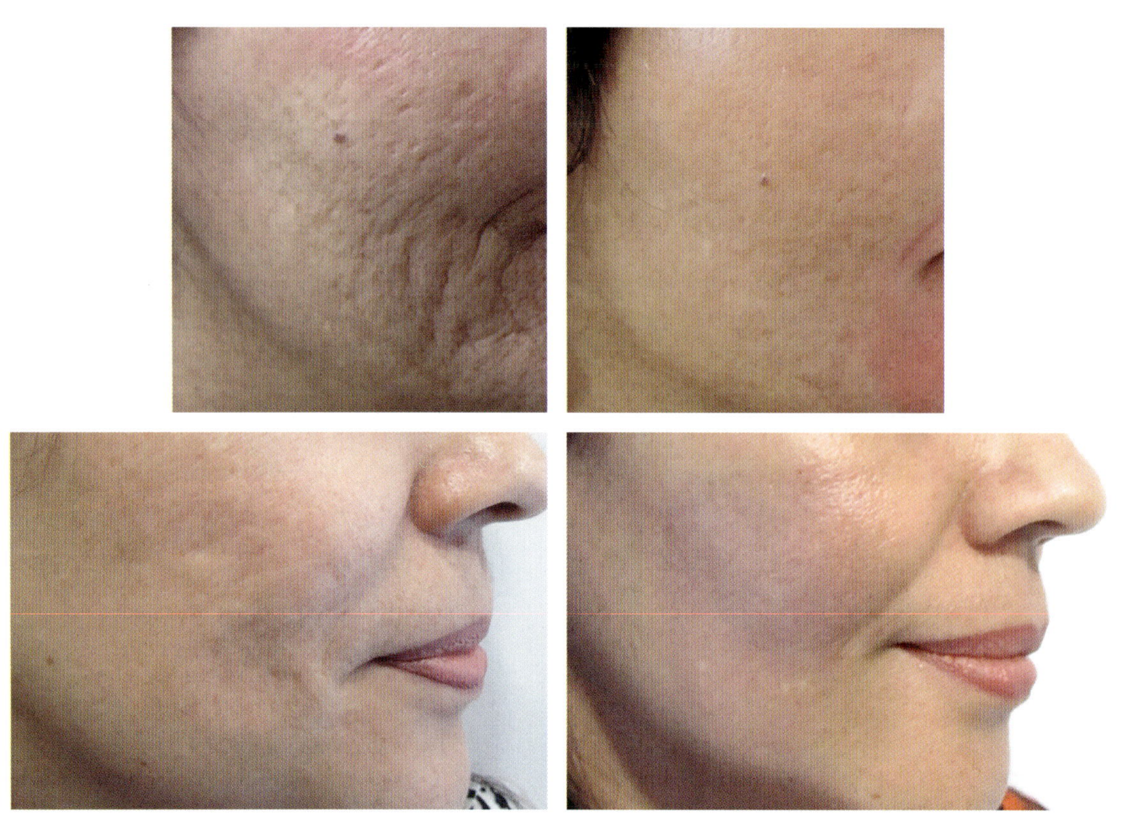

Figura 37.6 Pacientes tratados com a associação de TD® e IPCA®, em sessão única. Antes e 60 dias de pós-operatório.

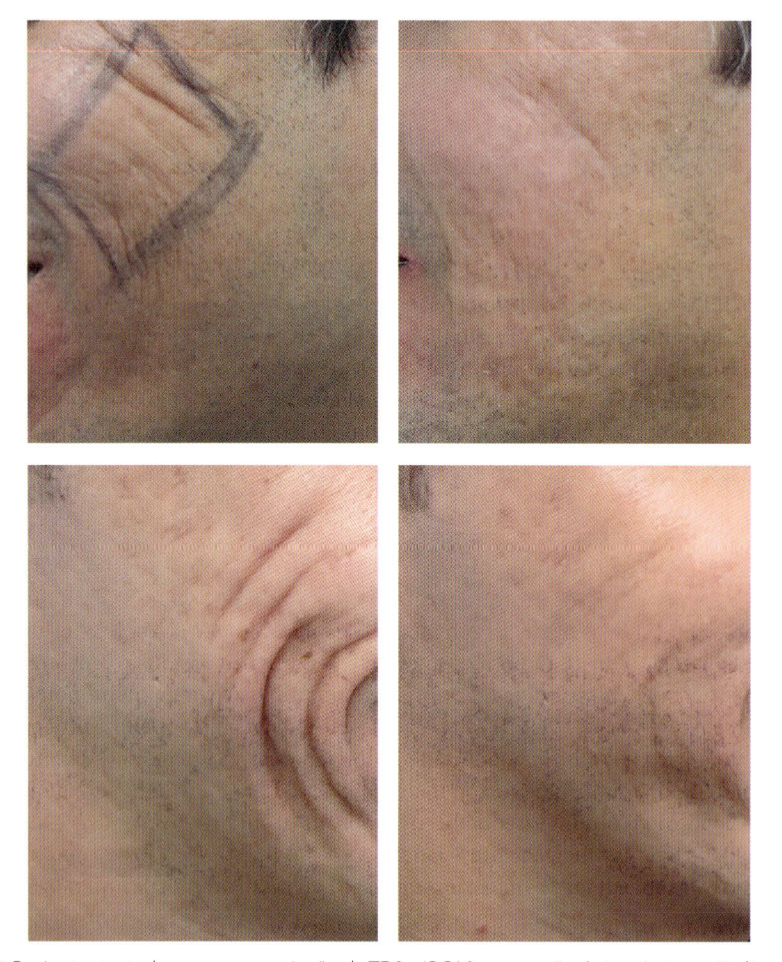

Figura 37.7 Pacientes tratados com a associação de TD® e IPCA®, em sessão única. Antes e 60 dias de pós-operatório (avaliação dinâmica).

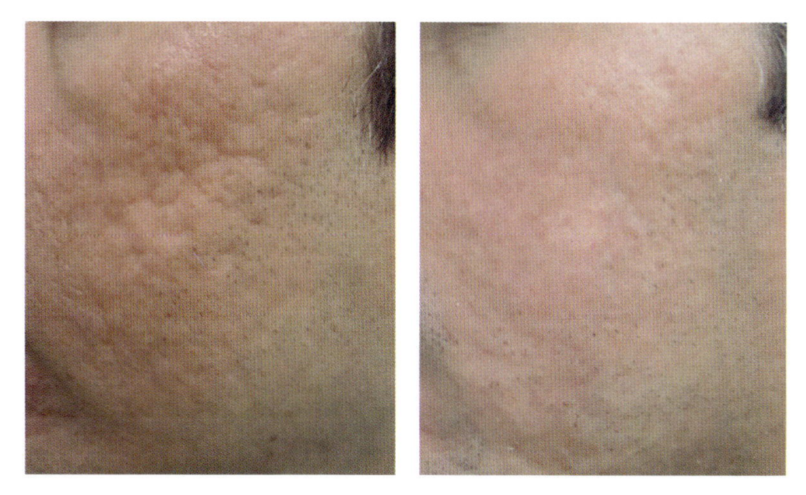

Figura 37.8 Paciente tratado com a associação de TD® e IPCA®, em sessão única. Antes e 60 dias de pós-operatório (avaliação estática).

Considerações finais

A associação das três técnicas com agulhas tratadas no capítulo, quando bem indicada e bem realizada, propõe aperfeiçoar resultados com efeitos surpreendentes. Para tanto, é essencial que o operador esteja habilitado e seguro da proposta e sua adequação ao indivíduo que será tratado. Dessa forma, alcança-se a otimização dos resultados, quando comparados aos das técnicas usadas isoladamente.

Bibliografia

Aust MC. Percutaneous collagen induction therapy: an alternative treatment for scars, wrinkles, and skin laxity. Plast Reconstr Surg. 2008; 121(4):1421-9.

Bal SM, Caussian J, Pavel S, Bouwstra JA. In vivo assessment of safety of microneedle arrays in human skin. Eur J of Pharm Sci. 2008; 35(3):193-202.

Brody HJ. Trichloracetic acid application in chemical peeling, operative techniques. Plast Reconstr Surg. 1995; 2(2):127-8.

Camirand A, Doucet J. Needle dermabrasion. Aesthetic Plast Surg. 1997; 21(1):48-51.

Cohen KI, Diegelmann RF, Lindbland WJ. Wound healing: biochemical and clinical aspects. Philadelphia: W.B. Saunders Co; 1992.

Fabroccini G, Fardella N. Acne scar treatment using skin needling. Clin Exp Dermatol. 2009; 34(8):874-9.

Fernandes D. Minimally invasive percutaneous collagen induction. Oral Maxillofac Surg Clin North Am. 2006; 17(1):51-63.

Fernandes D, Massimo S. Combating photoaging with percutaneous collagen induction. Clin Dermatol. 2008; 26(2):192-9.

Orentreich DS, Orentreich N. Subcutaneous incisionless (subcision) surgery for the correction of depressed scars and wrinkles. Dermatol Surg. 1995; 21(6):543-9.

Microinfusão de Medicamentos na Pele | Princípios, Instrumental e Aplicabilidade

Samia Arbache • Samir Arbache

Introdução

A microinfusão de medicamentos na pele (MMP®) é uma técnica recentemente descrita que utiliza máquina de tatuagem para injetar medicamentos na pele.

Princípios básicos da MMP®

Uma das funções da pele é proteger o organismo de entrada e saída de substâncias. A epiderme impede, principalmente, a absorção de moléculas hidrofílicas e de alto peso molecular. Descrita por Arbache e Godoy em 2013, a MMP® é uma tentativa de transpor essa barreira epidérmica.

A inspiração para essa técnica foi proveniente da observação de procedimentos de dermopigmentação artística. A visualização de pigmentos na pele por transparência é prova incontestável de que a injeção de tintas por meio de máquinas de tatuagem é eficaz. A partir disso, houve o questionamento: "se máquinas de tatuagem conseguem injetar tintas na pele, por que não conseguiriam injetar medicamentos?" Esse raciocínio induziu a criação do conceito de microinfusão de medicamentos na pele, representado pelo acrônimo MMP®.

O procedimento consiste no microagulhamento associado à injeção simultânea de medicamentos na derme realizado através de máquinas de tatuagem. Essa técnica permite a infusão ativa de medicações na derme de forma eficaz e precisa, independentemente do peso molecular, das características físico-químicas e da viscosidade do veículo.

Em contraste com a infiltração intralesional com seringas, em que o executor pode não ter pleno controle da profundidade de injeção, na MMP®, a profundidade de agulhamento é ajustada previamente ao procedimento. As agulhas da máquina de tatuagem não possuem lúmen, então, a medicação envolve a parte externa delas. A entrega da medicação é feita por cisalhamento, ou seja, o medicamento é inserido quando a agulha atrita a derme, com distribuição homogênea e sem a formação de *bolus* (Figuras 38.1 e 38.2).

Procedimento

Instrumentais

A MMP® é uma técnica cirúrgica ambulatorial que pode ser executada por qualquer máquina de tatuagem. A estrutura da máquina de tatuagem com aprovação da Anvisa para uso médico e entrega de medicamentos será descrita a seguir (Figura 38.3). Uma fonte de energia alimenta o motor, o qual movimenta o eixo rotativo. O eixo empurra as agulhas (cartucho) em movimentos repetidos de vaivém várias vezes por segundo. A partir do *display* da máquina (Figura 38.4), controla-se a velocidade de agulhamento em hertz (Hz).

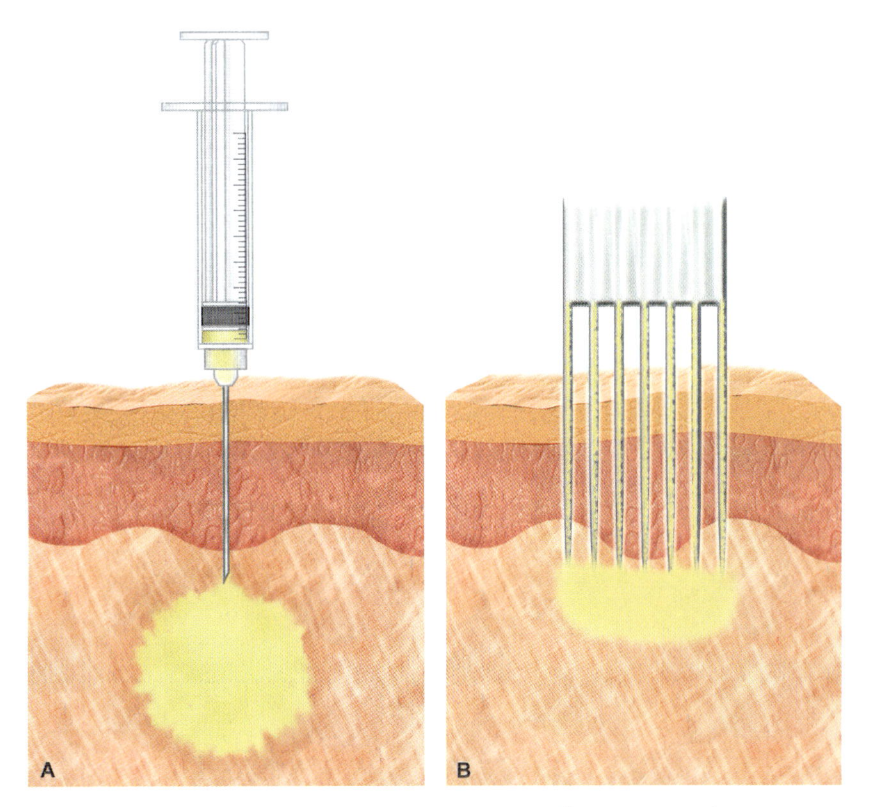

Figura 38.1 Modelo esquemático de modalidades de entrega de medicamentos. **A.** Injeção intradérmica com seringa comum. A medicação se concentra em um único ponto, com efeito em *bolus*. **B.** MMP®: infusão de pequena quantidade de medicação através de máquina de tatuagem. O medicamento tem distribuição homogênea, e o volume de entrega da substância é menor.

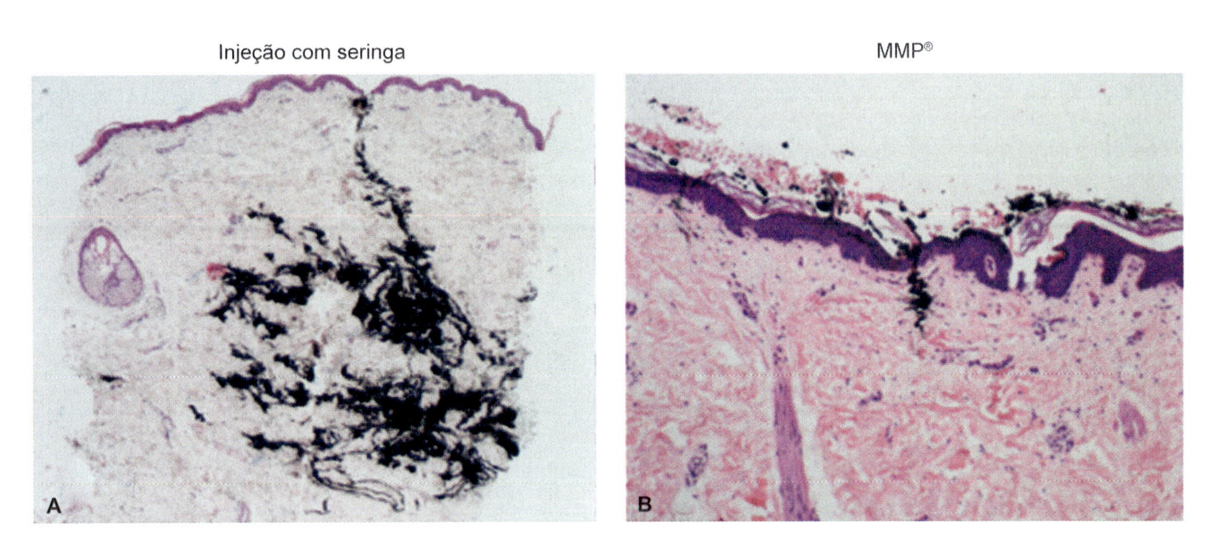

Figura 38.2 Análise histopatológica das modalidades de entrega de medicamentos. (Cortesia do Dr. Nilceo Michalany.) (CAAE – 702462117.1.0000.5505.) **A.** Exame anatomopatológico de espécime de pele humana com aumento de 1×, obtido imediatamente após a injeção de 0,01 mℓ de tinta de tatuagem com seringa. **B.** Exame anatomopatológico de espécime de pele humana com aumento de 4×, obtido imediatamente após a MMP® com tinta de tatuagem preta. É possível observar nesse campo que a tinta foi injetada superficialmente e em menor volume. (Note a diferença de aumento entre as imagens. Caso as fotos estivessem com aumento semelhante, a percepção de contraste entre os volumes de A e B seria ainda maior.)

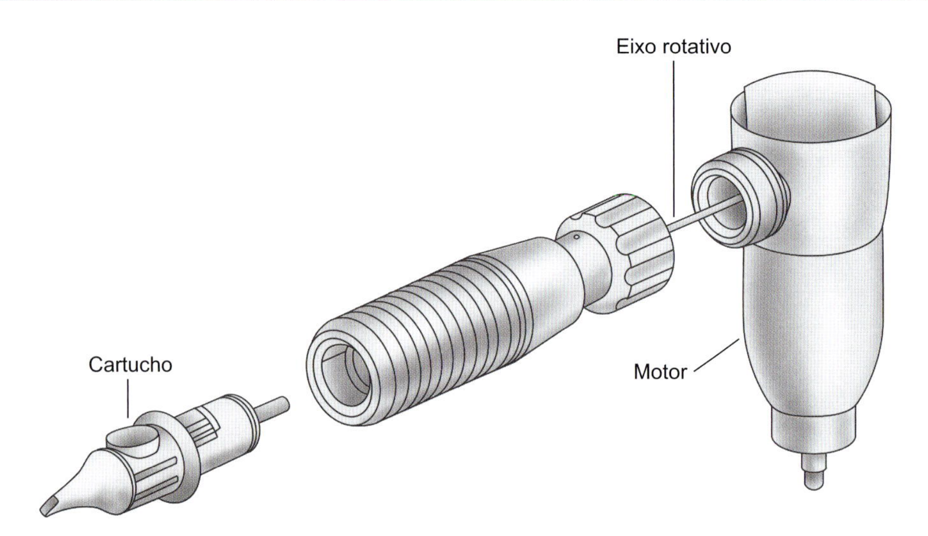

Figura 38.3 Ilustração esquemática de uma máquina de tatuagem.

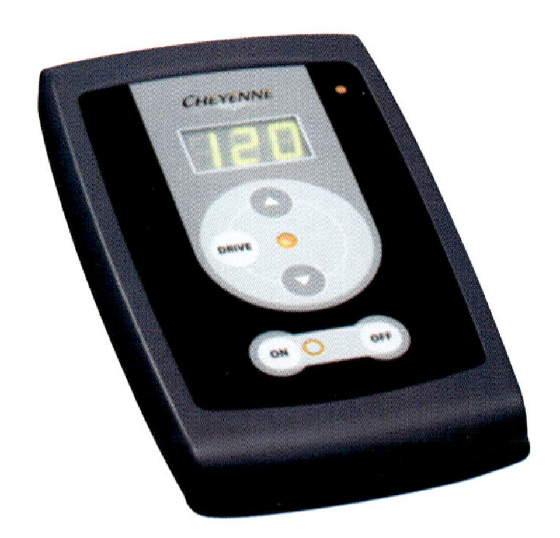

Figura 38.4 *Display* da máquina de tatuagem, no qual se controla a velocidade de agulhamento.

Os cartuchos são itens estéreis e de uso único, sendo acoplados na extremidade distal da máquina. São compostos por um conjunto de finas agulhas, que são envolvidas por um recipiente plástico (Figura 38.5). Esse recipiente armazena a medicação em volta das agulhas durante o procedimento. As agulhas podem ser dispostas em círculo (cartuchos Liner®) ou paralelamente (cartuchos Magnum®) (Figuras 38.6 e 38.7).

A escolha do tipo cartucho a ser utilizado vai depender da área a ser tratada. Para grandes áreas, os cartuchos Magnum® conferem maior rapidez (p. ex., tratamento de melasma, couro cabeludo e estrias largas). Já para lesões menores, a agulha Liner® é ideal por conferir maior precisão (p. ex., siringomas e cicatrizes de acne).

Medicações

A escolha do medicamento a ser utilizado depende da patologia a ser tratada. O tópico "segurança" não pode ser menosprezado, sendo fundamental esterilidade da medicação administrada. Deve-se considerar também a possibilidade de hipersensibilidade local e reações sistêmicas ao medicamento e/ou ao seu veículo.

A farmacocinética das medicações aplicadas via MMP® pode ser linfática ou sanguínea. Dessa maneira, mesmo aplicando-se pequenas quantidades das medicações, os cuidados devem ser os mesmos do uso oral ou tópico do fármaco (mesmas contraindicações, seguimento laboratorial e restrições).

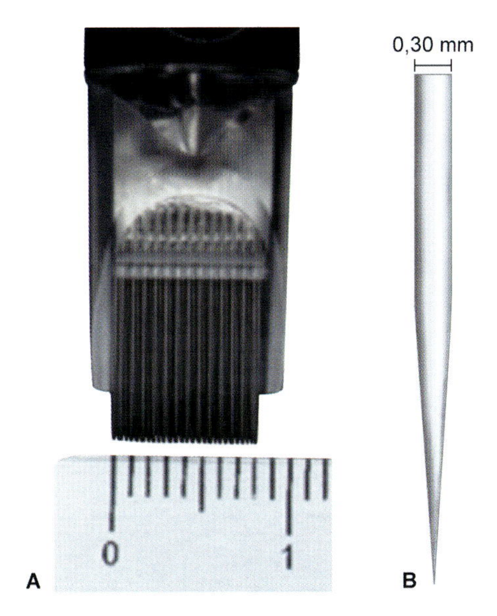

Figura 38.5 A. Cartucho 27-Magnum, com as agulhas dispostas em linha de 8 mm de comprimento. **B.** Modelo esquemático de uma agulha do cartucho.

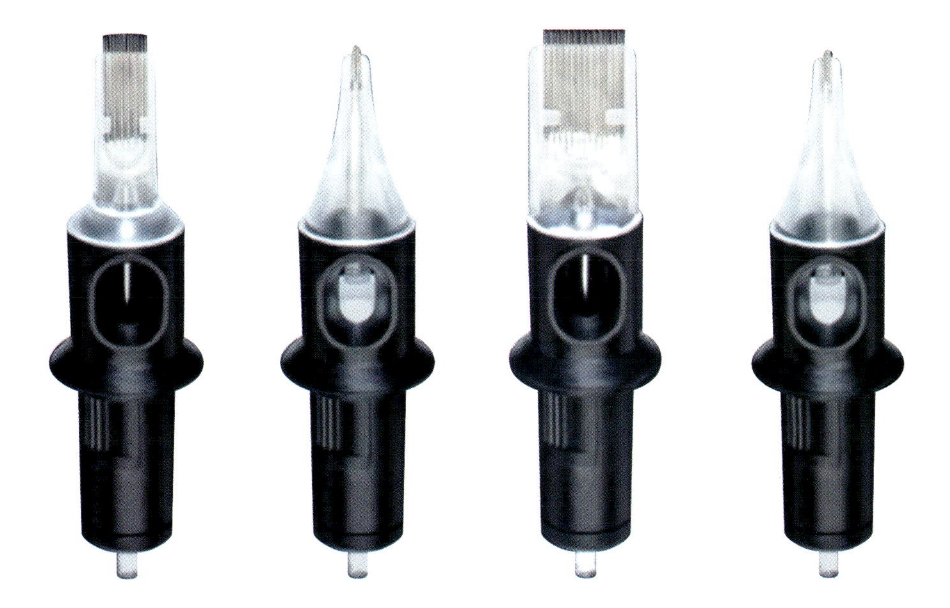

Figura 38.6 Cartuchos 17-Magnum, 5-Liner, 27-Magnum e 7-Liner.

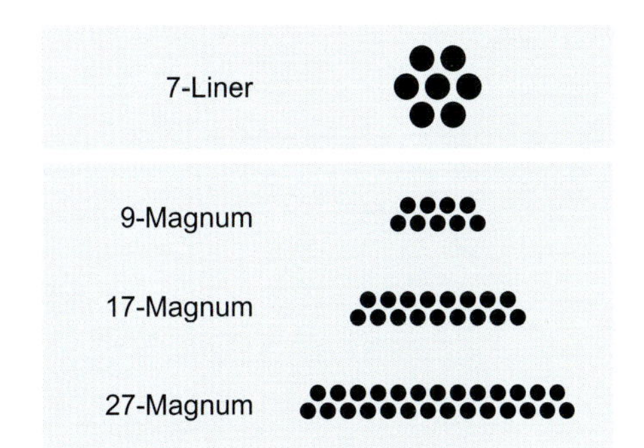

Figura 38.7 Ilustração do arranjo das agulhas em cada um dos tipos de cartucho. O número que precede o nome do cartucho se refere à quantidade de agulhas presentes.

Caso seja indicada a mistura de medicações, deve-se atentar para possíveis interações entre elas.

Antes de iniciar o tratamento, as medicações são aspiradas por seringas e armazenadas em recipientes estéreis, como o batoque ou o próprio recipiente do cartucho (Figura 38.8).

Preparo

A MMP® é um procedimento cirúrgico ambulatorial e, portanto, deve ser realizado de forma estéril. Nem todos os componentes da máquina são autoclaváveis, devendo ser revestidos com proteção estéril.

Recomenda-se o uso de luvas estéreis, máscara, touca e proteção para os pés. Caso haja outros riscos inerentes durante o procedimento, como o contato de material com os olhos, utilizam-se outros equipamentos de proteção individual (EPIs) que se julguem necessários (p. ex., óculos de proteção).

No intuito de prevenir endocardite bacteriana, a antibioticoterapia preventiva é indicada aos portadores de valvulopatias ou doenças cardíacas congênitas, assim como protocolo para intervenções dentárias. Pode ser feita com amoxicilina 2 g, dose única, ou, em caso de alergia à amoxicilina, com clindamicina 600 mg, dose única.

Anestesia

A necessidade de anestesia e qual técnica anestésica utilizar vai depender da indicação clínica e do paciente. As aplicações em leucodermias e estrias, por exemplo, podem ser realizadas sem necessidade de anestésico. Para pacientes mais sensíveis ou tratamento em locais como a face, pode ser utilizada anestesia tópica ou anestesia local injetável.

Aplicação

Há três tipos de movimentos utilizados na MMP®, ilustrados na Figura 38.9.

A maior parte dos tratamentos é executada de forma suave e com pressão leve. Os movimentos pontuados são indicados para áreas delicadas e para os que ainda estão adquirindo prática com a técnica. O movimento em espiral é útil em lesões arredondadas, como as leucodermias. A técnica contínua, por sua vez, é mais rápida, embora tenha maior risco de lesionar a pele do paciente. É importante que o agulhamento seja feito de forma homogênea e com pressão constante em toda a extensão da lesão, independentemente do tipo de movimento.

Quando a máquina está em funcionamento, o operador consegue ajustar a velocidade e a profundidade de agulhamento. A medicação é carreada por capilaridade (Figura 38.10), e a cada ciclo de sobe e desce, as agulhas perfuram a pele e inserem a medicação simultaneamente. Através da força de cisalhamento, o líquido é depositado sem necessidade de pressão. É injetada uma quantidade de 1,175 $\mu g/cm^2$ de medicação na pele, o excedente reflui e é eliminado pelo mesmo orifício de entrada.

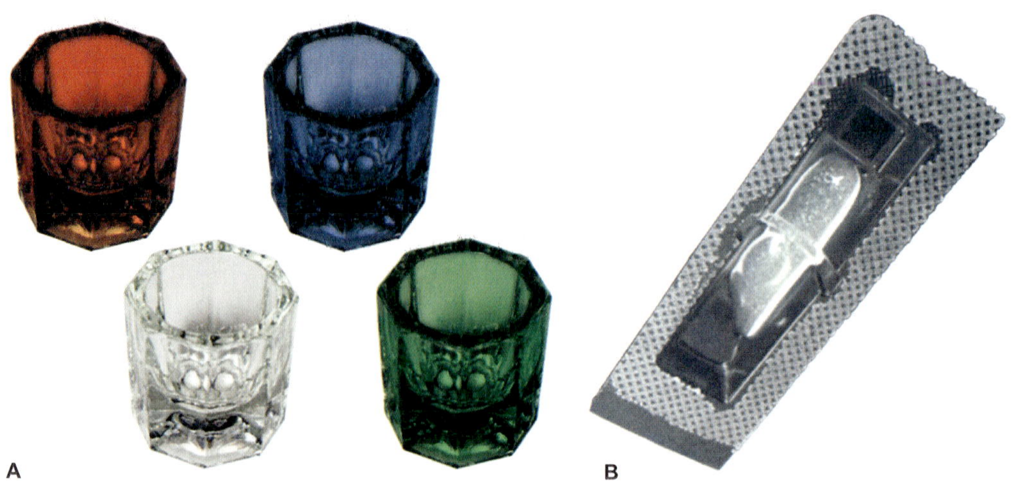

Figura 38.8 A. Batoques estéreis. **B.** Utilização do interior do recipiente do cartucho, que é estéril, para armazenar a medicação.

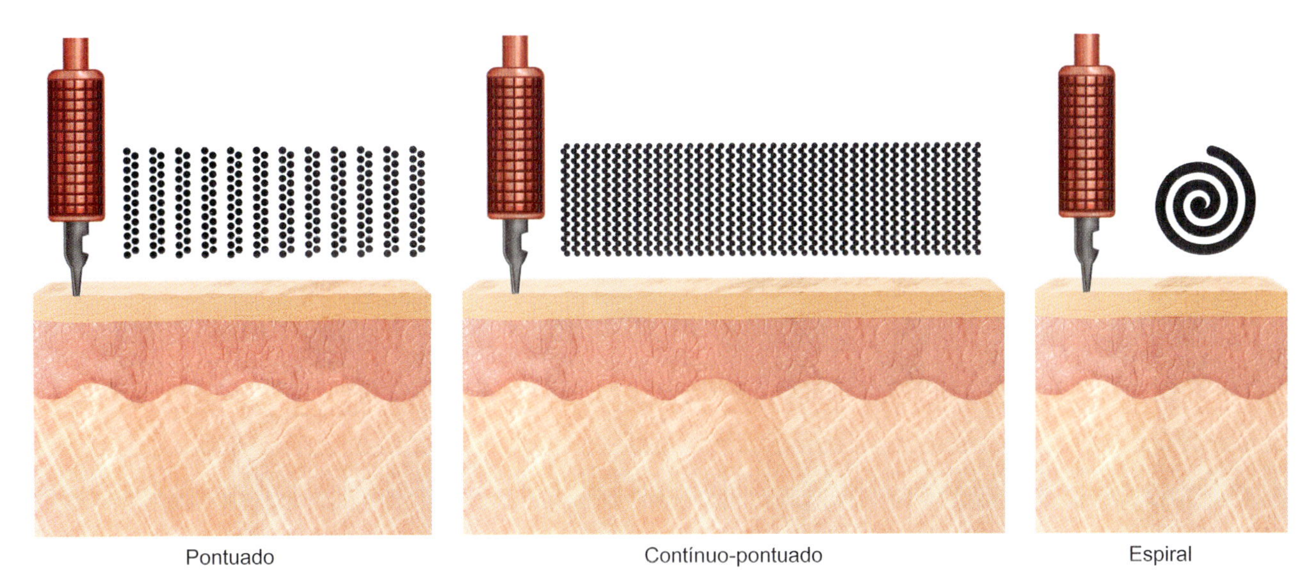

Figura 38.9 Tipos de movimentos utilizados na MMP®.

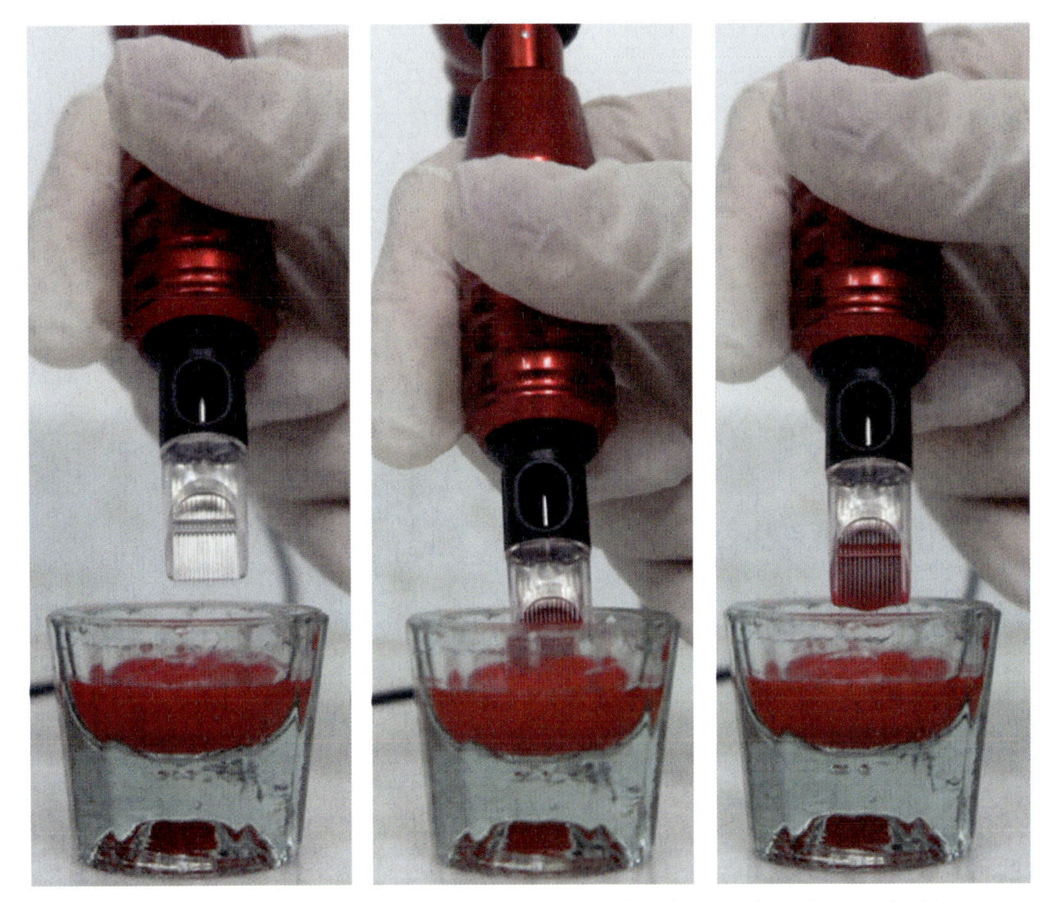

Figura 38.10 Sequência de fotos detalhando a aspiração do líquido vermelho pelo cartucho Magnum.

Principais indicações

Leucodermia gutata

Em 2018 foi publicado estudo preliminar em que 8 pacientes foram submetidos a MMP® com 5-fluoruracila (5-FU). Nesse estudo foi formulada a hipótese de que a repigmentação das lesões ocorreria caso fosse removida a fibrose da derme subjacente, segundo já proposto previamente por Fulton (Figura 38.11).

Para essa aplicação, recomenda-se o uso de cartuchos Liner. A pressão exercida é suave, e o procedimento não necessita de anestesia prévia. O *endpoint* é de orvalho sangrante leve.

Verrugas vulgares

Para casos de verrugas virais resistentes e periungueais, principalmente, o uso da bleomicina intralesional mostra-se como alternativa. A MMP® é uma via de administração dessa medicação, que possibilita precisão e menos dor em comparação à infiltração com seringa (Figura 38.12).

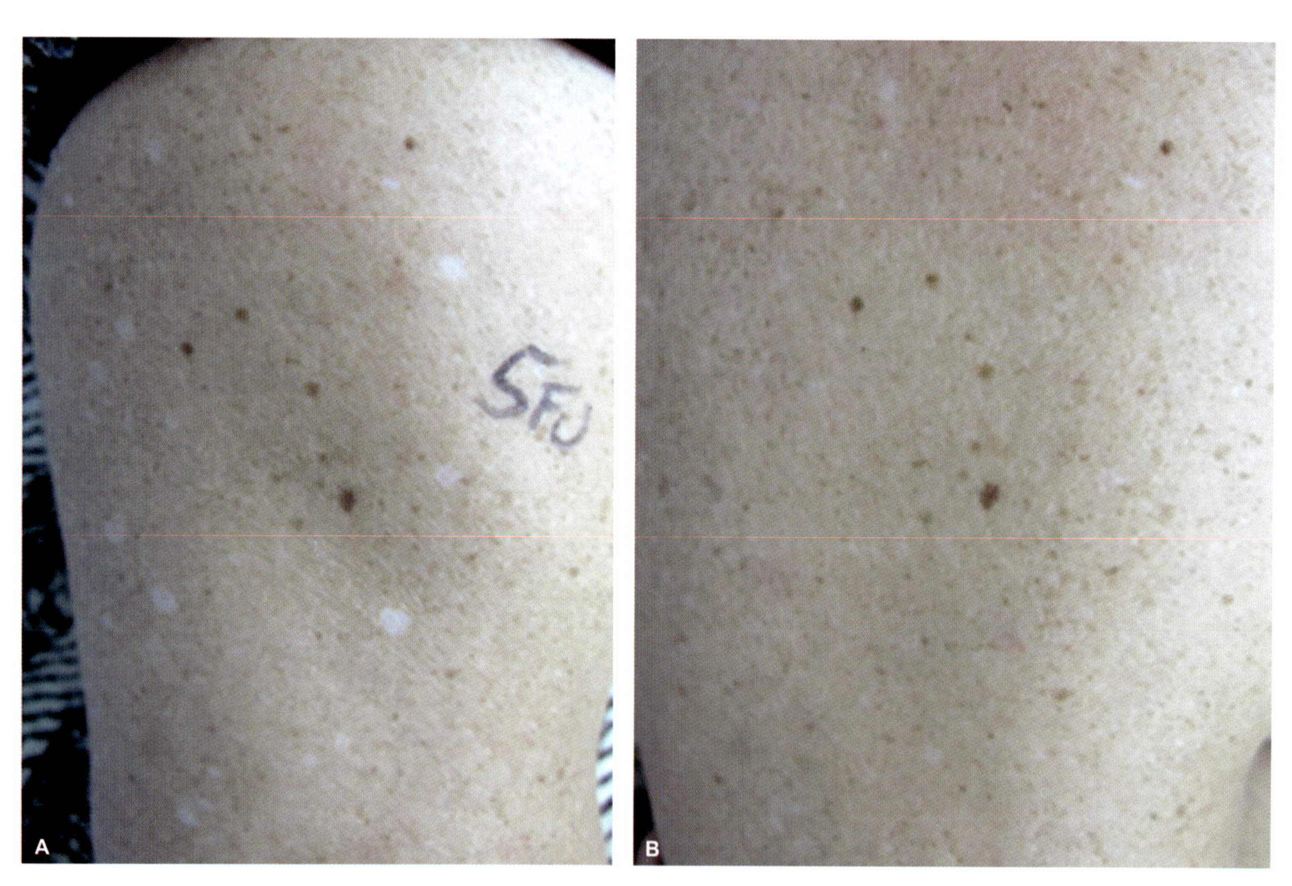

Figura 38.11 Antes (**A**) e 1 mês após 1 sessão de MMP® com 5-FU (**B**) em leucodermias no antebraço.

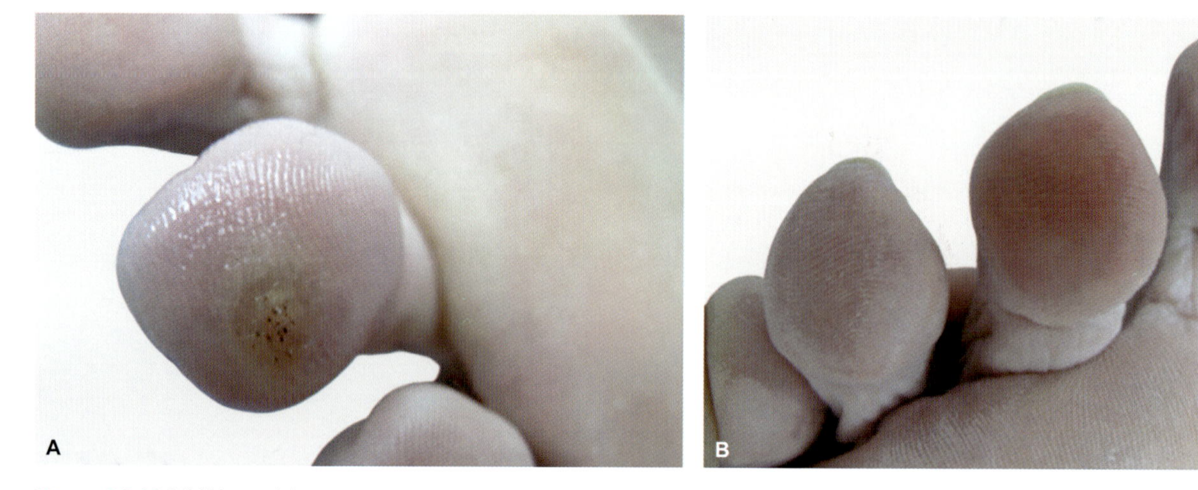

Figura 38.12 MMP® com bleomicina em verruga no 4º pododáctilo esquerdo. Antes do tratamento (**A**) e 1 ano após o procedimento (**B**). A paciente já havia sido submetida previamente a outros tratamentos sem sucesso.

Alopecias

A técnica tem sido citada como opção de tratamento complementar dos diferentes tipos de alopecia. Em 2016, Contin publicou relato de dois casos em que um dos pacientes foi submetido a MMP® com minoxidil e o outro a MMP®, sem medicamento. Demonstrou-se eficácia em ambos os casos, sugerindo que o microagulhamento isolado poderia também ser eficaz. Inibidores da 5α-redutase também são usados; entretanto, seu uso necessita de mais estudos (Figura 38.13).

A MMP® é uma opção para infusão de corticosteroides no tratamento de alopecia areata, com a vantagem de ser menos dolorida e, provavelmente, com menor risco de atrofia cutânea em comparação com a infiltração com seringa.

A execução do procedimento requer pressão suave da mão. O *end point* é de eritema e/ou orvalho discreto (Figura 38.14), e recomenda-se o uso do cartucho Magnum. O procedimento pode

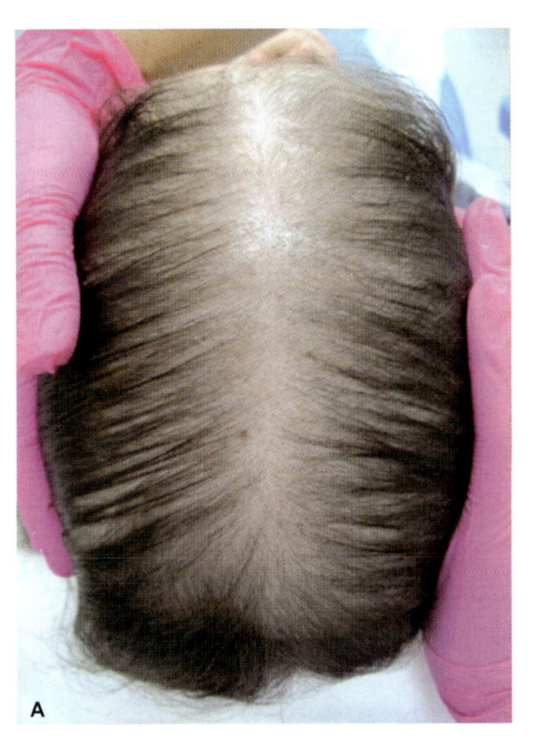

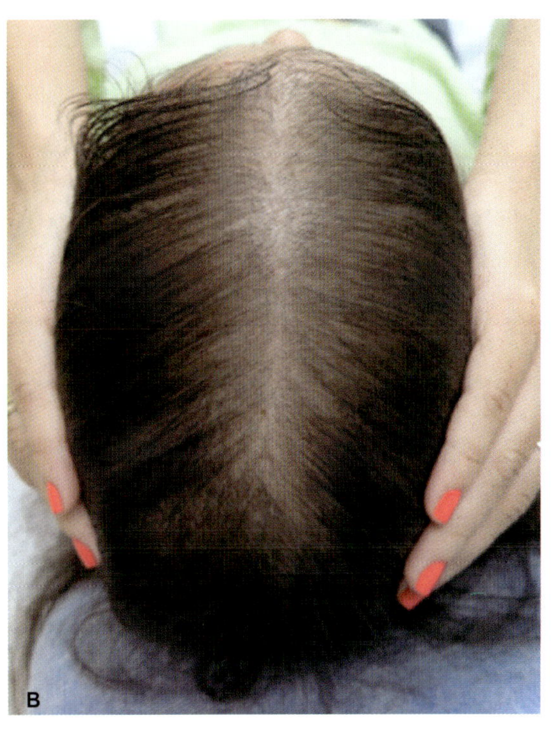

Figura 38.13 Tratamento de alopecia de padrão feminino. **A.** Antes do início do tratamento. **B.** Após 2 meses de 3 sessões de MMP® com finasterida e minoxidil.

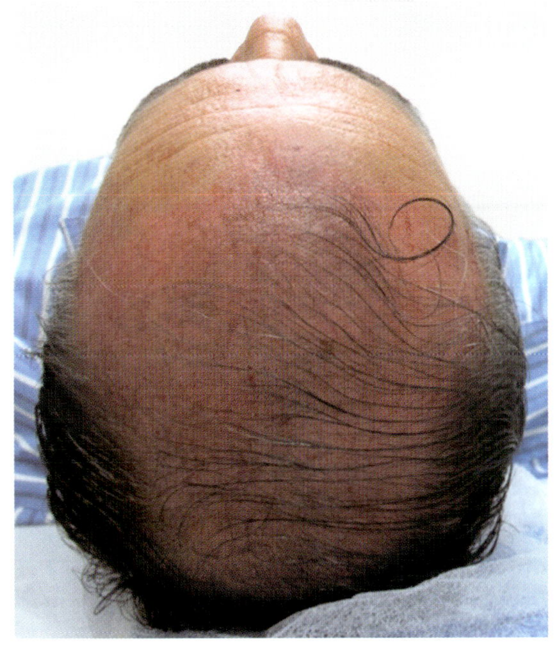

Figura 38.14 *End point* logo após o procedimento, mostrando eritema e leve orvalho sangrante.

ser feito sem anestesia e, se necessário, com anestesia tópica ou bloqueio anestésico semelhante ao utilizado no transplante capilar. É importante frisar que, caso opte-se pelo anestésico tópico, é fundamental realizar a remoção adequada previamente ao início do procedimento para evitar a injeção de resíduos.

Psoríase vulgar

A associação de MMP® com ciclosporina ou metotrexato pode ser uma nova modalidade de tratamento para psoríase em placas resistentes (Figura 38.15). É interessante para pacientes com complicações associadas ao tratamento sistêmico, visto que com pequenas doses dessas medicações foi demonstrada melhora clínica em uma série de casos. É importante ressaltar que, mesmo se tratando de doses totais menores, o seguimento clínico e laboratorial deve ser o mesmo das outras formas de administração dessas substâncias.

Cicatrizes e queloides

A MMP® pode ser útil no manejo de cicatrizes acrômicas, queloides e cicatrizes hipertróficas superficiais e/ou resistentes aos tratamentos convencionais. As medicações mais utilizadas são triancinolona, bleomicina e 5-FU. A escolha da medicação ideal depende do tipo da cicatriz.

Cicatrizes acrômicas causadas por *lasers* são uma iatrogenia relativamente comum no consultório dermatológico. São lesões de tratamento difícil, e a repigmentação pode ser demorada. A MMP® com 5-FU é uma alternativa efetiva e de baixo custo que busca solucionar esses casos (Figura 38.16).

A infiltração intralesional com corticosteroides é um procedimento bastante utilizado no tratamento de queloides e cicatrizes hipertróficas. A MMP® é outra via de administrar essa mesma

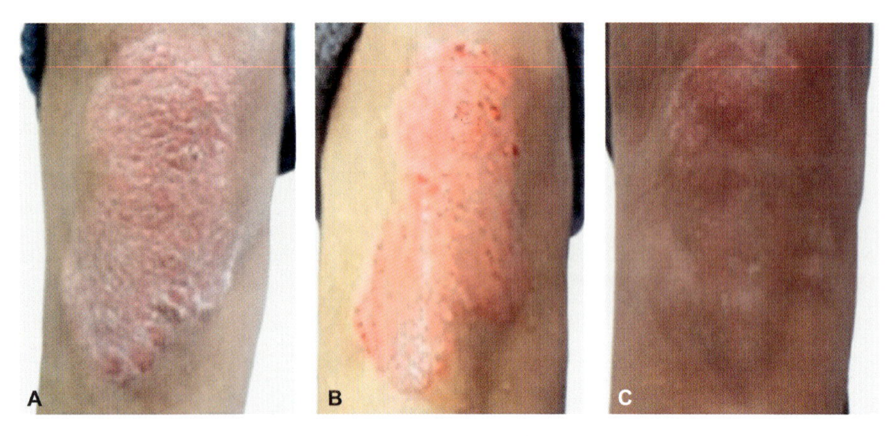

Figura 38.15 Tratamento psoríase em placas com MMP® e ciclosporina. Essa placa já havia sido tratada com corticosteroides, inibidores da calcineurina e queratolíticos, sem sucesso. **A.** Pré-tratamento. **B.** Após 1 sessão. **C.** Após 4 sessões. (Cortesia da Dra. Aline Okita.)

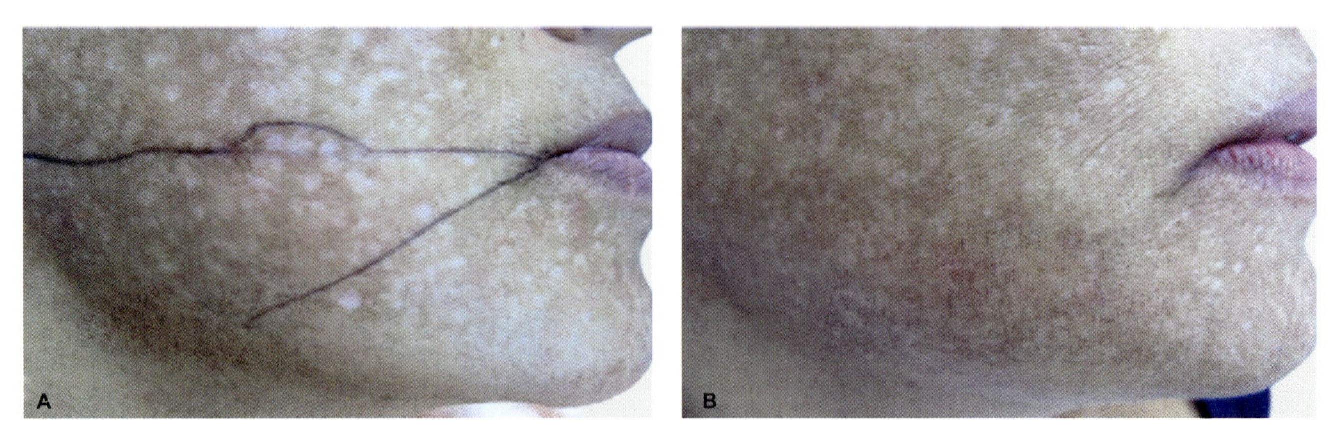

Figura 38.16 A. Paciente com múltiplas máculas acrômicas após 10 sessões de *laser Q-switched* 1.064 nm para despigmentação de melasma. As linhas com caneta foram feitas para guiar a análise fotográfica do caso. **B.** Após 2 sessões de MMP® com 5-FU.

medicação, porém com menos dor durante a aplicação e difusão mais homogênea do princípio ativo (Figuras 38.17 e 38.18).

O cartucho a ser utilizado nesses casos depende da configuração da cicatriz. A pressão exercida pela mão e o comprimento da agulha são maiores, com objetivo de atingir *endpoint* de orvalho sangrante intenso.

Aplicações estéticas

A MMP® pode ser utilizada como tratamento isolado ou em conjunto com outras técnicas, como a indução percutânea de colágeno com agulhas (IPCA®). Algumas indicações estéticas são: cicatrizes de acne, rejuvenescimento, melasma. Essas técnicas serão abordadas mais detalhadamente no próximo capítulo.

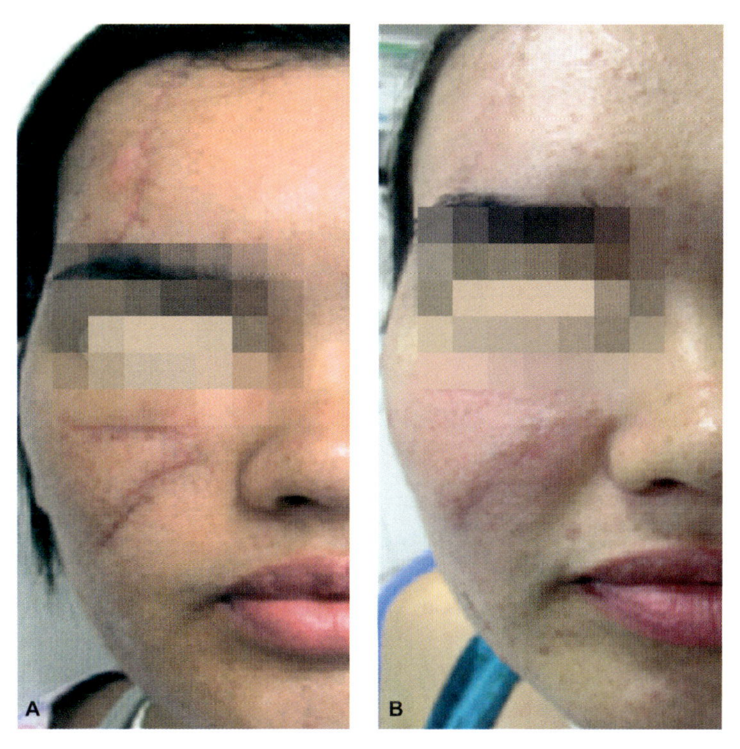

Figura 38.17 Tratamento de cicatriz inestética decorrente de mordedura de cachorro. **A.** Pré-tratamento. **B.** Após 1 sessão de MMP® com bleomicina.

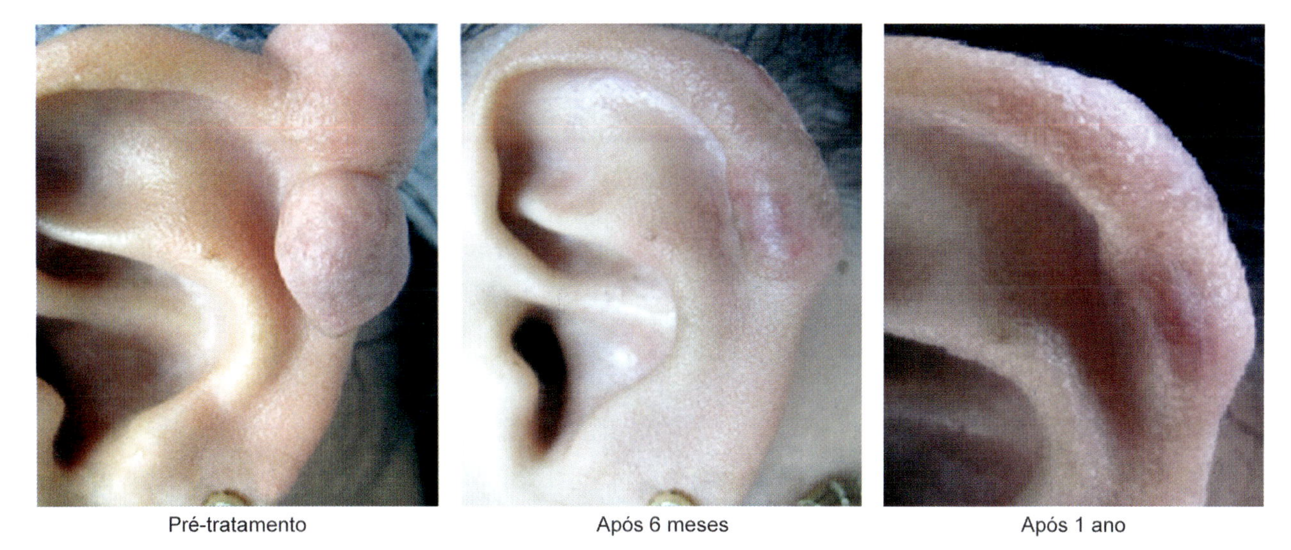

Figura 38.18 Queloide auricular, cujo tratamento foi *shaving* da lesão e MMP® com bleomicina intraoperatória na base cruenta. Após 1 ano, não se observam sinais de recidiva.

Considerações finais

A MMP® é uma técnica nova e promissora que exige habilidade manual e conhecimento clínico e dermatológico para sua correta execução. Como qualquer nova modalidade de tratamento, ainda necessita de mais estudos. Trata-se de uma tecnologia de baixo custo, segura e com múltiplas indicações, inserindo-se facilmente no arsenal terapêutico do cotidiano do dermatologista.

Bibliografia

Alsalhi W, Alalola A, Randolph M et al. Novel drug delivery approaches for the management of hair loss. Expert Opin Drug Deliv. 2020; 1-9.

Arbache S, Godoy C. Microinfusion of drugs into the skin with tattoo equipment. Surg Cosmet Dermatol. 2013; 5:70-4.

Arbache S, Mattos EDC, Diniz MF et al. How much medication is delivered in a novel drug delivery technique that uses a tattoo machine? International Journal of Dermatology. 2019; 58:750-5.

Arbache S, Roth D, Arbache ST et al. Original method to repigment achromic laser tattoo removal scars. Case Rep Dermatol. 2019; 11:140-4.

Arbache S, Roth D, Steiner D et al. Activation of melanocytes in idiopathic guttate hypomelanosis after 5-fluorouracil infusion using a tattoo machine: preliminary analysis of a randomized, split-body, single blinded, placebo controlled clinical trial. Journal of the American Academy of Dermatology. 2018; 78:212-5.

Barletta M, Gasques L. Successful treatment of alopecia areata patches with triamcinolone acetonide using MMP®: report of two cases. Skin Appendage Disorders. 2020. DOI 10.1159/000516314, in press.

Contin L. Male androgenetic alopecia treated with microneedling alone or associated with injectable minoxidil by microinfusion of drugs into the skin. Surg Cosmet Dermatol. 2016; 8:158-61.

Cussler EL, Cussler EL. Diffusion: mass transfer in fluid systems. 3. ed. Cambridge University Press; 2009.

Dieckmann R, Boone I, Brockmann SO et al. The risk of bacterial infection after tattooing. Deutsches Arzteblatt International. 2016; 113:665-71.

Fertig R, Gamret A, Cervantes J et al. Microneedling for the treatment of hair loss? Journal of the European Academy of Dermatology and Venereology. 2018; 32:564-9.

Fulton JE, Jr., Rahimi AD, Mansoor S et al. The treatment of hypopigmentation after skin resurfacing. Dermatol Surg. 2004; 30:95-101.

Kundu PKC, Cohen IM. Fluid mechanics. Academic Press; 2010.

Magnusson BM, Anissimov YG, Cross SE et al. Molecular size as the main determinant of solute maximum flux across the skin. Journal of Investigative Dermatology. 2004; 122:993-9.

Manganoni AM, Sereni E, Pata G et al. Pigmentation of axillary sentinel nodes from extensive skin tattoo mimics metastatic melanoma: case report. International Journal of Dermatology. 2014; 53:773-6.

Matsika A, Srinivasan B, Gray JM et al. Tattoo pigment in axillary lymph node mimicking calcification of breast cancer. Case Reports. 2013; 2013:bcr2013200284.

Okita AL, Arbache S, Roth DMP et al. Treatment of psoriasis vulgaris with cyclosporine and methotrexate injections using the MMP® technique. Surgical & Cosmetic Dermatology. 2018; 10:78-82.

Oni G, Brown SA, Kenkel JM. Can fractional lasers enhance transdermal absorption of topical lidocaine in an in vivo animal model? Lasers in Surgery and Medicine. 2012; 44:168-74.

Richey R, Wray D, Stokes T. Prophylaxis against infective endocarditis: summary of NICE guidance. Bmj. 2008; 336:770-1.

Seager DJ, Simmons C. Local anesthesia in hair transplantation. Dermatologic Surgery. 2002; 28:320-8.

Shelley WB, Shelley ED. Intralesional bleomycin sulfate therapy for warts. A novel bifurcated needle puncture technique. Arch Dermatol. 1991; 127:234-6.

Soltani-Arabshahi R, Wong JW, Duffy KL et al. Facial allergic granulomatous reaction and systemic hypersensitivity associated with microneedle therapy for skin rejuvenation. JAMA Dermatology. 2014; 150:68-72.

van der Velden EM, Ijsselmuiden OE, Drost BH et al. Dermatography with bleomycin as a new treatment for verrucae vulgaris. International Journal of Dermatology. 1997; 36:145-50.

CAPÍTULO

39

Uso Cosmético da Microinfusão de Medicamentos na Pele

Luciana Gasques

Introdução

Existem diversas técnicas disponíveis que realizam entrega de medicamento por meio da criação de microcanais que ultrapassam a epiderme até atingir a derme superficial (Figura 39.1). Cada uma delas tem particularidades que o médico dermatologista deve conhecer antes de escolher qual o melhor tratamento para o seu paciente (Tabela 39.1).

Os rolos promovem injúria controlada, principalmente pelo número de passadas na área e pela pressão exercida pela mão do médico executador. Uma aplicação mais intensa, com orvalho sangrante, é justificável no tratamento de flacidez e cicatrizes, enquanto a aplicação suave, visando ao eritema leve, é desejável na entrega de medicamentos no tratamento das alopecias.

A radiofrequência microagulhada associa a criação dos microcanais com a entrega de radiofrequência na profundidade da pele, poupando a epiderme e reduzindo, assim, a hipercromia pós-inflamatória.

Os *lasers* ablativos criam as microzonas térmicas (MZT) para impedir que haja sangramento através dos microcanais. O calor possibilita intensa contração do colágeno, mas é o responsável por *downtime* elevado e eventos adversos da técnica. Com relação à entrega de medicamentos através das MZT, muito se tem discutido sobre a coluna de coagulação atrapalhar a absorção

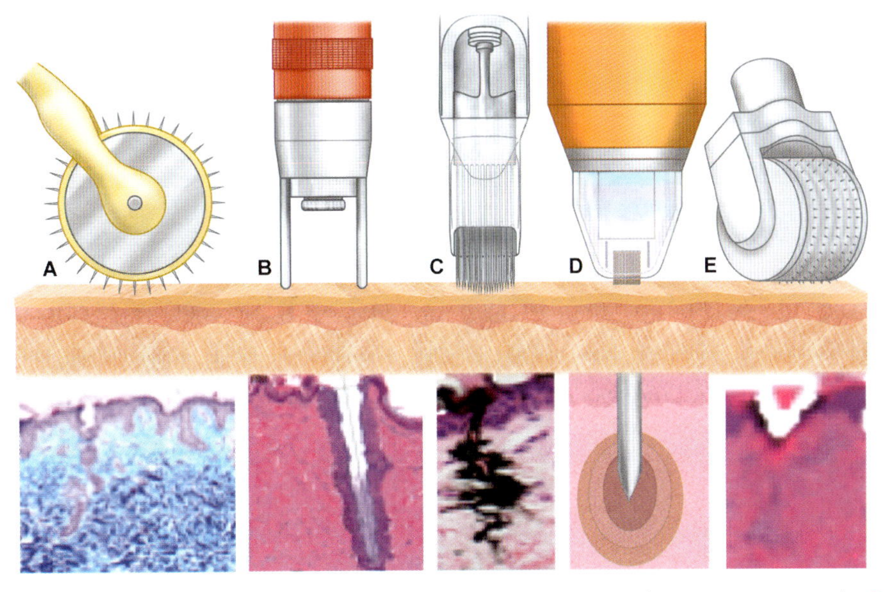

Figura 39.1 Técnicas de entrega de medicamentos por meio da criação de microcanais na pele. **A.** Rolo. **B.** *Laser* ablativo. **C.** Máquina de tatuagem. **D.** Radiofrequência microagulhada. **E.** Radiofrequência ablativa.

Tabela 39.1 Comparação entre diversas técnicas que realizam a entrega das substâncias através da criação de canais na pele.

Técnica	Entrega da medicação	Particularidades
Mesoterapia	Microbólus	Evidência científica Precisão Profundidade (hipoderme) Risco de atrofia
Laser ablativo	Microzonas térmicas Coluna de coagulação	Contração do colágeno pelo calor Tratamento de flacidez Custo elevado *Downtime* elevado Calor pode ativar algumas dermatoses
Roller/Indução percutânea de colágeno com agulhas (IPCA®)	Criação de canais	Lesão leve/moderada/profunda definida pelo objetivo do tratamento Baixo custo Risco de hipercromia pós-inflamatória
Radiofrequência microagulhada	Criação de canais	Entrega energia na derme Reduz hipercromia pós-inflamatória Custo elevado
Microinfusão de medicamentos na pele (MMP®)	Infusão simultânea ao agulhamento	Precisão Entrega quantificável da medicação Baixo custo Baixo *downtime* Baixo impacto no tratamento de flacidez

do medicamento, e exames anatomopatológicos precoces mostraram canais repletos de fluido intersticial.

A microinfusão de medicamentos na pele (MMP®) utiliza-se de máquina de tatuagem para aplicar a medicação na derme superficial concomitantemente ao agulhamento.

Possui elevada precisão, justificável pela variabilidade de cartuchos disponíveis. Os cartuchos Liner® têm as agulhas dispostas "em roseta", o que confere profundidade e possibilita o tratamento de lesões de pequeno diâmetro, como cicatrizes de acne, siringomas e estrias. Os cartuchos Magnum® têm agulhas dispostas paralelamente entre si, o que possibilita tratamentos superficiais e extensos, como em couro cabeludo, melasma, fotoenvelhecimento ou campo de cancerização nas queratoses actínicas.

A MMP® é um tratamento delicado que visa entregar medicamentos de forma quantificável através da epiderme. O grau de orvalho sangrante e o dano epidérmico programado dependem da velocidade de agulhamento (ajustável no motor da máquina) e do nível de pressão exercida pela mão do médico executador.

O avanço dos tratamentos cosméticos na dermatologia permite que o médico combine técnicas para otimizar resultados.

Em cada uma das técnicas que se utilizam de micragulhas, o trauma da micropuntura desencadeia liberação de citocinas, migração de células para reparo do dano epidérmico, finalizando com angiogênese, proliferação de colágeno, elastina, fibroblastos, glicosaminoglicanos e proteoglicanos.

O microagulhamento isoladamente, sem infusão de ativos, pode ser usado para tratamentos cosméticos, visando ao estímulo de colágeno e à melhora da qualidade da pele.

Nestes casos, o dano desencadeado pelas microagulhas varia de acordo com o objetivo. Algumas situações, como melhora de rugas profundas e cicatrizes, necessitam de dano maior para estímulo de processo inflamatório, enquanto outras, como tratamentos capilares e melhora da qualidade da pele, precisam de danos menores, pois a entrega da medicação é mais importante do que o processo inflamatório com neocolagênese. Na MMP®, o grau de injúria é ajustável de acordo três variáveis: nível de pressão exercida pelo médico aplicador, número de passadas na mesma região e velocidade da máquina.

A associação com a aplicação de medicamentos deve ser cautelosa, tendo-se em mente que toda a microcirculação dérmica desembocará futuramente na grande circulação.

Além disso, há um reservatório folicular do medicamento, que o libera lentamente para a circulação, de forma que, quanto mais superficial, maior o tempo de depuração.

Logo, o conhecimento de farmacocinética dos medicamentos utilizados por via sistêmica não pode ser refletido para as técnicas de *drug delivery*, que criam microcanais para entrega do medicamento.

Por fim, sabe-se que as técnicas que criam microcanais na pele provocam reepitelização completa somente no terceiro dia, e o paciente deve ser orientado que o uso de substâncias nesse período pode favorecer no *drug delivery* de protetor solar e maquiagem, por exemplo.

A MMP® é, portanto, um procedimento disponível para entrega de medicamentos através de microcanais, que realiza a perfuração simultaneamente à entrega da medicação. Suas particularidades são: baixo custo, entrega quantificável da medicação, alta precisão, múltiplas indicações, curta curva de aprendizado por médicos dermatologistas e resultados rápidos.

Pré-procedimento

Os cuidados prévios à realização da MMP® são descritos detalhadamente a seguir e estão resumidos na Tabela 39.2.

Fotografia

A documentação fotográfica de todos os pacientes com finalidade comparativa, didática e legal é fundamental na dermatologia. É ainda mais importante nos tratamentos cosméticos, pois, no momento da fotografia, o médico avalia as expectativas do paciente com as possibilidades do tratamento, além de sinalizar previamente ao paciente possíveis assimetrias observadas. Por fim, o registro fotográfico fortalece o vínculo e a confiança no profissional, bem como melhora a percepção e a satisfação.

As fotografias devem respeitar padrão de enquadramento, iluminação e posicionamento para facilitar a comparação do antes e depois da intervenção.

Termo de consentimento livre e esclarecido

O termo de consentimento livre e esclarecido confirma e registra de maneira contratual o acordo feito entre o médico e o paciente durante a consulta.

Tabela 39.2 Cuidados pré-procedimento na MMP®.

Etapas	Objetivos	Observações
Fotografia	Relação médico-paciente Aspectos legais Permitir comparação e acompanhamento	Mesmo enquadramento, iluminação e posicionamento Fundo e roupas escuros Sem bijuterias, acessórios, maquiagem Cabelos presos, toucas
Termo de consentimento livre e esclarecido	Contrato Aspectos legais	Linguagem simples e objetiva Fonte 12, espaçamento duplo Diagnóstico, tratamento, medicações usadas, efeitos adversos Contato do médico Assinatura do paciente, do médico e de testemunha
Anestesia	Conforto	Anestésico tópico Bloqueio neural Infiltração anestésica Técnica da prega
Profilaxia para herpes labial	Evitar recidiva em pacientes com histórico	Valaciclovir 500 mg, 1 vez/dia, 3 dias Aciclovir 400 mg, 12/12 h, 5 dias
Profilaxia para endocardite bacteriana	Evitar em pacientes de risco	Amoxicilina 1 g, dose única
Light emitting diode (LED)	Vasodilatação, analgesia, cicatrização e reduzir inflamação	Antes do procedimento, quando houver aplicação de medicações Posteriormente ao procedimento de microagulhamento isolado para reduzir o *downtime*
Preparo da pele	Afinar o estrato córneo Aumentar adesão e vínculo do paciente Reduzir hipercromia pós-inflamatória	Ácidos glicólico, salicílico, ascórbico Tretinoína Ureia Corticosteroides Protetores solares

Todos os procedimentos realizados no consultório devem ter um termo redigido pelo próprio médico de maneira simples, clara e objetiva, sem termos técnicos, com a fonte mínima de corpo 12 e espaçamento duplo.

O documento deve conter os nomes completos do paciente e do médico, o diagnóstico e o seu plano terapêutico, bem como todas as medicações utilizadas, os procedimentos realizados, com seus respectivos objetivos, e possíveis complicações ou efeitos colaterais. Além disso, deve constar telefone ou *e-mail* para contato com o médico e horários de atendimento nos mesmos veículos.

Caso o médico venha a utilizar fotografias do paciente em aulas ou trabalhos para fins científicos, o mesmo deverá autorizar.

O paciente deve ler com calma, fora da presença do médico ou da equipe, evitando alegação de constrangimento. Além da assinatura do paciente e do médico, o termo deve ser assinado por uma testemunha.

Anestesia

A necessidade de anestésico deve ser analisada dependendo da área a ser tratada, da indicação clínica e do limiar de tolerância de cada paciente.

Anestésico tópico

Recomenda-se o uso de anestésico tópico em áreas de pele mais delicada, como face, pescoço, colo, mamas e dorso das mãos. Pode-se optar por medicações comerciais, como Dermomax® e EMLA®, ou manipuladas.

É necessário sempre se certificar de que o anestésico tópico tenha sido completamente removido antes de iniciar o tratamento, porque costuma ter concentrações altas de ativos que, ao serem infundidos, podem gerar toxicidade.

Muitas vezes, para tratamentos corporais, não é necessário ou é contraindicado o uso de anestésicos tópicos, pois a extensão da área pode atingir concentração sérica tóxica.

Bloqueio neural e anestesia infiltrativa

Geralmente, o uso de bloqueio neural e infiltração anestésica para realização de MMP® só é necessário em associação de técnicas, como Subcision® ou tunelização dérmica (TD®).

Técnica da prega

Uma maneira de alterar a sensibilidade álgica é por meio da compressão da pele com os dedos da outra mão, fazendo uma prega cutânea (Figura 39.2). Essa técnica foi descrita, inicialmente, para uso no couro cabeludo, com a justificativa de que o afastamento da pele do periósteo ricamente inervado diminui a sensação de dor.

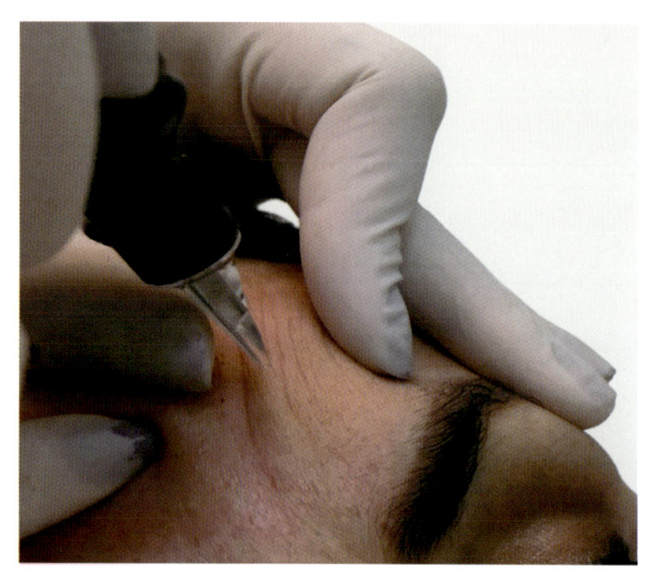

Figura 39.2 Técnica da prega: o pinçamento da pele aumenta a tolerância do procedimento e a precisão da aplicação.

No entanto, há resultados satisfatórios nos tratamentos da face e do corpo, pois provoca alteração da percepção de dor e, além disso, aumenta a precisão.

O paciente deve ser orientado a chegar cerca de 30 minutos antes do horário do procedimento para assinar o termo e discutir possíveis dúvidas com relação ao mesmo, fazer o registro fotográfico e ser submetido à anestesia.

Profilaxia para herpes labial

Até recentemente, não havia consenso sobre profilaxia para herpes labial em procedimentos que cursem com desepitelização facial, e sua realização ficava a critério médico.

Uma revisão sistemática feita pelo Cochrane Skin Group em 2015 foi favorável à prevenção em pacientes com histórico prévio. Recomenda-se valaciclovir 500 mg, 1 vez/dia, por 3 dias, ou aciclovir 400 mg 12/12 horas, por 5 dias, e iniciar no dia anterior ao procedimento.

Profilaxia para endocardite bacteriana

Com base no relato de caso de endocardite bacteriana após tatuagem, recomenda-se profilaxia com 1 g de amoxicilina em dose única, 1 hora antes da intervenção para o grupo de risco, que consiste em portadores de doenças cardíacas congênitas, cirurgias cardíacas prévias e valvulopatias.

Light emitting diode

O uso de *laser* de baixa intensidade diminui inflamação, estimula cicatrização, realiza vasodilatação e analgesia, e pode ser aplicado antes ou imediatamente após o procedimento.

Algumas medicações são fotossensíveis, o que significa que podem ser modificadas pela luz. Portanto, o *light emitting diode* (LED) deve ser aplicado antes do procedimento. Atualmente, existem *home devices* com LED que podem ser utilizados diariamente para manutenção dos tratamentos.

Nos tratamentos faciais, o LED costuma ser utilizado como pós-procedimento para reduzir a inflamação, acelerar a cicatrização e reduzir a dor e o desconforto.

Preparo da pele

Os cuidados prévios com a pele potencializam o resultado, reduzem o risco de hipercromia pós-inflamatória, homogeneízam o estrato córneo, aumentam o vínculo médico-paciente e antecipam a disciplina que o paciente deverá ter nos cuidados pós-procedimento.

O uso prévio de formulações queratolíticas contendo tretinoína, ácido ascórbico, glicólico e ureia afinam e homogeneízam o estrato córneo, acelerando, assim, a recuperação e a cicatrização, bem como minimizam o risco de hipercromia pós-inflamatória. A variabilidade na espessura da camada córnea de acordo com a região do corpo, e mesmo nas diferentes regiões da face, pode prejudicar o resultado final.

Devido ao pequeno comprimento das agulhas, a técnica da MMP® é apropriada para o tratamento de cicatrizes delicadas. Em lesões maiores, como queloides e cicatrizes hipertróficas, justifica-se previamente uso domiciliar de corticosteroides ou exerese para redução da massa queloidal, com início precoce de aplicações no pós-operatório.

Associação de técnicas para potencializar resultados

Os objetivos da associação de técnicas à MMP® e quando realizá-las estão descritos na Tabela 39.3.

Toxina botulínica

A aplicação de toxina botulínica na face não deve ser feita no mesmo dia da MMP®. Isso porque o microagulhamento causa vasodilatação, e as medicações causam edema epidérmico imediato em maior ou menor grau, o que pode desencadear migração da toxina para sítios indesejados (Figura 39.3).

Preferencialmente, a toxina deve ser aplicada previamente, o que provoca relaxamento muscular e homogenização da área a ser tratada posteriormente com a MMP®.

Tabela 39.3 Associação de técnicas para potencializar o resultado da MMP® e quando realizá-las.

Técnicas	Objetivos	Quando realizar
Aplicação convencional de toxina botulínica	Relaxar a musculatura Facilitar a aplicação da medicação	Previamente à MMP® Nunca na mesma ocasião (risco de migração)
Preenchedores e bioestimuladores	Melhorar linhas profundas e flacidez intensa	Previamente à MMP® Na mesma ocasião, preferencialmente
Luz intensa pulsada QsNd:YAG	Melhorar os parâmetros vasculares Neocolagênese Clarear manchas	Previamente à MMP® Na mesma ocasião, preferencialmente
Subcision® Tunelização dérmica (TD®)	Soltar traves profundas de fibrose	Previamente à MMP® Na mesma ocasião, preferencialmente
Peelings	Afinar o estrato córneo Melhorar a qualidade da pele Facilitar a aplicação da MMP®	15 dias previamente à MMP® (para permitir recuperação) Caso opte por realizar na mesma ocasião, deve suceder a MMP®

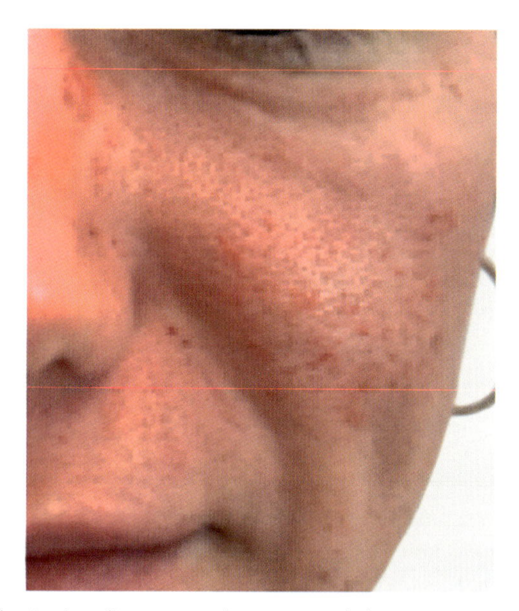

Figura 39.3 Edema epidérmico imediato com pele em casca de laranja após a aplicação de ácido tranexâmico pela técnica da MMP®.

Preenchedores e bioestimuladores

A aplicação de preenchedores e bioestimuladores pode ser realizada no mesmo dia da MMP®, pois a profundidade de injeção é distinta, e a anestesia presente na composição destes produtos favorece a aplicação da MMP® (Figura 39.4). O uso de injetáveis para fim de preenchimento ou bioestimulo deve preceder a MMP®, uma vez que o edema epidérmico após a sua aplicação pode dificultar o preenchimento, causando perda dos parâmetros anatômicos.

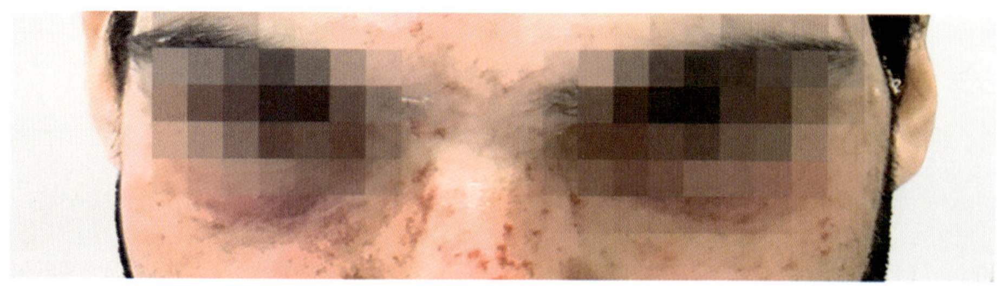

Figura 39.4 Aplicação de MMP® com ácido tranexâmico para clareamento das pálpebras inferiores imediatamente após preenchimento com ácido hialurônico. A anestesia presente na composição do preenchedor propicia maior conforto na realização da técnica.

Subcisão e tunelização dérmica

As técnicas de subcisão e TD® têm o intuito de soltar as traves de fibrose dérmica. A associação destas com a MMP® potencializa os resultados no tratamento de cicatrizes, rugas profundas e estrias.

Nesses casos, estas outras técnicas podem ser realizadas primeiro, seguidas pela MMP®, aproveitando-se, assim, o anestésico e o tempo de recuperação (Figura 39.5).

Luz intensa pulsada

A associação de MMP® com luz intensa pulsada em estrias rubras é justificável pelo benefício de ambas no tratamento dessa dermatose. O tratamento com a luz pulsada deve preceder a MMP® (podendo ocorrer no mesmo dia), pois o sangramento prejudica a sua aplicação.

Peelings

A aplicação de *peelings* deve preceder ou postergar a aplicação da MMP® em 15 dias, pois prepara a pele e provoca afinamento da camada córnea, diminuindo o tempo de recuperação, acelerando a resposta e reduzindo o risco de hipercromia pós-inflamatória.

A aplicação de ácido retinoico no pós-procedimento imediato é justificável após publicação recente sobre seu perfil de segurança.

Orvalho sangrante

O orvalho sangrante é um sinal de que houve entrega dérmica da medicação, visto que a epiderme é avascular. Na MMP®, devido ao pequeno diâmetro das agulhas (0,3 mm), o orvalho não é imediato após a perfuração da pele.

O grau de sangramento e o nível de orvalho sangrante variam de acordo com o objetivo em cada paciente (Figura 39.6). Os orvalhos em cada dermatose serão discutidos mais detalhadamente nos protocolos respectivos.

Medicamentos

As medicações utilizadas atualmente foram desenvolvidas para intradermoterapia e são comercializadas embaladas em ampola ou frasco-ampola que garanta biossegurança.

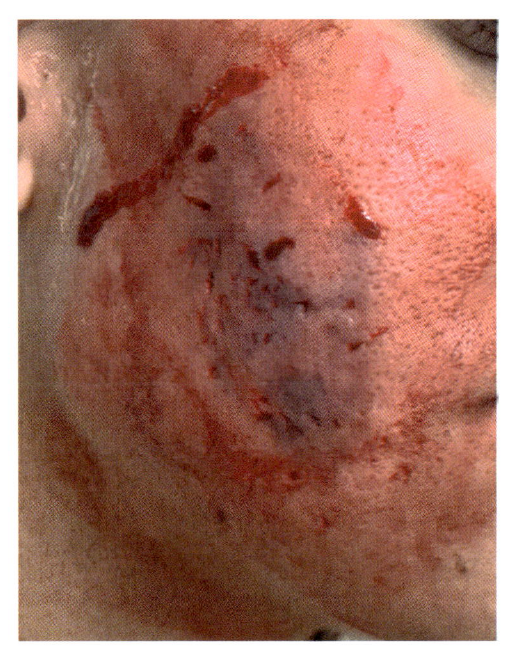

Figura 39.5 Associação de Subcision®, tunelização dérmica (TD®) e MMP®, nesta ordem, nas regiões malar e submalar para tratamento de cicatrizes de acne.

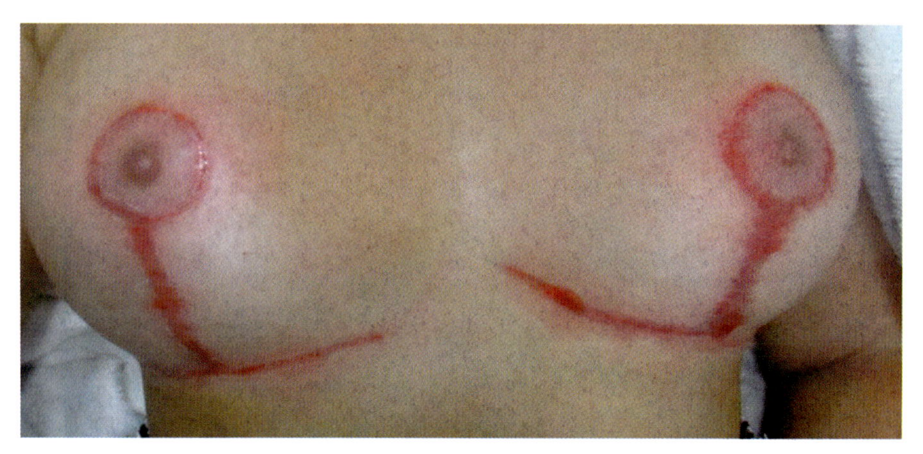

Figura 39.6 Orvalho sangrante intenso no tratamento de cicatriz atrófica após mamoplastia.

As ampolas devem ser totalmente utilizadas em uma aplicação, e o que não for utilizado deve ser desprezado. Os frascos-ampolas possuem borracha de memória que permite aspiração por agulha estéril de 22 G de diâmetro máximo (a partir do qual não é possível realizar oclusão) e, desde que sejam armazenados em local adequado, pelo tempo orientado pelo fabricante, podem ser utilizados em mais de uma aplicação (Tabela 39.4).

As mesclas geralmente são medicações industrializadas, comercializadas para determinado fim, como clareamento, controle de oleosidade e estímulo de colágeno. São compostas por uma combinação de substâncias predeterminadas pelo fabricante e, geralmente, vendidas em frascos-ampolas.

As melanges são combinações de substâncias vendidas separadamente, geralmente manipuladas por farmácias com licença para injetáveis, na forma de ampolas, que o médico determina na individualização do tratamento do seu paciente. É importante que o médico esteja em constante contato com o farmacêutico para questionamento sobre a compatibilidade dos compostos que pretende combinar, uma vez que as variáveis são diversas, como pH, osmolaridade, viscosidade etc.

Tabela 39.4 Termos utilizados na MMP®.

Terminologia	Entrega da medicação	Particularidades
Ampola		Uma vez aberta, perde a biossegurança e deve ser imediata e completamente utilizada. O restante deve ser desprezado
Frasco-ampola		Pode ser armazenado por tempo e condições orientados pelo fabricante Tem borracha de aspiração, com memória para oclusão e manutenção da biossegurança. Deve ser aspirada por agulha estéril com diâmetro máximo de 22 G
Mescla	Combinação de medicamentos, geralmente industrializados	Comercializados para determinado fim Combinação de compostos predeterminada pelo fabricante Indicações: melasma, estrias, rejuvenescimento
Melange	Medicamentos vendidos separadamente	Cabe ao médico escolher as medicações pertinentes ao caso e discutir com o farmacêutico sobre a compatibilidade Exemplos: ácido tranexâmico, minoxidil, dimetilaminoetanol (DMAE)

Enquanto a farmacocinética das medicações aplicadas via MMP® for desconhecida, recomenda-se que os cuidados sejam os mesmos do uso oral da medicação, ou seja, mesmas contraindicações, seguimento laboratorial e restrições.

Protocolos

A MMP® é indicada para dermatoses epidérmicas e, até mesmo, derme superficial. Não deve ser utilizada em doenças da derme profunda e da hipoderme.

Cada indicação cosmética apresenta particularidades que devem ser respeitadas com o objetivo de otimizar os resultados e minimizar eventos adversos. A escolha do cartucho deve ser orientada de acordo com o tamanho da lesão a ser tratada, de modo que o cartucho não a ultrapasse, evitando, assim, o tratamento da área perilesional, o que costuma ocasionar eventos colaterais.

As particularidades sobre cada protocolo cosmético serão esmiuçadas mais detalhadamente a seguir.

Cicatrizes

O objetivo do tratamento das cicatrizes é redução da fibrose, com melhora do aspecto da pele. Por isso, as medicações utilizadas são antifibrosantes como 5-fluoruracila (5-FU) e bleomicina.

Fazendo-se uma analogia ao faquir que não se fere ao se deitar em uma cama de pregos, mas que, quando entra em contato com um único prego, há a penetração do mesmo, compreende-se que, quanto maior o número de agulhas do cartucho, mais dificuldade para penetração das mesmas na pele. Isso ocorre porque a área de contato com a pele é multiplicada pelo número de agulhas e, quanto maior a área de contato, maior a pressão necessária para que haja penetração.

Portanto, o tratamento com o cartucho Liner®, apesar de mais demorado em casos de cicatrizes extensas, permite aplicação mais profunda com menor necessidade de pressão da mão do aplicador.

Nas cicatrizes, é importante atingir o orvalho sangrante intenso e homogêneo em toda a área de fibrose. Por se tratar de uma pele endurecida, orienta-se que o médico aplicador remova constantemente o excesso de sangue com uma gaze durante a aplicação, o que possibilita melhor visualização da área, evitando, assim, o tratamento parcial. São realizadas sessões mensais até que se alcance o resultado almejado.

Cicatriz de acne

Cicatrizes do tipo *ice picks* e cicatrizes distensíveis devem ser tratadas com a agulha Liner® da MMP®, e a medicação de escolha é o 5-FU.

A aplicação da medicação é feita em movimentos de vaivém, com pressão moderada/intensa. Deve-se tratar completamente todo o fundo e as margens da lesão.

A anestesia tópica costuma ser suficiente, e a compressão da lesão entre os dedos indicador e polegar, além de dar mais firmeza na aplicação, ajuda a mascarar a dor.

A quantidade de sessões depende do grau das cicatrizes, da resposta individual e da satisfação de cada paciente (Figura 39.7).

Uma alternativa para cicatrizes distróficas com muita fibrose é a associação da técnica com Subcision® ou TD®. No entanto, há necessidade de anestésico infiltrativo e, devido aos hematomas, há maior necessidade de afastamento das atividades.

Em geral, no tratamento de cicatriz de acne com MMP® isoladamente, o paciente já consegue retornar às suas atividades no dia seguinte.

Cicatriz hipertrófica/queloide

O tratamento depende do tamanho da massa queloidal. A infiltração intralesional com corticosteroides é indicada em associação com a MMP®, acelerando a resposta. No entanto, sugere-se o uso diluído do acetonido de triancinolona para reduzir o risco de precipitação de cristais de corticosteroides. Alguns casos mais volumosos devem ser submetidos a *shaving* e eletrocoagulação previamente à MMP®.

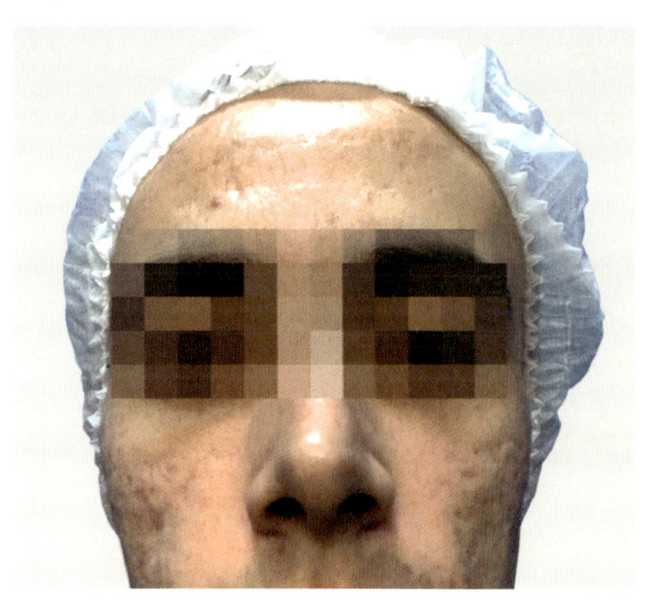
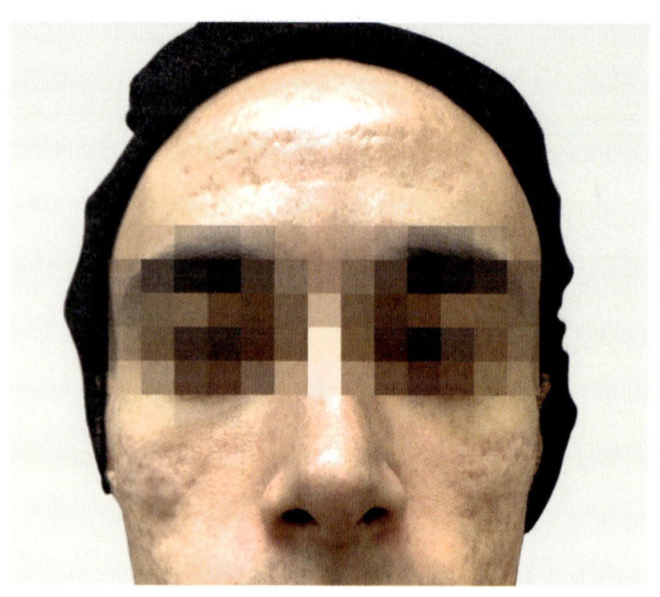

Figura 39.7 Cicatrizes de acne tratadas com três sessões de Subcision®, tunelização dérmica (TD®) e MMP® com 5-FU.

A aplicação deve ser feita inicialmente com 5-FU e, nos casos refratários, com bleomicina, lembrando-se sempre de orientar o paciente com relação ao depósito desta medicação com coloração acinzentada, que pode durar até 3 meses.

São realizadas sessões mensais até se obter resultado esteticamente satisfatório. A quantidade de sessões depende do volume da massa tumoral.

Cicatriz linear/acrômica com fibrose

Recomenda-se a aplicação de 5-FU o mais precocemente possível após a retirada dos pontos. São indicadas três sessões com intervalos mensais, mas, dependendo do grau de fibrose, pode-se necessitar de mais ou menos sessões (Figura 39.8).

Deve-se tratar toda a superfície da cicatriz, com aplicação em movimentos de vaivém. O orvalho sangrante é intenso.

Estrias

A MMP® permite o tratamento de estrias com o cartucho Magnum®. Nas estrias rubras, indica-se a utilização de medicamentos que, além de neocolagênese, tratem do aspecto vascular e associem-se com luz intensa pulsada. Além disso, a técnica permite o tratamento de estrias albas por meio da infusão de glicosaminoglicanos – medicamentos para estímulo de colágeno ou antifibrosantes (Figuras 39.9 e 39.10). Ocorre um edema intenso em 8 minutos no pós-procedimento imediato, com remissão espontânea após 1 hora (Figura 39.11).

A técnica permite o tratamento de fotótipos altos, com bons resultados. A maioria dos pacientes desenvolve algum grau de hipercromia transitória por aproximadamente 15 a 20 dias; no

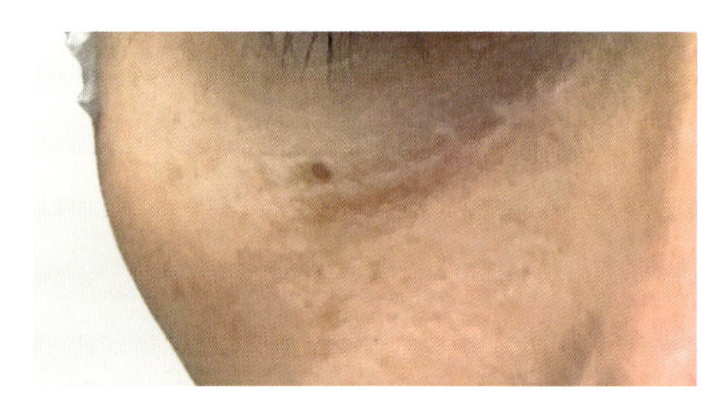
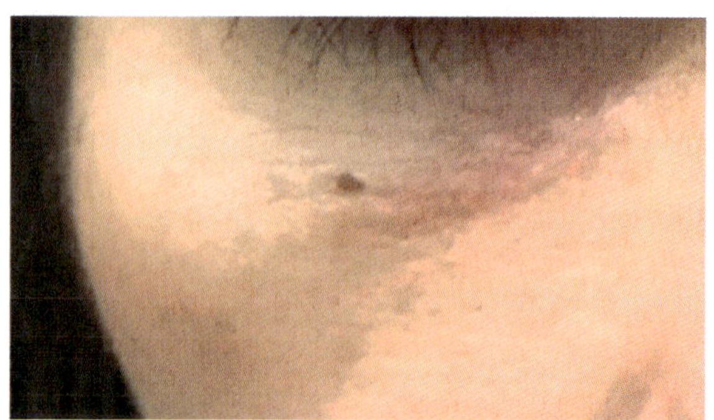

Figura 39.8 Cicatriz linear na pálpebra inferior, tratada com duas sessões de MMP® com 5-FU.

entanto, a alta precisão da técnica faz com que ela passe despercebida, com remissão espontânea ou uso de clareadores ou *peelings*.

A combinação de técnicas pode ser favorável no caso, por exemplo, de flacidez pós-parto. Pode-se aplicar o rolo em toda a área e, posteriormente, a MMP® nas estrias.

Em geral, indicam-se três sessões mensais, mas a necessidade pode variar dependendo da resposta individual do paciente, do *status* nutricional, da qualidade da pele e do grau de distensão da estria.

Estrias causadas por síndrome de Cushing pós-corticoterapia não costumam responder bem. Em casos de doenças reumatológicas, sugere-se carta de contrarreferência ao reumatologista, com explicação sobre o procedimento e solicitação para liberação.

O uso de anestésico tópico deve ser discutido com o paciente, visto que a área de anestesia pode superar a dose tóxica. Muitas vezes, o médico aplicador consegue mascarar a dor com o pinçamento da área entre os dedos polegar e indicador da outra mão, o que auxilia também na firmeza da pele, facilitando bastante a aplicação, principalmente em casos de flacidez.

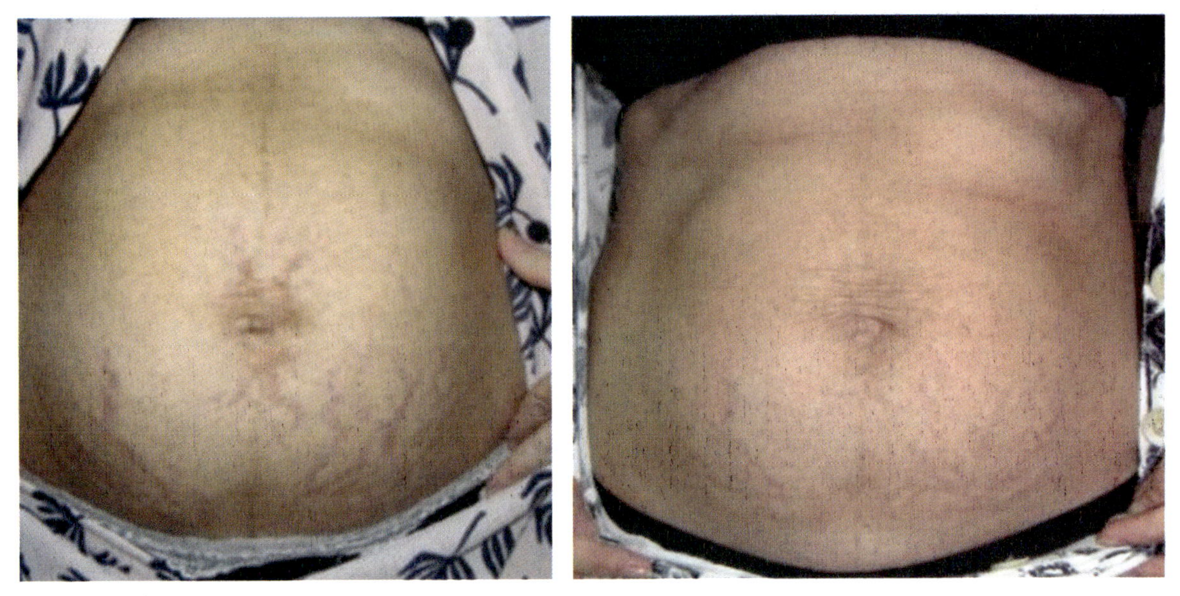

Figura 39.9 Estrias albas tratadas com três sessões de MMP® com glicosaminoglicanos, associada à luz intensa pulsada.

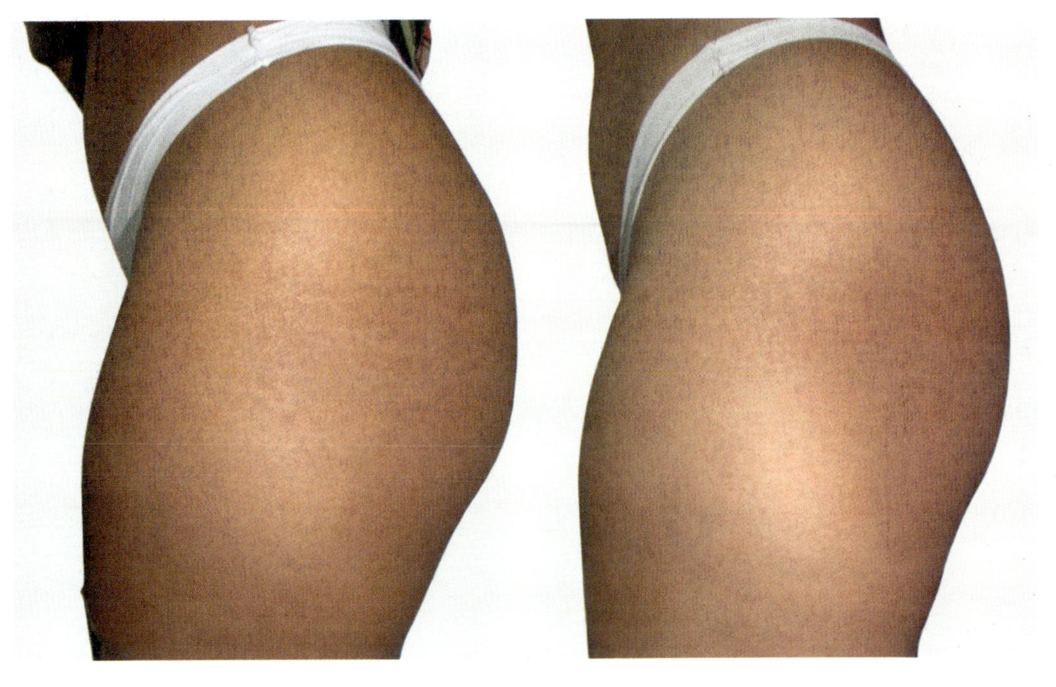

Figura 39.10 Antes e após uma sessão de MMP® com silício orgânico, elastina, ácido ascórbico, DMAE e sulfato de condroitina para estrias albas.

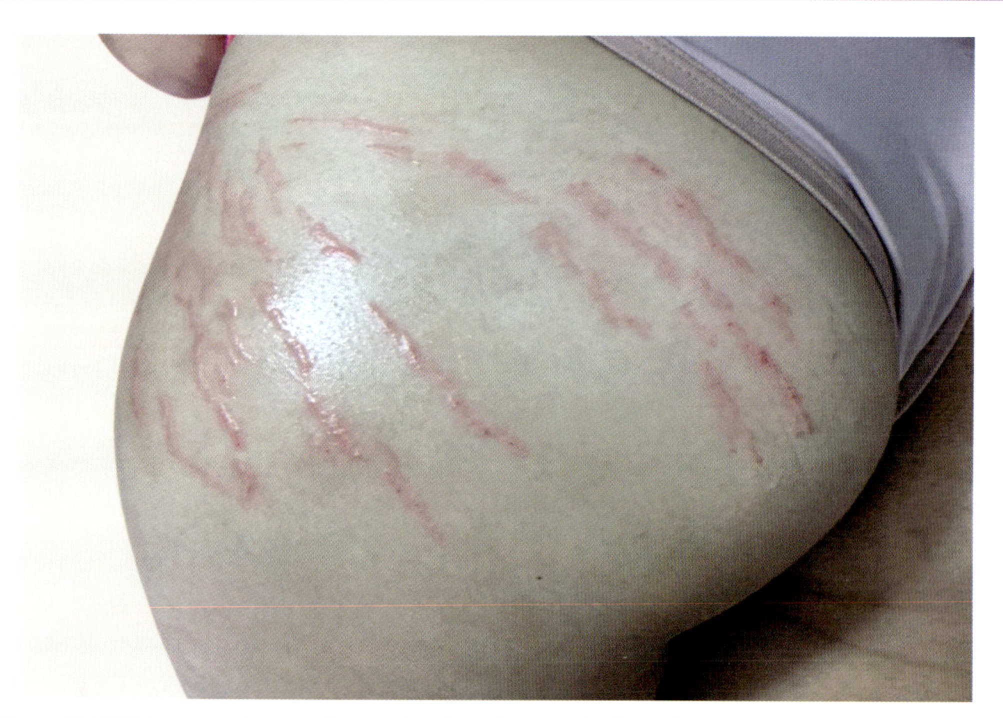

Figura 39.11 Edema no pós-procedimento imediato da aplicação de medicamentos com MMP® para estrias.

Melasma

O tratamento do melasma com a MMP® justifica-se para entrega de medicamento, com injúria leve e uso dos cartuchos Magnum®.

Anestesia tópica costuma ser o suficiente, mas alguns pacientes com maior sensibilidade em certas áreas, como pálpebra e perioral, podem necessitar de bloqueio.

O protocolo consiste em três aplicações com intervalo mensal, podendo aumentar de acordo com a necessidade de cada paciente. Orienta-se que, 15 dias após a aplicação, o paciente seja submetido a *peeling* de diamante ou ácido retinoico para minimizar o escurecimento transitório que costuma gerar muita ansiedade nos pacientes (Figura 39.12).

O tratamento domiciliar deve ser mantido durante todo o protocolo, exceto nos pós-procedimentos imediatos, caso haja sensibilidade.

A associação da MMP® com *laser* QsNd:YAG 1.064 nm para melasma potencializa os resultados, desde que o *laser* seja feito antes da aplicação (Figura 39.13).

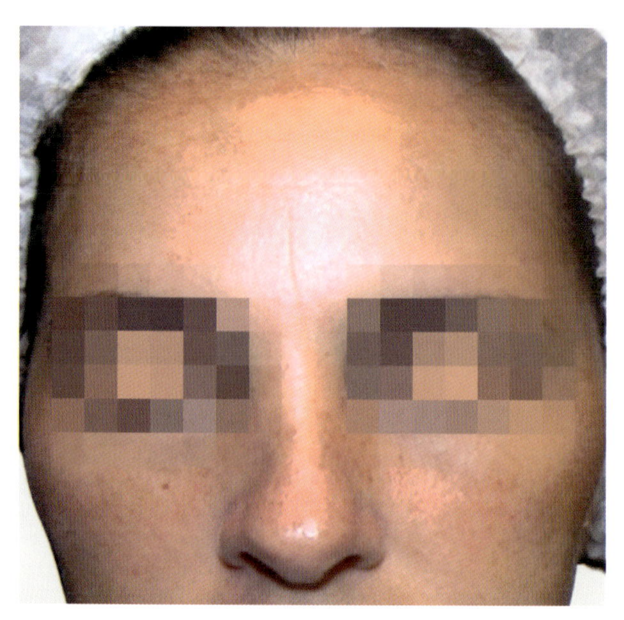

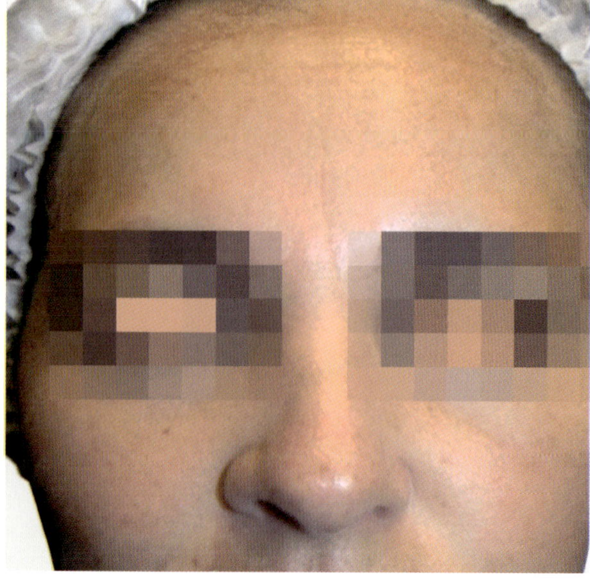

Figura 39.12 Aplicação de uma sessão de ácido tranexâmico para melasma, seguida de *peeling* de ácido retinoico após 15 dias.

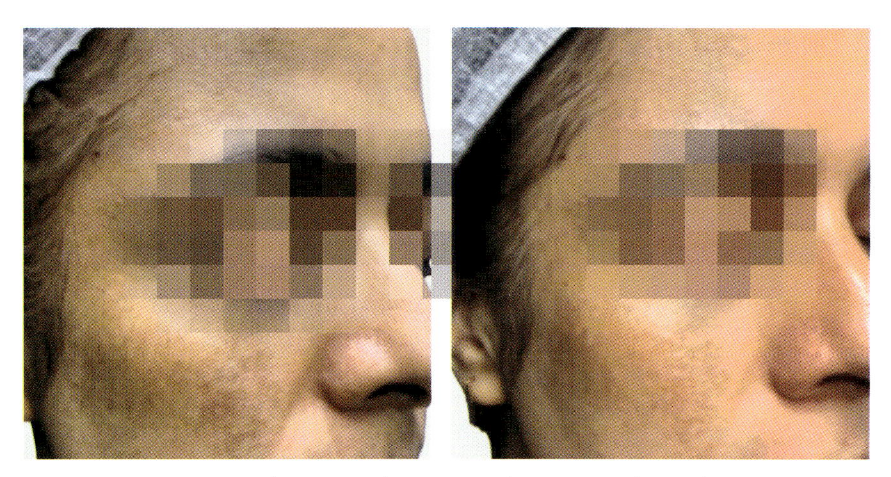

Figura 39.13 Tratamento para melasma com duas sessões da associação de QsNd:YAG 1.064 nm com MMP® com ácido tranexâmico, glutationa, azeloglicina, ácido kójico, arbutim, ácido glicólico, ácido ascórbico, ácido cíitrico.

Rejuvenescimento

O efeito mecânico do microagulhamento sobre a neocolagênese tem benefício sobre o rejuvenescimento.

Deve-se utilizar Magnum® 27 para maior cobertura e menor tempo de aplicação. A mão deve ser leve como no tratamento para melasma. Nas rugas mais profundas, deve-se realizar uma segunda passada, como um estaqueamento em um *laser* ablativo (Figura 39.14).

Pode-se tratar rosto, pescoço, colo e dorso das mãos em uma mesma sessão, sempre levando-se em consideração o tamanho da área a ser tratada e o risco de toxicidade do anestésico tópico.

As substâncias mais utilizadas são vitamina C, ácido hialurônico, DMAE, silício orgânico e medicações comerciais. O protocolo são três sessões, com intervalo mensal (Figura 39.15).

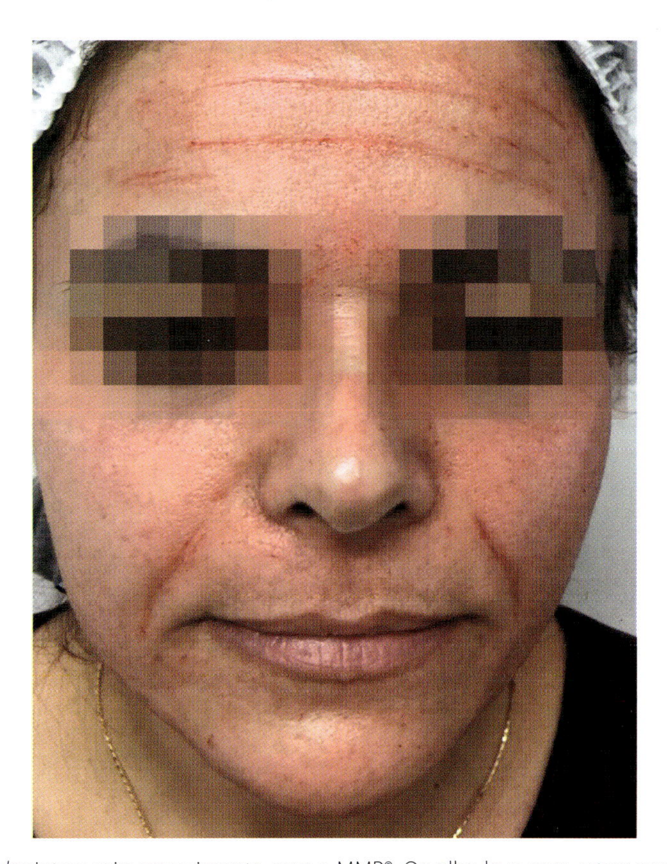

Figura 39.14 *Endpoint* no rejuvenescimento com a MMP®. Orvalho leve com estaqueamento dentro das rítides mais profundas.

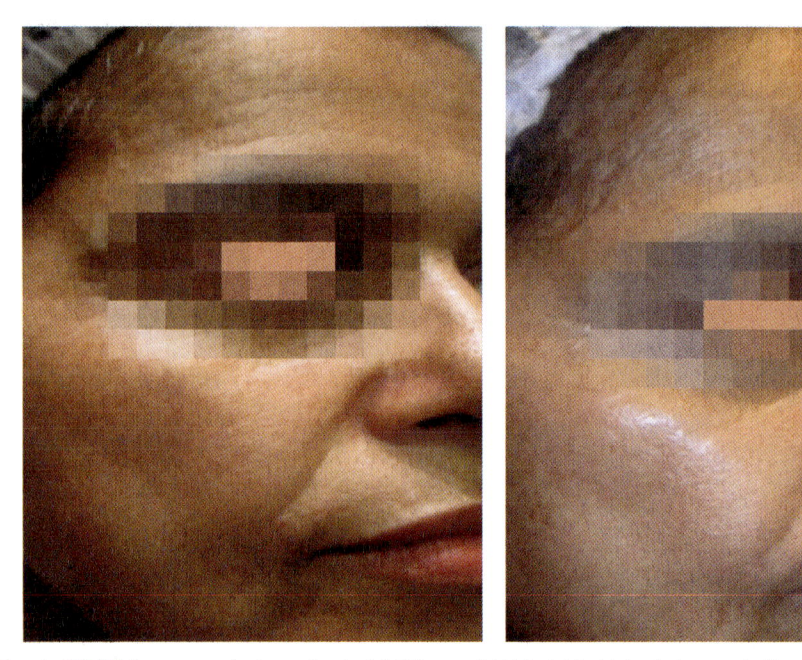

Figura 39.15 Antes e após 1 sessão de MMP® com DMAE, ácido hialurônico, argireline piruvato, L-carnitina e silício orgânico.

Siringomas

A utilização da MMP® com o cartucho Liner® para aplicação de bleomicina em siringomas causa dano epidérmico mínimo.

A remissão completa das lesões costuma demorar aproximadamente 2 meses, quando tratadas de forma satisfatória (deve-se apertar a agulha até sentir a cápsula romper).

Pós-procedimento

Não lavar a área tratada por 6 a 12 horas e evitar uso de protetor solar ou outros tópicos no dia do procedimento. O uso de curativos oclusivos é opcional (Figura 39.16).

No dia seguinte, usar creme calmante. Pode haver descamação da área tratada, o que deve ser informado, pois muitas vezes gera preocupação por parte do paciente.

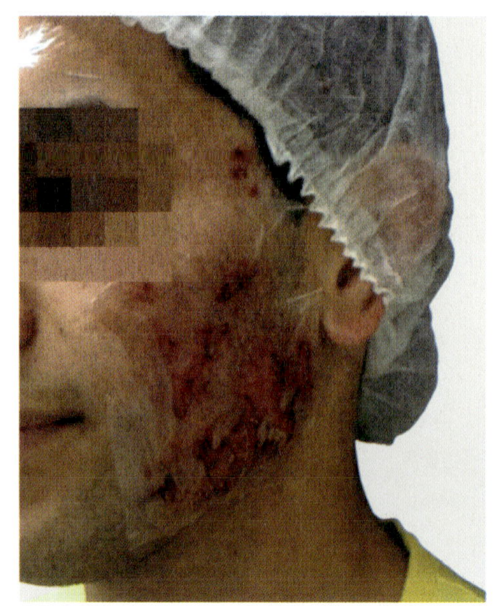

Figura 39.16 Curativo oclusivo após a aplicação de MMP® com 5-FU para cicatrizes de acne.

Contraindicações

As contraindicações são as mesmas para uso oral das medicações, de microagulhamento com rolo e de *laser* ablativo: gestação, lactação, infecção sistêmica ou no sítio da aplicação, doenças sistêmicas descompensadas.

Complicações

▸ **Hipercromia pós-inflamatória.** Fotótipos elevados não são considerados contraindicações, mas devem ser manejados com mais cautela. Em geral, as complicações são transitórias e tratadas com clareadores e fotoproteção solar (Figura 39.17).

▸ **Hipo/Acromia.** Geralmente, ocorre por pressão excessiva na aplicação, embora seja imprevisível. Costumam ser transitórias, por 3 a 6 meses. Tratar como lesão vitiligoide com Tarfic® 0,1%, 2 vezes/dia. A aplicação leve de 5-FU com MMP® no local deve ser considerada para os casos resistentes após 6 meses, com risco de não haver resposta.

▸ **Púrpura.** A aplicação com pressão excessiva em pacientes com pele fina pode gerar púrpuras que podem persistir por até 3 meses. Isso deve ser considerado em pacientes de leucodermia, visto que idosos possuem a pele mais fina, e caso seja mantido o mesmo nível de pressão utilizado para jovens, desencadeará púrpura.

▸ **Hematoma.** A aplicação com pressão excessiva na pele da pálpebra ou em estrias pode desencadear ruptura de vasos, com formação de hematomas, que logo extravasam, restando equimoses que podem persistir por 15 a 20 dias.

▸ **Reativação de infecção latente.** O tratamento de cicatrizes por doenças infecciosas com a MMP® é desencorajado. O tratamento de cicatriz de varicela, por exemplo, pode desencadear reativação de herpes-zóster altamente agressivo no local.

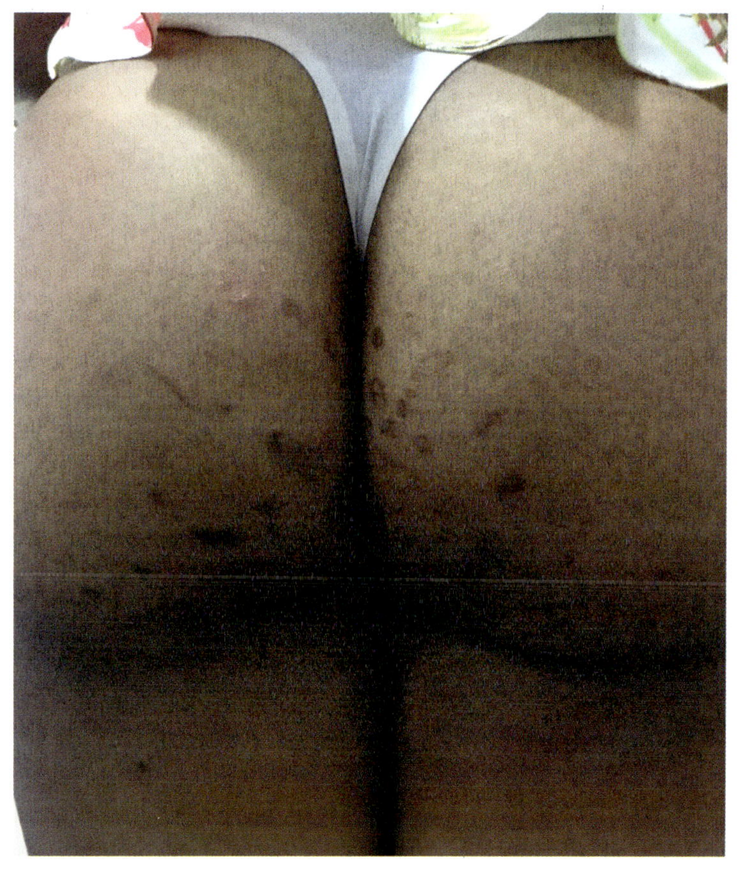

Figura 39.17 Hipercromia após tratamento de cicatrizes nas nádegas com MMP® com 5-FU.

- **Efeitos colaterais das medicações sistêmicas.** Já houve relato de impotência após aplicação de finasterida com MMP® em paciente que havia sentido somente diminuição da libido após medicação oral.
- **Dermografismo.** Deve ser questionado na anamnese. Pacientes de alto risco devem ser submetidos a teste em área oculta, por exemplo, retroauricular.

Considerações finais

A MMP® é uma técnica nova e promissora no *drug delivery*. Combina o benefício do agulhamento, da entrega ativa da medicação e do tratamento fracionado devido à distribuição das agulhas. Há maior facilidade de reepitelização, em analogia ao fracionamento de um *laser*, além de não emitir calor, o que reduz o risco de hipercromia pós-inflamatória, e não ter barreira de coagulação que prejudique a penetração da substância.

Bibliografia

Arbache S, Godoy CE. Microinfusão de medicamentos na pele através de máquina de tatuagem. Surg Cosmet Dermatol. 2013; 5(1):704.

Arbache S, Mattos EDC, Diniz MF et al. How much medication is delivered in a novel drug delivery technique that uses a tattoo machine? Int J Dermatol. 2019; 58(6):750-5.

Arbache S, Roth D, Steiner D et al. Activation of melanocytes in idiopathic guttate hypomelanosis after 5-fluorouracil infusion using a tattoo machine: preliminary analysis of a randomized, split-body, single blinded, placebo controlled clinical trial. J Am Acad Dermatol. 2018; 78(1):212-5.

Bal SM, Caussin J, Pavel S et al. In vivo assessment of safety of microneedle arrays in human skin. Eur J Pharm Sci. 2008; 35:193-202.

Barletta MS et al. Use of the pinch technique to reduce the pain in scalp microneedling: a comparative study. Surg Cosmet Dermatol. 2017; 9(2):135-8. DOI: http://dx.doi.org/10.5935/scd1984-8773.201792999.

Borgey F et al. Pre-operative skin preparation practices: results of the 2007 French national assessment. Journal of Hospital Infection. 2012; 81:58-65.

Brewer JD, Roenigk RK. Tumescent anesthesia as an aid for wide local excision in dermatologic surgery. Surg Cosmet Dermatol. 2010; 2(2):140-3.

Chen W-Y, Fang C-L, Al-Suwayeh SA et al. Risk assessment of excess drug and sunscreen absorption via skin with ablative fractional laser resurfacing: optimization of the applied dose for postoperative care. Lasers Med Sci. 2013; 28(5):1363-74.

Chi CC, Wang SH, Delamere FM et al. Interventions for prevention of herpes simplex labialis (cold sores on the lips). Cochrane Database of Systematic Reviews 2015, Issue 8. Art. No.: CD010095. DOI: 10.1002/14651858.CD010095.pub2.

Erlendsson AM, Doukas AG, Farinelli WA et al. Fractional laser-assisted drug delivery: active filling of laser channels with pressureand vacuum alteration. Lasers Surg Med. 2016; 48(2):116-24.

Fernandes D, Massimo S. Combating photoaging with percutaneaous collagen induction. Clin Dermatol. 2008; 26(2):192-9.

Froes GC et al. Topical anesthetics. Surg Cosmet Dermatol. 2010; 2(2):111-16.

Hexsel DM, Mazzuco R. Subcision: uma alternativa cirúrgica para lipodistrofia ginoide (celulite) e outras alterações no relevo corporal. An Br Dermatol. 1997; 72(1):27-32.

Ibrahimi OA, Weiss RA, Halvorson CR et al. Treatment of acne scars with high intensity focused radio frequency. J Drugs Dermatol. 2015; 14(9):1065-8.

Jha AK, Vinay K. Androgenetic alopecia and microneedling: every needling is not microneedling. Journal of the American Academy of Dermatology (2019), doi: https://doi.org/10.1016/j.jaad.2019.02.070.

Kalil CLPV, Frainer RH, Dexheimer LS et al. Estudo comparativo, randomizado e duplo-cego do microagulhamento associado ao drug delivery para rejuvenescimento da pele da região anterior do tórax. Surg Cosmet Dermatol. 2015; 7(3):211-6.

Kaplan JA, Coutris G. Mésoscintigraphie et proposition dúne théorie unifièe de la mésothérapie. In: Bulletin 5 des communications du 6e Congrès International de Mesothérapie; 1992, Paris, França. p. 2-4.

Kim H et al. Low-level light therapy for androgenetic alopecia: a 24-week, randomized, double-blind, sham device-controlled multicenter trial. Dermatol Surg. 2013; 39(8):1177-83. doi: 10.1111/dsu.12200.

Lima EA, Lima MA, Araújo CEC et al. Investigação sobre o uso do ácido retinoico a 3% e a 5% em soluções para peeling como agente para drug delivery após indução percutânea de colágeno com agulhas (IPCA®): perfil de segurança e protocolo de uso. Surg Cosmet Dermatol. 2018; 10:22-7.

Lima EA, Lima MA, Takano, D. Microneedling: experimental study and classification of the resulting injury. Surg Cosmet Dermatol. 2013; 5(2):110-4.

Lima EVA. Dermal tunneling: a proposed treatment for depressed scars. An Bras Dermatol. 2016; 91(5):697-9.

Miot HA, Paixao MP, Paschoal FM. Fundamentos da fotografia digital em dermatologia. An Bras Dermatol. 2006; 81:174-80.

Mrejen D. Semeiologie, Pharmacocinetique et profondeur des injections en mèsothérapie. In: Bulletin 5 des communications du 6e Congrès International de Mesothérapie; 1992; Bruxelas, Bélgica. Paris: Société Française de Mésothérapie; 1992. p. 13-14.

Nanda S, Reddy BS. Intralesional 5-fluorouracil as a treatment modality of keloids. Dermatol Surg. 2004; 30(1):54-7.

Oh IY et al. Efficacy of light-emitting diode photomodulation in reducing erythema after fractional carbon dioxide laser resurfacing: a pilot study. Dermatol Surg. 2013; 39(8):1171-6. doi: 10.1111/dsu.12213.

Reis NA, Machado Filho CDS, Timoner FR. Profilaxia em cirurgia dermatológica. Surg Cosmet Dermatol. 2010; 2(1):47-53.

Satchithananda DK et al. Bacterial endocarditis following repeated tattooing. Heart. 2001; 85:11-2.

Shelley WB, Shelley ED. Intralesional bleomycin sulfate therapy for warts. Archives of Dermatology. 1991; 127:234-6.

Sobanko et al. Topical anesthetics for dermatologic procedures: a review. Dermatol Surg. 2012; 1-13. DOI: 10.1111/j.1524-4725.2011.02271.

Toschi A. Aspectos éticos-legais em cirurgia dermatológica e cosmiatria. In: Kadunc B, Palermo E, Addor F et al. Tratado de cirurgia dermatológica, cosmiatria e laser da Sociedade Brasileira de Dermatologia. Rio de Janeiro: Elsevier; 2012. 73-9.

CAPÍTULO 40

Microagulhas Associadas à Terapia Fotodinâmica

Maria Claudia Almeida Issa

Introdução

A terapia fotodinâmica (TFD) é uma modalidade terapêutica descrita pela primeira vez em 1400 a.C. No início do século XX, von Tappeiner e Jodblauer a relataram como opção terapêutica para o câncer de pele. O desenvolvimento de fotossensibilizantes tópicos, como ácido 5-aminolevulínico (ALA) e metilaminolevulinato (MAL) despertou o interesse dos dermatologistas para essa nova modalidade. Em 1999, a TFD foi aprovada nos Estados Unidos para o tratamento das queratoses actínicas (QA), e somente em 2001 foi aprovada na Europa para tratamento de QA e carcinoma basocelular (CBC). Em 2006, o MAL foi aprovado para QA e CBC no Brasil; atualmente está aprovado no Brasil e em muitos outros países das Américas, Europa e Ásia para tratamento de QA, CBC e doença de Bowen.

A TFD tópica é definida como uma reação fotoquímica utilizada com o objetivo de causar destruição seletiva de um tecido. Essa terapia tem como base a aplicação de medicamento fotossensibilizante, profármaco, na área a ser tratada, que se acumula preferencialmente nas células hiperproliferativas. Após sua penetração, o agente fotossensibilizante é transformado em protoporfirina IX (PpIX), que será excitada por uma fonte de luz com comprimento de onda específico que coincida com o seu espectro de absorção. Por meio da reação fotoquímica, a energia é transferida ao oxigênio molecular, levando à formação de oxigênio *singlet,* predominantemente, e de outras espécies reativas de oxigênio (superóxido, peróxido e radical hidroxila), que se acumulam nas células malignas e pré-malignas.

Para que essa reação ocorra, utiliza-se um fotossensibilizante (ALA ou MAL) no tecido-alvo, uma fonte de luz específica para excitação do sensibilizante e oxigênio. O MAL, mesmo sendo uma molécula lipofílica e mais permeável que o ALA, tem seu limite de penetração. As fontes de luz disponíveis para a TFD tópica são lâmpadas de amplo espectro, diodos emissores de luz (*light-emitting diodes* [LED]), luz intensa pulsada (LIP) e *lasers.* Mais recentemente, a própria luz do dia, utilizando a fração de luz visível do sol, é usada para TFD no tratamento de lesões pré-malignas e superficiais. Em 2015, a TFD com luz do dia foi aprovada para o tratamento de QA no Brasil, e muitos estudos relatam a mesma eficácia da TFD convencional para essa lesão, entretanto, com pouca ou nenhuma dor.

Independentemente do tipo de luz utilizada, artificial ou luz do dia, a penetração do fotossensibilizante aplicado topicamente no tecido a ser tratado continua sendo um limitante da técnica, pois a camada córnea funciona como uma barreira natural à penetração de substâncias na pele. Vários estudos avaliaram procedimentos que pudessem aumentar a permeação de substâncias e medicamentos na pele, mediante modificação da barreira cutânea. Muito antes do uso de *lasers* ablativos para produzir microcanais na epiderme, foram utilizadas várias outras técnicas empregando ultrassom. A iontoforese, a eletroporação e a sonoforese foram avaliadas para o aumento da penetração de diversos medicamentos, como insulina, heparina e lidocaína. No entanto, embora muito se tenha descrito, pouco se sabe sobre o real mecanismo de ação dessas técnicas.

Mais recentemente, o uso de *lasers* ablativos fracionados ou radiofrequência (RF) ablativa fracionada, *lasers* não ablativos e microagulhas vem sendo descrito como técnicas para transpor a barreira cutânea, aumentando a penetração de substâncias na pele. Essa associação, denominada aplicação transepidérmica de medicamento (do inglês, *transepidermal drug delivery* [TED]), tem sido utilizada para o tratamento de diferentes dermatoses. Vários relatos da literatura confirmam que essa nova modalidade terapêutica pode potencializar os benefícios dos tratamentos convencionais para o câncer de pele.

Mecanismo de ação

Fotossensibilizantes

Entre os medicamentos fotossensibilizantes utilizados na TFD tópica estão o ALA e o metiléster do ALA ou MAL. Eles são precursores, profármacos, metabolizados em PpIX, um potente agente fotossensibilizante endógeno. Essa transformação enzimática ocorre dentro da célula, no citoplasma e na mitocôndria, durante o período de incubação do MAL ou ALA. Após a incubação, cujo tempo varia de acordo com o protocolo a ser utilizado, o tecido é iluminado e a PpIX é degradada durante o processo de irradiação com fonte de luz específica, ou seja, capaz de ser absorvida pela PpIX. Estudos apontam maior segurança do MAL no tratamento de lesões mais profundas, por apresentar maior seletividade para células neoplásicas e maior penetração no tecido epitelial.

Fontes de luz

As fontes de luz utilizadas na TFD tópica disponíveis são lâmpadas de amplo espectro, diodos emissores de luz (LED) e *lasers*. As fontes de luz não coerentes descritas em estudos clínicos prévios em TFD incluem lâmpadas halógenas de projetor de diapositivos, LEDs, LIP e *lasers*. A PpIX apresenta bandas de absorção da luz centradas nos seguintes comprimentos de onda: 410 nm, 505 nm, 540 nm, 580 nm e 630 nm. LEDs de luz azul, geralmente usados com ALA, e de luz vermelha, usados com MAL, são as fontes mais descritas na literatura médica sobre TFD tópica. Após a absorção da luz pela PpIX, esta é excitada, e uma reação fotoquímica é iniciada, com produção de espécies reativas de oxigênio nas células malignas predominantemente. Uma reação inflamatória subsequente faz parte do processo, auxiliando a resposta terapêutica e induzindo a remodelação dérmica de modo paralelo, muitas vezes desejável, como no caso do tratamento da pele fotodanificada, com ou sem QA.

Indicações para a TFD

A TFD convencional é um procedimento minimamente invasivo. Diversos estudos demonstram a eficácia e o excelente resultado cosmético proporcionado pela TFD convencional para tratamento do câncer de pele não melanoma. É importante lembrar que a indicação precisa é fundamental para alcançar o sucesso terapêutico.

A TFD utilizando-se MAL e LED de luz vermelha está aprovada, em bula, para tratamento do câncer de pele não melanoma, incluindo tratamento de campo (QA), CBC, exceto as formas pigmentada e esclerodermiforme, e doença de Bowen. A TFD com ALA e LED de luz azul está aprovada em bula para tratamento de QA. Embora muitos estudos relatem o benefício da técnica para qualquer injúria de CBC, cabe ao dermatologista conhecer o algoritmo de tratamento dessa lesão, com base em sua classificação histológica, tamanho e localização e, dessa maneira, traçar um paralelo de acordo com a idade do paciente e suas comorbidades para que possa indicar a TFD como primeira escolha ou não.

Além das indicações aprovadas pelos órgãos regulatórios vigilantes de cada país ou região, outras dermatoses podem ser tratadas com TFD, o que chamamos de indicação *off label*. Nesse grupo estão incluídos tratamentos para rejuvenescimento, acne, doenças infecciosas (verrugas virais, leishmaniose), inflamatórias (necrobiose lipoídica, granuloma anular) e neoplásicas (micose fungoide).

Issa et al. (2010a) relataram melhora clínica global da pele fotodanificada, com ou sem QA, por meio da TFD convencional (MAL-LED vermelho). Nesse estudo, 14 mulheres apresentaram melhora da textura, pigmentação e rugas, bem como cura das QA após duas sessões de TFD com MAL (por 2 horas). Além da melhora clínica, foi possível observar modificação histológica dos sistemas elástico e colágeno por meio de colorações especiais e estudo morfométrico. Relataram melhor organização das fibras elásticas e aumento da densidade das fibras colágenas mediante estudo morfométrico, a partir do terceiro mês após a TFD. Outro estudo publicado por Issa et al. (2009) relatou a importância da resposta inflamatória induzida pela TFD. Citocinas e fatores de crescimento liberados pelos queratinócitos através da TFD desencadeiam uma cascata de reações que, por fim, induzem à remodelação do colágeno. Esse foi o primeiro trabalho descrito na literatura médica mundial capaz de formular uma hipótese para o mecanismo de ação da TFD na remodelação dérmica, por meio de estudo imuno-histoquímico dos colágenos I e III e das metaloproteinases envolvidas no fotoenvelhecimento e na remodelação dérmica. Os autores observaram que, durante os primeiros 3 meses após a TFD, havia um aumento de metaloproteinase 9 (MMP-9), enzima responsável pela degradação do material elastótico presente na pele fotodanificada, ou seja, a gelatina formada pelas fibras de colágeno inicialmente degradadas pela MMP-1 induzida pela radiação ultravioleta. Uma segunda biopsia, após 6 meses de tratamento, possibilitou a notificação de maior quantidade de fibras colágenas, produzidas pelos fibroblastos, processo antes inibido pela gelatina que permeava o meio, a matriz extracelular (MEC).

Protocolo de tratamento

O protocolo da TFD convencional é bem estabelecido e deve ser realizado corretamente para que o resultado terapêutico seja alcançado.

Inicialmente é feita a limpeza da área a ser tratada com loção de limpeza sem sabão e álcool. Procede-se à curetagem leve das lesões com cureta dermatológica, evitando o sangramento. Caso ocorra sangramento, mais usual nas lesões friáveis do CBC, deve-se pressionar a área com gaze estéril a fim de interrompê-lo. Não se pode usar nenhuma substância química ou aparelho de coagulação. Posteriormente, aplica-se o fotossensibilizante sobre a injúria e ao redor dela, ou em todo o campo de tratamento, caso necessário. Quando o MAL é o profármaco de escolha, o creme deve ser aplicado com 1 mm de espessura sobre a injúria e 5 a 10 mm ao redor. O tempo de incubação do MAL é de 3 horas para as lesões pré-malignas e malignas, variando o número de sessões. Nesse intervalo, a pele fica recoberta com filme plástico e papel-alumínio, com o objetivo de impedir a iluminação da PpIX que está sendo formada durante este período. Após 3 horas, remove-se o excesso do produto com gaze seca ou com soro fisiológico 0,9%, e posiciona-se a luz. O LED deve incidir perpendicularmente sobre a pele, com uma distância de 5 a 8 cm dela. O período de iluminação é determinado automaticamente pela máquina, com base na dose de energia necessária para o tratamento, calculada em 37 J/cm^2 quando se utiliza a lâmpada padrão LED vermelho, 630 nm, para TFD.

No caso de QA, apenas uma sessão está indicada, aguardando-se 3 meses para nova avaliação. Para CBC e doença de Bowen, duas sessões são necessárias com intervalo de 1 semana. O ALA está aprovado para tratamento de QA, com variação de tempo entre 2 e 14 horas de incubação.

O paciente é aconselhado a não se expor à luz solar por 48 horas, e a usar protetor solar a partir do terceiro dia. O manejo dos efeitos colaterais durante o tratamento será descrito a seguir.

Efeitos colaterais

Entre os efeitos colaterais estão dor, eritema e edema. A dor é leve durante o preparo com a cureta. Entretanto, tem intensidade moderada a intensa durante a iluminação com LED, mantendo-se por um período variável de até 24 horas. Há eritema e edema intensos no pós-procedimento imediato, com regressão progressiva nos 3 dias subsequentes. Descamação leve a moderada após 1 semana, com completa recuperação na segunda semana. Para manejo dos efeitos colaterais, são utilizados analgésicos comuns ou especiais (combinados com opiáceos) ou anti-inflamatórios de rápida ação sublingual, 15 a 30 minutos antes da iluminação, mantendo-se por 48 horas de acordo com a sensibilidade do paciente. Creme cicatrizante e proteção solar devem ser usados a partir de 48 horas. Corticosteroide tópico ou oral e antibióticos raramente estão indicados. Profilaxia para herpes com dose plena de antiviral pode ser necessária por 2 dias antes até 3 dias depois.

TFD com luz do dia

A TFD com luz do dia (do inglês, *daylight photodynamic therapy* [DLPDT]) é uma novidade em terapia fotodinâmica que trouxe benefícios a essa técnica. Aprovada no Brasil em 2015, essa técnica tem o objetivo de diminuir efeitos colaterais e o tempo de preparo da TFD convencional. Nos últimos anos, foi foco de estudos na Europa e na Austrália.

Desde 2016, estudos iniciais já relatavam a eficácia dessa nova técnica usando o mesmo princípio básico da TFD convencional, mas com modificações do protocolo de tratamento, utilizando a luz do dia. Para TFD convencional, o tempo de incubação de 3 horas do MAL é necessário antes da exposição a uma fonte de luz LED; já para a TFD com luz do dia, o período de incubação do MAL é de 30 minutos, sem oclusão, seguido de exposição à luz do dia por um período de 2 horas.

Para a realização da TFD com luz do dia, toda a pele exposta deve ser coberta por protetor solar químico puro, sem bloqueadores físicos. Desse modo, torna-se possível apenas a ação da luz visível sobre a pele, mantendo-se a proteção da pele contra a irradiação ultravioleta. Após 15 minutos, procede-se à curetagem superficial da pele com uma cureta dermatológica. Em caso de discreto sangramento, deve-se realizar compressão com gaze antes da aplicação do fotossensibilizante. Para o tratamento de toda a face, a quantidade de 1 g de MAL (meio tubo) é suficiente em cada sessão. A substância é mantida na pele por 30 minutos apenas, sem oclusão, e o paciente deve permanecer em ambiente fechado nesse período. Logo após, ele deve ser exposto à luz do dia por 2 horas, período necessário para produzir e ativar a PpIX.

A TFD com luz do dia não deve ser realizada em dias chuvosos ou com nuvens escuras que possam atrapalhar a incidência da claridade da luz na pele. Entretanto, pode ser realizada em outra condição climática, como quando existirem apenas nuvens claras. Em países de clima frio, a temperatura deve ser adequada ao conforto do paciente, e não deve ser menor que 10°C, para que não haja interferência na produção da PpIX durante o período de exposição solar. Eficácias semelhantes foram alcançadas a despeito de tempo nublado ou ensolarado em estudos que avaliaram o tratamento de queratoses actínicas, em diferentes países, com diferentes latitudes e altitudes, incluindo o Brasil.

A TFD com luz do dia proporciona uma excelente tolerabilidade do paciente, que relata mínima dor ou nenhuma dor durante o procedimento. Isso pode ser explicado pelo fato de que, na TFD convencional, existe grande formação de PpIX durante a oclusão do MAL na área tratada durante 3 horas antes da exposição à luz LED, com subsequente grande excitação da PpIX e produção de reação fotoquímica. Em contrapartida, na TFD com luz do dia, o tempo de incubação do MAL é de apenas 30 minutos, sem oclusão, antes da exposição à luz do dia; desta maneira, ocorrem excitação e degradação da PpIX durante toda exposição à luz, com produção gradual da resposta fotoquímica neste período e consequente redução da intensidade da dor.

Com o surgimento da TFD associada à luz do dia, as desvantagens da TFD foram minimizadas, sem haver prejuízo quanto à eficácia e à segurança do procedimento. De acordo com o consenso internacional realizado por Wiegell et al. (2012), a TFD com luz do dia é comparável à TFD convencional no tratamento de QA, sendo esta a única condição dermatológica aprovada atualmente. Posteriormente, outros estudos clínicos corroboraram a similar eficácia entre as duas modalidades de TFD no tratamento de queratoses actínicas (Figura 40.1), observando, ainda, a preferência dos

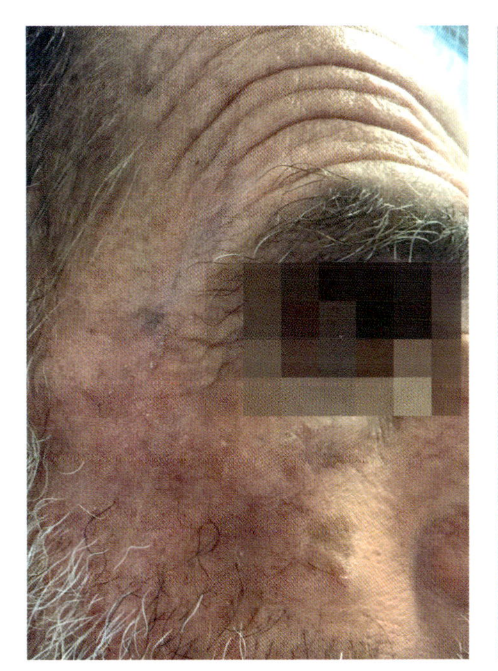
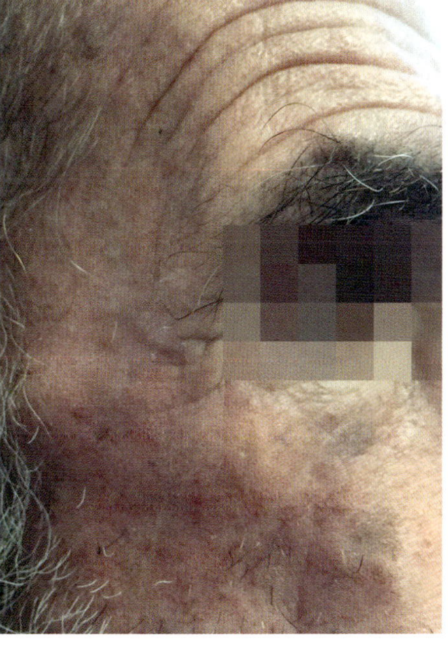

Figura 40.1 Paciente antes e após uma sessão de DLPDT.

pacientes estudados pela TFD associada à luz do dia, por ser significativamente menos dolorosa e apresentar efeitos adversos locais menos evidentes. Dois outros estudos clínicos randomizados, específicos de TFD associada à luz do dia, demonstraram que diferentes concentrações do MAL e tempos diferentes de exposição à luz (2 horas *versus* 3 horas) cursaram com desfechos similares.

Aplicação transepidérmica de medicamento

Conceito e mecanismo de ação

A aplicação transepidérmica (TED) é uma nova modalidade terapêutica em dermatologia. O uso de métodos ablativos fracionados (RF ablativa, *laser* ablativo érbio e CO_2), *laser* fracionado não ablativo (diodo e *erbium glass*), bem como microagulhas vem sendo relatado para permeação de diversos medicamentos para diferentes indicações.

Estudos iniciais relataram a associação de TED e TFD, utilizando métodos ablativos fracionados para maior permeação de ALA ou de MAL. Mais recentemente, novos estudos citam, também, a indicação dessa técnica em cosmiatria, como possibilidade terapêutica no tratamento de estrias atróficas e cicatrizes hipertróficas.

Procedimento

Para realização da TED, é necessária a utilização de um método ablativo na superfície cutânea. Em 2003, Sintov et al. relataram o uso da radiofrequência na formação de microcanais, que fazem a comunicação do estrato córneo com as camadas mais profundas da epiderme. Posteriormente, outros estudos relataram as microagulhas com a mesma finalidade.

Alguns *lasers* podem ser usados para causar ablação fracionada, entre eles, o érbio:YAG e o *laser* de CO_2 foram relatados em estudos sobre TED. Para formação de canais, os *lasers* produzem vaporização e coagulação, além do efeito térmico. Isso ocorre em diferentes proporções, de acordo com o comprimento de onda utilizado. *Lasers* não ablativos também são descritos como capazes de aumentar a permeação da camada córnea, aumentando a permeação de fármacos. A RF (ondas eletromagnéticas) de forma ablativa produz microcanais epidérmicos através das microagulhas e da formação de um microplasma na superfície cutânea. Diferentes medicamentos podem ser utilizados para TED; na verdade, devem ser escolhidos de acordo com a dermatose a ser tratada, como será descrito entre as indicações.

Na técnica de microagulhas, instrumentos como *rollers* ou canetas com agulhas que variam de 0,5 a 2,5 mm são utilizados com o propósito de permear substâncias na pele, ultrapassando a camada córnea. A técnica utiliza agulhas milimétricas que são minimamente invasivas e capazes de perfurar a pele, causando pouca dor.

Embora a literatura cite que a aplicação das microagulhas possa ser feita antes da aplicação dos medicamentos, existe um questionamento sobre a aplicação de maneira oposta, ou seja, o medicamento antes do agulhamento. Isso seria fundamentado na hipótese de que a agulha pode carrear a substância aplicada previamente através da epiderme, diferentemente do mecanismo dos *lasers* ablativos, que criam o canal para subsequente aplicação da substância. Neste último, o canal apresenta parede formada estruturalmente, com área de coagulação, impedindo exsudação e/ou sangramento. Nas microagulhas, deve-se evitar que exsudação e/ou sangramento possam impulsionar a medicação para cima de volta à superfície, por fluxo inverso. Essa técnica é válida quando as microagulhas são usadas com a função de aplicação transepidérmica. Diferente, entretanto, de quando usada para indução de colágeno ou cicatrizes, sem permeação de medicamentos, circunstância em que o sangramento pode ser até desejável. Ainda não existe um consenso sobre a maior eficácia do uso das microagulhas antes ou após a substância ser veiculada na epiderme.

Indicações

TED + TFD convencional

Estudos evidenciam a maior eficácia da TFD quando associada a TED, que tem como objetivo facilitar a penetração do fotossensibilizante tópico pelo estrato córneo. Na literatura, técnicas antigas e com mecanismos pouco esclarecidos são citadas com o objetivo de transpor essa barreira cutânea em diferentes indicações, incluindo iontoforese, eletroporação e ondas fotomecânicas.

Mais recentemente, foi descrito o uso da técnica de micropunturas para ampliar a penetração de substâncias pela pele, inclusive para aumentar a eficácia e proporcionar melhor desfecho cosmético da TFD. Vários estudos também indicam o uso de *lasers* ablativos fracionados para formar microcanais na epiderme, com a finalidade de possibilitar a maior penetração desses medicamentos.

O efeito do ultrassom (US) de baixa frequência, isto é, abaixo de 100 kHz, sobre o transporte transepidérmico de substâncias também foi relatado como um método efetivo para aumentar a penetração de diferentes substâncias. A associação do US de impacto e de baixa frequência aos *lasers* ablativos tem o objetivo de empurrar o medicamento para dentro dos canais pré-formados pelo método ablativo, aumentando a penetração transepidérmica de diferentes medicamentos, principalmente de substâncias hidrofílicas e lipofílicas de alto peso molecular.

Um estudo recente sobre os efeitos clínicos da TFD isolada comparada à associação de TED e TFD revelou que, mesmo reduzindo o tempo de incubação do agente fotossensibilizante (MAL) de 3 horas para 1 hora, essa associação foi mais eficaz na redução do número de lesões de QA nos antebraços que a TFD isolada. Além da melhora das QA, houve melhora da textura e da pigmentação de toda área tratada, com melhor rejuvenescimento por TED + TFD.

Avaliou-se a associação de RF ablativa fracionada associada ao US de impacto como pré-tratamento à TFD convencional em um antebraço, em comparação à TFD convencional no braço contralateral, no tratamento de campo das QA nos antebraços. Nesse relato, os autores citaram melhora global da pele, incluindo as rugas e a pigmentação, não apenas nas lesões de QA em ambos os lados. Entretanto, relataram também que a melhora global e a taxa de cura das QA foram mais evidentes no lado tratado previamente com RF ablativa fracionada, quando comparado ao lado em que se aplicou a TFD isoladamente. Resultado clínico semelhante e ainda mais relevante foi alcançado com o uso de *laser* de CO_2 associado à TFD com MAL para QA nos antebraços (Figura 40.2). Nesse estudo, recentemente publicado por nós, foi possível observar resultado de

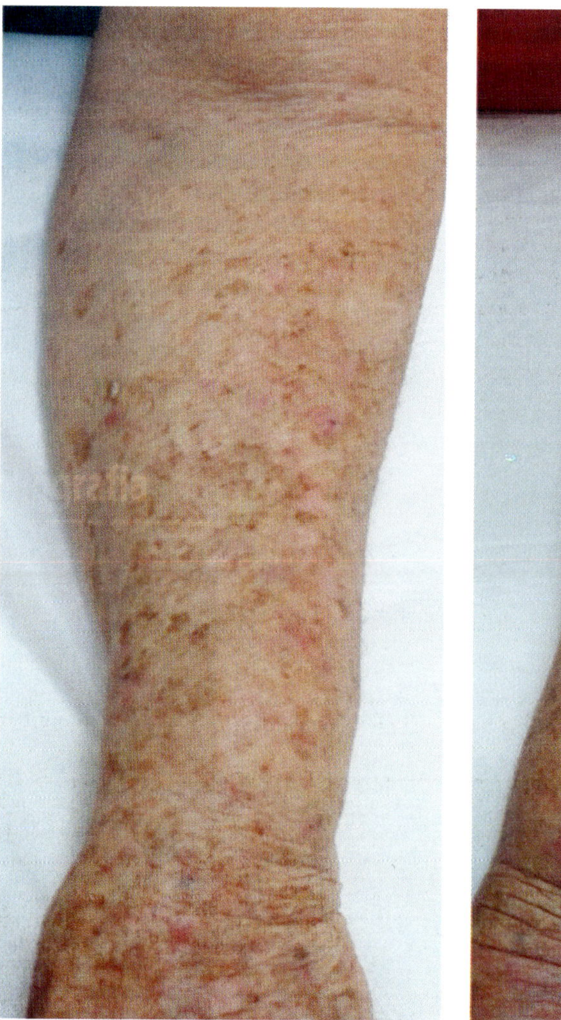

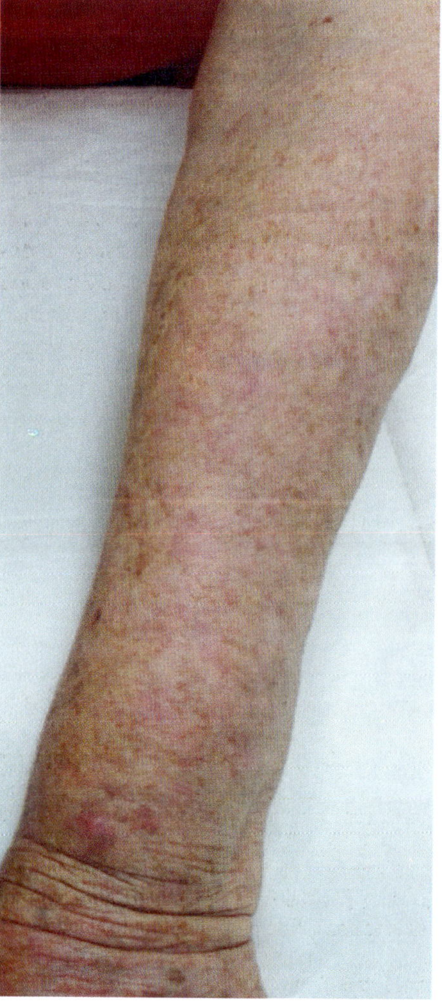

Figura 40.2 Paciente antes e após uma sessão de TED com *laser* de CO_2 + TFD no antebraço esquerdo.

melhora clínica estatisticamente semelhante entre os lados tratados, com redução do tempo de incubação para 1 hora, quando associado pré-tratamento com *laser* de CO_2 e US de impacto ao MAL-luz vermelha, comparado ao MAL-luz vermelha padrão de 3 horas de incubação.

Novo estudo comparando o microagulhamento (2 mm) antes da aplicação de ALA (incubado por 20 minutos) com falso microagulhamento e ALA (incubado por 1 hora) revelou que o microagulhamento promoveu aumento de perda de água transepidérmica e teve eficácia clínica na redução de QA de forma semelhante após tratamento com luz azul. Concluiu-se que o microagulhamento prévio permite alcançar a mesma eficácia clínica, apesar da redução do tempo de incubação do ALA, sem, entretanto, aumentar a dor do procedimento.

Outras indicações

TED para cicatriz hipertrófica

Cicatrizes hipertróficas e queloides são disfunções do processo de cicatrização nos indivíduos predispostos em resposta aos diversos tipos de lesões à derme, como trauma, inflamação, cirurgia, queimadura e até mesmo picadas de inseto (Vanbever e Preat, 1999). Clinicamente, as cicatrizes hipertróficas ficam limitadas ao local original da ferida; o queloide ultrapassa esse limite e atinge a pele adjacente. As cicatrizes hipertróficas surgem após 4 semanas do evento desencadeante, crescem intensamente por alguns meses e depois regridem. Corticosteroide intralesional é a terapia de primeira linha, apesar de dolorosa e com distribuição não homogênea.

Garg et al. (2011) demonstraram que o uso isolado do *laser* ablativo de CO_2 não foi suficiente para tratar queloides de maneira definitiva, requerendo aplicação intralesional de triancinolona a cada 3 a 4 semanas por um período de 6 meses após a ablação.

Com o objetivo de alcançar uma aplicação mais homogênea e confortável para o paciente, estudamos a aplicação transepidérmica da triancinolona por meio de RF fracionada associada ao US de impacto no tratamento de cicatrizes hipertróficas. Observamos que essa técnica foi menos dolorosa para o paciente, houve desaparecimento das cicatrizes hipertróficas tratadas de maneira uniforme e excelente resultado estético. Vale ressaltar que outro estudo realizado por nós, não publicado, utilizando a mesma técnica para tratamento de queloides não mostrou a mesma eficácia.

TED para estrias e cicatrizes atróficas

A origem das estrias é pouco conhecida e existe um número considerável de modalidades terapêuticas para seu tratamento; contudo, nenhuma forma foi considerada efetiva, e nenhuma terapia isolada é considerada efetiva. Com alta incidência e tratamentos insatisfatórios, as estrias continuam a ser um importante alvo de investigação para um consenso ideal de tratamento. O tratamento das estrias continua sendo um desafio para os dermatologistas. Estrias recentes podem ser tratadas com aplicação de medicação tópica, como a tretinoína, e apresentam melhores resultados após procedimentos cirúrgicos variados, como a subcisão. Estrias com longo tempo de evolução não apresentam os mesmos resultados; no entanto, com o avanço da laserterapia, o futuro das estratégias de tratamento é animador. Além disso, muitas fontes relataram o uso de *lasers* para diminuir aparecimento delas.

O *laser* de diodo não ablativo 1.450 nm foi descrito no tratamento de cicatrizes atróficas e estrias com resposta satisfatória. Entretanto, não foi útil no tratamento de estrias em pacientes com tipos de pele IV, V, VI. O *pulsed dye laser* (PDL) 585 nm tem sido indicado para o tratamento de cicatrizes eritematosas e estrias. A repigmentação de estrias com *laser* UVB ou fonte de luz UVB também foi indicada devido ao aumento de melanina, hipertrofia e hiperplasia dos melanócitos.

Estudo de Issa et al. (2013) sobre o emprego de TED usando tretinoína 0,05% em creme após método ablativo fracionado revelou eficácia no tratamento de estrias brancas atróficas.

TED para fotoenvelhecimento e melasma

Para o tratamento dessas condições, os medicamentos utilizados incluem tretinoína 0,05% creme, vitamina C 5 a 10% creme ou sérum associada ou não a outros componentes, como ácido ferúlico, ácido hialurônico 5% tópicos para rejuvenescimento; uso de hidroquinona 4% associado ou não a ácido glicólico 10% creme para melasma.

Todas essas indicações foram utilizadas pela autora, porém ainda não publicadas. O que observamos em todas as indicações citadas é que se pode reduzir a intensidade de energia dos *lasers*, o tempo de recuperação pós-procedimento e o número de sessões para se alcançarem excelentes resultados. É importante lembrar que, no caso do melasma, usa-se *laser* de CO_2 com energia muito baixa, apenas com o objetivo de formar microcanais superficiais. Observa-se, com isso, um bom resultado, sem hiperpigmentação pós-inflamatória.

TED para alopecia areata

Os casos de alopecia areata usando *laser* de CO_2 + triancinolona + US de impacto mostraram excelente resultado com apenas uma sessão. Nos casos tratados com RF ablativa fracionada + triancinolona + US de impacto, mais sessões foram necessárias para a resposta clínica completa, de acordo com Issa et al. (2015).

TED para hiper-hidrose axilar e palmar

Uma possível nova indicação da técnica é para casos de hiper-hidrose axilar e palmoplantar. Essa indicação foi avaliada em alguns pacientes com hiper-hidrose axilar e palmar, em comparação com a aplicação injetável padrão. De acordo com o teste iodo-amido, observamos que ocorre a redução da sudorese de forma mais homogênea que com a terapia injetável, com tempo de duração do efeito semelhante (Figura 40.3). Quantitativamente, pela pesagem do suor absorvido pelo papel de filtro em balança de precisão, o do lado que recebeu a aplicação injetável da toxina botulínica foi menor. A princípio, podemos afirmar que a molécula de toxina com alto peso molecular conseguiu penetrar através dos microcanais na epiderme, formados por *laser* de CO_2, até a derme no nível das glândulas sudoríparas por meio desse método (estudo preparado para publicação futura).

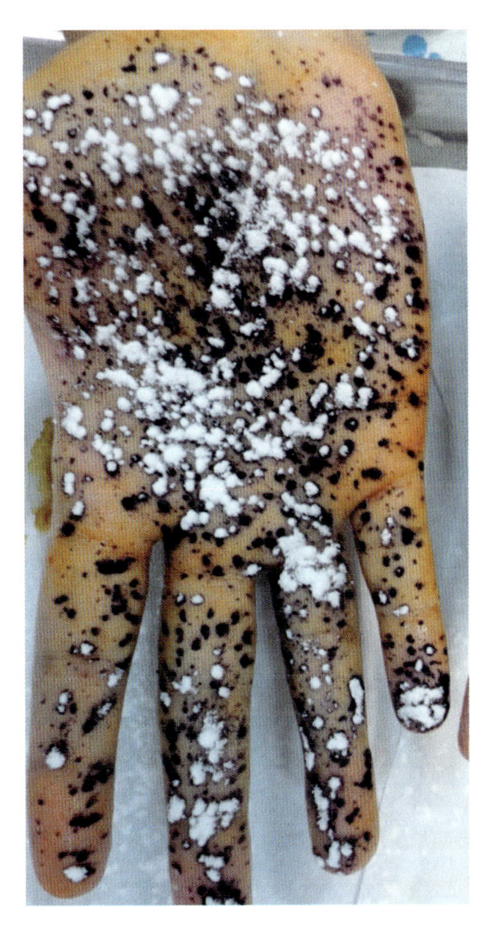
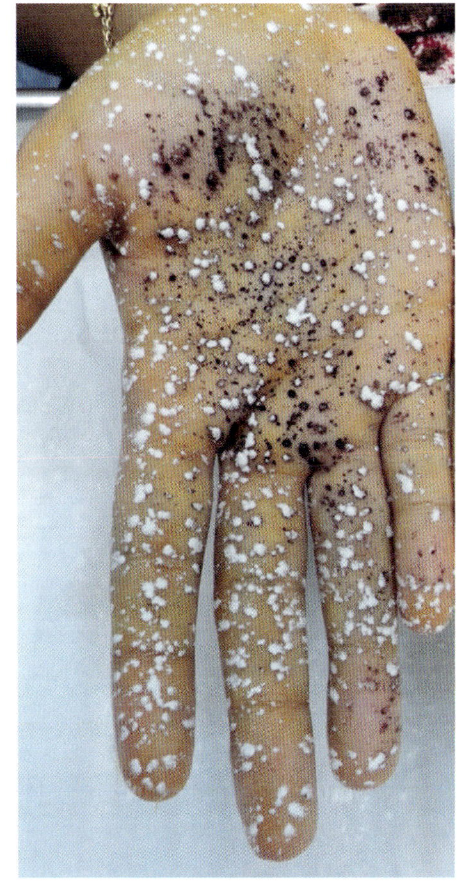

Figura 40.3 Paciente antes e após uma sessão de *laser* de CO_2 + aplicação tópica de toxina botulínica na região palmar direita; teste de iodo-amido.

TED para verruga recalcitrante

O uso de microagulhamento após curetagem e antes da aplicação de ALA 10% creme, seguido de curativo oclusivo por 3 horas, se mostrou eficaz (cura de 84,6%) para tratamento de verrugas recalcitrantes associado a TFD com luz vermelha após 3 sessões.

Aplicação transepidérmica de medicamento na DLPDT

Experiência pessoal

O procedimento de TED para DLPDT tem um padrão semelhante ao da TFD convencional; entretanto, obedece à regras próprias por utilizar a luz do dia e não LED. Para DLPDT, é necessária a aplicação de protetor solar químico puro (Actinica®, Galderma), 15 minutos antes do procedimento, para bloquear a radiação ultravioleta, mas tornar possível a incidência de luz visível na pele para induzir o processo.

Para a associação de TED + DLPDT, podem ser utilizadas as microagulhas ou o *laser* ablativo fracionado, como o *laser* de CO_2. Em alguns casos, cosmecêuticos (vitamina C e despigmentantes) foram associados ao MAL para o *drug delivery.* Nesse caso, para potencializar a resposta clínica do rejuvenescimento.

Uma curetagem superficial das lesões de QA deve ser feita como preparo, independentemente da técnica usada (*roller* ou *laser*). Houve maior experiência com o fotossensibilizante MAL 16% creme (Metvix®, Galderma).

Para TED, as agulhas de 0,5 a 1 mm de comprimento podem ser utilizadas. Embora a literatura mostre a aplicação do medicamento após o uso das microagulhas, acreditamos que a aplicação do agulhamento, sem pressão após o produto, possa carreá-lo para dentro da epiderme, evitando que exsudação ou eventual sangramento possa impedir a penetração do medicamento.

O *laser* ablativo fracionado de CO_2 deve ser aplicado imediatamente antes da aplicação do MAL na pele do paciente, para formar microcanais e permear o fotossensibilizante.

O MAL deve ser conservado na pele por 30 minutos, sem oclusão, e o paciente mantido em ambiente fechado. Após este período, o paciente deve ser exposto à luz do dia em ambiente aberto por 2 horas. Após este período, a pele do paciente deverá ser limpa com soro fisiológico 0,9% e o protetor solar, reaplicado.

Os resultados podem ser alcançados com apenas uma ou duas sessões, com intervalo de 7 a 15 dias. A associação de TED à DLPDT se mostra eficaz na melhora da textura, da pigmentação e de rugas finas. É um método seguro com ambas as técnicas (*laser* de CO_2 e microagulhas com *roller* – Figura 40.4), mesmo quando associados cosmecêuticos ao MAL.

Efeitos colaterais (dor, eritema, edema) são leves na maioria dos casos e pouco mais evidentes com o uso de *laser*, comparado às microagulhas, bem como quando cosmecêuticos são combinados ao MAL.

O *laser* de CO_2 associado à DLPDT parece ter melhor efeito clínico na melhora global da pele, bem como para cura de QA, quando comparado ao *drug delivery* com microagulhas de forma isolada e leve (estudo em andamento). A associação de *peeling* de cristal para preparo da pele com microagulhas após a aplicação do MAL para *drug delivery* na DLPDT também mostrou muito bom resultado para pigmentação, rugas finas, além da cura das QA (Figura 40.5).

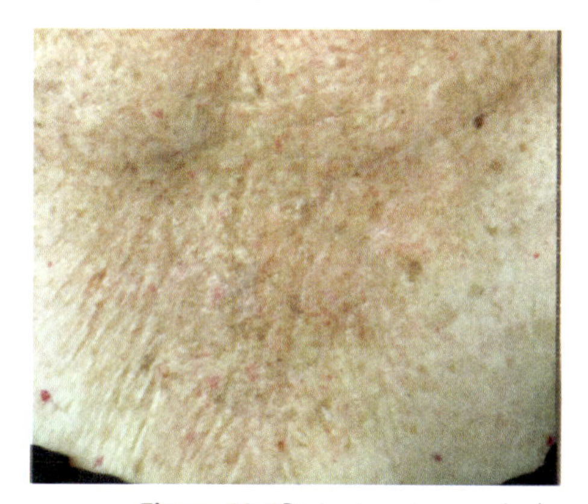

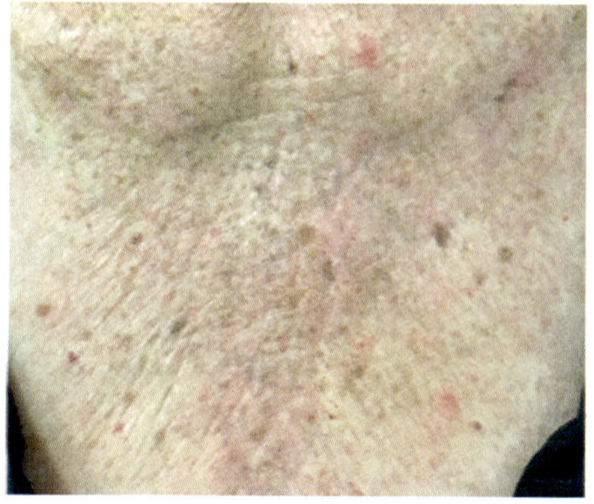

Figura 40.4 Paciente antes e após duas sessões de TED (*laser* de CO_2) + DLPDT.

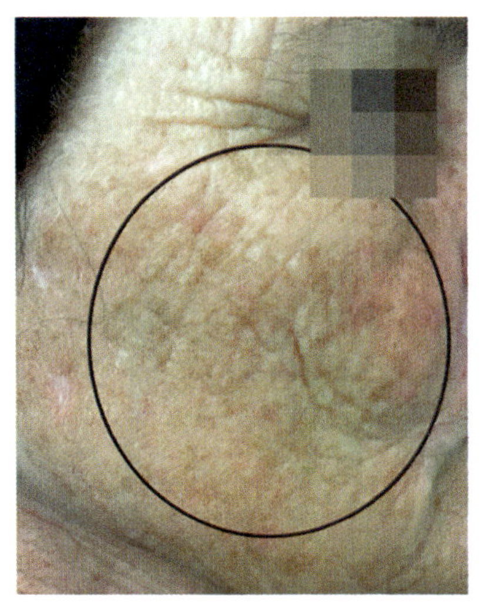
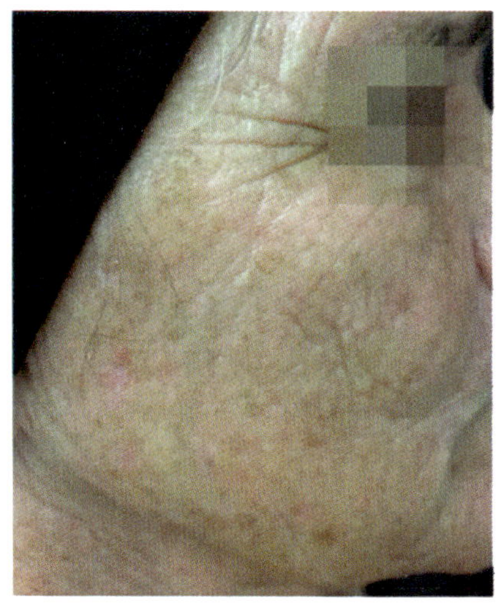

Figura 40.5 Paciente antes e após uma sessão de TED (*peeling* de cristal para preparo da pele + microagulhas com *roller* após MAL) + DLPDT.

Considerações finais

A TFD convencional é uma técnica consagrada por sua eficácia e segurança no tratamento da pele fotodanificada. A alta taxa de cura das QA, o excelente resultado cosmético e a rápida recuperação fazem desta técnica uma excelente escolha. Atualmente, o uso de DLPDT mostra resultados semelhantes aos da TFD convencional; entretanto, a ausência de dor e a pequena reação inflamatória fazem com que essa nova técnica seja ainda mais interessante na prática diária da dermatologia.

A associação da TED (*laser* ou microagulhas) com TFD tanto convencional quanto DLPDT é uma nova modalidade de tratamento para pele fotodanificada, para cura e prevenção das QA e para melhora global da pele (textura, pigmentação e rugas finas).

Faltam estudos comparando a eficácia da associação de diferentes técnicas à DLPDT. Novo estudo randomizado controlado, realizado por nós e ainda não publicado, comparou a associação de diferentes técnicas (microabrasão, microagulhamento, *laser* de CO_2 e técnica de MAL-DLPDT padrão) em 40 pacientes. Resultados preliminares mostraram que as técnicas associadas produziram mais eritema e dor em comparação à DLPDT padrão, sem, entretanto, causarem hipercromia ou outro efeito colateral a longo prazo (acompanhamento de 6 meses pós-tratamento). Faltam resultados das análises estatísticas quanto à cura clínica das lesões de QA e resultados dos exames histológicos sobre a remodelação dérmica nos diferentes protocolos.

Bibliografia

Al-Attar A, Mess S, Thomassen JM et al. Keloid pathogenesis and treatment. Plast Reconstr Surg. 2006; 117(1):286-300.

Alexiades-Armenakas MR, Bernstein LJ, Friedman PM et al. The safety and efficacy of the 308-nm excimer laser for pigment correction of hypopigmented scars and striae alba. Arch Dermatol. 2004; 140(8):955-60.

Allison RR, Mota HC, Sibata CH. Clinical PD/PDT in North America. Photodiagnosis and Photodynamic Therapy. 2004; 1:263-77.

Bak H, Kim BJ, Lee WJ et al. Treatment of striae distensae with fractioanal photothermolysis. Dermatol Surg. 2009; 35(8):1215-20.

Baron ED, Harris L, Redpath WS et al. Laser assisted penetration of topical anesthetic in adults. Arch Dermatol. 2003; 139(10):1288-90.

Braathen LR. Daylight photodynamic therapy in private practice in Switzerland: gain without pain. Acta Derm Venereol. 2012; 92(6):652-3.

Caccavale S, Iocco A, Pieretti G et al. Curettage + microneedling + topical ALA-PDT for the treatment of acral resistant warts: our experience. Photodiagnosis and Photodynamic Therapy. 2019; 27:276-9.

Curdy C, Kalia YN, Guy RH. Non-invasive assessment of the effects of iontophoresis on human skin in vivo. J Pharm Pharmacol. 2001; 53:769-77.

Donelly RF, Morrow DI, McCarron PA et al. Microneedle-mediated intradermal delivery of 5-aminolevulinic acid: potential for enhanced topical photodynamic therapy. J Control Release. 2008; 129(3):154-62.

Elsaie ML, Baumann LS, Elsaie LT. Striae distensae (stretch marks) and different modalities of therapy: an update. Dermatol Surg. 2009; 35(4):563-73.
Fang JY, Shen SC, Lee WR et al. Enhancement of topical 5-aminolevulinic acid delivery by Erbium: YAG laser and microdermoabrasion: a comparison of iontophoresis and electroporation. Br J Dermatol. 2004; 151(1):132-40.
Fukui T, Watanabe D, Tamada Y et al. Photodynamic therapy following carbon dioxide laser enhances efficacy in the treatment of extramammary Paget's disease. Acta Derm Venereol. 2009; 89(2):150-4.
Garg GA, Sao PP, Khopkar US. Effect of carbon dioxide laser ablation followed by intralesional steroids on keloids. J Cutan Aesthet Surg. 2011; 4(1):2-6.
Goldberg DJ, Marmur ES, Schmults C et al. Histologic and ultrastructural analysis of ultraviolet B laser and light source treatment of leukoderma in striae distensae. Dermatol Surg. 2005; 31(4):385-7.
Goldman M. Mechanism of action of topical aminolevulinic acid. In: Procedures in cosmetic dermatology. Photodynamic therapy. Philadelphia: Elsevier Saunders; 2005. p. 1-11.
Haerdersdal M, Sakamoto FH, Farinelli WA et al. Fractional CO_2 laser-assisted drug delivery. Laser Surg Med. 2010; 42(2):113-22.
Henry S, McAllister DV, Allen MG et al. Microfabricated microneedles: a novel approach to transdermal drug delivery. J Pharm Sci. 1998; 87:922-5.
Issa MCA, Kassuga LEBP, Chevrand NS et al. Topical delivery of triamcinolone via skin pretreated with ablative radiofrequency: a new method in hypertrophic scar treatment. Int J Dermatol. 2012; 52:367-70.
Issa MCA, Kassuga LEBP, Chevrand NS et al. Transepidermal retinoic acid delivery using ablative fractional radiofrequency associated with acoustic pressure ultrasound for stretch marks treatment. Laser in Surgery and Medicine. Lasers Surg Med. 2013; 45(2):81-8.
Issa MCA, Manela-Azulay M. Terapia fotodinâmica: revisão da literatura e documentação iconográfica. An Bras Dermatol. 2010b; 85(4):501-11.
Issa MCA, Piñeiro-Maceira J, Farias RE et al. Immunohistochemical expression of matrix metalloproteinases in photodamaged skin by photodynamic therapy. Br J Dermatol. 2009; 161(3):647-53.
Issa MCA, Pineiro-Maceira J, Vieira MTC et al. Photorejuvenation with topical methyl aminolevulinate and red light: a randomized, prospective, clinical, histopathologic, and morphometric study. Dermatol Surg. 2010a; 36:39-48.
Issa MCA, Pires M, Silveira P et al. Transepidermal drug delivery: a new option for areata alopecia? J Cosmetic Laser Ther. 2015; 17:37-40.
Kalka K, Merk H, Mukhtar H. Photodynamic therapy in dermatology. J Am Dermatol. 2000; 42 (3):389-413.
Kassuga LEBP, Issa MCA, Chevrand NS. Aplicação transepidérmica de medicamento associado a terapia fotodinâmica no tratamento de ceratoses actínicas. Surg Cosmet Dermatol. 2012; 4(1):89-92.
Kurwa HA, Barlow RJ. The role of photodynamic therapy in dermatology. Clin Experiment Dermatol. 1999; 24:143-8.
Lacour J. Results of 2 randomised, controlled, phase III studies with Daylight-PDT in Australia and Europe. Euro-PDT 14th Annual Congress; April 4th–5th, 2014; Nice, France.
Lee S, Kollias N, McAuliffe DJ et al. Topical drug delivery in humans with a single photomechanical wave. Pharm Res. 1999; 16(11):1717-21.
Lee S, McAuliffe DJ, Kollias N et al. Permeabilization and recovery of the stratum corneum in vivo: the synergy of photomechanical waves and sodium lauryl sulfate. Lasers Surg Med. 2001; 29(2):145-50.
Letada PR, Shumaker PR, Uebrlhoer NS. Demonstration of protoporphiryn IX (PpIX) localized to ares of palmar skin injected with 5 aminolevulinic acid (ALA) and pre-treated with a fractionated CO_2 laser prior to topically applied ALA. Photodiagnosis Photodyn Ther. 2010; 7(2):120-2.
Lev-Tov H, Larsen L, Zackria R et al. Microneedles assisted incubation during aminolevulinic acid photodynamic therapy of actinic keratoses: a randomized controlled evaluator blind trial. Br J Dermatol. 2017; 176(2):543-5.
Li GL, van der Geest R, Chanet L et al. In vitro iontophoresis of R-apomorphine across human stratum corneum. Structure-transport relationship of penetration enhancement. J Control Release. 2002; 84:49-57.
McAllister DV, Allen MG, Prausnitz MR. Microfabricated microneedles for gene and drug delivery. Annu Rev Biomed Eng. 2000; 2:289-313.
Mikolajewska P, Donnelly RF, Garland MJ et al. Microneedle pre-treatment of human skin improves 5-aminolevulininc acid (ALA) and 5-aminolevulinic acid methyl ester (MAL) induced PpIX production for topical photodynamic therapy without increase in pain or erythema. Pharm Res. 2010; 27(10):2213-20.
Morton CA. Photodynamic therapy for nonmelanoma skin cancer. Arch Dermatol. 2004; 140:116-20.
Morton CA, Wulf HC, Szeimies RM. Practical approach to the use of daylight photodynamic therapy with topical methyl aminolevulinate for actinic keratosis: a European consensus. J Eur Acad Dermatol Venereol. 2015; 29(9):1718-23.
Nguyen K, Khachenoune A. An update on topical photodynamic therapy for clinical dermatologists. J Dermatol Treat. 2019; 30(8):732-44.
Olasz A, Christensen E, Braun R et al. Curettage and multiple needle puncture-assisted methyl-aminolaevulinatephotodynamic therapy of basal cell carcinoma. Eur J Dermatol. 2018; 28(6):818-22.
Osório N, Torezan LA. Terapia fotodinâmica em dermatologia. In: Laser em dermatologia. São Paulo: Roca; 2002. p. 121-36.

Peng Q, Soler AM, Warloe T et al. Selective distribution of porphyrins in skin thick basal cell carcinoma after topical application of methyl 5-aminolevulinate. J Photoche Photobiol B: Biol. 2001; 62:140-5.
Petukhova TA, Hassoun LA, Foolad N et al. Effect of expedited microneedle-assisted photodynamic therapy for field treatment of actinic keratoses: a randomized clinical trial. JAMA Dermatol. 2017; 153(7):637-43.
Pires MTF, Pereira AD, Durães SMB et al. Laser-assisted MAL-PDT associated with acoustic pressure wave ultrasound with short incubation time for field cancerization treatment: a left-right comparison. Photodiagnosis and Photodynamic Therapy. 2019; 28:216-20.
Prausnitz MR. A practical assessment of transdermal drug delivery by skin electroporation. Adv Drug Delivery Rev. 1999; 35:61-76.
Raulin C, Greve B, Grema H. IPL technology: a review. Lasers in Surgery and Medicine. 2003; 32:78-87.
Rossi R, Assad GB, Buggiani G et al. Photodynamic therapy: treatment of choice for actinic cheilitis? Dermatol Ther. 2008; 21(5):412-5.
Rubel DM, Spelman L, Murrell DF et al. Daylight PDT with methyl aminolevulinate cream as a convenient, similarly effective, nearly painless alternative to conventional PDT in actinic keratosis treatment: a randomized controlled trial. Br J Dermatol. 2014; 171:1164-71.
Shen SC, Lee WR, Fang YP et al. In vitro percutaneous absorption and in vivo protoporphiryn IX accumulation in skin and tumors after topical 5-aminolevulinic acidapplication with enhancement using an Erbium: YAG laser. J Pharm Sci. 2006; 95(4):929-38.
Sintov AC, Krimberk I, Dantel D et al. Radiofrequency-driven skin microchanneling as a new way for elletrically assisted transdermal delivery of hydrophilic drugs. J Control Release. 2003; (89):311-20.
Soler AM, Warloe T, Berner A et al. A follow-up study of recurrence and cosmesis in completely responding superficial and nodular basal cell carcinomas treated with methyl-5-aminolevulinate-based photodynamic therapy alone and with prior curettage. Br J Dermatol. 2001; 145(3):467-71.
Stump OF, Welch AJ, Milner TE et al. Enhacement of transepidermal skin clearing agent delivery using a 980 nm diode laser. Lasers Surg Med. 2005; 37(4):278-85.
Tay YK, Kwok C, Tan E. Non-ablative 1,450-nm diode laser treatment of striae distensae. Lasers Surg Med. 2006; 38(3):196-9.
Torezan L, Chaves Y, Niwa A et al. A pilot split-face study comparing conventional methyl aminolevulinate-photodynamic therapy (PDT) with microneedling-assisted PDT on actinically damaged skin. Dermatol Surg. 2013; 39(8):1197-201.
Vanbever R, Preat V. In vivo efficacy and safety of electroporation. Adv Drug Deliv Rev. 1999; 35:77-88.
Varma S, Wilson H, Kurwa HA et al. Bowen's disease, solar keratoses and superficial basal cell carcinomas treated by photodynamic therapy using a large field incoherent light source. Br J Dermatol. 2001; 144:567-74.
Wang KF, Fang JY, Hu CH et al. Erbium: YAG laser pretreatment accelerates the response of Bowen's disease treated by topical 5-flouracil. Dermatol Surg. 2004; 30(3):441-5.
Wiegell S, Fabricius S, Stender I et al. A randomized, multicenter study of directed daylight exposure times of 1½ vs. 2½ h in daylight-mediated photodynamic therapy with methyl aminolaevulinate in patients with multiple thin actinic keratoses of the face and scalp. Br J Dermatol. 2011; 164:1083-90.
Wiegell S, Haedersdal M, Eriksen P et al. Photodynamic therapy of actinic keratoses with 8% and 16% methyl aminolaevulinate and home-based daylight exposure: a double-blinded randomized clinical trial. Br J Dermatol. 2009; 160:1308-14.
Wiegell SR, Haedersdal M, Philipsen PA et al. Continuous activation of PpIX by daylight is as effective as and less painful than conventional photodynamic therapy for actinic keratoses – a randomized, controlled study. Br J Dermatol. 2008; 158:740-6.
Wiegell SR, Wulf HC, Szeimies RM et al. Daylight photodynamic therapy for actinic keratosis: an international consensus: International Society for Photodynamic Therapy in Dermatology. J Eur Acad Dermatol Venereol. 2012; 26:673-9.
Yoo KH, Kim BJ, Kim MN. Enhanced efficacy of photodynamic therapy with methyl 5-aminolevulinic acid in recalcitrant periungual warts after ablative carbon dioxide fractional laser: a pilot study. Dermatol Surg. 2009; 35(12):1927-32.

CAPÍTULO 41

IPCA® em Lesões Pré-Cancerígenas Não Melanoma

Célia Luiza Petersen Vitello Kalil • Clarissa Prieto Herman Reinehr

Introdução

A indução percutânea de colágeno com agulhas (IPCA®) é realizada através de microagulhas. Para haver estimulação efetiva da síntese de colágeno nos fibroblastos, é necessário que as microagulhas alcancem a derme.

Além da indução percutânea de colágeno, o microagulhamento produz múltiplas micropuncturas, cujos pertuitos podem ser utilizados como rotas para o transporte de ativos nas membranas biológicas (*drug delivery*), como o estrato córneo. Para isso, as microagulhas devem penetrar, pelo menos, até a epiderme viável; se o comprimento de agulhas estiver correto, evita-se o contato da medicação tópica com fibras nervosas e vasos sanguíneos localizados na derme, o que poderia ocasionar absorção sistêmica da medicação.

Tipos de microagulhas

Com relação ao *drug delivery*, as microagulhas podem ser sólidas – criam microrrupturas no estrato córneo e, posteriormente, possibilitam a penetração de ativos aplicados sobre a pele –, ou ocas – no mesmo momento em que é feita a microrruptura do estrato córneo ocorre a introdução do ativo. As microagulhas podem ser, ainda, sólidas e cobertas por uma camada externa contendo o ativo de escolha (*coated needles*) ou podem ser feitas de polímeros e carboidratos biodegradáveis, como as microagulhas de ácido polilático. Existem também microagulhas de hidrogel que, após inseridas, promovem a liberação de fluidos intercelulares, que interagem com o ativo colocado na superfície da pele, formando um fluxo entre a epiderme, as microagulhas de hidrogel e o reservatório do ativo.

Um aspecto importante é a qualidade das microagulhas utilizadas para o procedimento de *drug delivery*. Elas devem ter características geométricas que garantam a força de penetração adequada, sem risco de quebras durante a realização do procedimento.

Para a realização da técnica de *drug delivery* com microagulhamento, a função de barreira do estrato córneo, principal limitante para a penetração cutânea dos ativos aplicados sobre a pele, deve ser reduzida. Desse modo, é importante conhecer as características da pele e suas variações, de acordo com sexo, idade, raça, índice de massa corporal e área corporal.

Quanto ao tempo de abertura dos microcanais criados por microagulhas, estudos a respeito de como ocorre o fechamento destes demonstraram período médio de 2 a 3 horas para agulhas de 250 e 500 μm de comprimento; já para microagulhas de 1,0 mm, o período médio é de 8 horas. No entanto, esse tempo pode ser estendido se alguns procedimentos forem realizados, como a oclusão, fazendo com que os canais permaneçam permeáveis por até 72 horas.

IPCA® e *drug delivery*

Tratamento de queratoses actínicas e campo de cancerização

Queratoses actínicas são vistas na clínica como máculas, pápulas ou placas, geralmente eritematosas, de bordas mal definidas, e podem apresentar escamas secas aderentes na superfície. As lesões podem ser únicas ou múltiplas, podendo variar de coloração rósea ao acastanhado, no caso das queratoses actínicas pigmentadas.

As queratoses actínicas são formadas pela proliferação de queratinócitos com variados graus de displasia na epiderme, apresentam potencial de transformação maligna para câncer de pele não melanoma, em especial para carcinoma espinocelular, e ocorrem preferencialmente em áreas fotoexpostas.

Embora classicamente categorizadas como lesões pré-neoplásicas, alguns autores as consideram como neoplasias *in situ*, pois elas derivam de modificações clonais no DNA de queratinócitos.

Em relação ao tratamento das queratoses actínicas, é importante tratar toda a área afetada em vez de tratá-las apenas pontualmente. Pacientes com fotodano grave comumente apresentam campo de cancerização, caracterizado por área com queratoses actínicas múltiplas e mal delimitadas, que pode ser constituída por lesões em diferentes fases, desde queratoses actínicas subclínicas até carcinomas espinocelulares. O conceito de campo de cancerização auxilia na explicação do curso crônico do paciente com queratoses actínicas, com tendência à recorrência.

Ácido 5-aminolevulínico e metilaminolevulinato

O primeiro estudo que associou microagulhamento e terapia fotodinâmica (TFD) foi realizado por Torezan et al. em 2013, e comparou o efeito da TFD tradicional *versus* TFD seguida pela realização imediata de microagulhamento de 1,5 mm para tratamento de campo de cancerização. No estudo, os autores demonstraram segurança com a associação do microagulhamento e aumento da melhora do aspecto da pele fotodanificada. No entanto, em relação à redução do número de queratoses actínicas, os resultados foram semelhantes entre os grupos, com redução média de 88,3% do número de lesões na avaliação de 90 dias após a TFD.

Após este estudo inicial, outros autores avaliaram os benefícios da associação dessas técnicas. No estudo de Chen et al. (2016), duas formas de promover *drug delivery* de ácido aminolevulínico (ALA) foram avaliadas: (1) microagulhamento de 4,0 mm *versus* (2) *laser* fracionado ablativo de CO_2 (AcuPulse 40AES-F®, Limenis Ltd., Yokneam Industrial Park, 17,5 mJ/cm², densidade 5%) antes da aplicação do ALA. Na comparação, o microagulhamento promoveu maior difusão lateral do medicamento do que o *laser* ($p < 0,05$) na derme superior, porém sem diferenças em maior profundidade dérmica. Nesse caso, levando-se em consideração o custo dos dois procedimentos, o microagulhamento é uma alternativa mais econômica ao uso do *laser* fracionado de CO_2, com resultados semelhantes.

Outro aspecto a ser destacado no pré-tratamento da área submetida à TFD com microagulhamento é a redução do tempo de incubação necessário das substâncias utilizadas (ALA ou metilaminolevulinato [MAL]). Em um estudo de 2017 que realizou pré-tratamento com microagulhamento seguido da aplicação de ALA em 32 pacientes, o tempo de incubação do ALA foi reduzido de 1 hora para 20 minutos, sem haver perda na qualidade do tratamento; 76% dos pacientes pré-tratados com microagulhamento obtiveram melhora completa da área de lesões *versus* 78,6% no grupo tratado com TFD e tempo de incubação de 1 hora, e esta diferença não foi significativa do ponto de vista estatístico. Além disso, o grau de dor referido pelos pacientes foi menor.

Em 2020 foi realizada metanálise incluindo cinco ensaios clínicos randomizados de TFD isolada, comparando-a com TFD associada ao microagulhamento (Tabela 41.1). Os autores ressaltaram que o benefício da associação com microagulhamento foi facilitar a permeação dos agentes fotossensibilizantes, em especial para lesões hiperqueratóticas e espessas. Em relação à redução das lesões, a metanálise observou que o tratamento combinado foi superior, representando redução 6% maior no percentual de lesões no grupo combinado. Em relação à graduação de dor durante o tratamento, não houve diferença entre a TFD isolada e a combinada com microagulhamento.

Tabela 41.1 Ensaios clínicos randomizados incluídos em metanálise de 2020, avaliando associação de microagulhamento com terapia fotodinâmica.

Estudo	Ativo utilizado	Delineamento do estudo e resultados
Torezan et al. (2013)	MAL	10 pacientes com queratoses actínicas faciais Grupo-intervenção: após aplicação de MAL, foi realizado o microagulhamento de 1,5 mm e respeitado o tempo de incubação de 90 min, seguindo o protocolo tradicional. Grupo-controle: TFD tradicional, incubação de 90 min, irradiação com luz vermelha. **Resultados:** não houve diferença significativa de eficácia da TFD entre os grupos para tratamento de queratoses actínicas. A taxa média de redução de lesões foi de 88%, sem diferença entre os grupos. O grupo do microagulhamento apresentou melhora de rugas e linhas finas ($p < 0,05$).
Spencer e Freeman (2016)	ALA	20 pacientes com queratoses actínicas faciais Grupo-intervenção: três passadas de microgulhas de 0,5 mm, seguidas por aplicação de ALA por 60 min e irradiação com luz azul. Grupo-controle: TFD tradicional, incubação de ALA de 60 min e irradiação com luz azul. **Resultados:** o grupo-intervenção foi superior tanto na redução do percentual médio das queratoses actínicas (89% *versus* 69% de redução) quanto no resultado cosmético, com diferença estatisticamente significativa ($p < 0,05$).
Petukhova et al. (2017)	ALA	32 pacientes com queratoses actínicas faciais Grupo-intervenção 1: aplicação de microagulhamento *roller* com microagulhas de 0,2 mm, com oito passadas em cada uma das quatro direções, aplicação de ALA, incubação de 10 min, irradiação com luz azul. Grupo-controle 1: TFD sem microgulhamento, incubação de 10 min. Grupo-intervenção 2: aplicação de microagulhamento *roller* com microagulhas de 0,2 mm, com oito passadas em cada uma das quatro direções, aplicação de ALA, incubação de 20 min, irradiação com luz azul. Grupo-controle 2: TFD sem microgulhamento, incubação de 20 min. **Resultados:** ambos os grupos-intervenção tiveram resultados superiores ao grupo de TFD isolada, porém sem significância estatística. A graduação de dor não diferiu entre os grupos que receberam microagulhamento e os que não receberam.
Lev-Tov et al. (2017)	ALA	48 pacientes com queratoses actínicas Grupo-intervenção 1: microagulhamento de 0,69 mm, seguido de incubação de ALA por 20 min e irradiação de luz azul. Grupo-controle 1: TFD sem microagulhamento, incubação de ALA por 60 min e irradiação de luz azul. Grupo-intervenção 2: microagulhamento de 0,69 mm, seguido de incubação de ALA por 40 min e irradiação de luz azul. Grupo-controle 2: TFD sem microagulhamento, incubação de ALA por 60 min e irradiação de luz azul. Grupo-intervenção 3: microagulhamento de 0,69 mm, seguido de incubação de ALA por 60 min e irradiação de luz azul. Grupo-controle 3: TFD sem microagulhamento, incubação de ALA por 60 min e irradiação de luz azul. **Resultados:** os grupos-intervenção obtiveram a mesma eficácia, mesmo com menor tempo de incubação do ALA, com equivalência de eficácia à TFD tradicional. O estudo demonstrou que o tempo necessário de incubação de ALA é reduzido com o uso de microagulhamento.
NCT02632110	ALA	103 pacientes com queratoses actínicas faciais Grupo-intervenção 1a: microagulhamento, incubação de ALA por 25 min, irradiação de luz azul por 16 min. Grupo-intervenção 1b: incubação de ALA por 25 min, irradiação de luz azul por 16 min. Grupo intervenção 2a: microagulhamento, incubação de ALA por 25 min, irradiação de luz azul por 8 min. Grupo-intervenção 2b: incubação de ALA por 25 min, irradiação de luz azul por 8 min. Grupo-intervenção 3a: microagulhamento, incubação de ALA por 60 min, irradiação de luz azul por 16 min. Grupo-intervenção 3b: incubação de ALA por 60 min, irradiação de luz azul por 16 min. Grupo-intervenção 4a: microagulhamento, incubação de ALA por 60 min, irradiação de luz azul por 8 min. Grupo-intervenção 4b: incubação de ALA por 60 min, irradiação de luz azul por 8 min. Grupo-placebo 1: aplicação de veículo (placebo), incubação por 60 min, irradiação de luz azul por 16 min. Grupo-placebo 2: microagulhamento, aplicação de veículo (placebo), incubação por 60 min, irradiação de luz azul por 16 min. **Resultados:** houve melhora completa das lesões em 74,5% no grupo 1a, 72,3% no grupo 1b, 75% no grupo 2a, 69,6% no grupo 2b, 85,4% no grupo 3a, 83,4% no grupo 3b, 86,1% no grupo 4a, 80,6% no grupo 4b. Todos os grupos associados ao microagulhamento foram superiores aos que realizaram TFD tradicional. No grupo-placebo 1 houve melhora completa em 40,6% e no grupo-placebo 2 melhora de 34,4%, demonstrando que o microagulhamento isolado não melhorou as queratoses actínicas.

ALA: ácido aminolevulínico; MAL: metilaminolevulinato; TFD: terapia fotodinâmica.

Mebutato de ingenol

O uso de microagulhamento com agulhas de 0,5 mm para aumentar a permeação de mebutato de ingenol foi descrito em relato de caso para tratamento de campo de cancerização; quatro áreas de tratamento foram delimitadas no paciente: (1) área em que foi aplicado apenas mebutato de ingenol; (2) área em que foi realizado apenas microagulhamento; (3) área em que foi realizado microagulhamento, seguido da aplicação de mebutato de ingenol; (4) área de aplicação de mebutato de ingenol, seguida do microagulhamento. A área em que foi realizado microagulhamento seguido da aplicação do medicamento foi a de maior reação inflamatória, com eritema e formação de vesículas; além disso, somente as duas áreas onde foi realizado tratamento combinado tiveram melhora das lesões, enquanto nas de tratamento isolado os autores não referiram melhora. Até o momento da publicação deste livro, a venda do mebutato de ingenol estava descontinuada no Brasil.

5-Fluoruracila

A associação de métodos de *drug delivery* para 5-fluoruracila (5-FU) é descrita na literatura até o momento apenas com *laser* fracionado ablativo. No entanto, estudo realizado pelos autores deste capítulo, em vias de publicação, avaliou o uso de 5-FU em duas concentrações (0,5% sérum anidro e 5% creme), associado ao microagulhamento em queratoses actínicas da face, e demonstrou segurança e efetividade (Figuras 41.1 e 41.2).

Protocolo de tratamento sugerido para associação de pré-tratamento com microagulhamento e terapia fotodinâmica

1. Aplicação de anestésico tópico contendo lidocaína 4% creme 40 min antes do procedimento, que deve ser completamente removido com clorexidina a 0,5% antes do microagulhamento.
2. Realização do microagulhamento com microagulhas de 1,5 mm. Nesse caso, o objetivo é apenas ultrapassar o estrato córneo para promover *drug delivery*, e não atingir o mesmo *endpoint* daquele desejado para estimular a IPCA®, podendo o procedimento ser realizado de forma mais branda.
3. Limpeza da superfície da pele com soro e aplicação de 160 mg/g de MAL (Metvix), com camada de 1 mm de espessura.
4. Incubação de MAL por 90 minutos e oclusão da camada aplicada com plástico filme e papel-alumínio.
5. Remoção do MAL com clorexidina aquosa 0,5% e iluminação com luz vermelha de LED, irradiância total de 5 mW/cm^2, dose total de luz de 37 J/cm^2 (de acordo com o protocolo tradicional; no entanto, sabe-se que outras fontes de luz podem ser utilizadas, respeitados o tempo de exposição e a irradiância total necessários para atingir os resultados esperados).
6. Instrução dos pacientes para evitarem exposição solar por 7 dias após o tratamento.

Protocolo de tratamento sugerido para associação de pré-tratamento com microagulhamento e 5-fluoruracila

1. Aplicação de anestésico tópico contendo lidocaína 4% creme 40 minutos antes do procedimento, que deve ser completamente removido com clorexidina a 0,5% antes do microagulhamento.
2. Realização do microagulhamento com microagulhas de 1,5 mm. Nesse caso, o objetivo é apenas ultrapassar o estrato córneo para promover *drug delivery*, e não atingir o mesmo *endpoint* daquele desejado para estimular a IPCA®, podendo o procedimento ser realizado de forma mais branda.
3. Limpeza da superfície da pele com soro e aplicação de 160 mg/g de MAL (Metvix), com camada de 1 mm de espessura.
4. Aplicação de 5-FU 5% imediatamente após o procedimento e mantida 2 vezes/dia, por 3 a 5 dias.
5. Instrução dos pacientes para evitarem exposição solar durante o tratamento, até a recuperação completa da superfície da pele, decorrente dos efeitos esperados com o uso de 5-FU.

Casos práticos

Caso 1: Paciente submetido a microagulhamento de 1,0 mm, seguido de aplicação imediata de 5-FU 5% creme, 2 vezes/dia, por 3 dias. Devido à maior permeação de 5-FU com o microagulhamento, o tempo de uso da 5-FU foi reduzido (ver Figura 41.1).

Caso 2: Paciente submetida a microagulhamento de 1,0 mm, seguido de aplicação imediata de 5-FU 0,5% sérum anidro, 2 vezes/dia, por 3 dias. Devido à maior permeação de 5-FU com o microagulhamento, o tempo de uso da 5-FU foi reduzido (ver Figura 41.2).

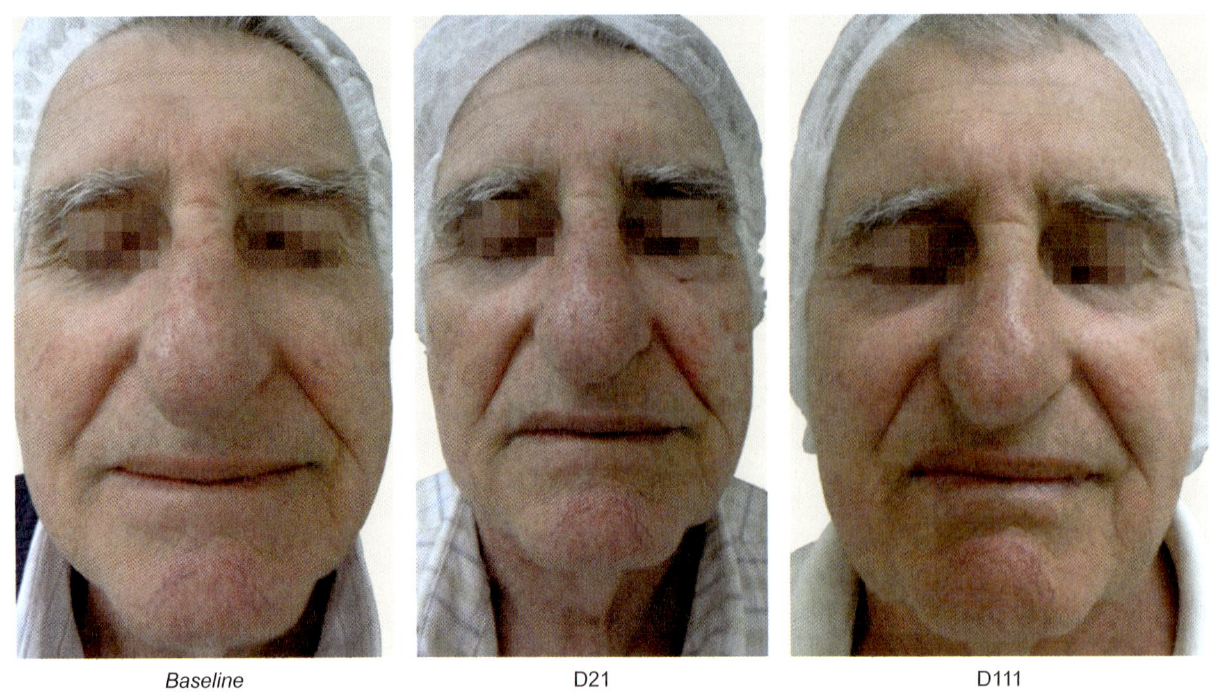

Figura 41.1 Antes do tratamento, paciente com queratoses actínicas na face (*baseline*). Hemiface direita foi submetida a microagulhamento e 5-FU 5%. Observam-se na hemiface esquerda, mais eritema e descamação, onde foi feito o tratamento com 5-FU 5% apenas, pelo tempo convencional de 15 dias (D21). Completa resposta em ambas as hemifaces, após 3 meses do fim do tratamento (D111).

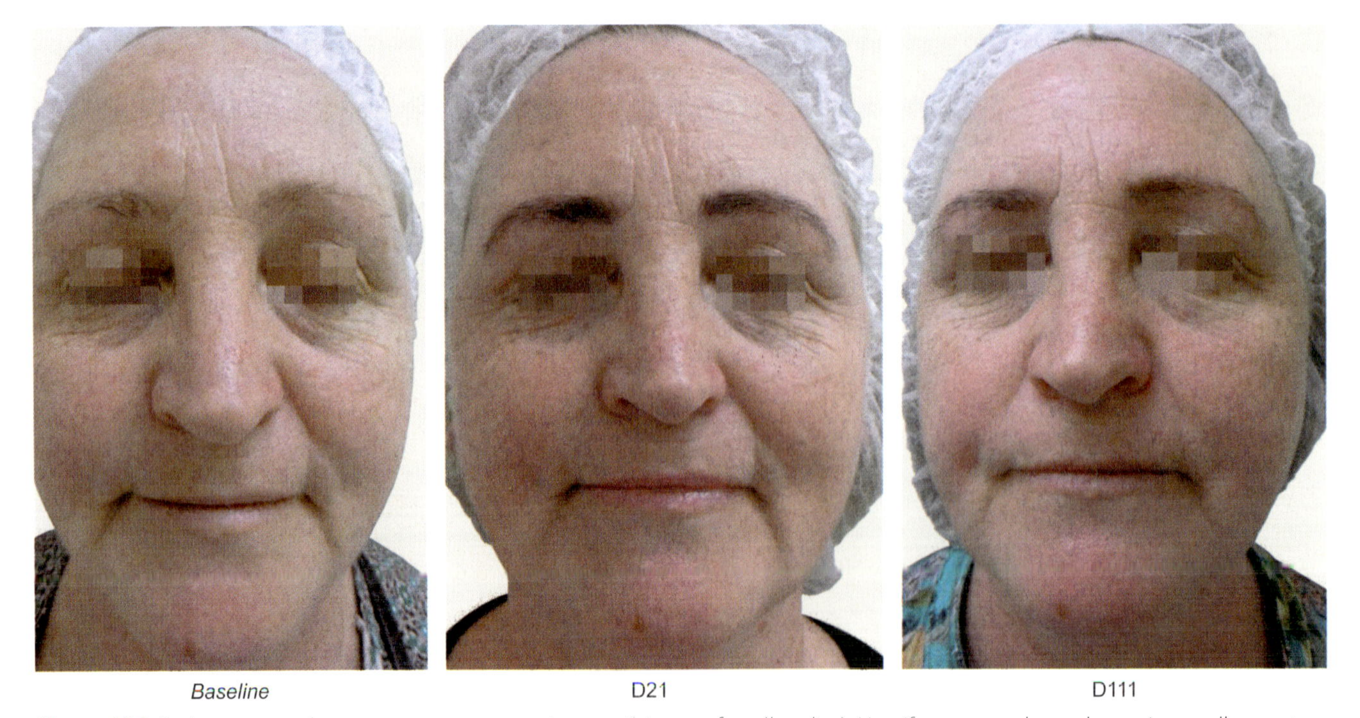

Figura 41.2 Paciente, antes do tratamento, com queratoses actínicas na face (*baseline*). Hemiface esquerda recebeu microagulhamento e 5-FU 0,5%. Hemiface direita recebeu o tratamento com 5-FU 0,5% apenas, pelo tempo convencional; presença de eritema e descamação em D21. Ambas as hemifaces tiveram resposta completa, após 3 meses do fim do tratamento (D111).

Considerações finais

O uso de microagulhamento para promoção de *drug delivery* e tratamento de campo de cancerização é tema recente e ainda necessita de mais estudos, com seguimento de pacientes a longo prazo e maior amostragem de pacientes. Com relação ao Brasil, temos apenas o MAL disponível para TFD, o que dificulta a avaliação dos estudos, pois a maioria deles foi realizada com ALA. O estudo de Torezan et al. demonstrou segurança e eficácia na associação de microagulhamento e TFD, possibilitando fazer uso da técnica com respaldo científico. Em relação aos outros tratamentos tópicos para campo de cancerização, como mebutato de ingenol e 5-FU, os estudos ainda são escassos, porém pode-se fazer uso da técnica, levando em consideração a individualização de cada caso.

Bibliografia

Braun SA, Gerber PA, Hevezi PA. Needling-assisted drug delivery: enhanced response to ingenol mebutate after microneedling. Dermatol Surg. 2017; 43(7):978-9.

Chen J, Zhang Y, Wang P et al. Plum-blossom needling promoted PpIX fluorescence intensity from 5-aminolevulinic acid in porcine skin model and patients with actnic keratosis. Photodiagnosis Photodyn Ther. 2016; 15:182-90.

Cui-Ping Z, Yu-Ling L, Hong-Lian W et al. Transdermal delivery of insulin using microneedle rollers in vivo. Internacional Journal of Pharmaceutics. 2010; 392(1-2):127-33.

Donnelly RF, Singh TRR, Woolfson AD. Microneedle-based drug delivery systems: microfabrication, drug delivery, and safety. Drug Deliv. 2010; 17(4):187-207.

Han TY, Park KY, Ahn JY et al. Facial skin barrier function recovery after microneedle transdermal delivery treatment. Dermatol Surg Off Publ Am Soc Dermatol Surg Al. 2012; 38(11):1816-22.

Ita K. Transdermal delivery of drugs with microneedles: strategies and outcomes. J Drug Deliv Sci Technol. 2015; 29:16-23.

Kalil CLPV. Ensaio clínico randomizado de microagulhamento seguido de 5- fluorouracil 5% ou 0,5% versus uso de 5-fluorouracil 5% ou 0,5% isolado em ceratoses actínicas da face [Internet]. [Porto Alegre]: Universidade Federal do Rio Grande do Sul; 2019. Disponível em: https://www.lume.ufrgs.br/bitstream/handle/10183/201752/001099914.pdf?sequence=1&isAllowed=y. Acesso em: 13/5/2020.

Lev-Tov H, Larsen L, Zackria R et al. Microneedle-assisted incubation during aminolaevulinic acid photodynamic therapy of actinic keratoses: a randomized controlled evaluator-blind trial. Br J Dermatol. 2017; 176(2):543-5.

Petukhova TA, Hassoun LA, Foolad N et al. Effect of expedited microneedle-assisted photodynamic therapy for field treatment of actinic keratoses: a randomized clinical trial. JAMA Dermatol. 2017; 153(7):637-43.

Röwert-Huber J, Patel MJ, Forschner T et al. Actinic keratosis is an early in situ squamous cell carcinoma: a proposal for reclassification. Br J Dermatol. 2007; 156(s3):8-12.

Schmitt JV, Miot HA. Actinic keratosis: a clinical and epidemiological revision. An Bras Dermatol. 2012; 87(3):425-34.

Slaughter DP, Southwick HW, Smejkal W. Field cancerization in oral stratified squamous epithelium; clinical implications of multicentric origin. Cancer. 1953; 6(5):963-8.

Spencer JM, Freeman SA. Microneedling prior to levulan PDT for the treatment of actinic keratoses: a split-face, blinded trial. J Drugs Dermatol JDD. 2016; 15(9):1072-4.

Steeb T, Niesert A-C, French LE et al. Microneedling-assisted photodynamic therapy for the treatment of actinic keratosis: results from a systematic review and meta-analysis. J Am Acad Dermatol. 2020; 82(2):515-9.

Torezan L, Chaves Y, Niwa A et al. A pilot split-face study comparing conventional methyl aminolevulinate-photodynamic therapy (PDT) with microneedling-assisted PDT on actinically damaged skin. Dermatol Surg Off Publ Am Soc Dermatol Surg Al. 2013; 39(8):1197-201.

Vanharanta S, Massagué J. Field cancerization: something new under the sun. Cell. 2012; 149(6):1179-81.

Zhou C-P, Liu Y-L, Wang H-L et al. Transdermal delivery of insulin using microneedle rollers in vivo. Int J Pharm. 2010; 392(1-2):127-33.

Índice Alfabético

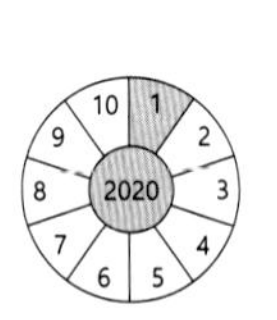
10
1
9
2
8
2020
3
7
4
6
5